D1684028

Illustrierte Geschichte der Medizin

Prof. Dr. med. Richard Toellner

Illustrierte Geschichte der Medizin

Deutsche Bearbeitung unter
der fachlichen Beratung
des Instituts für Theorie und Geschichte der Medizin
an der Universität Münster,
Fachwissenschaftliche Beratung:
Priv.-Doz. Dr. Nelly Tsouyopoulos, Dr. Wolfgang Eckart
Prof. Dr. med. Axel Hinrich Murken, Dr. Peter Hucklenbroich

2

Genehmigte Sonderauflage

Titel der Originalausgabe: Histoire de la Médicine, de la Pharmacie, de l'Art Dentaire et de l'Art Vé térinaire
Raymond Villey, Felix Brunet, Guillaume Valette, Jaques Rouot, Emmanuel Leclainche, Jean-Charles Sournia, Guy Mazars, Alain Briot, Henri-Roger Plénot, Gastone Lambertini, Jean Turchini, J. Theodorides

Genehmigte Sonderausgabe für Karl Müller Verlag, Erlangen, 1992

Redaktionelle Bearbeitung der deutschen Ausgabe: Rabe Verlagsgesellschaft mbH, Stuttgart
Redaktion: Rüdiger Werle / Ruth Werle, Peter Dirnberger

Übersetzung: Inge Fristel, Heidy Ganady, Michael Hesse, Marie-Pierre Hazera / Dieter Volgnandt, Hildegard Krug-Riehl, Monika Lell, Johannes Zwanzger

Fachliche Beratung: Institut für Theorie und Geschichte der Medizin der Universität Münster, Direktor: Prof. Dr. Richard Toellner
Fachwissenschaftliche Beratung: Priv.-Doz. Dr. Nelly Tsouyopoulos unter Mitarbeit von Bernhard Krabbe, Ulrich Scherzler, Horst Seithe und Judith Wilcox, Dr. Wolfgang Eckart unter Mithilfe von Isabell Magnus, Dr. Peter Hucklenbroich, Prof. Dr. med. Axel Hinrich Murken
Aktuelle Bearbeitung: Prof. Dr. Renè Hitz, Dr. Hans Ruedi Jäger

Printed in Spain

ISBN 3-86070-204-1

Geschichte der Medizin, der Pharmazie, der Zahnheilkunde und der Tierheilkunde

Band 1

Die Paläopathologie
Die altchinesische Medizin
Die Medizin in Mesopotamien
Die Medizin im Alten Ägypten
Die Medizin in den Weden
Die altiranische Medizin
Die Medizin bei den Griechen
Hippokrates — Mutmaßungen über seinen Lebenslauf
Hippokrates und die griechische Medizin des klassischen Zeitalters
Die griechische Medizin nach Hippokrates
Die Medizin in Rom: Galen
Die Spätantike und die byzantinische Medizin
Die Pharmazeutik in der Antike
Die Zahnheilkunde in der Antike
Die Tierheilkunde in der Antike

Band 2

Die arabische Medizin
Die klassische indische Medizin
Die japanische Medizin
Die präkolumbische Medizin
Die Schule von Salerno und die Universitäten von Bologna und Padua
Die französische Medizin im Mittelalter
Die französischen Schulen im Mittelalter
Die hebräische Medizin bis zum Mittelalter
Geschichte der Anatomie
Die Chirurgie bis Ende des 18. Jahrhunderts
Gynäkologie und Geburtshilfe vom Altertum bis zum Beginn des 18. Jahrhunderts
Die Kardiologie bis Ende des 18. Jahrhunderts
Geschichte der Neurologie

Band 3

Geschichte der Augenheilkunde
Geschichte der Kardiologie vom 19. Jahrhundert bis zur Gegenwart
Geschichte der Gynäkologie vom 18. Jahrhundert bis zur Gegenwart
Geschichte der Geburtshilfe vom 18. Jahrhundert bis zur Gegenwart
Geschichte der Urologie
Geschichte der Geschlechtskrankheiten
Geschichte der Hautkrankheiten
Stationäre Behandlung in Frankreich
Geschichte der Orthopädie und der Traumatologie
Die Pharmazeutik vom 3. Jahrhundert bis zur Gegenwart
Tierheilkunde vom Mittelalter bis Ende des 18. Jahrhunderts

Band 4

Geschichte der Magen-Darm-Heilkunde
Geschichte der Histologie
Geschichte der Embryologie
Geschichte der Psychiatrie
Zahnheilkunde vom Mittelalter bis zum 18. Jahrhundert
Geschichte der Altenpflege
Die pathologische Anatomie
Die Sozialmedizin
Geschichte der Radiodiagnostik
Geschichte der Radiotherapie
Die ansteckenden Krankheiten
Geschichte der Homöopathie
Gicht und Rheumatismus
Die traditionelle Medizin in Schwarzafrika
Geschichte der Psychoanalyse

Band 5

Geschichte der Arbeitsmedizin
Geschichte der Mikrobiologie
Allgemeine Geschichte der Kinderheilkunde von ihren Anfängen bis zum Ende des 18. Jahrhunderts
Geschichte der Kinderheilkunde im 19. und 20. Jahrhundert
Geschichte der Chirurgie vom Ende des 18. Jahrhunderts bis zur Gegenwart
Geschichte der Tropenkrankheiten
Geschichte der physikalischen Therapie und der Rehabilitation
Geschichte der Tiermedizin von der Mitte des 19. Jahrhunderts bis zur Gegenwart
Geschichte der Hals-, Nasen- und Ohrenheilkunde
Geschichte der Endokrinologie
Geschichte der Lungenheilkunde
Geschichte der Tuberkulose
Geschichte des Krebses
Geschichte der großen physiologischen Konzepte
Geschichte der plastischen und wiederherstellenden Chirurgie
Geschichte der Parasitologie
Geschichte der Militärmedizin

Band 6

Geschichte der Schiffahrtsmedizin am Beispiel der Schiffschirurgen
Geschichte der Luftfahrtmedizin
Die Zahnmedizin vom 18. Jahrhundert bis zur Gegenwart
Geschichte der Akupunktur
Geschichte der medizinischen Fachsprache
Geschichte der internationalen Gesundheitsbehörden
Geschichte der Endokrinologie nach dem Zweiten Weltkrieg
Lexikon
Register

Inhalt

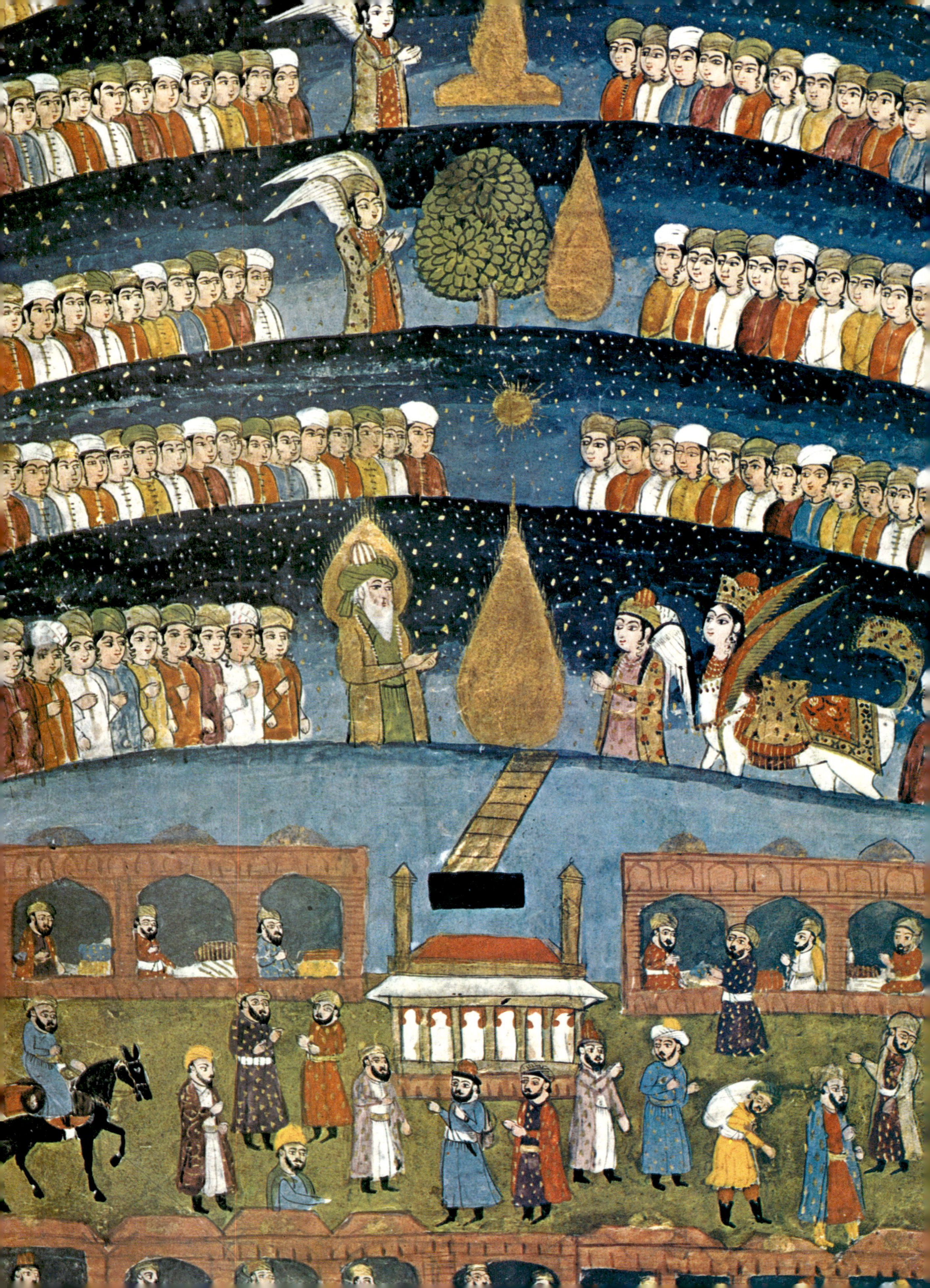

Die arabische Medizin

von Jeans-Charles Sournia

Der Ausdruck »arabische Medizin« taucht heute so häufig in der Sprache der Historiker auf, daß er nicht mehr die noch vor einigen Jahrzehnten üblichen Polemiken hervorruft. Dennoch müssen wir uns mit aller Deutlichkeit klarmachen, daß die innerhalb der vorgenannten Rubrik von der Wissenschaft erforschten Autoren ihrer Herkunft nach mit Sicherheit keine Araber waren, sondern Perser, Griechen, Juden, Syrer, Berber und Tadschiken. Bei vielen ist uns darüber hinaus nicht einmal die ethnische Zugehörigkeit bekannt.

Aus diesem Grunde haben einige Wissenschaftler den Begriff der »islamischen« Medizin vorgezogen. Aber auch diese Bezeichnung kann uns nicht weiterhelfen, denn viele der praktischen Mediziner, um die es hier geht, waren Christen der griechisch-orthodoxen und der römischen Kirche oder Juden. Logischer ist es in diesem Falle schon, von einer »Medizin arabischer Sprache« zu sprechen. Denn dieses Idiom war in der im Vorderen Orient im 10. und 11. Jahrhundert gesprochenen Weise ein allgemeines Kommunikationsmittel. So kann man zum Beispiel an Hand ihrer Schriften iranische oder türkische Ärzte nicht erkennen, da sie sich nicht ihrer eigenen Sprache bedienten, sondern vielmehr der arabischen.

Da es nun einmal keine präzise Definition gibt, faßt man unter dem Titel »arabische Medizin« alle heilkundlichen Schriften zusammen, die innerhalb der islamischen Welt seit der »Hedschra« des Jahres 622 (der Auswanderung des Propheten nach Medina; Beginn der islamischen Zeitrechnung) bis zum Anfang der Neuzeit verfaßt worden sind. Wenn auch innerhalb dieses mehr als zehn Jahrhunderte umfassenden Zeitraumes ein besonderer Akzent auf der heilkundlichen Literatur des Nahen Osten bis zur Eroberung Bagdads durch die Mongolen (1258) liegt, so darf man doch weder die spanischen und nordafrikanischen Ärzte außer acht lassen, noch die persischen und die türkischen Kliniker, die die blutige Zwischenherrschaft überlebten und dann zu Untertanen des Osmanischen Reiches wurden.

Die Übertragung von Orts- und Personennamen aus dem hochmittelalterlichen Vorderen Orient in die lateinische Schreibweise und die europäischen Sprachen des 20. Jahrhunderts stellt nahezu unüberwindbare Probleme. Zu jener Zeit waren Orthographie und Aussprache an den Ufern des Tigris genausowenig festgelegt wie an denen des Rheines oder der Seine. Die persischen, griechischen, syrischen und jüdischen Autoren schrieben ihre Eigennamen in arabischer Schrift, und dies bisweilen in einer reichlich willkürlichen Weise. Das vorliegende Werk wendet sich nicht an Spezialisten der arabischen Sprache, die ausführliche, aber oft gegensätzliche Übertragungsregeln entwickelt haben. Wir verwenden daher die im Abendland seit Jahrhunderten eingebürgerte Rechtschreibung. Sie wird zwar in den meisten Fällen nicht vollkommen fehlerfrei sein, hat aber das Recht der gewohnheitsmäßigen Überlieferung auf ihrer Seite.

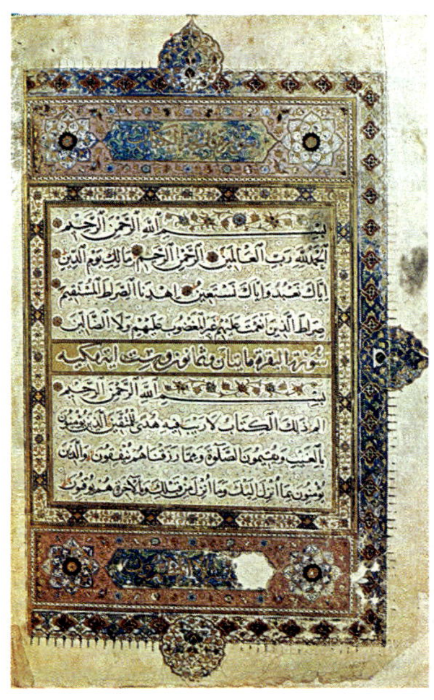

Abbildung 572
Aus dem Koran. Ägyptische Handschrift des 16. Jahrhunderts. Man kann die arabische Medizin nicht von der islamischen Religion trennen. Mohammed selbst sah die Heilkunst und die Theologie als die beiden wichtigsten Wissenschaften an. Der Koran enthält zahlreiche medizinische Vorschriften zur Hygiene und Prophylaxe.

Abbildung 571 (gegenüber)
Mohammeds Palast. Geschichte Mohammeds. *Persische Handschrift.*

Die Schwierigkeiten hinsichtlich der Orthographie betreffen nicht allein die Orts- und Personennamen. Wesentlich schwerwiegender sind die Probleme im Bereich der Historiographie. Die Historiker und Sammler des arabischen Spätmittelalters haben uns zwar hochinteressante Biographien und Bibliographien zu den bedeutendsten Autoren der vorangegangenen Jahrhunderte hinterlassen, doch sind diese Werke nur unvollständig und bruchstückhaft überliefert. Fragmente eines einzigen Werkes finden sich heute oft durchaus auf ein Dutzend Bibliotheken verteilt. Wenn man sie mit dem Original vergleicht, sind die Abschriften, Übersetzungen und Plagiate, die gekürzten oder erweiterten Fassungen und die wohlmeinenden mittellateinischen Übertragungen eines Manuskriptes reichlich entstellt. Aber das fehlerhafte Bild der Vergangenheit ist ja nicht allein der arabischen Medizin zu eigen.

Schließlich sollte eine andere Ursache für irrtümliche Annahmen im Bereich der Geschichte nicht unterschätzt werden. Im 20. Jahrhundert gibt es nur wenige Wissenschaftler, die sowohl des Altarabischen als auch der modernen medizinischen Fachsprache mächtig sind. Aus diesem Grunde wird man verstehen, wenn viele Autoren, die sich mit der arabischen Heilkunst beschäftigen, aus einschlägigen Werken abschreiben. Damit übernehmen sie allerdings mit peinlicher Genauigkeit die offensichtlichen Irrtümer der jeweiligen Vorlage, ob es sich nun um Fragen der Datierung, der Zuschreibung an einen Verfasser, der Orthographie oder der inhaltlichen Deutung handelt. Wenn man also bestimmte irrtümliche Darstellungen in den vorliegenden Studien korrigieren will, wird man dennoch mit an Sicherheit grenzender Wahrscheinlichkeit andere übernehmen und vielleicht sogar noch eigene hinzufügen!

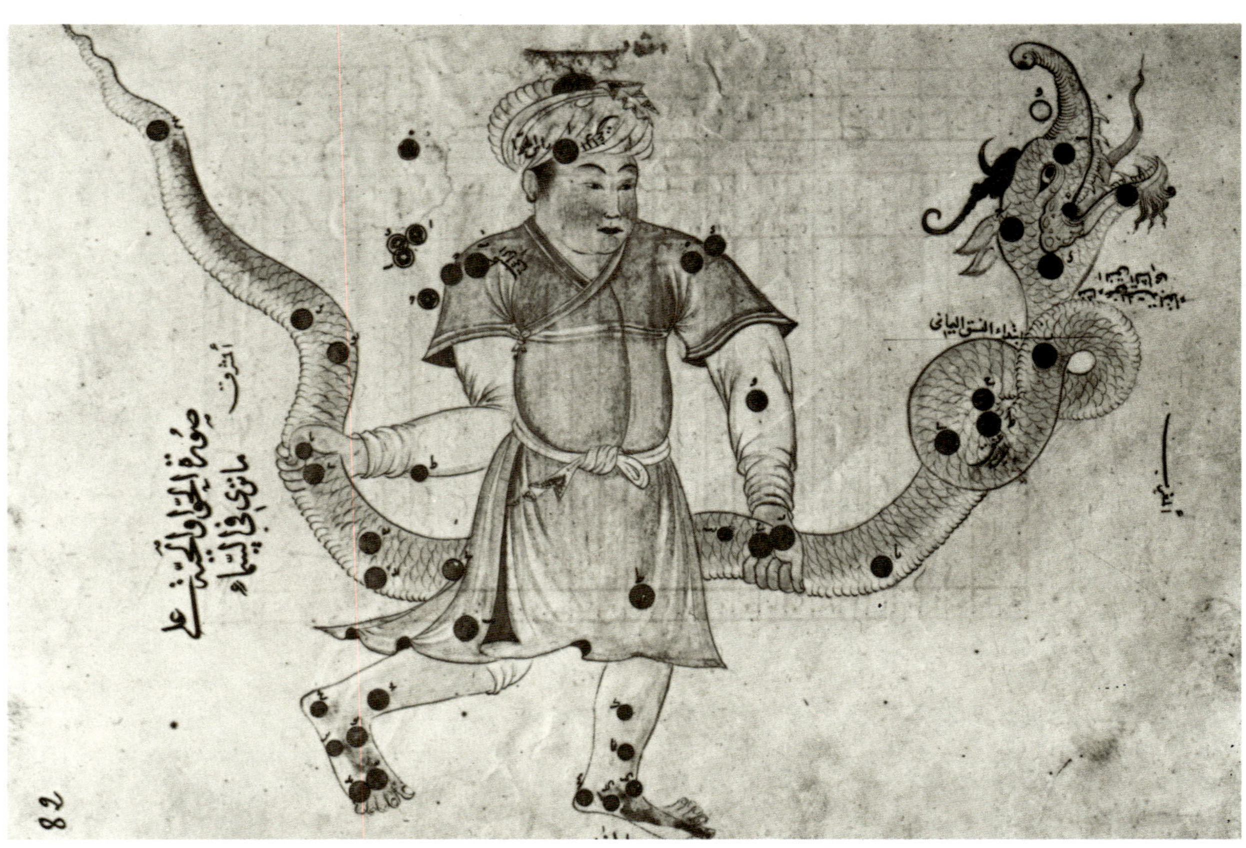

Abbildung 573
Aus dem Traktat des Abd Al Rahman al-Sulfi (903—986), eines arabischen Astronomen, über die Sternbilder. Unsere Abbildung zeigt das äquatoriale Sternbild »Schlangenträger«. Die wichtigsten Sterne dieses Bildes sind auf dem Körper eines älteren Mannes verteilt dargestellt, der eine Schlange trägt. Dieser Mann soll Äskulap sein, dem die Schlange das Heilkraut bringt. Die Astrologie nahm einen wichtigen Platz innerhalb der therapeutischen Vorschriften der arabischen Medizin ein.

Die Geburt einer Kultur (622—750)

Die arabische Medizin vor der Ausbreitung des Islam

Bevor die Araber ihre geschichtliche Expansion in Angriff nahmen, verfügten sie über eine allen primitiven Völkern ähnliche Heilkunst. Aus diesem Grunde werden wir uns nicht lange bei der »vorislamischen Medizin« aufhalten müssen. Jeder der nomadisch lebenden Beduinenstämme hatte seine eigenen gut- oder böswilligen Gottheiten. Die Welt war von Dschinns und Teufeln bevölkert, die man durch Beschwörungsformeln günstig zu stimmen versuchte. Die Heilkundigen verließen sich auf Zauberei und benutzten Zaubertränke auf der Basis einfacher Naturprodukte und Mineralien wie Honig, Kamelmilch, Aloe und Antimon. Sie konnten Frakturen einrichten und waren wie die heutigen Fellachen auf Kauterisationen erpicht. Noch heute gibt es Völkerschaften mit einer vergleichbaren medizinischen Praxis.

Der Überlieferung nach soll Mohammed als Arzt, ja sogar als richtiger Kliniker gewirkt haben. Da er in einer Stadt wie Yathrib, dem zukünftigen Medina, gelebt hatte, einer Stadt, die zur Hälfte von Juden — der Religion, nicht der Rasse nach — bevölkert war und in der ihm ein Rabbiner Lesen und Schreiben beibrachte, verfügte Mohammed mit Sicherheit über eine Bildung, die der eines gewöhnlichen Wüstensohnes bei weitem überlegen war. Die Vorschriften der hebräischen Medizin werden ihm deshalb nicht unbekannt gewesen sein. Es stimmt, daß der Prophet die Verwundeten während seiner Eroberungszüge selbst versorgte. Er ließ sogar für sie ein eigenes Zelt errichten, eine Vorstufe späterer Lazarette. Dennoch werden alle diese Einrichtungen nur sehr elementar gewesen sein. Auf der anderen Seite ist mittlerweile bewiesen, daß die Mohammed zugeschriebenen und unter der Bezeichnung »Heilkunst des Propheten« fixierten Richtlinien zur Hygiene und zur Therapie apokryphe Sammlungen aus wesentlich späterer Zeit darstellen.

Dem Islam gelang die religiöse und politische Einigung der zentralarabischen Stämme, die sich vorher unaufhörlich bekämpft hatten und dabei andauernd Raubzüge auf nachbarlichem Weideland unternahmen. Bald nach dem Tode des Propheten im Jahre 632 machten sich seine Nachfolger, die vier ersten Kalifen Abu Bekr, Omar, Osman und Ali, an die Eroberung der reichen Landstriche des Nordens. Nach der Einnahme von Jerusalem 636 und Antiochia 640 sowie der Eroberung Ägyptens im Jahre 641 fielen gewaltige Gebiete des oströmischen Reiches in ihre Hände.

Die byzantinische Medizin in den orientalischen Provinzen

Die militärischen Operationen der Kalifen waren um so leichter, als es um die politische Organisation in diesen Ländern auf Grund religiöser Kämpfe schlecht bestellt war. In den Kämpfen spielten die Auseinandersetzungen einzelner Volksgruppen eine große Rolle. Außerdem wurde die persische Herrschaft gebrochen. Gleichwohl begegneten die gerade zu einer Föderation zusammengeschlossenen Beduinen in dieser Religion zum ersten Male dem byzantinischen Staat mit seiner politischen Organisation und seiner straffen Verwaltung, einem Staat, der über einen Apparat öffentlicher Beamter und städtischer Ädilen, ein gut ausgebautes Straßennetz, ein Postwesen, Steuerbehörden sowie viele weitere Einrichtungen verfügte, ohne die ein Reich mit verschiedenen Völkerschaften, Rassen, Religionen und Sprachen unregierbar gewesen wäre. Sehr schnell sollten die Araber von den Byzantinern lernen.

Hier stießen die arabischen Beduinen auch auf eine intellektuelle und wissenschaftliche Kultur, die ihnen vorher vollkommen fremd gewesen war. In der

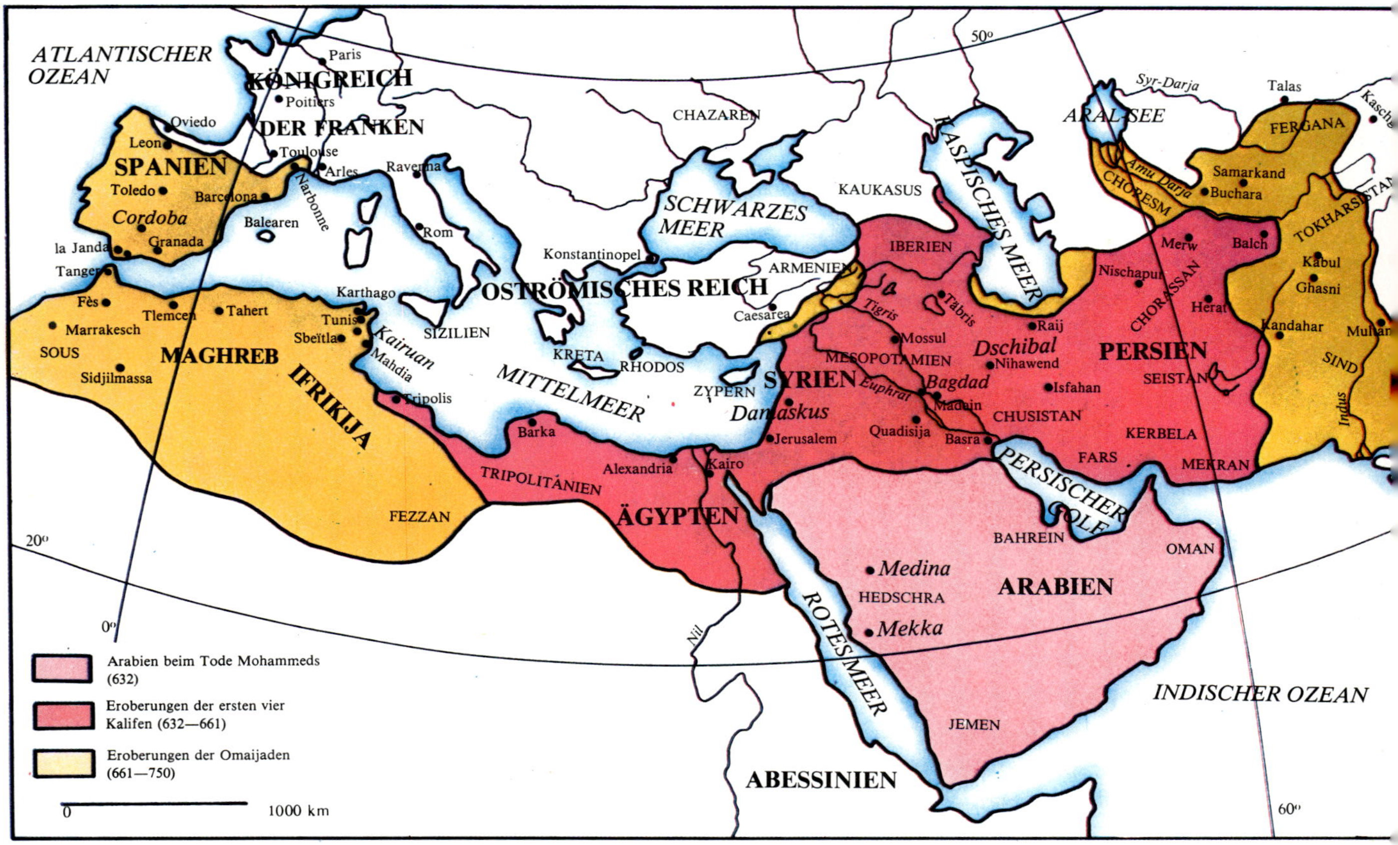

ATLANTISCHER OZEAN
KÖNIGREICH DER FRANKEN
SPANIEN
MAGHREB
IFRIKIJA
OSTRÖMISCHES REICH
MITTELMEER
SCHWARZES MEER
KASPISCHES MEER
ARAL-SEE
SYRIEN
ÄGYPTEN
ARABIEN
PERSIEN
ABESSINIEN
INDISCHER OZEAN
ROTES MEER
PERSISCHER GOLF
Arabien beim Tode Mohammeds (632)
Eroberungen der ersten vier Kalifen (632—661)
Eroberungen der Omaijaden (661—750)
0
1000 km

Eroberungen unter der Herrschaft des Islam bis zum Sturz der Omaijaden

ASTURIEN
NAVARRA
GALIZIEN
LEON
KASTILIEN
ARAGON
KATALONIEN
ESTREMADURA
LEVANTE
ALGARVE
KÖNIGREICH GRANADA
BALEAREN 1228—1235
Gebiete des christlichen Widerstandes (8. Jh. bis Anfang 9. Jh.)
1118 Jahreszahl der christlichen Reconquista
Islamisches Reich von Granada (13.—15. Jh.);
0
300 Km

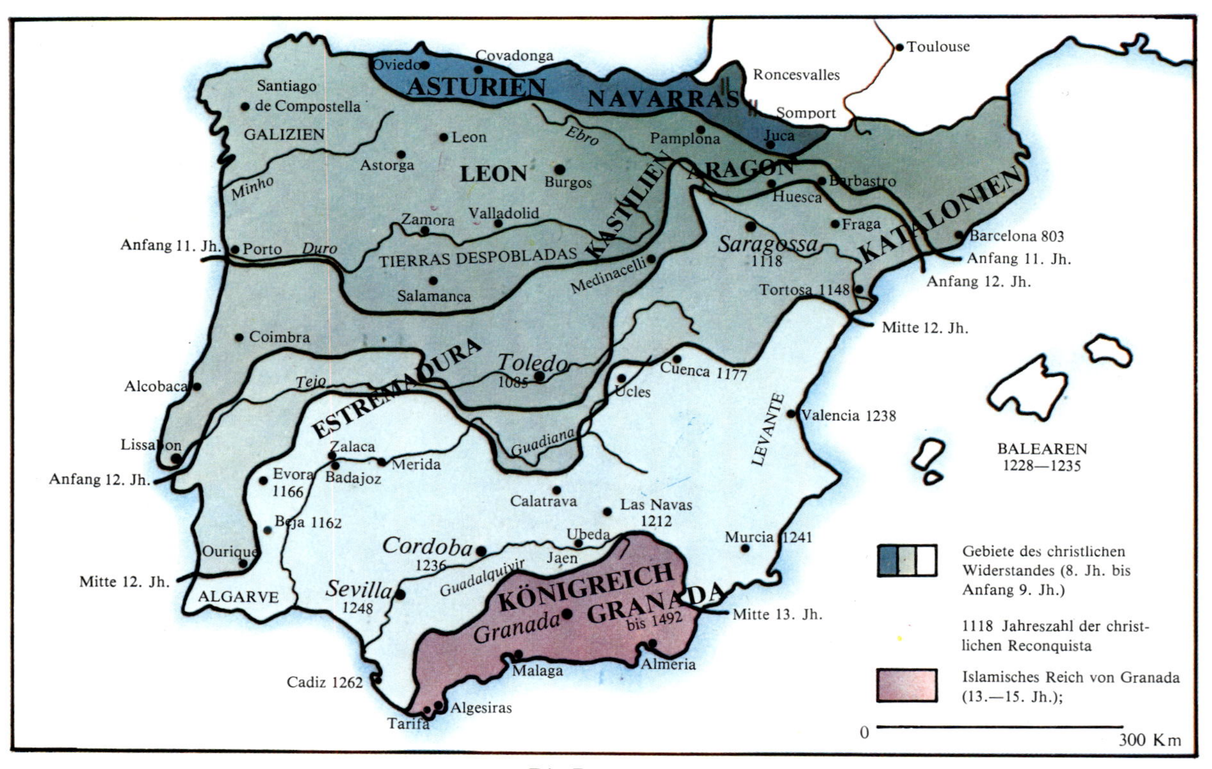

Die Reconquista

Spätzeit der römischen Herrschaft über den Nahen Osten zeigte sich zwar ein deutlicher Niedergang der großen, den gesamten Wissensschatz vermittelnden Schulen; man denke nur an die für seine Mathematiker, Astronomen und Mediziner berühmte Schule von Alexandria oder an die auf Rechtswissenschaft und Literatur spezialisierte Schule von Antiochia. Die Schule von Athen war 529 von Justinian als Zentrum des Heidentums zugunsten der neuerrichteten und besser zu überwachenden Schule von Konstantinopel geschlossen worden.

Dennoch gibt es auch für die Spätzeit eine lange Liste von Gelehrten, die aus den Regionen des Vorderen Orients stammten. Ihr wissenschaftliches Werk war den Gebildeten zum Zeitpunkt der arabischen Invasion bekannt. Hier wäre an erster Stelle Oreibasios von Pergamon zu nennen. Er wurde 325 geboren und praktizierte in Gallien, bevor er sich in Alexandria weiterbildete. Oreibasios fertigte drei verschiedenartige Zusammenfassungen der Lehre Galens an, eine jede abgestimmt auf ein Leserpublikum von anderem Bildungsniveau. Wir erwähnen außerdem Aetios von Amida, einen griechischen Arzt und Zeitgenossen Justinians. Er kam in Diar Bekir am Tigris zur Welt, verfaßte eine medizinische Enzyklopädie in sechzehn Büchern und ist besonders als Autor einer umfangreichen Abhandlung über die Augenheilkunde bekannt geworden. Alexander von Tralles (525—605) nennt in seinem medizinischen Hauptwerk »Therapeutika«, einem Traktat über die Pathologie und die Therapeutik, zahlreiche neue Heilmittel. Auch der Damaszener Hesychios und sein im Jahre 467 verstorbener Sohn Jakobus der Psychrist sollen nicht unerwähnt bleiben. Schließlich weisen wir noch auf Paulus von Ägina und den Mönch Ahron hin. Paulus schrieb in der ersten Hälfte des 7. Jahrhunderts eine medizinische Abhandlung (ohne Titel) in sieben Büchern, die als Handbuch für den praktizierenden Arzt gedacht war und der anscheinend ein großer Erfolg beschieden war. Ahron hingegen ist als Autor der Pandekten bekannt geworden.

Innerhalb der intellektuellen Bemühungen einer Kultur findet sich die Heilkunst selten in scharfer Abgrenzung von den anderen Wissenschaften. Deshalb müssen an dieser Stelle den medizinischen Praktikern noch andere Gelehrte zur Seite gestellt werden. Wir denken an Anthemios von Tralles (gestorben 535), den Mathematiker, Ingenieur und Architekten, der den Bau der Hagia Sophia in Konstantinopel in Angriff nahm. Anthemios interessierte sich vor allem für die geometrische Optik. Wir nennen ferner Johannes Grammatikos mit dem Beinamen Philoponos, der gegen Ende des 5. Jahrhunderts geboren wurde und 535 in Alexandria starb. Er gilt als der größte naturwissenschaftliche Denker der Spätantike. In seinem Kommentar der Physik des Aristoteles kritisierte Philoponos die Bewegungslehre und Vakuumtheorie des Philosophen, eine Problematik, die noch die künftigen Jahrhunderte beschäftigen sollte. Auch ein Chemiker wie Kallinikos von Balbek, der im 7. Jahrhundert das sogenannte »griechische Feuer« erfand, sei in diesem Zusammenhang genannt. Die Gesamtheit der geistigen Errungenschaften des östlichen Mittelmeerraumes in der Spätantike war in Europa lange Zeit nur durch die Vermittlung der Araber bekannt, durch deren Bemühungen dieses Kulturgut erhalten blieb.

Die sassanidische Medizin

Im Jahre 644 erlebte das sassanidische Perserreich seinen endgültigen Untergang. Gleichzeitig konnte sich der Islam bis zum Indus ausbreiten. Auch in dieser Region stießen die noch kaum kultivierten Eroberer auf ein festgefügtes Gemeinwesen. Der Herrscher regierte absolutistisch inmitten seines Hofstaates. Er förderte die Künste und Wissenschaften und liebte den Luxus. Ein hierarchisch geordneter Adel mußte ihm Waffendienst leisten. Der Perserkönig pflegte die Jagd, das Duell und den Polosport. Die Priesterschaft des Ahura Mazda war dem Staat verpflichtet. Gleichwohl gab es daneben eine bedeutende Minderheit nestorianischer Christen unter der Oberhoheit eines Patriarchen.

Das Awesta, das heilige Buch mit den religiösen Texten der Anhänger Zarathustras, vertrat die Auffassung, daß dem Menschen drei heilkräftige Mittel zur Verfügung stehen: erstens Gebete und andere religiöse Handlungen, in denen die Priester als Vermittler auftreten; zweitens die Diät und die von den Ärzten verabreichten Heilmittel; drittens schließlich die von den Chirurgen benützten Instrumente.

Die Perser besaßen in Gundi-Schapur eine hervorragende Medizinschule, die im gesamten Orient bekannt war. Man hatte sie im dritten nachchristlichen Jahrhundert nach der Plünderung von Antiochia gegründet. Diese Schule stützte sich zunächst auf die griechischen Gelehrten, die ihre Heimat Antiochia verlassen mußten. Später nahm sie die athenischen Philosophen auf, die nach der Schließung ihrer Akademie geflohen waren. Hinzu kamen dann noch byzantinische Staatsbürger, die aus religiösen Gründen verfolgt wurden, weil sie nämlich monophysitische statt der offiziellen rechtgläubigen Auffassungen vertraten.

Die Stadt Gundi-Schapur gewann allmählich immer großartigere Dimensionen; so konnte der Perserkönig griechische Werkleute verpflichten, die ihm einen Palast erbauten. Die Mediziner bildeten eine sehr regsame Schule. Sie waren alle nestorianischer Glaubenszugehörigkeit und hielten ihren Unterricht in einem Hospital ab. Einer der führenden war Theodoros, ein Arzt, der als Sklave nach Persien verschlagen wurde. Zwangsweise als Leibarzt Schapurs II. verpflichtet, konnte er seinerseits die Errichtung einer Kirche erreichen. Theodoros verfaßte eine medizinische Abhandlung in mittelpersischer Sprache. Der Perserkönig Chosrau Annschirvan, ein Zeitgenosse Justinians, schickte seinen Arzt Burzuya bis nach Indien, damit dieser dort seiner Meinung nach interessante Heilkräuter und Drogen sammeln konnte.

Abbildung 576 (links unten) Mekka.

Abbildung 577 (rechts unten) Medina. Das Grab des Propheten.

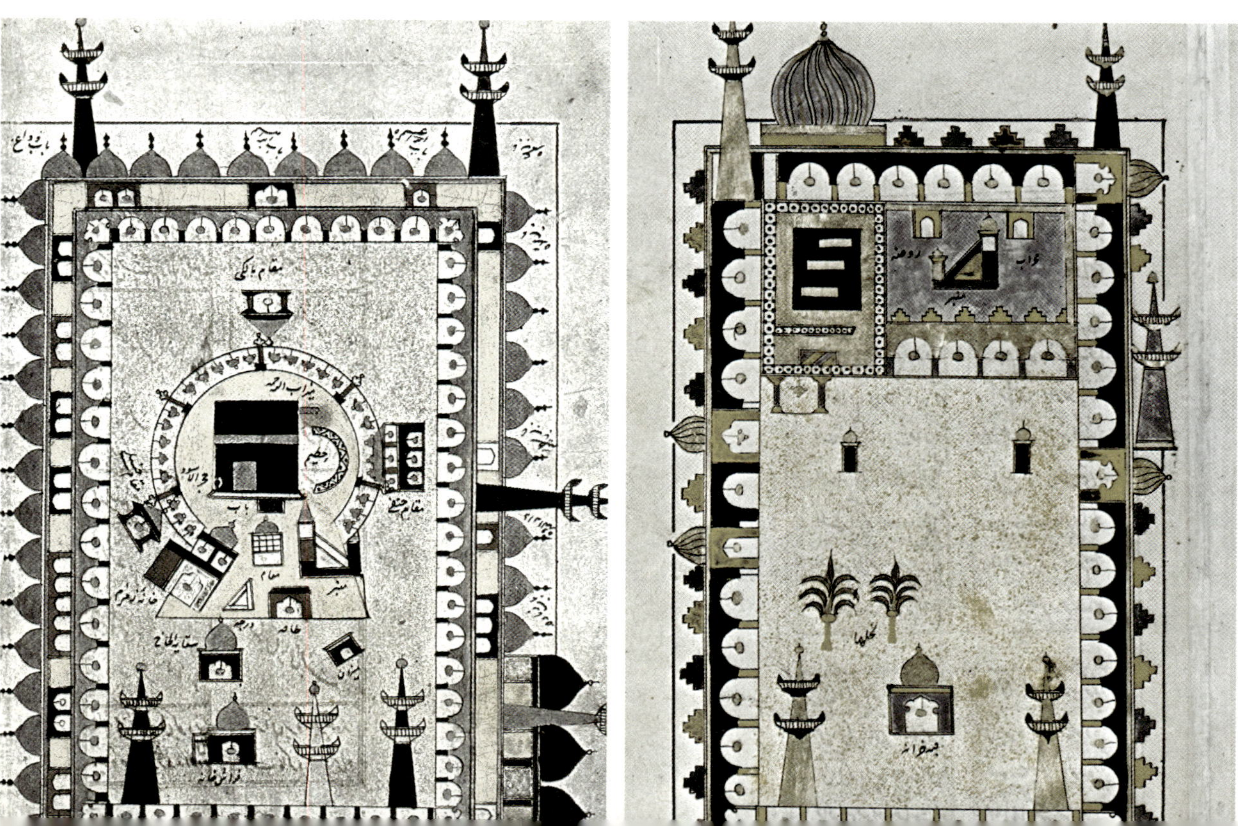

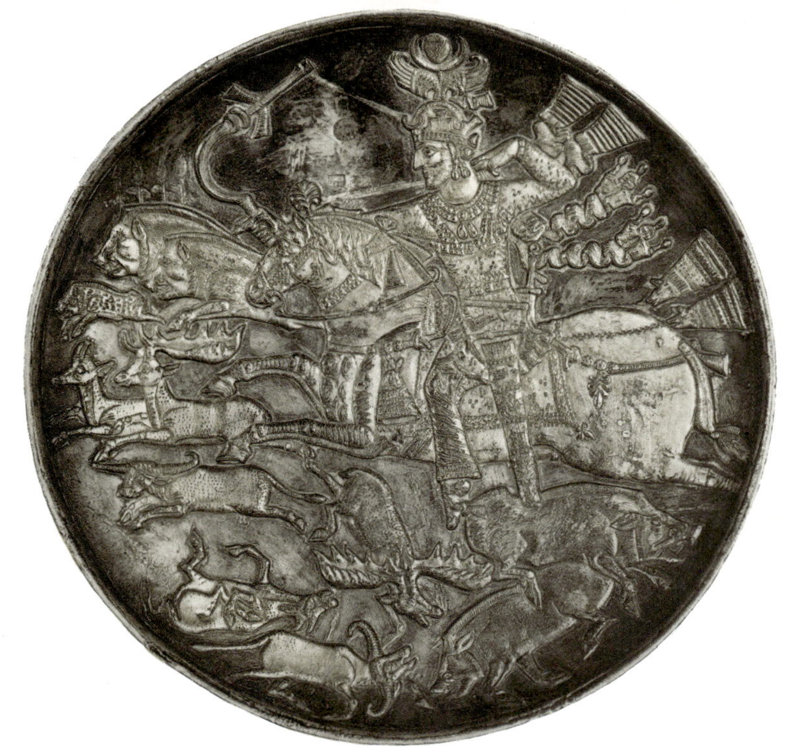

Abbildung 578
Sassanidische Kunst. Hirschjagd. Silberne Trinkschale des Königs Jazdgard III., 617—651.

Ein kultureller Austausch zwischen Indien und dem Iran hat zu allen Zeiten stattgefunden. Er sollte sich auch auf medizinischem Gebiet, begünstigt durch den Islam, fortsetzen.

Die wissenschaftliche Literatur in altsyrischer Sprache

Man glaubte lange, daß die wissenschaftliche Literatur griechischer Sprache direkt ins Arabische übertragen worden sei. Dabei unterschätzte man die immer noch wenig bekannte Vermittlerrolle der Literatur in altsyrischer Sprache, die von den semitischen Völkerschaften innerhalb der Region vom Mittelmeer bis zum Persischen Golf, von Gaza bis zum iranischen Hochland gesprochen wurde.

Diese altsyrische Literatur hatte ihre Blüte innerhalb des Zeitraumes vom 2. bis zum 7. Jahrhundert, wobei sie im 7. Jahrhundert einen besonderen Höhepunkt erlebte. Sie entwickelte sich im Byzantinischen Reich im Umkreis von Antiochia, Edessa und Nisibis sowie im Persischen Reich im Raume von Seleukeia, Ktesiphon und Gundi-Schapur. Einen besonderen Rang nehmen Werke religiösen Inhalts ein, darunter sowohl Übersetzungen als auch originale Produktionen. Auf dem Gebiet der Geschichte kennt diese Literatur vor allem Heldensagen und Sammelwerke von Autoren der klassischen Antike. Im Bereich der Philosophie wurden alle griechischen Denker übersetzt und kommentiert, wobei man eine besondere Vorliebe für den Aristotelismus und die Gnosis zeigte. Darüber hinaus sind uns Werke über die Grammatik, die Naturwissenschaften, die Kosmographie, die Geographie und den Ackerbau bekannt.

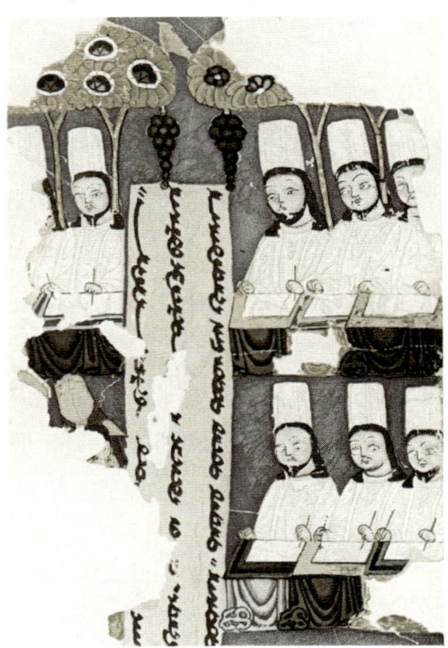

Abbildung 579
Manichäische Priester. Miniatur aus den Ruinen des Idikut Schamri zu Turfan Sinkiang. Turfan war eine Begegnungsstätte manichäischer und altsyrischer Priester. Dies ermöglichte dem Christentum den Vorstoß zu den Mongolen.

Auf dem Gebiet der Medizin ging von dem monophysitischen Priester Sergios aus dem nordsyrischen Ras-el-Ain und von dem von Chosrau 552 zum Patriarchen erhobenen Josef der Anstoß zu einer regen Übersetzertätigkeit aus. Somit verfügte man über die Abhandlungen Hippokrates', Galens, Dioskurides', Paulus' von Ägina und vieler anderer in altsyrischer Sprache.

Was schließlich die Dichtkunst betrifft, so wurden die Ilias und die Odyssee sehr schnell für ein des Griechischen nicht mächtiges Publikum übertragen, ebenso die zahlreichen »Alexanderromane«. Aus dem Mittelpersischen übernahm man die Geschichte von Sindbad und aus dem Sanskrit die Pantschatantra.

Dies mag ausreichen, um zu zeigen, daß die Araber in den Landstrichen des Vorderen Orients eine Kultur vorfanden, die sich auf die altsyrische Sprache stützte. Da diese Sprache aber wie das Arabische zur Gruppe der semitischen Sprachen gehört, war ihnen diese Literatur wesentlich leichter zugänglich als etwa die griechische. So fanden sie den Weg zu einem geistigen Erbe von Inhalten, die ihnen gänzlich unbekannt waren. Die arabische Eroberung bedeutete übrigens keineswegs das Ende des Dynamismus und der Eigenständigkeit der altsyrischen Kultur. Die nestorianischen Mönche konnten im Gegenteil bis nach Zentralasien vordringen. Dort vermittelten sie den Mongolen ihre Schrift, die noch heute Verwendung findet. Auch ihrem Bekehrungseifer begegnete man mit Wohlwollen. So war etwa die Mutter Dschingis-Khans eine Christin des nestorianischen Ritus.

Die Medizin unter den Omaijaden

Die vier ersten Kalifen hatten sich gegenseitig bekämpft. Erst die Dynastie der omaijadischen Kalifen (661—750) schuf eine politische Ordnung auf der Basis des Islam. Dies bedeutet keineswegs, daß die Eroberungszüge ein Ende fanden. Ganz im Gegenteil wurde das Reich im Osten bis nach Samarkand über den Oxus (Amu-Darja) hinaus erweitert. Im Westen eroberten die Araber Spanien, wurden aber 732 bei Tours und Poitiers zurückgeschlagen. Gleichwohl fand ihre Macht zu Organisationsformen.

Die Omaijaden erhoben Damaskus zu ihrem Hauptsitz, einen Ort, der bereits im byzantinischen Reich eine führende Stellung hatte. Auf persische und oströmische Vorbilder zurückgreifend, schufen sie sich einen Regierungs- und Verwaltungsapparat. Neben den alten beduinischen Kriegeradel trat die neue Oberschicht der »Hakim«. Dieses Wort spielt im Arabischen sowohl auf Erfahrungsweisheit als auch auf wissenschaftliche Bildung an. Es läßt sich in gleicher Weise auf erprobte, gereifte Männer, auf Gelehrte oder Ärzte, auf Lehrer und auf Praktiker anwenden. In diesem Sinne sind die Mediziner, von denen

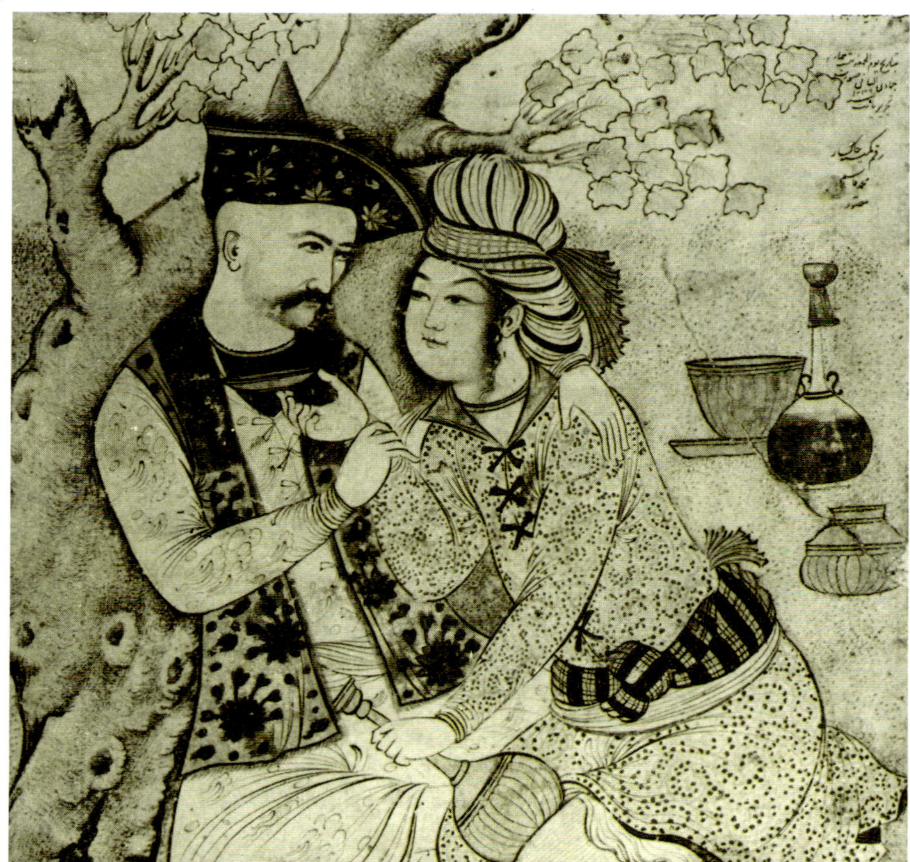

Abbildung 580
Eine Szene aus dem Hofleben. Schah Abbas I. (1571—1629) umarmt einen seiner Pagen. Da es vom Künstler signiert und datiert wurde, ist die Authentizität dieses Porträts als eines der wenigen gesichert. Zeichnung auf Papier mit Gold- und Guaschehöhungen, Isfahan, 10. Februar 1627.

wir zu sprechen haben werden, selten auf die Heilkunst im engeren Sinn fixiert. Ihre Kenntnisse erstrecken sich vielmehr auf nahezu alle Bereiche der Wissenschaft.

Aus dieser Zeit sind uns einige Ärzte namentlich bekannt, allerdings mehr aufgrund von Anekdoten als wegen ihrer Heilerfolge oder ihrer wissenschaftlichen Werke. Harit Ibn Kalada war Zeitgenosse und Freund des Propheten. Er schloß seine Studien in Gundi-Schapur ab und wurde von Chosrau konsultiert. Nadr Ibn Harit hatte das Pech, in Mohammeds Diensten zu stehen und den Koran weniger amüsant als die Heldenepen über »Roustan« und über Alexander den Großen zu finden. Nach der Schlacht von Badr mußte er diese Blasphemie mit seinem Leben bezahlen. Johannes von Damaskos, genannt Chrysorhoas oder El Mansur, war gleichzeitig Philosoph und Mediziner. Er übte einen nachhaltigen Einfluß auf den Kalifen Muawija aus, den Begründer der Omaijaden-Dynastie. Sein Neffe Walid interessierte sich leidenschaftlich für die Chemie und ließ deshalb alle einschlägigen Werke aus dem Griechischen ins Arabische übertragen. Man könnte noch weitere christliche Autoren anführen, ferner einen Juden wie Abu Habsah Jazid, der Omar ärztlich betreute, oder einen Perser wie Marardschewiah, der die Pandekten des byzantinischen Mönches Ahron ins Altsyrische übersetzte.

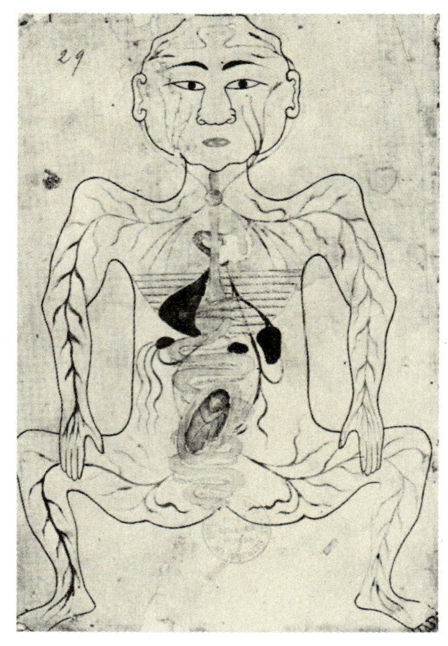

Abbildung 581
Darstellung einer schwangeren Frau. Abbildung aus dem Traktat über die Anatomie *von Mansur Iba Ahmed für den timuridischen Fürsten von Zigga, El Hakk wa I Sultan. Keiner der arabischen Traktate enthält Abbildungen. Man findet sie allein in türkischen oder persischen Abhandlungen, da das Verbot der Darstellung des menschlichen Körpers bei den Schiiten weniger streng gehandhabt wurde als bei den Sunniten.*

Auch Johannes Grammatikos wollen wir erwähnen, sowie Jahja An Nahwi, der in Alexandria praktizierte, als diese Stadt von dem General Amr erobert wurde. Nachdem er jakobitischer Bischof dieser Stadt geworden war, soll er eine Rolle bei dem Brand einer der Bibliotheken gespielt haben. In diesem Zusammenhang muß man sich allerdings in Erinnerung rufen, daß Alexandria über zahlreiche Bibliotheken verfügte und daß der große Brand, der den überwiegenden Teil der Schätze dieser Stadt vernichtete, keine Folge der islamischen Eroberung war, sondern im 6. Jahrhundert im Zuge einer Straßenschlacht ausbrach, als sich christliche Gruppen um das Wesen Christi stritten.

Das Jahrhundert der Omaijaden-Dynastie hat mit Sicherheit keine bedeutenden Fortschritte auf dem Gebiet der Medizin und anderer Wissenschaften mit sich gebracht. Dennoch verdient diese Zeit unsere Beachtung, denn damals wurden die Grundlagen zu jener Kultur gelegt, die in der Folgezeit die »arabische« heißen sollte. Die Nachkommen der Beduinen haben es verstanden, sich die Sprache, die Geschichte und die Kultur der verschiedenen Völkerschaften anzueignen. Sie sorgten für die Erhaltung der politischen und gesellschaftlichen Strukturen in den von ihnen niedergezwungenen Reichen. So war es ihnen möglich, einen neuen Staat, der sich auf andere ideologische Fundamente gründete, aufzubauen. Wenngleich sich die Araber für ihre monotheistische und in den Anfängen auch inhaltlich noch recht einfach strukturierte Religion mit allem Fanatismus einsetzten, so tolerierten sie doch gewisse Abweichungen und akzeptierten andere Glaubensrichtungen. Sie blieben ihrem nomadischen Leben verbunden, unternahmen Kriegszüge und gingen auf die Jagd. In den Wüstenoasen bauten sie sich Wohnsitze, die von Gärten umgeben und deren Festsäle und Bäder in üppigster Weise dekoriert waren, denn noch hatte der Islam nicht sein strenges Bilderverbot entwickelt. Gelehrte und Dichter wurden an diesen Höfen der arabischen Herrscher mit Wohlwollen empfangen.

Was bedeutet es schon, daß diese neue Kultur sich auf Anleihen bei den Griechen, Juden und Persern sowie auf das alte arabische Erbe stützte? Sie war das Ergebnis einer Synthese verschiedener Einflüsse und der Anfang einer Periode relativer Stabilität in der Kulturgeschichte der Menschheit.

Das goldene Zeitalter der Abbasiden-Dynastie (750—1055)

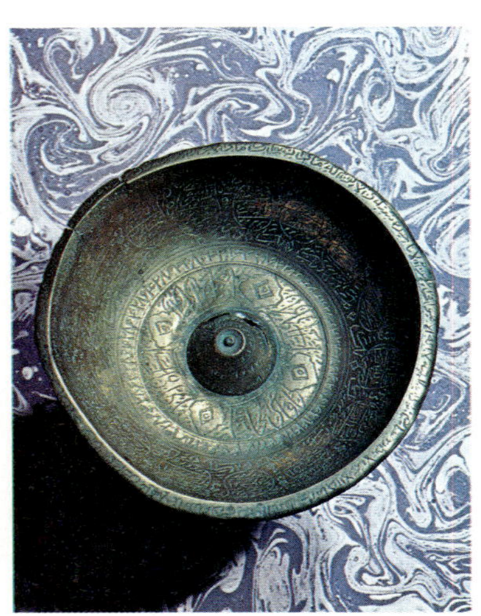

Abbildung 582
Magische Tasse, die als Amulett diente. Sie ist mit Koranversen verziert. Man glaubte, daß diese Tasse aufgrund einer bestimmten Legierung die Vergiftungsgefahr durch Arsen mittels eines weißen Niederschlages anzeige.

Auf die Omaijaden folgte die Dynastie der abbasidischen Kalifen. Sie erhoben Bagdad, einen Ort in der Nähe der alten sassanidischen Hauptstadt Ktesiphon, zur Hauptstadt ihres Reiches. Indem sich die Omaijaden in Damaskus niederließen, knüpften sie an die byzantinische Tradition an. Die Abbasiden hingegen verlegten den Herrschaftssitz nach Bagdad und verstärkten dadurch das persische Element in ihrem Reich. Dies betrifft sowohl die Regierungsweise als auch die Kultur und die Pflege der Künste und Wissenschaften. Zur gleichen Zeit machte die Islamisierung weitere Fortschritte, wobei sich die Bekehrungen freiwillig oder unter Zwang vollzogen. Die Arabisierung des persischen Raumes verdrängte die einheimischen Sprachen. Das neue Reich erstreckte sich vom Atlantik bis nach Indien, ein gewaltiges Herrschaftsgebiet, in welchem sich jeden Freitag ein einziges Volk im Namen eines einzigen Kalifen im Gebete Mekka zuwandte.

Dieser politischen Einheit sollte keine lange Dauer beschieden sein. Bald schieden einzelne Teilreiche aus ihr aus. Im Osten um einige iranische Fürsten und unter dem Druck der Türken, im Westen um einen Überlebenden der Omaijaden-Dynastie. Als Enddatum dieser geschichtlichen Ära betrachten wir das Jahr 1055, in welchem der Kalif Al Kaim offiziell den türkischen Seldschuken den Weg zur Macht öffnete, indem er sich unter ihren Schutz stellte. Er besiegelte das Auseinanderbrechen des Reiches, doch war die islamische Welt über Jahrhunderte hinweg durch ihren Glauben, ihre Kultur und ihre Sprache geeint gewesen. Diese Einheit erlaubte es den Gelehrten, von einem Ende der Welt zum anderen zu reisen. Sie begünstigte einen intensiven geistigen Austausch, in dem die Heilkunst einen breiten Raum einnahm.

Die materiellen Bedingungen für den Fortschritt der Wissenschaften

Der Fortschritt der Wissenschaften kann durch materielle Umstände verschiedenster Art erklärt werden, die derart aufeinandertrafen, daß sie das Geistesleben begünstigten.

Zunächst spielten die Kalifen in diesem Zusammenhang eine gewisse Rolle. Zumindest in den ersten drei Jahrhunderten ihrer Dynastie bewiesen die Herrscher ein hohes geistiges Niveau, ganz im Gegensatz zu den direkten Nachfolgern Mohammeds. Denn als man einst Omar fragte, was er mit den Büchern, die er in Alexandria vorfand, zu tun gedenke, soll er geantwortet haben: »Entweder haben sie das gleiche wie der Koran zum Inhalt. Dann sind sie überflüssig und müssen verbrannt werden. Oder sie sagen das Gegenteil. Dann sind sie gefährlich und müssen erst recht verbrannt werden.« Zwei Jahrhunderte später ließ der Kalif Al Mamun (813—833) in Bagdad ein sogenanntes Haus der Weisheit oder Haus der Wissenschaft errichten. Auf seine Veranlassung arbeiteten Übersetzer in der riesigen Bibliothek dieses Hauses, die Bücher unterschiedlichster Herkunft enthielt. Geographen erstellten Landkarten und wirkten als Feldmesser. Auch ein Observatorium für die Astronomen wurde eingerichtet.

Die Gelehrten erfreuten sich einer allgemeinen Wertschätzung. Die Ärzte wurden gut bezahlt. Al Mansur gab dem Krankenhausarzt Baht Jisu, als dieser nach Gundi-Schapur zurückging, ein Honorar von zehntausend Golddinaren, weil er ihn zufriedenstellend behandelt hatte. Dieser Baht Jisu war nestorianischer Christ, der Leiter einer gut besuchten Medizinschule und der Vater einer

Ärztefamilie, die sich über sechs Generationen und zweihundertfünfzig Jahre verfolgen läßt. Der Kalif Harun Al Raschid (786—809) wurde oftmals getadelt, er lasse seinem Arzt — übrigens ebenfalls ein Nachkomme des sogenannten Baht Jisu — ein zu hohes Honorar zukommen. Der Kalif pflegte darauf zu antworten: »Das Schicksal des Reiches hängt von meinem ab. Mein Schicksal aber hängt von Gabril ab.« Nach dem Vorbild des Kalifen hielten alle Fürsten und hohen Staatsbeamten einen Praktiker an ihrem Hof.

Der Fortschritt der Wissenschaften wurde ferner durch die Einführung des Papiers im 8. Jahrhundert in Syrien begünstigt. Das Papier, das aus dem Fernen Osten und aus Persien kam, machte den zahllosen Unzulänglichkeiten, die mit der Benutzung des Pergaments verbunden waren, ein Ende. Wie man

Abbildung 583
Darstellung einer Bibliothek in einer Handschrift des arabischen Grammatikers und Dichters Al-Hariri (1054—1121), der in sorgfältiger Weise das Leben der Araber beschrieb.

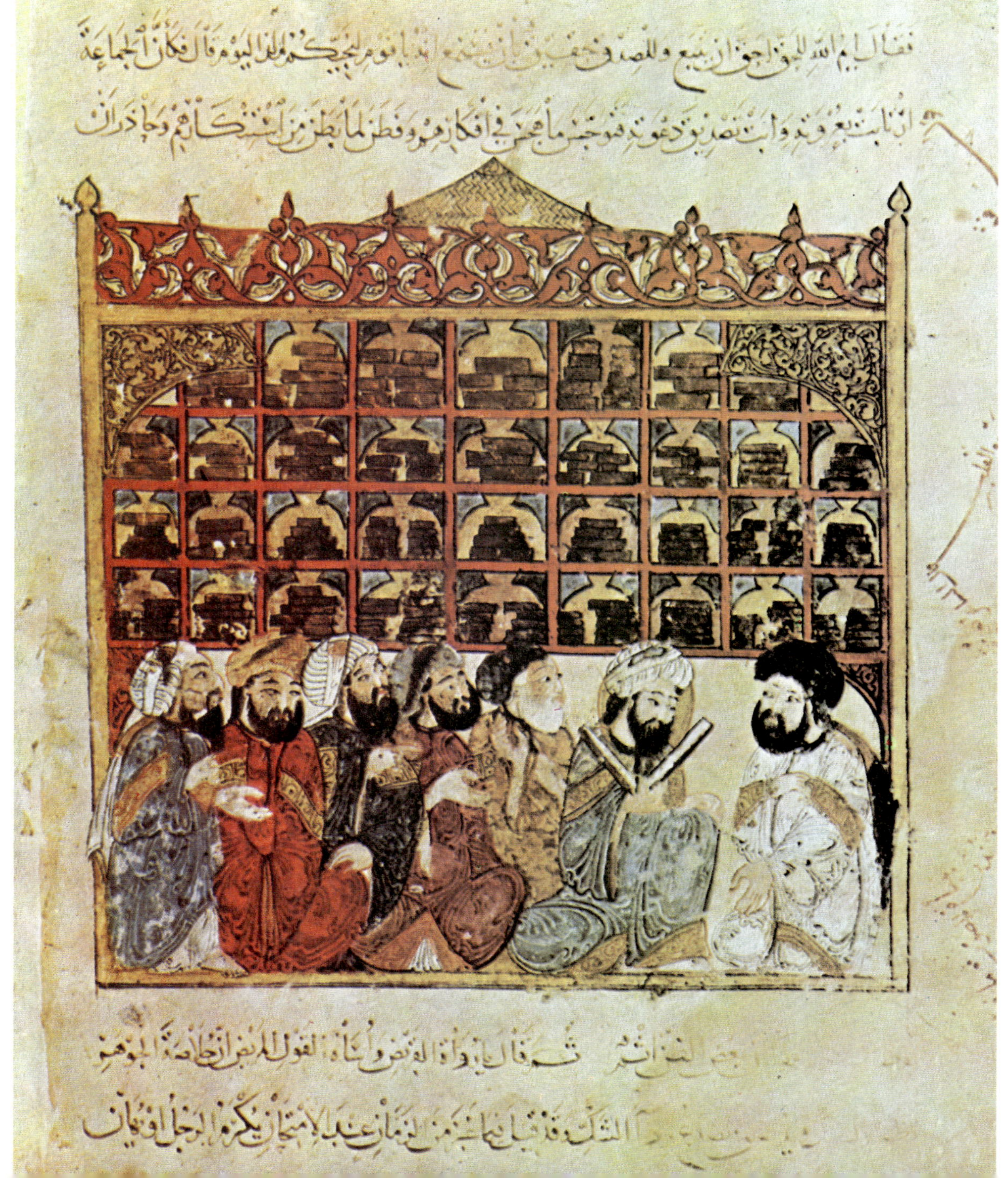

weiß, gelangte der Gebrauch des Papiers erst im 12. Jahrhundert nach Spanien, von wo aus er nach Montpellier vermittelt wurde.

Schließlich übernahmen die Araber in eben jener Zeit von den Indern ein neuartiges Zahlensystem, das sehr schnell die Zählweise der Römer und der Griechen ablöste. In diesem System wurde jeder Ziffer, entsprechend ihrer Stellung in einer Ziffernreihe, ein anderer Wert beigemessen und außerdem die Null eingeführt. Die arabischen Zahlen erwiesen sich als ein Hilfsmittel zur Vervollkommnung der Mathematik und erlaubten die Entwicklung der Algebra ab dieser Epoche. Wesentlich schneller als das Papier übernahm das Abendland diese arabischen Ziffern.

Eine Welle von Übersetzungen

Das neunte Jahrhundert ist durch eine intensive Übersetzungstätigkeit gekennzeichnet, die sich auch noch im 10. Jahrhundert fortsetzte.

Auf diesem Gebiet erwies sich wieder einmal die Schule von Gundi-Schapur, wenn nicht sogar als wegweisend, so doch zumindest als die fruchtbarste. Yuhanna Ibn Masawajhy, bei uns besser bekannt unter dem Namen Jean Mésué, war der Leibarzt von sechs nacheinander regierenden Kalifen. Er verfaßte Aphorismen im Stile des Hippokrates, um deren Übersetzung ins Französische der Autor dieser Zeilen sich zur Zeit in Zusammenarbeit mit G. Troupeau bemüht, wozu wir die arabischen und lateinischen Texte des 16. Jahrhunderts sammeln. Außerdem schrieb Yuhanna Ibn Masawajhy eine bedeutsame Arzneimittellehre und legte seine Beobachtungen bei der Sektion eines Affen sowie seine Ansichten zur Augenheilkunde und zur Gynäkologie schriftlich nieder. Schließlich war er der Lehrer und Oberaufseher einer ganzen Schar von Übersetzern.

Abbildung 584
Angebliches Porträt des Johannes Mésué, eines arabischen Arztes christlicher Glaubenszugehörigkeit (776—855), dessen Werke bis zum Beginn des 18. Jahrhunderts Bestandteil der medizinischen Ausbildung waren. Er wirkte als erster Leibarzt des Kalifen Hareen und diente dann sechs weiteren Kalifen. Ferner wurde er damit beauftragt, die griechischen, altsyrischen und persischen heilkundlichen Abhandlungen ins Arabische zu übertragen. Wir verdanken diesem Gelehrten eine Allgemeine Arzneimittellehre *und weitere bedeutende Arbeiten. Stich aus dem 17. Jahrhundert.*

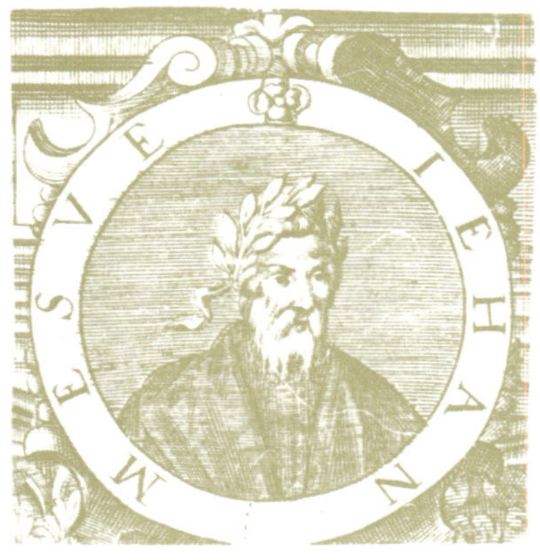

Deren berühmtester und zugleich fruchtbarster ist Johannitius (Honein Ibn Ishak). Er übertrug sieben Schriften des Hippokrates und sechzehn Bücher Galens ins Arabische. Insgesamt werden ihm zweihundert Übersetzungen zugeschrieben. Unter seinen Schülern waren Isa Ibn Yahya und Hubaish al Hasan.

Eine weitere, sehr rege Schule befand sich in Harran. Dort arbeiteten Thabit Ibn Kurra (826—901), seine beiden Söhne, seine beiden Enkel und seine Urenkel Sinan.

Namen zahlreicher anderer Übersetzer sind uns überliefert, darunter Qusta Ibn Luqa, ein Christ aus Baalbek, der im Jahre 923 starb.

Da sie sich für alle griechischen Werke wissenschaftlichen Inhalts interessierten, entgingen ihnen nur wenige medizinische Traktate. Sie übersetzten die Schriften des Hippokrates, des Dioskorides, Galens, des Rufus von Ephesos, des Oreibasios von Pergamon, des Paulus von Ägina, Alexanders von Tralles und vieler anderer. Dank dieser Übersetzungen besitzen wir heute sogar solche Werke, deren griechisches Original — wie im Falle der Anatomie Galens — verlorengegangen ist. So sehr sich die Übersetzer für die Medizin, die Philosophie, die Astronomie oder die Mechanik begeistern konnten, so sehr vernachlässigten sie die Dichtung und das Drama der Griechen, die ohne Zweifel ihrem semitischen Geschmacksempfinden nicht entsprachen. Dafür wurden aber Werke aus dem Sanskrit übertragen, zum Beispiel eine Abhandlung über die Astronomie aus dem 5. Jahrhundert, die Sioldharta, sowie medizinische Traktate des Saraka und des Susruta.

Übersetzt wurde sowohl in die altsyrische als auch in die arabische Sprache. Johannitius übertrug Werke ins Arabische, die ihrerseits bereits ins Altsyrische übersetzt worden waren. In anderen Fällen hielt er sich aber auch direkt an den

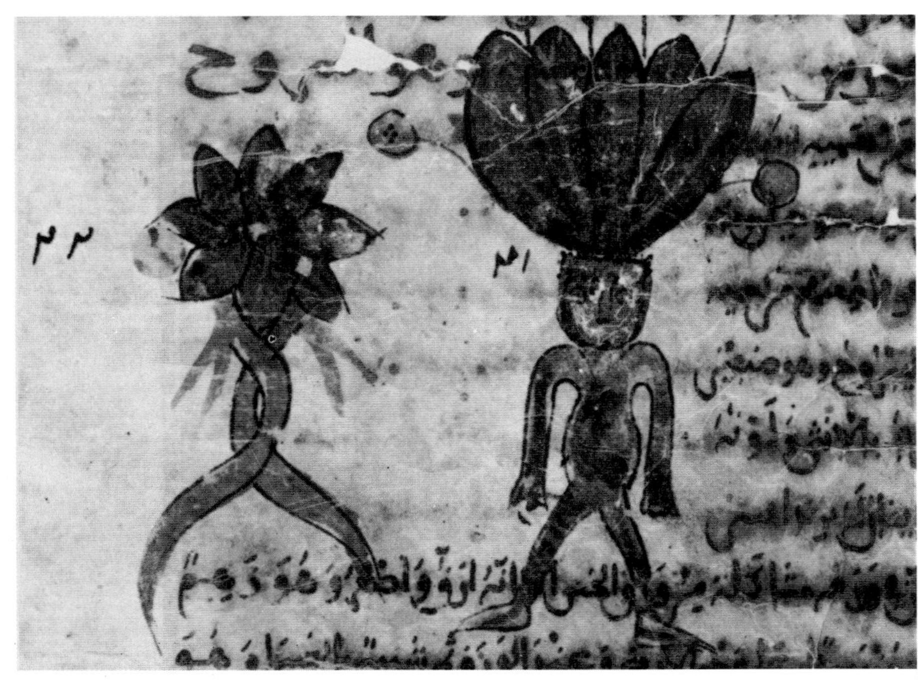

Abbildung 585
Die Mandragora (Alraune). Nach Dioskorides.

griechischen Text. Jahrhundertelang blieb das Altsyrische die Sprache der Gelehrten, während das Arabische eher im Volk verbreitet war. Unter den Übersetzern ragen jene christlichen Ärzte hervor, die der griechischen Sprache mächtig waren. Sie waren auch mit dem Altsyrischen vertraut, denn dieses diente als Kultsprache in der Liturgie. Schließlich mußten sie das Arabische und das Altpersische beherrschen, um sich mit ihren Patienten verständigen zu können.

Es ist für uns schwierig, ein Urteil über den Wert dieser Übersetzungen zu fällen, denn wir neigen dazu, besonders die Irrtümer zu beachten und dabei über die Vorteile hinwegzusehen. Dies um so mehr, seitdem uns einige griechische Originaltexte in der Renaissance zugänglich geworden sind. Die mehr oder weniger sorgfältig erstellten Manuskripte wurden von zahlreichen Kopisten mit ganz unterschiedlichen sprachlichen Kenntnissen bearbeitet. Damit sich ihre Arbeit auch auszahlte, gingen sie schnell zu Werke. Wenn sie den Sinn eines griechischen Wortes nicht kannten, übersetzten sie es wörtlich ins Altsyrische, wobei natürlich die ursprüngliche Bedeutung verlorenging. Der nächste Übersetzer fügte in gleicher Weise das ihm ebenso unverständliche Wort in den arabischen Text ein. Dieser Nonsens wiederholte sich in den folgenden Jahrhunderten noch mehrfach, nämlich dann, wenn die arabische Fassung ins Lateinische und die lateinische ins Französische übertragen wurde. So wurde zum Beispiel das griechische »amneios« durch eine schlampige Leseweise zu »anfas« im arabischen Text, zu »abgas« in der lateinischen Version und von da zu »abgas« in der französischen Ausgabe. Darüber hinaus verfügte das Arabische in jener Zeit noch über kein sehr differenziertes Vokabular, weder im Bereich der Philosophie noch in dem der Medizin oder der anderen Naturwissenschaften. Aus diesem Grunde mußte man Wörter erfinden oder sich neue, reichlich gezwungene Wortverbindungen einfallen lassen. Glücklicherweise bietet sich die arabische Sprache für Ableitungen an, und sie wurde auf diese Weise gerade in jener Zeit entscheidend bereichert.

Durch alle diese Übersetzungen verfügten die arabischen Ärzte vom 10. Jahrhundert an über die Gesamtheit der wissenschaftlichen Werke, die in den vorangegangenen Jahrhunderten im Mittelmeerraum verfaßt worden waren.

Einige bedeutende Ärzte

Bevor wir die führenden Mediziner dieser Zeit Revue passieren lassen, müssen wir uns vor Augen führen, daß es sich bei den Ärzten um Leute handelte, die im allgemeinen von den Herrschenden hochgeachtet wurden. Sie konnten mehrere Sprachen sprechen und schreiben. Sie widmeten sich nicht ausschließlich der Heilkunst, sondern beschäftigten sich auch mit den meisten anderen damals bekannten Naturwissenschaften. Häufig wirkten sie sogar in der Politik und in der Verwaltung des jeweiligen Landes. Bis zum 10. Jahrhundert handelte es sich noch in der Mehrzahl um Christen, doch von da an wurde dieses Übergewicht schnell abgebaut.

Wir haben keineswegs die Absicht, an dieser Stelle die rund hundert Ärzte einzeln zu erwähnen, die uns aus dem »goldenen abassidischen Zeitalter« bekannt sind. Wir wollen aber zumindest auf diejenigen hinweisen, die zu Recht oder zu Unrecht auch in die abendländische Geschichte eingegangen sind.

Ali Ibn Rabban at Tabari (ca. 800—870) besitzt einen Namen, der uns verrät, daß dieser Arzt aus Persien stammen muß; wahrscheinlich war er ein Christ. Dieser Mediziner stand lange Zeit in den Diensten des Kalifen Al-Mutawakkil. Er arbeitete als Praktiker, unterrichtete die Heilkunst und hat uns eine umfangreiche Abhandlung über die Medizin und die Naturphilosophie hinterlassen. Dieses *Paradies der Weisheit* galt über Jahrhunderte als Autorität. Es finden sich darin auch Artikel zur Meteorologie, zur Zoologie, Embryologie, Psychologie und Astronomie. Das Ganze erstreckt sich über fünfhundert Seiten, auf denen Hippokrates, Aristoteles, Galen, Jean Mésué und Johannitius häufig zitiert werden. Allein sechsunddreißig Kapitel sind der indischen Medizin gewidmet.

In diesem Werk finden wir das Schema des Empedokles wieder, das auch vom Mittelalter übernommen wurde. Hier werden die vier Elemente Erde, Luft, Feuer und Wasser den vier Wesenszuständen warm, kalt, trocken und feucht zugeordnet. Das Bild des idealen Arztes ist zu einem großen Teil von Hippokrates übernommen: »Er wählt in jeder Angelegenheit das Beste und das Angemessenste. Er soll weder unvorsichtig noch geschwätzig, oberflächlich, hochmütig oder verleumderisch sein. Er soll keinen üblen Körpergeruch besitzen, aber auch nicht in eine Parfümwolke gehüllt sein. Seine Kleidung sei weder gewöhnlich noch stutzerhaft. Er soll nicht so von sich eingenommen sein, daß er sich höher als andere stellt. Auch soll er keine abschätzige Rede über die Kunstfehler seiner Standesgenossen führen, sondern vielmehr ihre Irrtümer verhüllen.«

Ein Arzt aus Vorderasien: Rhazes

Mit Abu Bakr Muhammad Ibn Zakarya ar Rhazi, mit Rhazes also, wenden wir uns jener Persönlichkeit in der arabischen Medizin zu, die mit Sicherheit am meisten den Ruhm der Nachwelt verdient.

Über sein Leben besitzen wir nur wenige genaue Angaben. Er dürfte um 865 zur Welt gekommen sein und hatte in verschiedenen Berufen gearbeitet, ehe er sich entschloß, die Heilkunst zu lernen. Er wurde dann Leiter des Hospitals von Raj in der Nähe von Teheran, daher sein Beiname. Später leitete er das Krankenhaus von Bagdad, zu dessen Gründung er beigetragen hatte. Er starb

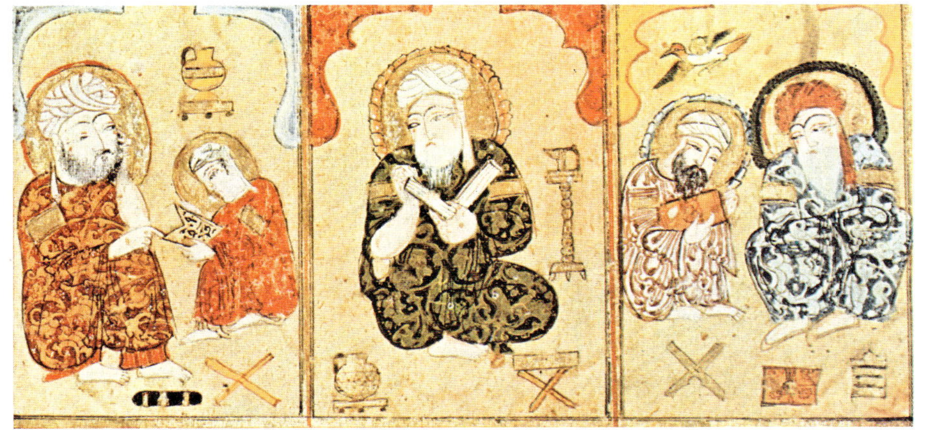

Abbildung 586
Das Buch über den Theriak *nach Galen. Der Theriak war ein berühmtes Medikament auf der Basis von Honig, das 45 bis 50 Ingredienzien pflanzlichen und mineralischen Ursprungs sowie zwei tierische Bestandteile enthielt. Man betrachtete den Theriak als Universalheilmittel. Bis 1884 war er in den Arzneimittelverzeichnissen aufgeführt.*

blind, wahrscheinlich um 925. Man erzählt, daß er sich geweigert habe, seinen Star operieren zu lassen, weil er so viele traurige Dinge in seinem Leben gesehen hatte. Es ist aber wahrscheinlicher, daß er als ausgezeichneter Chirurg kein Vertrauen zu dem Arzt hatte, den man ihm für die Operation empfahl.

Rhazes' Werk ist beachtlich. Es umfaßt hundertdreizehn große Abhandlungen, achtundzwanzig kleinere Schriften und zwei Gedichte. Unter den bekanntesten Titeln wären zu nennen: *Das Buch des Al Mansur,* das dem Fürsten von Khorassan gewidmet ist, *Die Heilung in einer Stunde* und *Das Buch der Geheimnisse,* ferner Monographien über die Gicht, den Rheumatismus, über Koliken sowie über Nieren- und Gallensteine. Der Autor zögert in seinem Traktat über die Optik nicht, Galen zu widersprechen: das Auge sendet kein Licht

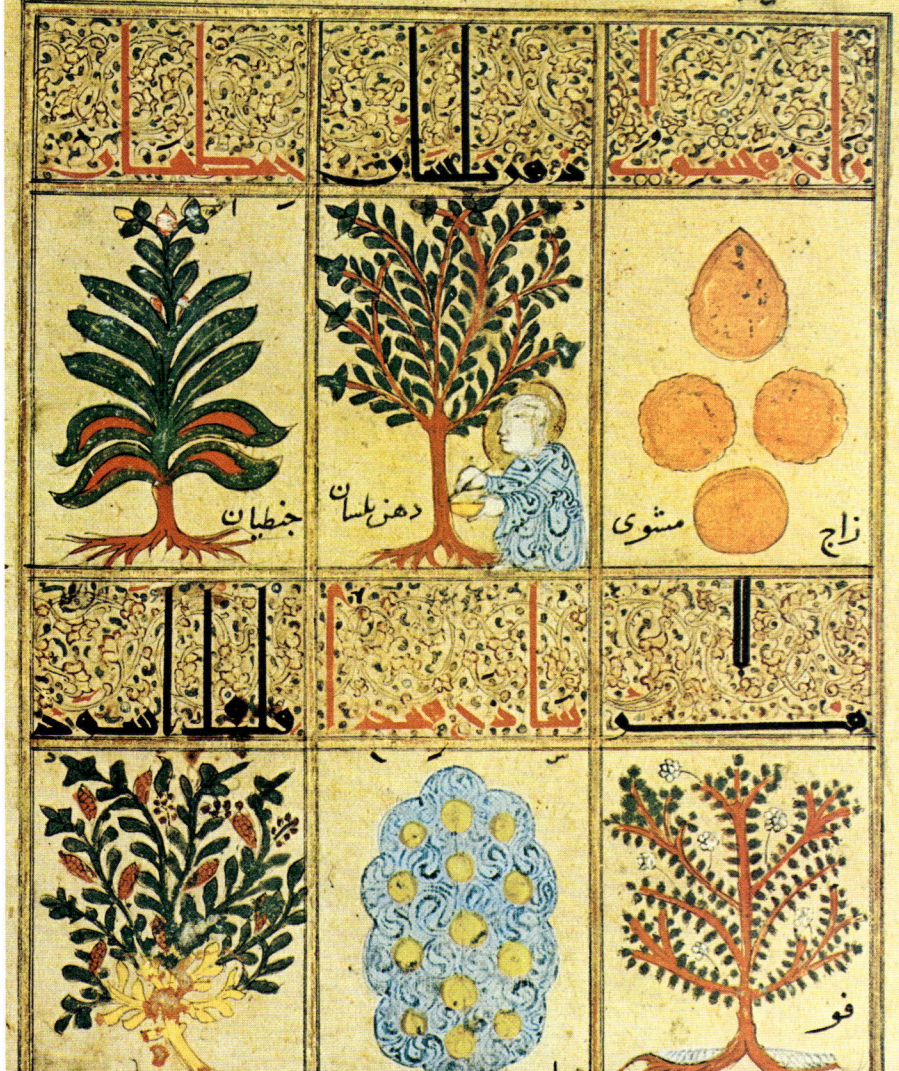

Abbildung 587
Darstellung der vegetabilen Ingredienzien zur Bereitung des Theriak in dem Buch über den Theriak *nach Galen.*

Abbildung 588
Erste Seite einer lateinischen Übersetzung der Werke Rhazes' aus dem 14. Jahrhundert.

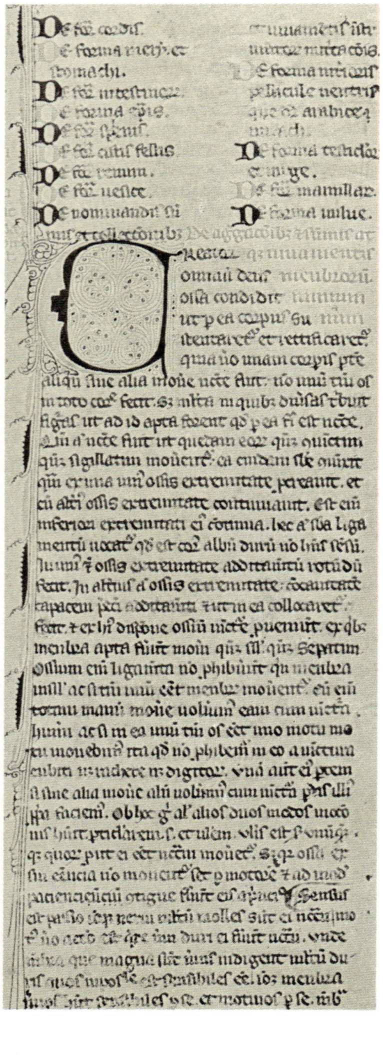

aus, sondern empfängt es vielmehr. Der *Traktat über Pocken und Masern* verdient seit langem die Bewunderung der Epidemiologen wegen seiner genauen Untersuchungen über das Wesen der Ansteckung und der treffenden Diagnose der meisten Infektionskrankheiten. Erst bei Fracastoro finden wir wieder derart scharfsinnige Beobachtungen.

Nach dem Tode dieses Arztes sammelten seine Schüler die Dokumente über seine klinische Tätigkeit und stellten daraus ein umfangreiches Werk mit dem Titel *El Hawi* zusammen, bekannt unter dem lateinischen Titel *Continens* — das alles Enthaltende. Diese posthume Schrift war so bedeutsam, daß sechzig Jahre nach dem Tode des Arztes nur noch zwei Kopien bekannt waren. Heute sind die Fragmente in aller Welt verstreut. Die Beschreibungen, die uns von so unterschiedliche Krankheitszustände wie der Parodontose, der Spina bifida, der Hasenscharte und dem Gallensteinleiden gegeben werden, zeugen von meisterlicher Beobachtung. Zu jedem klinischen Fall erfahren wir den Namen und das Alter des Patienten, die Symptome, die Untersuchungsergebnisse, die Diskussion über die Diagnose und die Prognose sowie die Behandlungsweise, zu der man sich entschlossen hatte, und deren Resultate.

Schon im 14. Jahrhundert betont Ibn Abi Oseibia, einer der Historiographen Rhazes', daß die Niederschrift der klinischen Beobachtungen und der Erfahrungen das wichtigste und interessanteste im Werk dieses Mediziners darstelle. Tatsächlich lag in der Beobachtung und Erfahrung die Hauptbestrebung Rhazes', wie einige seiner lapidaren Sätze bezeugen: »Man kann in der Heilkunst die Wahrheit nur annäherungsweise erreichen. Alles, was man in den Büchern liest, hat wesentlich weniger Wert als die Erfahrung eines vernünftig denkenden Arztes.« Oder an einer anderen Stelle: »Nur den Einfältigen erscheint die Heilkunst als leicht. Ein ernsthafter Arzt hingegen entdeckt immer neue Schwierigkeiten.« Und wieder an einer anderen Stelle heißt es: »Ohne Zweifel haben in Tausenden von Jahren Tausende von Ärzten zum Fortschritt der Heilkunst beigetragen. Wer ihre Bücher mit Beflissenheit und Nachdenken liest, wird darin vieles finden, was er nur erfahren könnte, wenn er statt seiner kurzen Existenz tausend Jahre zur Verfügung hätte, um auf die Gelegenheit zu warten, selbst einen derartigen Fall beobachten zu können ... Das Bücherstudium allein macht nicht den Mediziner aus, aber es verhilft doch zu einem kritischen Geist und zu der Gabe, in den jeweiligen Einzelfällen sich auf die bereits bekannten Erfahrungswahrheiten zu stützen.«

Wenn man diese Leitlinien liest, kann man verstehen, daß Rhazes ein guter Arzt war, ein guter Chirurg, Geburtshelfer, Augenheilkundiger und Stomatologe. Er entdeckte »eine Art Schnupfen, der im Frühjahr auftritt, wenn die Rosen ihren Duft verbreiten«, jenes Leiden also, das wir prosaisch Heuschnupfen nennen. Rhazes besaß bereits zu seinen Lebzeiten ein solch hohes Ansehen, daß sich nach Unterredungen, die er mit chinesischen Ärzten geführt hat, sein Einfluß — und durch ihn auch der der hellenistischen Heilkunst — in der chinesischen Medizin nachweisen läßt.

Auf dem Gebiet der Chemie wird sein kritischer Geist ebenfalls deutlich. In den ersten Jahrhunderten unserer Zeitrechnung hatten sich die Naturwissenschaften allmählich von der strengen Analyse entfernt. Immer mehr magische und allegorische Phantasmen waren in sie eingedrungen und führten zur Abfassung zahlreicher »Bestiarien« oder »Lapidarien«. Rhazes hielt sich von diesem unwissenschaftlichen Unsinn fern und bemühte sich, eine Pharmakologie auf der Basis strenger Beobachtung zu erstellen.

Wir sollten in Rhazes auf keinen Fall einen Menschen sehen, der sich nur auf die alltägliche Praxis beschränkte und zu allgemeinen Schlußfolgerungen oder packenden wissenschaftlichen Theorien unfähig gewesen wäre. Er verdient im Gegenteil unsere Bewunderung dafür, daß er sich wissentlich und in freier Entscheidung nicht von der klinischen Arbeit und von der individuellen Untersuchung des jeweiligen Patienten entfernte. Diese im wesentlichen praktische und deduktiv vorgehende Medizin hat allerdings nicht die zukünftigen Ärztegenerationen arabischer Sprache geprägt, dies zweifellos deswegen, weil sie einem der Aspekte der Persönlichkeit des Orientalen entspricht, der von diesem selbst weniger geschätzt wird. Der Araber, Iranier oder Armenier ist lebhaft, gewitzt und wißbegierig, ein Mensch, dem man nichts vormachen kann. Es handelt sich um einen Pragmatiker, der nach Beweisen verlangt und erst dann ein Urteil fällt, wenn man ihm handfeste Fakten vorlegen kann. Hätte dieser objektive und auf Deduktion gegründete Zug in der arabischen Medizin die Oberhand gewonnen, hätten sich mehrere Jahrhunderte der Stagnation im allgemeinen Fortschritt der Heilkunst vermeiden lassen.

Unglücklicherweise aber bevorzugt der Orientale den anderen Wesenszug seiner Seele, der ihn dazu führt, das Gedankliche und Abstrakte über das Konkrete und Pragmatische zu stellen. Auch Avicenna trug zum Nachteil der Medizin mit dazu bei, daß sich nach dem von Rhazes ausgehenden Licht Dunkelheit verbreitete.

Ein weiterer beachtenswerter Autor der Mitte des 10. Jahrhunderts ist Haly Abbas (Ali Ibn Abbas al Magusi). Es handelt sich um einen Perser zoroastrischer Glaubenszugehörigkeit, der in der Nähe von Gundi-Schapur zur Welt gekommen war und dem örtlichen Herrscher seine wissenschaftliche Abhandlung widmete. Dieses *Königsbuch* stellt eine Arbeit von umfassendstem Charakter dar. Es schließt sowohl die Theorie als auch die Praxis der Heilkunst ein und hatte — sieht man einmal vom *Kanon* Avicennas ab — bis zur Renaissance weder im arabischen Sprachraum noch in Europa seinesgleichen.

Haly Abbas zitiert die Ausführungen seiner Vorgänger auf dem Gebiete der medizinischen Theorie und setzt sich mit ihnen kritisch auseinander. Er behandelt die antiken Verfasser wie Hippokrates, Galen, Oreibasios oder Paulus von Ägina, aber auch die neueren Autoren wie Ahrun den Priester, Serapion den Älteren oder Rhazes. Auf ihre schwachen Stellen, ihre Auslassungen und die Übersetzungsfehler wird hingewiesen. Der arabische Gelehrte legt auch seine eigenen Auffassungen dar. Ein wichtiges Kapitel ist der Anatomie gewidmet, der Schluß des Werkes der Pathologie.

Ferner könnte man den im Jahre 994 verstorbenen Al Tanuhi nennen, der in seinem *Buch zur Unterstützung der Weisheit* die Beobachtungen und volkstümlichen Anekdoten aufgreift, die zu Recht oder zu Unrecht Rhazes zugeschrieben werden. Siebzig Jahre nach dessen Tode hebt die Legendenbildung in der Form der »Kleinen Kliniken« an. Al Buhari ist der Verfasser von Sammelwerken, die in der Folgezeit zur *Medizin des Propheten* zusammengestellt wurden, ohne jedoch einen wirklichen Wert zu besitzen. Isa Ben Ali erwies sich als ausgezeichneter Spezialist für Augenheilkunde, ebenso wie viele andere, deren Namen nicht eine derartige Berühmtheit erlangten.

Was die Geschichte der Pharmakologie und der Materia medica betrifft, so sei hier nur an den bereits erwähnten Jean Mésué erinnert. Zusammen mit G. Troupeau konnte der Verfasser nachweisen, daß ein angeblicher jüngerer Mésué mit Sicherheit niemals existiert hat. Weiterhin erwähnen wir Bingezla

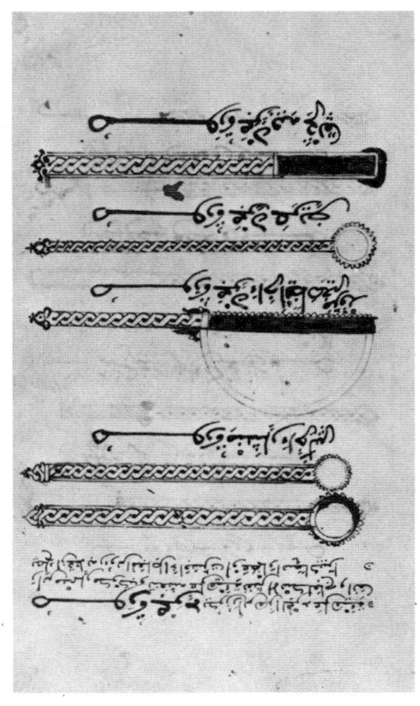

Abbildung 589
Schaubild chirurgischer Instrumente aus dem Traktat über äußerliche Erkrankungen *des Albucassis in einer Abschrift des 16. Jahrhunderts.*

(Ibn Giazla), Serapion den Jüngeren und Abu Mansur Muwaffacq aus Herat (950), der in persischer Sprache ein umfangreiches Werk über die Materia medica schrieb, das 585 Heilmittel nennt, von denen zahlreiche der indischen Medizin entstammen.

In Ägypten tat sich Ali Ibn Ridhwan durch eine medizinische Topographie seines Landes hervor. Diese Untersuchung zur Epidemiologie unter geographischen Gesichtspunkten war zu ihrer Zeit vollkommen neuartig.

Die arabische Medizin in Spanien — Albucassis

Im Westen des arabischen Einflußgebietes, in Spanien, hatten die omaijadischen Kalifen in Cordoba einen Hof errichtet, dessen Glanz mit dem in Bagdad rivalisierte. Der Wetteifer fand auch im geistigen Bereich statt; die gewaltige Bibliothek umfaßte 400 000 Bände. Trotzdem kann man nicht von einer unabhängigen »maurischen Medizin« sprechen, denn die in Spanien lebenden Autoren gehörten hinsichtlich ihrer Kultur im vollen Sinne zur arabischen Welt.

Der Arzt Ibn Djoldjol (Sulaiman Ibn Hassan) war möglicherweise einer der frühesten Medizinhistoriker. Wir kennen ihn dank seiner *Lebensbeschreibungen von Ärzten und Philosophen.* Außerdem vervollständigte und verbesserte er die Dioskorides-Übersetzung. Arib al Wateb al Kurtubi schrieb im Jahre 950 ein Buch über die Geburtshilfe und die Kinderheilkunde.

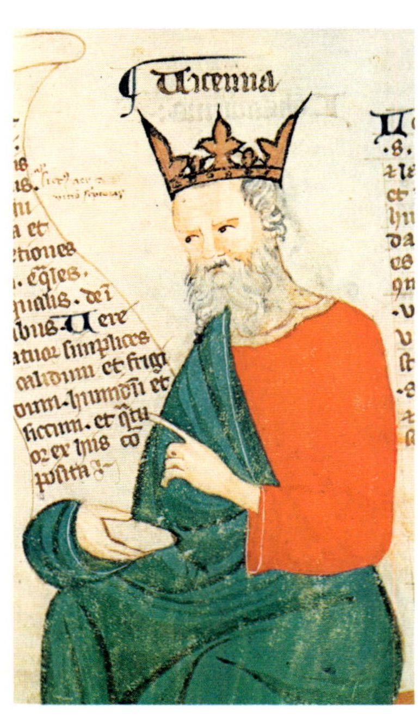

Abbildung 590
Avicenna (980—1037). Dieser arabische Denker und Arzt war der Autor des berühmten Werkes Canon medicinae, *das von Gerhard von Cremona ins Lateinische übersetzt wurde und bis zum 17. Jahrhundert Bestandteil des Unterrichtsprogramms an den medizinischen Fakultäten der abendländischen Universitäten war. Miniatur aus einer provenzalischen Heilkräuterlehre des 14. Jahrhunderts.*

Die bedeutsamste Persönlichkeit auf dem Gebiet der Medizin im Reich von Cordoba war in dieser Zeit mit Sicherheit Albucassis (Abul Kassim Khalaf Ibn Abbas al Zahrawi), der auch unter dem Namen Alsaharavius bekannt ist. Er lebte von 936 bis 1013. Sein gewaltiges Werk über die Chirurgie mit dem Titel *Al Tersif* umfaßt dreißig Bände. Es ist streckenweise von Paulus von Ägina beeinflußt und stellt eine Zusammenfassung der Chirurgie jener Zeit dar. Aus diesem Grunde und wegen seiner Innovationen ist Albucassis mit Sicherheit der größte Chirurg des Mittelalters. Er beklagt die geringen Fortschritte, die die Chirurgie bislang gemacht habe und schreibt sie der Unkenntnis der Anatomie zu, da zum Beispiel selbst Galen nie den menschlichen Körper seziert habe. Er lehnt es ab, einen Eingriff zu vollziehen, ohne daß die genaue Ursache der Krankheit bekannt, die Diagnose erstellt und ein ausführlicher Plan erarbeitet worden ist. Albucassis beschreibt die verschiedenen Materialien für chirurgische Nähte und setzt sich mit ihren Vor- und Nachteilen auseinander: Roßhaar, Baumwolle, Seide, Katzendarm und Ameisenkiefer. Er verbessert das chirurgische Instrumentarium und gibt dazu erläuternde Zeichnungen, die einmalig in den arabischen Handschriften sind. Wenn er auch den Kauterisationen einen breiten Raum läßt, so ist er doch bei der Beschreibung der Techniken der zahlreichen Eingriffe sehr präzise. Er erläutert die Lithotomie, die Behandlung von Brüchen, die Schädeltrepanation, die Amputation als therapeutische Maßnahme oder als Strafe, Knochenresektionen wegen Osteomyelitis usw.

Abulcassis geht so behutsam und umsichtig vor, daß man, wie im Falle Rhazes, bedauern muß, daß die Chirurgie sein Werk nicht weiter entwickelt hat, sondern lange Zeit in Stagnation verharrte.

Wir wollen uns nicht vom Abendland abwenden, ohne vorher an einige medizinische Schulen in Nordafrika erinnert zu haben, in denen sich, wie in Fes oder Marrakesch, besonders Juden hervortaten. In Kairuan schrieb Isaak der Hebräer (Ishak Ben Soleiman el Israeli, 880 bis ca. 955) den *Führer des Arztes,* ein Werk über die Infektionskrankheiten, dem lange Zeit klassische Bedeutung zukam. Isaaks Arbeit wurde von Ibn el Gazzar fortgesetzt.

Die arabische Medizin in Zentralasien — Avicenna

Am äußersten östlichen Ende der islamischen Welt wurde im Jahre 980 in Efschene bei Buchara der Denker und Arzt Avicenna (Abu Ali al Hussein Ibn Abdillah Ibn Sina) geboren.

Schon im jugendlichen Alter studierte er die islamische Rechtswissenschaft, danach unter einem christlichen Lehrer die Naturwissenschaften, die Lehre Euklids und schließlich die Medizin. Er trat in den Dienst des Herrschers der Choresm. Die politischen Umstände allerdings zwangen ihn mehrmals dazu, seinen fürstlichen Dienstherrn zu wechseln. Wir finden ihn als Wesir in Hamadan, später geriet er in Gefangenschaft. Schließlich starb er in Isfahan im Jahre 1037, nach der Überlieferung vollkommen aufgezehrt durch seine administrativen Aufgaben, seine wissenschaftliche Arbeit und seine fleischlichen Vergnügungen.

Einhundertsechsundfünfzig Werke Avicennas sind uns bekannt. Er hat sie in arabischer und in persischer Sprache verfaßt, teils in Prosa, teils in Versen. Einige seiner Dichtungen wurden von anderen Autoren plagiiert, zum Beispiel von Omar Khajam.

Avicennas Ruhm gründet sich vor allem auf seine Tätigkeit als Philosoph. In seinen Traktaten *Über das Heil, Über die Seele und das Schicksal,* in dem *Führer der Weisheit* und dem *Buch der Leitsätze und Bemerkungen* greift Avicenna die großen Themen der aristotelischen Logik und Metaphysik auf, wobei ihm allerdings einige Aspekte im Denken des griechischen Philosophen entgingen und er seine Arbeit auf apokryphe Schriften stützen mußte. Avicenna versöhnte die Philosophie mit dem Volksglauben und übernahm theologische An-

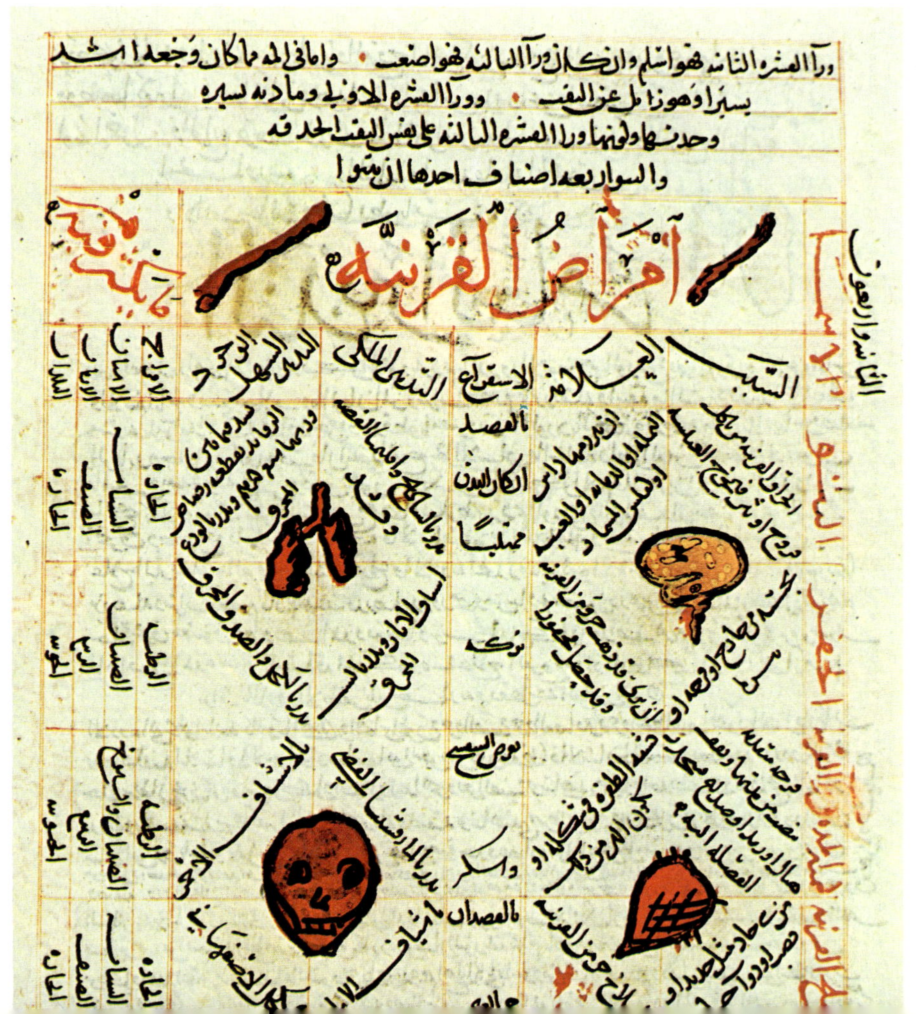

Abbildung 591
Eine Seite aus einer Handschrift mit einer Darstellung des Canon Medicinae *(Damaskus, Nationalmuseum).*

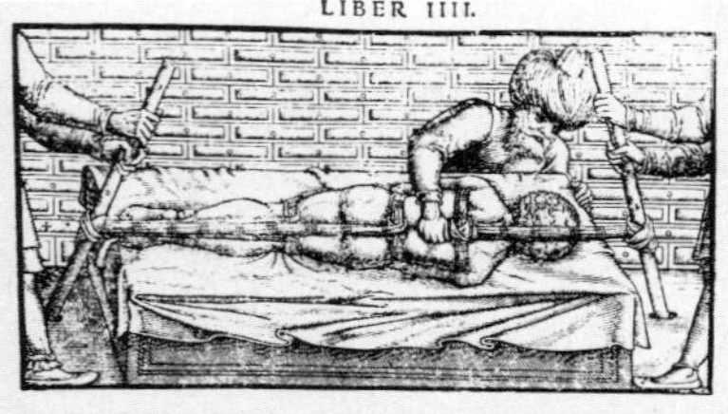

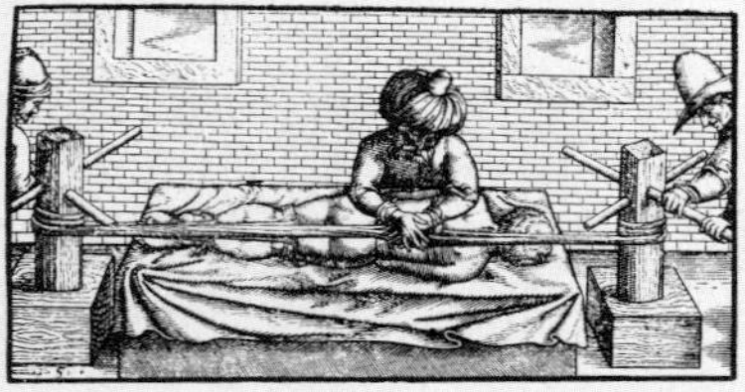

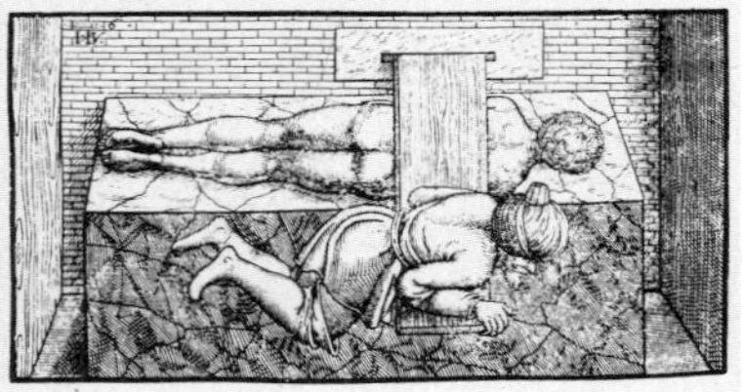

Abbildung 592
Erläuternde Abbildungen in einer Ausgabe von Avicennas Canon medicinae, *die von 1520 bis 1522 veröffentlicht wurde. Dargestellt ist die Behandlung von Verrenkungen oder Frakturen der Wirbelsäule. Auf dem oberen Bild wird die Streckung mittels Hebeln von Hand durchgeführt, während man auf dem mittleren zwei Winden benutzt. Die untere Tafel zeigt die Behandlung von Buckeln mit Hilfe eines Brettes, das an einem Ende in einem Wandschlitz befestigt ist und am anderen durch das Körpergewicht des Arztes auf den ausgestreckten Patienten gedrückt wird.*

sichten, die bereits der hl. Ambrosius vertreten hatte und die Thomas von Aquin aufgreifen sollte. In klaren und einfachen Sätzen legte Avicenna sein immenses naturwissenschaftliches und philosophisches Wissen nieder und unternahm damit einen der beeindruckendsten Versuche einer Synthese in der Geschichte der Menschheit.

Keine einzige Wissenschaft war ihm fremd. Auf dem Gebiet der Mechanik machte er sich die Ansichten des Philoponos zu eigen und widersprach den aristotelischen Ideen über die Bewegung. Er untersuchte die Beziehungen zwischen der Größe, dem Gewicht und der Reichweite eines Wurfgeschosses. Im Bereich der Akustik entwickelte Avicenna eine Musiktheorie, die weit über die Lehren seiner Vorgänger hinauswies. Mit Erfolg widmete er sich auch der Astronomie. Avicenna gewann durch die Beschäftigung mit Aristoteles eine Vorstellung von der Notwendigkeit der wissenschaftlichen Beobachtung und dem positiven Wissen, von Werten also, die unter Plotin und den Neuplatonikern in Vergessenheit geraten waren. Er ahnte bereits die moderne Auffassung von einem Gesetz, das die konstante Relation zwischen mehreren Phänomenen ausdrückt. Im Werk Avicennas gewährleistet das wissenschaftliche Vorgehen das Besitzergreifen der Realität. Auf dem Gebiete der Philosophie bleibt neben der Logik, welche die Exaktheit des Denkens garantiert, die Metaphysik die größte Anstrengung des menschlichen Geistes.

Leider erscheint die Medizin innerhalb dieses brillanten Versuchs einer allgemeinen Wissenssynthese nur als Teilgebiet einer übergreifenden Wissenschaft, als eine Art Geistesspiel ohne eigenständigen Nutzen. Das *Quanun fit'tibb,* die »Gesetze der Heilkunst«, bei uns unter dem pseudolateinischen Namen *Canon medicinae* bekannt, stellt das Hauptwerk des Avicenna im Bereich der Medizin dar. Es hat enzyklopädischen Charakter und ist streng in Teile und Kapitel gegliedert. Diese Arbeit gelangte schnell zu universeller Bedeutung und bildete einen festen Bestandteil des Lehrplans an den meisten medizinischen Fakultäten der abendländischen Universitäten, so noch in Löwen im 17. Jahrhundert. Das Buch enthält im wesentlichen eine Rekapitulation aller Symptomatologien der verschiedenen Krankheiten, wobei wie in einem Inventar vom Kopf bis zu den Füßen vorgegangen wird. Bestimmte Artikel sind besonders bemerkenswert und enthalten zum Teil neuartige Erkenntnisse, so die Beschreibungen der zerebralen Apoplexie, der Meningitis, des Diabetes und die Differentialdiagnostik der Gelbsucht. Auch die Psychiatrie ist nicht ausgespart. Die Liebe wird den zerebralen Krankheiten zugeordnet, ebenso wie die Schlaflosigkeit, die Amnäsie oder die Melancholie.

Avicenna ging sehr weit in der Verknüpfung der einzelnen Naturwissenschaften untereinander. Nach seiner Ansicht muß der Arzt sich etwa auch sehr gut in der Geometrie auskennen, um die Vernarbungen von runden oder polygonalen Wunden diagnostizieren zu können. Die Akustik dient ihm zur Beurteilung der Charakteristika des Pulses. Die Mathematik ist für den Mediziner ebenfalls wichtig, da die ärztlichen Verordnungen in einem direkten Zusammenhang mit der Astronomie stehen. Uhren, Klepsydren und Astrolabien sind für den Arzt unerläßlich bei der Krankheitsprognose sowie bei der Bestimmung der geeigneten Tage für Klistiere und Aderlässe. Denn jedem Stern entspricht ein Organ des menschlichen Körpers, ein Metall oder ein seltenes Gestein, was bei der Therapie nutzbringend sein könnte. Man versteht nun, warum das mittelalterliche Europa, befangen in derartigen Vorurteilen, seine Ärzte als »Physiker« bezeichnete.

Die Vermischung der verschiedenen wissenschaftlichen Gattungen und die Neigung zur Synthese veranschaulicht sich besonders gut an dem allgemein bekannten Schema des Avicenna, in welchem die vier Elemente des Universums, die vier Körpersäfte, die vier Jahreszeiten, die vier Charaktere jedes Körpers, die vier Zustände des Menschen, die vier hauptsächlichen Einwirkungen auf den Menschen usw. in einen Zusammenhang gebracht werden. Gegenüberstellungen, Verknüpfungen und Kombinationen dieser Art, in die auch noch die Sterne und die verschiedenen Körperpartien etc. einbezogen wurden, sollten im Laufe des gesamten Mittelalters bis hin zu Paracelsus immer häufiger werden. Diese angeblichen Zusammenhänge dienten zur Erklärung aller Krankheiten und eröffneten Perspektiven, Analogieschlüsse und symbolische Deutungen.

Die Einführung der Astrologie, der Akustik und verworrener abstrakter Größen in die Heilkunde macht deutlich, wie weit Avicenna sich von der klinischen Realität entfernte. Er kam zu brillanten und hochkünstlichen Konstruktionen, die allerdings für die Medizin völlig unergiebig waren. Wir stoßen hier auf eine Mentalität, die vollkommen verschieden von der Rhazes' ist, der von einem guten Arzt unermüdliche klinische Beobachtung fordert. Es ist nicht unsere Aufgabe, zu fragen, warum dem *Canon medicinae* im Abendland ein größerer Erfolg beschieden war als dem *Continens.* Dennoch sei kurz festgehalten, daß Avicennas Bedeutung als Philosoph unverdientermaßen auch seinen Rang als Arzt aufgewertet hat. Avicenna kombinierte in seinem Denken den Aristotelismus mit dem Platonismus und formte daraus eine Metaphysik, die für die Christen annehmbar war und die mittelalterliche Scholastik direkt inspirierte. Jeder weiß, wie unfruchtbar die Scholastik für die meisten Naturwissenschaften und ganz besonders für die Medizin war.

In der Gegenüberstellung von Rhazes und Avicenna sind wir auf den zweiten Wesenszug der Persönlichkeit des Orientalen gestoßen. Er hat eine besondere Vorliebe für das Verbale und das Abstrakte, selbst wenn dies zu keinerlei praktischen oder effizienten Ergebnissen führt. Das Wort selbst impliziert schon eine Tätigkeit, Reden ist eine Handlung. Diese vollzieht sich unmittelbar im Sprechen; das Wort hat Realitätscharakter. Dem Rausch der wortreichen Rede

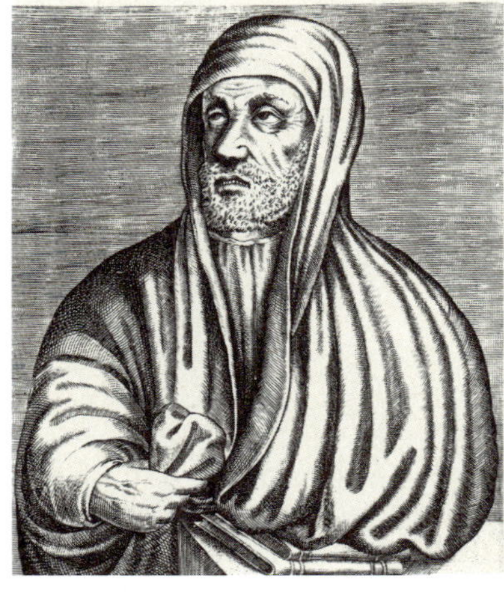

Abbildung 593
Angebliches Porträt Avicennas aus Les Vrais Pourtraits et vie des hommes illustres, grecs, latins et payens *von André Thévet.*

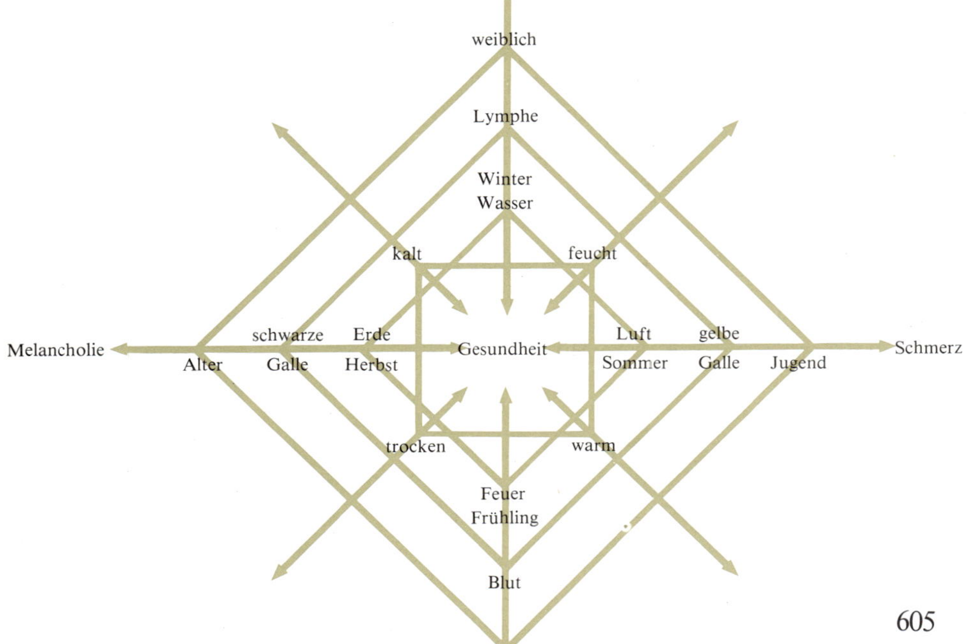

Abbildung 594
Das Prinzip der Gegensätze nach Avicenna

wird sich kein Orientale leicht entziehen können. Und wer wird es dem Arzt, der tagtäglich mit der bitteren Realität jedes einzelnen seiner Patienten konfrontiert wird, verdenken können, wenn er sich von Rhazes abwendet?

Die Anstrengungen und die Erfolge der arabischen Medizin

Wenn man eine Bilanz der Anstrengungen und der Erfolge der arabischen Medizin aufstellen will, so darf man sich nicht auf das häufig artifiziell erscheinende Denken Avicennas stützen, sondern auf die Bemühungen seiner ärztlichen Standesgenossen und die Konflikte, mit denen sie konfrontiert waren.

Die arabischen Ärzte stießen auf die gleiche Problematik wie ein oder zwei Jahrhunderte später die christlichen Mediziner: Wie läßt sich eine Offenbarungsreligion, sei es nun Islam oder Christentum, mit der Wirklichkeit und der Vernunft in Einklang bringen? Avicenna hat auf den Platonismus und den Aristotelismus zurückgegriffen, um aus dieser Zwangslage herauszukommen, die Scholastik wiederum hat sich auf Avicenna und die griechischen Autoritäten gestützt. Im Orient wie im Okzident, in den islamischen Ländern wie im christlichen Bereich war diese Problemstellung zunächst für die Forschung und die Ideenbildung fruchtbar, führte schließlich aber doch nach der Festlegung der Dogmen zu einer großen Sterilität. Diese Stagnation ist keineswegs jenen Philosophen anzulasten, die man kommentierte, sondern der Art und Weise, in der man ihre Gedanken verbreitete.

Abbildung 596 (gegenüber)
Der Arzt Anoromachis heilt seinen Bruder, der von einer Schlange gebissen worden ist. Miniatur aus dem Buch über den Theriak *nach Galen.*

Abbildung 595
Auf dieser persischen Miniatur ist Aristoteles als fettleibiger, sitzender Mullah dargestellt. Sie stammt aus einer persischen Handschrift in Versform mit dem Titel Aphorismen zur Hygiene, *einer Abhandlung, die Aristoteles zugeschrieben wird.*

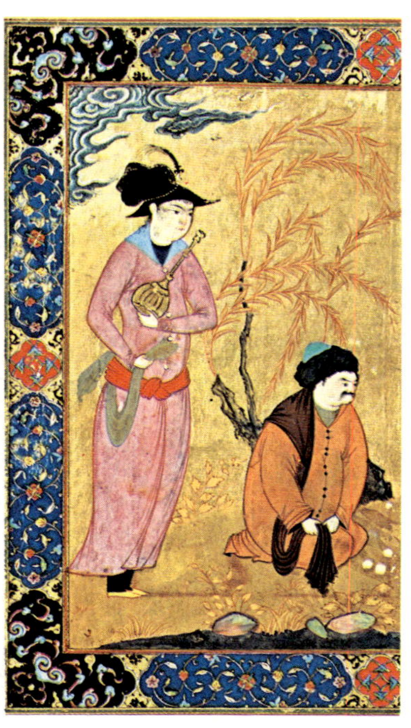

Wenn die Offenbarung auch Aussagen zum Wesen des Menschen macht, wenn sie behauptet, der Mensch sei göttlichen Ursprungs, hier auf Erden würde er aber Prüfungen unterzogen, wie kann dann der Arzt eingreifen, um das Schicksal des einzelnen zu korrigieren und die Angriffe der Natur abzuwenden? Sowohl die Moslems als auch später die Christen haben sich bemüht, auf diese Frage eine Antwort zu finden. Mehrfach ist in der islamischen Welt des Mittelalters eine polemische Auseinandersetzung um die Medizin entbrannt. Mehrere geistige Kehrtwendungen wurden vollzogen, die in der Folgezeit ihren Niederschlag zeigten und deren Einflüsse unabhängig von der betreffenden Religion vielleicht noch in der gegenwärtigen Welt zu spüren sind. Für die Gläubigen sind Heilmittel und Diätverordnungen unnütz, da unser Schicksal in Gottes Hand liegt. Auf eine andere Weise als durch das Gebet Heilung erlangen zu wollen, heißt also Gott herausfordern. Für die Naturapostel ist die Medizin gleichfalls unnütz, da eine gesunde Lebensführung und die altüberlieferten Heilkräuter Genesung und ein langes Leben gewährleisten. Für die Skeptiker ist der Mensch als ein Geschöpf Gottes so kompliziert gebaut, daß die Medizin immer unvollkommen bleiben wird und niemals alles heilen kann. Die arabischen Ärzte lebten und arbeiteten in einem Klima, das durch den Gegensatz zwischen dauerndem Verdacht der Häresie und hoher Wertschätzung ihrer Wissenschaft charakterisiert ist. Man kann verstehen, daß sie alles unternahmen, um die Religion auf ihrer Seite zu haben, selbst um den Preis bisweilen haarspalterischer Diskussionen. Michel Servet dürfte ermessen können, was es heißt, wenn ein Arzt sich zu sehr gegen die überlieferten Dogmen stellt.

Aus den Schwierigkeiten, die sich aus der Anpassung des Islams an neue Völker und neue Mentalitäten ergaben, erwuchs sehr schnell eine neue ständische Moral der Mediziner. Dies belegt die *Praktische Moral des Arztes,* die im 9. Jahrhundert von Ishak Ibn Ali al Ruhawi verfaßt wurde. Die beduinische Moral, die sich auf die Tötung der neugeborenen Töchter, die Polygamie, die Gastfreundschaft, die persönliche Ehre und die des Stammes sowie auf die Rache gründete, war noch keineswegs vergessen. Die vom Koran geprägte

واول من سمى هذا الدرياق درياقا اندروماخس

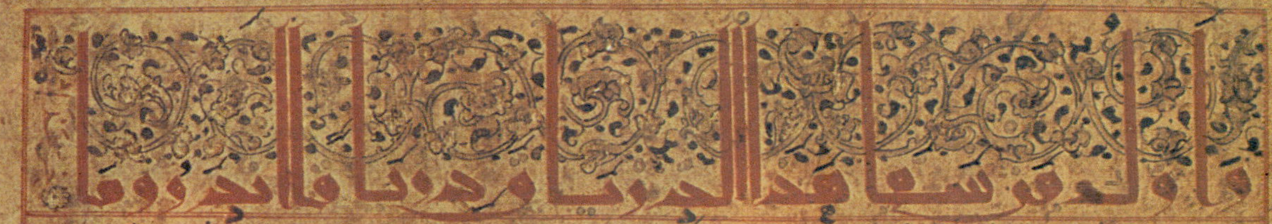

وذلك انه سمى هذا الدرياق بهذا الاسم لعلتين اذ كان قد وثبت عليه تجربتان ۞ احدهما انه ينفع من لذع الهوام السبعية والهوام السبعية باليونانية ثريا
والثانية انه ينفع من الادوية المشروبة السمومية والادوية السمومية باليونانية فالجمع الاسمين فسماه ثرياقا لانه ينفع من الوجهين ۞ وبلغنا انه
انه كان ياخذ من حب الغار عشرين مثقالا ۞ ومن المر عشرين مثقالا ۞ ومن الجنطيانا عشرين مثقالا ۞ ومن القسط المر عشرين مثقالا ۞ فذلك ثمانون مثقالا
يعجنه بمثل هذا الوزن عسل منزوع الرغوة وهو بالرطل البابلي رطل واحد وكان يسقى منه الشربة مثقالا بماء حار ۞ وان اندروماخس هذا
الدرياق قد اتت له اثنان وعشرون سنة فهو يستعمله باقي حياته الى ان توفي ثماني عشرة سنة ۞ والى ان ولد ابراقليدس ثمانين سنة والى ان
برع في العلم خمسا وعشرين سنة ۞ والى ان الف الدرياق المنسوب اليه ثمان سنين ۞ وذلك جملة ما بقي هذا الدرياق يستعمل لم يزد فيه شي ۞
والى الوقت الذي ابتدا ابراقليدس في تاليفه مائة واحد وثلثين سنة ۞

ثم برز ابراقليدس وقد اتت عليه

ثم برز ابراقليدس
وقد اتت عـ

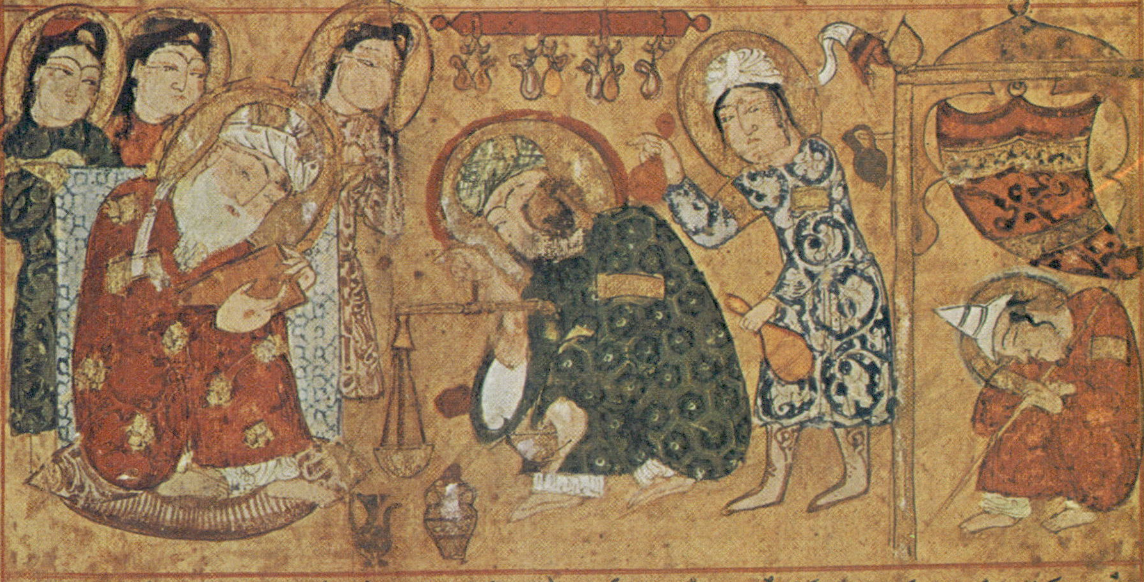

من السنين خمسة وعشرون سنة ۞ فنظر الى هذا الدرياق المنسوب الى اندروماخس فراه جيد الصنعة والاحكام فاحب ان يزيد في ادويته ادوية تنفع
تمازجها لهذه الادوية منافع اخر ۞ فزاد فيه اربعة ادوية فبلغت ادويته ثمنية وهي المزادة فيه الفلفل ۞ دارصيني ۞ زعفران ۞ سليخة ۞

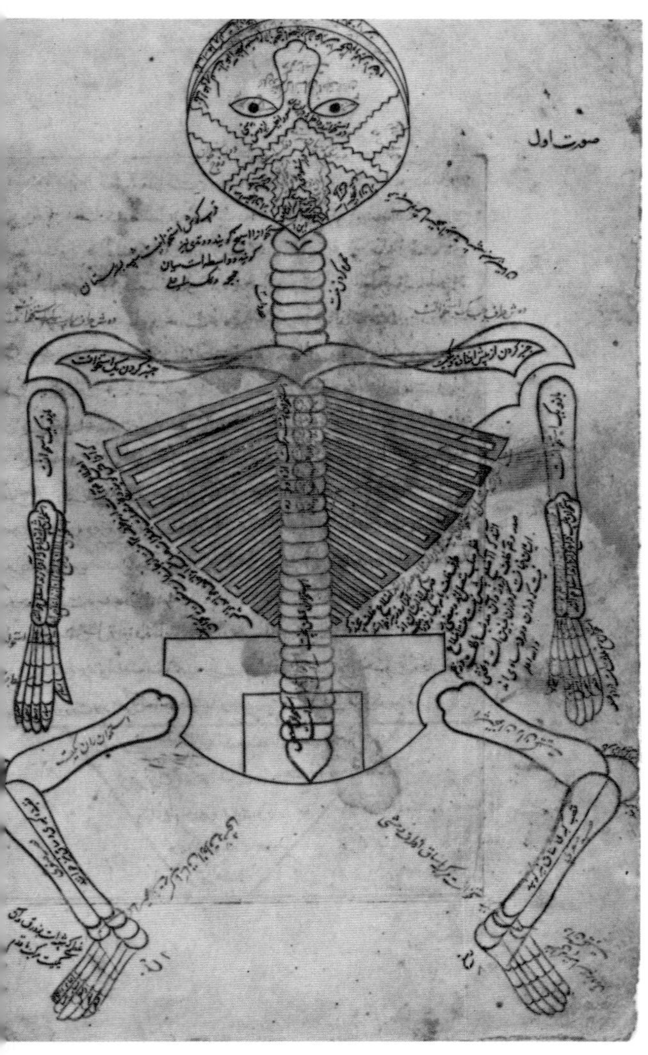

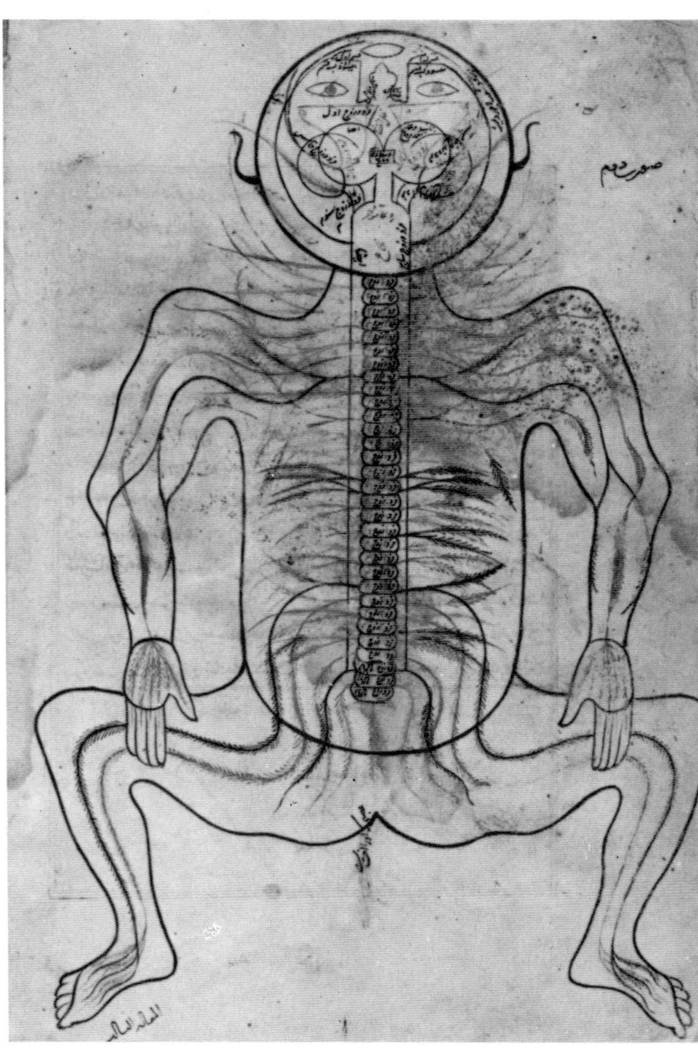

Abbildung 597 (oben links) Das menschliche Skelett nach einer persischen Handschrift. Obgleich frontal dargestellt, zeigt der Kopf doch die Lamdanaht. Die Zahl der Rückenwirbel und der Rippen entspricht nicht den tatsächlichen Verhältnissen. Im Bereich der Extremitäten fehlen die Fußwurzel und die Handwurzelknochen, wohingegen die Mittelhand und die Phalangen übertrieben groß wiedergegeben sind.

Abbildung 598 (oben rechts) Darstellung des Gefäßsystems nach einem persischen Manuskript.

Moral bemühte sich, diese Auffassungen zu ersetzen und predigte von den Verpflichtungen gegenüber Allah, von der Demut und der Brüderlichkeit der Gläubigen sowie der Mäßigung bei der Rache. Darüber hinaus entdeckten die gebildeten Mediziner weitere Prinzipien in der griechischen Philosophie, etwa in Aristoteles' *Traktat über die Seele* und in der *Metaphysik* oder bei den Peripatetikern und Stoikern. Schließlich fand man eine berufsspezifische Ethik bei Hippokrates.

Die mohammedanischen Ärzte bemühten sich, eine Sitten- und Pflichtenlehre aufzubauen, die den Islam, das griechische Ideal und die christliche Moral miteinander versöhnte. Die Verpflichtung zur Gehorsamkeit gegenüber Allah implizierte für den Moslem nicht eine vollkommene Neuorientierung in allen Bereichen. So kennt man auf dem Gebiet der Medizin weder einen Eid, noch einen Kodex oder eine Sitten- und Pflichtenlehre spezifisch islamischer Prägung. Die Tendenz der arabischen Ärzte zu einer Wiederbelebung der Regeln und Leitsätze des Hippokrates illustriert sicher das Bedürfnis, ihrer Klientel und ihren Schülern die moralischen Prinzipien der Achtung vor dem Menschen und dem Leben ins Gedächtnis zu rufen, ohne die kein Arzt vertrauenswürdig ist.

Doch nun von diesen religiösen und ethischen Problemen zurück zu dem von den Praktikern angehäuften Wissensschatz. In den Schriften machte jeder Verfasser bei anderen Autoren Anleihen, so daß man nicht sagen kann, wer nun diese Krankheit ursprünglich beschrieben oder jene Behandlungstechnik entdeckt hat. In gleicher Weise kann man nur schwer klären, welche Dinge die Araber von den Griechen übernommen haben und welche sie eigenständig entdeckten, ohne zu wissen, daß die Griechen bereits darauf gestoßen waren. Obgleich sie keine Sezierungen und Autopsien durchführten, kommt den Arabern das Verdienst zu, bestimmte Krankheiten wie die Perikarditis, die Blasensteine, den Diabetes, die Extrauterinschwangerschaft, die Querschnittslähmung aufgrund von *Spondylitis* der Wirbelsäule, die Hüftgelenkluxation, die Gehirnhautentzündung und die Schwindsucht erkannt zu haben, ferner die wichtigsten mit Ausschlag verbundenen Infektionskrankheiten, den Kropf und Schilddrüsenkrebs, die bösartige Degenerierung eines Keratoma senile, die Bluterkrankheit, den Winddorn, den Pneumothorax sowie Nieren- und Gallensteine. Das Verbot der Sezierung, das von zahlreichen Autoren, wie beispielsweise von Méuré und Albucassis, bedauert wird, erklärt die relative Unkenntnis der Anatomie in jener Zeit und auch eine gewisse Stagnation im Bereich der chirurgischen Praktiken. Es fehlte aber nicht an Operationsmethoden, die durch örtliche oder allgemeine Betäubung mit Hilfe von aus rauschmittelhaltigen Pflanzen gewonnenen Salben oder Aufgüssen begünstigt wurden. So konnte man Abszesse aufschneiden, Ausrenkungen und Frakturen einrichten und eingipsen, Wunden nähen, bei Osteomylitis Knochenresektionen vornehmen, amputieren oder exartikulieren. Die Phlebotomie war eine gängige Behandlungsweise. In den medizinischen Abhandlungen werden das Durchstechen des Trommelfelles, die Mandelausschälung, die Schädeltrepanation und die Zungen- oder Brustamputation wegen Krebs in vollkommener Weise beschrieben.

Man konnte Leberabszesse drainieren, bei Bauchwassersucht oder Aszites punktieren, Magenspülungen vornehmen, auf rektalem Wege künstlich ernähren und im Fall von Krebs einen künstlichen Darmausgang legen. Hydrozelen in der Tunica vaginalis des Hodens wurden punktiert und herausgeschnitten, Hämorrhoiden und Afterfisteln operiert oder kauterisiert, man führte Katheter in den Harnleiter ein, und die Kastration wurde aus verschiedenen Gründen häufig praktiziert.

Die Geburtshilfe kannte die großen Wendungen und die Extraktion des abgestorbenen Fötus. Die Gynäkologen verstanden sich auf die Behandlung der vaginalen Atresien und der Gebärmutterhalspolypen; sie konnten den Gebärmutterhals erweitern und den Uterus nach einem Abort entleeren. Wir besitzen gynäkologische Traktate vor allem iranischen Ursprungs aus dieser Zeit, in denen Medizin und Erotik, Gesundheit und Vergnügen also, eine Einheit bilden.

Im Bereich der Augenheilkunde behandelte man den Star durch Saugen und Hinunterstoßen oder Extraktion der Linse. Tränenfisteln und Trichiasis wurden operiert.

Die gesamte Therapie schließlich ruhte auf dem optimalen Gebrauch der drei sogenannten »Reiche«. Das Reich der Mineralien liefert die Ingredienzien für Salben und Heilgetränke. Von den Tieren wird wegen ihrer Gifte, ihrer Eingeweide, ihrer Befruchtungsorgane oder ihrer Ausscheidungen für die Heilkunst Gebrauch gemacht. Vor allem aber die pflanzlichen Stoffe sind Bestandteil zahlloser Rezepte. Die Dosierungen und Verbindungen sind von einer Vielfalt,

Abbildung 599
Exzision der gebrochenen Iris. Aus einer türkischen Handschrift zum Thema der Chirurgie von Charaf ed-Din aus dem Jahre 1465.

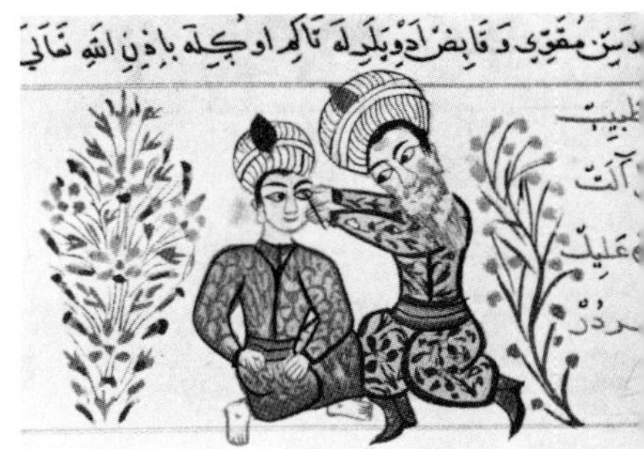

die mit Sicherheit niemals wieder in der Geschichte der Medizin erreicht worden ist.

Soweit eine schematische Übersicht über die medizinischen Kenntnisse jener Zeit, die das Abendland drei Jahrhunderte später übernehmen sollte, ohne sie jedoch seinerseits zu bereichern.

Das Gesundheitswesen jener Zeit: Ausbildung und Prüfungszeugnisse

Weder eine Auflistung der Ärzte, noch eine Zusammenstellung der medizinischen Techniken jener Zeit gibt uns einen erschöpfenden Aufschluß über die Heilkunst der Araber. Es ist interessanter, das Gesundheitswesen der damaligen Zeit einmal näher zu untersuchen.

Zu Beginn des 10. Jahrhunderts konnte kein Arzt damit rechnen, einen festen Kreis von Patienten an sich zu binden, wenn er nicht studiert und öfters in einem Hospital gewirkt hatte. Dennoch wird diese Regel nicht allgemeinverbindlich gewesen sein. Denn nachdem in den Praxen einiger Scharlatane mehrere schwere Kunstfehler vorgekommen waren, ordnete der Kalif Al Muktadir im Jahre 932 an, daß jeder, der einen anderen medizinisch behandle, im Besitz eines Zeugnisses sein müsse. Er beauftragte ferner den oben bereits erwähnten Sinan Ibn Tabit, das Wissensniveau der bereits praktizierenden Ärzte einer Prüfung zu unterziehen. Von diesem Zeitpunkt an unterstanden auch die Apotheken der Überwachung durch die Obrigkeit.

Die Ärzte der alleruntersten Klasse wurden von ihren Patienten für jede einzelne Behandlung bezahlt. Jene Ärzte, die sich um die Armen kümmerten, erhielten eine Entlohnung in Bargeld oder Naturalien von der Medizinalbehörde. Am besten jedoch ging es jenen Medizinern, die ein feste Anstellung in einem fürstlichen Haushalt besaßen; ihnen wurde eine Rente ausgesetzt.

In Anlehnung an eine Einrichtung iranischen, möglicherweise auch byzantischen Ursprungs — wir besitzen über diese Probleme noch keine genauen Angaben — gründeten mehrere Kalifen Hospitäler. Bereits zu Anfang des 8. Jahrhunderts hatte der Omaijade Walid I. ein solches Hospital in Kairo eingerichtet, 872 ließ Ibn Tulun ein zweites bauen. Harun al Raschid rief das erste Hospital in Bagdad ins Leben, wo sich bald acht derartige Einrichtungen befinden sollten. Jeden Kranken, der ins Hospital eingeliefert wurde, untersuchte zunächst ein angehender Arzt. Wenn der Fall seine Kompetenzen überschritt, wurde er einem der unmittelbaren Schüler des leitenden Arztes oder, falls dies notwendig erschien, dem Meister selbst anvertraut.

Abbildung 600
Aus dem Traktat über die Sternbilder *des Abd Al Rahman al Sufi.*

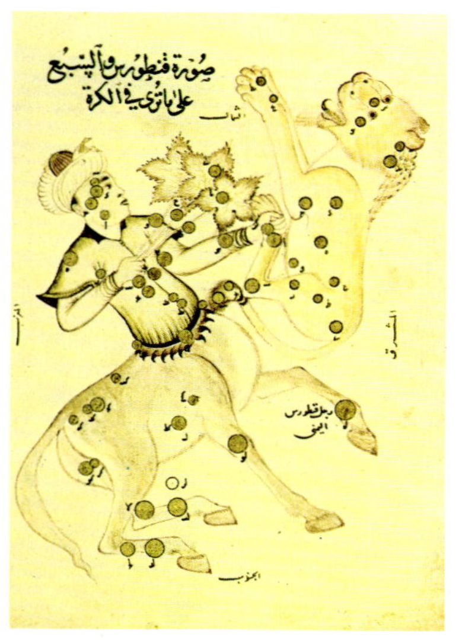

Die medizinische Ausbildung wurde gegen Ende des 10. Jahrhunderts in Kairo zum Gegenstand eines wissenschaftlichen Disputes, dessen Nachwirkungen auch noch in der Folgezeit zu spüren sein sollten. Und zwar verteidigte Ibn Ridwan das theoretische Studium der Heilkunst anhand von schriftlichen Traktaten, während Ibn Butlan für die klinische Ausbildung am Krankenbett eintrat. Später sollte man zu einem Kompromiß zwischen diesen beiden gleichermaßen bedeutsamen Methoden finden. Das Primat der praktischen Ausbildung geht aus folgender Erklärung des Haly Abbas hervor: »Von allen Dingen, die dem Medizinstudenten obliegen, ist es am wichtigsten, dauernd in den Hospitälern anwesend zu sein. Er soll mit größter Aufmerksamkeit die Umstände verfolgen, in denen sich die Kranken befinden, sie häufig zu ihrem Zustand und zu ihren Symptomen befragen sowie alles das in seinem Geiste bewahren, was er über die Variationen dieser Symptome gelesen hat, ferner auch die Prognosen, die sich daraus ergeben, seien sie für einen günstigen oder für einen ungünstigen Ausgang. Wenn der angehende Arzt sich an diese Regeln

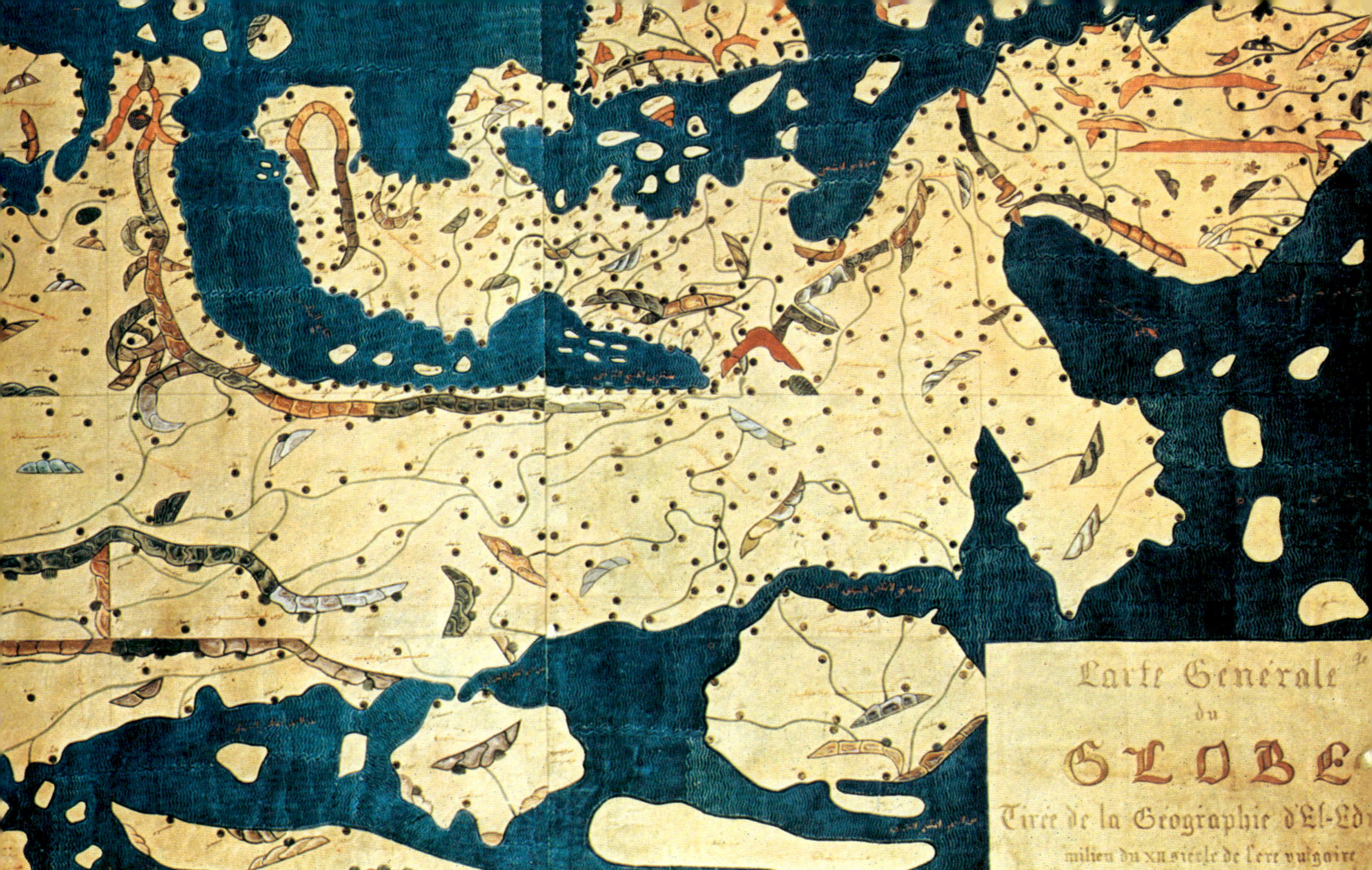

Abbildung 601
Der Mittelmeerraum und Europa nach dem arabischen Geographen Idrisi (1099 bis ca. 1165—1186).

hält, so wird er einen hohen Grad an Vollendung in seiner Kunst erreichen.«

Besser könnte man das durch theoretische Kenntnisse abgesicherte praktische Vorgehen nicht beschreiben. Im Anschluß an diese väterlichen Ratschläge wird der Erfolg in Aussicht gestellt:

»Wenn er diesen Vorschriften folgt, werden seine therapeutischen Maßnahmen von Erfolg gekrönt sein. Die Leute werden Vertrauen zu ihm haben und sein Anblick wird ihnen hochwillkommen sein. Er wird ihre Zuneigung und ihre Hochachtung gewinnen sowie einen guten Ruf erwerben. Schließlich wird er in den Genuß von Wohltaten und Vorteilen kommen.«

Der wissenschaftliche Fortschritt

Über die zahlreichen medizinischen Abhandlungen sollte nicht der außerordentliche wissenschaftliche Fortschritt vergessen werden, dessen sich die Heilkunst in jener Zeit erfreute. Auch auf diesem Gebiet wollen wir uns an einer schematischen Aufzählung versuchen.

Im Bereich der Algebra und der Trigonometrie erfand Al Khwarizmi (gestorben 820) die Algorithmen, die seinen Namen tragen. Der Titel seines ersten Buches bezeichnet den Beginn der Algebra: »al gabar« heißt wörtlich übersetzt »Wiedereinsetzung« und bezeichnet jene Operation, durch die ein Glied einer Gleichung von der einen Seite auf die andere rückt. Fraglich ist die Existenz eines Mannes mit Namen Al Geber, der in späterer Zeit gelebt haben soll. Sein angebliches Werk wurde möglicherweise von mehreren anonymen Autoren verfaßt. Al Fargani (oder Alfraganus) übernahm von den Indern den Begriff des Sinus, entwickelte aber selbst den des Tangens, wozu Abul Wafa eine Tafel entwarf, die es Ibn Junus erlaubte, Kosinus und Kotangens zu berechnen.

Der hohe Stand der Astronomie und der Geographie machte die in jener Zeit außerordentlich rege Schiffahrt von China bis zum Nordatlantik erst möglich. Die Theorie zeigt zwar nur wenige Fortschritte, da man sich an das Ptolomäi-

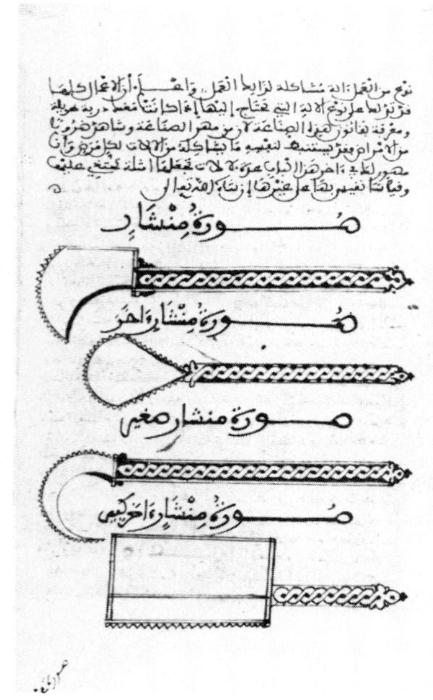

Abbildung 602
Darstellung verschiedener Sägen. Aus dem Traktat über äußere Krankheiten *des Albucassis in einer Abschrift des 16. Jahrhunderts aus Marokko.*

sche Weltbild hielt und dieses um unzählige mystisch-allegorische Spekulationen bereicherte. Die Praxis aber verbesserte sich ganz außerordentlich, nicht zuletzt wegen der neuen Errungenschaften auf dem Gebiet der Mathematik. Ibn Junus stellte im Jahre 1007 für die Bewegung der Sterne sogenannte »Hakemitische Tafeln« auf, die in Spanien von Arzachel (1029—1087) verbessert wurden. Diese »toledischen Tafeln« bildeten die Grundlage der »Alfonsinischen Tafeln«, die um 1293 in Paris bekannt wurden. Das Buch Abd el Rahmans (903—986) über die Fixsterne ist noch heute gebräuchlich.

Al Idrisi tat sich in der mathematischen Geographie mit den Längen- und Breitengraden hervor. In jener Zeit entdeckten die Araber die Eigenschaften der magnetischen Nadel, die dank der Handelsbeziehungen zwischen den Arabern und den Malaien schnell im Fernen Osten bekannt wurde. In späterer Zeit, und zwar in Süditalien um 1300, wurde diese Nadel auf Öl in einem Kasten montiert; das Gerät erhielt den Namen »Bussola«.

Alhacen (Ibn al Haytam, 965—1039) erfreute sich im Abendland großen Ruhmes. Seine Neigung galt weniger präzisen astronomischen Beobachtungen als hypothetischen Konstruktionen. Er blieb dem pseudo-ptolemäischen System der neun konzentrischen Himmelssphären treu, von denen jede durch eine gläserne Sphäre begrenzt wird. Hier liegt der Ursprung der neun oder zehn konzentrischen Himmel des mittelalterlichen Denkens. Dante, ein großer Kenner der arabischen Kultur, ist diesen Vorstellungen noch eng verbunden. Im Bereich der Optik griff Alhacen die Experimente des Ptolomäus wieder auf und verifizierte dessen Ergebnisse. Er bestätigte, daß ein Zusammenhang zwischen dem Einfallswinkel und dem Ausfallswinkel bestehen müsse.

Man kann diese Übersicht nicht abschließen, ohne Al Biruni erwähnt zu haben. Er stammte ebenfalls aus Choresm, einer ostpersischen Provinz, lebte von 973 bis 1048 und war einer der enzyklopädischen Geister der Zeit. Er unternahm eine ausgedehnte Reise nach Indien, die ihm eine Fülle von wissenschaftlichen Kenntnissen über dieses Land, seine Fauna und Flora, die Mineralogie, die Medizin, die Astronomie, die Philosophie und die religiösen Vorstellungen sowie die Politik vermittelte. Alle Wissensgebiete waren Al Biruni vertraut. Er klassifizierte seine Informationen mit einem bemerkenswert kritischen Geist und schreckte nicht davor zurück, »verschiedene Arten von Lügnern« zu beschreiben. Die Sprachen fremder Länder waren ihm vertraut, so daß er auch Übersetzungen anfertigen konnte. Besonders begeisterte er sich für die Physik. Er übertrug das Archimedische Prinzip auf das spezifische Gewicht von Körpern und berechnete das Gewicht hinsichtlich von kaltem und von warmem Wasser. Sein rationalistischer Ansatz und seine Unparteilichkeit gegenüber den Religionen, selbst gegenüber dem Islam, trugen ihm den Vorwurf des Agnostizismus ein. Al Biruni wirkte auch als Historiker und zeichnete den Lebensweg seines Herrn, des Eroberers Mohammed al Ghazi, nach.

So vereinigten das 10. und 11. Jahrhundert Männer wie den allwissenden Avicenna, den Optiker Alhazen, den von seinen Zeitgenossen als »Meister aller Wissenden« apostrophierten Al Biruni und den großen persischen Dichter Ferdusi. Zur gleichen Zeit brachten die Künste Werke hervor, deren Überreste wir noch heute bewundern. Es war eine Blüte der Architektur, der Illuminations- und Glaskunst und der Keramik, eine Zeit geistiger und künstlerischer Fruchtbarkeit, eine Periode der Bereicherung des menschlichen Kulturschatzes, wie sie die Welt nur wenige kennt und wie sie der Nahe Osten niemals wieder erleben sollte.

Das Erbe der arabischen Medizin nach dem 11. Jahrhundert

Fortwirken im Orient

Nachdem die verweichlichten Kalifen von Bagdad um die Mitte des 11. Jahrhunderts die Macht den Türken übertragen hatten und von deren Gnade abhängig geworden waren, führten sie nur noch eine erbarmungswürdige Existenz. Das Räderwerk des Staates war in die Brüche gegangen, die administrative Ordnung zerstört. Vom Ebro bis nach Turkestan zerfiel das Reich in verschiedene Teilreiche, die ihr Terrain in kriegerischen Auseinandersetzungen entweder verloren oder es erweitern konnten. Die fruchtbare politische, wirtschaftliche und kulturelle Einheit verschwand von der Bildfläche. Religiöse Sekten verminderten die Zahl der Anhänger der großen Glaubensgemeinschaft. Dennoch blieben Zentren geistiger Aktivität in Spanien, Ägypten und im Iran erhalten.

Die französischen Kreuzfahrer konnten sich zwei Jahrhunderte lang an den Ufern des Mittelmeeres behaupten. Schritt für Schritt ging die christliche Wiedereroberung Spaniens voran. Die Normannen eroberten Sizilien. Die östlichen Provinzen fielen in die Hände der Türken. Der plötzliche Mongolenansturm überkam diese erschlaffte Kultur wie eine Katastrophe. Man kann sich nur schwer die Verwüstung und die unwiederbringlichen Verluste vorstellen, die die Plünderung Bagdads im Jahre 1258 nach sich zog. Um nur einmal die Bücher als Beispiel herauszugreifen: man warf eine solche Fülle von Schriften in den Tigris, daß der Fluß in seinem Lauf gehemmt wurde und man »mit Hilfe einer Brücke aus Büchern das Wasser überqueren konnte«. Andere Quellen berichten, stromabwärts habe sich das Wasser wegen der auslaufenden Tinte schwarz gefärbt, doch mag diese Schilderung übertrieben sein. Von allen schriftlichen Werken, die vormals in Bagdad aufbewahrt wurden und deren Inventare uns erhalten blieben, sind höchstens ein bis zwei Promille erhalten.

Die Türken erholten sich jedoch von diesem Schlag und sicherten später ihr Reich durch die Eroberung von Konstantinopel im Jahre 1453. Dieses Datum markiert das Ende der blühenden »arabischen« Kultur, die uns in diesem Zusammenhang interessiert. Die Zeit des arabischen Mäzenatentums war abgeschlossen. Das Türkische wurde offiziell Amtssprache. Abgesehen vom Gebet war das Arabische nur noch die Sprache des niederen Volkes. Die argwöhnische sunnitische Orthodoxie unterdrückte jegliche intellektuelle Regsamkeit. Erst im Jahre 1825 wurde in Kairo ein Buch gedruckt, in Istanbul mußte man auf dieses Ereignis sogar bis 1925 warten.

Mehrere Ärzte in *Ägypten und in Syrien* verdienen als hervorragende Vertreter ihrer Spezialdisziplin eine besondere Erwähnung.

Auf dem Gebiete der Pharmakologie schrieb Kohen el Attar um die Mitte des 13. Jahrhunderts ein *Buch für das Laboratorium einer Apotheke.* Ibn el Baitar (1197—1248) verfaßte einen Traktat über die klassische Materia medica. Beide Werke veranschaulichen den außergewöhnlich regen Handel mit heilkräftigen oder aromatischen Pflanzen innerhalb der gesamten, damals bekannten Welt, wobei der Spezereienhandel zwischen Morgenland und Abendland nur einen kleinen Teil ausmacht. Die Apotheker verfügten über mehr als tausendvierhundert verschiedene botanische Variationen. Die Entwicklung der Keramik und der Glasindustrie im Vorderen Orient schuf einen Stil von Arzneimittelgefäßen, der in Europa noch bis ins 19. Jahrhundert hinein aktuell blieb.

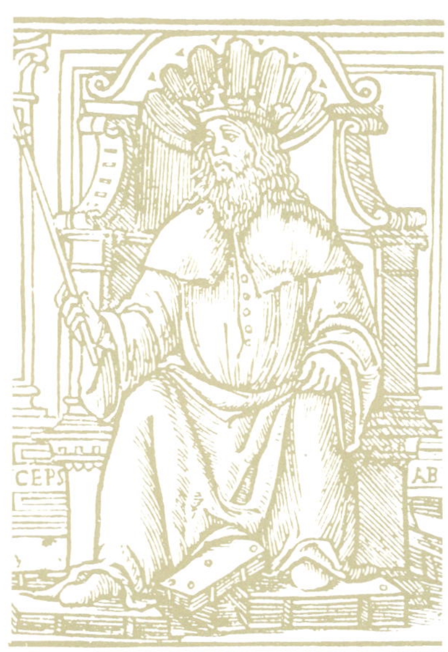

Abbildung 603
Holzschnitt aus einer Ausgabe des Canon medicinae *Avicennas in der Übersetzung des Gerhard von Cremona (1520—1522). Dargestellt ist Avicenna während einer Lehrveranstaltung.*

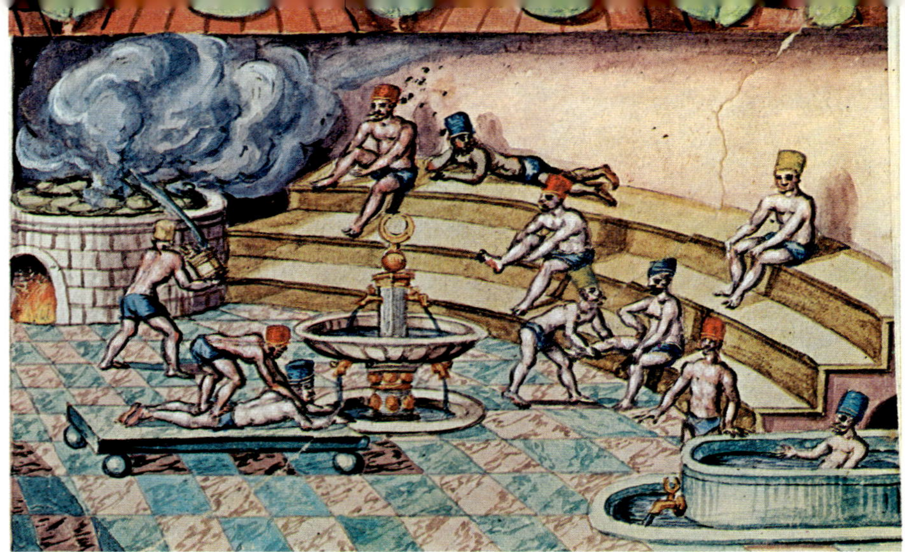

Abbildung 604
Türkische Bäder und Massagen. Deutsches Aquarell des späten 16. Jahrhunderts. Unter dem Einfluß der arabischen Kultur wurden die Bäder zu einer gewohnten Einrichtung in der abendländischen Welt bis zum Ende des Mittelalters. Als dann die Städte immer dichter bevölkert wurden und das Wasser sich verknappte, nahm ihre Zahl während der folgenden Jahrhunderte immer mehr ab.

Im Bereich der Augenheilkunde wurde das Werk von Alhazen und Isa Ben Ali durch Fakhr ed Din (1149—1209) fortgeführt, der uns auch einen Avicenna-Kommentar hinterlassen hat. In diesem Geiste wirkten ferner Halifa von Aleppo (1256) und Salah ed Din von Hama, die ebenfalls Traktate verfaßten. Ihre wissenschaftlichen Studien waren den Kristallen, besonders dem Beryll, gewidmet, aus denen sie Lupen anfertigten.

In Kairo spielten jüdische Ärzte eine beträchtliche Rolle unter der Herrschaft Saladins und der Fatimiden. In ihrem Umfeld müssen zwei weitere Kliniker erwähnt werden. Ibn Butlan, der im Jahre 1063 starb, war ein aus Antiochia stammender Christ. Er ist der Autor mehrerer Werke, unter ihnen die *Gesundheitstafeln,* die rasch ins Lateinische übersetzt und während des Mittelalters wiederholt nachgeahmt wurden.

Ebenfalls in Kairo wirkte der Damaszener Ala ed Din Ibn an Nafis (1210 bis 1296?) als leitender Arzt des Al-Mansuri-Hospitals. Er verfaßte Abhandlungen zur Theologie, Rechtswissenschaft und Philosophie. Außerdem schrieb er eine *Medizinische Enzyklopädie,* einen augenheilkundlichen Traktat und ein Werk mit dem Titel *Über die Krankheitsursachen.* Er verdient es aber ganz besonders, von uns im Gedächtnis behalten zu werden, da er in seinen *Anatomischen Kommentaren* zum *Canon medicinae* des Avicenna mit aller Klarheit den Mechanismus des Lungenkreislaufes beschreibt, den Miguel Servetto und Realdo Colombo erst mehrere Jahrhunderte später wiederentdecken sollten.

In jener Zeit entstand auch die Disziplin, die dem vorliegenden Werk zugrunde liegt: die Geschichte der Medizin. Für die unmittelbar vorausgegangene Periode hatten wir bereits auf die Schriften des Ibn Djoldjol in Andalusien hingewiesen, dem man Ibn Kutaiba (828—890) wegen seiner *Weltgeschichte* und Muhammed al Nadim aus Bagdad mit seinem *Index der Wissenschaften (Fihrist al alun)* von 987, eine Sammlung der Biographien der damals bekannten Autoren, zur Seite stellen muß. Von den Gelehrten der Folgezeit erwähnen wir Ibn Hallikan, der in Kairo ein umfangreiches biographisches Nachschlagwerk veröffentlichte. Dschemal ed din, Abu Faradsch (Bar Hebraeus, 1226—1286) — er verfaßte seine Traktate in altsyrischer Sprache — und vor allem Ibn Ali Hosaibah aus Damaskus (1203—1269), der die *Schule der Ärzte* publizierte, schließlich Ibn al Quifti (1172—1248), der aus Oberägypten stammte und eine *Geschichte der Philosophen und Ärzte* schrieb.

Diese letztgenannten Werke liefern uns alle wichtigen Angaben zur Biographie der Ärzte Vorderasiens seit der Hedschra. Alle Spezialisten der arabischen Medizingeschichte sind dauernd genötigt, sich darauf zu beziehen. Die Autoren der vorgenannten Werke setzten möglicherweise die Tradition jener Erzähler fort, die den Beduinen in den Zelten von begangenen Taten berichteten. Es handelt sich um eine sehr alte Form der Berichterstattung, die die Aufzählung und die Wiederholung bevorzugt. Weiterhin bezeugen diese Chronisten der Heilkunst die Vorliebe für Genealogien, die der arabischen Kultur zu eigen ist. Endlich kann man bei den Autoren der Verfallszeit das Bemühen feststellen, für die Weitergabe eines Wissensschatzes zu sorgen, um dessen Untergang sie fürchten.

Wir müssen ihnen mit Dankbarkeit begegnen, denn ohne sie hätten wir von zahlreichen Verfassern und ihren Werken keine Kenntnis erlangt. Zum Nachteil der Historiographie ist die Zahl dieser Quellen leider begrenzt. Außerdem haben die Autoren in einer viel späteren Epoche gelebt als in der, deren Ereignisse sie wiedergeben, manchmal liegen vier oder fünf Jahrhunderte dazwischen. Sie haben uns als erste zu Bewußtsein gebracht, daß das Leben und das Werk der Ärzte und die medizinischen Fakten ephemere Ereignisse darstellen und daß die Ärzte eher dazu qualifiziert sind, sie zu bewahren und zukünftige Generationen zu unterweisen.

Das Hospitalwesen erfuhr im Laufe dieser Jahrhunderte eine beachtliche Entwicklung. Die Neubauten wurden keineswegs nur von der ursprünglichen Zentralgewalt gefördert. Sie nahmen an Zahl sogar zu, als die Partikulargewalten die Oberhand gewannen. In dieser Zeit anarchischer Rechtsverhältnisse bemühten sich die Herrscher, seien es nun Araber, Türken, Perser, Kurden, Mamelukken oder Mongolen, immer auf die Wahrung ihrer wenig gefestigten Position bedacht, darum, durch öffentliche Bauten wie Hospitäler, Moscheen, Schulen, Bäder oder Brunnen Unsterblichkeit zu erlangen und die Legitimität ihres Regiments durch die religiöse Verpflichtung des Almosengebens zu unterstreichen.

Durch die Berichte Ibn Ali Hosaibahs und Ibn Batutas (1304—1377), des bedeutenden, in Tanger geborenen Reisenden und Geographen, der die gesamte Welt bis hin nach China durchstreifte und dabei die architektonischen Monu-

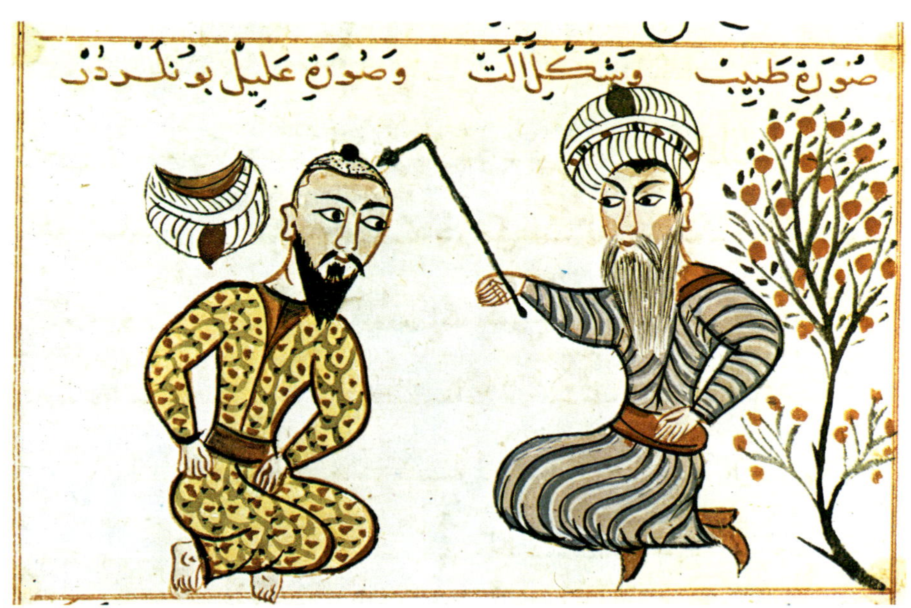

Abbildung 605
Kauterisation des Kopfes zur Behandlung von Kopfschmerzen, die »durch ein Übermaß an Feuchtigkeit und Kälte im Gehirn« hervorgerufen werden. Aus einer Handschrift über die Chirurgie des Charaf ed-Din aus dem Jahre 1465.

mente der besichtigten Städte beschrieb, sind wir darüber informiert, daß der arabische Orient im 13. Jahrhundert vierunddreißig Hospitäler zählte. Allein das Kalifat von Cordoba kannte vierzig solcher Einrichtungen. Die wirkliche Zahl wird wohl noch weit höher anzusetzen sein. Alle Städte von Bedeutung besaßen ein Krankenhaus oder sogar mehrere, so Mekka, Medina, Bagdad, Damaskus, Isfahan, Merw in der Wüste Karakum, Hamadan, Buchara und viele andere. Einrichtungen wie das Adudi-Hospital in Bagdad, das Nuri-Hospital in Damaskus oder das Mansuri-Hospital in Kairo waren im gesamten Morgenland berühmt. In Aleppo kann man noch heute das Krankenhaus besichtigen, das im Jahre 1354 gegründet wurde. Die Spitäler von Damaskus und Kairo sind weniger gut erhalten.

In der Regel waren die Krankenhäuser weiträumig angelegt und gut durchlüftet. Sie verfügten über Springbrunnenanlagen und waren in einzelne Abteilungen gegliedert, die beispielsweise Verwundeten, Ruhrkranken, Augenleidenden, Geistesgestörten, Leprösen oder Frauen vorbehalten waren, deren Anteil an der Gesamtpatientenzahl gering gewesen zu sein scheint. Die Hospitäler umfaßten auch eine Apotheke und eine Leichenhalle. Die Mittellosen wurden kostenlos versorgt, ebenso die Mekka-Pilger. Ungläubige waren nicht zugelassen. Grundsätzlich konnten Juden und Christen in den Krankenhäusern ärztliche Hilfe erlangen, doch dürften sie nur in sehr geringer Zahl vertreten gewesen sein. Auf jeden Fall besaßen seit dem Beginn der osmanischen Herrschaft alle nichtislamischen Gemeinden ihre eigenen wohltätigen Einrichtungen.

Die Finanzierung eines Hospitals wurde durch eine Stiftung gewährleistet, die die aufgrund des Rechtes der toten Hand anfallenden Einkünfte verwaltete. Diese Stiftung wurde bei der Gründung des Hospitals ins Leben gerufen und erlangte ihre Mittel durch Immobilien, Läden, Mühlen, ganze Dörfer und Landbesitz. Die Einkünfte waren notwendig, um die Nahrungsmittel, das Personal, das Bettgerät, die Medikamente und die Instrumente des Krankenhauses bezahlen zu können. In zahlreichen Fällen wurden die dem Recht der toten Hand unterworfenen Güter, obwohl im Prinzip unveräußerlich, heimlich auf die Seite gebracht. In diesem Falle mußte sich das seiner Einkünfte beraubte Hospital an die Justiz wenden, um zu seinem Recht zu gelangen.

Die Krankenhäuser unterstanden der Leitung durch einen Vorsteher, dem administratives Personal zur Hand ging. Wir sind über die Anweisungen unterrichtet, die ein solcher Krankenhausvorsteher bei seinem Dienstantritt erhielt. Man legte ihm ganz besonders ein unnachgiebiges Auftreten gegenüber den Patienten nahe, empfahl ihm aber viel Fingerspitzengefühl im Umgang mit der Ärzteschaft.

Die Ärzte konnten Moslems, Christen oder Juden sein, vorausgesetzt sie verfügten über die notwendige Ausbildung. Sie mußten jeden Tag Visite abhalten und sich in einer Konferenz mit den schwierigen Fällen auseinandersetzen. Ihre

Abbildung 606
Aleppo nach einer französischen Handschrift von Julien Bordier aus dem frühen 17. Jahrhundert: Voyage en Orient, 1604 bis 1612.

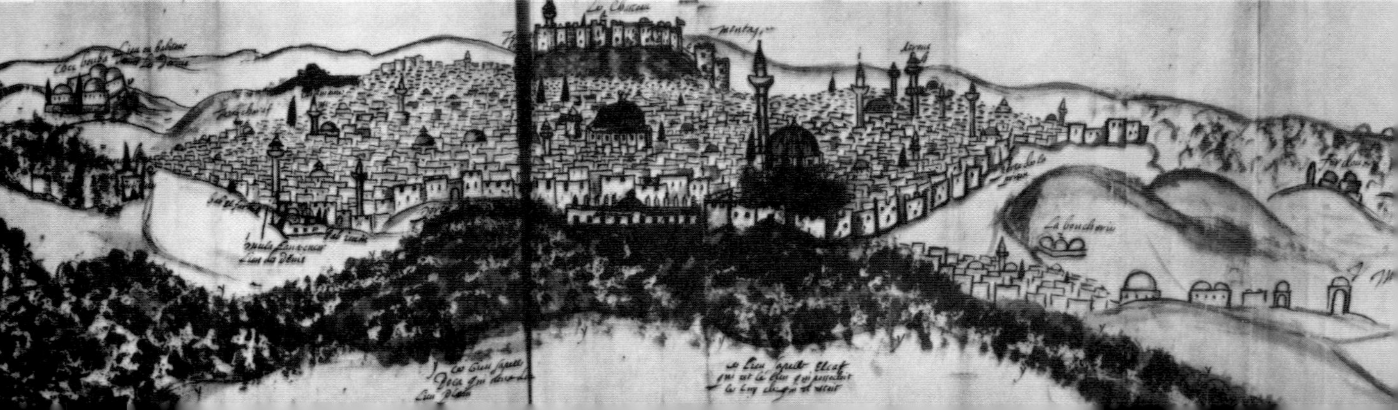

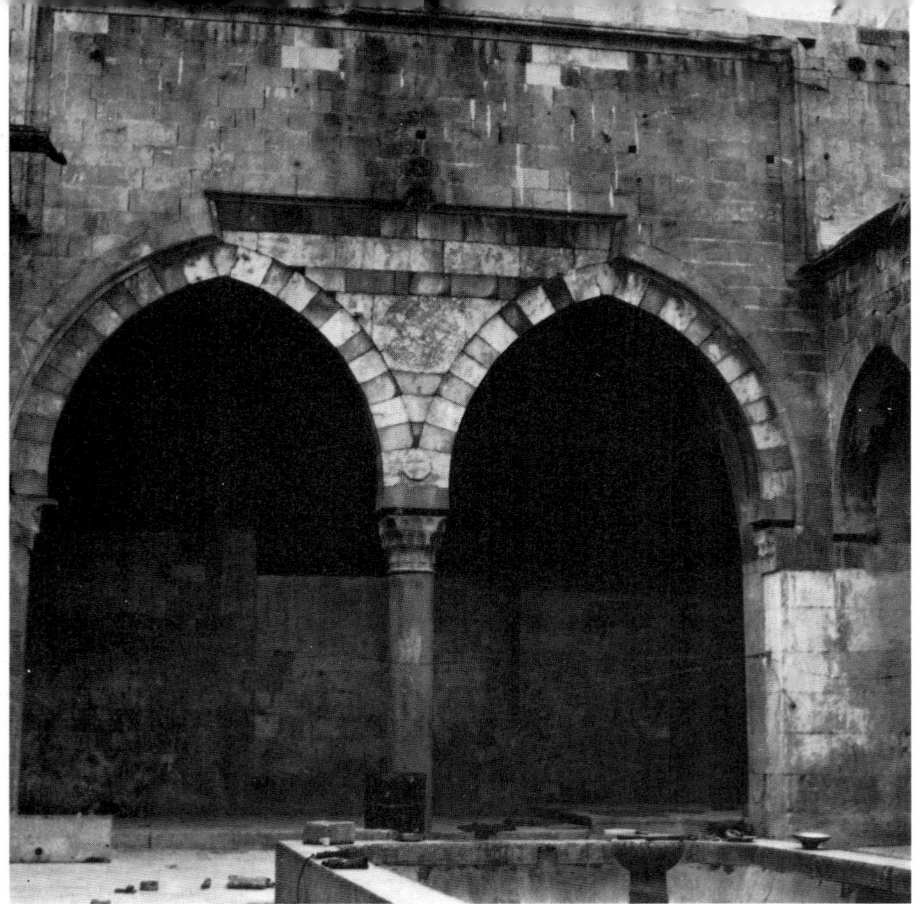

Abbildung 607
Haupthof des Ajum-Krankenhauses in Aleppo (14. Jahrhundert). Aleppo blieb eine christliche Stadt und besaß bereits vor Damaskus Hospitäler und zudem noch in größerer Zahl.

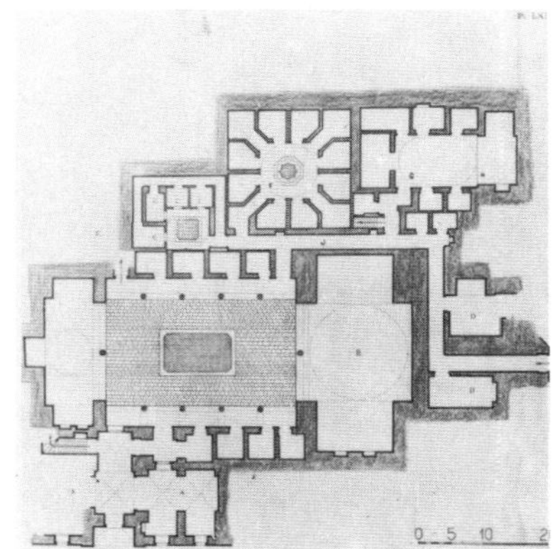

Abbildung 608
Gesamtgrundriß des Ajum-al-Kamili-Krankenhauses, 14. Jahrhundert.

Bezahlung erhielten sie in Bargeld oder in Naturalien wie Weizen oder Öl. Darüber hinaus empfingen sie eine Sonderzulage, wenn sie neben der arabischen Sprache des Altpersischen oder des Sanskrit mächtig waren. Die Ärzte hatten das Recht, eine Praxis in der Stadt zu unterhalten und unter Umständen eine weitere Funktion im öffentlichen Gesundheitswesen zu übernehmen, etwa als Gerichtsmediziner oder als Gefängnisarzt.

Die Einrichtung Krankenhaus hat zwei Wurzeln. Die eine ist byzantinisch und offenbart sich in der inneren Hierarchie. Die andere, persische, zeigt sich zumindest im Namen. Da die arabische Sprache über kein eigenes Wort für eine derartige Einrichtung verfügt, wurde das Hospital lange mit dem persischen Terminus »Bimaristan« bezeichnet. Dieser Begriff, zu »Maristan« verstümmelt, ist heute nur noch für psychiatrische Anstalten gebräuchlich.

Das Hospital erfüllte innerhalb der Stadtgemeinschaft eine komplexe Funktion. Indem es die Leute ärztlich versorgte, spielte es eine soziale Rolle. Es nahm nicht nur die bedürftigen Kranken auf, sondern verfügte oftmals über ein angegliedertes Waisenhaus.

An diesem Orte wurden, wie wir oben gesehen haben, die angehenden Ärzte in der Heilkunst unterwiesen. Dem Brauch der byzantinischen Medizinschulen folgend, zahlten die Schüler ihrem Lehrer ein Hörergeld. Die kulturelle Bedeutung eines Krankenhauses reichte aber noch viel weiter. Nahezu immer besaß es eine Bibliothek, in der zahlreiche Bücher, die keineswegs auf die medizinische Thematik beschränkt waren, sondern alle Themengebiete umfaßten, aufbewahrt wurden. Sehr häufig gehörte auch noch eine Schule dazu.

Schließlich hatte das Hospital einen religiösen Charakter. Zu seinem Personal zählte ein Rezitator der Koranverse. All denen, die lesen konnten, wurde der Koran selbst ausgehändigt. In der Nähe des Krankenhauses befanden sich meist eine Moschee und eine Koranschule.

Wenn man die Krankenhäuser dieser Zeit mit denen des christlichen Abendlandes im Mittelalter vergleicht, wird man zwei große Unterschiede feststellen. Während in Europa Spitaleinrichtungen an die Kirche gebunden sind, ist im Orient das Hospital gleichzeitig eine religiöse und eine öffentliche Einrichtung, da im Islam Staat und Religion eine Einheit bilden. Während im Orient die klinische Ärzteausbildung den Regelfall darstellt, brauchte es in Europa mehrere Jahrhunderte, bis sie sich fest etabliert hatte. Im Laufe der folgenden Zeit können wir einen fortschreitenden Verfall des Krankenhauswesens beobachten. Die Einrichtungen veralteten. Da die Mittel fehlten, war die Verwaltung auf mildtätige Gaben der Öffentlichkeit angewiesen. Das Personal erfüllte seine Aufgaben nur noch unvollkommen. In unserer Gegenwart erleben die Krankenhäuser des Orients eine Erneuerungsphase nach dem Vorbild der abendländischen Kliniken. Noch vor nicht allzulanger Zeit war in den Spitälern kleinerer Städte das Mittelalter nahezu unverändert lebendig.

In Persien haben mehrere Autoren bemerkenswerte Schriften hinterlassen.

Sajed Ismail al Gurgani, ein Schüler Avicennas, schrieb um 1130 einen *Thesaurus für den Schah von Choresm,* in welchem er die Vorschriften seines Lehrers aufgriff, ferner einen Traktat im Format einer langen, dünnen Rolle, der in die Stiefel gesteckt und während der Reise gelesen werden konnte, sowie ein kurzgefaßtes Lehrbuch und weitere Werke.

Nicham i Arudi aus Samarkand verfaßte um 1155 *Vier Reden* in persischer Sprache, die sich mit den vier vornehmen Berufen des Landes beschäftigen, darunter auch mit dem ärztlichen Stand.

Es ist für das 12. Jahrhundert unerläßlich, an Omar Khajam zu erinnern, der 1124 starb. Er war nicht nur ein epikureischer Dichter von universalem Rang, sondern auch ein beachtenswerter Mathematiker, der die Gleichungen zweiten und dritten Grades behandelte und systematisch klassifizierte.

Muhammad Awfi (um 1230) hat uns ein gewaltiges Lebenswerk hinterlassen, das vier Bände und fünfundzwanzig Kapitel umfaßt. Hier finden sich die Medizin betreffende Anmerkungen, die Rhazes entnommen sind, andere, die Aristoteles zugeschrieben werden, und wieder andere von phantasmagorischem Charakter, die aus der Überlieferung des Volkes stammen.

In etwas späterer Zeit verfaßte Mansur Ibn Mohammad (um 1396) eine mit Abbildungen versehene Abhandlung über die Anatomie.

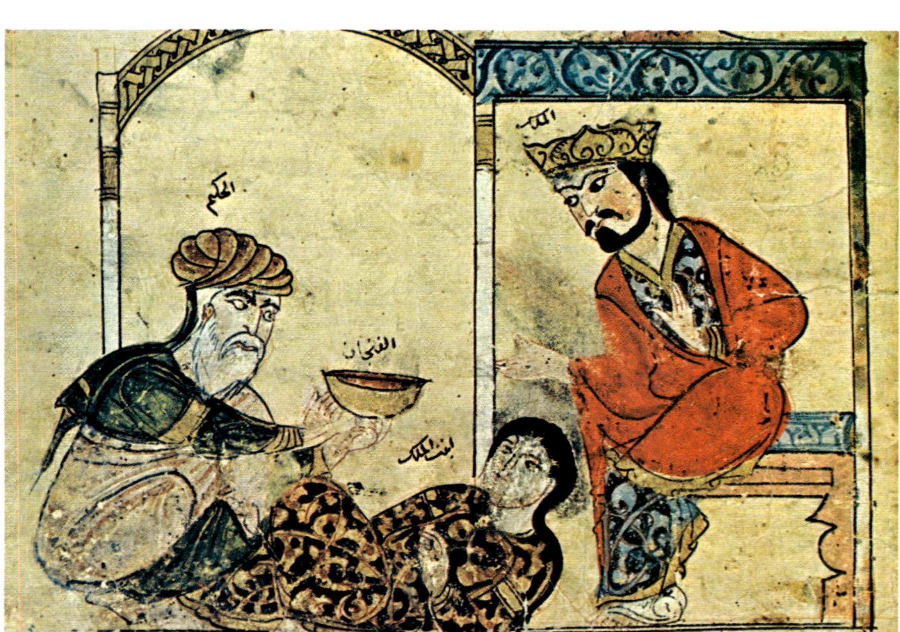

Abbildung 609
Die Geschichte von Kalila und Dimna.

In der Türkei schrieb Sharaf ad Din Sabundjuglu im Jahre 1466 einen Traktat über die Chirurgie. Er wird durch farbige Illustrationen bereichert und ist für uns von großem Interesse.

In den nun folgenden Jahrhunderten kann die Medizin der vom Islam beherrschten Länder mit keiner besonders bedeutsamen Arbeit aufwarten. Die geistige Aktivität hatte der Stagnation Platz gemacht. Während die arabische Medizin im Mittelalter das christliche Abendland nachhaltig beeinflußt hatte, gingen die Ideen nun den entgegengesetzten Weg.

Im Fernen Osten jedoch wurden die arabischen heilkundlichen Schriften nach wie vor gelesen. Ein ununterbrochener Austausch mit Indien und dem Malaiischen Archipel erleichterten die Zusammenstellung von Arzneimittelbüchern. In dieser Zeit erhielten besonders die in China angewandten Heilmittel arabische Bezeichnungen. Chinesische Abhandlungen über die Medizin wurden ins Arabische übersetzt.

Die Medizin im islamischen Westen

In den Ländern Nordafrikas und in Spanien war die Lage vom 12. Jahrhundert an bei weitem nicht so ruhig wie in den morgenländischen Gebieten. Ein Reich folgte dem anderen, ebenso Dynastie auf Dynastie. Emigranten und Reisende überquerten die Meerenge von Gibraltar in beiden Richtungen. Den Christen gelang es, ganz allmählich die Grenze des islamischen Herrschaftsbereiches immer mehr nach Süden zu verschieben. Sie eroberten Cordoba im Jahre 1236; 1492 fiel Granada. Aber zumindest in den dreiundzwanzig autonomen Städten Andalusiens und unter den Vereinigten Emiraten, die zwar autoritär, dafür jedoch nur von kurzer Dauer waren, wurden die Literatur, die Dichtung, die Künste und die Wissenschaften wesentlich länger intensiv gepflegt als in Vorderasien. Und mit hoher Wahrscheinlichkeit hatte der unablässige geistige Austausch mit den Christen eine stimulierende Funktion, die im Orient ganz entfiel.

Einige Kliniker verdienen es, daß ihr Name der Nachwelt im Gedächtnis bleibt. Sei es, weil ihr Denken ein hohes Maß an Scharfsinn bezeugt, oder sei es, weil sie zu ihrer Zeit und in den folgenden Jahrhunderten einen besonderen Ruf genossen. Ebensowenig wie in den vorangegangenen Kapiteln dieses Buches können unsere Ausführungen erschöpfend sein. Denn nur allzu viele Ärzte verschiedener Spezialisierung sind uns aus Kairuan, Tunis, Cordoba, Marrakesch, Tanger, Sevilla oder Almeria namentlich bekannt.

Avenzoar (Abu Merwan Abd el Malik Ibn Zuhr, 1090—1160) erlebte in Sevilla das Ende der Almoraviden-Dynastie und den Beginn der Almohaden-Herrschaft. Neben anderen Werken ist sein *Taysir* am bekanntesten. Dieser Autor war ein kritischer Geist und ein ausgesprochener Parteigänger der persönlichen klinischen Erfahrung. Er stellte sich damit ausdrücklich in Gegnerschaft zu den Ansichten Galens, ja selbst zu Avicennas sterilen Ausführungen. Als man ihm eines Tages eine reich illustrierte Ausgabe des *Canon medicinae* Avicennas zum Geschenk machte, lehnte er es ab, dieses Werk unter die Bücher seiner Bibliothek aufzunehmen, und verwendete das Papier zum Rezeptieren. Avenzoar beschrieb in klarer Form die Krätze und so seltene Krankheiten wie die eiternde Mediastinitis oder die Rachenlähmung.

Möglicherweise können wir Ärzte von heute, die wir Wiederbelebungsversuche unternehmen, uns auf diesen arabischen Mediziner berufen. Denn als erster machte er den Vorschlag, in schweren Fällen von Unterernährung mit Hilfe einer Ösophagialsonde künstlich Nahrung zuzuführen.

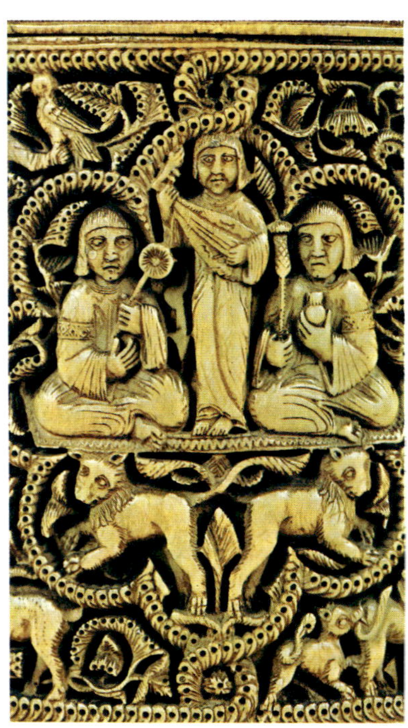

Abbildung 610
Islamische Kunst. Elfenbeinpyxis mit dem Namen Al Mugheras, eines Sohnes des omaijadischen Kalifen von Cordoba. Die Pyxiden dienten häufig als Pillendöschen.

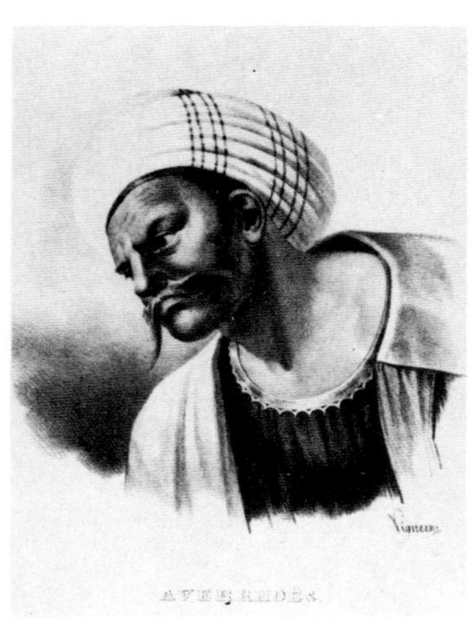

Abbildung 611
Angebliches Porträt des Averroës nach einem Stich des 19. Jahrhunderts. Dieser arabische Philosoph, der von 1126 bis 1198 lebte, hatte einen nachhaltigen Einfluß auf das europäische Denken des Mittelalters, wenngleich seine Lehre sowohl vom Islam als auch von der christlichen Kirche verurteilt wurde. Averroës entwickelte die materialistischen und rationalistischen Elemente des Aristotelismus wesentlich weiter. Er verteidigte die Berechtigung auf die Vernunft gegründeter Ansichten, selbst wenn sie religiösen Dogmen widersprechen sollten.

Avempace praktizierte in Sevilla und in Fes, wo er 1138 starb. Er erfreute sich im Abendland eines außerordentlichen Prestiges, das uns heute reichlich unbegründet erscheint.

Demgegenüber erregte Averroës (Abul Walid Mohammed Ibn Rochd) die Gemüter ganz zu Recht. Er wurde im Jahre 1126 in Cordoba geboren und starb in Marrakesch, wo er 1198 an den Almohadenhof gerufen worden war. Averroës war gleichzeitig Rechtsgelehrter — er wirkte als Kadi in Sevilla und Cordoba —, Physiker, Astronom, Mathematiker, Arzt, Theologe und Philosoph. Wir haben hier also einen der universalsten Geister der damaligen Welt vor uns. Er geriet in Schwierigkeiten, denn bisweilen diskutierten seine almohadischen Gönner mit ihm über Platon und Aristoteles, dann wieder warfen sie ihn ins Gefängnis und verbrannten seine Bücher. Mit Sicherheit war er nicht der fromme Mann, als der er immer beschrieben wird. Er unterwarf alles der freien Kritik, abgesehen von den geoffenbarten Büchern, und bestand darauf, daß der Philosoph in geistiger Freiheit nach der Wahrheit suchen müsse. So konnten feinsinnige Geister die rationalistisch angehauchte Naturwissenschaft und Philosophie mit der symbolisch gedeuteten religiösen Lehre in Einklang bringen. Averroës' *Kommentare zu Aristoteles* zählen zum Trefflichsten, was die mittelalterliche Philosophie hervorgebracht hat. Sie zeigen, auf welche Weise der Glaube und der Aristotelismus miteinander verbunden werden können, ohne daß ein Element das andere in den Hintergrund drängt.

Obwohl Averroës' Werk keine atheistischen Züge aufweist, die über das in dieser Epoche übliche Maß an freigeistigem Denken hinausgehen, wurde es gleichwohl von den islamischen Imams heftig angegriffen und für ketzerisch erklärt. Von den Juden wurde es sogar völlig ignoriert. Im christlichen Bereich war Thomas von Aquin gezwungen, diese Lehre mit allem Nachdruck zurückzuweisen, da er selbst ihr einen beachtlichen Teil seiner Argumentation entnommen hatte und sich Universitäten wie die in Paris oder die in Padua darüber erregten. 1240 verwarf die Sorbonne den Averroismus. Doch Averroës wurde weiterhin gelesen und eifrig kommentiert, so daß schließlich Papst Leo X. die Verurteilung im Jahre 1513 erneuern mußte. Averroës' Denken bezeichnet ohne Zweifel einen der markantesten Schritte in Richtung auf eine experimentelle Naturwissenschaft.

Averroës bemühte sich deswegen um das Werk des Aristoteles, weil ihm der Ruhm, der den Aristoteles-Kommentaren Avicennas anhaftete, unbegründet erschien. Wie im Falle Avicennas bleiben die medizinischen Arbeiten des Averroës an Innovation und gedanklicher Tiefe weit hinter den philosophischen Werken zurück. Seine *Buchauszüge* sind eine wenig persönliche Zusammenstellung. Gleichwohl gilt es festzuhalten, daß Averroës die Rolle der Retina beim Sehen hervorhob und auf dem Gebiete der Epidemiologie die Behauptung aufstellte, die Pocken könnten jedes Individuum nur ein einziges Mal befallen.

Hinsichtlich der Auseinandersetzung um die Infektionskrankheiten wollen wir auf Ibn al Khatik hinweisen. Er wurde 1313 in Granada geboren und starb 1374 in Fes durch Erhängen, seinerzeit ein geläufiges Schicksal von Funktionären. Anläßlich der großen Pestepidemie von 1348, die, wie wir ja alle wissen, anschließend Europa mit voller Härte treffen sollte, beobachtete er als Historiker mit minutiöser Genauigkeit die Entwicklung der Krankheit. Im Gegensatz zur Religion, die die Möglichkeit der Ansteckung leugnete, vertrat er nachdrücklich diese Vorstellung, da sie durch »die Erfahrung, die Forschung, das Zeugnis unserer Sinne sowie glaubwürdige Berichte« bewiesen sei.

Bevor wir Spanien und das unter islamischem Einfluß stehende Afrika verlassen, wollen wir noch auf die Persönlichkeit und das Lebenswerk des Ibn Khaldun (1332—1406) hinweisen. Dieser Berber, der den Arabern keine besondere Sympathie entgegenbrachte, wurde in Tunis geboren, durchreiste die gesamte islamische Welt und ließ sich schließlich in Oran nieder, wo er die Schrift *Prolegomena zum Studium der Geschichte* verfaßte, die vor allem wegen ihres Strebens nach Objektivität bemerkenswert ist. Ibn Khaldun ließ es nicht zu, daß religiöse Vorstellungen die überlieferten oder unmittelbar beobachteten Fakten in der Wiedergabe entstellten. Dieser Denker verdient ferner unser Interesse, da er die Beziehungen zwischen dem Milieu, der Rasse und der Lebensweise innerhalb der Geschichte einer Kultur berücksichtigte. Er legte damit den Grundstein für jenen Forschungszweig, den man als sozialwissenschaftlich orientierte Geschichte bezeichnen könnte.

Die jüdischen Ärzte im Rahmen einer Geschichte der mittelalterlichen Medizin des Orients gesondert betrachten zu wollen, käme einer künstlichen Scheidung gleich, so sehr waren die Juden in den allermeisten Fällen vollkommen in die auf den Islam ausgerichtete Gesellschaft integriert, so sehr schöpften die jüdischen und die islamischen Mediziner aus einer gemeinsamen, durch die gleiche kulturelle Basis gegebene Quelle.

Gleichwohl gilt es, einige Unterscheidungsmerkmale festzuhalten. Zunächst einmal genossen die Juden niemals die gleiche politische Sicherheit wie die Anhänger des Islam. Sie waren in ähnlicher Weise wie in den christlichen Staaten den Launen der Herrschenden unterworfen. Obwohl die jüdischen Mediziner sich in ihren Traktaten in den meisten Fällen der arabischen Sprache bedienten — fast alle uns bekannten jüdischen Autoren schrieben auf Arabisch —, wurde ihr Werk doch später ins Hebräische übersetzt. Wenngleich sie den Koran vollkommen beherrschten und die griechischen Autoren kannten, vermittelten ihnen die Vergangenheit ihrer Glaubensgemeinschaft und ihre talmudische Kultur ganz bestimmte Vorstellungen und eine Ergänzung des philosophischen Vokabulars. Schließlich unterhielten sie Beziehungen zu allen jüdischen Gemeinden in der abendländischen Diaspora und wirkten als Wissensvermittler zwischen Christen und Moslems. Durch diesen Kulturaustausch bereicherten sie ihr eigenes Denken und stellten gleichzeitig ein wirksames Element zur Übertragung naturwissenschaftlicher Ideen und philosophischer Gedanken dar. So hatten sie doch in der orientalischen Welt einen ganz besonderen Platz inne.

Uns sind einige Dutzend jüdischer Ärzte bekannt, die in fast allen islamischen Städten ihren Beruf ausübten und theoretische Werke zur Heilkunst verfaßten. Oftmals waren sie am Hofe eines Herrschers tätig. Alle aber stellte Maimonides zu seinen Lebzeiten an Berühmtheit in den Schatten.

Moses Ibn Maimundi wurde 1135 in Cordoba geboren. Er stammte aus einer alten Rabbinerfamilie, lebte mit seinen Eltern im marokkanischen Exil und ließ sich schließlich in Fustat, dem heutigen Kairo, nieder. Dort wurde er Großrabbiner, gehörte zum Kreis um Saladin und starb im Jahre 1204. Da er in Safed an der jüdischen Erneuerungsbewegung teilgenommen hatte, wurde er in der Nähe des Sees Tiberias beerdigt.

Auch Moses Ibn Maimundi gehört wie mehrere bereits genannte Denker zu jenen Autoren, denen das philosophische Werk mehr Ehre macht als die medizinischen Abhandlungen. In seiner Schrift *Führer der Unschlüssigen* erweist er sich als einer der großen Metaphysiker und talmudische Denker seiner Zeit.

Abbildung 612
Frontispiz der philosophischen Erzählung Havy Ibn Yagzan *des arabischen Arztes Ibn Tufayl.*

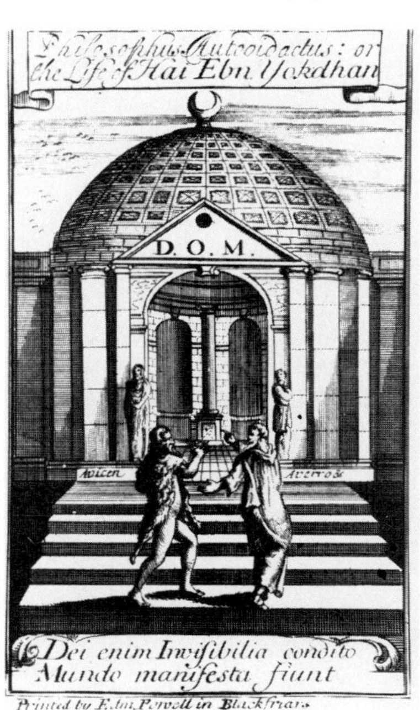

Aber auch seine medizinischen Werke sind nicht ganz uninteressant, so seine *Kommentare zu Hippokrates und Galen,* seine *Aphorismen,* seine *Diät zur Erhaltung der Gesundheit* und mehrere andere. Maimonides kritisiert und widerspricht Galen an vielen Stellen. In seinem Menschenbild sucht er nach einem tragfähigen Kompromiß zwischen dem materiellen Körper und dem Geist, wobei er die Behauptung aufstellt, daß der Anteil beider Elemente für die Genesung von gleicher Wichtigkeit sei.

Maimonides hat uns ein »ärztliches Gebet« hinterlassen, das es verdient, an dieser Stelle auszugsweise wiedergegeben zu werden: »O Gott, erfülle meine Seele mit Liebe zu meiner Kunst und zu allen Geschöpfen . . . Schenke meinem Herzen Kraft, auf daß es allezeit bereit ist, dem Reichen wie dem Armen, dem Freunde wie dem Feinde, dem Guten wie dem Bösen zu dienen . . . Halte die Vorstellung, alles zu können, fern von mir. Schenke mir Kraft, Willen und Gelegenheit, mein Wissen mehr und mehr zu erweitern. Ich kann heute in meinem Wissen Dinge entdecken, die ich am gestrigen Tage nicht geahnt hätte. Denn die Kunst ist groß, aber der Geist des Menschen schreitet immer weiter voran . . .«

In diesem Gebiet findet man Gedanken, ja selbst Formulierungen, die direkt von Hippokrates stammen, gleichzeitig aber eine Uneigennützigkeit, eine Bescheidenheit sowie eine Sehnsucht nach neuen Erkenntnissen und eine Dankbarkeit für die Wissensschätze, die Hippokrates noch nicht bekannt waren. Wir können verstehen, daß Maimonides auf Grund einer solchen, von tiefer Humanität geprägten Einstellung gleichermaßen von den Moslems, den Christen und den Juden verehrt und geachtet wurde.

Im Lauf des Spätmittelalters wurden die jüdischen Ärzte der Iberischen Halbinsel mit ständig wachsenden Schwierigkeiten hinsichtlich der Ausübung ihrer Kunst konfrontiert. Unter dem Eindruck der christlichen Reconquista waren sie den islamischen Herrschern verdächtig, da sie nicht dem rechten Glauben anhingen. Die christlichen Könige hingegen strebten nach religiösen Einheit in den neueroberten Gebieten. Sie unterdrückten die Juden und preßten ihnen ihr Geld ab. Daraus ergab sich im 13., 14. und 15. Jahrhundert ein andauernder Exodus der jüdischen Ärzte. Sie zogen entweder in Richtung Orient, wie das Beispiel des Maimonides lehrt, oder gingen in die nördlicher gelegenen Länder des Abendlandes, deren Obrigkeiten wesentlich toleranter waren als die spanischen Teilkönige.

Am Vorabend der Renaissance konnte man in allen großen europäischen Städten auf jüdische Mediziner treffen, die aus Spanien oder Portugal gekommen waren. Sie fanden sich von Bordeaux bis Moskau, vor allem aber in Mont-

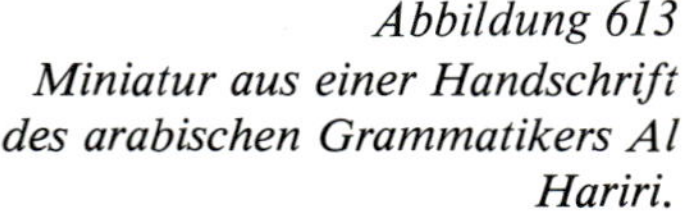
Abbildung 613
Miniatur aus einer Handschrift des arabischen Grammatikers Al Hariri.

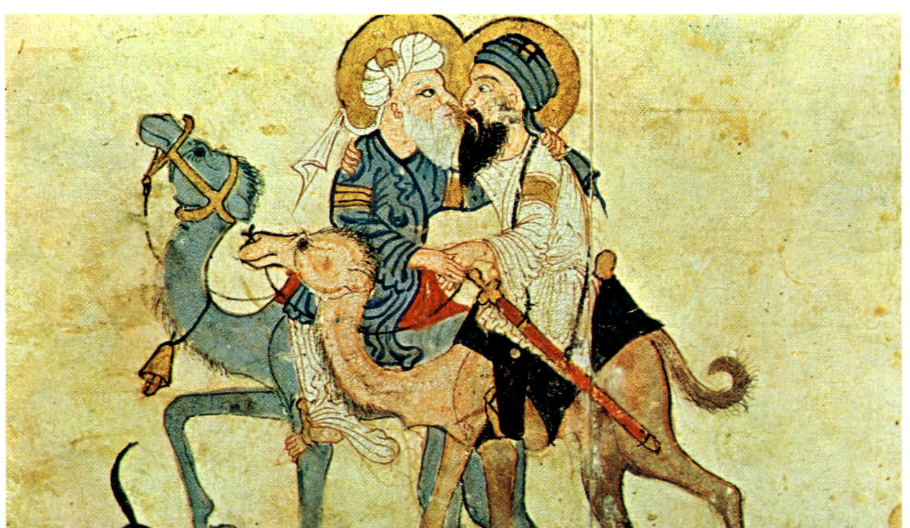

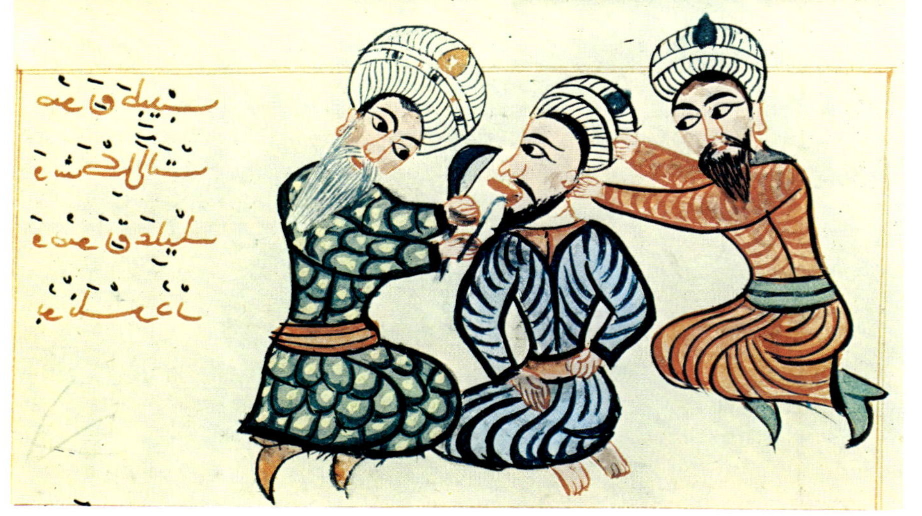

Abbildung 614
Herausschneiden einer Froschgeschwulst, die sich unter der Zunge bildet und »die Zunge hindert, ihre natürlichen Funktionen zu erfüllen«. Aus der Schrift über die Chirurgie des Charaf ed-Din, 1465.

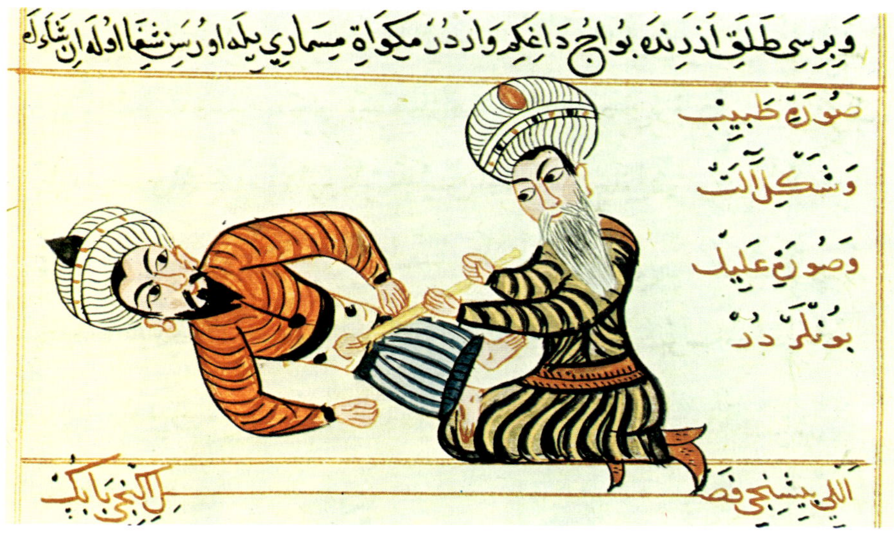

Abbildung 615
Punktieren des Unterleibes bei einem Wassersüchtigen mit Hilfe einer Kanüle.

pellier und in den Städten, die der päpstlichen Herrschaft unterstellt waren. Mit sich brachten sie die umfassende Kenntnis der griechischen und arabischen Autoren, die sie ganz geläufig lesen konnten. Unter den Juden waren die fruchtbarsten Übersetzer vom Arabischen ins Lateinische. Die jüdischen Ärzte hatten aber auch eine feste Vorstellung vom leidenden Menschen, der einer unbegreiflichen Natur und einem Rechenschaft fordernden Gott unterworfen ist. Ihr Menschenbild war der christlichen Mentalität wesentlich näher als das der antiken Texte. Die moderne ärztliche Ethik und die neuere Naturwissenschaft verdanken ihnen gleichermaßen viel.

Die arabische Medizin in der christlichen Welt

Es ist hier nicht die Stelle, um detailliert die Wirkung der arabischen Medizin auf die christliche Welt auszubreiten. Dennoch können wir mit wenigen Worten das weitere Schicksal der morgenländischen Errungenschaften umreißen.

Die arabische Medizin übte einen andauernden Einfluß auf das Abendland aus. Über die Bedeutung der Kreuzzüge in diesem Zusammenhang ist viel Falsches geschrieben worden. Natürlich regten die Kreuzzüge einen fruchtbaren Warenaustausch zwischen Europa und Asien an. Sicherlich gibt es einige Anekdoten, die davon berichten, daß sich französische und arabische Ärzte zu Konsultationen am Krankenbett trafen, Anekdoten übrigens, die nicht unbedingt zum Ruhm der abendländischen Mediziner beizutragen geeignet sind, denn die adeligen Herren des christlichen Königreiches von Jerusalem zum Beispiel

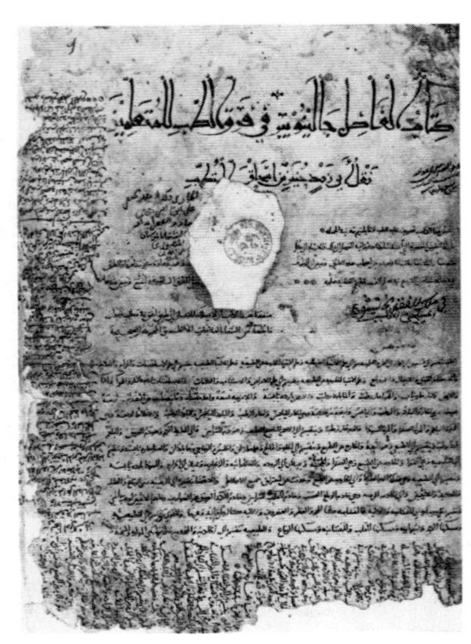

Abbildung 616
Eine Seite aus einer arabischen Galen-Übersetzung.

schenkten den einheimischen Praktikern mehr Vertrauen. Wir verfügen aber über keinerlei Beweise für die These, daß die zwei Jahrhunderte währende Anwesenheit der Christen im Vorderen Orient zu einer Zusammenarbeit auf den Gebieten der Naturwissenschaften geführt habe.

Tatsächlich sind alle entscheidenden historischen Vorgänge im westlichen Mittelmeerraum auszumachen.

Die ersten Medizinschulen wurden an den Ufern des Mittelmeeres in Salerno (11. Jahrhundert) und in Montpellier gegründet. Als die Normannen Sizilien und anschließend das Königreich von Neapel eroberten, fanden sie dort mehr Wissenschaftler und Gelehrte als in der Normandie zu jener Zeit. Sie unterstützten sie in ihrer wissenschaftlichen Betätigung und holten ihre eigenen Landsleute nach Süditalien. Eine vergleichbare, ja noch nachdrücklichere Politik betrieb die schwäbische Dynastie der Hohenstaufen; hier ist vor allem Kaiser Friedrich II. zu nennen.

Die abendländischen Gelehrten, die die arabischen Abhandlungen ins Lateinische übersetzten, unternahmen weitausgedehnte Reisen und hielten sich während des 11. bis zum 14. Jahrhundert nahezu alle in Spanien auf. Man findet dort Männer so unterschiedlicher Herkunft wie Hermann den Dalmatier und Robert von Chester. Gerhard von Cremona (1114—1187) verbrachte den weitaus längsten Teil seines Lebens in Toledo. Arnaud de Villeneuve (1245—1315) war von Geburt Katalane. Er arbeitete lange Zeit in Barcelona, bevor er sich in Montpellier niederließ. Michael Scotus hielt sich einige Zeit in Toledo auf und ging dann an den Hof Friedrichs II. Einige wenige Gelehrte, die vom Judentum oder Islam zum christlichen Glauben übergetreten waren, hinterließen dem christlichen Abendland ein fruchtbares Lebenswerk. Konstantin der Afrikaner etwa war ursprünglich Moslem. Er wurde in Karthago geboren und unternahm mehrere Reisen, die ihn bis nach Indien und Äthiopien führten. Schließlich wurde er einer der führenden Köpfe der Medizinschule in Salerno. 1087 ereilte ihn der Tod im Kloster Montecassino und setzte seinem Wirken ein Ende. Faradj Ben Salem, ein Jude, der besser unter dem Namen Faragut bekannt ist, wirkte auf Anordnung Karls von Anjou, des Königs von Neapel und Sizilien.

Wir könnten noch viele Namen aufzählen. Vom 13. Jahrhundert an beherrschen diese Gelehrten die orientalischen Sprachen wie das Arabische und das Hebräische, sie sind des Griechischen und des Lateinischen mächtig und kennen dazu noch die Sprachen ihrer Zeit. Zu jener Epoche waren die romanischen Sprachen noch weniger differenziert als heute. Die Übersetzer stellten ihren ärztlichen Standesgenossen Übertragungen aller bedeutenden Abhandlungen arabischer Sprache zur Verfügung: die Werke des Mésué, den *Continens* und das *Buch Al Mansurs* des Rhazes, den *Canon medicinae* des Avicenna, die chirurgischen Traktate des Albucassis, die *Kommentare zu Aristoteles* von Averroës und vieles andere.

Wir finden in diesen Übersetzungen vom Arabischen ins Lateinische den Niederschlag jener Probleme, die bereits bei der Übertragung vom Griechischen ins Arabische auftraten. Autoren wie Konstantin der Afrikaner oder Stephan von Antiochia bemühen sich, lateinische Worte in Anlehnung an arabische Termini und deren spezifisch neue Vorstellungen zu bilden. Andere wie Gerhard von Cremona machten sich nicht einmal diese Mühe. Sie übernahmen einfach die problematischen Begriffe in der arabischen Form in den lateinischen Text, entweder weil sie glaubten, diese würden ohnehin von allen verstanden, oder weil sie selbst, obwohl durchaus hoch gebildet, auch nicht alles

SYNOPTISCHE TAFEL GLEICHZEITIGER EREIGNISSE

HISTORISCHE FAKTEN		GEISTESLEBEN	
in Europa	islamische Länder	islamische Länder	in Europa
628: Dagobert wird König von Frankreich	622: Hedschra (Flucht Mohammeds von Mekka nach Medina)	777(?)—857: Jean Mésué	850: Johannes Scotus Erigena bei Karl dem Kahlen
732: Schlacht bei Tours und Poitiers	636: Einnahme Jerusalems durch die Araber	800—870: Rabban at Taba	1015—1087: Konstantin der Afrikaner
800—814: Kaiser Karl d. Gr.	661: die Omaijaden in Damaskus	800—876: Johannitius	1140: Petrus Abaelardus
843: Vertrag von Verdun, Teilung des Reiches	750: die Abbassiden (Bagdad)	. . ./832: Gründung des »Hauses der Weisheit« in Bagdad	1114—1187: Gerhard von Cremona
962: Otto I. wird zum Kaiser gekrönt	756: die Omaijaden in Andalusien	um 930: Vorschrift einer Bestallungsurkunde für Ärzte . . .	Ende 12. Jh.: in Montpellier besteht eine Medizinschule
987: Hugo Capet, König von Frankreich	766—809: Harun al Raschid	936(?)—1072: Albucassis	1215: Gründung der Universität Paris
1060: Eroberung von Sizilien durch die Normannen	910: die Fatimiden in Kairo	965—1039: Alhacen	1206—1280: Albertus Magnus bekämpft den Averroismus
1085: Einnahme von Toledo durch Alfons I.	962: Mohammed al Ghazi (Persien, Pandschab)	980—1037: Avicenna	1214—1294: Roger Bacon
1204: Eroberung Konstantinopels durch die Kreuzfahrer	1086: die Almoraviden in Andalusien	1091—1161: Avenzoar	1240(?)—1313(?): Arnaud de Villeneuve
1215—1250: Friedrich II. von Hohenstaufen, Deutscher Kaiser	1099: Eroberung von Jerusalem durch die Kreuzfahrer	1126—1198: Averroës	1235—1315: Raimundus Lullus bekämpft den Averroismus
1236: Einnahme von Cordoba	1187: Eroberung von Jerusalem durch Saladin	1135—1204: Maimonides	
1248: Einnahme von Sevilla durch Ferdinand III.	1146: die Almohaden in Andalusien	1210—1288(?): Ibn an Nafis	
1266: Karl von Anjou, König von Sizilien	1258: Plünderung Bagdads durch die Mongolen		
1270: Ludwig der Heilige von Frankreich stirbt in Tunis an der Ruhr			

verstehen konnten. Da die Übersetzer nach Abschriften von Abschriften arbeiteten, war ein Terminus manchmal derartig verballhornt, daß man seine Bedeutung nicht mehr entschlüsseln konnte. So erklärt sich das häufige Auftreten von Widersprüchen oder reinem Nonsens, was eine angemessene Beschäftigung mit den arabischen Texten in der lateinischen Version so schwierig macht. Beispiele dafür sind die Titel medizinischer Werke. Avicennas Traktat über die Liebe, die von dem Gelehrten als Geisteskrankheit angesehen wurde, trägt den lateinischen Titel *De Ilixi* nach der arabischen Bezeichnung *al isq.* Die lateinische Abhandlung über das *Soda* hat ihren Namen von einem arabischen Wort, das Migräne bedeutet. Die *Gesundheitstafeln,* auf arabisch *Takwinni s'saha,* sind auf lateinisch *Tacuini sanitatis* betitelt. Durch die Übertragung aus dem Arabischen ins Lateinische finden sich heute zahlreiche arabische Termini, bisweilen allerdings reichlich entstellt, in der modernen medizinischen Fachsprache: Sirup, Elixier, Alkohol usw.

Wesentlich bedeutsamer aber sind die Modifizierungen, die die Übersetzer-Autoren an dem Text im Zuge der Übertragung vornahmen. Das Werk Mésués, der seinerseits die Aphorismen des Hippokrates in einer reichlich großzügigen Adaption wiedergab, wurde auf diese Weise beträchtlich verändert. Dennoch wurden diese Übertragungen von einer Fakultät zur anderen weitergegeben.

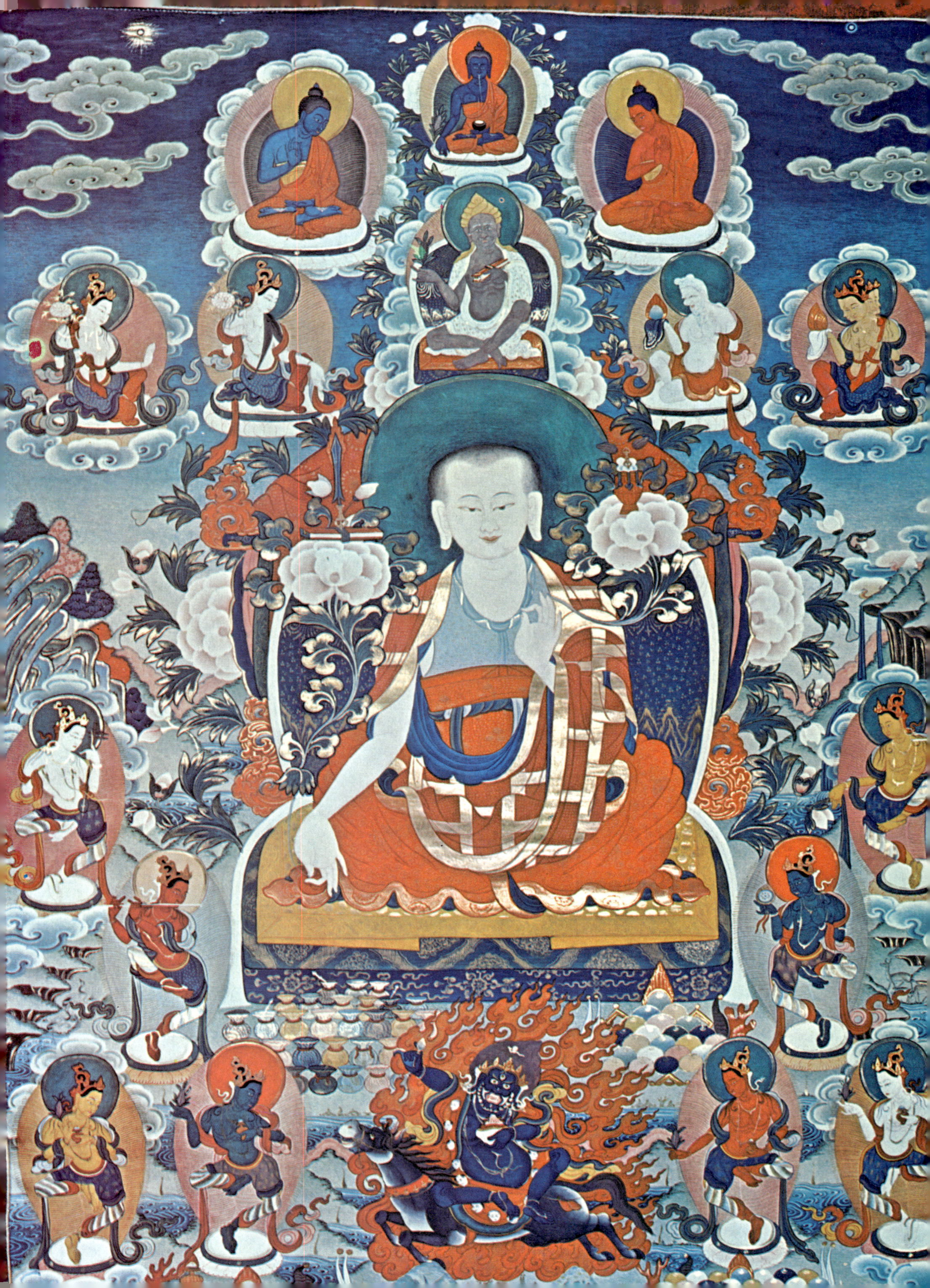

Die klassische indische Medizin

von Guy Mazars

Die medizinische Literatur

Unsere Kenntnisse der klassischen indischen Medizin verdanken wir umfangreichen Sammlungen verschiedenster Quellen. Die ältesten verfügbaren Texte, zugleich auch die wichtigsten, sind die »Sammlungen« *(samhita),* die den Autoren Caraka und Susruta zugeschrieben werden. Diese »Sammlungen« stellen medizinisches Wissen einerseits als göttliche Offenbarung in Form von Legenden dar, andererseits als »Wissen über die Lebenserwartung«, welches ein Teilgebiet der *Veda* ausmacht. Diese wiederum wird gleichzeitig als »Nebenglied« *(upanga)* des *Atharveda* und als »Unterveda« *(upaveda)* des Rigveda betrachtet. Der Überlieferung nach soll das *Ayurveda* bis auf Brahman selbst zurückgehen und durch die Vermittlung von Prajapati, Asvin und Indra zu den Menschen gelangt sein. Es teilt sich theoretisch in acht Zweige auf: 1. Allgemeine Chirurgie: *salya;* 2. Hals-, Nasen- und Ohrenkrankheiten sowie Ophtalmologie (Augenheilkunde): *salakya;* 3. Allgemeine Therapeutik: *kayacikitsa;* 4. Toxikologie (Giftkunde): *agada* oder *visatantya;* 5. Dämonologie (die Lehre von den Dämonen): *kayacikitsa;* 6. Obstetrik (Geburtshilfe) und Pädiatrie (Kinderheilkunde): *kaumarabhrtya;* 7. Medizin der Kräftigungsmittel: *rasayana;* 8. Aphrodisiaka: *vajikarana.* In Wirklichkeit folgen nur sehr wenige Abhandlungen dieser Einteilung, die vorwiegend bei jüngeren Autoren üblich war. Ihr inhaltlicher Aufbau stammt auch weder vom Rigveda noch vom Atharveda ab, sondern kann als das Resultat von Beobachtungen aus sieben Jahrhunderten und medizinischen Spekulationen angesehen werden, die mit Beginn der christlichen Ära im wesentlichen abgeschlossen zu sein schienen. Im Verlauf derselben Zeitspanne entstand auch das *Ayurveda.* Die spezifisch medizinischen Texte aus dieser Zeit gingen jedoch unglücklicherweise verloren und wurden von den offiziell anerkannten Schriften der *Carakasamhita* und der *Susrutasamhita* ersetzt.

Die *Carakasamhita* enthält — so heißt es — die Lehre des Weisen Atreya Punarvasu. Es wird behauptet, einer seiner Schüler namens Agnivesa habe diese Lehren gesammelt, später seien sie dann von Caraka verbessert worden. Allerdings gehören die Namen Atreya und Agnivesa in den Bereich von Sage und Legende, während es sich bei Caraka um eine historisch bezeugte Persönlichkeit handeln könnte. Nach buddhistischen Quellen war im 1. oder 2. nachchristlichen Jahrhundert ein Arzt desselben Namens am Hofe des indo-skatischen Königs Kaniska tätig. Wenn man der Quelle Glauben schenken kann, dann geht die Abfassung der *Carakasamhita* auf diese Zeit zurück, vorausgesetzt, daß es sich um ein und denselben Caraka handelt, was jedoch nicht unbedingt der Fall sein muß. Der uns zur Verfügung stehende Text enthält jedoch

Abbildung 618
Eine medizinische Sanskrit-Handschrift

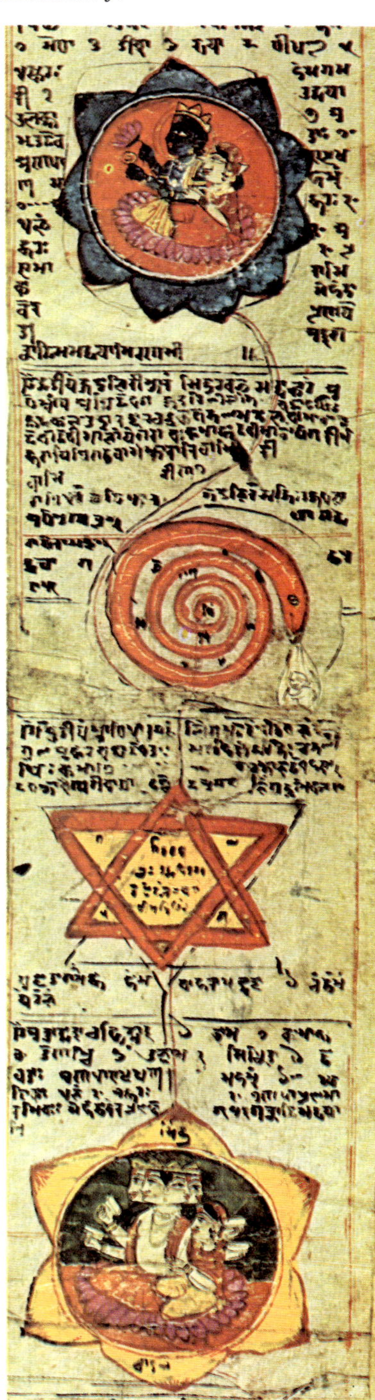

Abbildung 617 (gegenüber)
Tibetanisches Than-Ka. Bemalte Rolle, die den Bhaisagyagury, den Buddha der Medizin, darstellt, dem die Lehre der Amrtahrdaya *zugeschrieben wird.*

Abbildung 619 (gegenüber) Muttergöttin. Tempel von Vistnu in Srirangam, dem Königreich des Vijayanagar. 16. Jahrhundert, Südindien.

auch Abschnitte aus späterer Zeit, die ein gewisser Drdhabala aus Kaschmir bei der Abschrift und Überarbeitung der Handschrift im 9. Jahrhundert hinzugefügt hat. Die Originalquelle der *Carakasamhita* jedoch muß weit über die Epoche des mehr oder weniger legendären Caraka zurückreichen, da sie Textstellen aus einer damals noch bekannten Handschrift namens *Agnivesatantra* enthält. Darüber hinaus liegt uns noch ein Kommentar der *Carakasamhita* aus dem 11. Jahrhundert vor, den ein Gelehrter namens Cakrapanidatta (oder Cadradatta) verfaßt hat. Demselben Autor verdanken wir auch ein Handbuch der Therapeutik und eine Abhandlung über die Medizin.

Bei der zweiten, für uns außerordentlich wichtigen »Sammlung«, der *Susrutasamhita,* handelt es sich keinesfalls um das persönliche Werk von Susruta. Vielmehr sollen in ihr die Lehren des Gottes Dhanvantari aufgezeichnet worden sein. Man stellte diese Gottheit gewöhnlich als Divodasa, König von Benares, dar. Der Gelehrte Susruta hat also lediglich eine zu seiner Zeit schon bestehende Tradition fortgeführt. Wann genau die vollständige Fassung der *Susrutasamhita* vorlag, läßt sich indessen nicht feststellen. Es wird in einigen Quellen behauptet, ihr Urtext sei von einem Schriftkundigen namens Nagarjuna verbessert und ergänzt worden, wobei man Nagarjuna mit dem berühmten gleichnamigen buddhistischen Philosophen identifizierte, der ungefähr im 2. Jahrhundert nach Christus lebte. Die uns erhalten gebliebene Samhita würde also in diese Epoche zurückreichen. Doch Nagarjuna die Verbesserung des Textes zuschreiben, hieße, sich in den Bereich jener Legenden zu begeben, die aus diesem großen buddhistischen Gelehrten einen Arzt und Alchimisten gemacht haben. Mit Bestimmtheit läßt sich jedoch sagen, daß man die Lehren Susrutas schon zur Zeit der *Carakasamhita* aufgezeichnet hatte, da diese in chirurgischen Fragen auf die *Susrutasamhita* verweist. Übrigens ist die Chirurgie ein Spezialgebiet der *Susrutasamhita,* weshalb sie dafür eine unserer wichtigsten Quellen darstellt. Dalhanas verfaßte zu Beginn des 12. Jahrhunderts wohl den wichtigsten Kommentar, der über die *Susrutasamhita* jemals geschrieben wurde; er ist unter dem Titel *Nibandhasamgraha* bekannt.

Unter anderen wurden während der klassischen Epoche noch folgende Abhandlungen verfaßt: die *Bhelasamhita,* die *Astangasamgraha* und die *Astangahrdayasamhita.* Von der *Bhelasamhita* existiert ein einziges, dazu noch unvollständiges Manuskript in telugurischer Handschrift. Obwohl sie wie die *Carakasamhita* von den Lehren des Atreyas abgeleitet wird, darf sie mit dieser nicht verwechselt werden. Im übrigen gilt die *Bhelasamhita* als das ältere der beiden Werke. Einer der bedeutendsten Autoren nach Caraka und Susruta ist Vagbhata, der die *Astangasamgraha* und die *Astangahrdayasamhita* schrieb. Beide Werke scheinen jeweils verschiedene Besprechungen einer einzigen medizinischen Abhandlung darzustellen, die in ihren Lehren und Methoden weitgehend Caraka und Susruta folgt. Von den genannten Werken hat sich jedoch allein Vagbhatas *Astangahrdayasamhita* durchgesetzt. Im übrigen wird Vagbhata auch als der Verfasser der *Rasaratnasamuccaya* angesehen, einer Abhandlung über medizinische Alchimie. Die Lebensdaten Vagbhatas sind uns nicht bekannt. Mit absoluter Sicherheit kann man nur behaupten, daß er noch vor Beginn des 10. Jahrhunderts lebte, vermutlich im späten 7. Jahrhundert. In den Jahren 671 bis 695 unternahm der chinesische Pilger I-Tsing eine Reise durch Indien. In seinen Reisebeschreibungen berichtet er über ein damals neu erschienenes Werk, das von den acht Gebieten der Medizin handelt. Leider erwähnt er den Titel des Buches nicht. Man hegte nun lange Zeit die Vermutung,

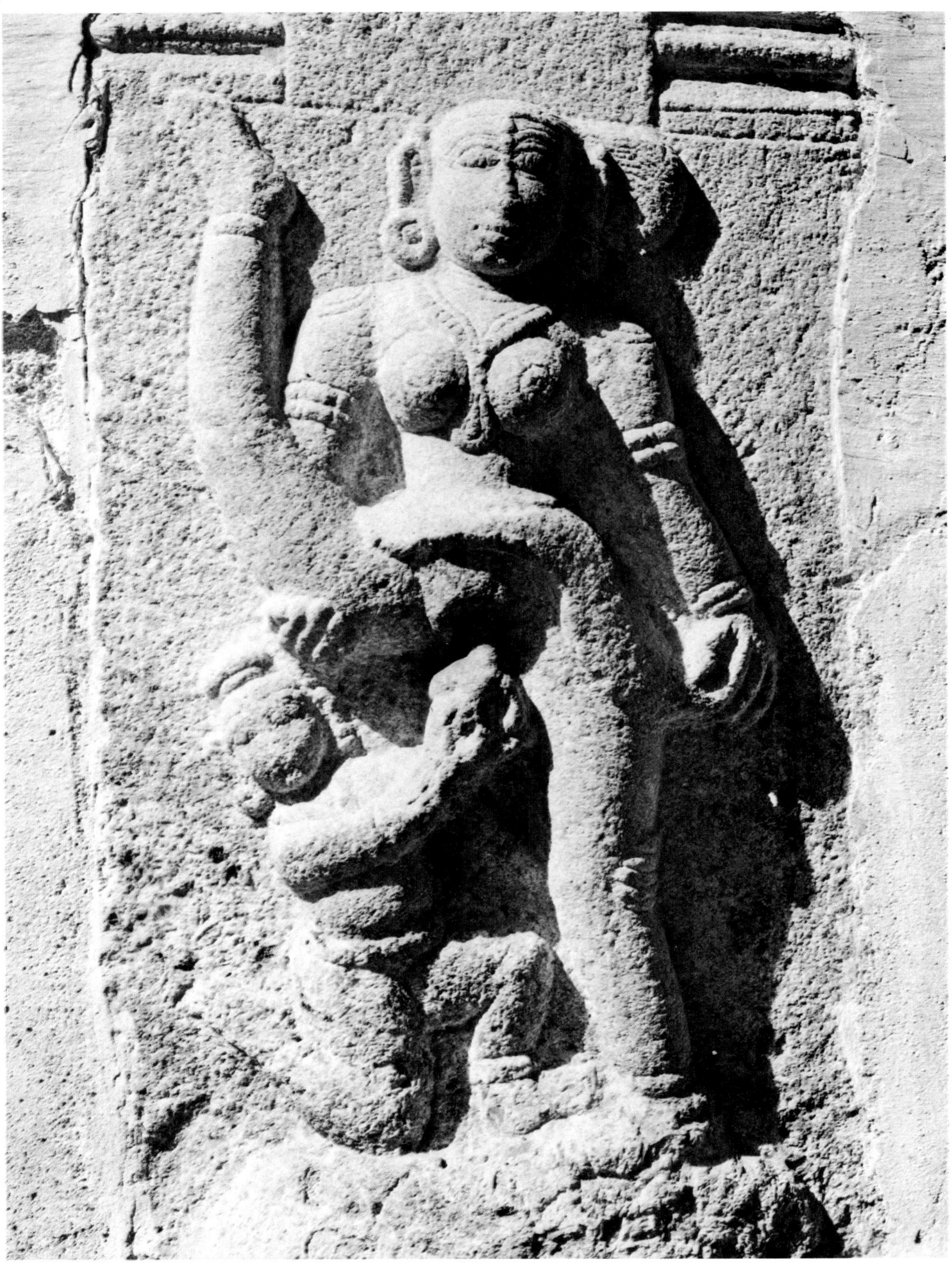

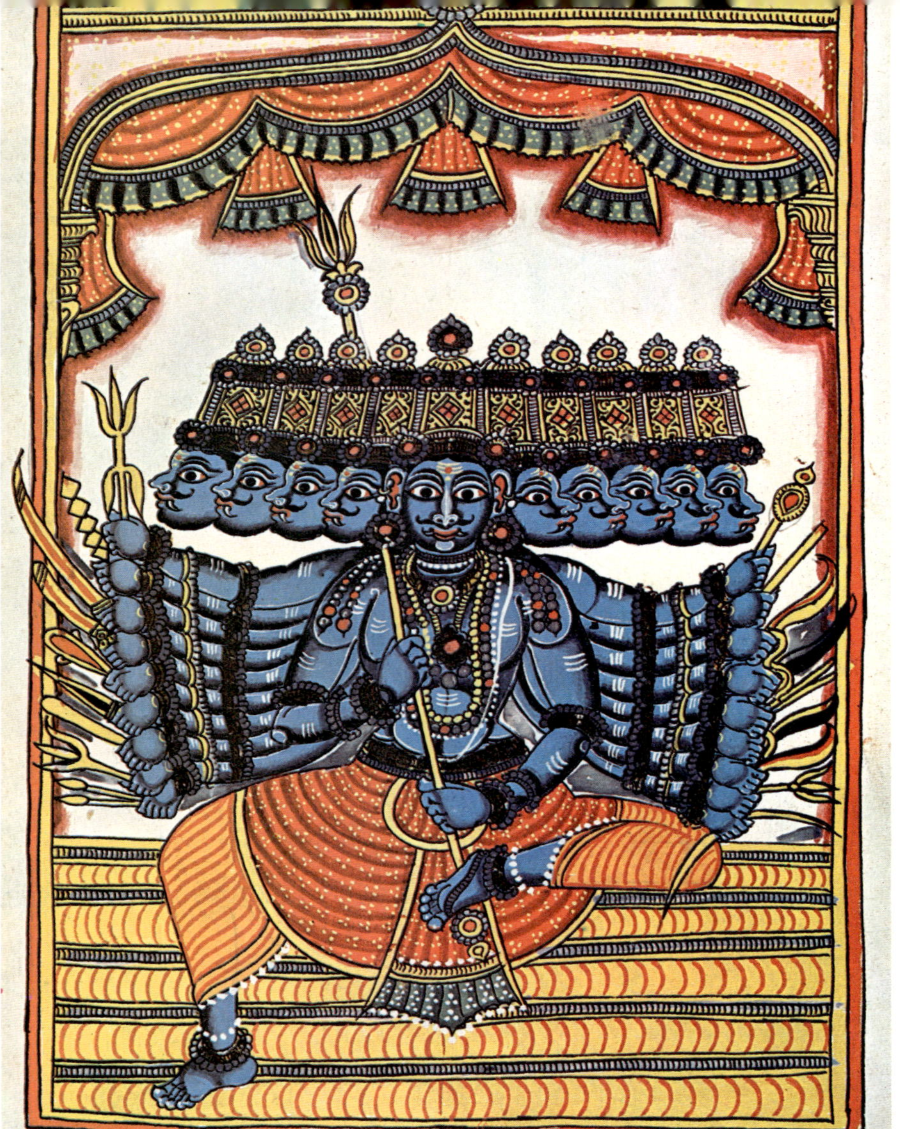

Abbildung 620
Râvana, der König der Dämonen. Er soll mehrere medizinische Werke verfaßt haben, unter anderem ein Buch über Rituale, die die Dämonen vertreiben sollen.

er habe Vagbhatas Werk gemeint und hatte somit einen Hinweis für die genannte Vermutung. Freilich trifft I-Tsings Beschreibung auch auf das *Yogasataka,* »Die hundert Formeln«, einwandfrei zu, was unsere Mutmaßungen über Vagbhatas Lebensdaten wieder stark einschränkt. »Die hundert Formeln« sind ein kurzer Abriß über die Medizin, der aus einer Reihe von hundert therapeutischen Formeln besteht. Diese hat der Autor, ein gewisser Nagarjuna, entsprechend den acht theoretischen Teilen des *Ayurveda* eingeteilt. Möglicherweise handelt es sich um denselben Nagarjuna, dem die Neufassung der *Susrutasamhita* zugeschrieben wird. Mit dem buddhistischen Patriarchen, der denselben Namen trägt, muß er jedoch nicht unbedingt identisch sein, wie es die Überlieferung behauptet. Nagarjuna werden auch ein Handbuch der Hexerei, des *Kaksaputa,* und eine Abhandlung über Alchimie, die *Rasaratnakava,* zugeschrieben. Nagarjuna, der Alchimist, über den Somadeva (11. Jahrhundert) in seinem *Kathasaritsagara* und der jainistische Mönch Merutunga (12. Jahrhundert) in seinem *Prabandhacintamani* berichten, soll im 7. Jahrhundert gelebt haben.

Neben den großen klassischen Abhandlungen und deren Kommentaren existierte eine sich rasch vermehrende medizinische Literatur, die meist aus allgemeinen Abhandlungen, spezialisierten Handbüchern und Registern bestand. Ein Autor des 7. oder 8. Jahrunderts, Madhavakara, hat ein *Rugviniscaya,* was »Diagnose der Krankheiten« bedeutet, hinterlassen, besser bekannt unter dem Titel *Madhavanidana,* »Ätiologie nach Madhava«.

Dieses Werk befaßt sich gründlich mit den Ursachen und Symptomen der verschiedenen Krankheiten. Dabei bedient sich der Autor systematisch der Daten von Caraka, Susruta und Vagbhata. Etwa um das Jahr 1000 verfaßte Vrnda sein Werk *Siddhayoga,* »Perfekte Präparate«, das der Abhandlung des Madhavakara Schritt für Schritt folgt und sie dabei mit einer Fülle von therapeutischen Daten ergänzt. Eine therapeutische Sammlung derselben Art wurde am Ende des 12. oder am Anfang des 13. Jahrhunderts von Vangasena zusammengestellt. Sarangadhara, der nach der traditionellen Auffassung ins 13. oder 14. Jahrhundert eingeordnet wird, jedoch bereits im 11. Jahrhundert geschrieben haben könnte, ist der Autor einer eigenartigen Abhandlung, die, den Lehren der klassischen *Samhita* folgend, sich gleichzeitig eine aus dem Yoga abgeleitete Lehre zu eigen machte. In der damaligen Zeit begann man, das gesamte bekannte medizinische Wissen in besonderen Werken *(nighantu)* zu sammeln, vergleichbar den heute gebräuchlichen Lexika oder Handbüchern. In den meisten Fällen stammen die *nighantu* aus dem späteren Mittelalter oder der frühen Neuzeit. Die berühmtesten unter ihnen waren das *Madanavinoda* und das *Rajanighantu* aus dem 14. Jahrhundert. Die Werke der Verterinärmedizin entstanden meist erst in der postklassischen Zeit. Man pflegte ihr Wissensgebiet in getrennten Sparten darzustellen. So entstanden Werke, die zum Beispiel nur Pferdekrankheiten *(Haya-Ayurveda)* erörterten oder ausschließlich Krankheiten von Elefanten *(Hasti-Ayurveda)* behandelten.

Abbildung 621
Tantrische Kunst: Shiva Purusha. Gouache auf Leinwand aus dem 18. Jahrhundert, Badgaon, Nepal.

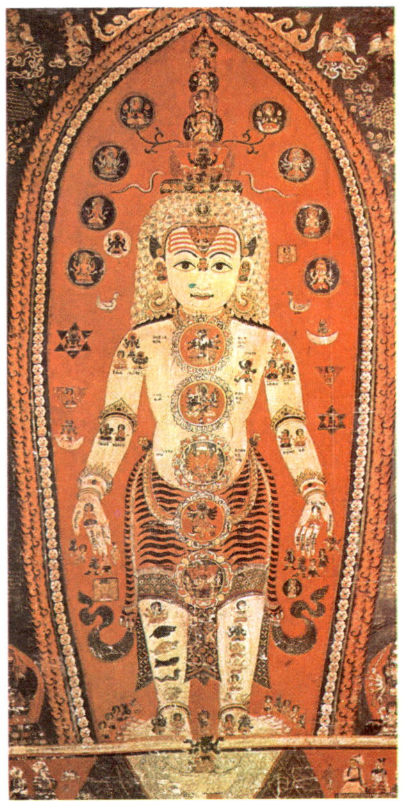

Indische Gelehrte fertigten Übersetzungen medizinischer Werke aus dem Sanskrit und anderen Sprachen ins Hindi, Gujati, Bengali und Marathi an. Dabei wurden allerdings hauptsächlich spät entstandene Schriften berücksichtigt. Die talmulischen Werke aus dem Süden des indischen Subkontinents muten besonders eigenartig und befremdlich an. Ein Teil dieser Abhandlungen beruft sich nämlich auf die sogenannte Siddha-Medizin, die von tantristischen und alchimistischen Ideen beeinflußt war.

Es erscheint angebracht, den Wert der tibetanischen Übersetzungen aus dem Sanskrit hervorzuheben, denn durch sie werden manchmal Schriften überliefert, die für uns sonst nicht mehr greifbar wären, da der Sanskrit-Urtext verlorengegangen oder nur noch in Fragmenten erhalten ist. So verhält es sich zum Beispiel mit dem Werk *Amrtahrdaya* oder »Die Essenz der Ambrosia«, das im 8. Jahrhundert unter dem Namen *Rgyud bzi* in Tibet sehr bekannt wurde. Der tibetanische Titel bedeutet »Die vier Bücher«, denn das Werk bestand aus vier Teilen. Diese umfangreiche, aber prägnante und methodische Abhandlung soll ein Buddha-Arzt, »Der Heilmittelmeister« (Bhaisajyaguru), verfaßt haben. Obwohl die hier vermittelten Lehren den Theorien des *Ayurveda* ähneln, unterscheidet sich dieses Buch von den klassischen *Samhita* (Sammlungen) darin, daß es einerseits Krankheiten beschreibt, die Susruta und Caraka anscheinend unbekannt waren, und daß es andererseits auch Diagnoseverfahren aufführt, die erst viel später in die indische Medizin eingeführt wurden. Wahrscheinlich handelt es sich dabei aber um Ergänzungen, die später unter dem Einfluß der fortgeschrittenen chinesischen Medizin vorgenommen worden sind.

Die klassische Medizin, wie sie sich uns in den großen Werken Carakas und Susrutas darstellt, hebt sich ganz ausdrücklich sowohl vom platten Empirismus als auch von Magie und Religion ab. Im Gegenteil: sie beruht auf durchdachter Beobachtung und steht ganz und gar im Widerspruch zur rituellen Medizin der vedischen Zeit. So enthält die *Carakasamhita* sogar eine Logiklehre, die die Denkprozesse des Arztes anleiten soll. Sie ist mit dem *Nyaya* (der klassischen indischen Logik) verwandt und läßt drei Mittel der Urteilsbildung *(pramana)* gelten: das kompetente Zeugnis *(aptopadasa),* die Beobachtung *(pratyaksa)* und die Schlußfolgerung *(anumana).* Die Gedanken Samkhyas über die »Aufzählung« der grundlegenden Prinzipien *(tattva)* der materiellen und geistigen Welt liegen der allgemeinen Theorie der ayurvedischen Physiopathologie zugrunde. Tatsächlich wird man nur noch in wenigen therapeutischen Verschreibungen und Riten Spuren der alten vedischen Medizin finden.

Die Anatomie

Das *Ayurveda* verfügt über eine reichhaltige anatomische Nomenklatur, jedoch sind die von ihr abgedeckten Begriffe nicht vollständig. Dies betrifft ganz besonders die Anatomie der Eingeweide. Der Leichenobduktion wurde schon damals ein wichtiger Platz innerhalb der medizinischen Lehre eingeräumt. Die *Susrutasamhita* enthält sogar eine Obduktionsanleitung. Diese schreibt vor, daß man den Leichnam mehrere Tage in Wasser legen muß, damit er sich dort zersetzt, bevor man die verschiedenen Körperteile mit einem Stück Bambusrohr abtrennt. Es leuchtet ein, daß man mit einer derartigen Methode nicht zu befriedigenden Ergebnissen gelangen konnte. Dies erklärt die zahlreichen Irrtümer und Mängel in den »Organlisten« der klassischen Werke.

Sehr wichtig in der indischen Anatomie ist die Osteologie (Knochenlehre), die jedoch zur Bildung medizinischer Lehren wenig beitrug. Der Körper *(sarira)* wird nach der klassischen indischen Anatomie in sechs Sektoren eingeteilt: in die beiden Arme, die beiden Beine, den Kopf, den Hals sowie den Rumpf. Auf diese Körperteile wurden die verschiedenen Knochen verteilt. Caraka zählt nicht weniger als dreihundertsechzig Knochen auf, wobei er Zähne und Nägel einschließt. Susruta nennt nur dreihundert und unterscheidet dabei zwischen flachen, spitzen, knorpeligen, runden und langen Knochen. Eine solche Beschreibung und Einteilung entspricht jedoch nicht immer den anatomischen Gegebenheiten. Das gilt auch für die ungefähr zweihundert Gelenke, die Susruta gemäß ihrer Form und Lage in acht Kategorien einteilte.

Abbildung 622
Titelblatt eines modernen Werkes über das Ayurveda.

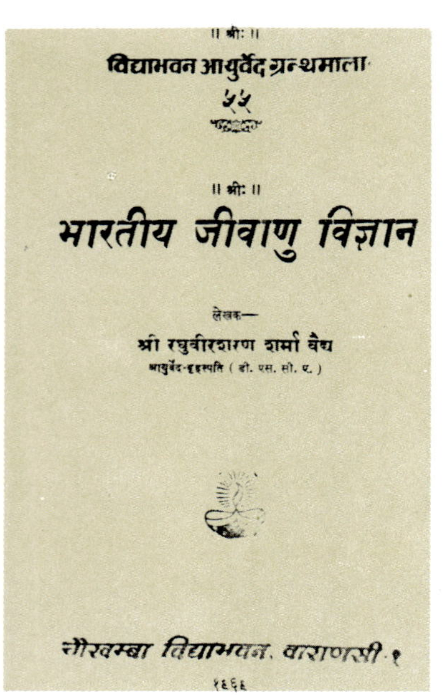

॥ श्रीः ॥
विद्याभवन आयुर्वेद ग्रन्थमाला
५५

॥ श्रीः ॥
भारतीय जीवाणु विज्ञान

लेखक—
श्री रघुवीरशरण शर्मा वैद्य
आयुर्वेद-बृहस्पति (डी. एस. सी. ए.)

चौखम्बा विद्याभवन, वाराणसी-१
१९६९

Die Myologie (Lehre von den Muskeln) war wenig entwickelt. So hielt Caraka die Muskeln für eine Anhäufung von Fleischmassen. Susruta dagegen gab ihre Anzahl mit fünfhundert an und nahm eine Einteilung vor, die jedoch nur äußerst phantasievoll zu nennen ist. Zum Beispiel ordnete er dem Rumpf nur siebzig Muskeln zu, in Wirklichkeit hat er aber mehr als hundert. Die Muskeln werden nach seiner Vorstellung durch Hunderte von Bändern festgehalten und mit dem Skelett verbunden.

In den medizinischen Schriften werden drei verschiedene Arten von organischen Leitungen im menschlichen Körper beschrieben: die *dhamani,* die *sira* und die *srotas.* Die *dhamani* galten als die wichtigsten dieser Leitungsröhren. Zu dieser Gruppe gehörten vierundzwanzig Röhren, die alle ihren Ausgangspunkt im Nabel hatten. »Die nach oben steigenden Leitungsröhren sind für den Organismus lebensnotwendig, da sie ganz besondere Funktionen erfüllen: sie sind verantwortlich für Töne, Kontakt, Form, Geschmack, Geruch, Ein- und Ausatmung, Gähnen, Hunger, Lachen, Sprechen, Weinen etc. Wenn sie das Herz erreichen, verdreifachen sie sich. Damit sind es dreißig. Zehn leiten jeweils paarweise Luft, Galle, Nasen-, Magen- und Lungenschleim, Blut und organische Säfte. Acht vermitteln dem Menschen Geräusche, Formen, Geschmack und Gerüche. Zwei sind für das Sprechen verantwortlich, zwei für das Austoben und zwei für das Schlafen. Zwei weitere ermöglichen ihm das Aufwachen und durch zwei andere Leitungsröhren werden die Tränen ausgetrieben. Die zwei nächsten haben ihren Sitz in den Brüsten und bewirken die Produktion der Muttermilch...« (Susruta, *Sarirasthana).* Die anderen vierzehn *dhamani* gehen ebenfalls vom Nabel aus, zehn davon verlaufen nach unten und vier waagrecht, wobei sie sich in eine Menge von Unterästen verzweigen, den »Neben*dhamanis*«. Sie umhüllen die verschiedenen Organe und erfüllen dabei die Funktion des Kreislaufs und der Ausscheidung. Bei den *siras* handelt es sich ebenfalls um Kanäle. Wie die *dhamani* »haben sie ihre Wurzel im Nabel und strahlen von diesem nach oben, unten und horizontal«. Sie sind zahlreicher und feiner als die *dhamani* und transportieren gewöhnlich nur dünnflüssige Stoffe. Die zweiundzwanzig *srotas* galten ebenfalls als Leitungsröhren mit ähnlichen Aufgaben. Das gilt ganz besonders für die Speise- und Luftröhre, die den Transport von Nahrung und Luft gewährleisten. Aus den Texten geht hervor, daß auch die Nerven entsprechend ihrer Dicke zu den verschiedenen organischen Leitungen gezählt wurden. Die Einordnung des Nervensystems ins Gefäßsystem erklärt sich vermutlich dadurch, daß Caraka und Susruta das Herz als Sitz des Bewußtseins ansahen. Susruta vergleicht beispielsweise das Herz mit »einem weißen Lotus, der nach unten schaut«. Wahrscheinlich beruht dieser Vergleich, den man schon in der *Chandogya-upanisad* findet, auf einer anatomischen Beobachtung, denn das Herz scheint an dem Aortenbogen zu hängen wie eine Blütenknospe an einem nach unten gebogenen Stengel. Bhela jedoch setzt das Zentralorgan *(manas)* des Psychischen in den Kopf. Er trennte es allerdings von *citta,* dem Organ des Bewußtseins, das er in Einklang mit der damals üblichen Theorie im Herzen lokalisierte.

Über die Splachnologie (Lehre von den Eingeweiden) liegen uns nur unbedeutende Informationen vor. Anscheinend faßte Susruta jede Lunge als getrenntes Organ auf, da er ihr zwei verschiedene Namen zuspricht: die rechte Lungenhälfte nennt er *kloman,* die linke *pupphusa.* Caraka benützt jedoch nur den ersten Namen. Beide Autoren plazieren den Magen oberhalb der »Sammelstelle der Galle«, besaßen aber sehr wahrscheinlich keine Kenntnisse von seiner inneren Struktur. Beim Darm unterschieden sie Dünn- und Dickdarm. Die besten Beschreibungen liegen uns von den Organen vor, an denen man damals schon chirurgische Eingriffe vornahm: Mastdarm, Uterus und Harnblase.

Der indische Chirurg mußte vor allem die lebenswichtigen Punkte *(marman)* kennen, deren Verletzung tödlich oder zumindest äußerst gefährlich sein konnte. Die klassischen Abhandlungen zählen davon hundertundsieben auf. Wir können sie dank der detaillierten Beschreibungen heute ohne große Schwierigkeiten identifizieren. Es sind dies meist große Anhäufungen von Nerven- und Blutgefäßen, Sehnen oder Hauptnerven, deren Verletzung als sehr schwerwiegend angesehen wurde, da sie innere Blutungen und Lähmungen verursachen konnte. So behauptet Susruta: »Die vier Arten von Blutgefäßen, die sich im ganzen Körper verteilt befinden, haben gewöhnlich auch ihren Platz in den *marman.* Indem sie die Sehnen, die Knochen und das Fleisch sowie die Gelenke abkühlen, üben sie eine Schutzfunktion im Körper aus. Aus diesem Grunde teilt sich die entweichende Luft um einen *marman,* falls dieser verletzt ist. Dadurch aber zieht die frei werdende Luft heftige Schmerzen im Körper nach sich.« *(Sarirasthana)*

Abbildung 623 (unten) Lebenswichtige, leicht verletzbare Punkte (marman) an den Beinen.

Abbildung 624 (ganz unten) Marman an den Armen.

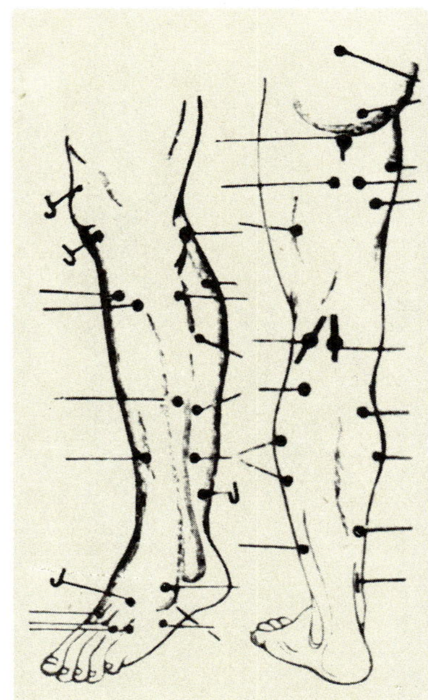

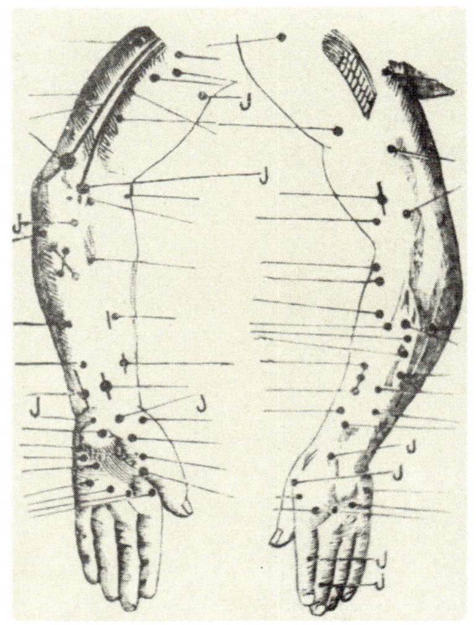

Die Physiologie

Nach den klassischen Abhandlungen spiegeln sich in der Zusammensetzung des menschlichen Körpers exakt dieselben Elemente, aus denen sich auch das Universum aufbaut: Erde *(prthivi)*, Wasser *(ap)*, Feuer *(tejas)*, Luft *(vagu)* und Vakuum *(asaka)*. Durch deren Zusammensetzung ergeben sich die sieben verschiedenen Substanzen des Organismus, genannt *dhatu:* Chylus *(rasa)*, Blut *(rakta)*, Fleisch *(mamsa)*, Fett *(medas)*, Knochen *(asthi)*, Knochenmark *(majja)* und Sperma *(sukra)*.

Alle Veränderungen, denen die sieben *dhatu* im Organismus unterzogen werden, seien, so behauptet die *Ayurveda*, durch die kombinierte Wirkung und den Ausgleich von Luft, Feuer und Erde bestimmt. Diese drei Elemente wiederum wirken im Körper in Form von drei anderen *dhatu:* Atem *(prana)*, Galle *(pitta)* und Phlegma *(kapha* oder *slesman)*. Jedes dieser »drei Elemente« *(tridhatu)* wirke durch Adoption von fünf Nebenformen, die den verschiedenen Funktionen und Lebenserscheinungen entsprächen.

Organische Luft unterteile sich folgendermaßen in einen »vorderen Hauch« — das *prana* im eigentlichen Sinne —, das verantwortlich sei für die Atmung, Verschlingung etc.; einen »aufsteigenden Hauch« *(udana)*, mit dessen Hilfe Sprache produziert werde; einen »konzentrierten Hauch« *(samana)*, der sich im Magen und den Gedärmen befinde und das innerliche Feuer des Körpers schüre, das die Verdauung und Aufnahme der Nahrung sicherstelle; weiter unterhalte ein »diffuser Hauch« *(vyana)* den Kreislauf der Körperflüssigkeiten und die Bewegungen der Glieder, und schließlich existiere noch der »nach unten wirkende Hauch« *(apana)*, der die Exkremente ausstößt.

Das brennende Element trete unter folgenden Formen auf: das »Kesselfeuer« *(pacaka-agni)*, das die Nahrung konsumiere; das »färbende Feuer« *(ranjaka-agni)*, welches das *rasa* röte, um es dann in Blut umzuwandeln; das »verwirklichende Feuer« *(sadhaka-agni)* erwecke Wünsche und Gelüste im Herzen; das »sehende Feuer« *(alocaka)* gewährleiste die Sehkraft; das »erhellende Feuer« *(bhrajaka-agni)* verleihe der Hautfarbe Helligkeit.

Das *slesman* befinde sich im Magen, der hierfür eine Art Funktionszentrum bilde. In der Brust diene es als Kohäsions- und Ernährungselement. Auf der Zunge und in der Kehle ermögliche es jegliche Geschmacksempfindung. Im Kopf erleichtere es die sensorischen Fähigkeiten. Schließlich sichere das in den Gelenken befindliche *slesman* deren vollständige Koordinierung. Allerdings wurde die Luft mit ihren verschiedenen Erscheinungsformen als das lebenswichtigste Element angesehen. So bezeichnet Caraka sie als »den Urheber von Bewegungen und Vorgängen aller Art. Sie leitet den Geist *(manas)* und verweist ihn in seine Grenzen. Sie bringt alle Fähigkeiten zur Entfaltung *(indriya)*. Die Luft verteilt im Organismus alle Elemente *(dhatu)*, wodurch der Körper überhaupt zusammengehalten wird. Die Luft ermöglicht die Sprache. Sie liefert das Medium für den Kontakt *(sparsa)* und den Ton *(sbda)* und ist die Basis des Ge-

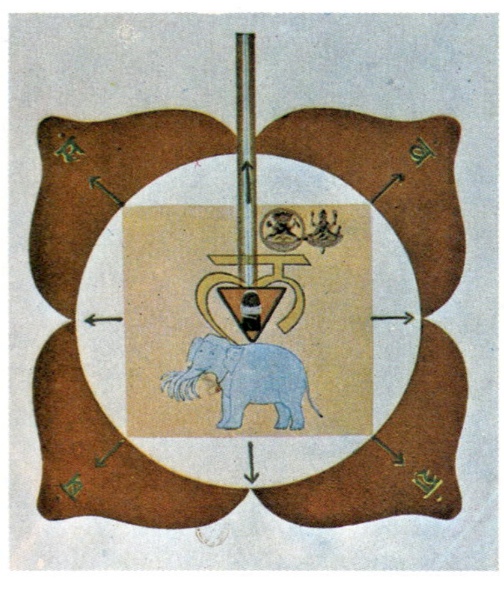

Abbildung 625/626
Symbolische Darstellungen des »cakra« oder Zentren des empfindenden Körpers.

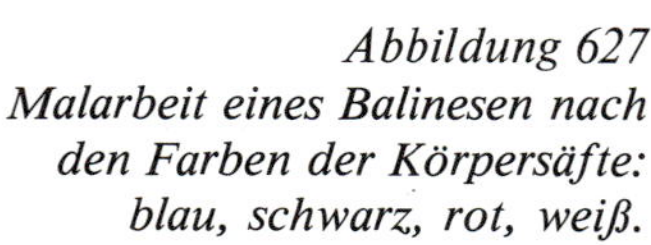

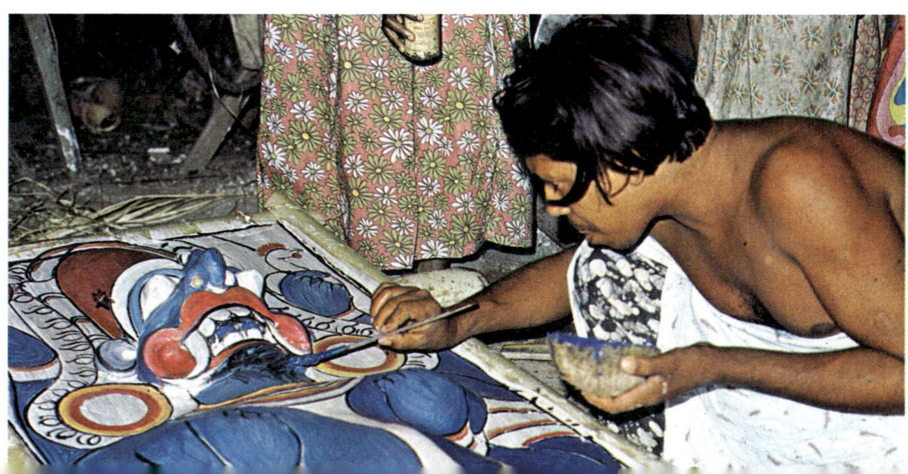

Abbildung 627
Malarbeit eines Balinesen nach den Farben der Körpersäfte: blau, schwarz, rot, weiß.

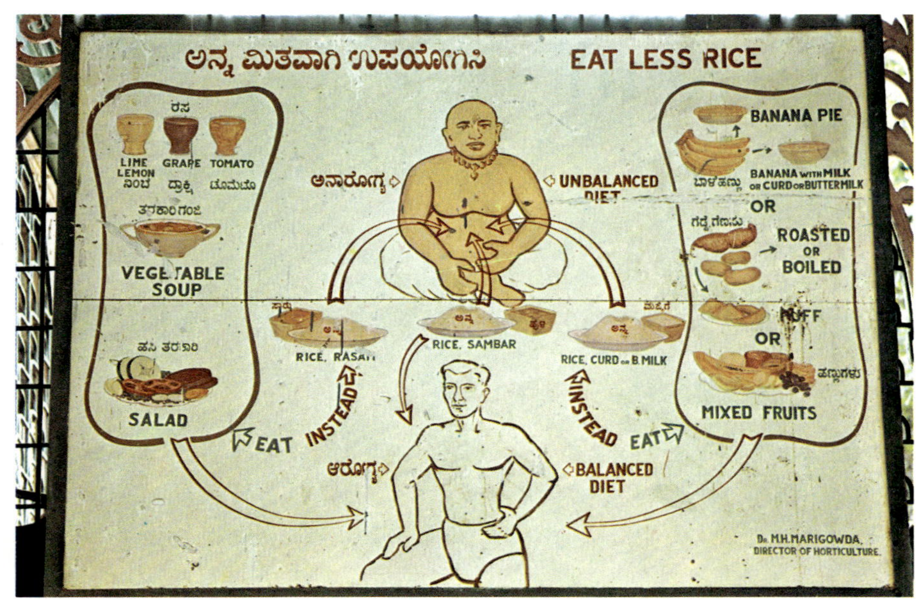

Abbildung 628
Lehrhafte Propaganda: »Essen Sie weniger Reis, aber mehr Obst und Gemüse.«

hörs *(srota)* und des Tastsinnes *(sparsana),* die Quelle der Freude und des Temperaments sowie die Nahrung des Feuers etc.«

Man wußte, daß die lebensnotwendigen Elemente in der Nahrung enthalten sind. Aus diesem Grund legte man außerordentlichen Wert auf die Lebensmitteldiät, der mehrere Kapitel der *Carakasamhita* und der *Susrutasamhita* gewidmet sind. Die klassischen Autoren definierten den Nahrungswert *(guna),* indem sie die Lebensmittel mit den Basiselementen in Beziehung setzten. Erde, Wasser, Feuer, Luft und Vakuum dominierten also. Der Geschmack der Nahrungsmittel spielte eine große Rolle bei Diätverschreibungen, und es wurde unter anderem angenommen, daß süße Speisen *(madhura)* Blut, Knochenmark und Sperma kräftigen. Saure Speisen *(amla)* sollten die Verdauungsfunktionen stimulieren, während bittere *(tikta)* den Appetit anreizten etc. Auch die Zusammensetzung der Speisen spielte eine wichtige Rolle bei den indischen Klassikern.

Das ayurvedische System beschreibt die Verdauung als ein nachträgliches Kochen der Nahrung durch das Feuer *(pacaka),* das vom Atem *(samana)* geschürt werde. Der Chylus *(rasa), das* Ergebnis dieses Brennvorgangs, bilde die erste und wichtigste Substanz des Organismus, aus der im Verlauf von sukzessiv erfolgenden Transformationen alle *dhatu* entstünden. Die bei dieser Umwandlung der Nahrungsmittel übrigbleibenden Abfälle sind die zur Ausscheidung bestimmten Fäkalien und der Urin. Der Magenschleim und die Galle (jeweils auch als Nebenprodukte von *rasa* und Blut angesehen) bilden sich aus den Produkten, die bei der Differenzierung der *dhatu* hervorgehen; ebenso auch Ohrenschmalz, Nasenschleim, Schweiß, Haare und Nägel. Allen sieben *dhatu* war nach damaliger Vorstellung eine dieser belebenden Flüssigkeiten eigen. Man nannte sie *ojas,* was so viel wie »Kraft« bedeutet, und lokalisierte sie im Herzen. Die Atmungsströme werden von den *ojas* gestützt und verteilen sich dank der *dhamani* im ganzen Körper. Nach Caraka wird das *ojas* vom Sperma produziert, während Susruta feststellte, daß alle *dhatu* bei seiner Bildung zusammenwirkten. »Dank der sich in ihm *(ojas)* befindlichen Kraft ist das Fleisch fest und entwicklungsfähig, kann der Mensch sich mit Leichtigkeit

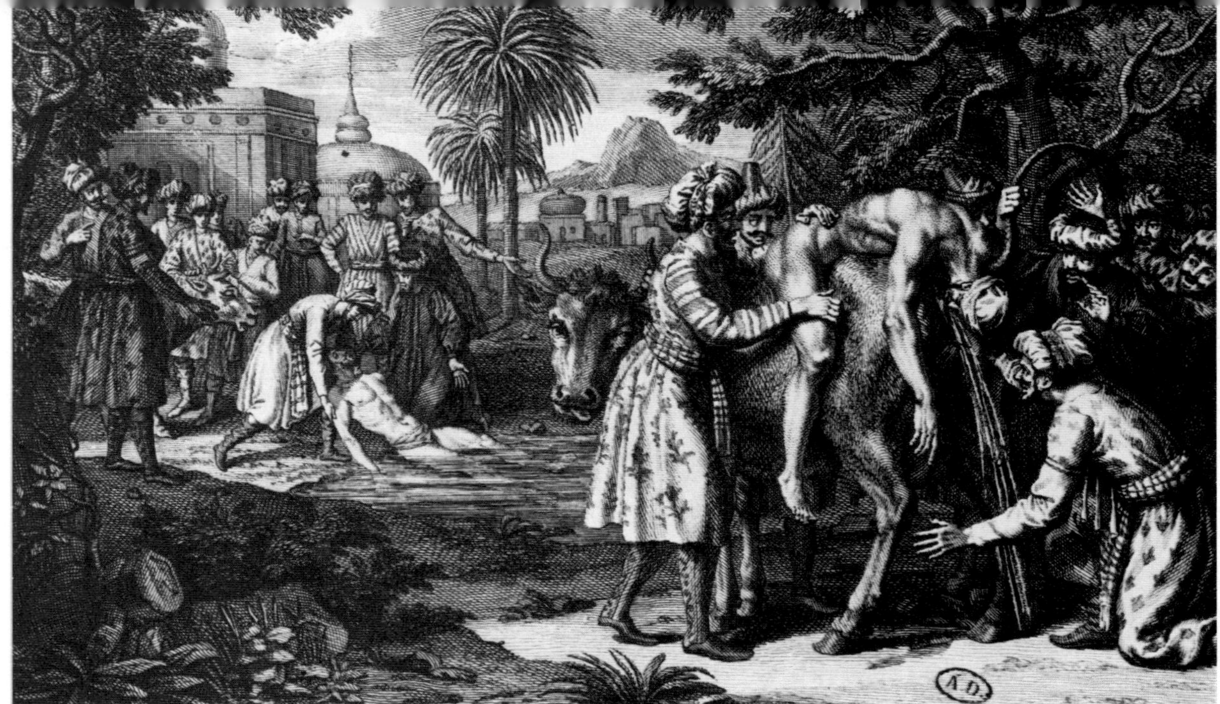

Abbildung 629
Sterbender Kranker, dem der frische Urin einer Kuh übers Gesicht läuft. Kupferstich von Picart.

bewegen, bekommt er Klarheit in seine Stimme und Hautfarbe, erfüllen die äußeren und inneren Organe ihre eigentlichen Aufgaben.«

Das *Ayurveda* betrachtete das Herz als ein sehr wichtiges Organ, da es nach seiner Auffassung gleichzeitig Sitz des Bewußtseins und wichtigster Aufnahmebehälter des Blutes, der *rasa* und der *ojas* war. Zudem war das Herz zuständig für die Verteilung der drei Flüssigkeiten im ganzen Körper. Dabei dienten zahlreiche Adern, die auf das Herz zulaufen, als Zwischenträger. Die wirkliche Funktion des Herzes kannte man damals freilich noch nicht.

Die Kenntnisse über die Physiologie der Atmungsorgane waren noch äußerst verschwommen. Die Atmung gehörte zu den Aufgaben des *pranas,* das die eingeatmete Luft durch die Luftröhre *(mahasrota)* bis zum Herzen transportierte. Im 3. Jahrhundert stellte Sarangadhara das Herz als den Hauptsitz des *vayu* dar und bezeichnete die Lungen als den Aufenthaltsort des Atems *(udana).* Weiter erfahren wir von ihm, daß der Atem entweicht, nachdem er das Herzinnere durchquert hat, um sich mit Luftnektar vollzusaugen. Danach tritt er noch einmal in den Körper ein, nährt ihn und unterhält das Verdauungsfeuer. Die Präsenz von Wasserdampf in ausgeatmeter Luft entging den damaligen Gelehrten nicht. Sicherlich hat Caraka aus diesem Grunde angenommen, die Lunge *(kloman)* enthalte wasserführende Kanäle. Die Sinne wurden bezüglich ihrer sensorischen Funktion mit den fünf Grundelementen in Zusammenhang gebracht. So stellte man sich vor, die Sehkraft gehe aus dem Feuer hervor, das Gehör aus dem Vakuum, der Geruchsinn aus der Erde, der Geschmack aus dem Wasser, der Tastsinn aus der Luft.

Die Pathologie

Das *Ayurveda* vertrat die Auffassung, Krankheiten *(roga, vyadhi)* resultierten aus Störungen im Zusammenspiel der drei *dhatu:* »Wenn sich Luft, Galle und Schleim in einem normalen Zustand befinden, bewirken sie, daß der Mensch mit seinen gesunden Fähigkeiten, ausgestattet mit seiner Kraft, seinem guten Aussehen und seiner Gesundheit ein langes Leben erreicht . . . Sobald sie aber aus ihrer Harmonie entgleiten und anormal werden, führen sie den Menschen in großes Unglück . . .« Aus diesem Grund nannte man diese Dreiergruppe von Elementen *(tridhatu)* auch noch *tridosa,* die drei Arten von Störungen. Die Veränderung eines dieser *dhatu* oder nur einer seiner Formen verursachte im allgemeinen Funktionsstörungen bei den beiden anderen. Man glaubte oft, daß zwei oder sogar alle drei *dhatu* zugleich an der Entwicklung einer Krankheit mitwirkten, woraus die große Anzahl von Krankheitsursachen resultierte. So war man der Ansicht, die zu starke Erregung des Atems *(samana)* ziehe Tumore, Durchfall, Harnbeschwerden und Verstopfung nach sich. Sobald *samana* und Galle zusammenwirkten, traten Schwitzen, Entzündung und Ohnmacht ein. Gewisse Störungen des Atems, der Galle und des Schleims wiederum schrieb man Erkrankungen der anderen *dhatu,* der Gelenke, der Gefäße usw. zu. Entsprechend dieser Vorstellung entstünden Geschwüre, wenn übermäßig angeregte Luft ins Blut gelangte, und »schmerzhafte Knoten bilden sich, wenn die Geschwüre im Fleisch sitzen, während die Luft im Fett schmerzlose, nicht ulzerierende Knoten verursacht. Die Luft, die die Gefäße *(sira)* erreicht, kann stechenden Schmerz *(sula),* Kontraktionen *(kuncana)* und Schwellungen *(purana)* der Gefäße bewirken.« Erreicht angeregte Luft die Sehnen, verursacht sie Lähmungen oder Zuckungen; erreicht sie die Gelenke, dann führt sie dort zu Schwellungen und Schmerzen, sogar zu Knochenrissen. Aus einer höheren Bluttemperatur als Folge einer Anregung der Galle ergeben sich die klinischen Folgen eines Blutergusses. Das Zusammenwirken von Luft und Galle auf das Blut wird als Ursache mancher Fußentzündungen angesehen. Man war der Auffassung, die gleichzeitige Störung von Luft und Phlegma mache Männer apathisch und stumm oder führe auch zum Stottern. Schließlich wurden manche schwere Krankheitsformen dem Zusammenwirken *(sannipeta)* der drei *dosa* zugeschrieben.

Für Funktionsstörungen des Atems, der Galle und des Phlegmas wurden zahlreiche Ursachen angegeben, die man im Verhalten des Kranken und in seiner Diät suchte. Die Ergebnisse setzte man dann mit den Umständen und den Klimaänderungen entsprechend den Jahreszeiten in Beziehung. »Das luftführende Blut von Menschen mit zartem Körperbau und von Menschen, die sich ungesund ernähren und verhalten, erhitzt sich infolge totaler Erschöpfung, die auf Frauen zurückzuführen ist und auf Gymnastik- oder Meditationsübungen. Diese Erhitzung kann auch durch Trübsal, Abbrechen einer Diät, die Jahreszeit oder ungeregelte Aufnahme fetthaltiger Nahrungsmittel begründet sein und trifft gleichermaßen Korpulente wie Enthaltsame.« Die normale Aktivität der Luft wird besonders beeinträchtigt durch übermäßige Gymnastik, lange Nächte, lange Ausritte, Fußmärsche, reiche Ernährungsweise aus scharfen, heißen, sauren oder ätzenden Speisen, durch wolkiges oder regnerisches Wetter. Angst, Wut, fette Speisen, alkoholische Getränke und Hitze bringen nach Ansicht der klassischen indischen Medizin die Galle durcheinander. Schließlich seien vollständiger Mangel an körperlicher Bewegung, Faulheit, unmäßiger Gebrauch von bestimmten Getreidesorten, eng aufeinanderfolgende Mahlzeiten, Winter- oder Frühlingswetter schädlich für die gute Funktion des Schleimflusses.

Der »Abschnitt über die Ätiologie« *(nidanasthana)* des *Carakasamhita* behandelt nacheinander die sogenannten »Entstehungsmomente« *(nidana)* von Fieber, Blutungen, Tumoren, Urin- und Hautkrankheiten, Schwindsucht, psychischen Störungen und Epilepsie. Im entsprechenden Abschnitte der *Susrutasamhita* wird außerdem noch eine bestimmte Anzahl von lokalen Krankheiten wie Hämorrhoiden, Fisteln am Anus, Abszessen oder Entzündungen der Mundhöhle abgehandelt.

Abbildung 630
Lingam aus Stein, Indien, 15. oder 16. Jahrhundert.

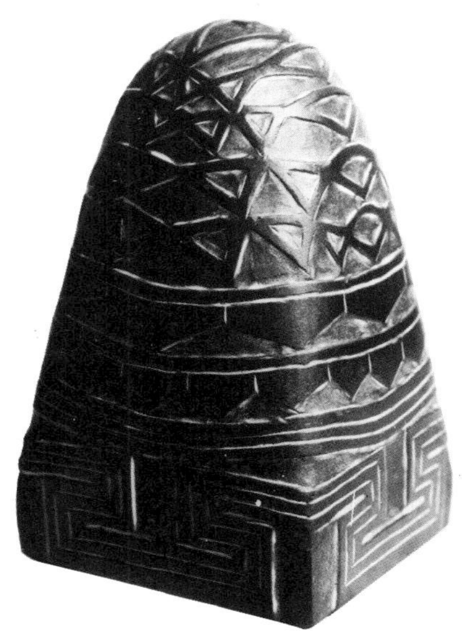

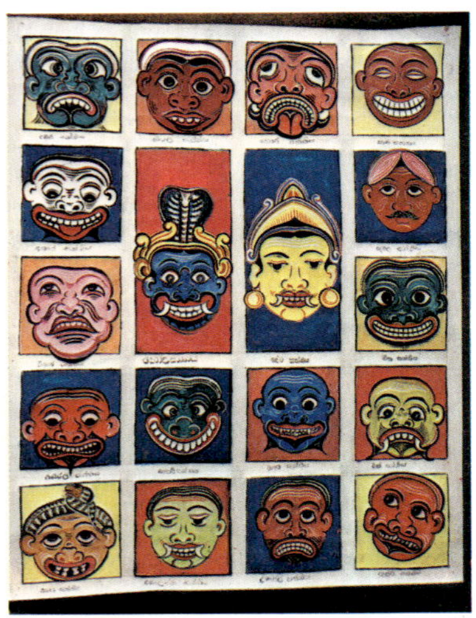

Abbildung 631
Volkstümliche Darstellung von 18 Krankheiten.

Die klassische indische Medizin enthielt eine reichhaltige Nosologie, die die Krankheiten teils nach ihrem vermuteten Ursprung, teils nach ihrer Lokalisierung oder auch nach der Natur ihrer Symptome klassifizierte. Zum Beispiel unterscheidet die *Susrutasamhita* zwischen drei großen Krankheitsgruppen: Krankheiten, deren Ursprung im Körper selbst liegen *(adhyatmika),* Krankheiten, denen äußere Ursachen zugrunde liegen *(adhibhantika)* und solche, deren Ursachen als übernatürlich galten *(adhidaivika).*

In der ersten Gruppe befinden sich alle erblichen und angeborenen Krankheiten und solche, von denen man dies vermutete, sowie die durch Wirkung des *dosa* hervorgerufenen Krankheiten. Susruta teilte Lepra und Hämorrhoiden der Gruppe der Erbkrankheiten zu. Seiner Meinung nach können sie vom Vater oder der Mutter vererbt werden. Unter den angeborenen Krankheiten führt er auch Blindheit, Taubheit und Mißbildungen auf, die entweder einer negativen Änderung des *rasa,* einem »unbefriedigten Wunsch oder einem von der Schwangeren begangenen Fehler zugeschrieben werden«. Die vom *dosa* hervorgerufenen Krankheiten können physischer und psychischer Natur sein.

Die zweite Gruppe, die die Krankheiten mit äußeren Ursachen umfaßt, besteht lediglich aus Verwundungen durch Waffen oder Angriffe wilder Tiere.

Die letzte Gruppe schließlich zählt Krankheiten auf, die dem Wechsel der Jahreszeiten und übernatürlichen Einflüssen zugeschrieben werden, und Krankheiten, die der menschlichen Natur genauso zugehören wie das Altern und der Tod.

Die *Carakasamhita* unterscheidet zwischen Krankheiten, die infolge von Störungen der Körpersäfte im Leibesinneren entstehen *(nijasariradosaja),* solchen, die auf äußere Ursachen zurückzuführen sind *(aganruja),* und solchen, die psy-

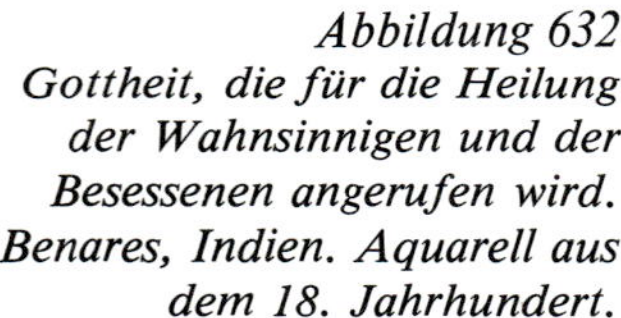

Abbildung 632
Gottheit, die für die Heilung der Wahnsinnigen und der Besessenen angerufen wird. Benares, Indien. Aquarell aus dem 18. Jahrhundert.

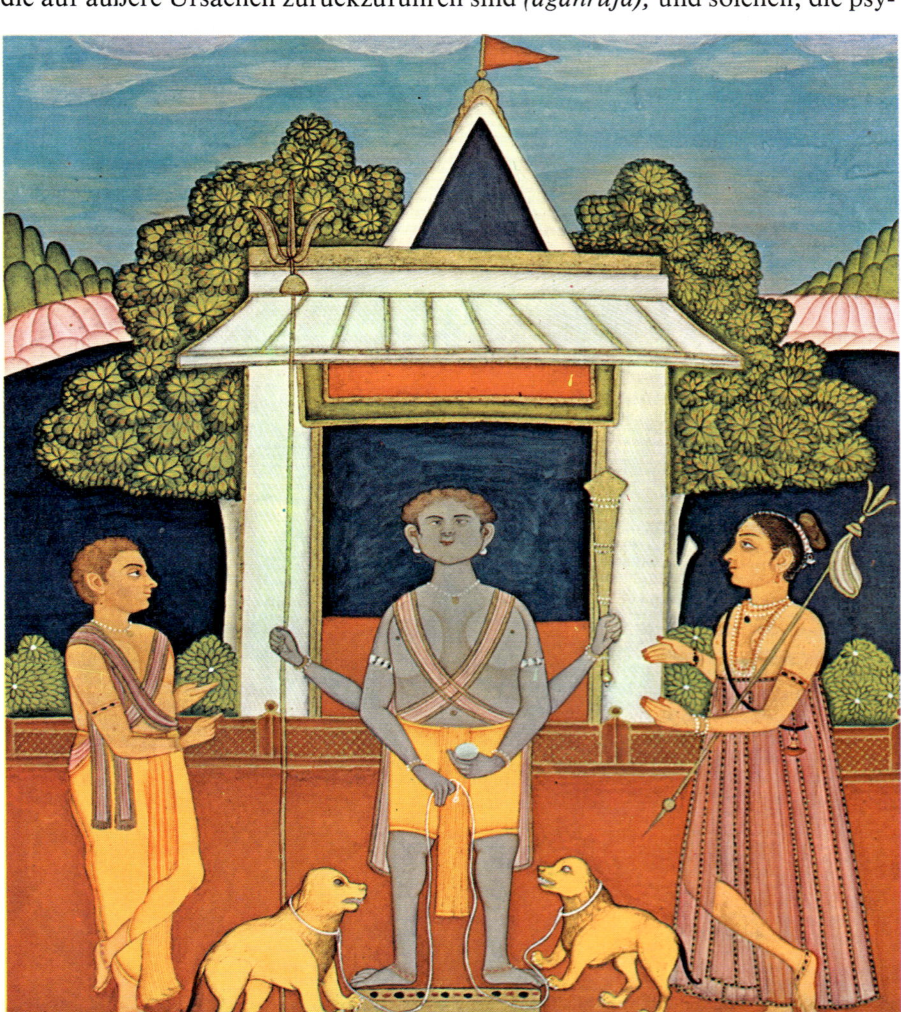

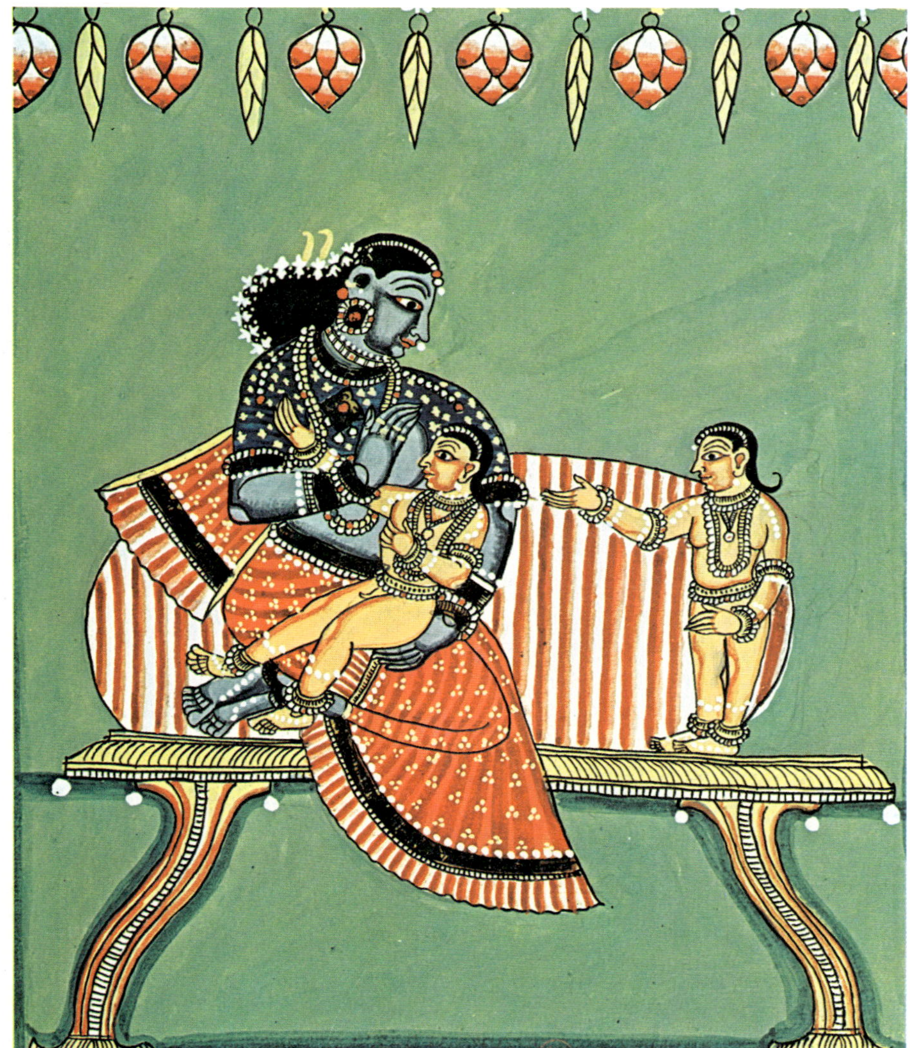

Abbildung 633
Darstellung einer stillenden Mutter. Das Ayurveda *schreibt der Muttermilch eine die organischen Leitungen reinigende Wirkung zu. Indische Miniatur aus dem 18. Jahrhundert.*

chische Ursachen haben *(manasa).* Alle drei Gruppen sind in verschiedene Kategorien untergliedert, wobei berücksichtigt wird, ob ein Befall des Chylus, des Blutes, des Fleisches, des Körperfetts, der Knochen, des Marks oder des Spermas vorliegt. Unter die Krankheiten des Chylus werden Verdauungsbeschwerden, Gelbsucht, Kachexie und Haarausfall gerechnet. Blutkrankheiten umfassen besonders die Wundrose, Abszesse, Tumore und Hämorrhoiden. Ebenso unterscheidet man Haut-, Kopf-, Mund- und Augenkrankheiten. Fieberkrankheiten bilden eine Gruppe, deren gemeinsames Merkmal die Hyperthermie ist. Sie werden nach ihren Auswirkungen unterschieden, die von den drei *dosa* herrühren und deren Zusammenwirken mit den damit verbundenen Nebenerscheinungen. In späteren Werken, etwa denen von Vagbhata, Madhara und Cakrapanidatta, liegen uns sehr gut ausgearbeitete Klassifizierungen von Krankheiten vor, die sich allerdings im großen und ganzen auf das frühere Werk von Susruta stützen.

In der griechischen Medizin der klassischen Zeit existieren Parallelen zur allgemeinen Theorie der Physiopathologie des *Ayurveda.* Die Abhandlung »Über die Umwelt« des corpus hippocraticum erinnert an die Ausführungen der

Susrutasamhita über die pathogene Rolle des »lufthaltigen Blutes«. Platon beschreibt am Ende des *Timaios* eine Gruppe von Krankheiten, »die man durch eine dreifache Ursache erklären muß: die einen durch den Atem (*πνεῦμα*), andere durch den Schleim (*φλέγμα*) und andere durch die Galle (*χολή*)«. Die Parallele zur Lehre vom *tridosa* ist hier offenkundig, zumal, wenn Platon unter den vom *pneuma* hervorgerufenen Krankheiten fast dieselben wie Susruta aufzählt. Darüber hinaus deckt sich seine Theorie über die Natur der Galle vollständig mit der alten vedischen Idee von der brennenden Natur der Galle. Solche Übereinstimmungen können durch den Einfluß der indischen auf die griechische Medizin erklärt werden, der durch Erwähnung indischer Rezepte (*ἰνδικόν*) in der Abhandlung *Über die Frauenkrankheiten* bestätigt wird.

Diagnose und Prognose

Um die Diagnose einer Krankheit vorzunehmen, beobachtete man den Kranken genau *(pratyaksa)*. Die übernommene Erfahrung *(aptopadesa)* wurde durch neue Beobachtungen ergänzt. Danach versuchte man, von den beobachtbaren Symptomen auf die eigentliche Ursache der Krankheit zu schließen *(anumana)*. Der Arzt begnügte sich in den wenigsten Fällen mit einer auf die lokalisierte Krankheitsstelle begrenzten Untersuchung *(laksana)*, sondern befaßte sich in einer allgemeinen Untersuchung darüber hinaus mit dem Körper des Kranken und seiner psychischen Verfassung. Dabei wurden Haut, Zunge, Fäkalien, Form und Größe der Wunden und Schwellungen besonders aufmerksam auf ihr Aussehen untersucht. Auch mußte der Arzt auf die Atmung, eventuelle Blähungen, Gelenksgeräusche und mögliche Änderungen in der Stimme des Patienten achten. Das Betasten des Patienten konnte ihm Aufschluß über dessen Temperatur und Hautzustand verschaffen. Weiter waren der Körpergeruch des Kranken, der Geruch seiner Wunden und Ausscheidungen zu prüfen und eventuell der Urin zu probieren. Die *Susrutasamhita* legte auf die Befragung des Patienten besonderen Wert, da der Arzt dadurch Auskunft über das Auftreten der ersten Symptome bekommen konnte, über die weitere Krankheitsentwicklung und die verschiedenen Begleiterscheinungen wie Verdauungsströmungen, Polyurie, Dysurie, Durchfall oder Verstopfung. Die *Carakasamhita* empfiehlt weiter, den Kranken über seine Träume zu befragen. Alle diese Punkte und die daraus gezogenen Schlußfolgerungen ermöglichten dem Arzt nicht nur die Feststellung der Krankheit, sondern auch Erkenntnisse über ihr Entwicklungsstadium und eine Abschätzung, inwieweit jede einzelne *dosa* am Ausbruch der Krankheit beteiligt war.

Abbildung 634
Handschrift des Yogasakata, die in Mittelasien gefunden wurde.

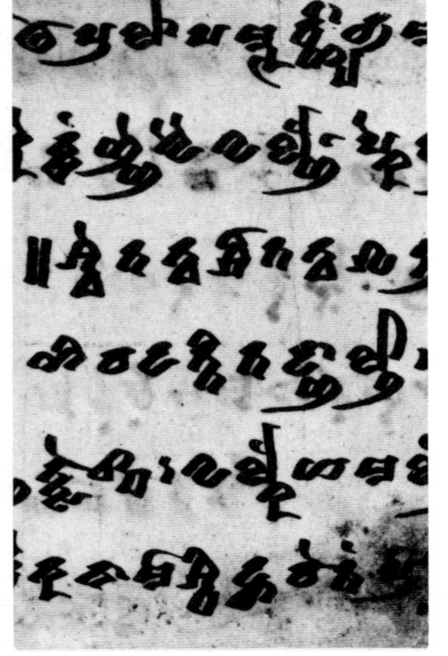

Die Voraussage *(nidarsana)*, ob eine Krankheit heilbar wäre oder nicht, bildete man mehr nach magischen Kriterien als nach wissenschaftlich medizinischen Gesichtspunkten. So sagte man das Ende einer Krankheit etwa dadurch voraus, daß man Sprache, Kleidung und Verhalten des Boten, der den Arzt holen sollte, einer Deutung unterzog, oder daß man darauf achtete, wie der Wind bei Ankunft dieses Boten wehte, oder auch, indem man die Träume des Kranken interpretierte. Eventuelle Anomalien bei den Sinnesorganen des Kranken galten als fatales Zeichen *(arista)*, ebenso die Verschlechterung seiner Hautfarbe. Man behauptete auch, daß »die Krankheiten, die einen der Veda kundigen Brahmanen befallen, einen König, eine Frau, ein Kind oder einen alten Menschen, eine furchtsame Person oder den Diener eines Königs, einen Mann, der seine Krankheit versteckt, oder einen, der sich nicht beherrschen kann, oder einen sehr elenden Menschen, um den sich niemand kümmert, in eine unheilbare Form ausarten können«.

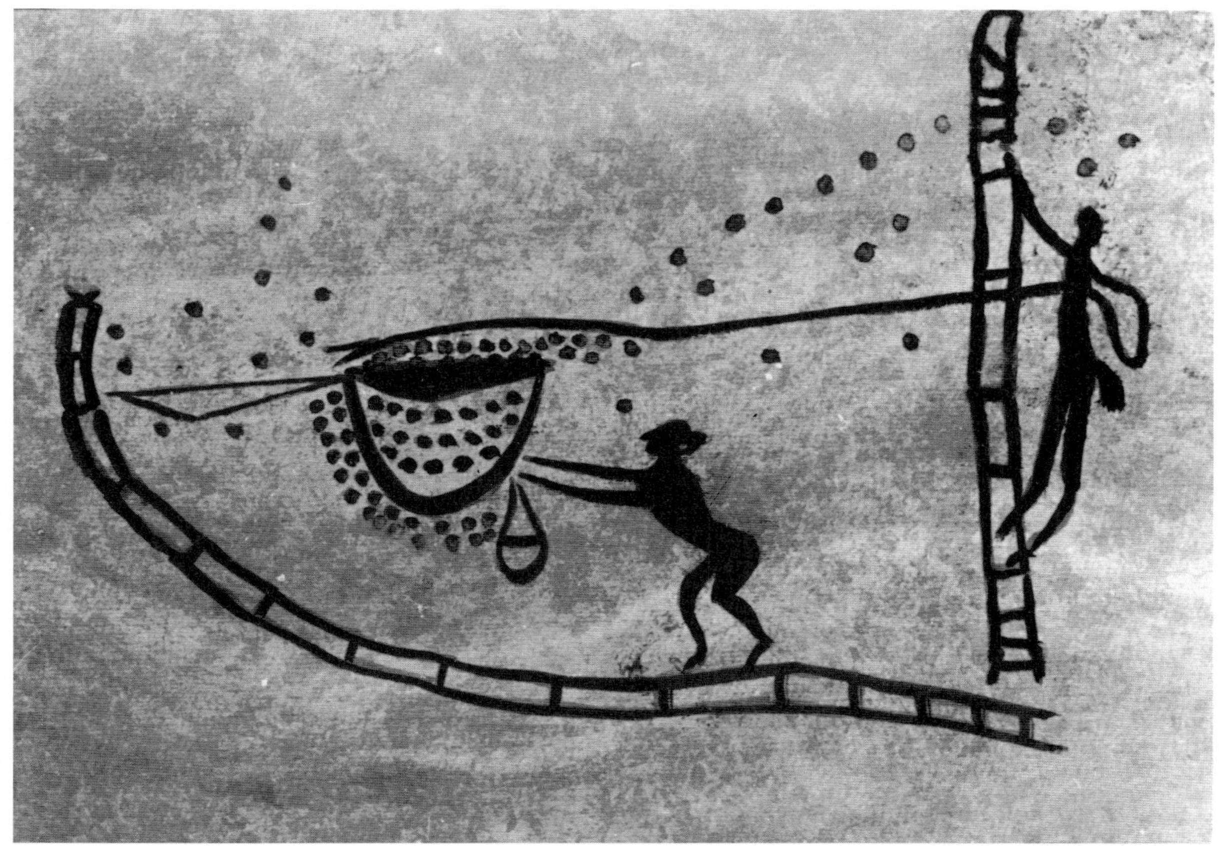

Die Therapeutik

Die ayurvedische Therapeutik wurde nicht allein von der diagnostizierten Krankheit bestimmt, sondern auch von den Ursachen, die mit der übersteigerten Aktivität oder der gestörten Funktion der *tridhatu* in Beziehung gesetzt wurden. Die Therapeutik orientierte sich nur dann an den Symptomen, wenn Schmerzen gelindert oder Erbrechen beendet werden sollte. Meistens verfuhr man jedoch ätiologisch. Falsches Verhalten und falsche Ernährung trugen nach Ansicht der indischen Ärzte in großem Ausmaß zur Entstehung von Krankheiten bei; daher räumten die Behandlungsmethoden, die ansonsten auf der Einnahme von Medikamenten oder chirurgischen Eingriffen aufbauten, Diät und Hygienevorschriften einen wichtigen Platz ein.

Die Medikamente waren zum größten Teil aus pflanzlichen Extrakten zusammengesetzt. Die *Carakasamhita* erwähnt ungefähr dreihundertfünfzig Pflanzen und die *Susrutasamhita* knapp vierhundert, die in den meisten Fällen tatsächlich heilende Eigenschaften besitzen. Zweifelsohne spielte die Erfahrung bei der Auswahl dieser Pflanzen eine wichtige Rolle. Später versuchte man, ihre Heileigenschaften mit den herrschenden Theorien in Einklang zu bringen: eine bestimmte Pflanzenart bezeichnete man als »gut für die Galle«, wenn die Krankheit, die mit dieser Pflanze geheilt werden konnte, der Aktivität der Galle zugeschrieben wurde. Als Grundlage von Heilmitteln verwendete man Substanzen tierischer Herkunft, beispielsweise Honig, Fett, Blut, Fäkalien, Urin, Knochen, Nägel und Hörner, aber auch mineralische Produkte wie Gold, Silber, Blei, Zinn, Eisen, Sand, Arsen und Antimon.

Die *Carakasamhita* teilt die Heilpflanzen entsprechend ihren therapeutischen Eigenschaften in fünfzig Kategorien ein. Dabei unterscheidet man zwischen

Abbildung 635
Honigernte in Madhya Pradesh, Mittelindien.

lebensverlängernden, auf- und abbauenden Pflanzen, zwischen abführenden, appetitanregenden, analeptischen, stimulierenden, wurmabtreibenden, antitoxischen, milchanregenden, weichmachenden, schweißtreibenden sowie durstlöschenden, schluckauf- und hustenberuhigende Pflanzen. Die *Susrutasamhita* unterteilt sie in siebenunddreißig Gruppen, nach den Krankheiten, zu deren Heilung sie eingesetzt werden. Zur ersten Kategorie gehören etwa die Pflanzen, die gegen jene Krankheiten wirken, die durch Gallen- und Atemstörungen verursacht werden. Schwindsucht, Tumore, Gliederschmerzen und Husten sollen durch sie geheilt werden. Es handelt sich insbesondere um folgende Pflanzenarten: *Desmodium gangeticum, Ipomaea digitata, Sida rhombifolia, Sida spinosa, Tribulus terrestris, Uraria picta, Asparagus racemosus* und *Ichnocarpus frutescens.*

Die Ernte der Heilpflanzen wurde je nach Jahreszeiten und Bodenzustand durchgeführt. Jede Pflanzenart wurde von Eremiten, Waldbewohnern oder Pflanzenkundigen gepflückt und identifiziert. Konservierungsfähige Pflanzen wurden vor Rauch, Kälte, Wind und Regen geschützt. Man nahm Medikamente in allen Formen ein: als Puder, Saft, Paste, Aufguß, Infusion, Einlage, Extrakt, Pillen, teigförmige Arznei, Einreibemittel etc. Als Lösungsmittel wurden Wasser, Milch, Öl, Honig oder zerlassene Butter verwendet. Bestimmte Medikamente wurden durch die Nasenwege verabreicht, andere mittels Klistier oder als Zäpfchen. Zum Gebrauch von ätzenden und rauchenden Mitteln und zu verschiedenen Verfahren, die örtlich begrenztes oder allgemeines Schwitzen auslösen sollten (z. B. Heilbäder), kamen äußere Behandlungen wie etwa das Auflegen von Ölen, Salben, Pflastern oder Augenmitteln. Schließlich legte man ganz besonderen Wert auf Aufputschpräparate *(rasayana)* und Liebestränke *(vajikarana),* welche die Kräfte derer erhöhen sollten, die an Potenzschwäche litten. Die *rasayana* dienten als Lebens-, Gesundheits- und Jugendelixiere.

Die chirurgische Therapeutik hatte ein hohes Niveau erreicht. Sie verfügte über 121 Instrumente, die in *yantra* und *sastra* eingeteilt waren. Zur ersten Ka-

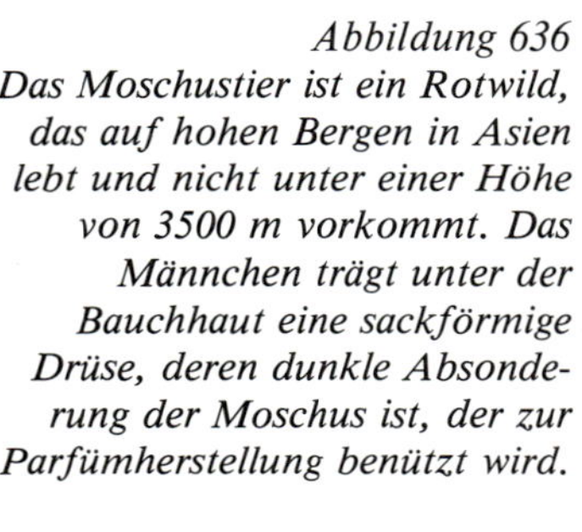

Abbildung 636
Das Moschustier ist ein Rotwild, das auf hohen Bergen in Asien lebt und nicht unter einer Höhe von 3500 m vorkommt. Das Männchen trägt unter der Bauchhaut eine sackförmige Drüse, deren dunkle Absonderung der Moschus ist, der zur Parfümherstellung benützt wird.

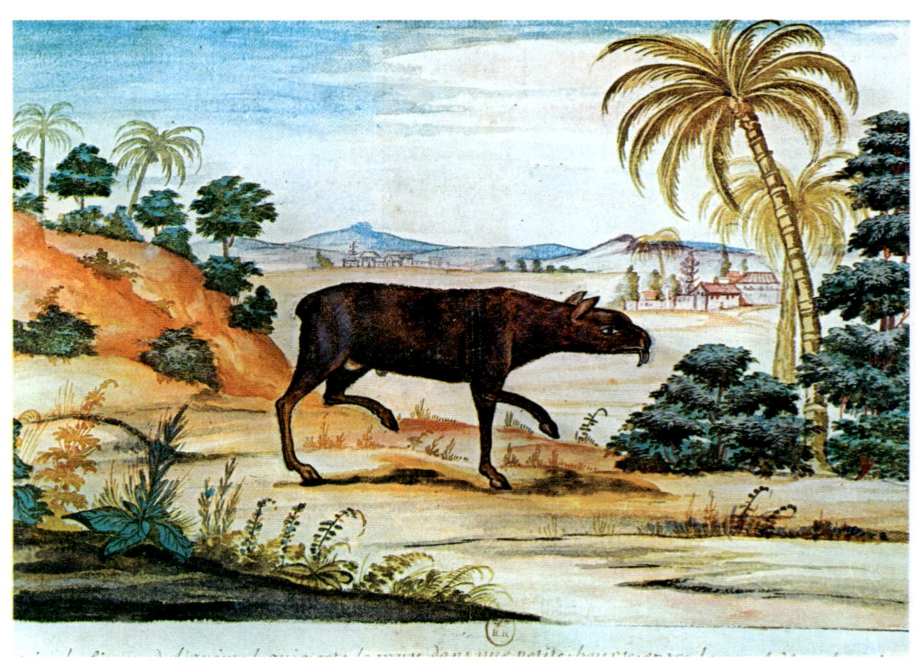

tegorie gehörten »kreuzförmige« Instrumente *(svastika yantra),* Zangen, Zahnzangen, Speculum, Katheter (Harnsonden) und verschiedenes Zubehör. Zur zweiten Kategorie gehörten die Schneideinstrumente: Skalpelle, Sägen, Scheren, Lanzette, Nadeln und Baucheinstichinstrumente. Die verschiedenen chirurgischen Verfahren waren: der Einschnitt *(chedya),* das Herausschneiden *(bhedya),* das Schröpfen *(lekhya),* die Punktion *(vedhya),* die Einführung eines Katheters *(esya),* die Extraktion *(aharya),* die Dränierung *(visravya)* und auch die Naht *(sivya),* die der künftige Chirurg an Kürbissen, hohlen Stämmen und Tierkadavern üben mußte. In den Handschriften sind mehrere Arten von Verbänden dargestellt, ferner eine blutstillende Methode, die sich adstringierender Mittel, der Anwendung von Aschen und des Ausbrennens der Wunden bediente. Die Heilung von Verrenkungen *(sandhimukta)* und von Brüchen *(kandabhagna)* wurde durchgeführt, indem man mit Hilfe von Schienen die betroffene Stelle in die richtige Lage schob, stabilisierte und ruhigstellte.

Neben diesen geläufigen, kleinen chirurgischen Eingriffen beschreibt die *Susrutasamhita* auch sehr wichtige Operationen, die den großen Mut der damaligen Chirurgen offenbaren: Entfernung des Grauen Stars, Nasenplastik durch Einsetzen eines Hautlappens, Kaiserschnitt, chirurgische Abtreibung, Entfernung von Blasenstein durch einen perineal durchgeführten Einschnitt. Die *Carakasamhita* und auch die *Susrutasamhita* lehren sogar ein Verfahren, mit dessen Hilfe man Darmnähte anbringen konnte. Diese Methode war äußerst fortschrittlich, weil sie den Gebrauch von nicht absorbierbaren Fäden vermied. Sie bestand darin, die Lippen der Wunde aneinander zu bringen und sie von großen schwarzen Ameisen beißen zu lassen. Darauf wurden die Rümpfe der Ameisen abgetrennt, so daß die in der Wunde verbissenen Köpfe stecken blieben und als Klammern dienten. Schließlich brauchte man nur noch die Bauchdecke mit gewöhnlichen Fäden zuzunähen: »Falls ein Darmverschluß und ein innerer Bluterguß eintreten sollte, bringt man den Kranken zuerst zum Schwitzen und reibt ihn dann mit Salben ein. Die Bauchdecke wird auf eine Länge von vier Fingern unterhalb des Nabels und von vier Fingern links der Schamhaargrenze aufgeschnitten. Hat man die Gedärme herausgezogen und aufmerksam untersucht, den Blasenstein, der den Darm des Kranken verstopfte oder die aus Exkrementen bestehende Verdickung entfernt, macht man anschließend eine Einreibung mit Honig und zerlassener Butter. Dann bringt man die Gedärme wieder in die Bauchhöhle zurück, wobei man darauf achtet, daß sie so liegen wie zuvor. Anschließend näht man die äußere Wunde der Bauchdecke wieder zu. Falls ein Bluterguß durch Stichwunden eintritt, nachdem man eine Pfeilspitze oder die Exkremente aus dem Darm entfernt und die Wunde wieder richtig geschlossen hat, muß man sie von schwarzen Ameisen zubeißen lassen. Nach dem Biß zieht man die Körper weg und läßt die Köpfe, wie oben beschrieben, als Klammer. Das Zusammenbringen der Lippen der Hautwunde muß so, wie bereits erklärt, vorgenommen werden. Nach Einreibung mit einem Gemisch aus schwarzer Erde und Lakritzensaft bleibt als einzige Behandlung lediglich noch das Verbinden der Wunde. Wenn anschließend der Kranke in einen ruhigen Raum gebracht worden ist, sind die Behandlungen zu verschreiben. Der Kranke wird in einen besonderen, mit Öl und Milch gefüllten Behälter gelegt und auf Milchdiät gesetzt.« Der Kommentator vergißt aber nicht, anzumerken, daß der Ausgang dieser Behandlung sehr unsicher ist. Sicherlich wurde sie aus diesem Grunde später nicht mehr gelehrt. Die Araber haben sie jedoch übernommen, und man hat sie sogar schon in Somalia praktiziert.

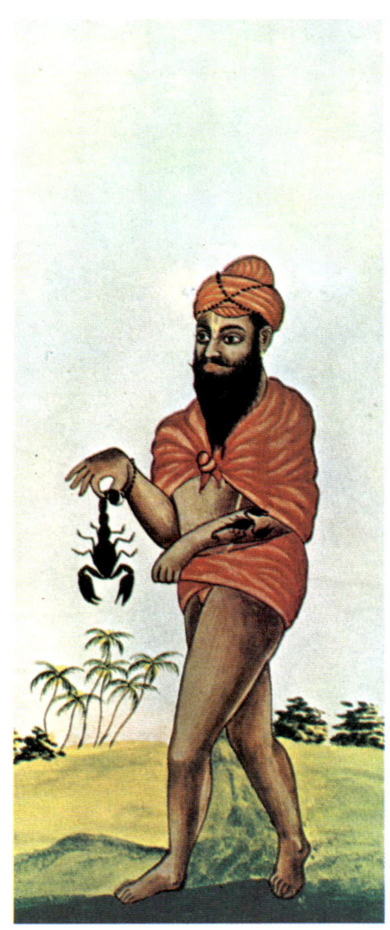

Abbildung 637
Händler, der Heilmittel gegen Skorpionstiche verkauft. Indien, 1831.

Die Entwicklung des Ayurveda

Nachdem die ayurvedischen Lehren einmal festgelegt und die Interpretationen des Körperbaus, der Lebensfunktionen und der Krankheiten beschrieben worden waren, änderten sie sich kaum im Lauf der Jahrhunderte. Das lag wiederum an den mangelnden anatomischen Kenntnissen und fehlenden neuen Erkenntnissen der Physiologie. Allerdings führte man auf den Gebieten der Diagnostik und der Therapeutik zahlreiche Verbesserungen ein.

Eine der wichtigsten Neuentdeckungen war die Untersuchung des Pulses *(nadipariksa),* die wahrscheinlich nicht vor dem 8. Jahrhundert bekannt war. Die Idee könnte aus China übernommen worden sein. Die Inder wandten allerdings eine andere Methode an. Die *Cikitsakalika* von Trisata (12. Jahrhundert?) geht kurz auf diese Methode ein. Des weiteren wird die Pulsuntersuchung in den Werken von Sarangadhara (13. Jahrhundert) und von Bhavamisra beschrieben. Es gibt daneben neuere Werke, die sich ausschließlich diesem Thema widmen. Das Abtasten des Pulses nahm man oberhalb der Faust, in der »Hohlschiene des Pulses«, vor. Die verschiedenen Typen des Pulsschlages wurden gemäß der klassischen pathologischen Theorie der *tridosa* interpretiert.

Abbildung 639 (gegenüber) Die Ghats bei rituellen Waschungen zur Zeit des Sonnenaufgangs in Benares.

Die unter dem Begriff Tantrismus bekannte zeitgenössische Mystik begünstigte im übrigen die Aufnahme magisch-religiöser Praktiken der Veda in das *Ayurveda.* Ebenso gelangten psycho-physiologische Methoden, die vom Yoga inspiriert waren, in die medizinische Lehre. Die Theoretiker entwickelten über einen Vergleich mit der Atemlehre des Yoga eine besondere Lehre vom Körper, die schließlich die des *Ayurveda* stark beeinflußte. Dieser Theorie zufolge maß man gewissen »Zentren«, die man sich auf bestimmte Körperstellen verteilt dachte, ganz besondere Bedeutung zu. Man nannte diese »Zentren« *cakra* (Kreis) oder *padma* (lotus) und stellte sie in den Schriften als Hauptwege des organischen Atemkreislaufs dar. Sie dienten jedoch auch als Lokalisierung im sinnlichen Körper *(sthulasarira),* des *tattua* oder bildeten den subtilen Körper *(suksma* oder *lingasarira),* woher die Entsprechungen zwischen den verschiedenen organischen Funktionen und den Naturelementen *(prakrti)* — Erde, Wasser, Feuer, Luft und Vakuum in Verbindung mit den *tattua —,* rühren. Die sechs wichtigsten dieser Zentren treffen mit den verwundbaren Punkten *(marman)* zusammen. Schon die *Carakasamhita* betrachtete letztere als »Sitz des Atems«. Die gesamten *cakra* sind durch ein Kanalsystem oder *nadi* untereinander verbunden. Die *nadi* wiederum stellen die Wege des im Körper zirkulierenden Atems dar. Gute Körperfunktionen werden am besten durch Atemübungen oder »Atemkontrolle« *(pranayama)* gewährleistet. Die Handschriften des Hathayoga nennen diese Atemübungen als das sicherste Mittel, um Krankheiten, dem Altern und dem Tod zu entgehen *(Hathayogapradipika).* Man glaubte auch, daß das *suryabhedana* das Gehirn reinige und alle Krankheiten unterdrücke, die einer Gleichgewichtsstörung des Atems zugrunde lägen. Die Methode bestand darin, daß man langsam durch den rechten Nasenflügel einatmete. Dann sollte, solange man es nur eben vermochte, die eingeatmete Luft zurückgehalten werden. Wenn diese Grenze erreicht war, wurde sie durch den linken Nasenflügel langsam ausgeatmet. Dieses *pranayama* nennt man das »Durchbohren *(bhedana)* der Sonne« *(surya),* denn der rechte Nasenflügel galt als Symbol für die Sonne. Um die schädlichen Nebenwirkungen der Galle zu bekämpfen, wandte man eine andere Art des *pranayama* an: *sitali,* »das Erfrischende«. Die dem *pranayama* zugeschriebenen therapeutischen Eigenschaften erklären sich durch die außergewöhnlichen psychologischen Auswirkungen dieser Übungen, die die Forschung in den letzten Jahrzehnten zu schätzen gelernt

Abbildung 638 Indische chirurgische Instrumente.

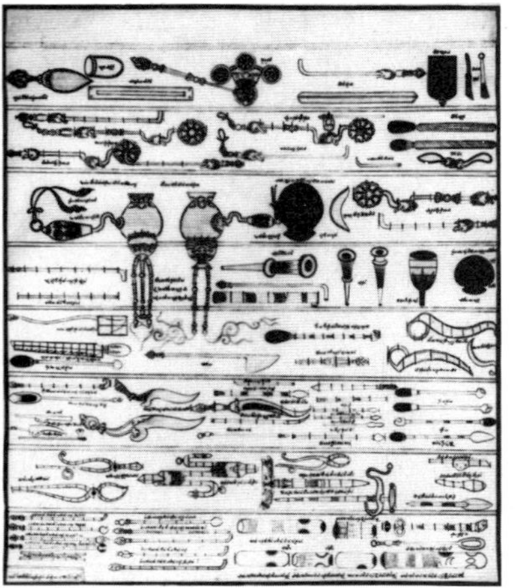

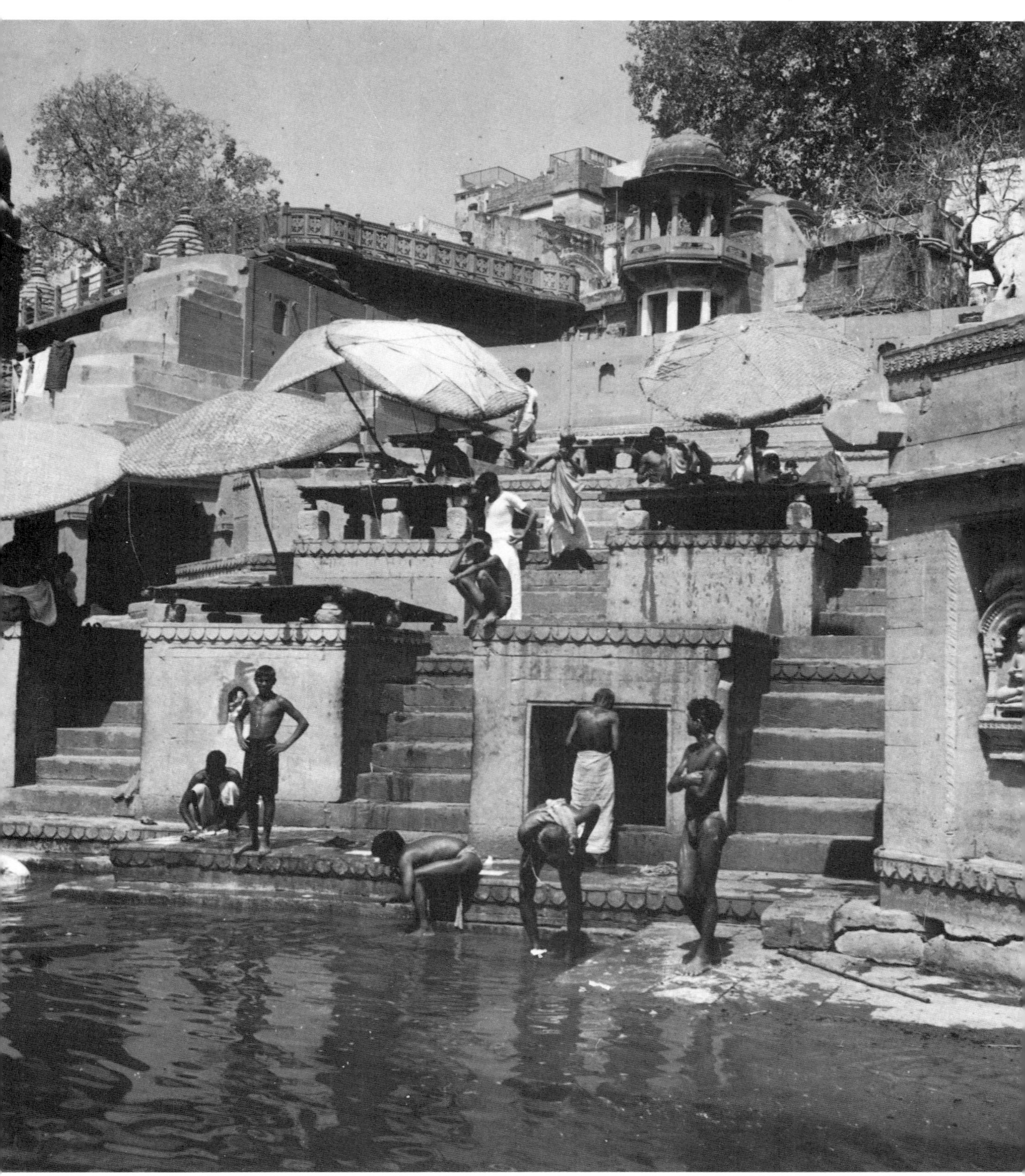

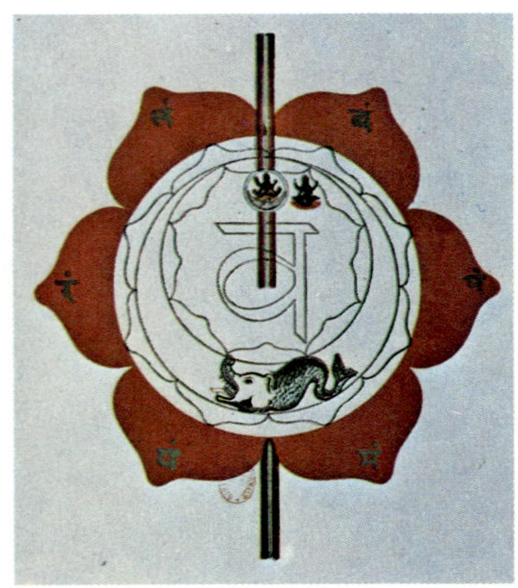

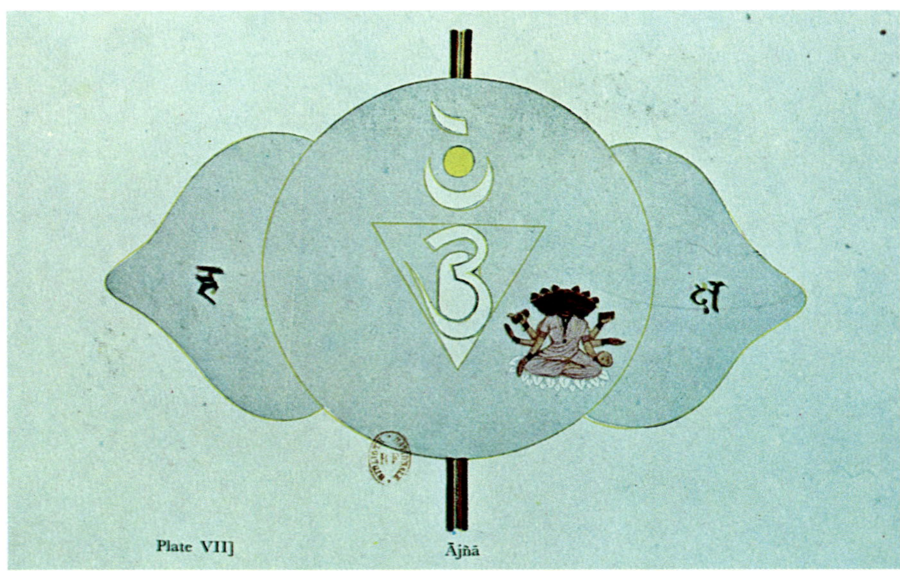

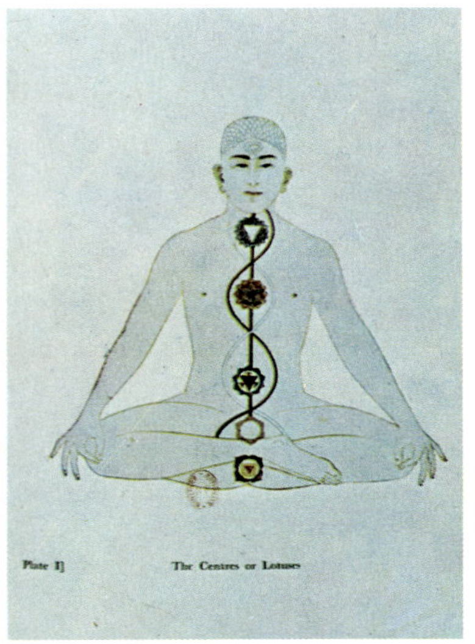

Abbildung 640/641/642
Verschiedene Darstellungen von Cakra.

hat. Dabei handelt es sich besonders um Effekte, die gezielt Änderungen bei Herz- und Atemfunktionen erreichen und die die sie begleitenden Bauch- oder Nackenkontraktionen beeinflussen. Gewisse Übungen verursachen eine erhebliche Senkung des Sauerstoffverbrauchs und einen spürbar langsameren Rhythmus der Herzschläge.

Nach der Entstehungszeit der großen Abhandlungen wurden neue Drogen — wie z. B. Opium — in die Pharmakopöe eingeführt, während schon bekannte Pflanzen zu Allheilmitteln erhoben wurden. So geschah es zum Beispiel im Fall der *haritaki (Terminalia Chebula),* von Caraka unter dem Namen *abhaya* in seine Pflanzensammlung eingeordnet, die auf Hämorrhoiden und Hautkrankheiten wirken sollte. Liest man die Texte in chronologischer Folge, bemerkt man außerdem, wie zu einem späteren Zeitpunkt — als die Alchimie sich im Lauf des Mittelalters stark entwickelte — eine große Anzahl von Präparaten mineralischer Herkunft in die Therapeutik eingeführt wurde. Die alchimistischen Handschriften geben uns zahlreiche Rezepte von Elixieren *(rasayana),* Salben *(pralepa)* und Pillen *(gutika),* die alle den Körper vor dem Altern und dem Tod schützen sollten. Meistens handelte es sich um Quecksilberpräparate, die angeblich — außer Unsterblichkeit und ewige Jugend zu schenken — noch über alle möglichen außergewöhnlichen Kräfte oder *siddhi* verfügten, wie zum Beispiel die Fähigkeit zu fliegen oder minderwertige Metalle in Silber oder Gold umzuwandeln.

Einen sehr wichtigen Platz in der *siddha* oder »perfekt« genannten Medizin, die eindeutig vom *Ayurveda* zu unterscheiden ist, nahm die alchimistische Therapie ein. In Südindien ging sie mit der arabischen Medizin eine Verbindung ein, *Yunani* genannt, was soviel wie »ionisch« heißt und auf den griechischen Ursprung hinweist. Da die *Yunani*-Medizin vor allem aus Rezepten und weniger aus gelehrten Aufsätzen bestand, hat sie sich praktisch nicht mit dem *Ayurveda* vermischt.

Die Verbreitung des Ayurveda

Das *Ayurveda* hatte ein sehr ausgedehntes Einflußgebiet. Wir haben bereits den möglichen Einfluß der indischen Medizin auf das corpus hippocraticum und die physio-pathologische Lehre Platos in seinem *Timaios* erwähnt. Schon lange vor dem Feldzug Alexanders des Großen gab es zwischen Griechenland und Indien über das persische Kaiserreich der Achämeniden relativ gut zugängliche Verbindungswege. Um von Indien nach Griechenland zu gelangen, konnte man über den Süden oder das Zentrum von Kleinasien sowie über das Schwarze Meer und Thrakien Ionien erreichen, und es fehlte nicht an den nötigen Zwischenhändlern, oft Griechen und Inder im Dienste der Achämeniden, die damals auf griechischem und indischem Gebiet gleichermaßen herrschten. Sie versäumten nicht, zwischen Indien und Griechenland gleichzeitig mit den Handelsgütern auch wissenschaftliche Erkenntnisse auszutauschen. Wenn man Aristoxenos von Tarent, nach Aristokles von Eusebios in seiner *Praeparatio Evangelica* zitiert, glauben darf, so hat ein indischer Gelehrter sogar Sokrates in Athen getroffen. Es war auch bekannt, daß ägyptische, griechische und indische Ärzte am Hof von Susa miteinander rivalisierten. Dioskurides und Plinius haben eine bestimmte Anzahl indischer Drogen beschrieben. Später lehrte man die indische Medizin im Gebiet von Susa an der Schule von Gondeshapur, die von Nestorianern im 5. Jahrhundert gegründet wurde.

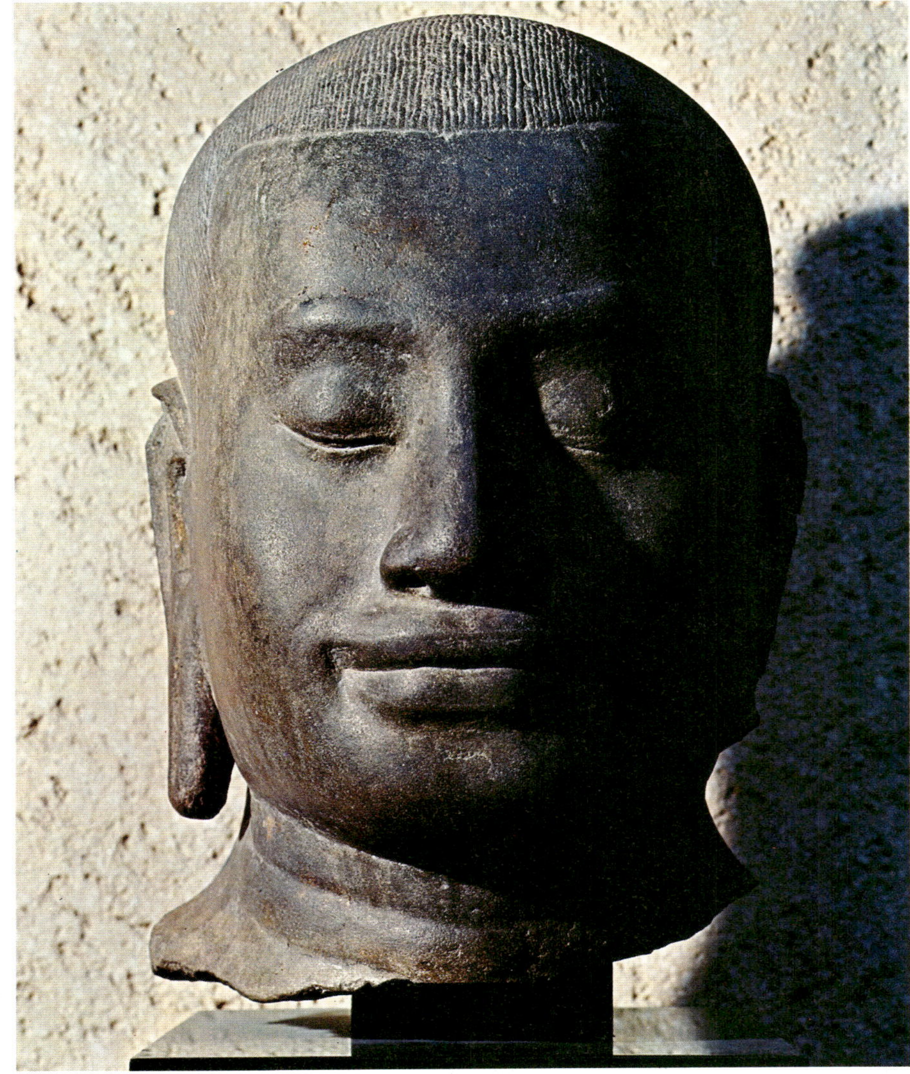

Abbildung 643
Jayavarman, der »leprakranke König«. Sein Name wird in Kambodscha mit der Entwicklung der medizinischen Hilfe verbunden. Khmerkunst aus dem 12. Jahrhundert.

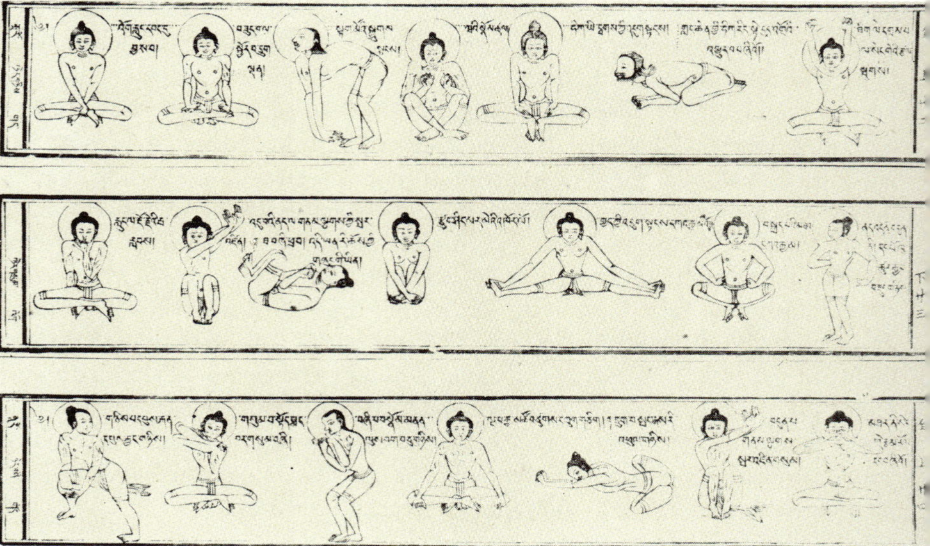

Abbildung 644
Yogaübungen nach einem tibetanischen Dokument.

Die indische Medizin verdankte es ihrem guten Ruf, daß sie in Persien noch vor der Eroberung durch den Islam übernommen und vor der sogenannten arabischen Medizin gründlich studiert wurde. Eine persische Ausgabe der *Carakasamhita* wurde zu Beginn der ersten Abbassiden (8. Jahrhundert) ins Arabische übersetzt. Das bezeugt der *Kitab al-Fihrist,* ein Verzeichnis aller arabischen Bücher, das von Ibn an-Nadem nach dessen eigener Aussage im Jahre 988 vollendet wurde. Unter der Herrschaft des Kalifen Harun al-Raschid (786—809) wurden unter anderen Werken auch das von Susruta (im Arabischen *Susrud)* übersetzt. In den arabischen Texten werden die Übersetzungen des *Madhavanidana* und des *Astangahrdayasamhita* unter den Namen *Badan* und *Astankar* zitiert. Ali ibn Rabban at-Tabari besteht in seinem *Firdaws al-Hikmat,* entstanden um 850, nachdrücklich auf den indischen Lehren. Im 10. Jahrhundert benützte der Pharmakologe Abu Mansur Muwaffaq ibn Alial-Harawi neben griechischen Quellen indische Exzerpte, um sein Buch über die Eigenschaften der Gruppen zu schreiben. Es trägt den Titel *Kitab al-abniya an haga iq al-adwiya.* Auch der Biograph Ibn abi Usaybia (1194—1270), Autor der *Uyunal-anbafita-bakatal-attiba,* bezeugt die Kenntnis indischer Schriften bei Arabern und Persern.

Ihren größten Erfolg hat die indische Kultur dort gehabt, wo sie im Zuge der buddhistischen Bekehrung auf niederere Kulturen stieß. Der Buddhismus hatte der körperlichen Gesundheit schon immer größten Wert zugemessen. Die Existenz buddhistischer Hospitäler und kleiner Krankenhäuser spielte eine große Rolle bei der Ausbreitung medizinischer Theorien und indischer Therapieverfahren. Darüber hinaus begünstigte der Buddhismus die medizinische Lehre und Forschung. Man hat sogar schon die Hypothese vertreten, das *Ayurveda* sei durch eine buddhistische Heilkunde erneuert worden. Es gibt durchaus von Buddhisten verfaßte medizinische Werke oder solche, die man dafür hält, welche einen Fortschritt über die *Samhita* von Caraka und Susruta hinaus darstellen, was aber daran liegt, daß sie neueren Datums sind und weniger traditionsgebunden vorgehen. Buddhistische Werke lehnen sich jedoch an eine Lehre an, die vom *Ayurveda* abweicht. Ihre Theorie geht davon aus, daß der Körper aus vier Elementen, also Erden, Wasser, Feuer und Luft, aufgebaut sei.

Jedes der Elemente könne bei Überreizung eine Krankheit hervorrufen. Diese Lehre, die wahrscheinlich auf griechischen Einfluß zurückgeht, scheint sich in Indien nicht durchgesetzt zu haben.

Großen Erfolg hatte das *Ayurveda* in Tibet, wo seit dem 8. Jahrhundert zahlreiche indische Werke aus dem Sanskrit ins Tibetanische übersetzt wurden. Eines von ihnen, bekannt unter dem Namen *Rgyud bzy,* die »Vier Bücher«, wurde zum Basiswerk der tibetanisch-mongolischen Medizin. Sein Originaltext in Sanskrit ist bis jetzt noch nicht aufgefunden worden, außerdem wird es in der ayurvedischen Literatur angeblich nicht zitiert. Man schreibt es einem mythischen Autor, dem Buddha Bhaisajyaguru, zu. Teilweise stimmt der *Rgyud bzy* Wort für Wort mit den Werken von Caraka, Susruta und Vagbhata überein, enthält darüber hinaus jedoch Lehren, die diese Autoren noch nicht gekannt haben, so zum Beispiel die Pulsuntersuchung, auf die der Autor einen großen Wert legte. Das *Yogasataka* von Nagarjuna, das *Astangahrdaya-samhita* von Vagbhata und andere Werke aus dem Sanskrit sowie viele medizinische Sammlungen und alchimistische Werke wurden ebenfalls ins Tibetanische übersetzt und der riesigen buddhistischen Enzyklopädie, dem *Tanjur,* einverleibt. Dabei konnte die tibetanische Medizin dank ihrer Thermalquellen, ihrer Heilstoffe und ihrer Techniken ein eigenes Wesen bewahren. In der Gegend des Tzegadansees und in den nahe bei Lhasa gelegenen Bergen gibt es heiße Quellen, deren heilende Wirkung bekannt war. Die Pharmakopöe umfaßte ungefähr dreihundert Pflanzenarten und natürliche Heilsubstanzen. Bei den diagnostischen Verfahren genügt es abschließend, die Uroskopie zu erwähnen. Harnuntersuchungen wurden von den Chinesen abgelehnt und waren im *Ayurveda* kaum systematisiert. Ein tibetanischer Arzt jedoch konnte einen Kranken allein durch eine Urinuntersuchung behandeln, ohne selbst am Krankenlager präsent sein zu müssen.

Ausgrabungen, die Ende des 19. und Anfang des 20. Jahrhunderts in Zentralasien vorgenommen wurden, haben eine große Anzahl medizinischer und buddhistischer Werke hervorgebracht. So hat man in der Gegend von Koutcha Fragmente des *Yogasataka* gefunden. Von Zentralasien aus erreichte der Ruf indischer Heiltränke China und Japan, ohne daß sich dabei aber die ayurvedischen Lehren durchsetzen konnten, da sie auf bereits recht entwickelte, eigenständige Theorien stießen. Mehrere indische Heiltränke werden im Schatz des *Shoso-In* aufbewahrt, einem Tempel, den man dem Großen Buddha von Nara nach dem Tode des Kaisers Shomu-Tenno um 748 weihte.

Noch im Zuge der Ausbreitung des Buddhismus gelangte das *Ayurveda* in den ersten nachchristlichen Jahrhunderten, wenn nicht schon früher, nach Ceylon. Das *Yogasataka* wurde dort noch einmal im Jahre 1898 gedruckt; außerdem existieren einige therapeutische Sammlungen in der Sprache der Pali. Die Birmanesen haben die indische Medizin ebenfalls übernommen. In Siam konkurrierte sie mit der chinesischen Akupunktur. In Kambodscha weist eine Inschrift aus dem 9. Jahrhundert auf Susruta hin. Glaubt man der Inschrift von Ta Prohm, die von der Existenz von 200 Krankenhäusern spricht, dann war die medizinische Versorgung in Kambodscha schon recht weit entwickelt. Aber wahrscheinlich hat dort die vom indischen Tantrismus inspirierte magische Medizin den größten Anklang gefunden. Noch in unserer Zeit wird in Indien das *Ayurveda* in vielen Fällen praktiziert. In manchen, nach westlichem Muster aufgebauten Universitäten existieren zahlreiche Einrichtungen, die die traditionelle Lehre vertreten.

Abbildung 645/646
Siamesische Akupunkturtafeln. In Siam wurde die Medizin sowohl von Indien als auch von China beeinflußt.

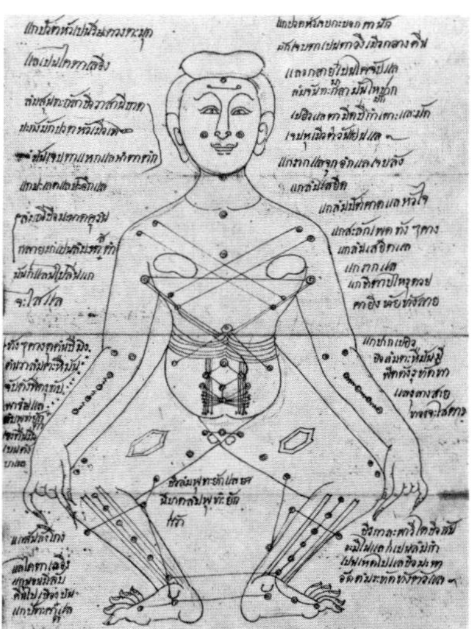

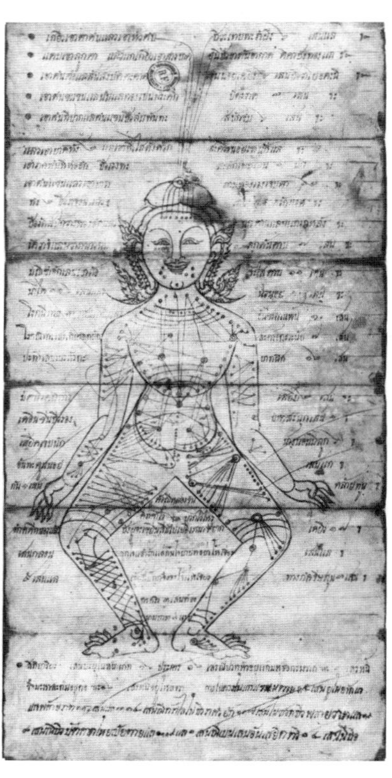

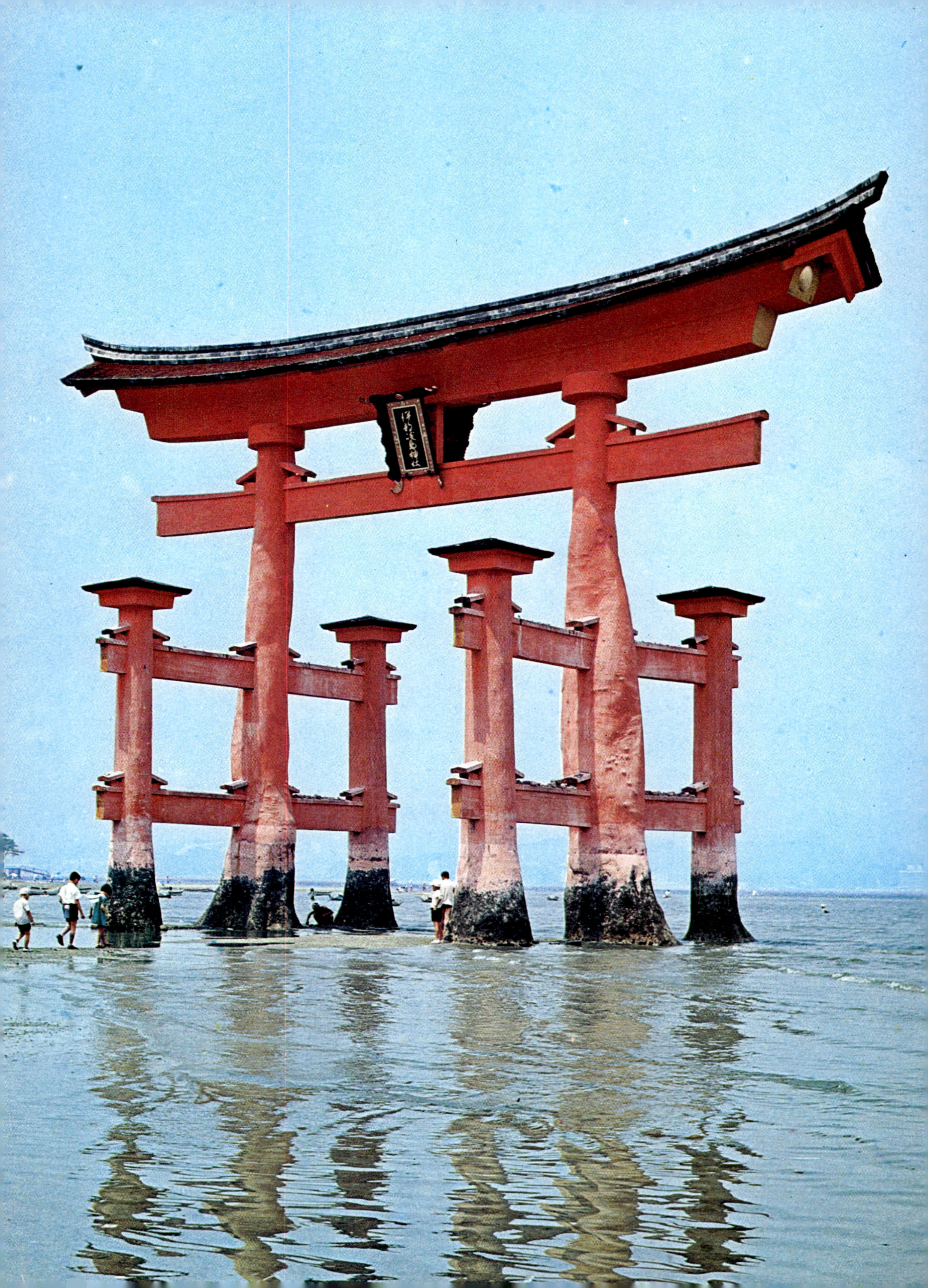

Die japanische Medizin

von Alain Briot

Wie jede menschliche Betätigung ist auch die Medizin in Japan seit mehr als fünfzehn Jahrhunderten verschiedenen ausländischen Einflüssen unterworfen gewesen — koreanischen, chinesischen, spanischen, holländischen, dann deutschen und schließlich amerikanischen —, die allesamt ihre Prägung hinterlassen haben. Die Reaktionen auf die neuen Erkenntnisse waren vielfältig: sie reichten von blinder Angleichung über Ablehnung, dann vernünftiger Anpassung bis zum Synkretismus. Dies charakterisiert die Entwicklung der japanischen Medizin und verleiht ihr ihre Originalität.

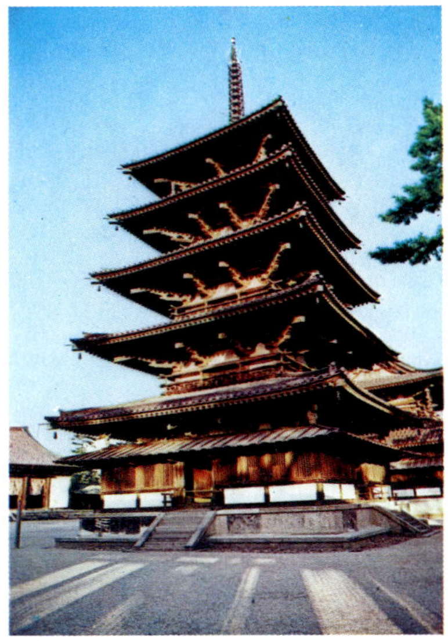

Abbildung 648
Fünfstöckige Pagode, Tempel Horyu-Si in Nara.

Erste Kontakte zum Kontinent

Es ist eine Gemeinsamkeit zahlreicher Zivilisationen, Götter oder mythische Gestalten als Väter der Medizin zu betrachten. China verehrt seine legendären Kaiser Shen Nung (der Göttliche Bauer) und Huang Ti (der Gelbe Kaiser) als Väter der Arzneikunde und der Akupunktur. Ebenso hat sich Japan in der göttergleichen Person des Okuni-nushi no Mikoto (Erhabener Gebieter des großen Landes) einen nationalen Äskulap geschaffen, eine bedeutende Gestalt des Shinto Pantheon. Seine Legende wird im *Kojiki* dargestellt, der »Chronik der Taten der Vergangenheit«, die im Jahre 711 verfaßt wurde und als erste Quelle japanischen Schrifttums gilt. Dort lesen wir, wie er dem Weißen Hasen von Inaba empfahl, Riedgraspollen auf seine von Salz und Wind aufgesprungene Haut aufzutragen.

Die archäologischen Funde zielen auf den Beweis hin, daß der größte Teil der Einwohner des urtümlichen Japan seit dem fünften Jahrtausend vor Christus aus Korea eingewandert war. Eine neue neolithische Zivilisation koreanischer Herkunft trat um das dritte Jahrhundert vor unserer Zeitrechnung in Erscheinung. Sie führte den bewässerten Reisanbau, die Herstellung von Ackergeräten, die Brennkeramik und die Bronze- und Eisenbearbeitung ein.

In jenen fernen Zeiten existierte eine einheimische Medizin steinzeitlicher Prägung auf der Grundlage vornehmlich magischer Praktiken, die sich jedoch bereits der Ausbrennung und der Balneotherapie bediente.

Durch Ausgrabungen wurden Steinpunzen *(ishibari)* ans Licht gebracht, die wahrscheinlich für das Öffnen von Geschwüren, den Aderlaß und eine noch rudimentäre Form der Akupunktur benutzt wurden.

In der Tat verfügte Japan erst etwa im vierten Jahrhundert unserer Zeitrechnung über eine elaborierte Medizin. Da es bis zu dieser Zeit kein Schriftsystem besaß, nahm es — mit mehr oder weniger Glück — die chinesische Schrift an. Gewöhnlich datieren wir die offizielle Einführung der kontinentalen Medizin auf das Jahr 414 unserer Zeitrechnung, als nämlich der koreanische Mediziner Kombu aus dem Königreich Sylla mit dem Auftrag in Japan eintraf, den Kaiser Inkyo zu behandeln.

Abbildung 647 (gegenüber)
Torii des schintoistischen Heiligtums Itsukushima in Niyajima bei Hiroshima.

Im Verlauf seiner Regierungszeit (457—479) war der Kaiser Yuraku bestrebt, die Entwicklung der Landwirtschaft, des Handels und der Technik zu fördern, indem er Töpfer, Baumeister und Weber aus Korea kommen ließ. Im Jahre 459 lud er den koreanischen Mediziner Tokurai ein, der sich in Naniwa (nahe Osaka) niederließ, sich einbürgerte und eine Dynastie von Medizinern gründete. Der Zustrom koreanischer Mediziner in den japanischen Archipel wuchs bis zum achten Jahrhundert stetig an. Sie führten die ersten medizinischen Werke, Arzneimittel und die Technik der Akupunktur ein. Jedoch spielten sie nicht nur eine Rolle als Informationsträger: die chinesischen Grundlagen wurden durch sie um persönliche Kenntnisse bereichert ebenso wie durch indische Kenntnisse, die von buddhistischen Missionaren mitgebracht worden waren.

Noch auf Anordnung des Kaisers Yuraku wurde die Autopsie der Prinzessin Takuhata vorgenommen, die sich, wegen der Verurteilung ihrer Schwangerschaft, ertränkt hatte. Man fand in ihrem Leib lediglich »Steine im Wasser«, die von den Historikern als Zysten der Eierstöcke gedeutet werden. Dieses Faktum konstituiert nicht nur den ersten gerichtsmedizinischen Akt, den die japanische Medizin verzeichnet, sondern zeigt gleichzeitig auch, daß in jener Epoche bereits Autopsien in Japan durchgeführt wurden, während sie in China noch tabu waren. Es ist auch ein Indiz für den positivistischen Geist, der den japanischen Medizinern immer eigen war, im Gegensatz zu ihren chinesischen Kollegen, die eher zu Spekulationen neigten.

Im Jahre 562 kam ein chinesischer Mönch namens Chu Ts'ung aus dem Lande Wu über Korea nach Japan, der in seinem Gepäck 164 Arzneibücher und Werke über Akupunktur mit sich führte. Wir können, ohne dabei einem Irrtum aufzusitzen, annehmen, daß in dieser Bibliothek alle Klassiker figurierten, die bis in unsere Tage die Vorbilder der traditionellen chinesischen Medizin geblieben sind: der *Nei-ching* und der *Chia-i-ching* für die Akupunktur und der *Pen-ts'ao-ching* für die Pharmakopöe.

Abbildung 649
Japan: Neolithische Urgeschichte. Hokkaido Hakodate.

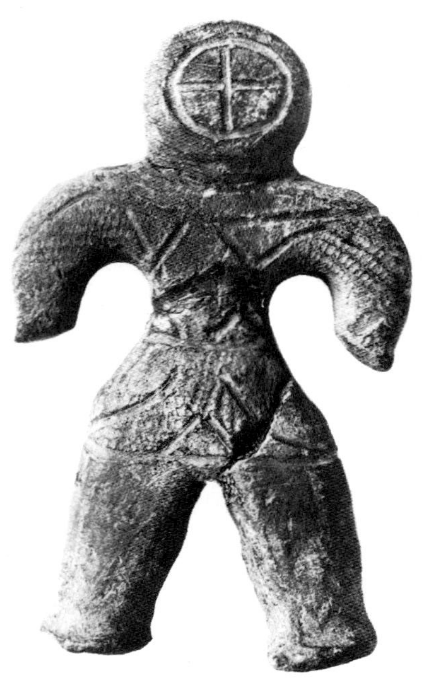

Im Rahmen seines Austausches mit Korea war sich Japan der Bedeutung der chinesischen Kultur durchaus bewußt. Sobald es die Fortentwicklung der Schiffahrt erlaubte, trat Japan in einen direkten Handel mit China ein. Der in Japan bereits seit einem halben Jahrhundert sich ausbreitende Buddhismus wurde zu Anfang des siebten Jahrhunderts von Shotuku-Taishi als Staatsreligion übernommen. Als Regent der Kaiserin Suiko (553—628) ließ er sich von der Absicht leiten, die politische Einheit vermittels der religiösen Einheit zu stärken. Der Buddhismus sollte sämtliche Manifestationen sozialer und intellektueller Aktivität gründlich durchdringen: die Kindererziehung, die Barmherzigkeit den Armen gegenüber, die Krankenpflege, die ärztliche Kunst, die Folklore, die Dichtung etc.

Bei seiner zweiten Reise in das China der Sui im Jahre 608 wurde Ono no Imoko von den Mönchen Enichi und Fukuin begleitet, die aufgebrochen waren, um an Ort und Stelle Medizin zu studieren. Wahrscheinlich waren es die beiden ersten japanischen Studenten, die zu einem Praktikum ins Ausland geschickt wurden. Sie blieben fünfzehn Jahre in China und wurden so Zeugen des Herannahens der glanzvollen Dynastie der T'ang.

Diese Periode markiert für China den Beginn einer Ära unvergleichbarer Größe, Wohlhabenheit und kultureller Ausstrahlung. Auf dem Gebiet der Wissenschaft und Technik war China allen anderen Ländern voraus. Die Medizin selbst sollte einen wirklich wissenschaftlichen Charakter annehmen. Während die Mediziner vergangener Zeiten (Dynastie der Chin und der Han) den Men-

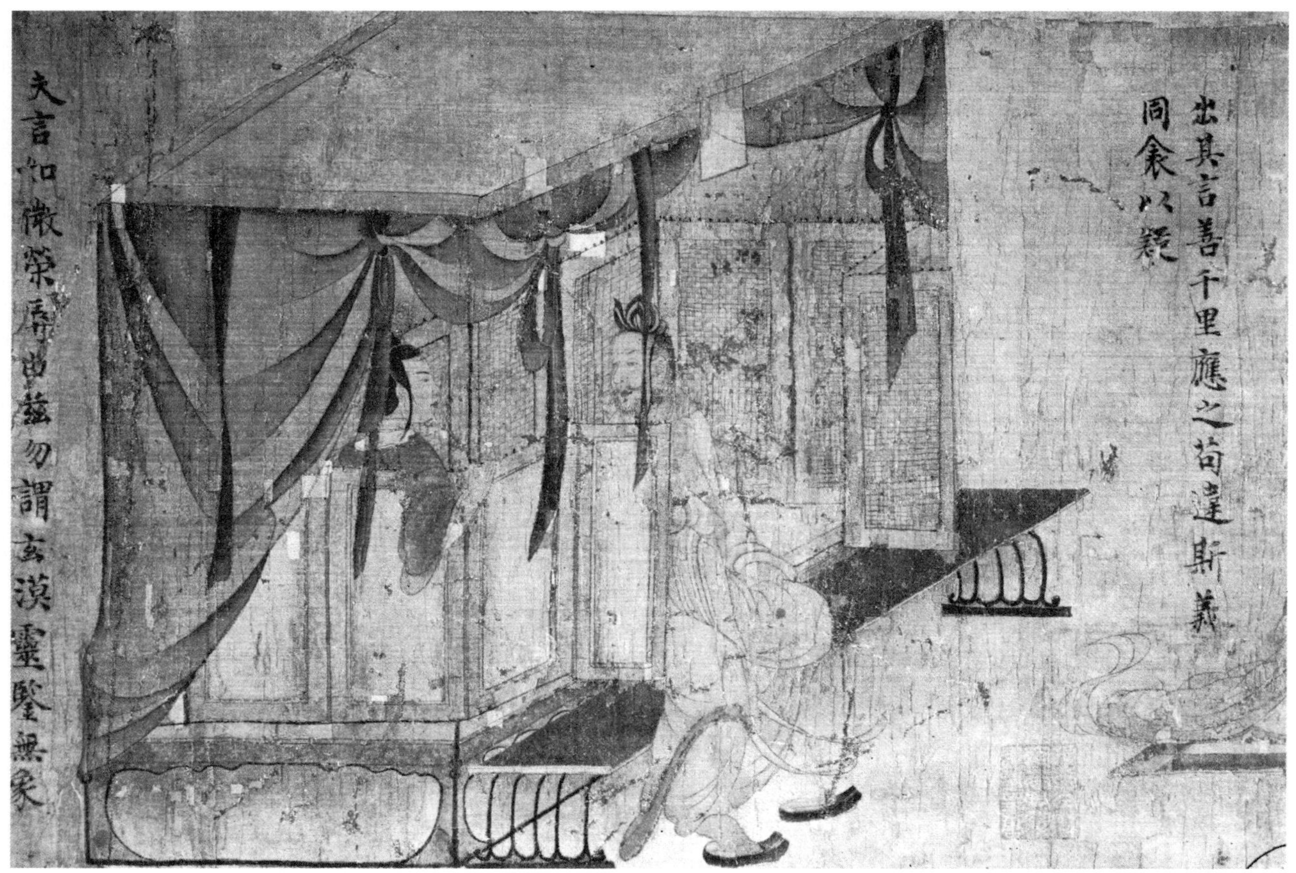

Abbildung 650
Ein Adeliger sitzt vor einem Fassadenbett und tadelt eine Frau, die das Bett in Anspruch nimmt. Illustration einer der ältesten Rollen mit chinesischer Malerei von Ku K'ai-tschi, 350—412 n. Chr.

schen in seinen Relationen zum Kosmos zu erfassen suchten und eher als Philosophen denn als Mediziner anzusehen waren, handelte es sich bei den Medizinern der Dynastien Sui und T'ang um wirkliche Kliniker. Sie verstanden es, die Krankheiten mit wissenschaftlicher Methodik zu erforschen, und waren dabei um präzise Diagnose, Prognose, Äthiologie und Therapie bemüht. Die Mediziner der folgenden Dynastien (Sung, Chin und Yuan) entfernten sich allerdings wieder von der konkreten Wirklichkeit in Richtung auf intellektuelle Konstruktionen ohne praktische Grundlagen.

In der Epoche der T'ang erfuhren die kulturellen und ökonomischen Beziehungen Japans zu China eine beträchtliche Ausweitung. Dabei müssen wir besonders den Mut der unzähligen Botschafter bewundern, die jahrhundertelang die Risiken einer Seereise auf sich nahmen, einer Reise voller Tücken und Fallen, wie es aus dem Tagebuch des Mönchs Ennin hervorgeht.

In der Mitte des 7. Jahrhunderts führte der Einfluß Chinas auf Japan zu der Großen Reform der Taika-Ära (645—650), in deren Verlauf administrative, agrarische und andere Strukturen nach dem chinesischen Modell umgestaltet wurden.

Im Sog der Großen Reform wurde 701 ein Gesetzbuch der Medizin *(Ishitsuryo)* veröffentlicht, welches den Berufsstand des Arztes regelte; durch dieses Gesetz wurden die Ärzte gemäß einer bestimmten Rangordnung zu Beamten. Sie waren einem Amt für medizinische Angelegenheiten unterstellt. Unter der Kuratel einer Akademie *(Daigaku)* wurden provinzielle Fachschulen *(Kokugaku)* über das Land verteilt. Die Zuerkennung von Titeln erfolgte im Wett-

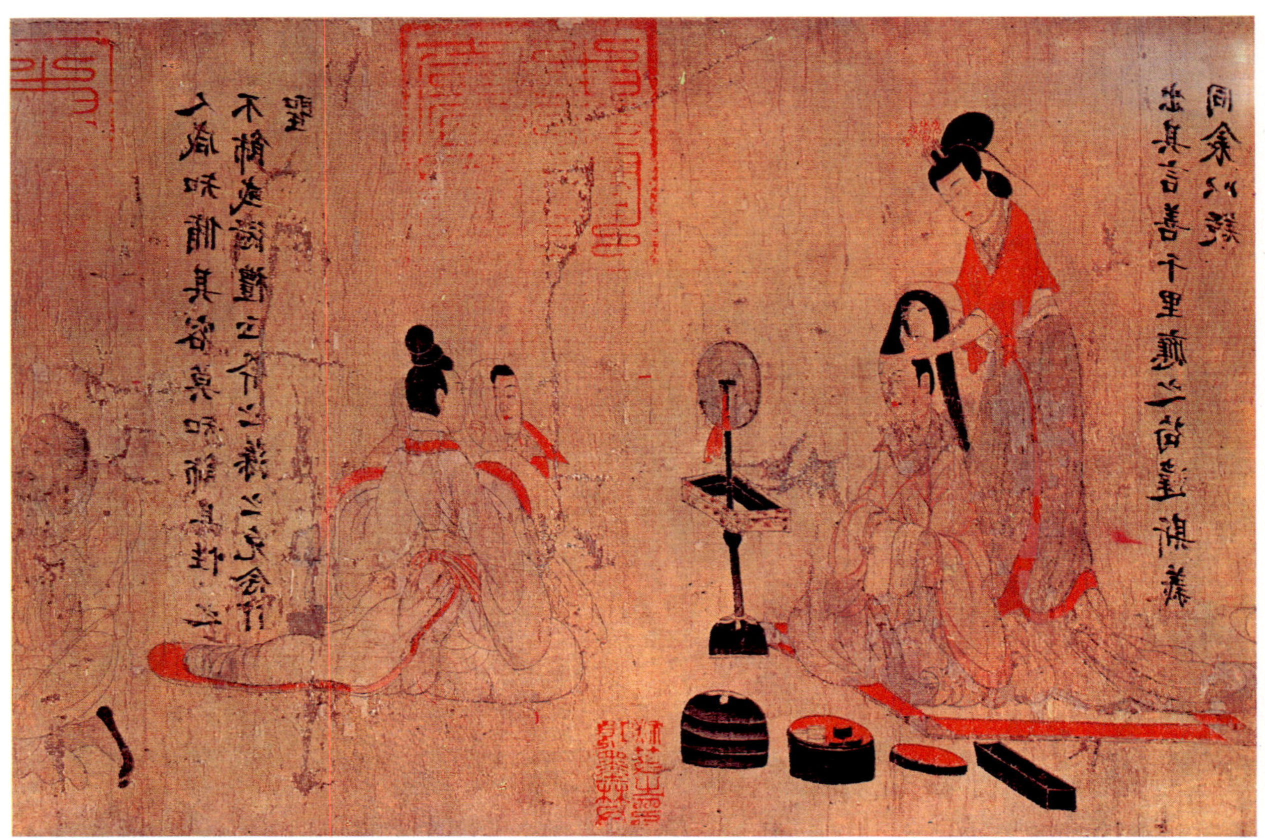

Abbildung 651
Ein junges Mädchen kämmt das Haar seiner Herrin, die auf einer Matte sitzt. Rolle mit chinesischer Malerei von Ku K'ai-tschi.

bewerbsverfahren. Die medizinischen Fachrichtungen, ihr Programm und die Dauer ihrer Lehrzeit wurden wie folgt definiert: Innere Medizin *(Tairyo* »Körperpflege«), sieben Jahre; Chirurgie *(Soshu* »Wunden und Tumore«), fünf Jahre; Kinderheilkunde *(Shoshu* »die ganz Kleinen«), fünf Jahre; Krankheiten der Ohren, der Augen, des Mundes und der Zähne *(Ji-moku, Koshi),* vier Jahre. Die Akupunktur, die Massagen und die Exorzismen figurierten am Rande, jeweils mit einer Dauer von drei Jahren. Wahrscheinlich kam dieses Gesetz jedoch nur teilweise zur Anwendung. Im übrigen wurde die Einrichtung eines nach chinesischer Art zentralisierten bürokratischen Systems durch die Unzulänglichkeit der Kommunikationsmittel und örtliche Besonderheiten erschwert. Schließlich war der Einfluß des Buddhismus in bezug auf Krankheiten so groß, daß man dem Gebet des Mönchs oder der Beschwörung des Wahrsagers mehr Vertrauen schenkte als der Kunst des Arztes.

Die Periode von Nara (710—784)

Im Jahre 710 wird die Hauptstadt Heijo-Kyo, heute Nara, im Schachbrettmuster errichtet. Die Metropole von T'ang, Chang-an, hat dabei als Vorbild gedient. Das chinesische Kaiserreich strahlt eine unvergleichliche Pracht aus, und alles, was aus China kommt, wird blindlings nachgeahmt. Der Buddhismus steht in voller Blüte, und der Klerus gewinnt zunehmend an gesellschaftlicher Bedeutung.

Unter den chinesischen Bonzen, die nach Japan strömen, befindet sich ein Mann namens Ganjin (687—763), der besondere Erwähnung verdient. Angetrieben von ungeheuer starkem Bekehrungseifer versuchte er fünfmal vergeblich, nach Japan zu gelangen. Nachdem er mehrmals Schiffbruch erlitten hatte, setzte er im Jahre 754 im Alter von sechsundsechzig Jahren und inzwischen erblindet endlich den Fuß auf japanischen Boden. Als Experte der Arzneikunde soll er fähig gewesen sein, Heilpflanzen vom Geruch her zu unterscheiden. Wir sprechen ihm die Einführung des Zuckers und die Entdeckung der fiebertreibenden Eigenschaften des *Lyciums* zu.

Während dieser Periode wurde von der Kaiserin Komyo ein Hospital *(Hiden-in)* für Alte und ausgesetzte Kinder in Nara gegründet; Komyo war für ihre Barmherzigkeit Armen und Kranken gegenüber bekannt. 756 schenkte sie dem Tempel Todai-ji mehr als sechshundert kostbare Objekte aus dem Besitz des verstorbenen Kaisers. Sie wurden in einem Holzbauwerk (das *Shosoin* oder »offizielle Vorratshaus«) gelagert, durch dessen Bauweise die Objekte bis in unsere Tage in einem erstaunlich guten Zustand bewahrt werden konnten. Dieses »Museum« verfügt nicht nur über eine bewunderungswürdige Sammlung von Kunstobjekten verschiedenster Herkunft — einige kommen sogar aus Persien —, sondern auch über eine Sammlung von sechzig Arzneien, die allesamt registriert wurden. Diese Arzneien wurden mit Hilfe moderner technischer Mittel identifiziert und analysiert, und man konnte feststellen, daß alle von einer solchen Qualität sind, daß ihre Zusammensetzung noch nach 1200 Jahren kaum verändert ist. Von den Arzneien, die hier gefunden wurden, wollen wir besonders erwähnen: das Moschus des *Moschus Moschiferus,* die Betelnuß, den Samen des Kroton, die Rinde der *Magnolia Officinalis,* die Rinde der Zimtpflanze, die Knospe der *Daphne Genkwa,* den Wurzelstock des *Panax Japonicus,* das *Rheum Tanguticum,* die Wurzel der *Glycyrrhiza Glabra,* das Magnesiumsulfat, den Realgar und den Zinnober.

Während der Periode von Nara erscheinen mehrere Chroniken, die wertvolle Dokumente für den Historiker darstellen. So wissen wir, daß es in den vierundsiebzig Jahren dieser Periode mehr als zwanzig Epidemien gab. Die von 735 und 737 wurden als Blatternepidemien identifiziert. Im Jahre 784 entschied der

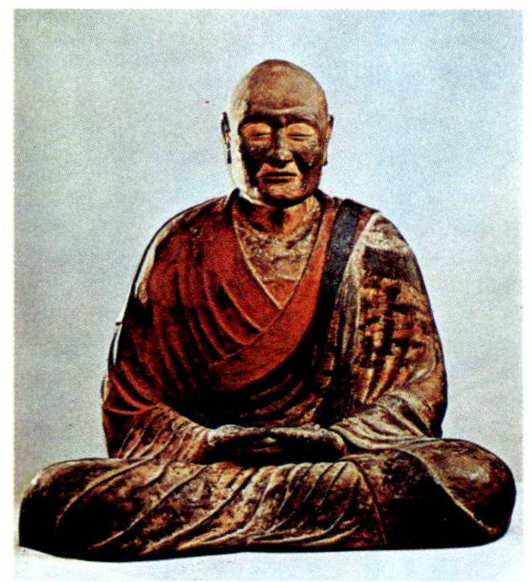

Abbildung 652
Bildnis des Mönchs Gangin. Lackbild in farbigem Holzrahmen. Epoche von Nara, zweite Hälfte des 8. Jh.s (Nationaltresor, Kloster von Toshodaiji). Gangin führte den Buddhismus in Japan ein.

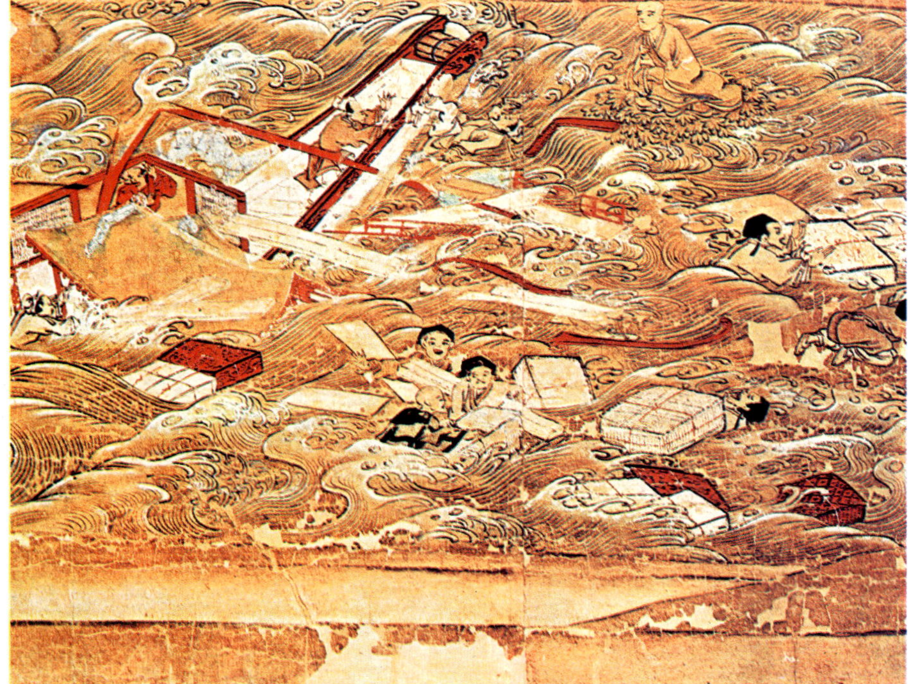

Abbildung 653
Erster Versuch Gangins, nach Japan zu gelangen. Schiffbruch in der Bucht von Langgou. Kolorierte Rollen des Toseideus, Rolle Nr. 11. Werk von Rengyo aus dem Ende des 8. Jh.s.

Hof angesichts des wachsenden Einflusses bedeutender buddhistischer Gründungen, die Hauptstadt nach Heian, die Stelle der heutigen Provinzhauptstadt Kyoto, zu verlegen.

Die Periode von Heian (794—1185)

Nachdem Japan die chinesische Kultur schier verschlungen hatte, machte es sich nun an deren Verdauung. Insbesondere im Bereich der Künste und der Geisteswissenschaften ließ es seinem Genie freien Lauf und schuf bedeutende eigenständige Werke, die von seiner kulturellen Reife zeugten. Als Folge dieser Politik wurden die Botschaften in China bis zum Jahre 894 vollständig aufgelöst.

Auch auf dem Gebiet der Medizin ist die Tendenz, sich vom Einfluß des Kontinents zu lösen, klar zu erkennen. Um das Jahr 808 befiehlt Kaiser Heizei den Gouverneuren jeder Provinz, bei Klöstern und alten Familien medizinische Hausrezepte zu sammeln, die von Generation zu Generation weitergegeben worden waren. Diese Rezepte wurden von Hizumo Hirosada und Abe Manao in einer Sammlung von hundert Bänden, dem *Daido-rui ju-ho,* »Rezeptsammlung aus der Daido-Ära«, zusammengetragen. Dieses Werk ging leider verloren und die uns erhalten gebliebenen Fragmente sind nicht authentisch.

Auf politischer Ebene erlitt die Zentralisierung der Macht um den Kaiser Einbußen. Der Hof, der in seine Riten verfangen war, glitt zunehmend ins Abseits. Die hohen Beamten waren mehr mit Intrigen als mit der Verwaltung beschäftigt, und auch die Mediziner kümmerten sich eher um Karriere als um die Qualität ihrer Bemühungen. Von den Ärzten am Hofe hebt sich lediglich Tamba Yasuyori ab (etwa 912—995). Er war ein entfernter Nachfahre des chinesischen Kaisers Wang Ti (168—188) und erhielt den Doktortitel in Akupunktur als Nachfolger seines Vaters Okuni. Er diente den japanischen Kaisern Reisen, En'yu, Kazan und Ichijo. 984 veröffentlichte er den *Ishin-ho,* »Im Herzen der Medizin«, eine dreißigbändige Enzyklopädie, die das älteste uns überlieferte Werk der japanischen Medizin darstellt. Es wird sorgfältig im Tempel Ninnaji in Kyoto aufbewahrt. Größtenteils ist es vom *Ping-yuan-hou-lun,* »Abhandlung über die Äthiologie und Symptomatologie der Krankheiten«, beeinflußt, einem Werk, das im Jahre 610 von Ch'ao Yuan Fang herausgegeben wurde. Es macht großzügige Anleihen an den *Ch'ien Chin Fang,* »Tausend goldene Rezepte«, vom Jahre 652 und bezieht sich auf hundert andere Werke der Sui und der T'ang, von denen der größte Teil verlorengegangen ist. Daher gewinnt es seine dokumentarische Bedeutung. Die Einteilung des *Ishin-ho* ist folgende: Bd. I, Allgemeines; Bd. II, Akupunktur und Moxibustion; Bd. III und IV, Pharmakopöe; Bd. V, Hals-, Nasen- und Ohrenheilkunde, Lehre von den Erkrankungen des Mundes, Augenheilkunde; Bd. VI bis XIV, Innere Krankheiten; Bd. XV bis XVIII, Äußere Krankheiten; Bd. XIX und XX, Medikamentenherstellung; Bd. XXI bis XXIV, Gynäkologie und Geburtshilfe; Bd. XXV, Kinderheilkunde; Bd. XXVI und XXVII, Hygiene; Bd. XXVIII, Kunst des Schlafzimmers (sexuelle Praktiken); Bd. XXIX und XXX, Diätetik.

Die im *Ishin-ho* dargestellten physiologisch-anatomischen und pathologischen Konzeptionen greifen die großen Ideen der T'ang-Epoche wieder auf. Diese fußen auf dem taoistischen Konzept der sich einander ergänzenden Polaritäten *Yin* und *Yang* und auf dem Gesetz der fünf Elemente. Hiernach lassen sich das Universum (Makrokosmos) und der Mensch (Mikrokosmos) unter fünf Rubriken fassen, die den kosmischen Elementen entsprechen: Holz, Feuer, Erde, Metall, Wasser.

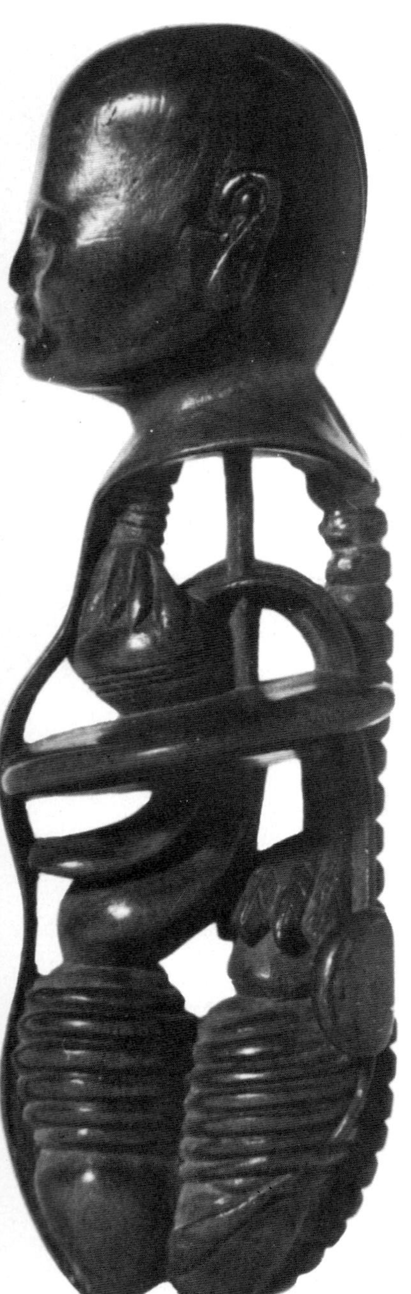

Abbildung 654
Anatomische Figur. Geschnitzter Buchsbaum, Japan.

Die inneren Organe waren wiederum in fünf volle Organe (in Japanisch *Zo,* in Chinesisch *Tsang:* »Lager«) und sechs Hohlorgane (in Japanisch und Chinesisch *Fu:* »Sammelbecken«) untergliedert. Jedem von ihnen war eines der vorher erwähnten Elemente und entsprechend eine Farbe, ein Geschmack, ein Gefühl usw. zugeordnet. Die inneren Organe galten als durch fiktive Gefäße miteinander verbunden, in denen der *Ki* (in Chinesisch *Ch'i),* ein nichtstofflicher Hauch, kreiste, der oft mit »Lebensenergie« übersetzt wird. Diese Gefäße stehen mit der Außenwelt durch Öffnungen *(Koketsu)* in Verbindung, durch die der Ki ein- oder austreten kann und durch die Krankheitsträger von außen wie Wind, Feuchtigkeit, Hitze und Kälte eindringen. Die Winde wurden zum Beispiel für neurologische Affekte wie die Hemiplegie, die Epilepsie, den Wahnsinn etc. verantwortlich gemacht.

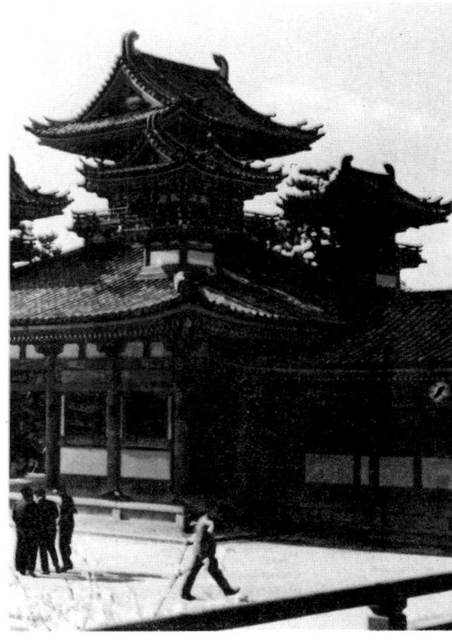

Abbildung 655
Einer der Pavillons des Tempels Heian Jingu in Kyoto.

Trotz der phantasievollen pathogenetischen Konzeptionen, die einen starken Einfluß taoistischer Konzeptionen und buddhistischer Theorien hinduistischen Ursprungs durchblicken lassen, verfügten die Mediziner der Heian-Epoche über gute Kenntnisse der Krankheitssymptome. Die Blattern, die Masern und die Diphtherie wurden gut auseinandergehalten. Es scheint sogar, daß die japanischen Mediziner bereits die Windpocken *(henaimo)* von den Blattern *(imo)* unterschieden haben. Das Abendland mußte auf William Heberden warten, der im Jahre 1767 diese Unterscheidung vornahm. Man kannte außerdem noch das japanische Flußfieber *(Tsutsugamushi)* und die Beriberi-Krankheit *(Kakke).* Eine Beschreibung der Tularämie (McCoy, 1911) erscheint in einer erbaulichen Anekdotensammlung, die zwischen 758 und 823 von dem Mönch Kyokai verfaßt wurde.

In der Therapie war die Akupunktur sehr in Mode, doch wurden die anderen Heilarten nicht aufgegeben. Für Tamba Yasuyori ist »derjenige, der die Nadeln benutzt und die Brennkegeln vernachlässigt oder umgekehrt, kein guter Arzt. Das gleiche gilt für den, der die Akupunktur und die Moxibustion praktiziert und die Arzneien vernachlässigt, und wer die Arzneien benutzt, ohne die Akupunktur und die Moxibustion zu praktizieren, ist auch kein guter Arzt.«

Die Überlieferung berichtet, daß Yasuyori den Regenten Fujiwara Kaneie, der unter sexueller Impotenz litt, durch Akupunktur heilte. Dank der Nadeln ließ er innerhalb von zehn Tagen »den Frühling wiederkehren« *(kaishun).*

Die Epoche der Heian endete mit der Dekadenz eines verweichlichten Hofes, der mehr und mehr von den politischen Realitäten abgeschnitten war. Das bürokratische System zerbröckelte, und im ärztlichen Beruf sah man die Blüten des liberalen Treibens sprießen.

Die Periode von Kamakura (1187—1333)

Im Jahre 1187 ergriff Minamoto no Yoritomoto nach einem vierjährigen Kampf gegen die feindliche Sippe der Taira die Macht und errichtete seine Militärdiktatur in Kamakura; dieses Regime sollte bis zur Restauration im Jahre 1868 bestehen.

Während der Periode von Kamakura unterlief der religiöse Geist einer Wandlung. Neue buddhistische Sekten wie die *Jodo*-Sekte (Reine Erde) hatten sich entwickelt. Von einem humanitären Geist getragen, hatten sie die Gunst des kleinen Mannes gewinnen können. Die Mönche wurden die wahrhaften Treuhänder der Wissenschaften. Aus einer aristokratischen wurde eine demokratische Medizin. Die Anzahl der Armenhäuser und Siechenanstalten nahm zu. Der Mönch Ninsho (1217—1303) soll in der Siechenanstalt, die er in Kamakura eröffnet hatte, innerhalb von zwanzig Jahren 57 250 Kranke gepflegt haben. Weiterhin nahm die vorher scholastische Medizin in den Händen der Mönche pragmatische Züge an. Obgleich die lehrmäßigen Konzeptionen der Sung geehrt wurden, sprach man der Erfahrung vermehrte Bedeutung zu.

Wenn auch Japan damals immer noch unter dem Einfluß Chinas stand, so bewies es doch mehr eigene Urteilskraft. Im übrigen verstärkte der Sieg gegen einen mongolischen Invasionsversuch im Jahre 1281 diese Tendenz zur kulturellen Unabhängigkeit. Hievon legt das markanteste medizinische Werk jener Epoche Zeugnis ab: der *Ton-i-sho* von Kajiwara Shozen (1315). Der Autor stellt eine Synthese zwischen der Medizin der T'ang und der Sung her, der er die Früchte seiner eigenen Erfahrung hinzufügt. Vor allem aber ist es das erste Mal, daß ein wissenschaftliches Werk in Japanisch und nicht in Chinesisch verfaßt wird.

Die Periode der Muromachi (1392—1573)

Während der Periode der Muromachi erneuerte der Shogun Ashikaga Yoshimitsu die Beziehungen zum China der Ming. Aufs neue begaben sich japanische Mönche und Mediziner auf das Festland. Takeda Shokei hatte sich in China dadurch ausgezeichnet, daß dank seiner Hilfe die schwierige Niederkunft der Kaiserin zu einem guten Ende geführt wurde (mittels der Akupunktur des Punktes *Yung-ch'uen,* dem ersten Punkt des Meridians der Nieren). Gegen 1330 brachte er verschiedene Geheimschriften und einen »Mann aus Bronze«, eine Figur in natürlicher Größe, die zum Erlernen der Akupunktur diente, nach Japan zurück.

Dennoch wurde die Akupunktur vorübergehend weniger angewandt. In jener Periode der Verwirrung sah man, während das akademische System abbröckelte, eine nicht offizielle Medizin aufblühen, insbesondere in der Augen-

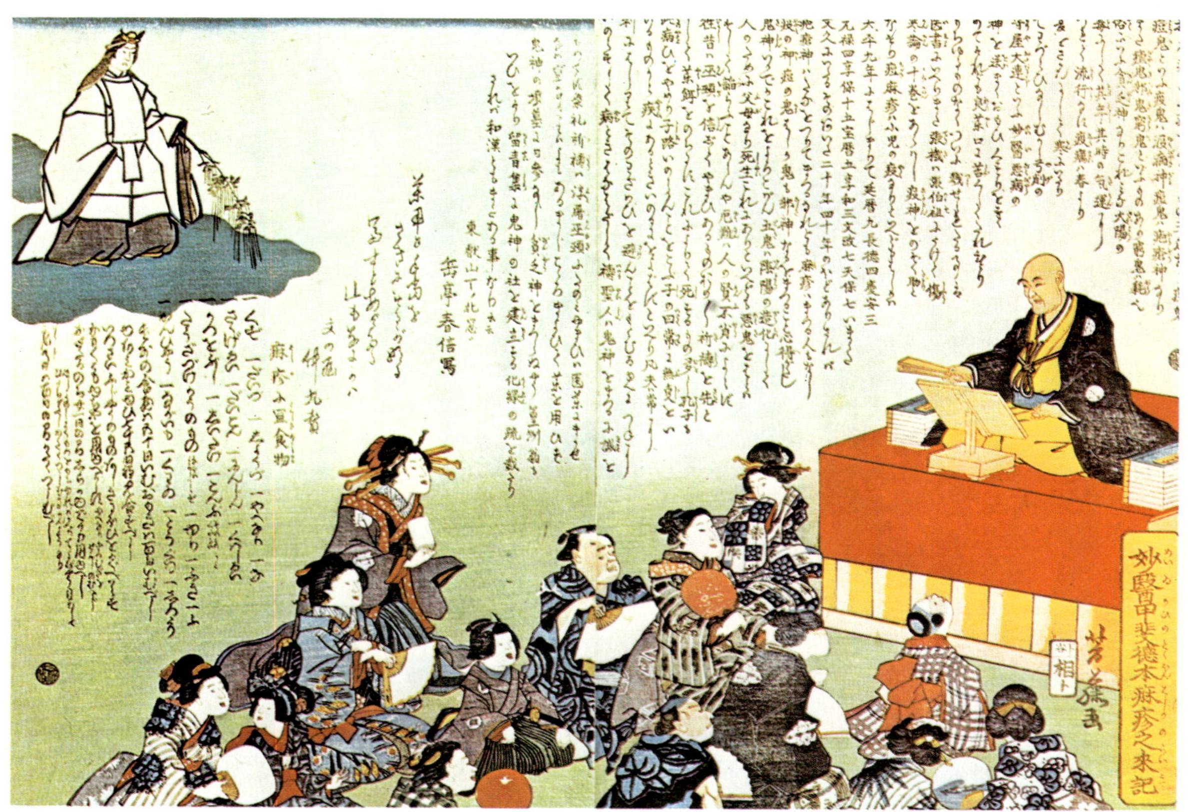

Abbildung 656
Eine Unterrichtsstunde von Nagata Tokuhou, der 118 Jahre alt wurde (1512—1630). Holzschnitt von Yostifugii, 19. Jh.

heilkunde, in der Chirurgie, der Geburtshilfe und in der Kinderheilkunde. Gerne wurde auf volkstümliche Behandlungsweisen zurückgegriffen.

Der Regent Ichiyo Kaneyoshi selbst schrieb: »Wenn es auch mehrere Arten von Heilbehandlungen gäbe: die Massagen, die Diäten, die Arzneien und die Kräutertränke, dann die Nadeln und die Brennkegel? Keine von allen wiegt die Blutegel zur Behandlung verschiedener Fieber und kleinerer Geschwüre auf, und keine Methode übertrifft die heißen Quellwasser für die Behandlung von Hemiplegien und der Beriberi-Krankheit.«

Parallel zu diesem Vorstoß der volkstümlichen Medizin drang das japanische Vokabular in die medizinische Terminologie ein. Im Jahre 1528 erschien das erste medizinische Werk in gedruckter Form, der *Isho-daizen,* eine chinesische Enzyklopädie der Medizin von Hiong-Kiun, die von Asaino Sozui ins Japanische übertragen wurde.

Im Verlauf des 16. Jahrhunderts erfuhren die Diätetik und die Akupunktur neue Impulse durch Tashiro Sanki und seinen Schüler Manase Dosan, die die medizinische Welt ihrer Zeit beherrschten. Tashiro Sanki (1465—1537) lebte zwei Jahre in China. Er wurde dort von seinem Landsmann Gekko unterrichtet und verband die Lehrsätze von Li und Chu, großen Gestalten der chinesischen Medizin des 13. Jahrhunderts, miteinander. Wie Li wies auch er die Theorie äußerer Krankheitsfaktoren wie Wind, Hitze, Kälte und Feuchtigkeit zurück. Für ihn entstehen Krankheiten aufgrund organischer Verletzungen insbesondere im Magen- und Milzbereich. Übermäßiges Essen oder körperliche Überanstrengung kann solche Verletzungen verursachen. Milz und Magen müssen also wieder gekräftigt werden. Wie Li Feind drastischer Heilmittel, machte er sich zum Apostel der Diätetik. Wie Chu, der die Ansichten Lis weiterentwickelte, sieht er bei den meisten Krankheiten ein Ungleichgewicht im Kräfteverhältnis zwischen *Yin* und *Yang* als Folge eines Mangels von Yin und eines Überschusses von Yang. Man muß also die Unzulänglichkeit von Yin durch eine angemessene Diät ausgleichen.

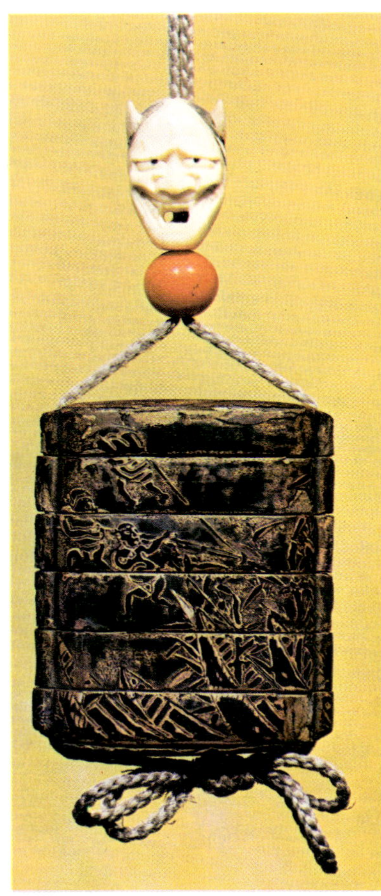

Abbildung 657
Inro, eine tragbare Medikamentendose. Zwei Kordeln, die durch eine Schnalle laufen (ojime), halten die Dose am Deckel fest. An ihren Endpunkten befindet sich eine Art Holzknopf (netsuke), durch den der Inro festgehalten wird.

Sanki kehrte im Alter von vierunddreißig Jahren nach Japan zurück und ließ sich im Kanto (Gegend von Tokio) nieder. Sein Jünger Dosan verbreitete seine Lehre.

Dosan (1507—1594) war ein Mönch aus der Sekte Tendai. Nach seiner Begegnung mit Sanki legte er die Kutte ab, nannte sich Manase und nahm später die christliche Religion an. An der Seite des Älteren studierte er sieben Jahre lang die Lehrsätze von Li und Chu. Im Lichte seiner klinischen Erfahrung reinigte er sie von ihren buddhistischen Spuren und gab ihnen eine japanische Sinnesart. Er stellte die Früchte seiner Arbeit im *Keiteki-shu* zusammen und verfaßte für die Ärzte seiner Schule eine Art Gesetzbuch, das in siebenundfünfzig Artikeln Anordnungen und Lehrsprüche aussprach, von denen viele die goldenen Regeln der Allgemeinmedizin geworden sind:

> »Übe die Medizin unserer Schule mit Wohlwollen und Barmherzigkeit aus.«
>
> »Halte dich bei der Behandlung nicht an eine einzige Kenntnis, eine einzige Methode.«
>
> »Beuge der Krankheit rechtzeitig vor. Dort liegt der Schlüssel zur Medizin.«
>
> »Bei einem Kranken, der an Hexer und nicht an Ärzte glaubt, wird deine Behandlung keinen Erfolg haben.«

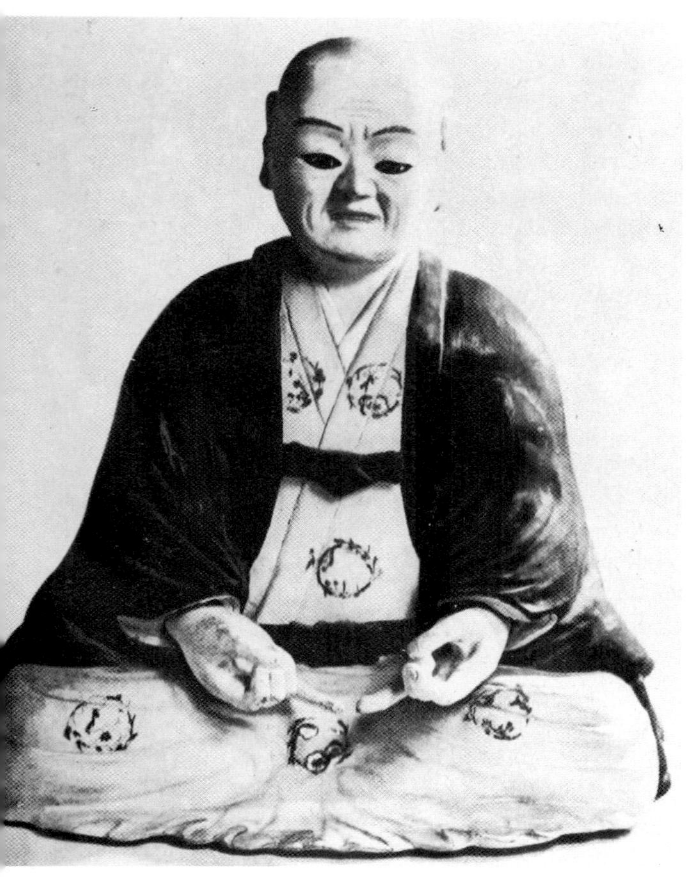

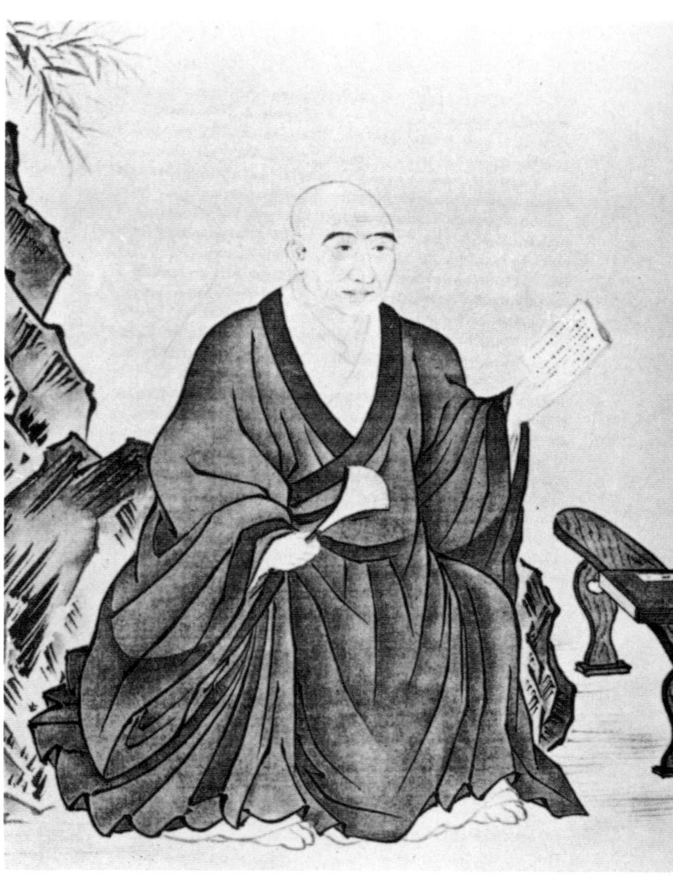

Abbildung 658 (links)
Tashiro Sanki (1465—1537).

Abbildung 659 (rechts)
Manase Dosan (1507—1594).

»Behandle das Kind, den Erwachsenen und den Greis auf unterschiedliche Weise.«

»Der mittelmäßige Arzt zieht teure Medikamente vor und verschmäht die preiswerten. Für uns sind wertvolle Medikamente die, welche wirken und minderwertige solche, die wirkungslos sind.«

»Falls du dich in deiner Behandlung täuschst, habe keine Furcht, sie zu korrigieren.«

Dosan hinterließ mehrere Werke über die Akupunktur, darunter den *Shinkuyo shuyo* (Elemente der Akupunktur und der Moxibustion) und den *Shinan Shinkyu shu* (Sammlung von Indikationen der Akupunktur und der Moxibustion).

Im Jahre 1543 markiert ein wichtiges Ereignis einen neuen Abschnitt in der Geschichte der japanischen Medizin: zum ersten Mal landeten Abendländer — Portugiesen — in Japan, wenig später Händler und Jesuiten. Während die einen unter Fernand Mindez Pinto die Arkebuse einführten, propagierten die anderen unter dem heiligen Franziskus Xavier das Christentum und machten die Japaner mit der abendländischen Chirurgie bekannt. Während man in Europa bereits Amputationen, die Reposition von Eingeweidebrüchen, den Blasensteinschnitt usw. durchführte, war die chinesisch-japanische Chirurgie noch in den Kinderschuhen steckengeblieben und verwarf die blutigen Methoden. Es war die Zeit, in der Ambroise Paré seine Talente auf den Schlachtfeldern entfaltete.

Abbildung 660 (gegenüber)
Anatomische männliche Figur, die den Verlauf der Venen zeigt. Geschnitztes Elfenbein.

Angesichts der schweren Wunden jedoch, die durch Feuerwaffen verursacht worden waren, begrüßten die Japaner die europäische Chirurgie mit Enthusiasmus. Es war die Zeit der »Medizin der Barbaren aus dem Süden« *(Nambanigaku).*

Ein Jesuit, Luis Almeida, der mit Hilfe des Seigneurs Otomo Sorin zum Christentum bekehrt worden war, errichtete 1557 in Funai (dem heutigen Oita) ein Hospital abendländischen Stils. Die Schule der spanischen Chirurgie gedieh bis zu dem Tag, als die portugiesischen und spanischen Geistlichen, deren Einfluß immer stärker wurde, dem Regenten Hideyoshi verdächtig wurden. 1597 wurde ein Verbannungsedikt gegen sie ausgesprochen, und eine Welle der Ausländerfeindlichkeit ergoß sich über Japan, das sich durch grausame Verfolgungen mit Blut befleckte.

Dennoch existierte in Nagasaki weiterhin ein Sitz der europäischen Medizin, der unterhalten wurde von Christovao Ferreira, einem Jesuiten, der unter Folter im Jahre 1633 abgeschworen hatte. Er wurde japanischer Bürger, nannte sich Sawano Chuan und diente beim Prozeß gegen seine ehemaligen Gefährten als Dolmetscher. Zwanzig Jahre später widerrief er und wurde zum Märtyrer. Im Jahre 1639 verfügte der Shogun Tokugawa Ieyasu ein Einreiseverbot für Ausländer, das bis zur Meiji-Revolution von 1868 in Kraft war.

Die Periode von Edo (1603—1867)

Im Verlauf dieser zweieinhalb Jahrhunderte, in denen Japan auf sich selbst angewiesen war und endlich eine lange Periode des Friedens und der ökonomischen Stabilität erfuhr, wurden die intellektuellen Kreise von einem außergewöhnlichen Aufwallen von Ideen bewegt. Während dieser Periode folgte die Entwicklung der Medizin getreu den großen Denkströmungen, die sich überschnitten, einander konfrontierten und sich manchmal vermischten. Darüber hinaus sollte noch ein äußeres Element diese Entwicklung beeinflussen.

In der Tat war Japan nicht hermetisch abgeschlossen. Die Regierung brach ihre Beziehungen mit China nicht vollständig ab und duldete überdies eine holländische Niederlassung auf dem kleinen Eiland von Deshima gegenüber von Nagasaki. Über diesen Handelsweg lieferten die Holländer Feuerwaffen, optische Instrumente und Tabak. Gleichzeitig gelangten aber auch wissenschaftliche Bücher des Abendlandes in die Hände der japanischen Intelligenz, die begierig danach verlangte. Wenn die Regierung auch zu bestimmten Zeiten die Einfuhr unentbehrlicher und harmloser Güter zuließ, so unterdrückte sie doch streng die Einfuhr von Büchern möglicherweise subversiven Charakters. Dies führte sogar so weit, daß im Jahre 1765 ein angesehener Botaniker mit Namen Goto Rishun seine *Holländischen Geschichten (Oranda Banashi)* zensiert sah, weil er die fünfundzwanzig Buchstaben des Alphabets abgedruckt hatte.

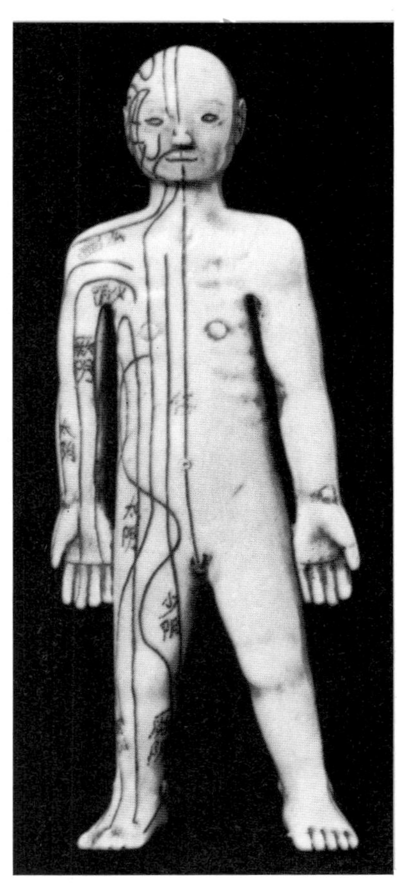

In Anbetracht der rigorosen Maßnahmen, die die Freiheit der Holländer einschränkten, spielten die offiziellen Übersetzer eine Rolle ersten Ranges in der Propagierung abendländischer Kenntnisse, insbesondere auf dem Gebiet der Medizin und der Astronomie. Mehrere unter ihnen, Nishi, Kurisaki, Narabayashi, Yoshida etc., machten Schule. Während die »Medizin der Rotköpfe« (Holländer) sich an die Stelle der »Barbaren aus dem Süden« (Portugiesen) setzte, blieb Nagasaki das Zentrum abendländischer Studien.

Die Geschichte der Medizin gestaltete sich im Verlauf dieser langen Periode äußerst komplex. Sie läßt sich nur im Zusammenhang mit den großen Ideen begreifen, die die japanische Gesellschaft bewegten. Zu Beginn der Epoche von

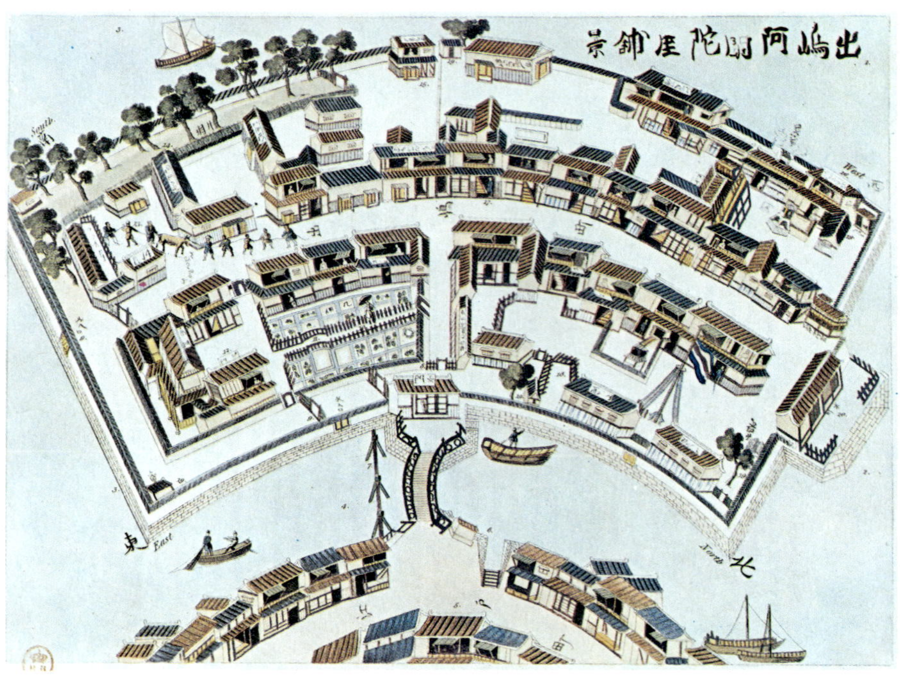

Abbildung 661
Die holländische Fabrik auf dem Eiland von Deshima in Nagasaki. Nach dem Ausübungsverbot für Jesuiten (1597) und dem Massaker in der portugiesischen Botschaft (1640) waren die Holländer ab 1641 die einzigen Europäer, die Beziehungen zu den Japanern unterhalten durften. Gravierung für das Werk von Titsun über Japan, 1820.

Edo förderte der Shogun Tokugawa Ieyasu, um seine Autorität zu festigen, die Propagierung neokonfuzianischer Ideen von Chu-hsi (1130—1200), einem chinesischen Philosophen aus der Epoche Sung. Dieser stellte mit metaphysischen Argumenten die moralischen Tugenden in den Vordergrund, die jedes Individuum aufgrund seiner sozialen Position in der Gesellschaft entwickelt. Indem er die kindliche Frömmigkeit und den Respekt dem Prinzen gegenüber verherrlichte, lieferte er eine philosophische Rechtfertigung der Politik der Tokugawa, deren Ziel es war, eine stark hierarchisierte Gesellschaftsform und eine stabile Regierung zu errichten.

In den intellektuellen Kreisen gab es verschiedene Bewegungen, die sich der offiziellen neokonfuzianischen Orthodoxie widersetzten: die einen, mit Nakae Toju, priesen eine Art pragmatischer Doktrin, die anderen, mit Ito Jinsai, die die offizielle Doktrin als denaturierten Konfuzianismus ansahen, strebten die Rückkehr zu den Quellen des ursprünglichen Konfuzianismus an und holten die alten Klassiker wieder hervor.

In der Welt der Medizin ließen sich analoge Strömungen beobachten: neben den medizinischen Lehrsätzen von Sanki und Dosan, die aus der Medizin der Chin und der Yuan schöpften und die Gunst offizieller Kreise genoß, bemühten sich in der Nachfolge von Nagoya Gen'i (1628—1696) einige Mediziner, den wahren Geist der chinesischen Klassiker der Medizin vor T'ang wiederzubeleben. Diese war auf Erfahrung gegründet und von spekulativen Doktrinen und esoterischen Elementen gesäubert, die sie in den Jahrhunderten nach T'ang entstellt hatten. Der *Shang-han-lun,* »Abhandlung über den schädlichen Einfluß der Kälte«, aus dem Jahre 200, wurde zum Brevier dieser »Schule der antiken Medizin« *(Ko-i-ho).*

Goto Gonzan (1659—1733), Schüler von Nagoya Gen'i, war der Apologet dieser Schule. Als Mann von starker Persönlichkeit ließ er sich die Haare wachsen. Dies widersprach ganz dem Brauch der Ärzte, die sich den Schädel nach Art der Bonzen rasierten. Damit demonstrierte er die Unabhängigkeit der Medizin gegenüber dem Buddhismus. Er schlug eine Theorie namens *Ikki-tairyuron* vor, nach der alle Krankheiten auf eine Stockung des Lebenshauches an einem Punkt des Organismus zurückzuführen sind. Seine Vorliebe für die Balneotherapie, die Präparate auf Basis der Gallenblase des Bären und die Brennkegel trug ihm den Spitznamen Yunokuma Kyuan ein, ein Phantasiename, in dem das warme Wasser *(yu),* der Bär *(kuma)* und der Brennkegel *(kyu)* auftauchen.

Schließlich war es eines von Gotos Verdiensten, die »Bauchdiagnose« *(fukushin)* wieder zu Ehren gebracht zu haben. Diese Methode besteht darin, Störungen innerhalb des Bauches zu diagnostizieren, indem man durch eine leichte Tasttechnik die Veränderungen im Bereich der Bauchdecke (viscero-

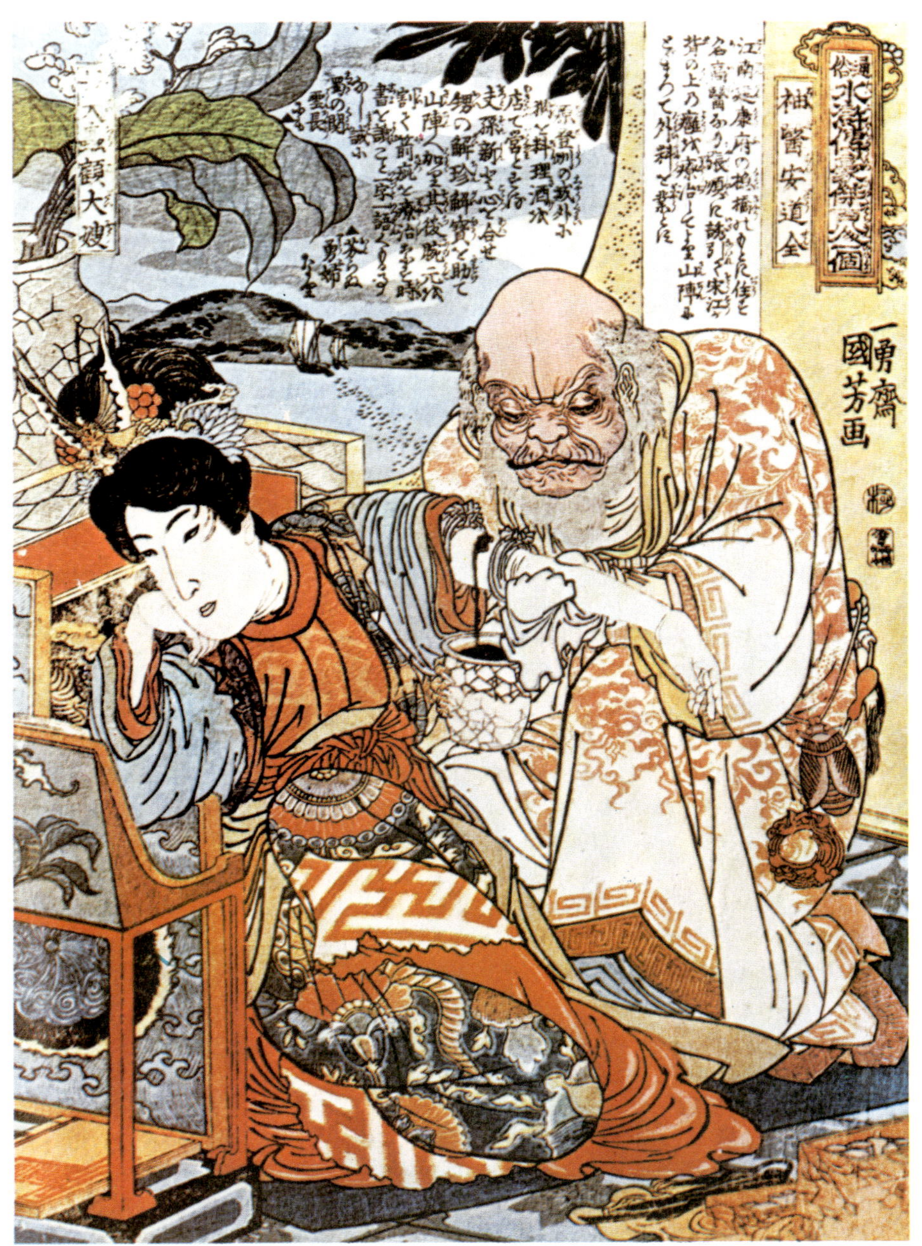

Abbildung 662
Verbinden eines gebrochenen Arms durch den göttlichen Mediziner Ngnan Tao Tsiuen. Holzschnitt von Kuniyoshi.

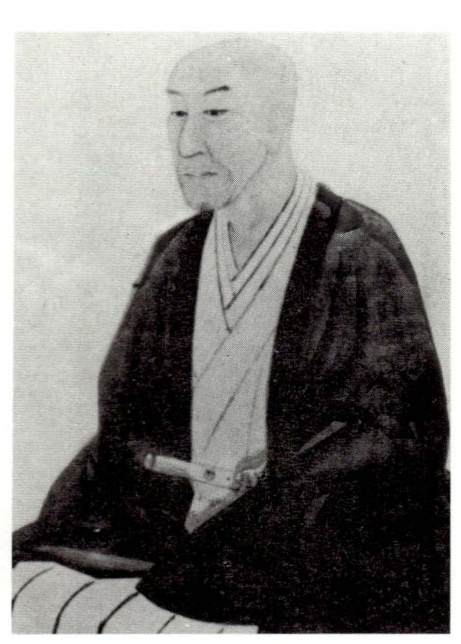

Abbildung 663
Yamawaki Toyo (1705—1762)

Abbildung 664
Die Verdauungsbereiche der drei Därme und des Magens, nach Kokeisai Kyuho. *(Eilverordnungen) von Taki Yasumoto (1790).*

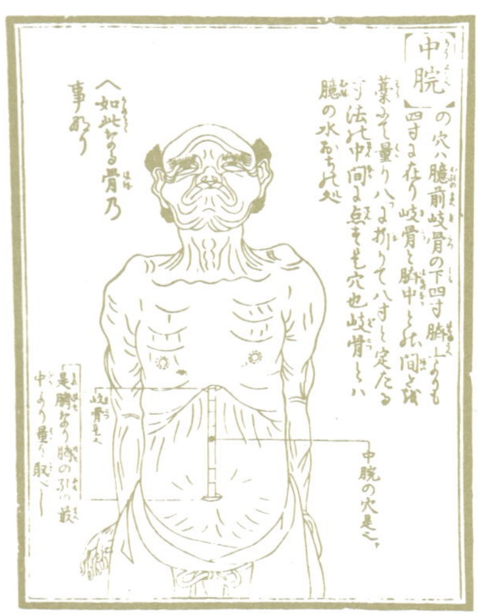

somatischer Reflex) feststellt. Seine Therapie besteht in der Behebung der Störung durch eine Handhabung (Druck oder Massage) im Bereich der parietal-reflexiven Zone (Technik des *shiatsu).* Die Bauchdiagnose und der *shiatsu* erfreuen sich noch heute der Gunst zahlreicher japanischer Akupunkteure.

Kagawa Shuan — oder Shutoko — (1683—1755) führte die medizinische Ethik und die konfuzianische Moral im gleichen Ideal zusammen, indem er verkündete, daß »der Weg der Heiligkeit und der ärztlichen Kunst die gleiche Wurzel haben«. Um die Mitte der Epoche von Edo spaltete sich die Schule der antiken Medizin, ohne von ihrem praktischen Geist abzuweichen, in zwei Richtungen, mit Yoshimasu Todo auf der einen und Yamawaki Toyo auf der anderen Seite.

Yoshimasu Todo (1702—1773) wurde durch seine pathogenetische Theorie namens *Manbyo-ichidoku ron* (»Zehntausend Krankheiten — ein einziges Gift«) berühmt: alle Krankheiten werden durch ein einziges Gift verursacht, das beständig im Organismus anwesend ist und durch Einwirkung von außen aktiviert wird.

Nach Yoshimasu »müssen wir von den Giften ausgehen, um die Gifte zu vertreiben«. Indem er seine *similia similibus curantur* formulierte, machte er sich zum glühenden Verfechter stark wirkender Arzneien. Dem gleichen Denksystem zufolge gab es seiner Meinung nach in der Akupunktur und in der Moxibustion keine verbotenen Punkte. Trotz seiner »gefährlichen« Ideen gebührt ihm das Verdienst, die Methode der Bauchdiagnose entwickelt zu haben. Er verkündete: »Für die Diagnose ist der Bauch dem Puls überlegen. Der Bauch ist der Ursprungsort aller Lebewesen und dort entstehen alle Krankheiten. Deshalb erforsche ich immer den Bauch, um die Krankheiten zu diagnostizieren.«

Yamawaki Toyo (1705—1762) zog die chinesische Theorie der fünf Organe und der sechs inneren Organe in Zweifel, die eine eher philosophische als objektive Betrachtungsweise der anatomischen Physiologie des Menschen darstellt. Vielleicht war eine Abhandlung der abendländischen Anatomie die Quelle seines Zweifels (es handelt sich wahrscheinlich um das Werk von J. Wesling, 1598—1649). Er war der erste, der die chinesischen Schemata der Anatomie an der Leiche eines Hingerichteten mit der Wirklichkeit verglich. Da er lediglich der Arbeit des Henkers zusehen durfte, war seine Beobachtung unvermeidlich oberflächlich und mit Irrtümern behaftet. So konnte er den Dickdarm nicht vom Dünndarm unterscheiden und seine Berechnung der Anzahl der Wirbelknochen war ungenau. Nichtsdestoweniger berichtigte er gewisse große Irrtümer der chinesischen Anatomie, indem er zum Beispiel herausfand, daß die Luftröhre vor der Speiseröhre liegt. Er stellte die Ergebnisse seiner Beobachtung im *Zoshi,* »Abhandlung über die inneren Organe«, dar, einem Werk, das die Orthodoxie der chinesischen Wissenschaften verwarf und die experimentelle Forschung anregte. Trotz des heftigen Widerstandes gegen die Sezierpraxis — »Das ist eine barbarische Praxis, die der konfuzianischen Moral entgegensteht, und außerdem könnte ein Leichnam nicht die Wirklichkeit des lebenden Menschen widerspiegeln« — machte Yamawaki Schule. In seiner Nachfolge versuchten sich einige aufgeklärte Geister mit Erfolg in der Erforschung des menschlichen Körpers.

Obwohl es paradox erscheinen mag, war die Schule der antiken Medizin, die die Erfahrung hoch einschätzte, neuen medizinischen Erkenntnissen aus dem

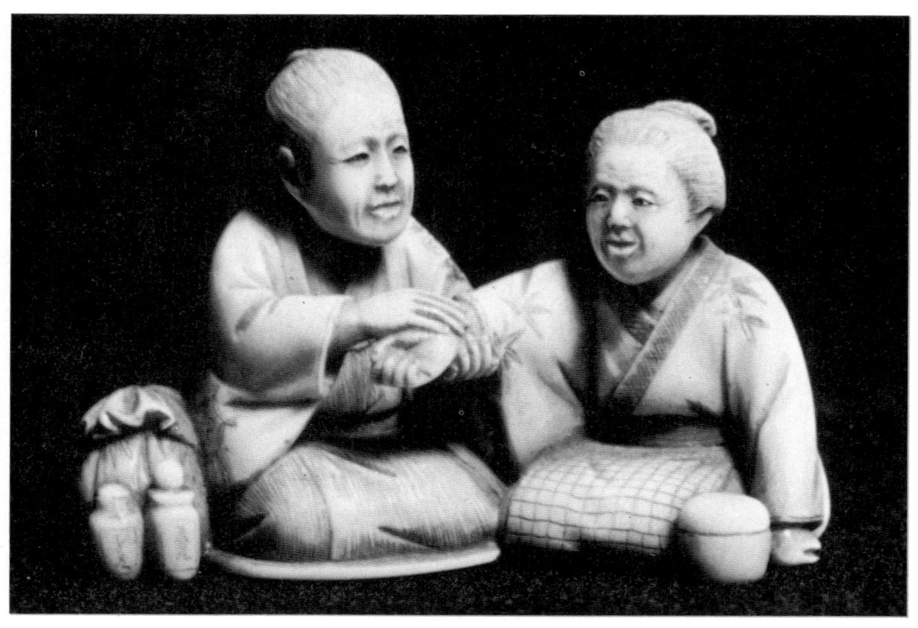

Abbildung 665
Ein Arzt fühlt den Puls einer Kranken. Netsuke aus geschnitztem Elfenbein, Japan.

Abendland gegenüber am offensten. Ohne die traditionelle Medizin zugunsten der abendländischen aufzugeben, suchten Yamawaki Toyo und sein Schüler Nagatomi Dokushoan (1732—1766) im Gegenteil einen Kompromiß zwischen beiden herzustellen und waren die Gründer der sogenannten »chinesisch-holländischen Schule« *(Kanran-Setchu-ha).* Diese Schule entwickelte eine vollkommen eigenständige Medizin und schlug dabei eine Brücke zwischen beiden Welten. Die holländischen Studien nahmen jedoch erst ab 1774 ihren Aufschwung, dem Zeitpunkt, da Sugita Genpaku (1733—1815) seinen berühmten *Kaitai-shinsho,* »Neues Buch der Anatomie«, veröffentlichte.

Im Frühling des Jahres 1771 konnte sich Nagakawa Jun'an, ein Arzt aus Edo, der begierig darauf war, sich abendländisches Wissen anzueignen, bei einem Übersetzer eine holländische Abhandlung über Anatomie *(Ontleedkundige Tafellen)* beschaffen, eine Adaption des deutschen Werkes *Anatomische Tabellen* von Johann Adam Kulmus (1689—1745). Er zeigte sie seinem Freund und Kollegen Sugita Genpaku. Dieser wunderte sich sehr über die Genauigkeit der Illustrationen und die zahlreichen Unterschiede zu den chinesisch-japanischen Abhandlungen. Er überprüfte daraufhin die Schemata des holländischen Buches an der Wirklichkeit.

Er brauchte nicht lange zu warten, da er am vierten März desselben Jahres Gelegenheit hatte, der Sezierung einer Hingerichteten beizuwohnen. Er lud eine Gruppe von Freunden ein, unter ihnen Nagakawa Jun'an und Maeno Ryotaku. Mit Fortschreiten der Sezierung überzeugten sich alle von der Exaktheit der europäischen Wissenschaft. Sogleich erschien es Sugita dringend notwendig, dieses Buch zu übersetzen, um es seinen Zeitgenossen bekannt zu machen. Vom folgenden Tag an versammelte sich die ganze Mannschaft bei Maeno, der über einige Kenntnisse des Holländischen verfügte, und machte sich an die Übersetzung. Ihre Mitglieder mußten dreieinhalb Jahre lang täglich daran arbeiten, um ihr Ziel zu erreichen. Sie versuchten, die ihnen unbekannten Wörter anhand anatomischer Bildtafeln zu erraten. Sugita schrieb: »Wir benötigten einen ganzen Frühlingstag, um diesen kleinen Satz zu übersetzen: die Haare, die über den Augen wachsen, nennt man Augenbrauen.«

Abbildung 666
Die Brennkegel. Japanische Malerei des 9. Jh.s.

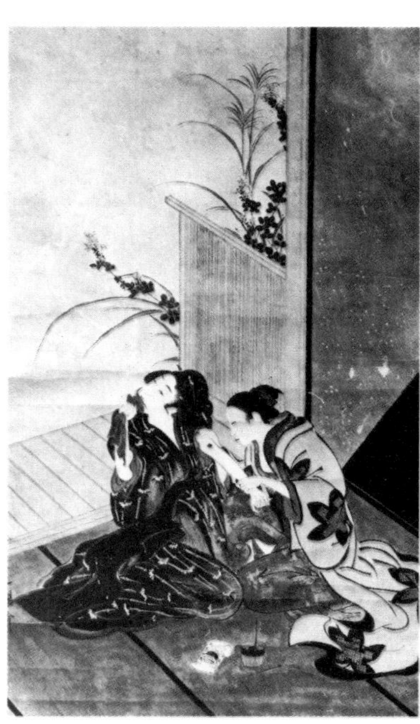

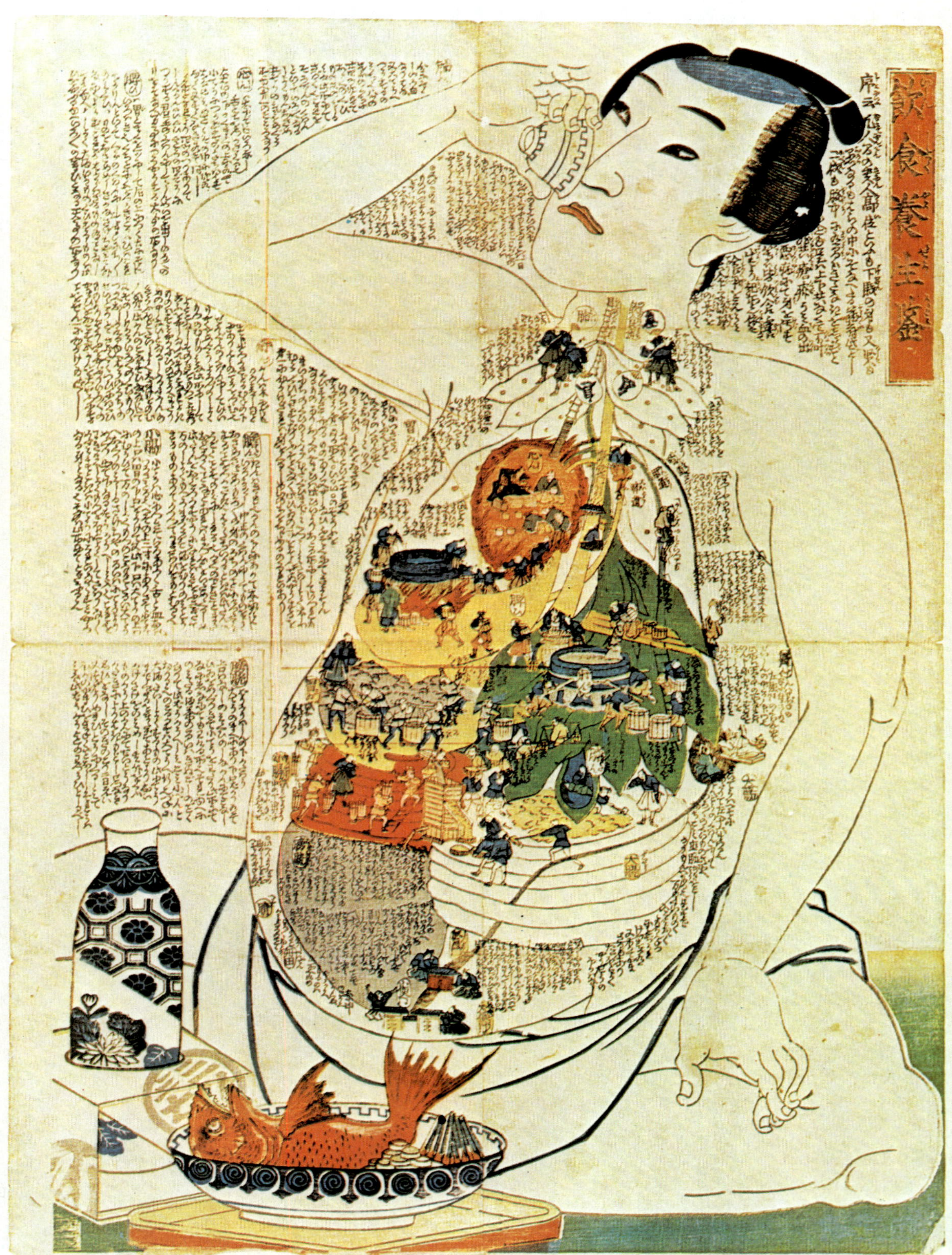
飲食養生鑑

Die vollständige Übersetzung in vier Bänden erschien schließlich 1774. Ihr Einfluß war beträchtlich und reichte weit über das ärztliche Milieu hinaus. Auf dem Gebiet der Anatomie sind die Existenz der Lymphgefäße und vor allem der Nerven die wichtigsten neuen Kenntnisse des *Kaitai-shinsho.* Sugita übersetzte »Nerv« mit dem Neologismus *shinkei,* der sich aus den alten chinesisch-japanischen Wörtern *shinki* (geistiger Atem) und *keimyaku* (Meridiane der Akupunktur) zusammensetzt. Dieser Begriff wird noch heute verwendet.

Das Jahr 1774 war also das entscheidende Datum für die Anfänge der modernen Medizin. Daher traf das strenge Urteil, das der schwedische Mediziner und Botaniker Karl Peter Thunberg 1776 über die japanische Medizin fällte, nicht mehr zu: »Ihr tiefes Unwissen in Anatomie und Physiologie beraubt sie der notwendigen Basis für die Kunst, die sie praktizieren.«

Der Anstoß war gegeben. Es war das goldene Zeitalter der holländischen Studien, deren Beliebtheit in dem Neologismus *ranpeki* (Hollandomanie) ihren Ausdruck findet. Während die Anzahl der privaten medizinischen Fachschulen nicht nur in Nagasaki, sondern auch in Osaka und in Edo zunahm, folgte eine wissenschaftliche Übersetzung auf die andere. Unter den Hunderten von Werken kann unsere Auswahl nur willkürlich sein.

Otsuki Gentaku (1757—1827) war der Autor eines holländischen Handbuches und beendete die Übersetzung der Abhandlung über Chirurgie von Lorenz Heister (1683—1758), die Sugita Genpaku begonnen hatte *(Yoishinsho,* »Das Neue Buch der Chirurgie«, 1790).

Udagawa Genzui, ein Jünger von Otsuki, übersetzte das Buch über innere Medizin von Johannes de Gorter (1689—1762) unter dem Titel *Seisetsu Naika Senyo,* »Ausgewählte Elemente der inneren Medizin gemäß der abendländischen Lehre«. Sein Adoptivsohn Udagawa Genshin veröffentlichte 1805 ein Handbuch der Anatomie *(Ihan tekimo),* das mit zweiundfünfzig von Aodo Denzen auf Leder gravierten Bildtafeln ausgeschmückt war. Es war das erste Mal, daß ein medizinisches Werk auf diese Weise illustriert wurde, eine Verfahrensweise, die der Holzschnitzerei (Xylographie) ihrer Detailtreue wegen überlegen war. Es soll nicht unerwähnt bleiben, daß wir Genshin die Ideogramme zur Bezeichnung des Pankreas und der Drüsen verdanken. Das letztere wurde von den Chinesen übernommen.

Im Jahre 1805 übersetzte Sugita Ryukei, Enkel von Genpaku, zum ersten Mal eine Abhandlung der abendländischen Augenheilkunde des Österreichers Joseph von Plenck. Fünfzehn Jahre später machte Tsuboi Shindo das Werk von Boerhaave bekannt, indem er die Adaption von Van Swieten übersetzte. 1845 veröffentlichte Ogata Koan seine dreizehnbändige Übersetzung des *Enchiridion medicum* von C. W. Hufeland (1762—1836) und gab so der medizinischen Welt Japans ihr erstes Werk der Pathologie, den *Byogaku tsuron,* »Abhandlung über Pathologie«.

Die Aneignung der abendländischen Wissenschaften geschah nicht nur über Bücher, und der Pragmatismus der chinesisch-holländischen Schule verhalf der japanischen Medizin zu einem hohen Niveau. Alt oder modern, aus dem Orient oder dem Okzident, alle Kenntnisse wurden erprobt. Unglücklicherweise waren die Erfolge und Entdeckungen der Mediziner aus der letzten Periode von Edo, die in der Tat isolierte Sucher waren, nur punktuelle Ereignisse, die nicht den erwarteten Widerhall fanden.

Wir wollen zwei Beispiele der Entdeckungen jener Epoche anführen, die die modernen Erfolge andeuten:

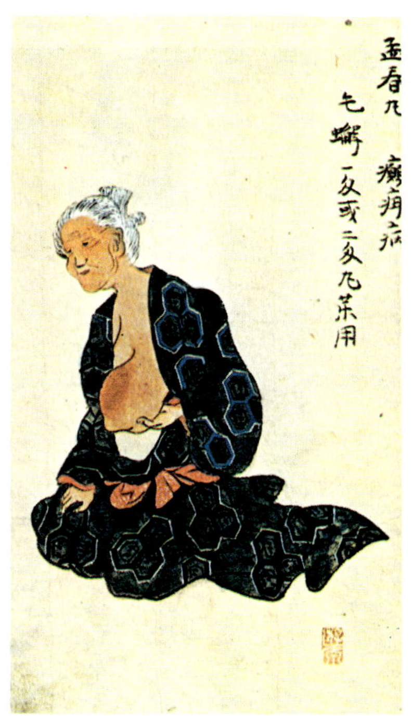

Abbildung 668
Darstellung einer an Brustkrebs erkrankten Frau, an der die erste Brustamputation unter Vollnarkose von dem Japaner Hanaoka Seishi vorgenommen wurde (japanisches Manuskript, Tokio).

Abbildung 667 (gegenüber)
»Spiegel des Essens und Trinkens zur Erhaltung des Lebens«. Hier sind, gemäß der klassischen chinesisch-japanischen Medizin, die physiologisch-anatomischen Konzeptionen der Verdauung dargestellt.

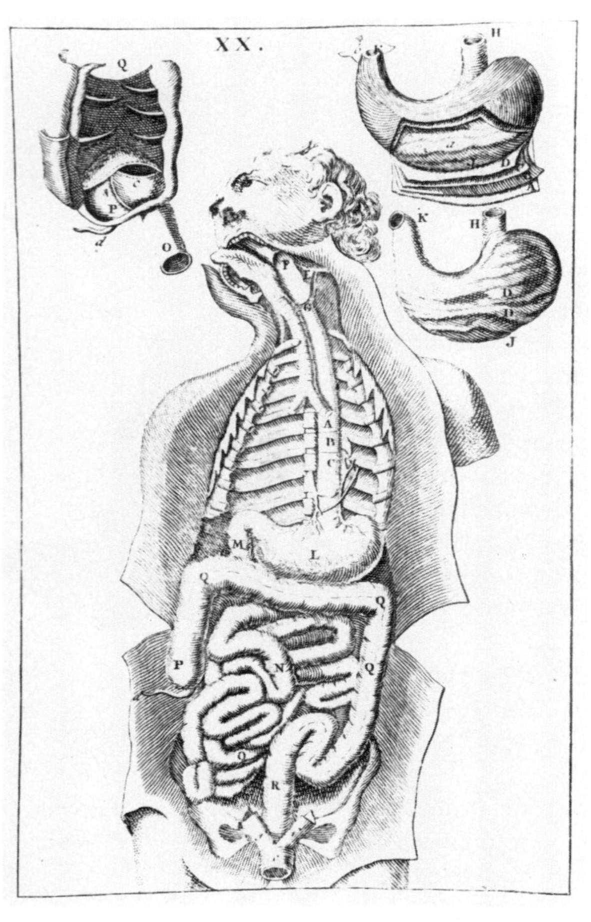
XX.

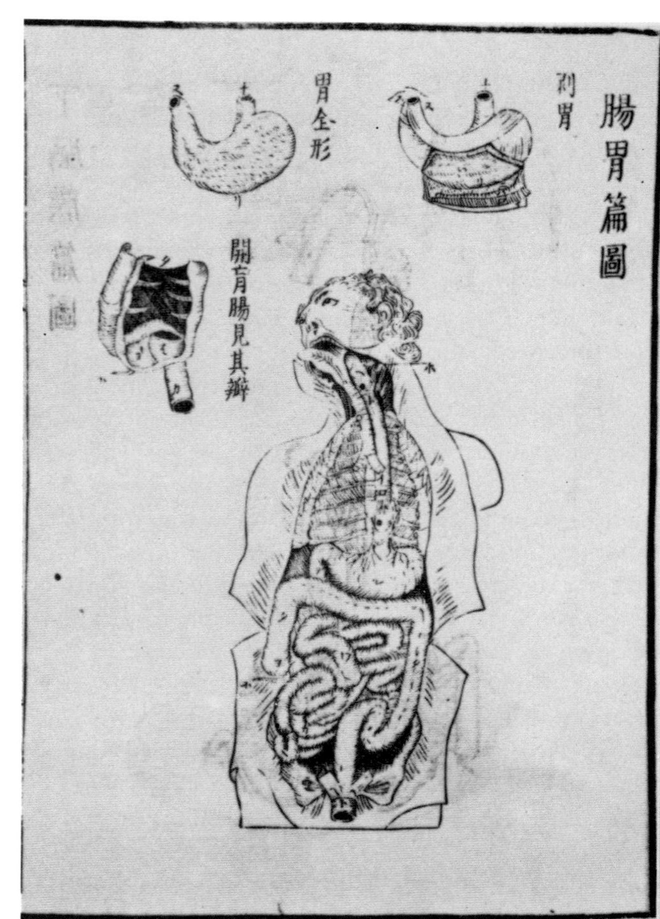
腸胃篇圖
剖胃
胃全形
開盲腸見其瓣

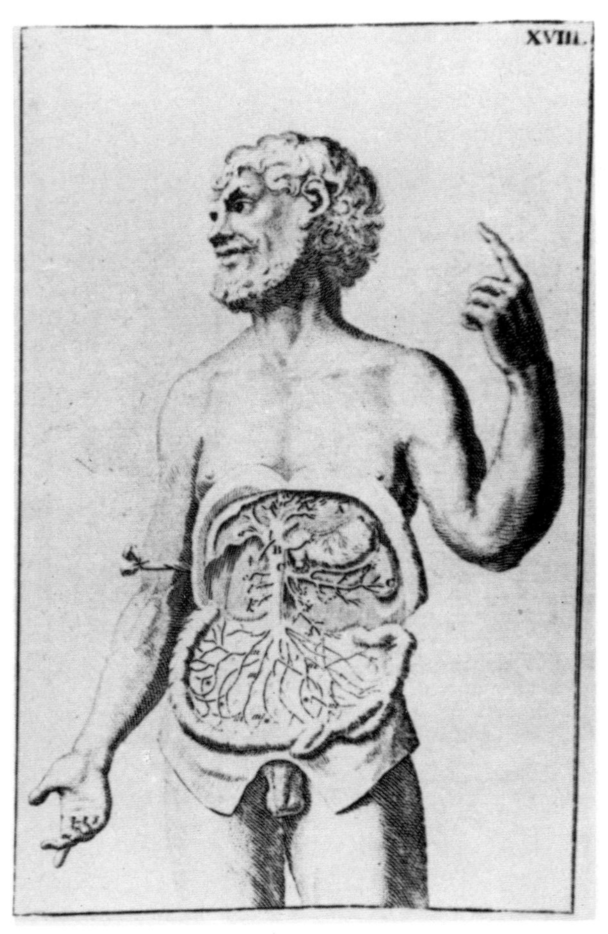
XVIII.

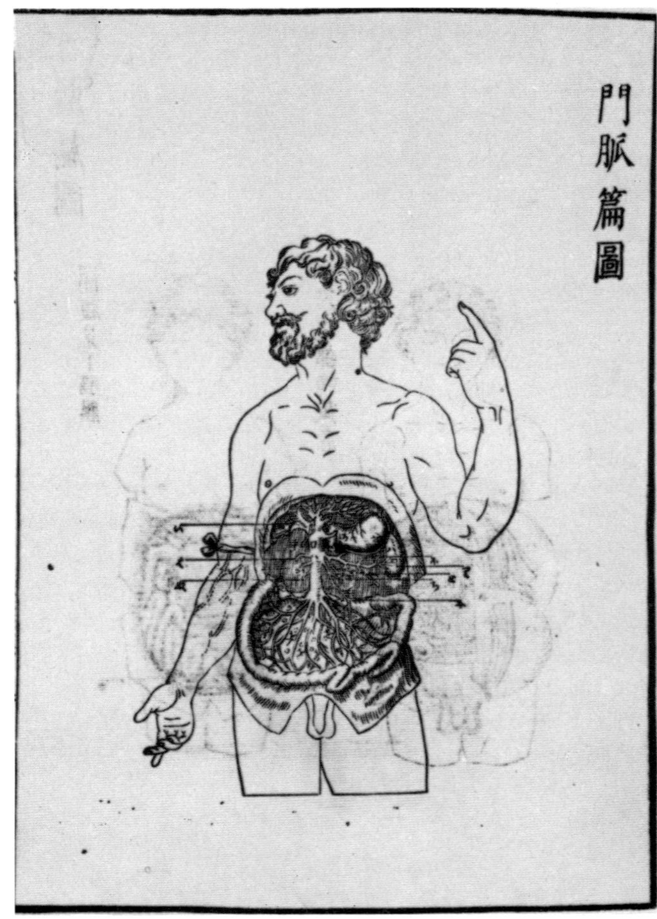
門脈篇圖

1805 veröffentlichte Fuseya Soteki (1747—1811), ein Arzt aus Osaka, ein Werk, in dem er seine Versuche mit den Nieren von Leichen darstellte. Er injizierte Tusche in die Nierenarterie; nach deren Abschnürung konnte er beobachten, daß durch den Druck der Niere gefärbter Urin aus dem Harnleiter austrat. Vierzig Jahre vor dem englischen Anatomen William Bowman formulierte er seine Theorie über die Nierenfiltrierung.

Ebenfalls 1805 führte Hanaoka Seishu die erste Brustamputation in Japan bei einer an Brustkrebs erkrankten alten Frau durch. Die Vollnarkose bewirkte er mit Hilfe eines Präparats in Anlehnung an Rezepte des chinesischen Arztes Hua T'o aus dem zweiten Jahrhundert. Die Formel dieses Präparats lautet: *Datura Tatula,* acht Teile; *Aconitum Japonicum* Thunb, *Angelica Anomala* Pall, *Angelica Acutiloba* Kitagawa oder Sugiyamae Hikino, *Cnidium Officinale* Makino, *Arisaema Japonicum* Blume, jeweils zwei Teile. Die Pflanzen werden zerhackt und in Wasser abgekocht. Man entfernt den Bodensatz und läßt den Sud heiß trinken. Die Narkose tritt ein oder zwei Stunden später ein und hält fünf bis sechs Stunden an.
Dieses Präparat ermöglichte Hanaoko weitere größere Operationen. Wir müssen uns vor Augen halten, daß die Vollnarkose in Amerika erst vierzig Jahre später mit Hilfe des von Stickoxydul durchgeführt wurde (Wells und Morton, 1844).

Die Verbindung von abendländischen Kenntnissen und chinesischen Konzeptionen der Anatomie führte manchmal zu einem Zustandekommen kühner Theorien. Als Beispiel sei die Theorie über den »dreifachen Wiedererwärmer« angeführt, die Mitsuya Koki in seinem *Kaitai-hatsumo,* »Volkstümliche Darstellung der Anatomie« (1815), darlegte. Der »dreifache Wiedererwärmer« ist ein fiktives Organ der chinesischen Anatomie, das den großen Funktionen der Umwandlung (Stoffwechsel), den Schichten oberhalb des Zwerchfells und der Eingeweide und den Schichten unterhalb der Eingeweide, das heißt, den Herzatmungsfunktionen, den Verdauungsorganen und den Ausscheidungsorganen, die nötige Wärme liefert. Bis in unsere Tage haben Orientalen und Okzidentalen um die Wette über die Wissensfrage debattiert, ob der »dreifache Wiedererwärmer« eine anatomische Basis habe oder eine funktionelle Einheit sei. Alle vorgeschlagenen Interpretationen heben sich schon durch ihren Widerstreit gegeneinander auf, und die Debatte wird niemals abgeschlossen sein. Mitsuya hat als erster vollkommen fremde Vorstellungen in die chinesische Wissenschaft eingeführt. Er wollte hiermit zeigen, daß der Orient nichts von dem Okzident zu lernen bräuchte und daß die Alten bereits die modernen Vorstellungen des *Kaitai-shinsho* vorausgeahnt hätten. Es sah eine Analogie zwischen dem System der drei Wiedererwärmer und dem Lymphsystem. Er identifizierte den höchsten Wiedererwärmer mit dem *ductus thoracicus*, den mittleren mit den *trunci lumbales,* der Bauchspeicheldrüse und den unteren mit der *cisterna chyli.*

Im Jahre 1823 landete der deutsche Arzt Philipp Franz von Siebold (1796—1866), der im Dienste der Niederländischen Ost-Indien-Kompanie stand, in Nagasaki. Während seines sechsjährigen Aufenthalts in Japan konnte er das medizinische Niveau seiner japanischen Kollegen beträchtlich erhöhen. Dies ist zum einen seiner Persönlichkeit und seinem jugendlichen Eifer zuzuschreiben, zum anderen kommt hinzu, daß zu jenem Zeitpunkt die holländische Sprache bereits einer großen Anzahl japanischer Intellektueller vertraut geworden war. Siebold bildete zahlreiche Schüler aus, deren Übertragungen

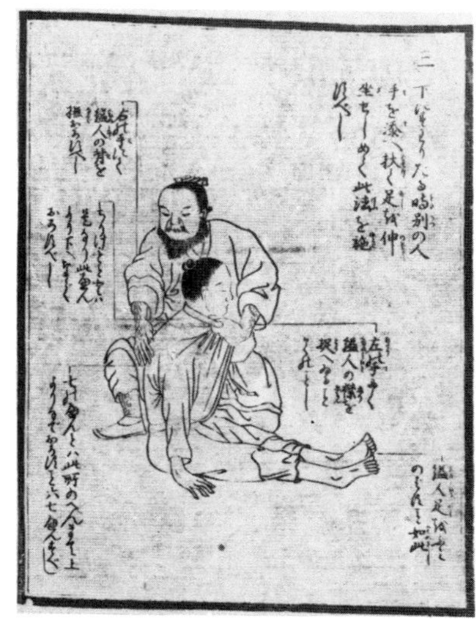

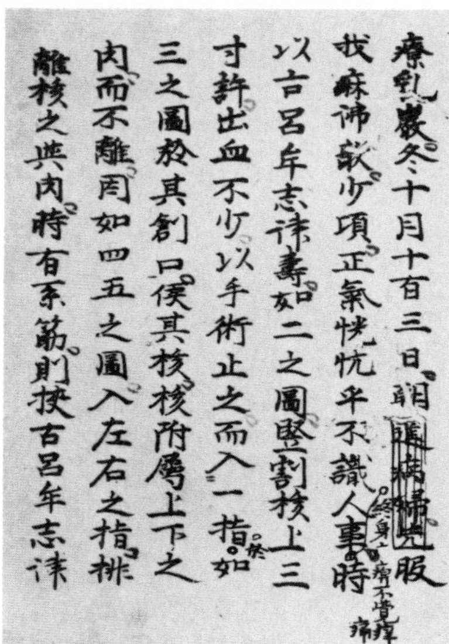

療乳巖冬十月十有三日朝服
我麻沸散少頃正氣恍惚乎不識人事時
以古呂牟志詠壽如二之圖竪割核上三
寸許出血不少以手術止之而入一指如
三之圖於其割口探其核核附膚上下之
肉而不離周如四五之圖入左右之指排
離核之與肉時有系筋則挾古呂牟志詠

Abbildung 673 (ganz oben): Bericht über die erste Brustamputation von Hanaoka Seishu, 1805.

Abbildung 674 (oben): Bildseite einer Abhandlung über Erste-Hilfe-Maßnahmen aus dem 18. Jh.

Abbildung 669 (gegenüber, oben links): Bildseite aus den Anatomischen Tafeln *von Johann Adam Kulm (1722), die 1734 in Amsterdam herausgegeben wurden.*

Abbildung 670 (gegenüber, oben rechts): Bildseite aus einer japanischen Übersetzung von Kulms Anatomischen Tafeln.

Abbildung 671/672 (gegenüber, unten links und rechts): Anatomische Bildseiten derselben Quelle.

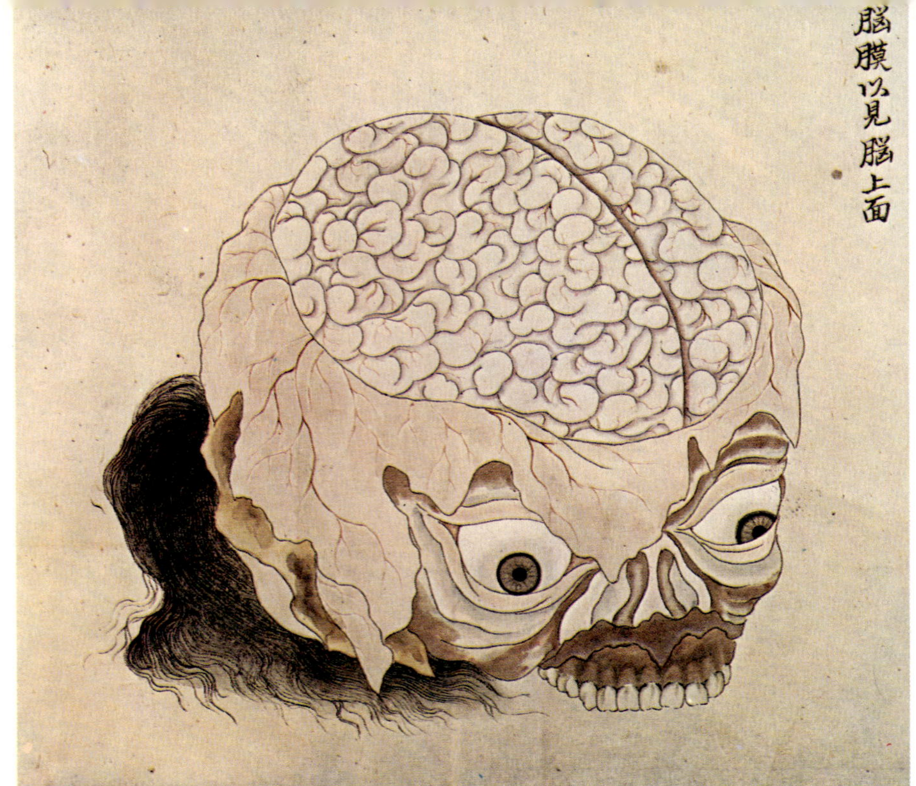

Abbildung 675
Das Gehirn. Detail eines japanischen Makimono *vom Beginn des 19. Jh.s, das die Sektion der Leiche eines Hingerichteten darstellt.*

von wissenschaftlichen Schriften ins Holländische er im Bericht der Gesellschaft von Batavia (heute Djakarta) veröffentlichte. Er vertritt daher jene japanische Medizin, die noch nicht den Stand der modernen europäischen Medizin erreicht hatte. Sein Schüler Mima Junzo übersetzte die Theorien der Geburtshilfe von Kagawa Gen'etsu und die Theorien der Akupunktur von Ishizaka Sotetsu. Wie Kempfer und Thunberg, seine Vorgänger im 17. und 18. Jahrhundert, war auch Siebold von großer wissenschaftlicher Neugier getragen und zeichnete ein präzises Bild Japans, das über den Exotismus hinausging.

1848 führte der preußische Arzt Otto Mohnike nach dem erfolglosen Versuch Siebolds die Jennersche Impfung in Japan ein. Vorher hatte man die zwischenmenschliche Variolation praktiziert, die 1774 von den Chinesen eingeführt worden war.

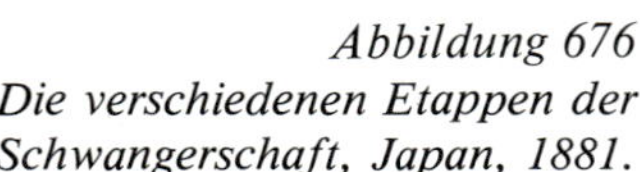

Abbildung 676
Die verschiedenen Etappen der Schwangerschaft, Japan, 1881.

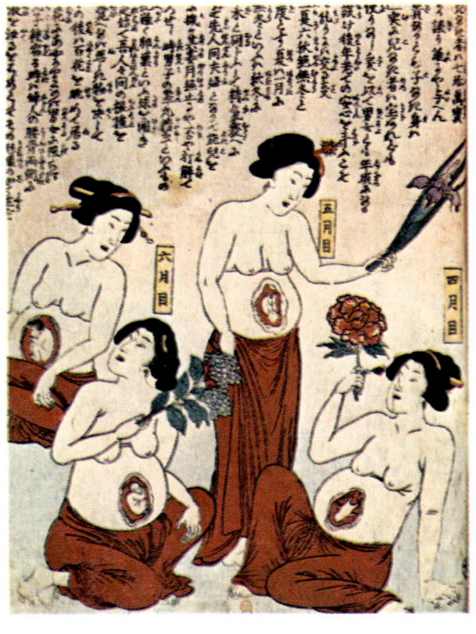

Zu Ende der Epoche von Edo wurde der belgische Arzt Pompe Van Meerdervoort 1857 offiziell von dem Shogun eingeladen. Er errichtete das erste Hospital europäischen Typs in Nagasaki, wo er von 1860 an ein Seminar über abendländische Medizin leitete. Zum ersten Mal wurde regelmäßiger Unterricht abgehalten. Zu den 133 Ärzten, die er ausbildete, zählen die wichtigsten Heilkünstler Japans zu Beginn der Meiji-Zeit: Matsumoto Ryojun, Ogata Koreyoshi, Ikeda Kensai, Iwasa Isao, Nagayo Sensai ... Zu seinen Schülern gehörte auch Kusumoto Ine, die Tochter Siebolds aus seiner Verbindung mit einer Prostituierten aus Nagasaki. Ine symbolisiert den Kampf gegen soziale Zwänge, den die ersten Ärztinnen von Meiji zu bestehen hatten. Auf Pompe Van Meerdervoort folgten Bauduin, dann Mansvelt im Jahre 1865. Sie festigten die Grundlagen für die künftige medizinische Universität von Nagasaki.

Zu Beginn der Meiji-Ära war die japanische Medizin ohne allzu großen Widerstand zu einer Erneuerung bereit, die viele andere Institutionen umstürzte. Wahrscheinlich hätten die japanischen Mediziner im letzten Viertel des 19. Jahrhunderts solche Leistungen nicht erbringen können, wären sie nicht von der vormodernen Medizin der Epoche von Edo vorbereitet gewesen.

Die Geburt der modernen Medizin

1854 öffnete Japan, bedroht von den Kanonenbooten des Kommodore Perry, der Außenwelt seine Pforten. Vierzehn Jahre voller Erschütterungen und tiefster Zerrissenheit setzten den alten politischen und sozialen Strukturen ein Ende. Sie führten zur Absetzung des Shogun und zur Wiederherstellung der kaiserlichen Souveränität durch die Restauration von Meiji.

Nach seiner mehrhundertjährigen Isolierung verspürte Japan die grundsätzliche Notwendigkeit, sich dem Rhythmus der großen Mächte anzupassen. Aber welches Land sollte man für sein medizinisches Erziehungssystem und seine Gesundheitsorganisation zum Vorbild nehmen? Zur Wahl standen Holland, das bei der Einführung der abendländischen Medizin im Verlauf der Periode von Edo eine so wichtige Rolle gespielt hatte, Großbritannien, dessen Medizin sich dank des schottischen Missionars und Chirurgen William Willis einer besonderen Wertschätzung erfreute (Willis hatte während der Feindseligkeiten zur Zeit der Meiji-Revolution eine bewunderswerte Aktivität entfaltet), und endlich Deutschland, dessen Überlegenheit in den Bereichen der medizinischen Erziehung und Forschung allgemein anerkannt war. Weitere Argumente führten die Entscheidung zugunsten des letzteren herbei: die Erinnerung an Siebold, von dem die Japaner das verherrlichte Bild eines Wohltäters bewahrten, und die Bedeutung der deutschen medizinischen Literatur, die durch die zahlreichen Übersetzungen ins Holländische in die Hände der japanischen Wissenschaftler der Epoche von Edo gelangt war.

Während Kyoto sein Privileg als Hauptstadt an Edo, das bald wieder Tokio getauft wurde, verlor, sollte die neue Hauptstadt bald Nagasaki, die Wiege der abendländischen Wissenschaften, an Bedeutung übertreffen.

1871 berief die Regierung offiziell die preußischen Professoren Leopold Müller und Theodor Hoffmann an die Schule für Medizin in Tokio, um dort die Lehre zu organisieren. Vier Jahre später sollte diese Schule zur medizinischen Fakultät von Tokio avancieren. Gleichzeitig wurden zwölf japanische Mediziner nach Deutschland geschickt. Müller und Hoffmann blieben drei Jahre in Japan, andere deutsche Kollegen folgten nach. Im Jahre 1879 verließen die achtzehn ersten Diplomanden die neue Fakultät. Drei von ihnen fuhren nach Deutschland, um ein Fachgebiet zu erlernen. Bis zum Ersten Weltkrieg wurden immer mehr Praktikanten nach Europa geschickt. Allmählich ersetzten die japanischen Professoren ihre deutschen Kollegen so weit, daß im Jahre 1888 von den vierzehn Lehrstühlen nur noch zwei von Deutschen besetzt waren. Einer von ihnen, Erwin Baelz, der von 1876 bis 1901 den Lehrstuhl für Innere Medizin innehatte, hinterließ Japan heute noch berühmte Arbeiten über die Beriberi-Krankheit, die Balneotherapie und erfolgreiche Forschungen auf dem Gebiet der Anthropologie und der Parasitologie.

Während die neue Medizin allmählich Fuß faßte und vielversprechende Knospen trieb, verschied die tratitionelle chinesisch-japanische Medizin, *kanpo,* an einer mehr als tausendjährigen Altersschwäche. Ihr Todeskampf wurde durch das Gesetz von 1874 beschleunigt, das alle praktizierenden Ärzte zu den Grundkenntnissen der abenländischen Medizin verpflichtete. In jener Epoche kamen auf zwei Ärzte, die in dieser Schule ausgebildet worden waren, noch acht, die sich auf die traditionelle Medizin beriefen. Trotz ihrer zahlenmäßigen Überlegenheit konnten die Hüter einer empirischen und verkalkten Medizin den Gang der neuen Zeiten jedoch nicht aufhalten.

Abbildung 677
Sektion der Leiche eines Hingerichteten. Makimono *aus dem 19. Jh.*

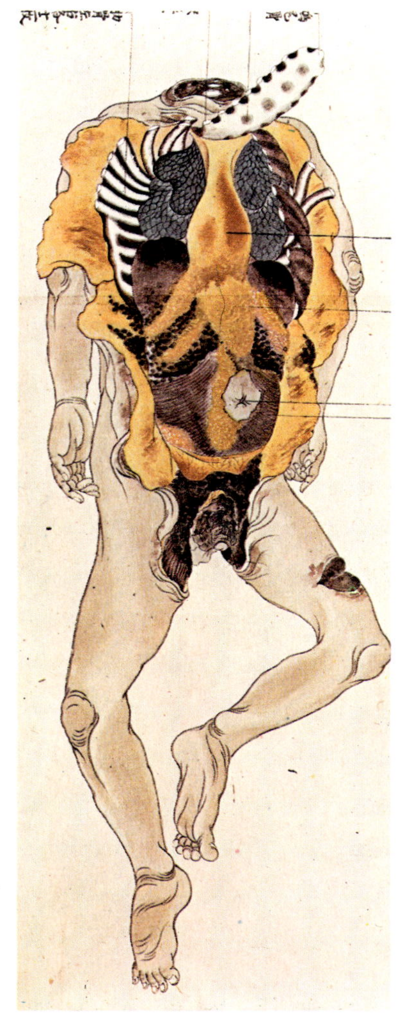

1883 machte ein anderes Gesetz nach einer Reihe von Zwangsmaßnahmen und manchen schmerzlichen Konflikten die Erlangung eines Diploms zur Voraussetzung, um praktizieren zu dürfen. Es sanktionierte moderne medizinische Studien in den anerkannten Einrichtungen und läutete die traditionelle Medizin zu Grabe. Im Kampf um die Wahrung eines tausendjährigen kulturellen Erbes müssen die Anstrengungen von Asada Tohaku, der letzten großen Gestalt der alten Medizin, hervorgehoben werden.

Bis zum letzten Krieg war das System der medizinischen Ausbildung nach deutschem Modell ausgerichtet. So gab es die *Habilitation* und den Titel des *Privatdozenten.* Trotz der Entwicklung der medizinischen Fakultäten erhöhte man die Anzahl der technischen Fachschulen der Medizin mit einer Kurzausbildung, um den wachsenden Bedarf an Ärzten zu decken, die von der militaristischen und expansionistischen Politik der Epoche gefordert wurden.

Mit dem Ende des Zweiten Weltkrieges begann ein neues Kapitel der japanischen Medizin. Die deutschen Systeme wurden von den amerikanischen hinweggefegt. Die gesamte Ausbildung wurde demokratisiert. Das komplizierte Vorkriegssystem, das durch vertikale Abgeschlossenheit geprägt war, wurde zugunsten einer Organisation in Form der regelmäßigen Pyramide abgeschafft. Die medizinische Unterweisung wurde auf Betreiben des Arztes und Obersten Sams von den Besatzungsmächten vollständig auf das amerikanische Modell umgemünzt. Die Hauptreform war die Nivellierung der Unterrichtsqualität in den medizinischen Fakultäten und Schulen. Während das deutsche System den Schwerpunkt auf Forschung und Unterricht legte und den Stempel eines starren Akademismus trug, setzte die amerikanische Reform den Akzent auf die klinische Erfahrung am Krankenbett.

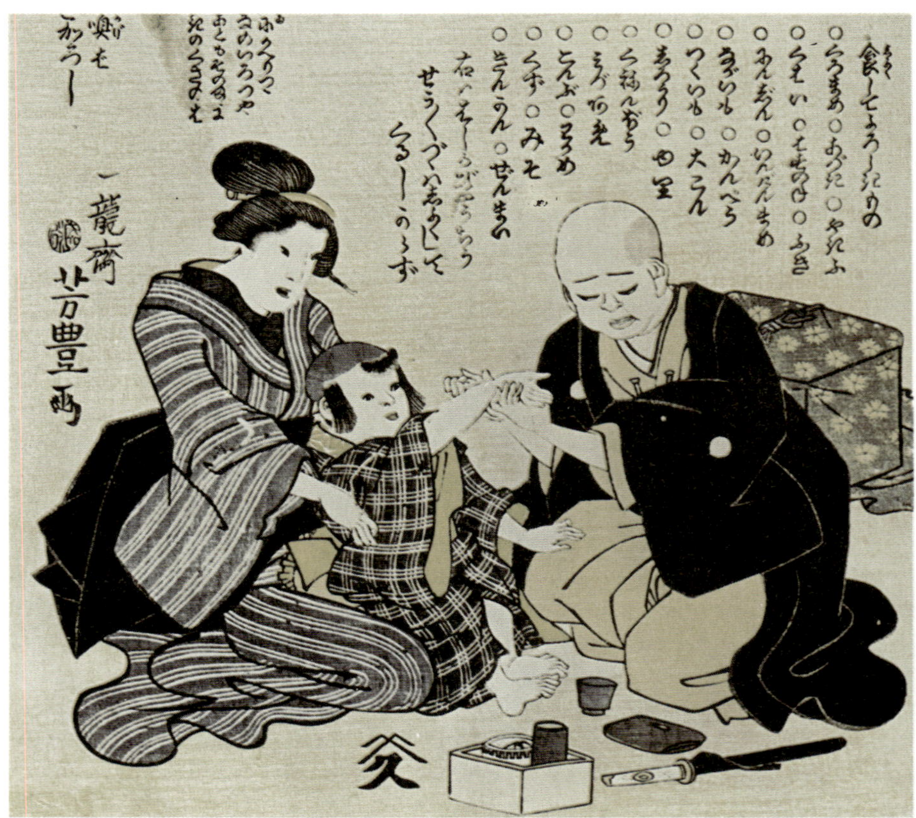

Abbildung 678
Holzschnitt von Yoshitoyo, der das Pulsfühlen mit zwei Händen gemäß den Regeln der chinesisch-japanischen Sphygmologie *darstellt.*

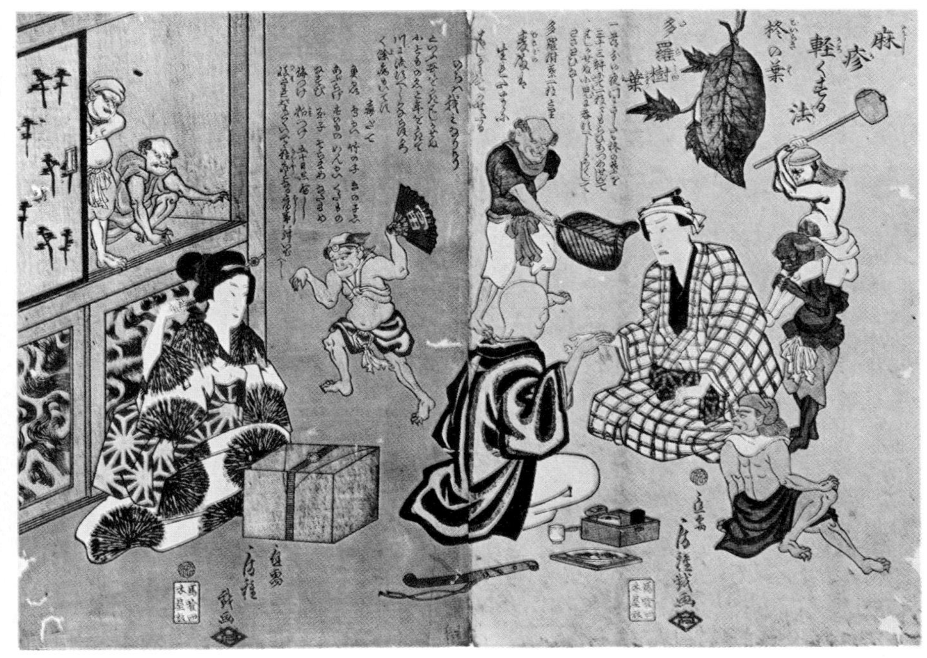

Abbildung 679
Ein an Masern Erkrankter ringt mit den Dämonen dieser Krankheit, während ein Arzt ihm den Puls fühlt.

In seiner aktuellen Form dauert das Medizinstudium, das in mehr als fünfzig Universitäten, öffentlichen oder privaten Medizinschulen gelehrt wird, sechs Jahre, davon entfallen zwei auf Propädeutik. Das letzte Jahr bleibt dem klinischen Unterricht im Hospital vorbehalten. Nach Ablauf ihrer Studien vertiefen die meisten Diplomanden ihr Wissen oder erweitern ihre Kompetenz in einem klinischen Fachgebiet im Hospital. Diese mehrjährige Weiterbildung findet unter der Leitung eines Professors oder eines älteren Kollegen statt.

Die medizinische Forschung

Mit der Annahme der abendländischen Medizin sollten zahlreiche Faktoren der medizinischen Forschung Japans großartige Erfolge zusichern. Das Preisträgerverzeichnis legt davon Zeugnis ab. Neugier, kritischer Geist, Geduld und Genauigkeit prädestinieren den Japaner für die Arbeit im Labor.

Schon in der Epoche von Edo hatten diese Qualitäten manch einem isolierten Forscher zu gewissen Erfolgen verholfen. Aber diese Talente hätten ohne eine strenge Methodologie, wissenschaftliche Grundlagen und den Wetteifer im Teamwork nicht wirklich Früchte tragen können. Die Forscher von Meiji hatten sich all dieses von deutschen Lehrmeistern angeeignet. Es gibt keinen Bereich der Medizin, in dem nicht Namen japanischer Wissenschaftler auftauchen. Wir begnügen uns damit, an den Kampf gegen die Krankheit zu erinnern, den die Forscher mit Hilfe der Reagenzgläser und des Mikroskops führten.

Abbildung 680
Matsumoto Ryogun.

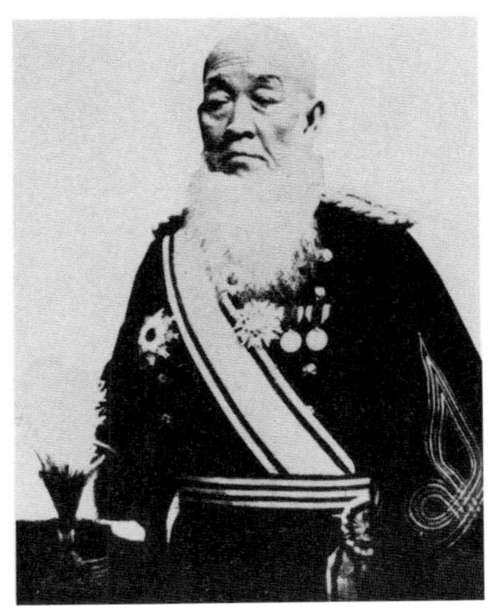

Die Japaner hatten bald ihren Anteil an diesem Abenteuer des unendlich Kleinen: als rechte Hand Robert Kochs in Berlin gelang Kitazato Shibasaburo 1889 die Kultur der Tetanusbazillen, die ihr Entdecker Nicolaier nicht verwirklichen konnte. Im folgenden Jahr fand er mit Behring die Gegengifte für Tetanus und Diphtherie.

Im Jahre 1898 erforschte Shiga Kiyoshi, Assistent von Kitazato, die pathogene Wirkungskraft der Bakterienruhr (Shigella dysenteriae). Er wies einen Keim nach, dessen Arten 1903 von Futagi Kenzo bestimmt werden sollten. Zu Anfang des Jahrhunderts trieb Noguchi Hideyo die Kenntnisse über Syphilis voran. 1911 gelang ihm die Reinkultur der Treponema, was ihm jedoch streitig

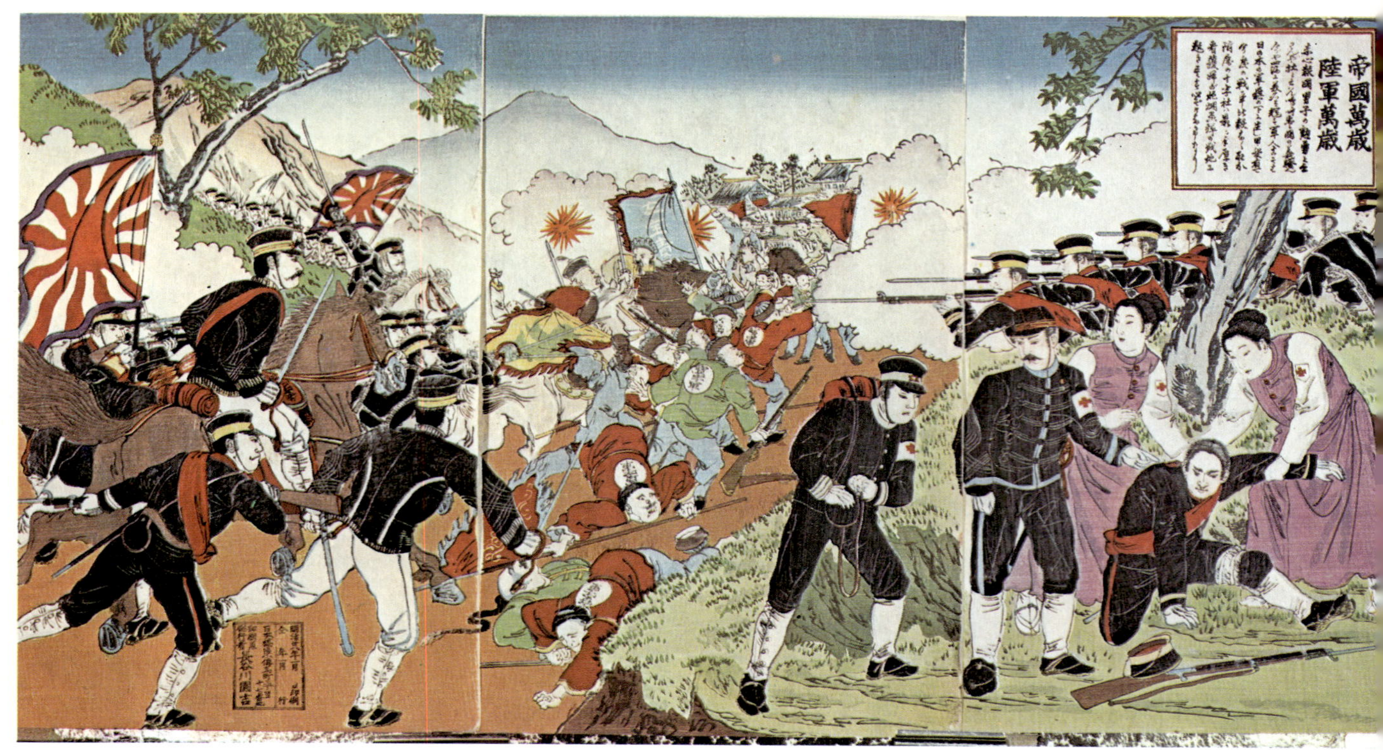

Abbildung 681
Episode aus dem Japanischen Krieg um 1894—1895. Man kann auf dem ersten Teil das Rote Kreuz erkennen.

gemacht wurde. Zwei Jahre später erkannte er die syphilitische Ursache der Abzehrung (Tabes) und der totalen Lähmung. Er konnte den Keim im Gehirn und im Knochenmark nachweisen. Etwa zur gleichen Zeit entdeckte Hata Sahachiro, ein Schüler Ehrlichs, eine neue antisyphilitische Wirkungskraft, das Salvarsan, das berühmt werden sollte. 1914 entdeckten Inada Ryukichi und Ido Yutaka den pathogenen Ursprung der Weilschen Krankheit: die Leptospira ictero-haemorrhagica. Im Jahr darauf fand Futagi eine andere Leptospira, den Kausalfaktor von Sodoku, der in jener Epoche drei Prozent der Hausratten infizierte. 1916 isolieren Ido und Wachi die Leptospira, die das Siebentagefieber *(nanaki-yami)* verursacht.

1925 entdeckte Takagi, daß die japanische B-Enzephalitis, die 1873 zum ersten Mal von Shingu Ryotaku klinisch beschrieben worden war, durch Viren verursacht wird. 1933 wurde ihre Übertragung durch den Moskito von Mitamura nachgewiesen, der diese Krankheit drei Jahre später von der Saint-Louis-Enzephalitis differenzierte.

Miyagawa Yoneji entdeckte 1935 den Verursacher der Lymphogranulomatosis inguinalis: ein großes Virus, mit dem der Name Miyagawa verhaftet bleibt. Im Bereich der Virusforschung verdanken wir den japanischen Wissenschaftlern eine bessere Kenntnis der Masern: 1941 wandte Arakawa den Virus mobilleux an der Maus an. Ausgehend vom Gehirn einer geimpften Maus gelang ihm 1954 die Infizierung von Affen. Dank dieser Arbeiten konnte 1963 ein lebender Impfstoff in abgeschwächter Form von Okuno Yoshitomi hergestellt werden. Seine Verbreitung sollte 1966 durch die Arbeiten von Matsumoto Minoru ermöglicht werden.

Das Zeitalter der Antibiotika markiert eine entscheidende Etappe im Kampf gegen die Bakterien. Seit 1949 stellt Japan dank der technischen und finanziellen Unterstützung der Vereinigten Staaten ein Penizillin von hoher Qualität zu einem geringen Selbstkostenpreis her, das zahlreichen Opfern der Atombombe zugute kam.

1948 isolierte Umezawa Hamao, der sich bis heute einen Namen in der Pharmakologie bewahrt hat, das Framycetin, das man als das 1949 von Waksman entdeckte Neomycin identifizieren würde. Im gleichen Jahr isolierte Umezawa japanische Bakterienstämme, die das Chloramphenicol erzeugen. 1951 fand Hosoya das Trichomycin, das gegen die Trichomonas wirksam ist. 1956 entdeckten Fujimasa und Toyama das Colimyzin. Ein Jahr später entdeckte Umezawa das gegen den Tuberkelbazillus wirksame Kanamycin.

1953 war Umezawa der erste, der bei gewissen Antibiotika eine klinisch anwendbare krebsbekämpfende Wirkung vermutete. Hiermit wurde ein neuer Weg in der Chemotherapie des Krebses beschritten. Wir verdanken Umezawa die Entdeckung des Actinomycin und des Bleomycin, sehr wirksamen Medikamenten gegen die mitotische Zellteilung.

Der Kampf gegen den Krebs war von 1894 an in eine neue Phase getreten. Yamagiwa Katsusaburo, Schüler von Virchow, wurde zum ersten Wissenschaftler der Welt, der den Krebs experimentell hervorrief, indem er wiederholt Steinkohlenteer auf das Ohr des Kaninchens auftrug. Er wurde von zahllosen Forschern nachgeahmt, von denen einige die krebserregende Wirkung gewisser Stickstoff-Derivate auf bestimmte Gewebe entdeckten. So wurden Hepatome (Sasaki Takaoki, Yoshida Tomizo, 1932), hydroperitonische Tumore (Sarkom von Yoshida, 1943) und der Magenkrebs (Sugimura Takashi, 1967) künstlich hervorgerufen. Fujinami Kan induzierte durch Viren hervorgerufene Tumore (1910). Der pathologische Mechanismus wurde von Oshima Fukuzo präzisiert (1951). Die durch Viren verursachten Arten von Speiseröhrenkrebs wurden 1967 von Sugano Haruo entdeckt. Kamahora Juntaro wies 1969 auf den verstärkenden Effekt von Virus und chemischen Substanzen hin.

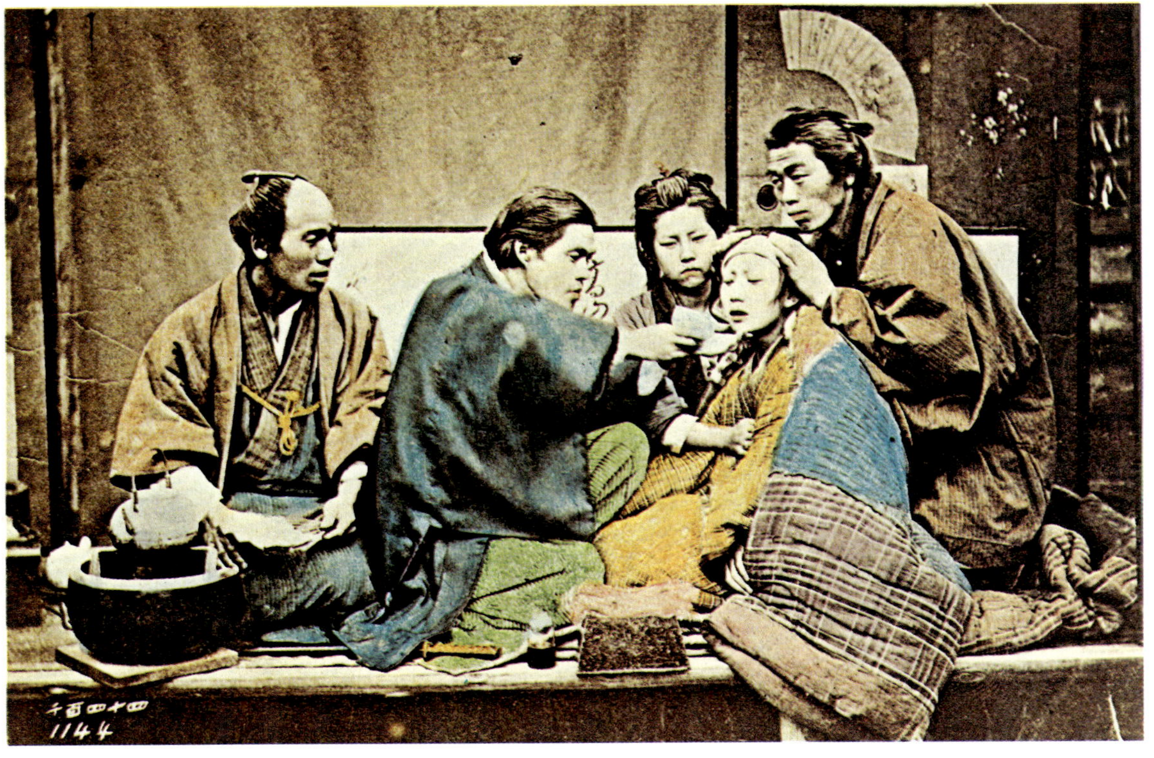

Abbildung 682
Szene aus der japanischen Medizin. Koloriertes Photo vom Ende des 19. Jh.s.

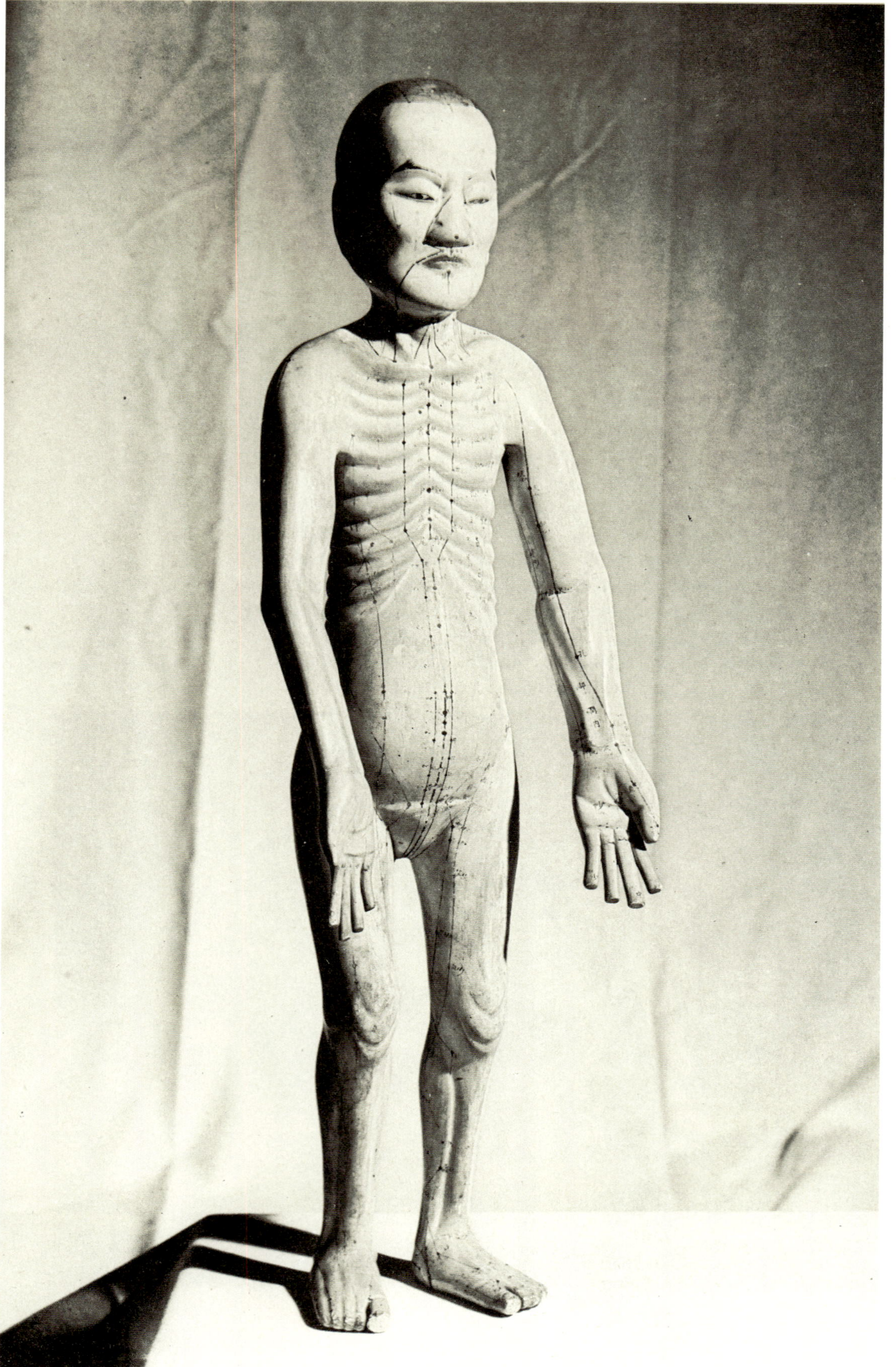

Außerhalb der Grundlagenforschung wurden auf dem Gebiet der Diagnose (Endoskopie, Radiologie, Zytologie und schließlich die Nutzbarmachung von Radio-Isotopen) und auf dem Gebiet der Therapie (die Elektronenschleuder, die Kobaltkanone, der Teilchenbeschleuniger) beträchtliche Anstrengungen unternommen. Alle Hilfsmittel der hochentwickelten Elektronik wurden dabei ausgenutzt.

Ebenso wurden gründliche Untersuchungen über die häufigsten Krebsarten, so zum Beispiel den Magenkrebs, angestellt. Als Todesursache steht der Magenkrebs in Japan an zweiter Stelle, für Todesfälle im Alter zwischen achtunddreißig und vierundfünfzig Jahren ist er Ursache Nummer eins. Seit 1959 nimmt die Sterblichkeitskurve des Krebses langsam ab. Der Grund mag vielleicht einmal darin liegen, daß die Japaner mehr Milch und Fleisch und weniger Gepökeltes konsumieren. Zum anderen erlauben die Frühdiagnosen, achtunddreißig Prozent der Betroffenen in guter Verfassung zu operieren.

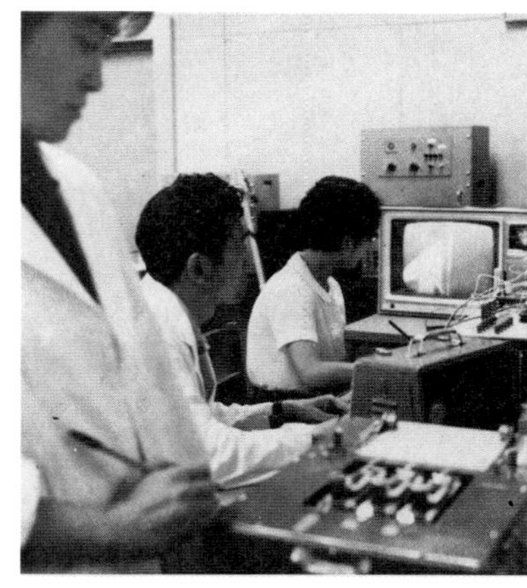

Abbildung 684
Ärztliche Kontrolle der Zugführer.

Die Thyreoditis von Hashimoto, das Takayususche Syndrom, der Aschoff-Tawarasche Knoten, die Reaktion von Takata-Ara, die Reaktion von Mitsuda, die experimentelle Nephritis von Masugi, der Bazillus von Shiga, die Spirochaeta von Inada und Ido, das Miyagawasche Virus . . . diese Namen sind allen abendländischen Medizinern vertraut und erinnern an den Beitrag Japans am Aufbau der heutigen Medizin.

Die Stellung der traditionellen Medizin (Kanpo)

Die Regierung von Meiji hatte es sich zum Ziel gesetzt, durch die Annahme der abendländischen Medizin die traditionelle Medizin allmählich abzuschaffen. Nach dem Dekret von 1883, das für die Ausübung des Arztberufes eine moderne wissenschaftliche Ausbildung obligatorisch machte, hätte man die traditionelle Medizin für endgültig tot erachten können. Dennoch erlebte die alte Medizin mit der Zeit einen Interessenszuwachs auch in wissenschaftlichen Kreisen.

Heute verzeichnen wir eine gewisse Eingenommenheit für diese Medizin, deren ausgewählte Indikationen mit Recht ihren Platz in der gesamten funktionellen Pathologie des modernen Lebens finden. Diese Rückwendung zur Tradition geht einher mit einer gewissen Zurückhaltung chemischen Medikamenten gegenüber. Dies ist in allen fortgeschrittenen Ländern zu beobachten. Sie findet eine neuerliche Rechtfertigung in der wissenschaftlichen Demonstration des Wertes der alten Behandlungsmethoden.

Der Platz der traditionellen an der Seite der modernen Medizin war bereits 1910 von Wada Keijuro betont worden. In jener Epoche hatten sich einige Forscher diesem alten Erbe mit wissenschaftlichen Forschungsmethoden zugewandt. In der Pharmakologie zum Beispiel gewann Nagai Nagayoshi 1885 das Ephedrin, ein Wirkstoff der *Ephedra Sinica,* die von Chang Chung-ching (163 bis 217) besonders für die dyspnoischen Erkrankungen empfohlen wurde. Nagai gelang im Jahre 1909 die Synthese des Ephedrin. Weiterhin wurden die meisten Elemente der chinesisch-japanischen Medizin im Labor untersucht. Zahlreiche Wirkstoffe wurden isoliert. So zum Beispiel: *Cucumis Melo* (Takahashi Juntaro, Inoko, Yoshindo), *Lycoris Radiata* (Morishima Kuraka), *Scopolia Japonica* (nagai Nanagayoshi) . . .

Wir müssen jedoch betonen, daß der pharmakodynamische Effekt eines Wirkstoffes keineswegs eine verbindliche Informationsquelle dafür sein kann, daß die Pflanze als Ganze diese Eigenschaften ebenfalls besitzt. Ein solcher Fall ist der Rhabarber *(Rheum Officinale),* dessen Anthrachinon-Glykoside im

Abbildung 683
Japanische Figur, die die Akupunkturpunkte zeigt, 19. Jh.

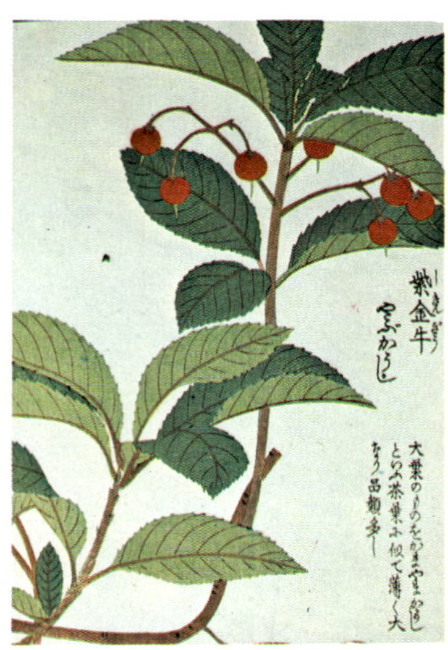

Abbildung 685
Japanische Pflanze. Ardisia Japonica.

Abendland wegen ihrer abführenden Wirkung bekannt sind. In China und Japan wird die ganze Rhabarberpflanze oft wegen ihrer entgiftenden und entzündungshemmenden Wirkung benutzt.

Man hat nachweisen können, daß das *Phillodendron Amurence in vitro* eine bakteriostatische Wirkung auf den Staphylokokkus, den Pneumokokkus und den Kochschen Bazillus ausübt. Ebenso wurde seine Wirksamkeit gegen die Lungenentzündung, die eitrige Nebenhöhlenentzündung und sogar die Tuberkulose klinisch nachgewiesen (Furunaka Takashi, 1959). Indessen kann diese antibakterielle Wirkung nicht dem wesentlichen Alkaloid dieser Pflanze, dem Berberin, zugeschrieben werden.

Gleichfalls berichtete Yahazu Shiro (1968), daß die cardiotonische und beruhigende Wirkung des *Aconitum Fisheri* auf der Koexistenz von hitzebeständigen und hitzeunbeständigen Verbindungen beruhe. Ebenso erlaubten die für *Panax Ginseng* benutzten Alkaloide allein nicht, die stärkende Wirkung aus der ganzen Wurzel zu erzielen.

Außerdem kann die pharmakologische Untersuchung der einzelnen chinesisch-japanischen Arzneien die Wirksamkeit und den Handlungsmodus dieser alten Medizin nur sehr unvollkommen bestimmen. In der Tat wurden die Arzneien nie allein verschrieben, sondern stets in Verbindung mit mehr oder weniger komplexen Verordnungen, von denen die meisten seit mehreren Jahrhunderten festgelegt wurden. Nehmen wir zum Beispiel den Fall der *Ephedra Sinica,* die oben erwähnt ist. Ihr Wirkstoff, das Ephedrin, besitzt eine gut bekannte sympathico-mimetische Wirkung, die die Schweißsekretion anregt, den Blutdruck erhöht und die Bronchien erweitert. Mit anderen Arzneien gemischt, kann die *Ephedra Sinica* jedoch gegensätzliche Effekte hervorrufen. Die Kombination mit *Cinnamonum Cassia* fördert das Schwitzen, zusammen mit Gipsstein wirkt es schweißhemmend. In Verbindung mit der Mandel von *Prunus Armeniaca* hat es eine hustenstillende Wirkung. Zusammen mit Ingwer und Brustbeere ist es ein überaus harntreibendes Mittel. Unter Beifügung von Reiswein regt der Ephedra-Tee die Gallensekretion an (Ishihara Akira). Es ist schwierig, diese Wirkungen wissenschaftlich zu erklären, während man sie nach der chinesischen Konzeption sowohl von der Wirkungsweise der Medikamente als auch von der Physiologie und der Pathologie her auf eine kohärente Weise interpretieren kann.

Wie die Arzneikunde bildet auch die Akupunktur seit Beginn des Jahrhunderts einen Gegenstand gründlicher wissenschaftlicher Studien. Okubo Tekisai (1840—1911) war der Vater der wissenschaftlichen Akupunktur. Für gewisse Akupunkturpunkte zeigte er eine Entsprechung mit nervösen Gebilden (insbesondere Spinalganglien) auf. Ishikawa Hidezurumaru behauptete entschieden den therapeutischen Wert der Akupunktur. Er unterstrich die Beziehungen zwischen den Headschen Zonen und den Akupunkturpunkten und formulierte ein Gesetz bezüglich der doppelten zentripetalen Kontrolle des vegetativen Nervensystems.

In den zwanziger Jahren dieses Jahrhunderts studierten zahlreiche Forscher (Kashida, Harada, Oki usw.) die biologischen Wirkungen der Akupunktur und der Moxibustion (Erythrozytose, Leukozytose, Freisetzung geweblicher Antikörper ins Blut usw.). Im Anschluß an diese Arbeiten wagte sich eine Anzahl von Wissenschaftlern an die Humoraltheorien, auf die Gefahr hin, sich vom wahrhaftigen Geist der klassischen Akupunktur zu entfernen.

Abbildung 686 (gegenüber)
Shinto-Tempel aus der Periode von Nara.

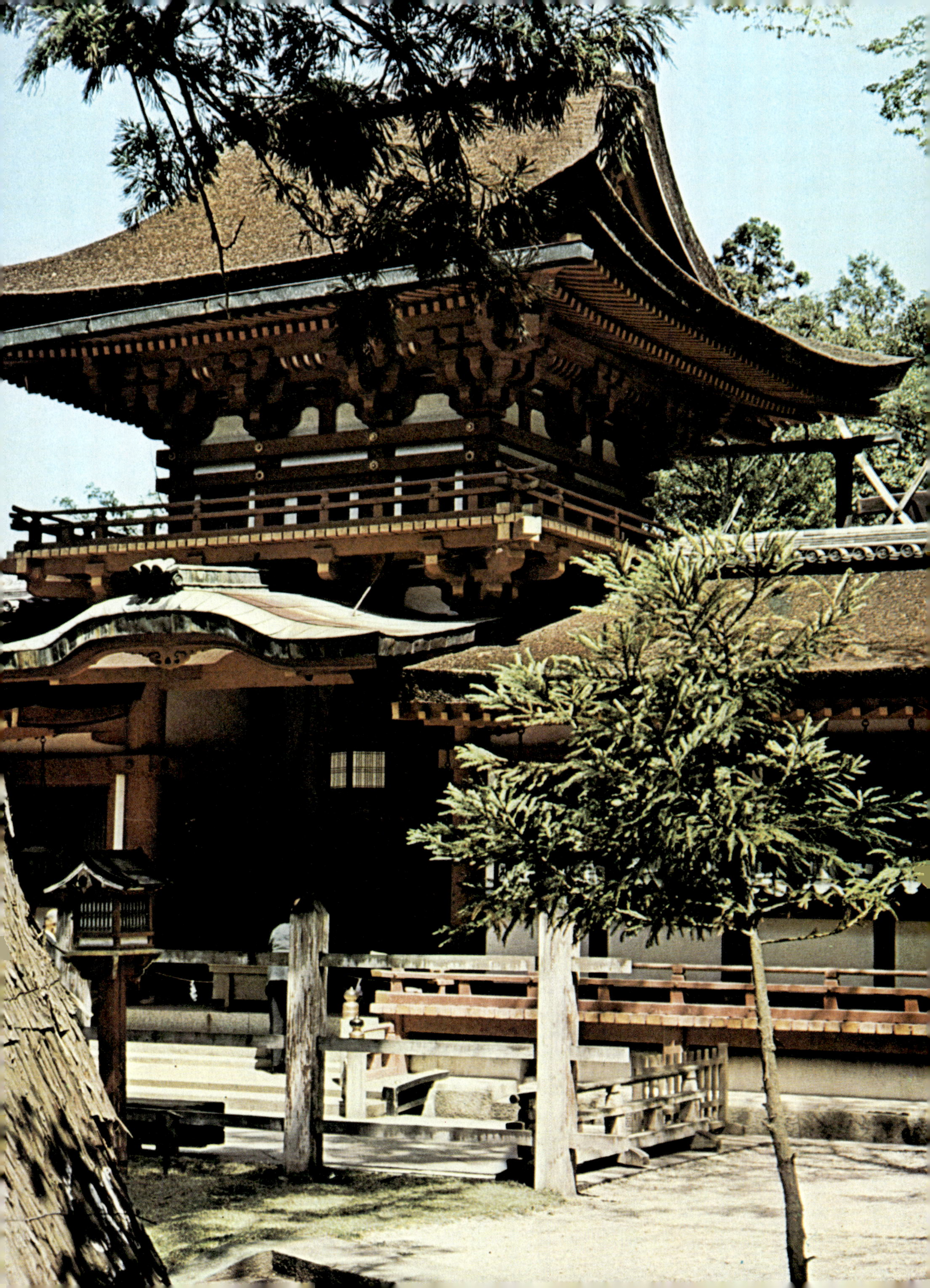

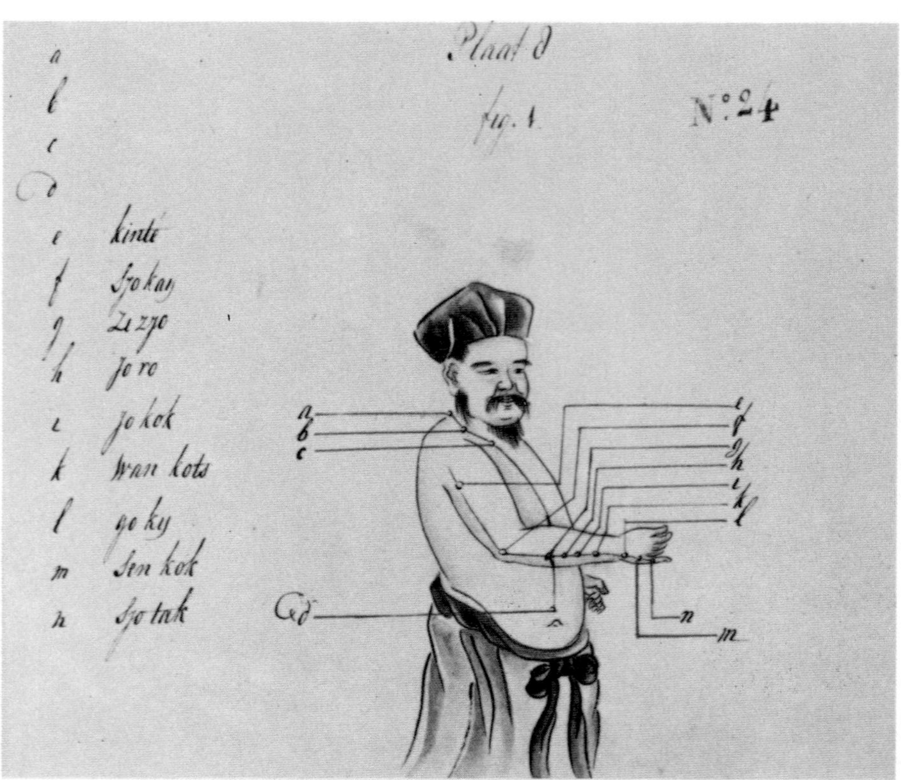

Abbildung 687
Holländisches Manuskript über die Akupunktur. Anfang des 19. Jh.s.

Nach dem Krieg beschäftigte man sich vornehmlich mit dem Vorhandensein der Meridiane und der Punkte. Die Entwicklung der Technik erlaubte, die besonderen elektrischen Phänomene im Bereich der Akupunkturpunkte und des Verlaufs der Meridiane zu veranschaulichen. Immer empfindlichere und immer suspektere elektrische Anzeiger erschienen auf dem Markt (Morita, Shichijo, Nakatani, Manaka).

In den Jahren 1950 und 1960 entwickelte Akabane eine Diagnosemethode, die auf die anormale thermische Empfindlichkeit gewisser Punkte gegründet war. Diese liegen im Falle energetischer Unausgeglichenheit der Meridiane an den Fingerspitzen. Fujita Rokuro beschrieb das »Phänomen des Bläschens« (häufige Erscheinung eines Bläschens im Bereich der pathologischen Akupunkturpunkte). Er schlug andererseits eine dynamische und humorale Theorie der Meridiane vor, die von Serizawa Katsusuke wieder aufgegriffen wurde.

Heutzutage ist die Anwendung der Elektronik nicht auf die Detektoren der Punkte begrenzt. Es sollen an dieser Stelle nur die Ultraschallgeräte für die lokalen Geschwülste und die muskulären Veränderungen genannt werden, sodann die thermo-elektrischen Geräte zur Messung des Blutkreislaufs, die photo-elektrischen Pulsmeßgeräte etc. Der Elektronenrechner selbst wird benutzt, um die Symptome auszuwählen und die entsprechenden Punkte zu bestimmen. Was die Brennkegel betrifft, mußte das veraltete Beifußblatt zahlreichen Modellen elektrischer Brennkegel weichen.

Die Akupunktur-Anästhesie — oder eher die Akupunktur-Analgesie — fügt der Geschichte der Akupunktur ein letztes Kapitel hinzu. Nach den in China errungenen Erfolgen, die 1970 von der Presse hochgejubelt wurden, gelang 1972 Tani Michio und Manaka Yoshio die erste Anästhesie durch Akupunktur in Japan bei der Blinddarmoperation eines zehnjährigen Jungen.

Seitdem konnten zahlreiche andere gelungene Versuche verzeichnet werden. Aber offenbar gelingt es dieser revolutionären Technik schwerlich, eine Ausbreitung wie in China zu erfahren und in die übliche Praxis Eingang zu finden. In der Tat führen schon die Struktur der japanischen Industriegesellschaft, die Organisation des medizinischen Systems und der Einfluß des Abendlandes auf Kultur und Lebensweise dazu, daß man für eine solche Methode nur wenig empfänglich ist.

Trotz des wiederauflebenden Interesses für die traditionelle Medizin bleibt ihre Unterweisung auf einige Fakultäten beschränkt. Noch handelt es sich dabei um ein Randgebiet, das in der Geschichte der Medizin jedoch oft auftaucht. Darum gibt es von einigen hunderttausend Ärzten in Japan kaum einhundert Spezialisten, die gemäß dem authentischen Geist der klassischen chinesischen Medizin Verschreibungen des traditionellen Arzneibuchs vornehmen können. Und nur dreißig können für sich in Anspruch nehmen, über eine moderne medizinische Ausbildung zu verfügen und sich gleichzeitig des traditionellen Arzneibuchs und der Akupunktur zu bedienen (Ishihara).

Die Akupunktur ist ein eigenständiger Beruf. Das dreijährige Studium wird mit einem Diplom abgeschlossen. Heute gibt es fünfzigtausend Akupunkteure. Die Verachtung, die der Arzt dem Akupunkteur entgegenbringt, führt zu dessen Isolation und wird zudem durch die Kluft zwischen beiden Berufen verstärkt.

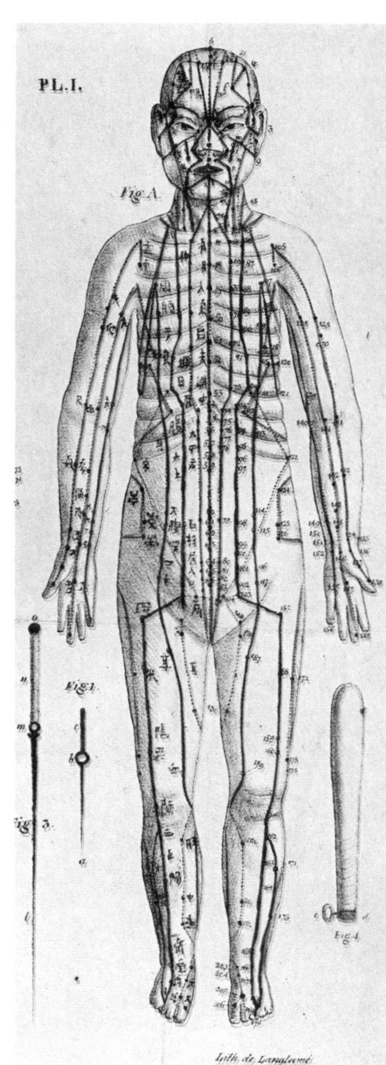

Abbildung 688
Akupunktur: Bildseite aus der Abhandlung von Sarlandière.
Bericht über die Elektro-Akupunktur, die als neues, wirkungsvolles Heilmittel gegen Gicht, Rheumatismus und nervöse Beschwerden angesehen wird, und über den Gebrauch des japanischen Brennkegels in Frankreich.

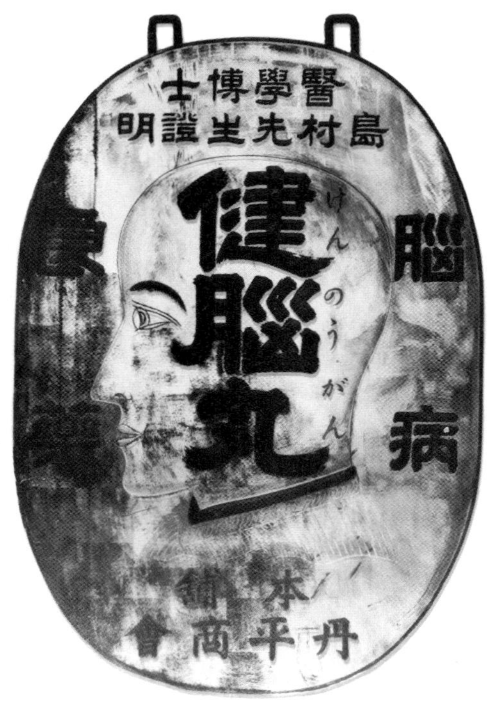

Abbildung 689
Apothekerschild, Meiji-Epoche.

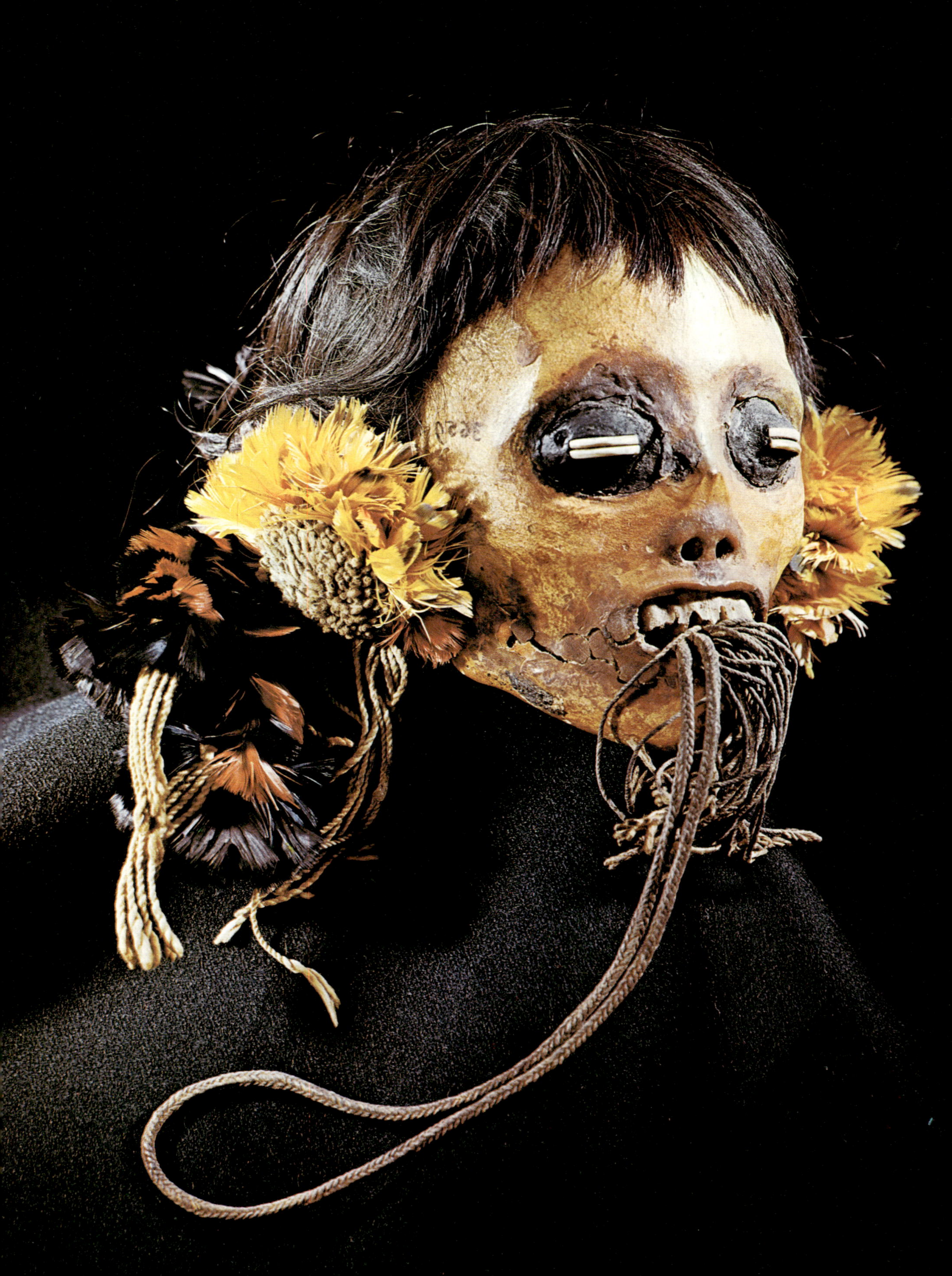

Die präkolumbische Medizin

von Henri-Roger Plénot

Abbildung 690 (gegenüber) Präparierter Kopf des Indianers Mundurucu mit buntem Federschmuck und Schnüren.

Traditionell ist die Veränderung
R. Gessain

Die Götter der Mayas steigen noch immer die heiligen Stufen herab, die mit astronomischen Inschriften in Copan geziert sind, und nehmen, dunkel und wunderbar, eine andere Gestalt an, die eines Jaguars oder eines Schmetterlings aus Obsidian.
Miguel Angel Asturias

Der historische Gesichtspunkt

Es erscheint angebracht, den Titel dieses Kapitels genau zu definieren, damit er sowohl eine engere als auch eine weitere Bedeutung erhält. Denn es handelt sich darum, einen Gesamtüberblick über die medizinischen Praktiken und Vorstellungen eines ganzen Kontinents zu geben, der sich von den Territorien der Eskimos im Norden bis nach Feuerland im Süden erstreckt — und diese Praktiken sind das Produkt von sehr unterschiedlichen Kulturen oder Zivilisationen. Wenn der Begriff »präkolumbisch« *stricto sensu* die Periode bis zur Ankunft von Kolumbus in Hispaniola im Jahre 1492 bezeichnete, würde dies die Zahl der verfügbaren Dokumente ungemein beschränken. Selbst die üblichen Bezugsdaten, wie die Ankunft von Cortez in Mexiko (1519) oder die von Pizarro in Peru (1532), sind nicht befriedigend. Für die sehr schwierige Bestimmung der Maya-Kultur erweisen sie sich als unbrauchbar, da manche Stämme bis zum Beginn des 19. Jahrhunderts Widerstand leisteten. Wir verwenden also den Begriff »präkolumbisch« in seiner gebräuchlichen, aber unpräzisen Bedeutung und meinen damit die Periode, die mit der Eroberung der Neuen Welt durch die Europäer zu Ende geht.

Der *homo sapiens* hat seinen Ursprung nicht auf dem amerikanischen Kontinent. Erst sehr spät, im Laufe der letzten Eiszeit, gelangte er dorthin: als der Meeresspiegel infolge der Bildung gewaltiger Eisdecken über den Kontinenten sank, konnte der Mensch über die Bering-Straße Amerika erreichen. Die Einwanderung muß in mehreren Wellen erfolgt sein. Mit der letzten kamen die Eskimos, deren Weg über die Aleuten führte. Einwanderungen von jenseits des Pazifiks spielten eine geringere Rolle, selbst das Vorhandensein solcher Spuren ist heute noch umstritten. Nur folgendes scheint endgültig gesichert: vor etwa 35 000 Jahren erreichten während einer Wärmeperiode der Würmeiszeit die ersten Mongolen aus Asien einen von menschlichem Leben vollkommen unberührten Kontinent, den sie im Verlauf einiger Jahrtausende vollständig in Besitz nehmen sollten.

Die alte monolithische Vorstellung vom amerikanischen Menschentyp mit glatten, schwarzen Haaren, dunkler Haut, kaffeebraunen Augen, hohen

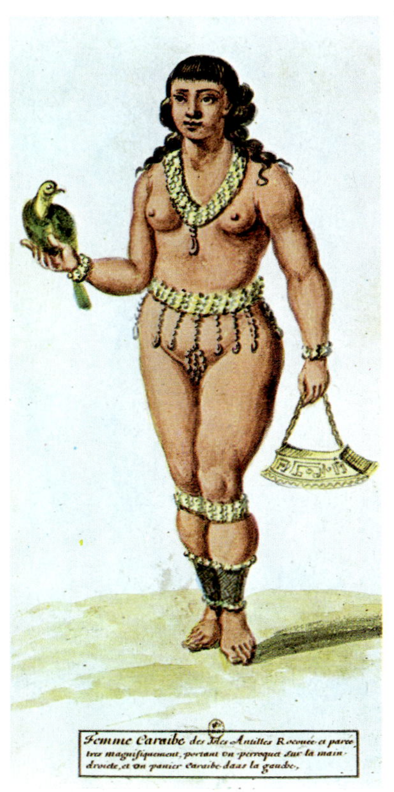

Abbildung 691 (unten) »Kariben-Frau« aus dem Manuskript über die Pflanzen der Antillen von Pater Plumier, 1687.

Backenknochen, spärlichem Bartwuchs und großem Rumpf ist durch eine neue Typisierung ersetzt worden. Eine starke Veränderlichkeit zwischen den verschiedenen Eingeborenengruppen wird darin eingeräumt. Das Ergebnis verschiedener anthropologischer Untersuchungen führt zu der Unterscheidung zwischen gewissen »Unter-Rassen« — mit allen Einschränkungen, die ein solcher Begriff enthalten kann. Als differenzierende Faktoren wirkten genetische Abweichungen, Veränderungen des Anpassungsverhaltens, Mutationen und Gründereffekt. Manche Anthropologen bestreiten das Zutreffen der Gesetze von Bergmann und Allen in Amerika. Die Veränderungen wurden auf Höhenunterschiede zurückgeführt, liegen doch manche Dörfer bis zu 5500 Meter hoch.

Man hat von einer gewissen Homogenität der Blutgruppen gesprochen, obwohl diese manchmal umstritten ist:

— bei den Bewohnern des Amazonasgebietes überwiegt die Blutgruppe 0, A und B findet man selten.
— bei den Andenbewohnern dominiert die Gruppe 0, A und B sind selten, A überwiegt B.
— bei den Bewohnern der Pampa findet man die Gruppe 0, A und B selten, B vergleichsweise weniger.
— die Feuerländer haben beinahe ausschließlich Blutgruppe 0.
— die Eskimos haben die drei Gruppen 0, A und B, sind aber als letzte auf den Kontinent gelangt.

Die Blutgruppe A findet man im Norden des Kontinents. Hier endigten die letzten Wanderungen. Dieses Gebiet liegt auch am weitesten von den Landungsstellen der Eroberer entfernt, die, mit Kreuz und Schwert bewaffnet, die Pockenepidemien (anti-A) ins Land brachten. Unter all diesen Gruppen findet man auch einen starken Anteil des Diego-Faktors, der übrigens auch indianischer oder mongolischer Faktor genannt wird.

Abbildung 692
»Kariben-Mann« aus dem Manuskript über die Pflanzen der Antillen von Pater Plumier, 1687.

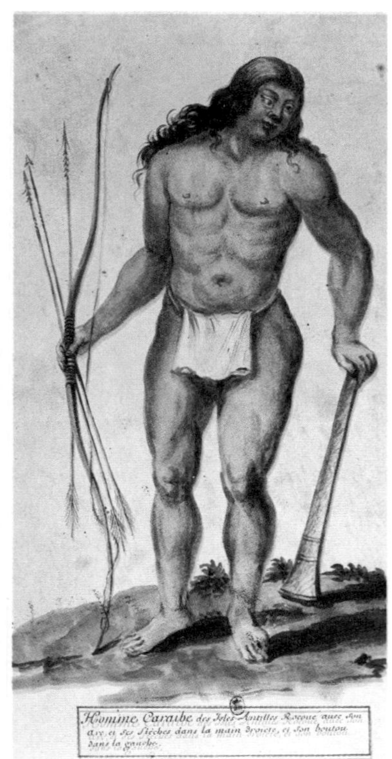

Die Körpergrößen nehmen auf der Skala den Platz durchschnittlicher Staturen ein. Fälle von Brachyzephalie (Kurzschädel) kommen im Westen vor, im Osten ist Mesozephalie (mittelhohe Kopfform) anzutreffen; allerdings sind solche Klassifikationsversuche noch neu.

Mit der Eisschmelze schloß der Kontinent den Ring seiner Küsten um die Einwanderer und blieb ohne eine Verbindung mit der übrigen Welt. Die Menschen mußten von neuem die Mittel zum Leben und Überleben entdecken. Nicht selten einer feindseligen Umgebung ausgesetzt, bevölkerten sie den ganzen Kontinent, entwickelten von neuem den Ackerbau, die Töpferei, die Webkunst und natürlich — die Medizin.

Bei der Ankunft der Spanier hatte nur ein Teil der verschiedenen Gruppen, die dieses unermeßliche Land bewohnten, den gleichen kulturellen Entwicklungsstand erreicht. Bekanntlich kommt nur eine kleine Zahl von Menschengruppen auf das Niveau einer Zivilisation (im Sinne Toynbees), die anderen schaffen Kulturen, d. h. Formen der Anpassung. Nur zwei von sämtlichen amerikanischen Kulturen erreichten das Niveau einer Zivilisation: die mittelamerikanische Kultur der Mayas und Azteken und die Andenkultur des Inkareiches. Doch nur Mittelamerika kannte eine Bilder- oder Hieroglyphenschrift, deren Entschlüsselung noch heute Probleme bereitet.

Der Gegenstand der »Medizin«, der uns hier interessiert, erlaubt also keine dynamische und detaillierte historische Darstellung. Auf der einen Seite fehlen uns fast völlig Zeugnisse aus der Zeit vor der Eroberung, auf der anderen Seite veranlaßt uns das Bestehenbleiben gewisser Gebräuche über Jahrhunderte hin-

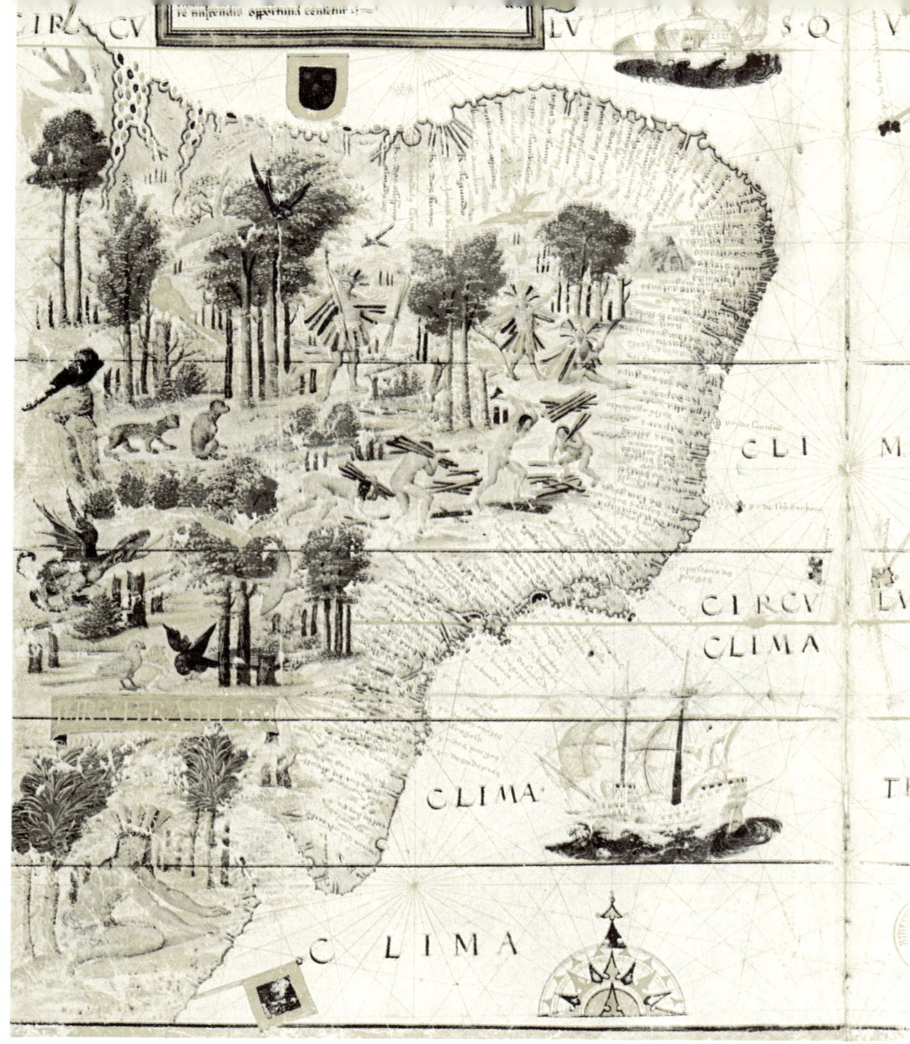

Abbildung 693
Die Entdeckung Brasiliens.
Atlas von Diego Homen, 16. Jh.

weg, aus der Gegenwart in die Vergangenheit zu extrapolieren — mit aller für wissenschaftliche Arbeit gebotenen Zurückhaltung und entsprechender Einschränkung.

Um ihren Gott und ihre Macht zu verbreiten, setzten die spanischen Eroberer alles daran, eine ganze geistige Welt zu vernichten. Die religiöse und regierende Elite, Trägerin der Traditionen und des gesamten Wissens, wurde ausgerottet. Die Götterbildnisse und die Tempel, die heiligen Bücher und die Weisen, die ihre Auslegung und Liturgie kannten, mußten als Symbole des Teufels und Hindernisse für den wahren Glauben verschwinden. Die Medizin war eng mit der Religion verbunden. Sie war ein untrennbarer Teil der Religion. Die Zeugnisse, die uns erhalten geblieben sind, stammen vom Ende einer Epoche. Sie stellen heute nur noch Bruchstücke ohne jeglichen Zusammenhang dar, Spiegelbilder einer Welt, die auf den Scheiterhaufen der Inquisition ihr Ende fand. Dieselben Mönche, die das Feuer entfacht hatten, sammelten die traurigen Überreste, Zeugen einer reichen kulturellen Blüte, bevor die letzte Spur vollkommen vom Erdboden verschwunden war.

Die Quellen

Für den Entwurf eines Panoramas der präkolumbischen Medizin können zwei Methoden angewandt werden. Man kann mit Hilfe nosologischer Kriterien die verfügbaren Elemente in Begriffe der heutigen wissenschaftlichen Krankheitslehre übersetzen, einschließlich der Beschreibung verschiedener Behandlungsmethoden. Das kommt jedoch einer Aufwertung dessen gleich, was man *erhält* gegenüber dem, was man *macht* und was man *sagt*. Da wir einer Kultur gegenüberstehen, in der das Symbolische wichtiger ist als das Wirkliche, kann dieses »deskriptive« Vorgehen nicht die Eigentümlichkeit jener Medizin entschlüsseln. Für einen indianischen »Heiler« ist es viel wichtiger zu wissen, *warum* der Kranke ein bestimmtes Leiden erduldet, als *wie* dieses Leiden zum Ausdruck kommt.

Die zweite Methode besteht in dem Versuch, die Krankheit als Ausdruck eines gestörten Gleichgewichts zu verstehen — wie es die Indianer taten — und zu erforschen, welche Mittel sie zur Heilung einsetzten. Die Tatsache, daß die Anwendung mancher Behandlungsmethoden die gewünschte Wirkung hervorrief, bedeutet in ihrem Nachvollzug nichts anderes als eine Wiederholung des Weges, den die Heilkunst in aller Welt zurückgelegt hat. Eine im westlichen

Abbildung 694
Völkerwanderung der Azteken.

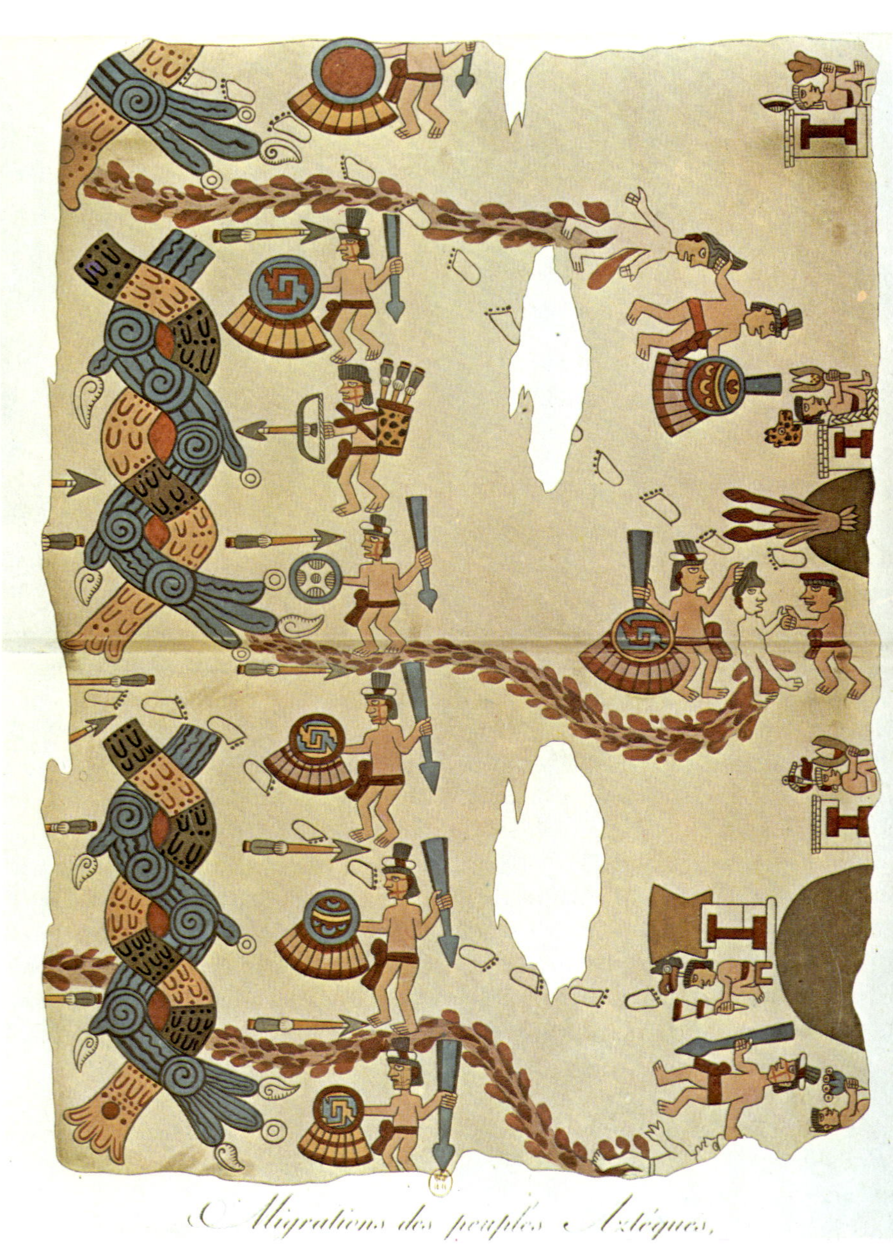

Sinn rein medizinische Betrachtungsweise geht am *Ethos* einer Welt vorbei, die ganz anders ist als die unsrige. Wir werden sehen, daß der *Curandero,* der *Schamane* oder der *Angakok* den ganzen Menschen — Leib und Seele — behandelt, ohne einen Unterschied zwischen den beiden Bereichen zu machen. Auf diese Weise wurde versucht, die von der Krankheit hervorgerufene Störung des Gleichgewichts zu überwinden. Das Übernatürliche ist hier im Vergleich zum Natürlichen nichts Andersartiges. Es gibt keine Grenze zwischen den beiden Ebenen, die wir gewöhnlich als grundverschieden ansehen.

Bei ihrer Ankunft in der Neuen Welt fanden die Spanier keine kulturelle Leere vor. Die Azteken und die Mayas benutzten »Kodizes«, in einer Bilder- oder Hieroglyphenschrift abgefaßt. Sie zeichneten auf Agavenpapier oder Hirschleder, das in Streifen zusammengefaltet wurde. Aus derartigen »Kodizes« bestanden die Archive ihrer Wissenschaft und ihrer Städte. Die Inkas zeichneten die wichtigsten Ereignisse ihrer Geschichte mit Hilfe von »quipus« auf. Das waren Bündel von Knotenschnüren, bei denen Anzahl, Farbe und Lage der Knoten als mnemotechnisches Hilfsmittel dienten. Spezialisten beherrschten die Kunst des Lesens dieser »quipus«, die vor allem für wirtschaftliche Berichte und manchmal für historische Daten, niemals jedoch für wissenschaftliche oder künstlerische Darstellungen Verwendung fanden.

Als Boten des Glaubens in einem Land des Unglaubens verbrannten die spanischen Mönche die grundlegenden Zeugnisse dieser Kulturen. Nur wenige überstanden die Raserei der Bilderstürmer unbeschadet. Doch während ihre Scheiterhaufen die kulturellen Schätze dieser Völker zerstörten, beschrieben dieselben Mönche die Gebräuche der Indianer. Berichte über die Eroberung liegen uns in reicher Menge vor, gleich, ob es sich um Mittelamerika oder das Inkareich handelt. Später, als sich die spanische Herrschaft verfeinerte und ausdehnte, schärfte sich der Blick der Beobachter. Die Männer Gottes wollten die Indianer, die sie für den Christenhimmel gewonnen zu haben glaubten, vor den Untaten der goldgierigen und ruhmsüchtigen Soldateska verteidigen. Sie übermittelten uns verstreute Informationen, die jedoch wegen ihrer europazentrierten Betrachtungsweise beschränkt und einseitig sind.

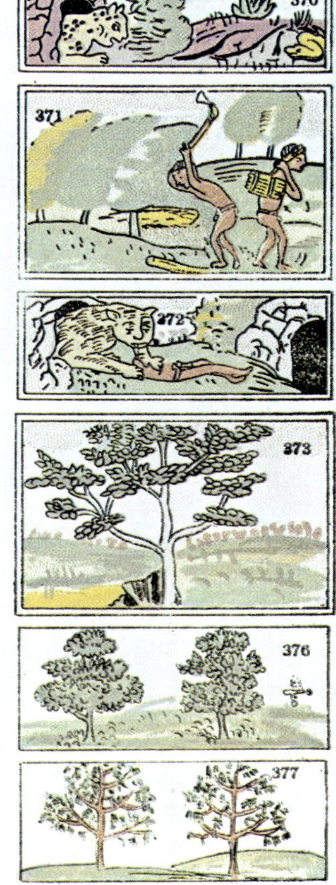

Abbildung 695
Codex Florentinus, *Buch XI, Reproduktion eines Faksimiles der Nationalbibliothek.*

Die schriftlichen Quellen

Da die Medizin damals nicht als unabhängige und rationale Wissenschaft galt, besitzen wir heute keine echt präkolumbischen medizinischen Darstellungen. Die schriftlichen Quellen stammen aus gewissen Kodizes.

Die ältesten von ihnen entstanden in Yukatan: der *Dresdensis,* der *Tro-Cortesianus* und der *Peresianus.* Sie handeln jedoch vor allem von Kalendern und astronomischen Beobachtungen und enthalten kaum medizinische Elemente. Allerdings sind in diesen Quellen mindestens achtzehn verschiedene Maya-Ideogramme auszumachen, die sich auf verschiedene Teile des menschlichen Körpers beziehen. Der *Borbonicus,* ein Wahrsagungsbuch über den Kalender und die Riten, zeigt uns Gottheiten, die in einer Beziehung zur Medizin standen. Im Kodex *Borgia* findet man Szenen, die das Stillen zeigen, und die Darstellung eines Kranken, der bei herausgestreckter Zunge uriniert und defäkiert, wobei die abgesonderten Stoffe bis zum Gott der Toten herabfallen. Im Kodex *Vaticanus B* (Oaxaca) ist ein Kranken-Fischer gegenüber dem Totengott abgebildet. Im *Vindobonensis* und *Nutall* sind verschiedene Szenen mit Menschenopfern, Niederkünften und Dampfbädern dargestellt.

Der *Telleriano-Remensis,* ein vor allem historisch interessantes Buch, zählt viele Todesfälle auf, die sich infolge mehrerer Faktoren ereigneten: Kriege im

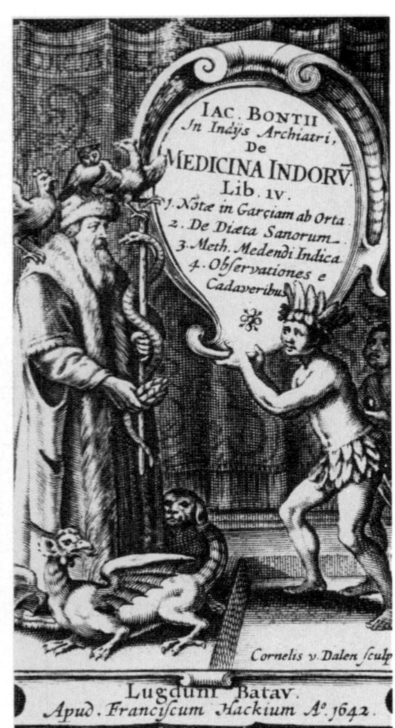

Abbildung 696
Titelblatt des Werkes »Die Medizin der Westindischen Inseln«, *1642.*

13. Jahrhundert, 1447 eine Kältewelle, 1452 eine Hungersnot und eine Epidemie und 1538 eine Pockenepidemie.

Der *Magliabecchi B* schließlich stellt Begräbnisriten dar, Menschenopfer, Szenen, in denen die Ausübung von rituellem Kannibalismus abgebildet ist, Selbstverstümmelungsopfer und Wahrsagerei aus Maiskörnern und Muscheln. Im *Mendoza* findet man Hinweise für die Pflege von Neugeborenen und Angaben über die Nahrungsmengen für Kinder. Was die präkolumbischen Dokumente im engeren Sinn anbelangt, so ist die Ausbeute in der Tat äußerst dürftig.

Die Spanier hinterließen uns drei Arten von Chroniken:

— Kriegs-Chroniken, die von Zwischenfällen bei der Eroberung berichten. Für unsere Untersuchung sind sie uninteressant.
— »cronicas de Indias«; unter diese Rubrik werden die Chroniken von Nobrega, Motilinia, Oviedo, Gomara, Diego de Landa, Cobo und Sahagun eingeordnet. Diese Spanier, in der Mehrzahl Mönche, wollten mit ihren Schriften in zwei Richtungen wirken: die Schriften können einerseits als Rechtfertigungsversuch und als Illustration der eingeborenen Zivilisation aufgefaßt werden, andererseits als eine möglichst genaue Beschreibung und Interpretation der dortigen Verhältnisse, um die Kenntnisse darüber auszuweiten und damit auch den Grundstein für die Bekehrung der Eingeborenen legen zu können.
— Eingeborenen-Chroniken, die relativ spät von Indianern verfaßt wurden, die von den Spaniern unterrichtet worden waren. Sie legen »aus dem Inneren« Zeugnis von der Kultur ihrer Väter ab. Hier sind vor allem zu nennen: die Chroniken von Fernando de Alva Ixtilixochitl, einem Nachkommen des Königs von Texcoco, und von Garcilaso de la Vega, Sohn einer Inkaprinzessin und eines Konquistadoren.

Sowohl für die medizinische Terminologie als auch die Therapie enthalten die obengenannten Texte eine Fülle von Material.

Cobo untersucht z. B. in den »cronicas de Indias« die Heilpflanzen von Peru. Im allgemeinen schildern alle diese Chroniken die medizinischen Praktiken der Ureinwohner; so berichtet z. B. Diego de Landa über die Heilkunst von Yukatan. Das hervorragendste Werk ist ohne Zweifel das von Frater Bernardino de Sahagun. In seiner *Historia de la cosas de Nueva España* gibt er uns einen einzigartigen Überblick über die Zivilisation der Azteken. Eine genaue Ausgabe dieses Werks ist uns im Kodex *Florentinus* erhalten geblieben. Sahagun studierte an der mexikanischen Hochschule von Tlatelolco (gegründet 1540) und schrieb sein Werk etwa zwischen 1565 und 1569. Der zehnte Band dieser zwölfbändigen »Geschichte« beschäftigt sich teilweise mit den »Organen des ganzen Körpers, den äußeren und inneren, den Krankheiten und den Gegenmitteln«, während der elfte die »Eigenschaften der Tiere, der Vögel, . . . der Kräuter, der Mineralien und der Farben« schildert.

In der gleichen Epoche schrieb der Arzt Martin de la Cruz, ein Nahuatl, der ebenfalls die Hochschule von Tlatelolco absolviert hatte, das *Libellus de medicalibus indorum herbis* (1552). Schon der Titel verrät die Bedeutung dieses Werks für unser Thema. Von Juan Badiano, einem Indianer aus Xochimilco, wurde es ins Lateinische übersetzt. Das Manuskript war ursprünglich für Karl V. bestimmt, »um die Nachsicht Ihrer Königlichen Majestät für die Indianer zu gewinnen«. Der Kaiser hatte aber abgedankt, und sein Nachfolger

Philipp II. kannte diesen Text wahrscheinlich nicht. Erst 1929 wurde er in der Bibliothek des Kardinals Barberini entdeckt.

Philipp II. entsandte seinen Arzt Hernandez mit dem Auftrag, die Heilpflanzen an Ort und Stelle zu studieren, deren Vorzüge seine Beamten in ihren Berichten gerühmt hatten. Hernandez zählt in seiner Arbeit über eintausendzweihundert Arten auf. Unglücklicherweise ist ein Teil seines Werks verlorengegangen. Im Gegensatz dazu arbeitete Monardes in Sevilla über Gegenstände, die ihm von der anderen Seite des Ozeans gebracht wurden: dies war die gängige Praxis, »indianische« Geschichtsschreibung kompilatorisch zu betreiben, wie es die Großstädter jenseits des Ozeans taten.

Die Konquistadoren, offenkundig ungebildete Soldaten, hatten im besten Fall vage Kenntnisse der »Volks«-Medizin, auf jeden Fall wußten sie nicht mehr als ihre Gegner. Die Chronisten und Mönche, Angehörige der Bildungselite Europas, brachten abendländisch-hippokratische Vorstellungen mit, die im Keim schon Elemente der rationalen modernen Medizin enthielten, allerdings noch mit zweifelhaftem Gedankengut von Galen oder Plinius beladen.

Ihre Berichte wurden aus der Sicht Außenstehender verfaßt, und obwohl es sich um gebildete Männer handelte, so besaßen sie doch vollkommen andere kulturelle Kriterien und waren auf diesem Gebiet nicht spezialisiert. Erinnern wir uns, daß der Lehrstuhl für Medizin in Tlatelolco erst 1579 errichtet wurde! Frater Agustin Farfan wurde als erster Absolvent 1592 zur Prüfung zugelassen mit seinem *Tratado breve de medicina,* dem noch der Einfluß Galens anhaftete.

Frater Bernardino de Sahagun leistete hervorragende ethnologische Arbeit, die noch heute dank seiner berühmten »minuta« als vorbildlich gilt. Darin faßte er gleichzeitig durchgeführte und sich ergänzende Untersuchungen zusammen, die er in den drei Kultzentren von Tenochtitlan, Tlatelolco und Tepepulco anstellte. Dennoch spiegelt sich in der von ihm angewandten Methode, Krankheiten zu klassifizieren, seine Befangenheit in den kulturellen Strukturen seines Herkunftlandes wider.

Martin de la Cruz, als Sohn des Landes, wollte eine Verteidigung der indianischen Kultur vorbringen. Die von ihm verfaßte Sammlung von Therapieverfahren ist jedoch durch seine Bildung, die sich der Mentalität der Invasoren angepaßt hatte, beeinflußt. So erlauben es die von ihm — mehr oder weniger ausführlich — beschriebenen Rezepte nicht, zum Wesen der Medizin der Eingeborenen vorzudringen.

Hernandez studierte das Land vom Blickwinkel des Botanikers aus und interessierte sich nach europäischer Gewohnheit einzig und allein für die Beschreibung und Klassifikation der Pflanzenwelt.

Wir müssen also versuchen, zu einer Synthese all dieser unterschiedlichen Elemente zu gelangen. Da uns schriftliche Dokumente für den größten Teil des Kontinents nicht zur Verfügung stehen, müssen wir auf andere Informationsquellen zurückgreifen.

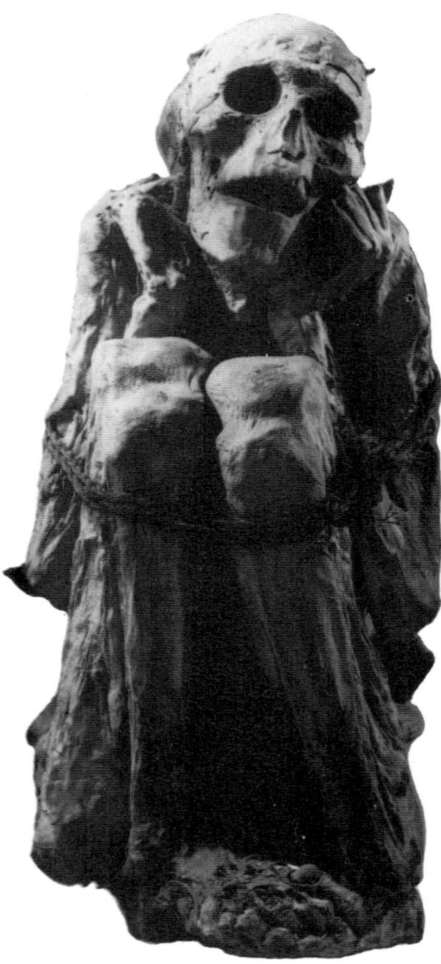

Abbildung 697
Mumie, die 1877 im Inneren eines Grabes gefunden wurde. Die Eingeweide sind entfernt worden, am Kopf wurde kurz vor oder nach dem Tod eine Trepanation durchgeführt. Utcubamba-Tal, nördliche Anden, Peru.

Knochenreste und Mumien

Bedauerlicherweise ist das vorhandene Material nur bruchstückhaft und häufig in schlechtem Zustand, zudem liegen bis heute noch keine erschöpfenden Untersuchungen vor. Immerhin ließen sich mit Hilfe von Gewebeanalysen und röntgenologischen Untersuchungen Spuren von Parasiten oder gewisse Verletzungen nachweisen. Das Studium der Skelette brachte zahlreiche Krankheiten ans Licht.

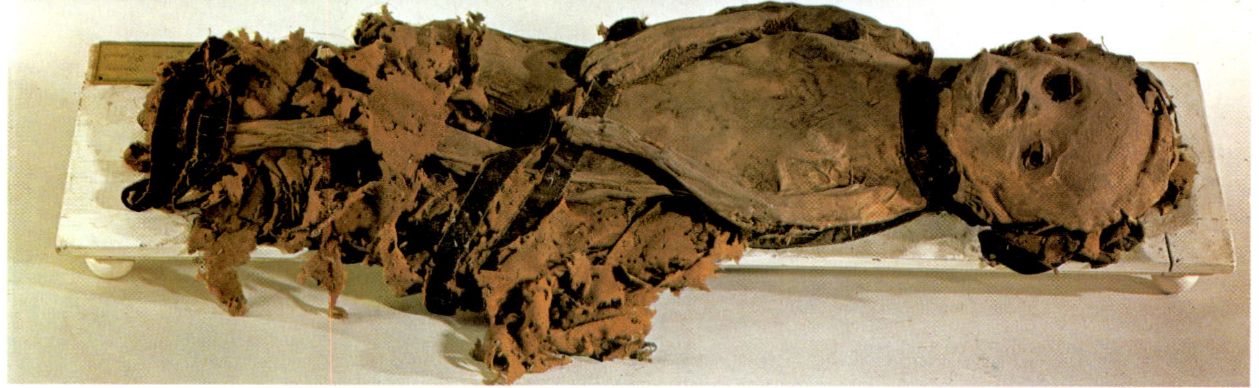

Abbildung 698
Mumie eines peruanischen Kindes.

Das Vorkommen folgender Knochen- und Gelenkleiden ist gesichert:
- — Osteoarthritis, Degenerationserscheinungen an den großen Gelenken und der Wirbelsäule, Unregelmäßigkeiten an den Knochenrändern, Verunstaltungen durch Spondylitis;
- — infektiöse Arthritis als Folge von Frakturen oder Verletzungen;
- — rheumatische Arthritis, Gelenksteifigkeit, oft im Bereich der kleinen Gelenke.

Entzündliche Prozesse traten ziemlich häufig auf:
- — Syphilis — seit der vorklassischen Zeit;
- — Frambösie (syphilisähnliche Tropenkrankheit);
- — Knochentuberkulose mit Osteoporose, Morbus Pott (tuberkulöse Wirbelentzündung);
- — verschiedene Formen von Osteomyelitis, Periostitis (Knochenhautentzündung) am Schädel und an den langen Röhrenknochen, Paget-Krankheit.

Folgende krankhafte Störungen des Knochenwachstums und -stoffwechsels wurden beobachtet:
- — Akromegalie,
- — Makrozephalie (Schädelvergrößerung),
- — Recklinghausen-Krankheit,
- — Osteomalazie (Knochenerweichung),
- — Osteoporose und Veränderungen als Folge von Rachitis und Skorbut.

Tumore traten nur selten auf, gleichwohl entdeckten Forscher ein Osteosarkom am rechten Oberarmknochen einer erwachsenen Frau. Dagegen sind traumatische Verletzungen und künstlich hervorgerufene Quetschungen keine Seltenheit. Das gleiche gilt für Krankheiten im Bereich der Mundhöhle: Karies, infektiöse und degenerative Prozesse des Alveolenbogen und periapikale Abszesse.

Wir müssen uns in diesem Abschnitt natürlich unserer modernen Terminologie bedienen. Da die Untersuchung der alten Objekte in unserer heutigen Zeit stattfindet, steht uns zur Beschreibung der Ergebnisse lediglich unser heutiges Begriffssystem zur Verfügung.

Die Keramik

Menschendarstellungen waren in Mittel- und Südamerika weit verbreitet. Sie zeigen oft die Tendenz, Anomalien und Entstellendes abzubilden. Für eine Darstellung der Medizin dieser Kulturen liefern sie viele nützliche Hinweise. Manche Figuren lassen sich schwer deuten, da sie oft in verunstaltender Abstraktion erstarrt sind. Jedoch geht der Realismus im Detail gelegentlich ziemlich weit: so sind auf den Vasen der Chima- und Mochica-Kultur Deformationen dargestellt, die den Diagnostiker lange Zeit rätseln ließen, ob es sich dabei um Krankheitsbilder oder Selbstverstümmelungen handelte.

Spätere ethnologische Untersuchungen

Dies ist das letzte große Gebiet, von dem eine Geschichte der Medizin gewisse Erkenntnisse erhalten kann.

Die rein ethnologischen oder anthropologischen Studien beziehen sich weitgehend auf nachkolumbische Perioden. Man kann aus ihnen Beispiele für Behandlungsmethoden, Rituale oder für die Pathologie gewinnen. Ein wesentlicher, zuverlässiger Faktor liegt in der extremen Langsamkeit, mit der sich alle Veränderungen in »primitiven« Gesellschaften vollziehen. Ebenso kann man sich auf das kontinuierliche Fortbestehen der Umweltverhältnisse verlassen.

Die Beschreibung mancher Heilmethoden sollte uns nicht zu der voreiligen Annahme verleiten, daß die Operationsverfahren über Jahrhunderte unverändert geblieben wären. Die Rituale vereinfachten, verkomplizierten oder vermischten sich im Lauf der Zeit. Die Eroberer brachten ihre »Volksmedizin« und andere Elemente der abendländischen Medizin mit, deren Einfluß sich gelegentlich in den späteren Untersuchungen erkennen läßt.

Zu den *ethno-botanischen Studien:* die alten Beschreibungen erlauben nicht immer eine genaue Identifizierung der überreichen einheimischen Flora. Dies gelang aber bei manchen Pflanzenarten durch bessere Untersuchungsmethoden, etwa bei der Cocapflanze, die eine weitverbreitete Anwendung fand, oder bei den halluzinogenen Pilzen, die offiziellem Vergessen anheimfielen — man weiß nichts mehr über deren fortdauernde und geheime Verwendung. Diese Untersuchungen ermöglichten eine Identifizierung der verwendeten Pflanzen nach unseren abendländischen Bestimmungsmethoden. Soweit ihre chemischen Eigenschaften eine therapeutische Wirkung hatten, konnten auch Bestandteile der Pflanzen bestimmt werden.

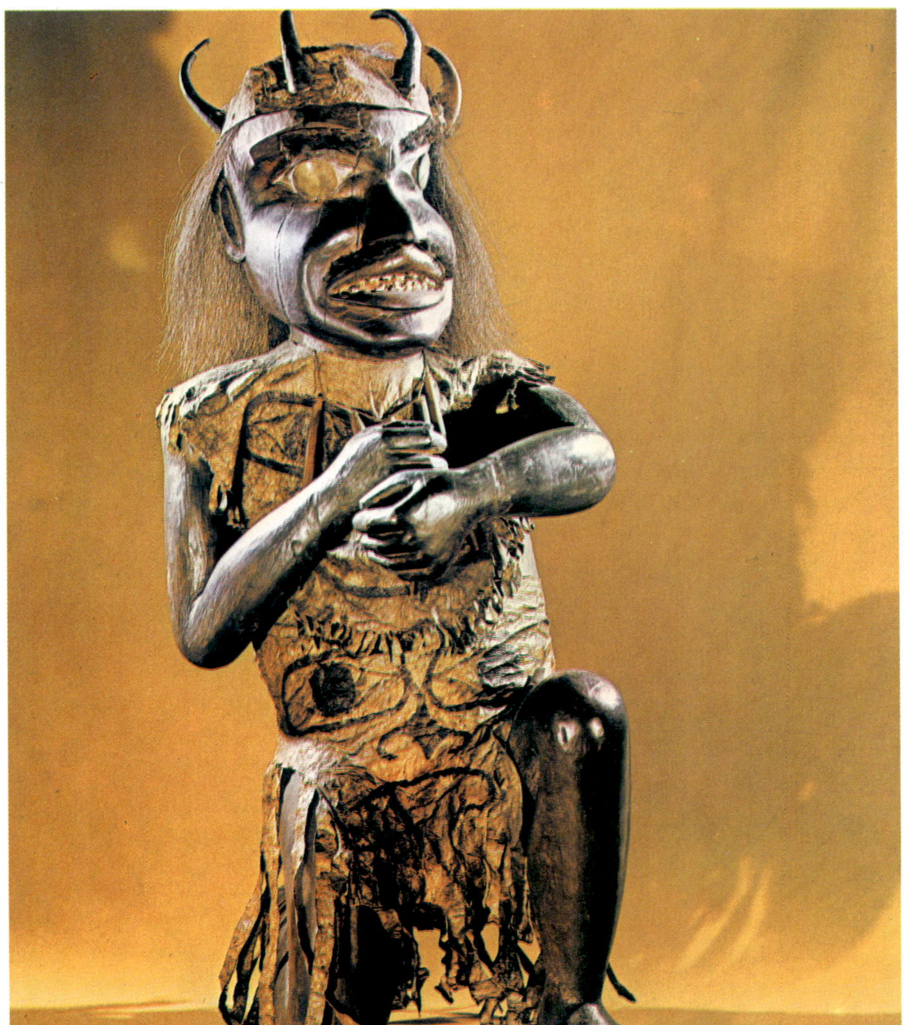

Abbildung 699
Holzfigur eines Schamanen. Der Kopf trägt eine Lederkappe mit Bärenkrallen. Die Augen sind mit Kupfer ausgefüllt, die Zähne sind aus Hundezähnen gefertigt. Kanada, Brit. Columbia.

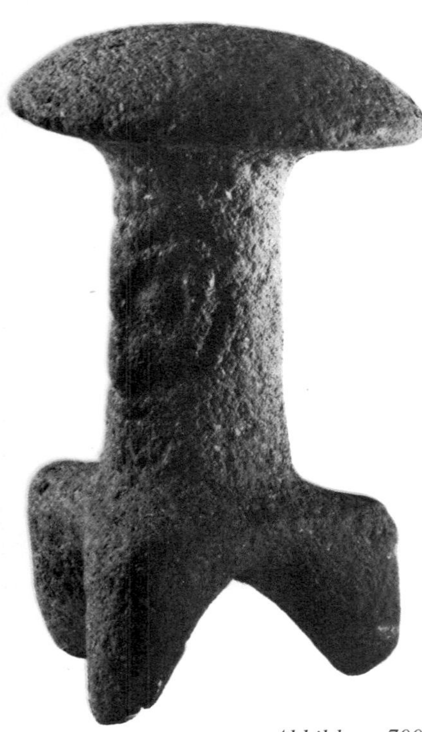

Abbildung 700
Pilzförmiger Stein. Die Skulptur steht auf einem Dreifuß. In den Stiel ist ein menschliches Gesicht eingemeißelt. Tal der Kühe, Kaminaljuyn, Guatemala.

Das markanteste Beispiel für diese Informationsquellen ist eine Untersuchung von Stresser-Péan und Heim an den halluzinogenen Pilzen in Mexiko, die erst gegen 1950 von dem amerikanischen Ehepaar Wasson wiederentdeckt wurde.

Man kann also eine historische Synthese versuchen — nicht im Sinne eines sich entwickelnden, sondern eher eines mosaikartigen Geschichtsbildes. Dabei wäre festzustellen, was die Krankheit für die Indianer bedeutete, auf welche Ursachen sie die verschiedenen Leiden zurückführten und schließlich, wie sie sich auf ihre Behandlung verstanden.

Die Art und Weise, wie die Indianer Krankheiten betrachten, unterscheidet sich grundlegend von der abendländischen Medizin. Daher scheint es uns nicht sinnvoll, das Problem gemäß unseren eigenen Vorstellungen in Angriff zu nehmen oder unsere nosologischen Kriterien auf eine andersartige Kultur anzuwenden. Es bereitet erhebliche Schwierigkeiten, Vorstellungen, die sich so stark von den unseren unterscheiden, in eine moderne wissenschaftliche Sprache zu übersetzen. Es besteht eine enge Korrelation zwischen der medizinischen Praxis und der Kultur einer ethnischen Gruppe. Wenn es die Hauptaufgabe der Medizin sein soll, das durch die Krankheit gestörte Gleichgewicht zwischen Welt und Gesellschaft wiederherzustellen, dann sind gerade diese Vorstellungen vom Gleichgewicht sowie die krankheitsbestimmenden Parameter an die unterschiedlichen Gesellschaftsformen gebunden. Was jedoch aus den Untersuchungen verschiedener präkolumbischer Kulturbereiche hervorgeht, sind nicht so sehr die Unterschiede, sondern vielmehr die Gemeinsamkeiten. Im weiteren Verlauf wird sich herauskristallisieren, welche grundlegenden Ideen den Vorstellungen von der Rolle der Medizin und der Krankheit zugrunde liegen.

Die grundlegenden gemeinsamen Elemente

Angefangen bei den primitivsten Kulturen, bis hin zu den komplexen Leistungen der mittelamerikanischen und Andenkulturen, zeichnet sich über den ganzen Kontinent in der Medizin eine gewisse konzeptionelle Einheit ab. Gewiß, zwischen einem Eskimo-Angakok und einem Medizinmann vom Amazonas oder Hofärzten des Montezuma oder Atahualpa scheint ein gewaltiger Unterschied zu bestehen. Die Methoden der letzteren scheinen erheblich ausgereifter, und es ist eine Neigung zum Spezialistentum zu erkennen, während bei den anderen die Häufung von Aufgaben und Verantwortlichkeiten sich mit einem viel engeren Handlungsspielraum paart (z. B. bei den Cheyenne-Indianern). Überall auf dem Kontinent aber zeigen die Grundvorstellungen über Ätiologie, *Ethos* und Behandlung von Krankheiten eine Verwandtschaft, die das ganze präkolumbische Amerika diesbezüglich als eine Einheit erscheinen läßt.

Nicht alle Völker Amerikas hatten die gleiche Kulturstufe erreicht. Unterschiede bestanden in der *Form* der Rituale und *Gebetstexte,* allerdings geht es dabei mehr um Ethnologie als um Geschichte der Medizin. Peter R. Furst prägte für die Gesamtheit der gemeinsamen Elemente den Begriff »schamanischer Komplex« (»Schamane« ist ein Tungu-Wort, das aus Sibirien stammt, wörtlich übersetzt bedeutet es: »Der sich in den Lüften fortbewegen kann«). Im Schamanismus werden im allgemeinen Beziehungen zu natürlichen oder übernatürlichen Kräften und zu Gruppenmitgliedern untersucht.

Nach Weston La Barre (1972) sind die amerikanischen Religionen Überbleibsel asiatischen Ursprungs aus dem Paläo- und Mesolithikum. In ihnen erhielten sich Charakteristika der Religion jener Jäger, die, zu Bauern geworden, die ekstatische Trance als ein besonderes Ritual bewahrt hatten. Die Bedeutung halluzinogener Pflanzen scheint bei den präkolumbischen Ritualen in der Tat mit den schamanischen Kräften zusammenzuhängen, dank derer man mit dem Übernatürlichen in Kontakt treten kann.

Weitere kulturelle Gemeinsamkeiten sind zu nennen:

— Die Metamorphose ist eine wesentliche Vorstellung, ist doch das schamanische Universum magisch.
— Das Universum besteht aus mehreren Ebenen: einer Oberwelt und einer (unterirdischen) Unterwelt. Jede der Welten hat ihre eigenen Gottheiten, so, wie es auch für jede Himmelsrichtung eine gibt. Die Götter bestimmen das Menschenschicksal und kontrollieren jede Form von Leben. Durch Opfer können sie beeinflußt werden. Die Welt ist in die Einflußsphären der verschiedenen Gottheiten aufgeteilt. Häufig werden den Himmelsrichtungen Farben zugeordnet.
— Der Mensch ist nicht Herr der Natur wie im abendländischen Denken, vielmehr ist er einer unter vielen anderen Bewohnern der Erde: Mensch und Tier sind gleichwertig. Pflanzen und Tiere haben ihre Beschützer, deren Rache der Mensch durch jegliche Tabuverletzung bei ihrer Nutzung entfesselt.
— Mensch und Tier können sich jeweils ineinander verwandeln. Tiere sind das *»alter ego«* des Menschen. Bei den Zapoteken, den Mazateken und den Mayas stellt der »Tonal« dieses geheimnisvolle Band zwischen einer Person und einem Tier dar. Dieses Band wird bei der Geburt eines Kindes geknüpft. Jeder Unfall, der einem von beiden im Laufe seines Lebens zustößt, spiegelt sich am anderen wider. Als einziger kann der Schamane regelmäßig die menschlichen Grenzen zur Ober- und Unterwelt überschreiten, um Erkenntnisse über die Götter und den Tod mit zurückzubringen. Die Verwandlung vom Menschen zum Tier wird durch Verkleidungen symbolisiert: Tiermasken und Feder- oder Fellumhänge.
— Alle Dinge dieser Welt sind von einer Kraft, von einer »Seele« belebt. Sie sind ebenso lebendig wie Tiere und Pflanzen und müssen mit Respekt behandelt werden. Zwischen Heiligem und Profanem gibt es keine Grenze.
— Die Seele wohnt in erster Linie in den Knochen. Es gibt verschiedene Arten von Geistern oder Seelen. Jedes Glied, jedes Gelenk und jedes Organ besitzt eine eigene Seele.
— Der Geist kann sich vom Körper lösen und über die Erde oder durch das unsichtbare Universum schweben; allerdings kann er von Zauberern und bösen Geistern gestohlen oder gefangen werden. Der Verlust der Seele ist oft eine Krankheitsursache.

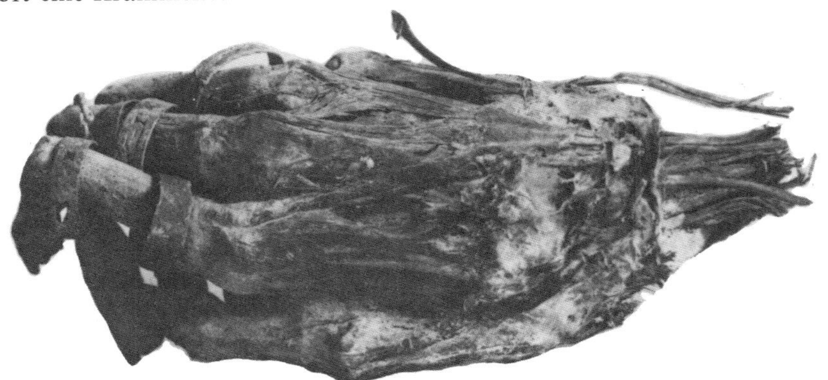

Abbildung 701
Hand mit Ringen. Mittlere Küste von Peru.

— Die Trancezustände werden im allgemeinen durch Halluzinogene hervorgerufen. Sie sind der gebräuchlichste Weg zur Kommunikation mit der unsichtbaren Welt.

Ätiologie der Krankheiten

Das Universum wird von magisch-religiösen Glaubensvorstellungen bestimmt. Ursache einer Krankheit ist daher entweder das Eingreifen einer Gottheit, die die Verletzung eines Tabus oder die Mißachtung gewisser Rituale bestraft, oder der unheilvolle Einfluß eines bösen Geistes, der sich der Seele des Kranken bemächtigt, oder schließlich ein bösartiger Zauberer, der, wie ein Gott, Gesundheit oder Krankheit bewirken kann.

Es gibt also gewissermaßen zwei Pole, einen göttlichen und einen teuflischen. Dazu Soustelle: »Der Weg vom Priestertum zur Wahrsagerei, danach zur Medizin und schließlich zur Magie führt schrittweise vom Glückbringenden zum Unheilvollen, von Achtung zu Furcht und Haß. Die Welt der Religion verschmolz an ihren dunklen Grenzen mit dem finsteren Universum der Hexer und Zauberer.«

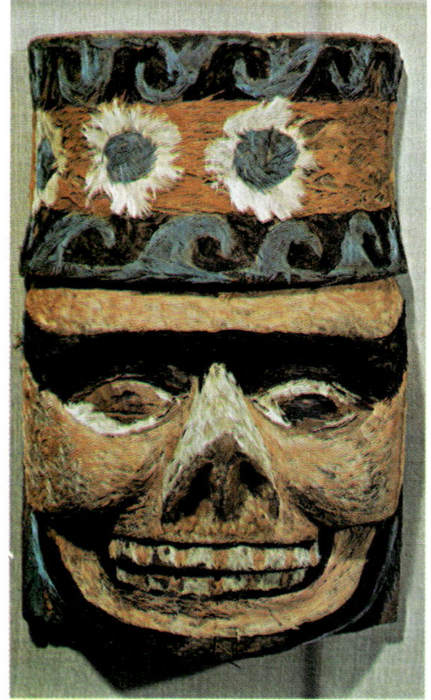

Abbildung 702
Totenkopf, mit Federn verkleidet. Das Gebiß ist beweglich; wahrscheinlich diente der Kopf zu magischen Zwecken. Peru, Tiahuanaco-Kultur.

Durch den Glauben an die Zauberei läßt sich die Krankheit als Folge sozialer Spannungen erklären: die Vorstellung, jeder könne verhext werden oder selber verhexen, wirkt als ausgleichender Faktor im Sozialverhalten. Der heilkundige Medizinmann kann im übrigen ebenso Spannungen hervorrufen wie beseitigen.

Über den »Kanal der Magie« fügt der Zauberer seinem Opfer ohne direkten Kontakt Schaden zu. Wie ein Fremdkörper dringt die Krankheit in den Organismus des Opfers ein, dessen »physische Integrität der Auflösung seiner sozialen Persönlichkeit keinen Widerstand leistet« (Lévi-Strauss).

Neben solchen komplizierten Erklärungen werden auch einfachere empirische Diagnosen gestellt: zwischen Erkältungen und gewissen Temperaturverhältnissen sieht man einen Zusammenhang. Was aber der Krankheit erlaubt, sich ihres Opfers zu bemächtigen, ist doch wieder der Götterwille, der auf diese Weise seinen Zorn zum Ausdruck bringt. Wenn sich der Mensch bei einem Sturz ein Bein bricht, dann rührt die Fraktur natürlich vom Aufschlagen des Körpers her. Dahinter steht jedoch als wirkliche Ursache die göttliche Einflußnahme, die den Beinbruch zuließ, oder das üble Spiel eines Zauberers, der ihn provozierte. Für die Behandlung ist daher weniger eine genaue Diagnose der Fraktur selbst wichtig, viel bedeutsamer hingegen ist das Erkennen der okkulten Mächte, die sie verursacht haben. Die Behandlung wird also — neben der Anwendung rein physischer Mittel zur Heilung des physiologischen Schadens — vor allem für die Versöhnung gereizter Gottheiten oder die Neutralisierung eines bösen Geschicks zu sorgen haben.

Diagnostik

Für die Krankheiten kommen nur wenige Ursachen in Frage. Die Diagnose wird also nicht — mag dies noch so entscheidend für die Heilung des Kranken sein — nach der ursprünglichen physischen Ursache forschen, denn diese spielt nur in zweiter Linie eine Rolle, sondern nach der nichtmateriellen Macht, die in erster Linie die aufgetretenen Beschwerden verursacht.

Der Medizinmann muß also erstens die verantwortliche Gottheit herausfinden. Das ist relativ leicht, da eine gewisse Parallelität zwischen den Attributen der Götter und den von ihnen geschickten Krankheiten besteht. Zweitens muß er den Geist bestimmen, von dem der Kranke besessen ist oder der ihm die Seele geraubt hat, und drittens muß er den Zauberer finden, der an der Krankheit schuld ist.

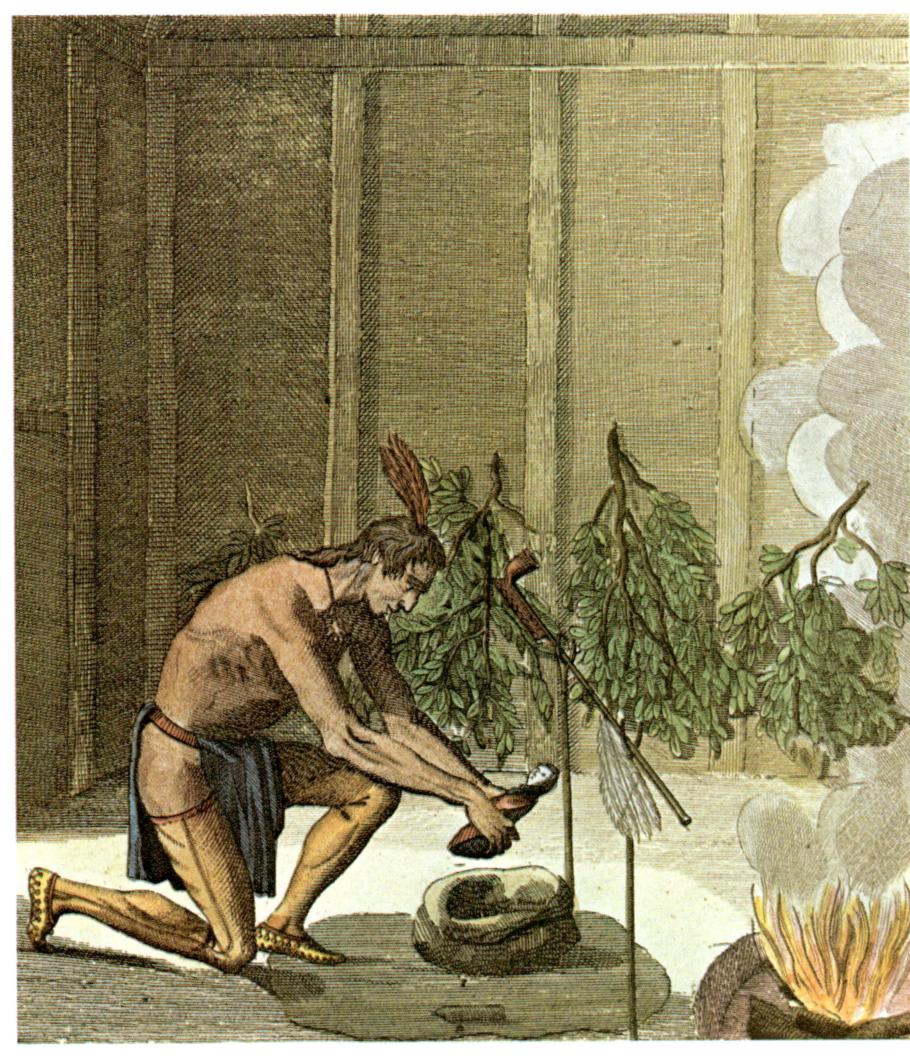

Abbildung 703
Indianer, der einen Beutel mit Heilkräutern für die Friedenspfeifen-Zeremonie entleert. Kanada, 1811.

Der Verlust der »Seele«, der so oft als Krankheitsursache angeführt wird, ist ein unzutreffender Begriff, obgleich er sich fest eingebürgert hat. Der aztekische *tonalli* entspricht nicht der »Seele« bei den Christen. Er bedeutet gleichzeitig Atem, Geist und Lebenskraft. Unter der Bezeichnung *susto* sucht dieser Seelenverlust noch heute Indianer und Mestizen heim. Man hat Studien an Kranken, die an »Seelenverlust« litten, und an Vergleichspersonen durchgeführt. Dabei ließ sich feststellen, daß alle an *susto* erkrankten Personen unter mangelhafter Sozialintregation und damit unter größerem sozialen Streß als die Personen der Vergleichsgruppe zu leiden hatten. Diese wiederum bestätigte die sozialintegrative Funktion des Medizinmannes beim Beseitigen der Spannungen.

Der Arzt ist zugleich Wahrsager. Er untersucht den Kranken nicht nur, sondern bringt ihn und seine Umgebung zum Sprechen. Danach bestimmt er mittels verschiedener Trancezustände die Krankheitsursache. Die Diagnose ist — genau wie bei unserem modernen Medizinverständnis — für die Therapie wichtig, nicht weniger bedeutsam ist allerdings die Prognose über den Krankheitsverlauf. Der Arzt läßt den Patienten beichten oder gewisse Drogen einnehmen. Aus den Visionen des Kranken leitet er dann den Ursprung der

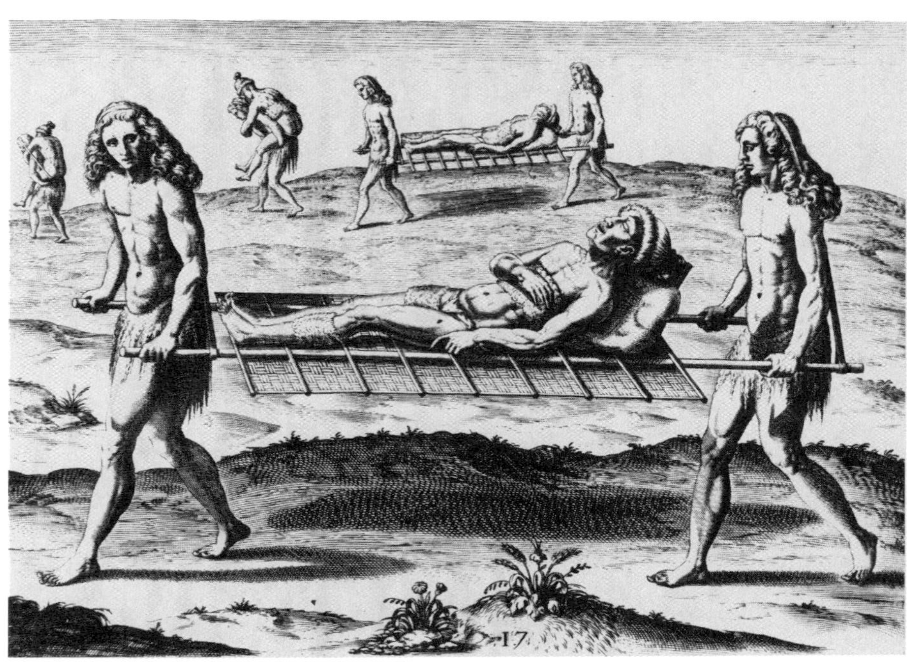

Abbildung 704
Krankentransport. Aus: Indorum Floridam *von Théodore de Bry, Frankfurt 1591.*

Krankheit ab. Oder er versetzt sich selbst auf natürlichem Wege bzw. durch verschiedene Halluzinogene in einen seherischen Trancezustand.

Bei der Prognose verläßt man sich auf ganz einfache Verfahren, z. B. die Wahrsagerei mit Maiskörnern. Dabei wird eine ungerade Anzahl von Körnern ins Wasser oder auf einen weißen Mantel geworfen. Die Anzahl der Haufen und die Art, wie sie schwimmen oder untergehen, gibt die gesuchte Antwort. Bei Kindern, die ihre Seele verloren haben, findet häufig ein anderes Verfahren Anwendung. Man läßt den Patienten sich über einen Wasserbehälter beugen. Ist das Spiegelbild gestört oder nur schwach wahrzunehmen, dann ist die Prognose ernst. Bei einem weiteren Verfahren wird die Handfläche eines Patienten mit Tabaksaft bestrichen und der Unterarm in Handbreiten ausgemessen. Hier liefert das Verhältnis des letzten Abschnitts und der Handbreite des Patienten die Antwort.

Die Verfahren der Behandlung

Eine Krankheit kann man sowohl nach ihren Symptomen als auch nach ihren Ursachen behandeln. Den Hauptteil der Behandlung macht die kausale Therapie aus, während die symptomatische Therapie nur Bestandteil des gesamten Kurrituals ist. Arzt und Patient sind vom gleichen Glauben durchdrungen, der eine ist aktiv, der andere passiv. Das Verständnis der Krankheit und die soziale Ordnung, die jedes Mitglied einer Vielfalt von Einflüssen aussetzt, bedingen sich gegenseitig. »Ein Individuum, das sich bewußt ist, Opfer einer Verhexung zu sein, ist mit der ganzen Gruppe überzeugt von der eigenen Verdammnis. Die Gemeinschaft entfernt sich und löst die sozialen Bindungen.« (Lévi-Strauss)

Lévi-Strauss hat untersucht, welche Aktionen der Schamane gegen die Krankheit unternimmt, und kam zu dem Schluß, daß »der Gesang des Schamanen eine psychologische Beeinflussung des kranken Organs darstellt und daß man sich davon Heilung verspricht«. Da sich andererseits der Kranke mit dem Heilenden identifiziert, läßt sich eine gewisse Ähnlichkeit mit dem psychoanalytischen Begriff der »Übertragung« feststellen.

Das Behandlungsprinzip hängt ganz vom Ursprung der Krankheit ab. Es besteht zweifellos eine Beziehung zwischen Ursache und Wirkung, aber diese Beziehung unterscheidet sich grundsätzlich von unseren Vorstellungen:

— hat ein Gott die Krankheit als Strafe geschickt, dann wird zunächst untersucht, wo sich der Patient versündigt hat und danach versöhnt man die Gottheit durch Gebete und geeignete Opfer;
— handelt es sich um Besessenheit oder Verlust der Seele, dann wird der Therapeut im Laufe seiner Trancezustände den bösen Geist austreiben oder die erschreckte Seele zum Einzug in ihren Körper bewegen;
— ist Zauberei im Spiel, dann wird der Medizinmann den bösen Kräften gleichwertige, heilende entgegenstellen;
— nach verschiedenen Anrufungen und Gebeten kann der Medizinmann durch Saugen an dem erkrankten Körperteil den Fremdkörper entfernen: ein Steinsplitter, eine Feder oder eine Muschel symbolisieren das durch Zauber hervorgerufene Leiden. Weder Patient noch Arzt glauben an die Echtheit des extrahierten Objekts. Damit die symbolische Handlung vollkommen ist, muß die Zauberaktion fehlerfrei ausgeführt werden; d. h. der Fremdkörper mußte unsichtbar im Mund des Heilers versteckt gewesen sein. Keiner durfte die Manipulation bemerken.

Das Wesen der Therapie besteht demnach in symbolischen Handlungen. Dazu Lévi-Strauss: »Die schamanische Therapie stellt die Manipulation von Ideen oder Organen mit Hilfe von Symbolen dar. Die vom Schamanen wachgerufenen Vorstellungen bewirken eine Modifikation der organischen Funktionen.«

Gewiß, die spanischen Chronisten haben uns lange Listen mit Heilrezepten der Eingeborenen hinterlassen. Dies sollte uns jedoch nicht darüber hinwegtäuschen, daß diese Heilmittel lediglich Adjuvantia (unterstützende Mittel) sind. Die Hauptrolle bei der Behandlung spielt die symbolische Extraktion des Leidens. »Die Ursache der Krankheit ist eine böse geistige Macht.« (A. Bel-

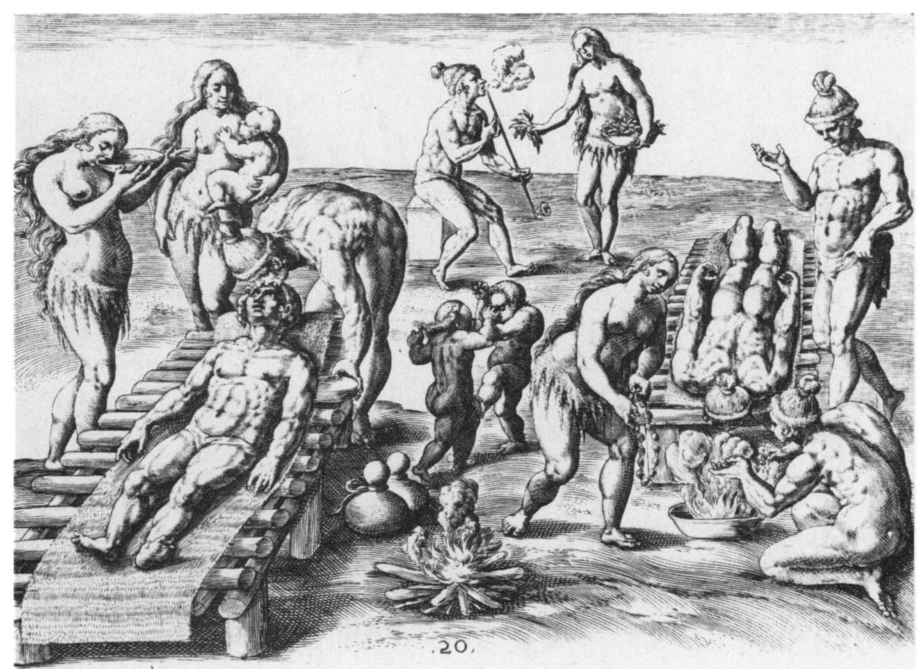

Abbildung 705
Behandlung durch Einatmen von Rauch.

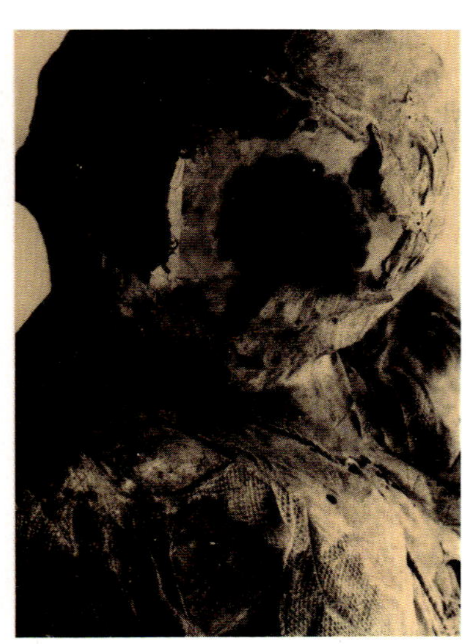

Abbildung 706
Detailaufnahme der 1877 gefundenen Mumie (s. Abb. S. 293), auf der die Trepanation zu erkennen ist. Utcubamba-Tal, Nördliche Anden, Peru.

tram) Das Einwirken auf diese Macht ist in erster Linie Ziel der präkolumbischen Therapie. Alle anderen Handlungen sind lediglich Bestandteil des symbolischen Rituals. Die Medikamente wirkten viel mehr durch ihre magischen Kräfte als durch pharmakologische Eigenschaften. In der Vergangenheit neigte man häufig dazu, die Wirksamkeit indianischer Heilverfahren zu überschätzen. Cortez z. B. wies das Anerbieten des Königs, spanische Ärzte zu schicken, zurück, da er der Auffassung war, die aztekischen Heilkundigen seien in der Lage, die Bedürfnisse seiner Truppen zu erfüllen. Wir sollten bei alledem beachten: die Eingeborenen kannten zwar physiologisch wirksame Behandlungsmethoden und sehr vernünftige Hygienegrundsätze, auch besaßen sie infolge dauernder Kriege großes Geschick im Verbinden von Wunden. Viele ihrer Heilverfahren waren jedoch keinesfalls wirksamer als die entsprechenden in Europa. Sahagun berichtet allen Ernstes von einem Stein zum Stillen von Nasenbluten, den er selbst erfolgreich erprobt habe. Indes, die Indianer bedienten sich zwar vieler unwirksamer, placeboartiger Mittel, sie verstanden es jedoch im Laufe von Jahrhunderten, die Heilkräfte der reichen Flora ihrer Umgebung auszuschöpfen.

Ähnlich wie seinerzeit in Europa basierte die Therapie im engeren Sinne auf der Anwendung von Naturprodukten aus drei verschiedenen Bereichen: seltene Mineralien, Tiere oder Teile von Tieren mit entsprechendem Symbolwert und Pflanzen.

Man ist häufig versucht, hauptsächlich den »Rezepten« seine Aufmerksamkeit zu schenken, obgleich nach unseren bisherigen Beobachtungen physische und rationale Gesichtspunkte bei den Indianern eher eine Nebenrolle spielten. Bei ihnen ist das Emotionale, Irrationale von ausschlaggebender Bedeutung. In diesem Bereich wirkte der Heilkundige, um die durch Krankheit gestörte Harmonie wiederherzustellen und den Kranken wieder in die Gruppe zu integrieren. Der in den Organismus eingedrungene Fremdkörper war ein Zeichen der Götter, die ihren Zorn zum Ausdruck brachten, oder, bei Einflußnahme eines Zauberers, Manifestation seines bösen Willens. Er war ein übernatürlicher Gegenstand, der nicht durch materielle Eigenschaften, sondern durch Symbolkraft die Krankheit hervorrief. Die Behandlung war zugleich symbolisch und physiologisch, sie wirkte auf den Menschen als Ganzes. Der Kranke wurde wieder in die Harmonie des Universums eingegliedert durch ein Ritual, bei dem sich Religion, Magie und Pharmakologie zu einer Art »psychosomatischer« Behandlung vereinten.

Ebenso wie die Therapie mit pflanzlichen Heilmitteln stellte die Chirurgie nur einen Bestandteil des gesamten Behandlungsrituals dar. Dank ihrer Geschicklichkeit konnten die Indianer gewisse Eingriffe erfolgreich durchführen. Die Trepanation wurde seit Mitte der vorklassischen Periode in Peru und Bolivien in großem Umfang, etwas seltener auch in Mexiko praktiziert. Es gab zwei verschiedene Techniken. Die ältere benutzte (seit dem 9. Jahrhundert v. Chr.) den Schaber, der Trepan (Schädelbohrer) dagegen scheint erst in späterer Zeit eingesetzt worden zu sein.

Im vorkolumbischen Amerika kannten viele Völker lediglich die Anatomie der äußeren Körperteile. Man kann sich allerdings vorstellen, daß Menschenopfer und ritueller Kannibalismus sowie die Mumifizierung bei den Aztekten und Mayas die Kenntnisse der inneren Anatomie ziemlich weit vorangetrieben hatten, und dies in einer Zeit, in der — erinnern wir uns — die römische Kirche Sektionen an menschlichen Leichen noch immer untersagte.

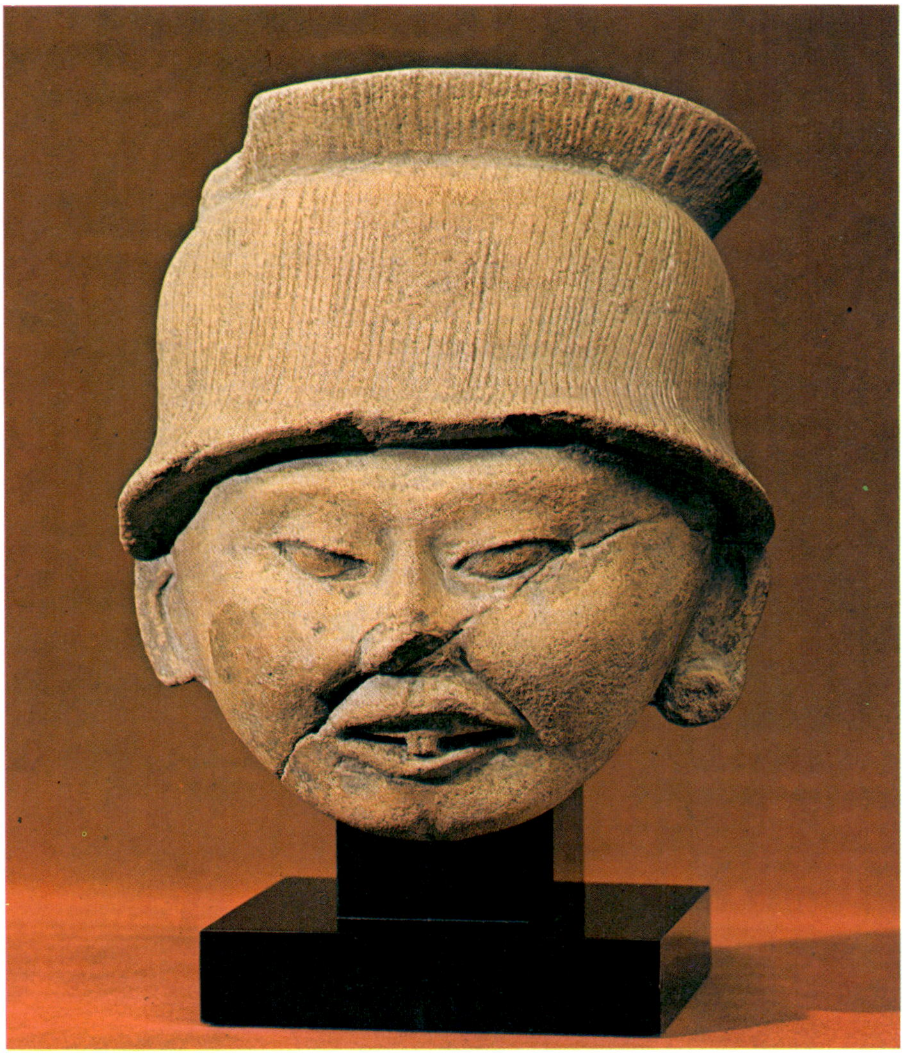

Abbildung 707
Lächelndes menschliches Gesicht. Totonaken-Keramik aus Mexiko, Golf-Region.

Abbildung 708
Kleine Statue aus rosa Keramik. Darstellung eines Kindes mit Schädeldeformationen, hervorgerufen durch Brettchen, die man noch erkennen kann (Maya-Kultur, Guatemala).

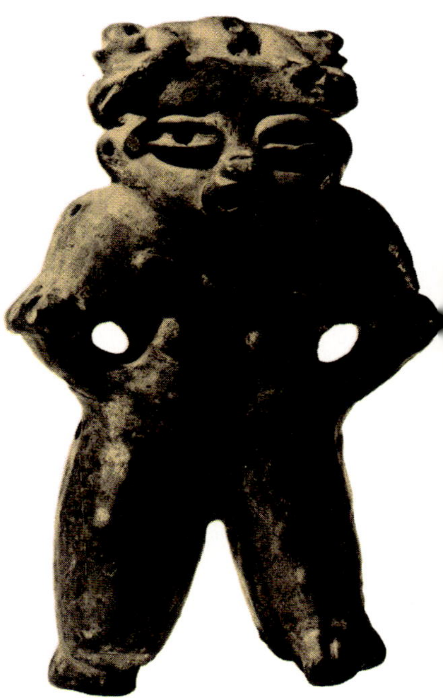

In den indianischen Kulturen sind auch *absichtliche Entstellungen* zu finden. Genau genommen kann man hiebei nicht von Therapie sprechen. Diese Gebräuche müßten in einem eigenen Kapitel behandelt werden. Ebenso wie bei den Menschenopfern und Mumifizierungen dürfen wir aber auch hier annehmen, daß sich damit anatomische Kenntnisse gewinnen ließen. Dies ist der Fall bei den Fußverstümmelungen in Südamerika, bei der Verstümmelung von Zähnen in Mittelamerika oder auch bei der Herstellung von Schrumpfköpfen im Amazonasbecken.

Schädeldeformationen gehörten zum ethnischen Brauchtum, allerdings hatten sie keinen therapeutischen Nutzen. Über ihren Ursprung weiß man wenig, aber es ist üblich, sie bei medizinischen Studien mitzubehandeln. Wir möchten daran erinnern, daß dieser Brauch seit ältesten Zeiten weit verbreitet war. Dembo und Imbelloni nennen die drei wichtigsten Varianten: *tabular erecto, tabular obliquo* und *anular*. Die beiden ersten unterscheiden sich durch den Neigungswinkel des Hinterkopfes. Es gab zwei verschiedene Apparaturen zur Herstellung von Schädeldeformationen. Einige hat man in Gräbern wiederentdeckt, andere als Darstellungen, die an kleinen Statuen angebracht waren. Ein

Apparat war beweglich: man brachte an Stirn und Nacken des Kindes zwei Brettchen an und verband sie mit Schnüren. Ihre Spannung erzeugte den Druck zur Formung des Schädelknochens. Die zweite Methode benutzte direkt die Wiege, in der das Kind mit flachliegendem Kopf festgebunden war. Ein Brettchen war seitlich mit dem Boden der Wiege verbunden und preßte dem Kind die Stirn zusammen.

Verschiedene Kulturen

Bevor wir uns den beiden großen Kulturkreisen Amerikas zuwenden, möchten wir einige Beispiele medizinischer Praktiken aus verschiedenen Teilen des Kontinents nennen.

Klimatische Zwänge haben bei den *Eskimos in Grönland* die Entwicklungsmöglichkeiten zu allen Zeiten eingeschränkt. Die Umwelt hat sich dort im Lauf der Zeit kaum verändert. Wir können also — mit aller gebotenen Vorsicht — annehmen, Verhältnisse anzutreffen, die ziemlich genau den Stand der Dinge in vorkolumbischer Zeit widerspiegeln. R. Gessain zählt in einer nosologischen Studie (19. Jahrhundert) mehrere Krankheiten und Todesursachen auf. Bei

Abbildung 709
Schräge Schädeldeformationen. Argentinien.

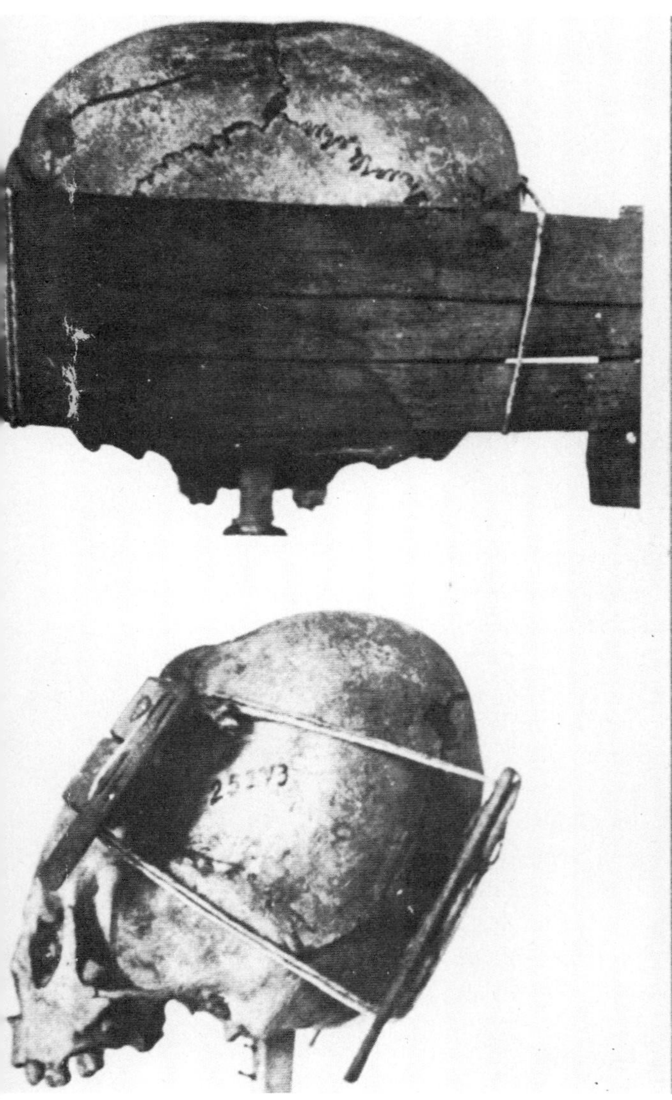

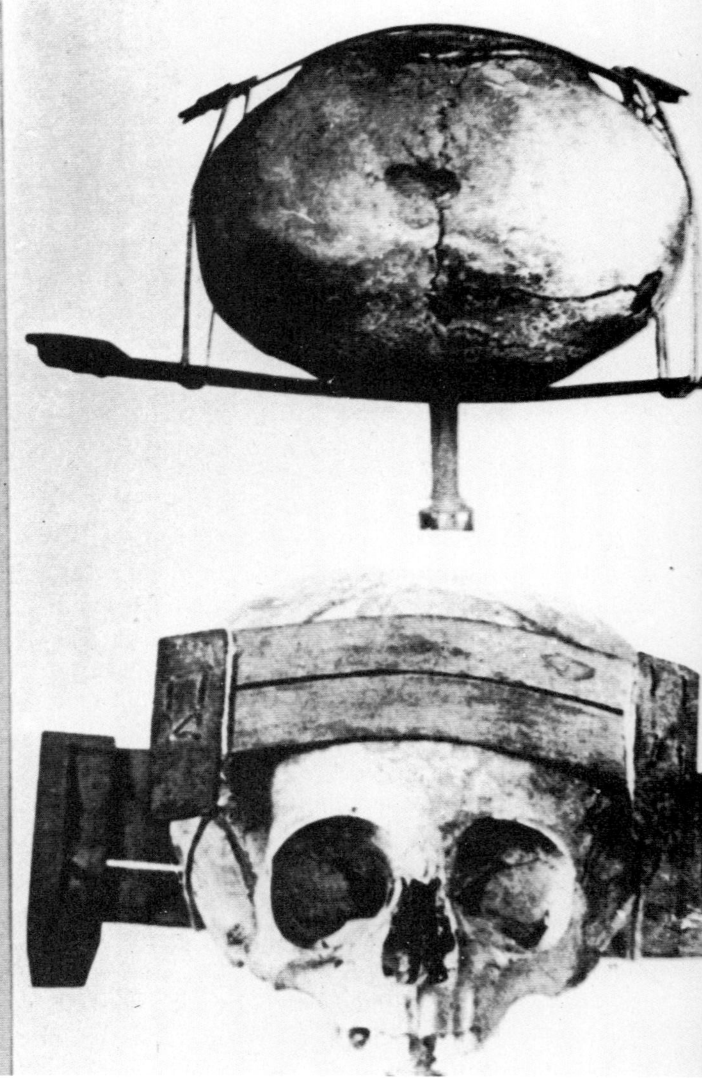

Frauen traten Krankheiten häufiger auf als bei Männern. Eine Sklerosierung der Lungenarterien verursachte Tod durch Herzversagen. Die Tuberkulose führte selten zum Tod durch Schwindsucht, da die Tendenz zur Verkalkung die Entwicklung der Krankheit hemmt. Die Eskimodiät — Algen, Blut, Robbenfleisch und roher Speck — war äußerst fett- und eiweißreich und förderte wahrscheinlich die Abwehrkräfte des Körpers gegen Schwindsucht. Bei der Erklärung für die Entstehung von Geisteskrankheiten stützte man sich auf die Vorstellung von einem *tupilek* (»zusammengesetztes Wesen, dem man das Leben gab, um einen Feind zu töten«), der sich gegen den Kranken wandte. Wenn die Krankheit offensichtlich wurde, band die Gruppe den Patienten fest und ließ ihn verhungern. Von relativer Häufigkeit waren bei Geburten vorkommende Todesfälle: Wenn der Fötus ungünstig lag, wurden mit eingefetteten Händen (Robbenöl) intravaginale Eingriffe vorgenommen, um ihn in die richtige Lage zu bringen. Sehr oft führten diese Praktiken zu Gebärmutter- und Eileiterentzündungen.

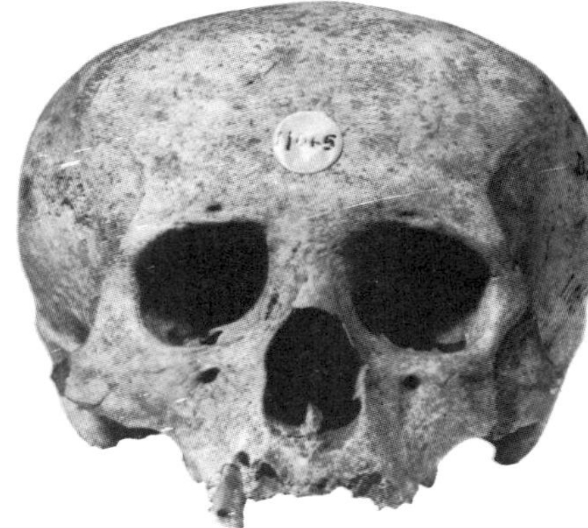

Abbildung 710
Schädelverformungen. Maya-Kultur, Guatemala.

Von Epidemien oder Geschlechtskrankheiten finden sich keine Spuren. Die traditionelle Ernährungsweise bewirkte einen ausgezeichneten Zustand der Zähne: in der Altersgruppe von 8 bis 15 Jahren war nur bei 2,05 Prozent der Personen Karies festzustellen und nur 0,1 Prozent der Zähne insgesamt waren von Karies befallen.

Der Tod galt nicht als Ende des Daseins, sondern als vorübergehende Entfernung des unsterblichen Teils des Menschen in Erwartung einer Reinkarnation.

Die *Bewohner der Aleuten* lebten in bedeutend reicheren ökologischen Verhältnissen als die Eskimos. Sie setzten Pflanzen zur Therapie ein und nahmen auch Sektionen an Ohrenrobben vor, wodurch sie einige Kenntnisse in vergleichender Anatomie erwarben. Auf diese Kenntnisse gestützt konnten sie gewisse Eingriffe, wie z. B. Amputationen, vornehmen. Dampfbäder waren als therapeutische Mittel ebenfalls gebräuchlich.

Bei den *Algonkin* im Nordosten Kanadas war der *Buoin* (Arzt) oft gleichzeitig Stammeshäuptling. Er absolvierte eine Lehre und bereitete sich auf den Empfang der Geister durch rituelles Fasten vor. Um einen Kranken zu heilen, hauchte er ihn an. Dann wurde nach verschiedenen Anrufungen ein vorher vergrabenes Stück Holz, an dem eine Schnur hing, zusammen mit kleinen Objekten wieder ausgegraben. Diesen Gegenständen gab er die Schuld an der Krankheit. Fiel seine Prognose fatal aus, dann gab die Familie dem Kranken nichts mehr zu essen und schlug ihm auch noch den Schädel ein. Das Dampfbad hatte therapeutische oder rituelle Funktionen. Frakturen wurden mit einer Art Pflaster ruhiggestellt.

Die *Prärieindianer* verwendeten zum Wahrsagen halluzinogene Pflanzen. Die Navajos legten um Verletzungen Kataplasmen (Breiumschläge) aus Kräutern. An Knochenresten findet man kaum Spuren von Deformationen, was auf eine gute Technik beim Ruhigstellen von Brüchen schließen läßt.

1930 entdeckte Hrdlickä an Mumien von Puebloindianern Spuren von Hinterkopfdeformationen. Sie rühren vom Druck eines Brettchens her, an dem die Mutter das Neugeborene zum Tragen festmachte.

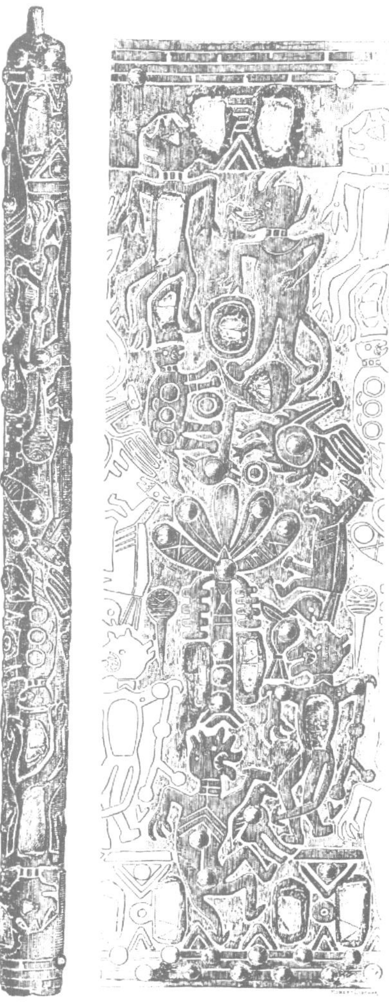

Abbildung 711
Indianische Flöte mit medizinischen Motiven aus Südamerika. Schnitzerei aus dem 19. Jh. Entnommen einem Werk über Populärmedizin.

In der Vorstellungswelt der *Kariben* gab es gute *(acambove)* und böse Geister *(maboya)*. Der *maboya* führte die Krankheit mit der schrägen Kante eines Gegenstandes, z. B. einer Pfeilspitze, eines Dornes oder einer Muschel, in den Körper ein. Der *piache* Medizinmann fastete zunächst eine Zeitlang. Dann nahm er während eines Dialogs mit Geistern, bei dem er seine bauchredneri-

Abbildung 712 (gegenüber) Terrakotta-Vase mit rosa und gelber Bemalung. Darstellung einer sitzenden Figur. Mochica-Keramik. Chicama-Tal, Nordküste von Peru.

schen Fähigkeiten einsetzte, halluzinogene Drogen ein. Nach Stellung der Diagnose extrahierte er durch Saugen das für die Krankheit verantwortliche Objekt.

Im karibischen Bereich findet man Spuren von Geschlechtskrankheiten und von Krankheiten der Atemwege. Die Anwendung von Heilpflanzen war bekannt. Nach einer Niederkunft gab es für den Vater des Kindes das sogenannte »Männerkindbett«. Er legte sich ins Bett und wurde umsorgt, während die Mutter ihre Arbeit wiederaufnahm, um dem Neugeborenen jegliche Unannehmlichkeiten zu ersparen und Unglück von ihm fernzuhalten.

Das Klima, in dem die *Patagonier* leben müssen, ist wegen des Windes und der großen Kälte ziemlich rauh. Bei den *Puelches* oder den *Araukanern* zog der *calmache* (Heilpraktiker) Frauenkleider an, wenn er sich um ein Neugeborenes kümmerte. Bei den *Onas* setzte er sich eine Federkappe auf. Er schoß zunächst brennende Pfeile in die Luft, um die bösen Geister zu vertreiben. Danach behandelte er seine Patienten mit Massieren und Saugen. Die Feuerländer lebten fast nackt im Schutz von Windfängen aus Leder. Sie besaßen keine speziellen Berufsheilpraktiker.

Die Andenzivilisation der Inkas

Historisch betrachtet umfaßte die Andenkultur das Inkareich, Kolumbien und Ecuador. Lange Zeit waren die Kulturen in Kolumbien und Ecuador ziemlich unbekannt. Die Chronisten sprechen von den Chibchas in der Nähe des Bogotà- und Chicamocho-Flusses, wir haben jedoch kaum Informationen über ihre medizinischen Bräuche. Wir werden also das Inkareich genauer studieren, das uns die Chronisten sehr präzise beschrieben haben.

Das Gebiet zerfällt in drei Klimazonen, die ungefähr parallel zum Pazifischen Ozean verlaufen: die Küstenregion dehnt sich über 3000 km aus; außer im Norden herrscht dort große Trockenheit. Es folgt die erste Kordillere mit Hochtälern, die bis über 5000 m ansteigen. Dahinter erstrecken sich die zweite Kordillere und die Regenwälder des Amazonasgebiets. Insgesamt ist das Gelände schwierig und dürr. In den Trockenzonen sind Bewässerungsmaßnahmen notwendig, die Berggebiete erfordern Terrassenkulturen. Die reichen und heißen Gebiete eignen sich besser für den Ackerbau als die dürre Küstenzone, sind allerdings ungesund und schwer zu bewohnen.

Unsere Informationen über die tiefliegenden Regionen in der Vor-Inka-Zeit beruhen auf anthropomorphen Darstellungen in der Keramik und der Untersuchung von Mumien. Für die Blütezeit und den Niedergang des Inkareiches haben wir das Material der spanischen Chronisten, die uns über die Krankheiten und ihre Behandlung Auskunft geben.

Gewisse Dinge schließlich, wie die halluzinogenen Getränke, wurden seit Beginn dieses Jahrhunderts untersucht. Dabei interessieren die chemischen Bestandteile ebenso wie ihre anästhesierende oder betäubende Wirkung. Die verschiedenen Kulturen dieser Region kann man chronologisch in drei Epochen einteilen:

— eine Entwicklungsperiode (12. bis 3. Jh. v. Chr.)
— eine klassische Periode (3. Jh. v. Chr. bis 9. Jh. n. Chr.)
— eine nachklassische Periode (9. Jh. n. Chr. bis zur Eroberung).

»Horizont von Chavin« ist der Name einer Völkergemeinschaft, die als eine der ersten differenzierte Zeichen entwickelte. Charakteristisch für ihre Darstellungen ist das stilisierte Bild einer Katze, wahrscheinlich eines Jaguargottes, das auf die Entwicklungsperiode zurückgeht.

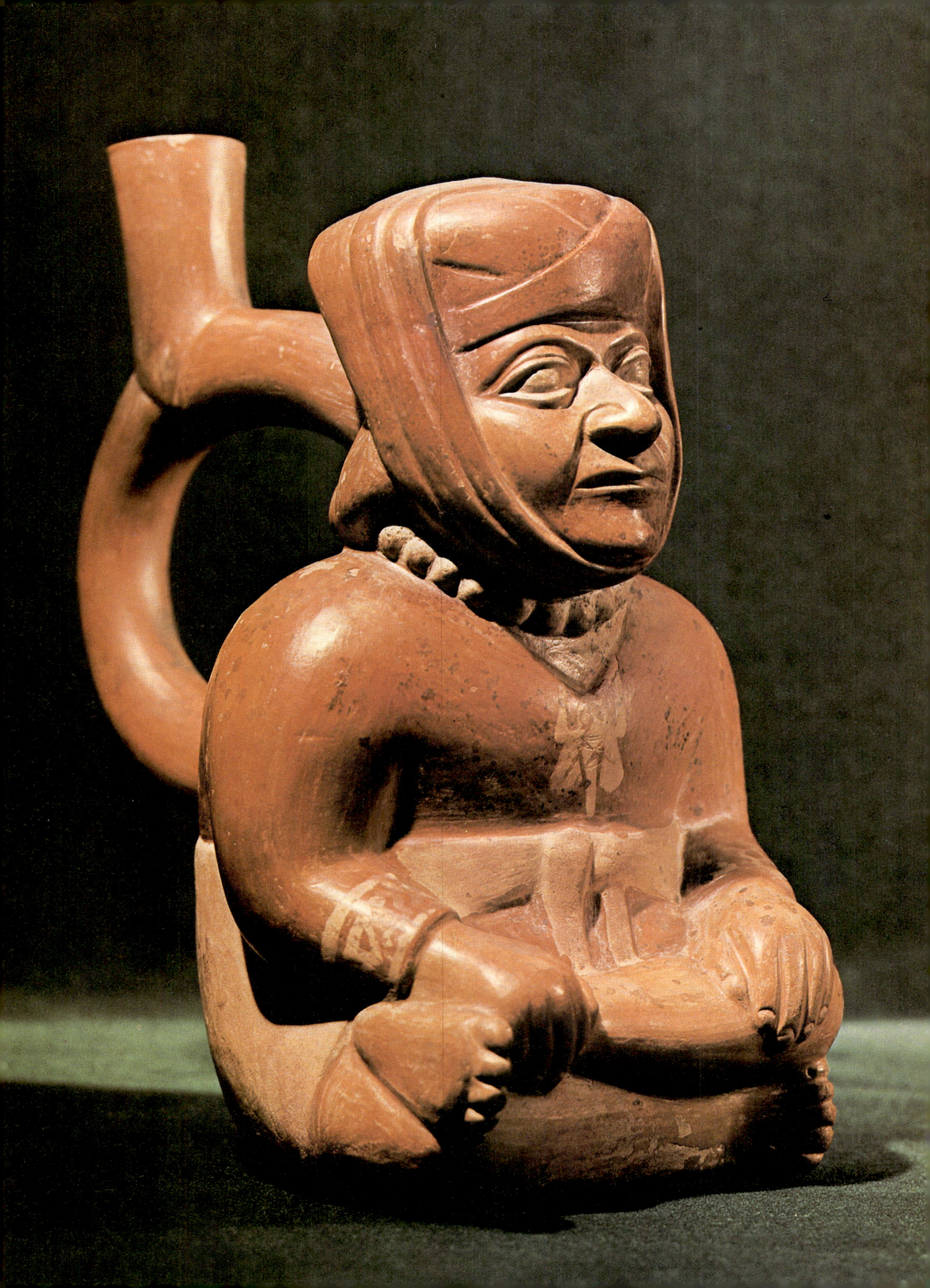

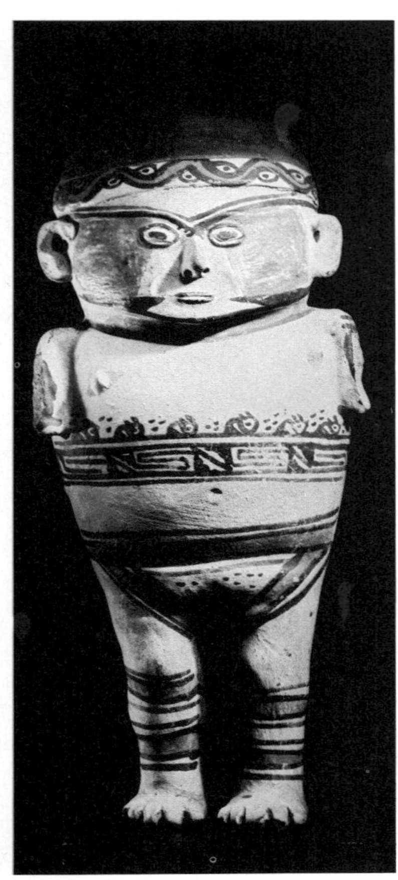

Abbildung 713
Puppe mit deformiertem Kopf. Peru.

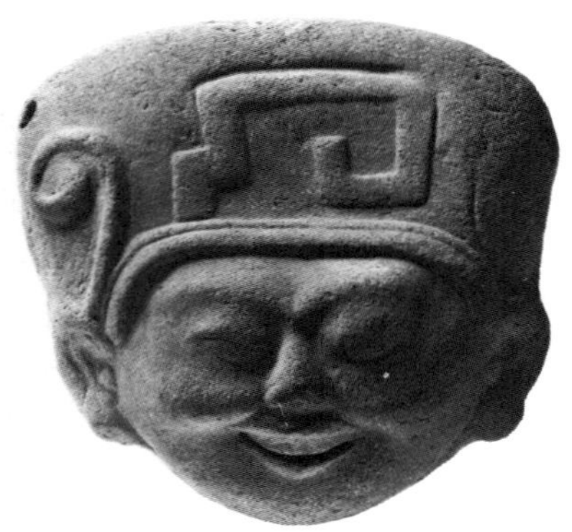

Abbildung 714
Menschlicher Kopf mit Schädeldeformation, Vera Cruz.

Die Mochica-Kultur an der Nordküste und die Nazca-Kultur in einer Talregion des Südens gehören der klassischen Periode an. Die Mochicas waren sachkundige Architekten. Sie erbauten die Sonnenpyramide von Moche, eines der wichtigsten Bauwerke an der Küste. Tausende von Vasen wurden in ihren Gräbern gefunden. Ihr Realismus und Formenreichtum liefert uns wertvolle medizinische Information: die Töpfer stellten offenbar gerne Anomalien oder Entstellungen des menschlichen Körpers dar.

Um 1200 traten die Chimus die Nachfolge der Mochicas an. Sie übernahmen das Erbe der Töpfer, spezialisierten sich jedoch auf eine Art schwarze Keramik. Sie waren hervorragende Matallurgen und konnten Kupfer, Bronze, Gold, Silber und *tumbaga,* eine Kupfer-Gold-Legierung, herstellen und bearbeiten.

Die Inkas waren die letzten in dieser Reihe. Dieser Quechua-Stamm mit seinen kriegerischen Sitten kam aus einem Hochtal in Zentralperu. Er dehnte seine Herrschaft über die weniger widerstandsfähigen Menschen aus und gründete das Inkareich im Laufe der zwei oder drei Jahrhunderte vor der Ankunft der Spanier. Um das 11. Jahrhundert traten sie mit dem Inka Manco Capac, dem ersten Sohn des Sonnengottes, in die Geschichte ein. Er gehörte ihrem Stamm an oder den Aymaras, die am Titicacasee lebten. Acht Herrscher folgten in 250 Jahren. Dann begannen etwa um 1445 die militärischen Eroberungen mit der Besetzung von Tiahuanaco und es kam zur Gründung eines Reiches. Es erstreckte sich bei der Ankunft der Spanier im Norden vom Rio Ancasmayo (Südkolumbien) bis zum Rio Mole (Chile) im Süden, mit dem heutigen Peru und Bolivien als Zentrum. Seine Einflußzone im Nordwesten Argentiniens vergrößerte noch die Ausstrahlungskraft der Inka-Zivilisation. Huayna Capac, elfter und vorletzter Herrscher, teilte das Reich unter seinen zwei Söhnen auf: Huascar bekam das Gebiet von Quito, Atahualpa das von Cuzco. Sofort erhob sich zwischen den Brüdern ein Streit und 1531 wurde Huascar bei Cajamarca geschlagen. 1532 wurde Francisco Pizarro am gleichen Ort von Atahualpa empfangen, nachdem er mit zweihundert Mann auf der Insel von Puna an Land gegangen war. Zwei Jahre später bemächtigte Pizarro sich Cuzcos und der Staat der Inkas brach zusammen, wie zehn Jahre zuvor das Reich der Azteken.

Die Inkas beteten Sonne und Mond an, Viracocha war gleichzeitig Weltenschöpfer und Sonnengott. Doch wenn ihr Pantheon auch nicht — wie das der Azteken — von Göttern übervölkert war, so glaubten sie doch, das ganze Universum werde von Geistern bewohnt. Sie kannten sehr viele *huacas,* womit sowohl ein Geist als auch der ihm geweihte Ort gemeint war. »Die *huaca* war eine geheimnisvolle, übernatürliche Macht, die großen Einfluß auf das Menschenschicksal hatte.« (Lehmann) Die Inkas hatten keine Schrift. Es gab jedoch Beamte *(harawek),* deren Aufgabe es war, historische Ereignisse und Traditionen mit mnemotechnischen Hilfsmitteln festzuhalten und weiterzugeben: am bekanntesten sind die *quipus,* die wir bereits erwähnt haben.

Die Medizin

Das Individuum glaubte man von übernatürlichen Kräften umgeben. Da die Geister Krankheiten schicken konnten, mußte man sie versöhnlich stimmen. Der Kranke war selbst verantwortlich für seine Beschwerden, wenn er sich gegenüber einem höheren Wesen verfehlt hatte. Die Chronisten Ondegardo und Cobo deuten an, daß es eine Art Beichte bei den Inkas gab. Diese mußte absolut aufrichtig sein, sonst hatte dies die Strafe der Götter zur Folge. Selbst der Inka, die irdische Inkarnation des Sonnengottes, mußte der Gottheit beichten.

Der Medizinmann war Priester, Arzt und Wahrsager in einer Person. Häufig hielt er sich an einem geweihten Ort auf und lebte von den Opfergaben, die ihm die Gläubigen aus Dankbarkeit brachten. Es gab mehrere Arten von Medizinmännern: der *calpariçu* studierte die Eingeweide der Tiere; der *viropirico* verbrannte das Fett der Opfertiere und »las« dann in dem aufsteigenden Rauch; der *achicoc* benutzte Maiskörner oder getrockneten Lamakot, um die Ursachen einer Krankheit zu erraten; der *yaracaes* schließlich brachte die Geister von Abwesenden in den Flammen zum Sprechen.

In Cuzco fand alljährlich am ersten Mondtag nach dem Äquinoktium im September ein Fest statt, *citua* genannt. Dabei sollten die Untertanen des Inka geläutert und die Krankheit aus der Stadt verbannt werden. Ondegardo berichtet von den Indianern der Sierra, sie hätten die Kleider von Kranken auf die Straße gelegt; auf diese Weise nähmen Passanten die Krankheiten mit.

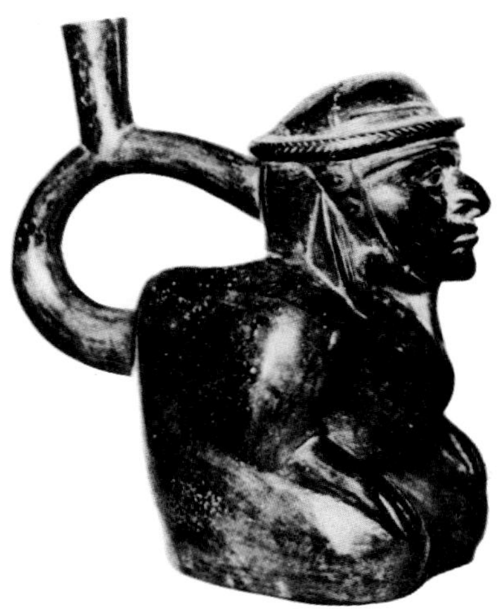

Abbildung 715
Keramik-Vase, die einen Buckligen darstellt. Peru.

Die Krankheiten

Nur wenige Gründe machte man für die Entstehung von Krankheiten verantwortlich: die Anwesenheit eines Fremdkörpers im Organismus des Kranken; die Luft oder den Wind (da letzterer als Krankheitserreger berüchtigt war, wurde ihm geopfert); den Einfluß von vernachlässigten Ahnen; einige Gewässer, die als besonders gesundheitsschädlich galten; schließlich die Abwesenheit der Seele, die den Körper infolge eines Sturzes, einer Hexerei oder aus Angst verlassen hat.

Die Inkas kannten verschiedene Gruppen von Symptomen. Eine davon wurde des öfteren zu Unrecht mit dem Sumpffieber identifiziert: Schüttelfrost, auf den ein Fieberanfall folgte. Allerdings ist das von den Chronisten gesammelte Quechua-Vokabular zu dürftig für die Beschreibung der verschiedenen körperlichen und geistigen Störungen. Dies macht unsere Klassifikation ziemlich schwierig und ungenau.

Die Heilmethoden

Die Medizinmänner inszenierten Rituale und kannten eine ganze Sammlung von Heilmitteln, von denen jedoch manche einen ausgesprochen magischen Charakter offenbarten. Darunter sind verschiedene Verfahren, deren praktische Wirksamkeit erwiesen ist. Letztere zeigen eine weitgehende Entsprechung zu unseren heutigen medizinischen Vorstellungen. Zu diesen Praktiken gehörte u. a. der Aderlaß. Hierfür verwendete man einen Kieselstein mit einem Holzgriff. Durch einen raschen Stoß wurde er in eine Vene in der Nähe des Krankheitsherdes oder zwischen die Augenbrauen getrieben. Zu den anderen gängigen Heilmethoden der Indianer, die unserem Gesundheitswesen keineswegs fremd sind, gehören Abführmittel, Pflaster, Einreibungen und das Klistier, welches mit Hilfe einer Kautschukbirne und einer Knochenspitze verabreicht wurde.

Das Arzneibuch

Einer der besten Kenner der Geschichte von Peru war Pater Cobo. In seiner *Historia del Nuevo Mundo* stellte er eine umfangreiche Liste von Heilmitteln zusammen, aus der einige Beispiele folgen werden.

Betrachten wir zunächst kurz das Reich der Minerale. Hier fand beispielsweise der *Schwefel* bei der Wundtherapie der Lamas Verwendung. Der *lipis* wurde zu Pulver gemahlen und mit Kupfersulfat vermischt, um Geschwüre und alte Wunden zu schließen. Der *chaco,* eine Art weißlicher Schlamm aus Silizium, Aluminium, Kalk und Magnesium, wurde gegen die Gicht eingesetzt. Mit einer Art Essig vermischt galt er als wirksames Mittel zur Heilung von Hämorrhoiden.

Pater Cobo führt über hundert Produkte aus dem pflanzlichen Bereich auf, von denen fast die Hälfte noch nicht idenfiziert werden konnte. Eine wichtige Kulturpflanze war der Mais. Durch den Saft seiner Blätter konnte die Heilung von Wunden beschleunigt werden. Die Körner wurden zerstoßen, dann gekocht und mit einer gegorenen Flüssigkeit vermischt. Daraus wurden Kataplasmen mit beruhigender Wirkung hergestellt. Ein anderes Kataplasma, auf Kartoffel-*(papa-)*Basis, wirkte gegen die Gicht. Erdnußmilch galt als Schlafmittel. Bohnenmehl kurierte die Ruhr; mit gestoßenem Knoblauch vermischt ergab es ein Pflaster, das bei giftigen Bissen aufgetragen wurde. Um heftige Zahnschmerzen zu mildern, wurde *indischer Pfeffer* empfohlen. Die Frucht des *mole* (falscher Pfefferbaum) lieferte einen vergorenen Trank, der als harntreibend galt.

Das Harz des Baumes wurde mit einem alkoholischen Getränk gemischt und diente als leichtes Abführmittel, gegen Würmer oder als Brechmittel. In getrockneter und pulverisierter Form heilte es Geschwüre. Mit *quinaquina* (Perubalsam) wurden die Toten einbalsamiert. Ein Sud aus geraspeltem Holz diente, nüchtern eingenommen, dazu, Leber und Milz abschwellen zu lassen und die Blase zu reinigen. Die *quina* wirkte fiebersenkend. Um Durchfall zu kurieren, trank man *koka* in Form eines Aufgusses von Kokablättern, ebenso, um

Abbildung 716 (links) Ipecacuanha-Pflanze, Stich von Charton.

Abbildung 717 (rechts) Koka-Pflanze. Manuskript über die Pflanzen von Peru von Pater Feuillée. 18. Jh.

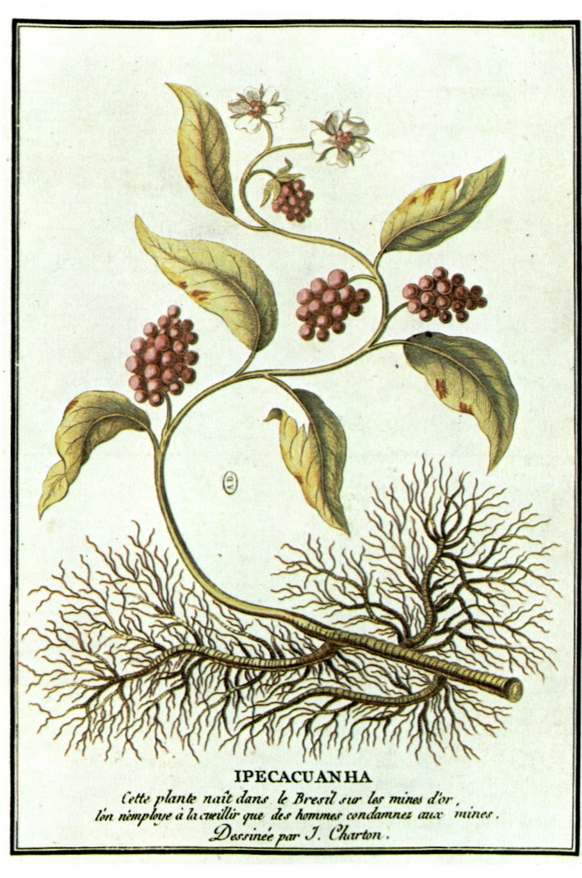

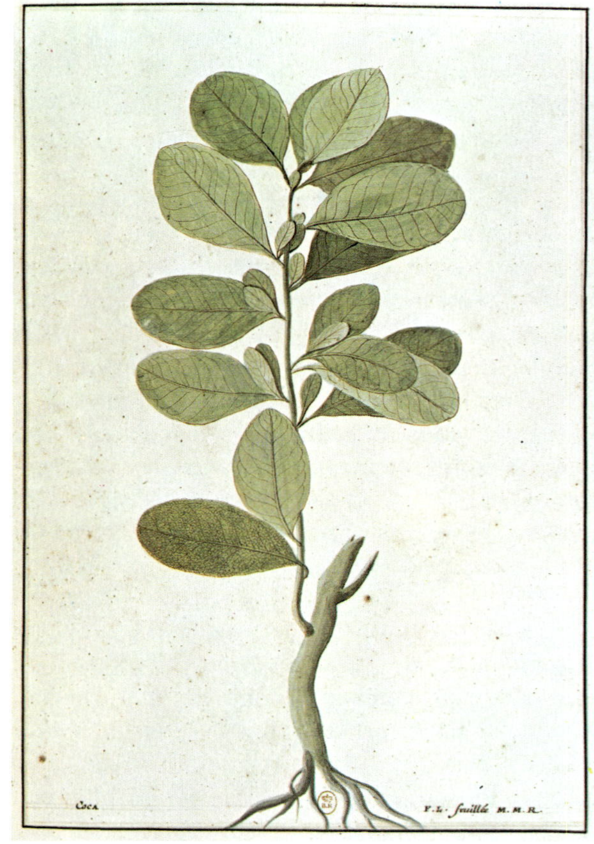

Koliken zu beruhigen. Der Saft ihrer Blätter wurde gegen Erbrechen, gegen Nasenbluten und zum Schließen offener Geschwüre verordnet. Die Koka galt als heilig. Sie vertrieb den Hunger und gab zugleich Kraft und Energie. Man sammelte sie in den feucht-heißen Gebieten der zweiten Kordillere in etwa 2000 m Höhe, wo sie in den Talsenken oder auf Abhängen wächst. Dreimal jährlich wurden die Blätter geerntet und an der Sonne getrocknet. Man trug sie in der *chupsa* (Kokabeutel) bei sich, so, wie man es noch heutzutage zu tun pflegt. Daneben trug man eine kleine Kalebasse mit *llipta.* Diese alkalische Substanz wurde mit den Blättern der Kokapflanze vermengt und das Ganze als Kugel im Mund gerollt. Die *Wurzel der Tabakpflanze* wurde zu Pulver zerstampft und mit etwas warmem Wasser auf nüchternen Magen getrunken, entweder als Diuretikum oder gegen die Frambösie (Himbeerseuche). Verschiedene andere Pflanzen wurden zur Behandlung spezieller Leiden gesammelt. Mit einer Art Pflaster aus gehackten *Blättern der Minze* und Eiweiß konnten Frakturen ruhiggestellt werden. Bei der Mundhygiene sorgte die Wurzel der *ratanhia* für weiße Zähne und kräftiges Zahnfleisch.

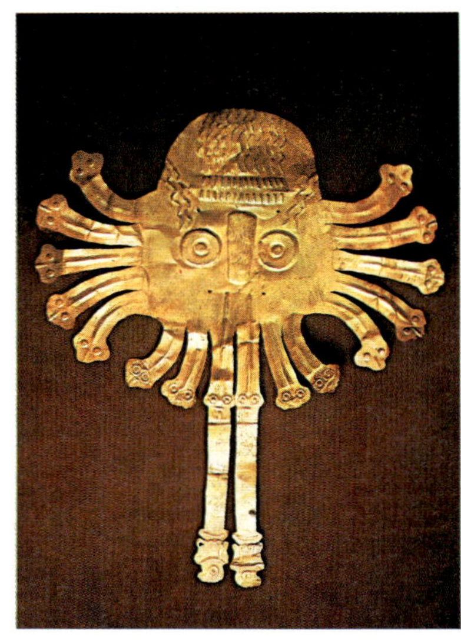

Abbildung 718
Totenmaske aus Gold. Nazca, Südküste von Peru.

Die Heilmittel, die man aus tierischen Produkten gewann, waren von gleicher Art wie die zu jener Zeit im Abendland gebräuchlichen. Tatsächlich gibt es für Mittel wie Mundwasser aus Urin gegen heftige Zahnschmerzen oder Speichel auf den Bauch eines Kindes gegen Koliken in jeder »Populärmedizin« etwas Entsprechendes.

Nabelschnüre, Haare und Nägel waren fester Bestandteil des üblichen pharmakologischen Arsenals. Frösche besänftigten das Fieber: dazu rieb man einen Frosch mit dem Bauch am Kranken und ließ ihn dann laufen, damit er das Fieber mit- und wegnehme. Ein Kondorflügel auf dem Bauch einer gebärenden Frau machte die Entbindung leichter. Schließlich lieferte die lokale Fauna gewisse Spezialitäten wie etwa den *chuqui chuqui.* Dieses kleine Insekt wurde gegrillt, um Warzen und Geschwüre zu beseitigen (seine ätzende Wirkung ging vom Kantharidin aus). Der *yanta yanta* war gleichfalls ein Warzenmittel, galt aber außerdem als Aphrodisiakum.

Die Halluzinogene

Im Amazonasgebiet diente die *datura* zu magischen Zwecken. Bei den Araukanern in Chile wurde sie zur Erreichung von Gefühllosigkeit vor einem Eingriff verwendet. In Peru war sie ein Bestandteil der Mittel zum Verhexen oder Vergiften. Der Absud aus den Samen enthält etwas Atropin und Scopolamin und macht unempfindlich.

Der *huanto* war ein Trank, der bei Ritualen im Amazonasgebiet eingesetzt wurde; er schläferte ein und erzeugte Visionen. Künftige Medizinmänner konnten durch die Verwendung des *huanto* ihre Qualitäten unter Beweis stellen. Seit langem haben Forscher mit den traumbildenden Eigenschaften Versuche angestellt.

An den Grenzen des Inkareiches war der *ayahuasca* verbreitet. Dieses Getränk wurde aus einer Liane *(Banisteria capi)* gewonnen, die man zerstampfte und in Wasser kochte. Das Getränk rief euphorische Rauschzustände mit farbenreichen Visionen hervor. Dieser Zustand vergrößerte die hellseherischen Fähigkeiten und die Heilkraft eines Zauberers. Allerdings war eine längere Gewöhnungszeit nötig, bevor man die Wirkung des Trankes spürte. Der *yaje* wurde aus einer anderen Pflanze hergestellt und rief ähnliche Wirkungen hervor. In schwacher Dosis wirkte er anregend, in starker ebenfalls eine Zeitlang, danach schläferte er ein.

Abbildung 719
Kleiner Koka-Mörser.

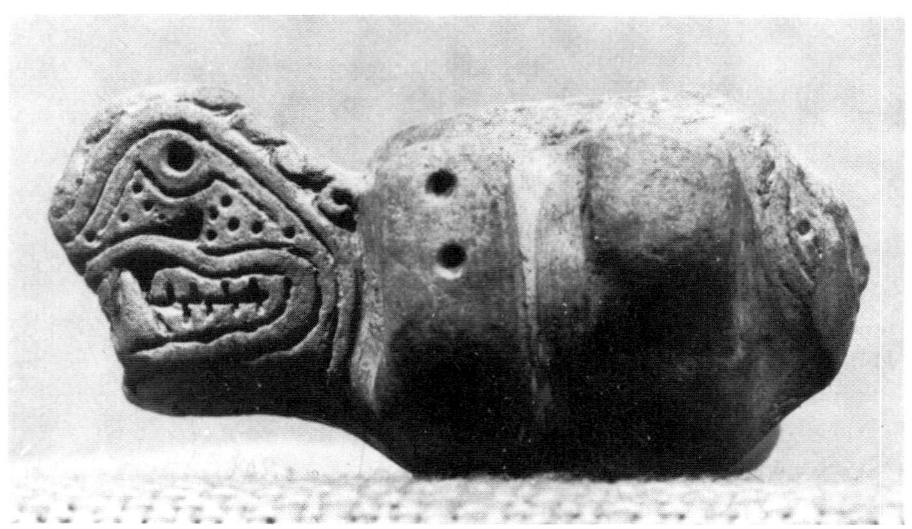

Die Entbindung

Eine werdende Mutter entband im Sitzen, mit gespreizten Beinen. Eine andere Frau stützte sie im Rücken und eine weitere half bei der Geburt. Während der Schwangerschaft waren bestimmte Nahrungsmittel für die Frau verboten. Das gleiche Verbot galt für den Mann. Nach der Geburt wurde das Kind mit kaltem Wasser abgewaschen und in Stoffbinden gewickelt. Die Mutter durfte das Kind nie in den Arm nehmen, damit es von Geburt an abgehärtet und auf sein künftiges Leben in der Gemeinschaft vorbereitet werde. Zum Stillen beugte sich die Mutter über das Kind.

Amputationen, Verstümmelungen und Mumifizierung

Da die Chroniken weder über Trepanationen noch Amputationen berichten, war die Mochica-Keramik lange Zeit die einzige Informationsquelle zu diesem Thema. Dort findet man Darstellungen von Personen mit amputierten Händen oder Füßen. Der Stumpf zeigt eine glatte Narbe mit einer Vertiefung in der Mitte. Die *uta ist* eine Krankheit, bei der an Haut und Schleimhäuten Geschwüre auftreten. Sie greift jedoch nicht die Glieder an, weshalb die Glätte der Narben eindeutig auf Verletzungen oder absichtliche Verstümmelungen als Ursache hinweist.

Abbildung 720
Peyotl.

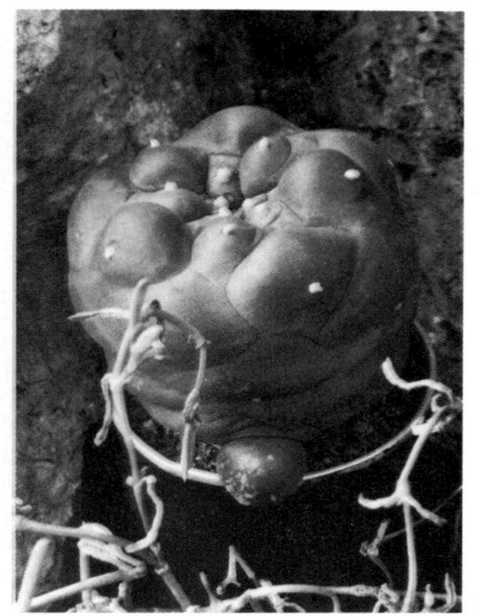

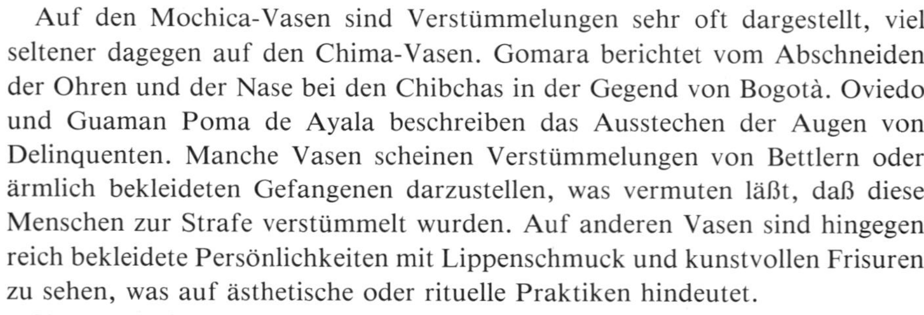

Auf den Mochica-Vasen sind Verstümmelungen sehr oft dargestellt, viel seltener dagegen auf den Chima-Vasen. Gomara berichtet vom Abschneiden der Ohren und der Nase bei den Chibchas in der Gegend von Bogotà. Oviedo und Guaman Poma de Ayala beschreiben das Ausstechen der Augen von Delinquenten. Manche Vasen scheinen Verstümmelungen von Bettlern oder ärmlich bekleideten Gefangenen darzustellen, was vermuten läßt, daß diese Menschen zur Strafe verstümmelt wurden. Auf anderen Vasen sind hingegen reich bekleidete Persönlichkeiten mit Lippenschmuck und kunstvollen Frisuren zu sehen, was auf ästhetische oder rituelle Praktiken hindeutet.

Verstümmelungen sind an der Nase, an den Ohren, den Lippen, den Augen, den Händen, den Armen und den Füßen zu beobachten, sowohl einzeln als auch kombiniert. An der *Nase* sind zwei Arten der Verstümmelung festzustellen: ein schräger Schnitt, der den Knorpel beseitigte, oder ein Einschnitt des Nasenflügels. Am *Mund* gab es zwei Einschnitte an der Oberlippe oder sogar eine fast vollständige Amputation, die Zähne und Zahnfleisch freilegte, manchmal wurde die Unterlippe gleichfalls entfernt oder beide Lippen wurden so abgeschnitten, daß sich die Mundöffnung vergrößerte. Schließlich findet man gelegentlich die Darstellung eines kleinen runden Mundes, der von Narbengewebe umgeben zu sein scheint. Die Verengung der Mundöffnung läßt an die Anwendung ätzender Substanzen bei der Vernarbung denken. Viel seltener fehlen dagegen die *Ohren.* Die so dargestellten Personen sind dann ärmlich angezogen und tragen auffälligerweise eine Kokarde oder ein Malteserkreuz. Die *Hände* wurden entweder beide amputiert oder es wurde nur eine Hand entfernt. *Fuß*amputationen waren wesentlich häufiger. Der Stumpf erscheint in den Darstellungen immer sehr deutlich und oft befindet sich eine Hülse um das amputierte Glied. Zunächst hielt man diese Hülse für eine Art Pflaster, bis man folgende Entdeckungen machte: auf einer Vase hält eine Person dieses angebliche Pflaster in der Hand, so, als ob sie sich ausruhen wolle; in einem Mochica-Friedhof im Tal von Chicama fand man ein Skelett, dem beide Füße fehlten. Hölzerne Hülsen, mit Wolle gepolstert, umschlossen die Knöchel und waren mit Binden an den Beinen befestigt.

Die Schädeldeformationen wurden bereits erwähnt. Bei den Quechuas und den Aymaras wurde dieser anscheinend sehr alte Brauch häufig praktiziert.

Einige Spuren von Zahnentstellungen findet man in Ecuador, Kolumbien und Argentinien. Wir werden sie etwas genauer im Abschnitt über Mittelamerika beschreiben, wo dieser Brauch vorzugsweise anzutreffen ist.

Bei *stammesspezifischen Verstümmelungen* sind in erster Linie Perforationen der Ohrläppchen, der Nasenscheidewand und der Unterlippe zu erwähnen, die es ermöglichten, die *naringa* und die *tambeta* zu befestigen. Dieser schwere Ohrenschmuck trug den Peruanern bei den Spaniern den Spitznamen *orejones* ein. Viele Mumien weisen Tätowierungsspuren auf. Manche Darstellungen auf Mochica-Vasen legen die Vermutung nahe, daß es auch Skarifikationen (Schröpfungen) gegeben hat.

Im Andengebiet gab es zweierlei Verfahren der Mumifizierung. Das natürliche verdankte man der Trockenheit des Klimas. Beim zweiten wurden zu-

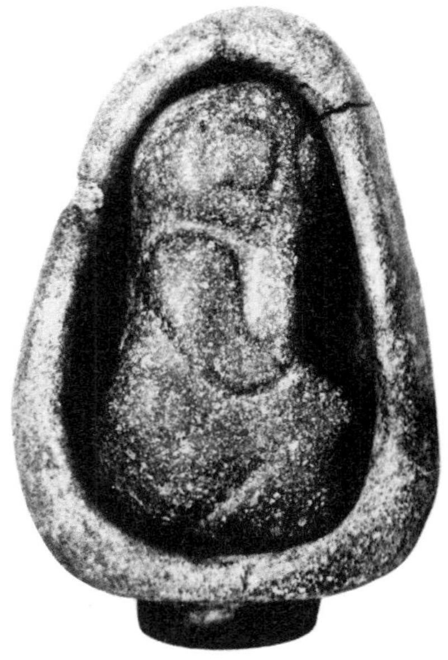

Abbildung 721
Inka-Kunst: Der »Fötus im Uterus«. Steinskulptur.
Aesculape, *Januar 1934.*

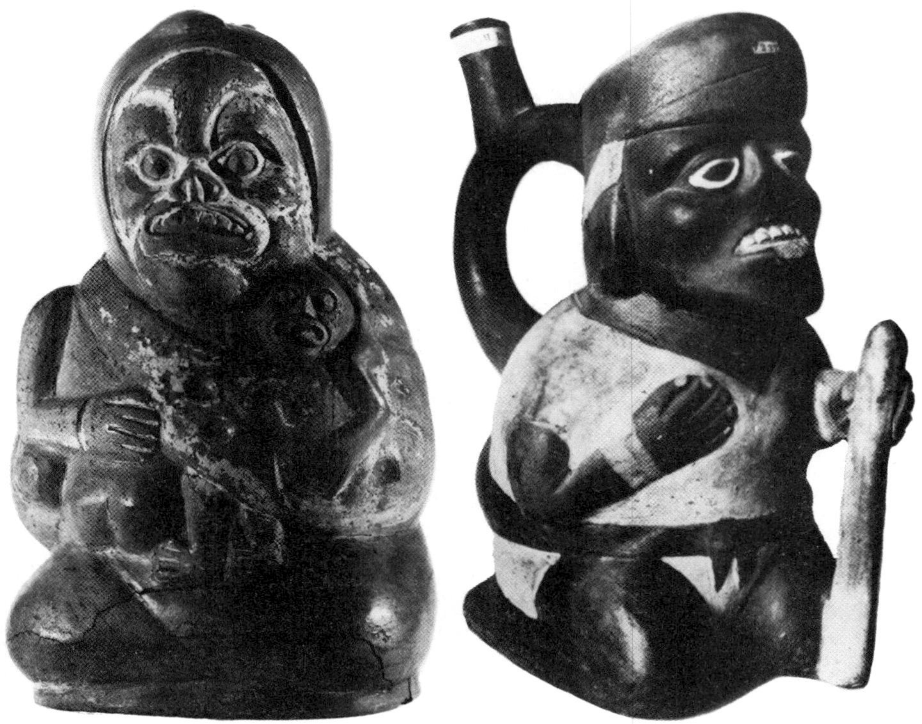

Abbildung 722 (links)
Vase, die eine Frau mit Kind darstellt. Die Frau leidet an Syphilis oder Lepra. Mochica-Keramik. Moche-Tal, Peru.

Abbildung 723 (rechts)
Verstümmelung der Lippen. Mochica-Keramik, Peru.

nächst die Eingeweide und das Gehirn aus dem Leichnam entfernt. Anschließend wurde der Körper mittels Zimtsäure, Benzoesäure, Perubalsam, Menthol und Gerbstoff konserviert.

Die Herstellung von Schrumpfköpfen wurde nicht von den Inkas, wohl aber von Stämmen im Amazonasgebiet und manchen Völkern an der peruanischen Küste praktiziert. Sie wurden auf folgende Weise hergestellt: zuerst löste man die Haut vom Schädel, dann wurde der Mund mit Dornen verschlossen und das Ganze mit heißem Sand gefüllt. Als nächstes wurde die Haut mit einem heißen Stein geglättet. Diese Operation wurde innerhalb von 48 Stunden mehrmals wiederholt, bis man die gewünschte Größe erreicht hatte.

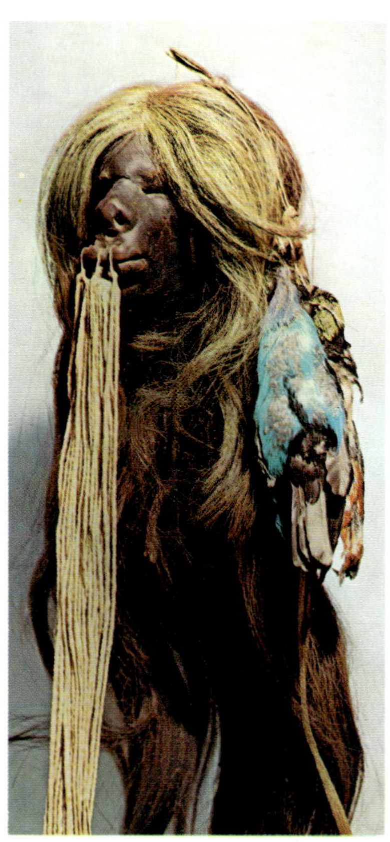

Abbildung 724
Jivaro-Schrumpfkopf. Gualaquiza, Ekuador.

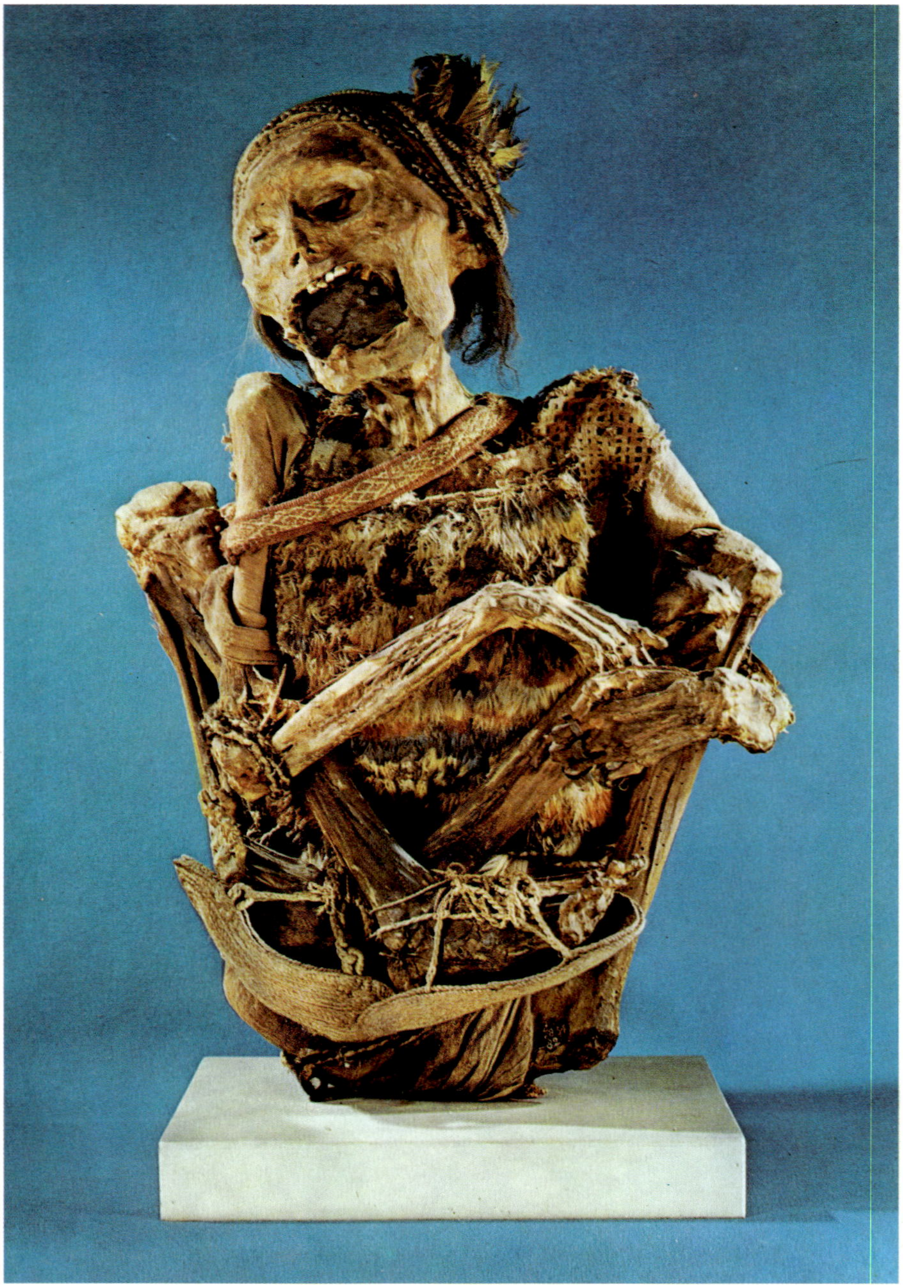

Abbildung 725
Reichbekleidete Mumie einer Frau. Chillon-Tal, mittlere Küste von Peru.

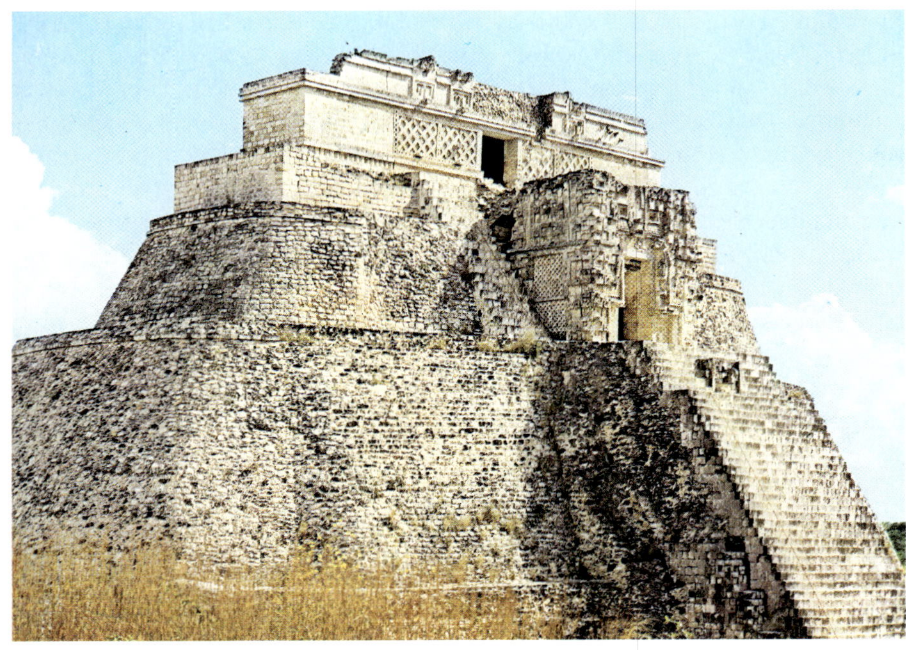

Abbildung 726
Pyramide des Wahrsagers, Maya-Kultur. Uxmal, Mexiko.

Abbildung 727
Detail einer Skulptur. Chichen-Itza, Mexiko.

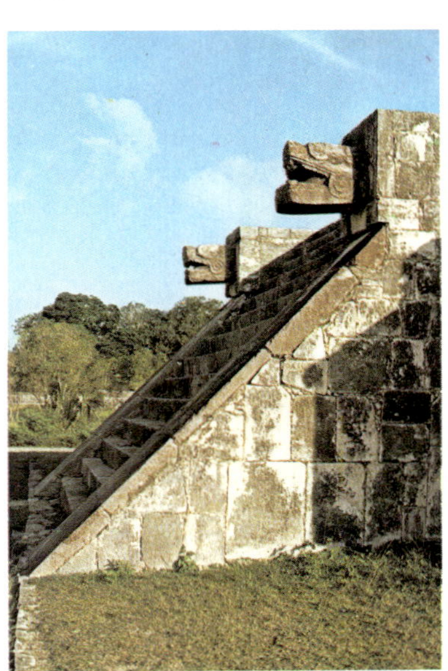

Die Kulturen in Mittelamerika

Das heutige Mittelamerika war die Heimat von zwei benachbarten und sogar verwandten Kulturen: der Maya-Kultur und der jüngeren Azteken-Kultur. Von den allerersten Bewohnern dieser Region wissen wir fast nichts. Wahrscheinlich waren die Olmeken, die aus dem Gebiet um den Golf von Mexiko stammen, die Initiatoren einer langen Folge von Kulturen. Sie selbst haben einige Elemente hierzu beigetragen, die von ihren Nachfolgern innerhalb ihrer Traditionen bewahrt wurden.

Im Laufe der Zeit fanden in dieser Region zahlreiche kriegerische Auseinandersetzungen statt. Mehrere Völker drangen nacheinander in das Gebiet ein und wurden seßhaft. Das Reich der Azteken schließlich zeichnete sich durch seine hochentwickelte Kriegskunst aus, unterlag aber dennoch den spanischen Invasoren. Man unterscheidet die folgenden Zeitabschnitte:

Die vorklassische Periode
- die ältere: 1400—1000 v. Chr.
- die mittlere: 1000—600 v. Chr.
- die jüngere: 600—200 v. Chr.

Die klassische Periode:
- die ältere: 200 v. Chr.—300 n. Chr.
- die mittlere: 300—600 n. Chr.
- die jüngere: 600—900 n. Chr.

Die nachklassische Periode:
- frühere oder toltekische: 1000—1200 n. Chr.
- spätere oder aztekische: 1200—1500 n. Chr.

Die Mayas

Die Herkunft der Mayas ist noch immer ungeklärt und geheimnisvoll. Dieses hochentwickelte Volk, das man die »Griechen Amerikas« genannt hat, hat uns kaum etwas von seinen Geheimnissen preisgegeben. Die Mayas gründeten

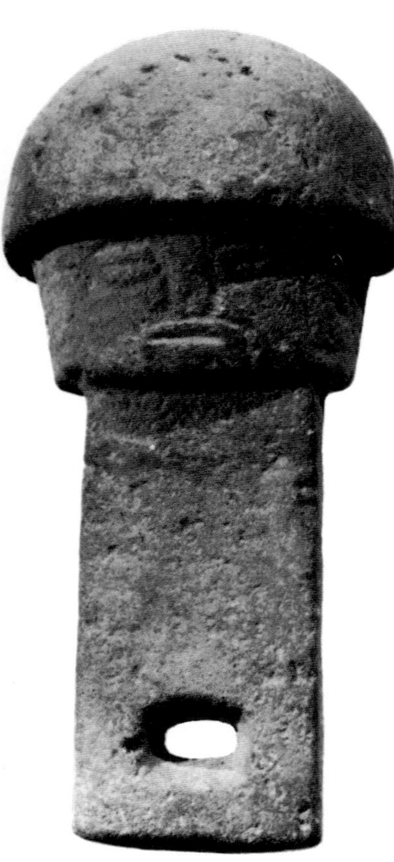

Abbildung 728
Pilz. Maya-Kultur.

Stadtstaaten und nicht, wie die Azteken, ein zentralistisches Reich. Geographisch waren sie über ein riesiges Gebiet verteilt, zu dem der Südosten von Mexiko (Yukatan, Chiapas, Quintana-Roo), Honduras, Belize und natürlich Guatemala gehörten. Ihre Entwicklung begann im 3. Jahrtausend v. Chr. und erreichte ihren Höhepunkt im 10. Jahrhundert n. Chr. Sie fand 987 bei einer Invasion von Itza-Völkern ihr Ende (eine Grabstele berichtet darüber). Die Itzas kamen vom Südwesten und führten eine mehr militärisch orientierte Gesellschaft ein. Es folgte eine kurze Renaissance mit dem Bündnis der Städte Uxmal, Chichen-Itza und Mayapan. Als aber Mayapan nach der Vorherrschaft strebte, begann ein kultureller Niedergang, über dessen nähere Gründe wir heute — trotz unterschiedlichster Erklärungsversuche — immer noch nichts wissen. Ganze Städte wurden plötzlich verlassen und fielen in Vergessenheit, da der rasch vordringende Urwald fast alle Spuren verwischte. Als die Spanier tiefer in ihre neueroberten Gebiete eindrangen, zogen sie an Geisterstädten, die von einer dichten Pflanzendecke überwuchert waren, vorbei, ohne etwas von ihrer Existenz zu ahnen. Erst mehrere Jahrhunderte später kamen die schlafenden Städte Palenque, Uxmal, Tikal und Copan wieder ans Licht und faszinierten uns mit ihrer hochentwickelten Kunst.

Die Mayas waren großartige Architekten und hatten in der Astronomie einen hohen wissenschaftlichen Stand erreicht. Ein Sonnenkalender mit 385 Tagen, ein Mond- und ein Venuskalender gehörten zu ihren Errungenschaften. Alle 52 Jahre stimmten diese Kalender überein. Als geschickte Handwerker verstanden sie, Jade und Bergkristall zu bearbeiten. In allen Museen der Welt können wir an zahllosen Terrakotta-Statuen ihr tiefes Kunstverständnis bewundern. Nach außen waren die Mayas friedlich. Sie beschäftigten sich mit Religion und Poesie, kannten aber auch Auseinandersetzungen untereinander. Sie entwickelten — versunken in endlose Berechnungen — eine rätselhafte Hieroglyphenschrift, die bis heute noch nicht entschlüsselt werden konnte. Die Kodizes gaben die Geheimnisse der Mayas nicht preis, sie wurden fast alle bei der Eroberung vernichtet. Später hat man Werke gefunden, die nach Ankunft der Spanier in lateinischer Schrift abgefaßt worden waren. Es handelt sich hierbei um phonetische Transkriptionen des gesprochenen Maya-Idioms: der berühmte *Popol-Vuh* und die *Chilham-Balam* stellen die Kosmogonie der Mayas dar. Diese beiden heiligen Bücher liefern uns auch einige medizinische Informationen. Da die Maya-Sprache von den Eingeborenen weiter gesprochen wurde, gelang es Beltram im 18. Jahrhundert, für sein Wörterbuch 150 anatomische Begriffe zu sammeln.

Die Azteken

Die Azteken, die letzten Herrscher im vorkolumbischen Mexiko, sind uns am besten bekannt. Von den Olmeken haben wir schon gesprochen. Dieses geheimnisvolle und einflußreiche Volk kannte bereits Opferrituale und den Jaguarkult und baute Pyramiden, die später für ganz Mittelamerika charakteristisch werden sollten. Später folgte die sogenannte Teotihuacan-Periode. In der gleichnamigen, gigantischen Stadt beherrschen die riesigen Pyramiden — eine der Sonne, eine dem Mond geweiht — noch heute stolz die Tempelruinen zu ihren Füßen. Über diese Zivilisation wissen wir sehr wenig, vor allem finden wir keine Antwort auf die Frage, aus welchen Gründen dieses Kultzentrum verlassen wurde. Es folgte die Herrschaft der Tolteken. Dieses Kriegervolk aus dem Norden gründete seine Hauptstadt in Tula. Gleichwohl bewahrten und respektierten sie das Erbe von Teotihuacan, sie glaubten nämlich, diese Stadt sei von Göttern erbaut worden. Die Traditionen und Lehren der Olmeken machten sie sich besonders im Bereich der Kunst zu eigen. Zur selben Zeit wurden in Monte Alban die Zapoteken von den Mixteken verdrängt. Mit der periodischen Regelmäßigkeit von Meereswogen tauchten barbarische »Chichímeken«-Stämme aus dem Norden auf und stürmten gegen das Zentralplateau.

Die Azteken waren ein kleineres Kriegervolk, seinem Gott Huitzilopochtli treu ergeben. Nach Jahren des Umherirrens ließen sie sich im 13. Jahrhundert auf einer ungesunden Insel in der Lagune des Texcoco-Sees nieder, in einer Umgebung, die voll war von Schlangen. Ihre Nachbarn, die viel stärker und schon länger ansässig waren, hatten sie an diesen Ort verbannt. Hier hatte der Stamm — nach einer Prophezeiung seines Gottes — einen Adler mit einer Schlange im Schnabel auf einem Kaktus sitzen gesehen. Der kleine Stamm bewies in seiner Not Klugheit und Mut, trotz der Feindseligkeit seiner Umgebung und seiner Nachbarn. In einer Gegend, die nicht einmal genug zum Unterhalt der Stammesmitglieder lieferte, erfand man die *chinampas,* Gärten, die auf Schilfflößen schwommen. Die schwierige Ausgangslage hinderte das kleine Volk nicht daran, aufzubrechen und ein Reich zu erobern.

Jeder seßhaft gewordene Stamm versucht, Wurzeln zu schlagen. Die Tolteken boten den Azteken den Boden dafür, und es gelang ihnen, die hochentwickelte Kultur der Besiegten zu assimilieren. Der gefiederte Schlangengott Quetzalcoatl bekam mit Tezcatlipoca seinen Platz in ihrem Pantheon — neben Huitzilopochtli. Tenochtitlan dehnte sich zunächst auf die Lagune aus und wurde später durch drei Fahrdämme mit dem Seeufer verbunden. Die märchenhafte, weiße Stadt wurde von Tempeln und Pyramiden beherrscht. Bei der Ankunft der Spanier war von dieser Stadt aus, die sich mit Texcoco und Tlacopan verbündet hatte und deren Vorherrschaft ihr von ihren Bündnispartnern zuweilen streitig gemacht wurde, ein riesiges Reich erobert worden.

Nach aztekischem Glauben war die Welt mehrere Male zerstört worden, alle 52 Jahre war dies wieder zu erwarten. Am Ende eines solchen astronomischen

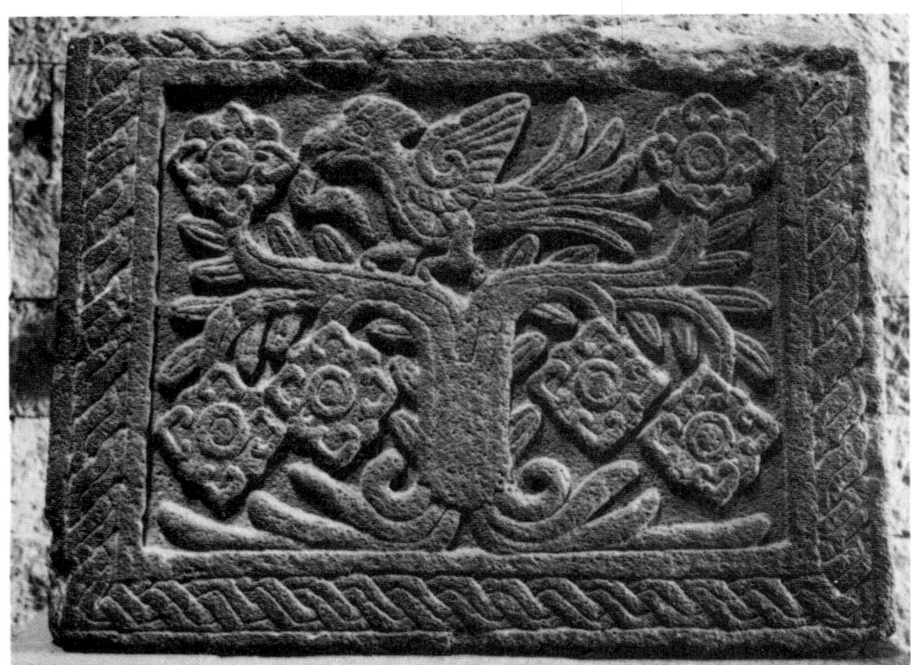

Abbildung 729
Astrologischer Altar. Darstellung eines Adlers auf einem Baum, mit einer Schlange im Schnabel.

Abbildung 730
Aztekische Kunst. Oberschenkelknochen mit Schnitzereien. Auf dem Knochenschaft sind Krieger dargestellt, auf dem Gelenkkopf ein Ozelot-Kopf. Mexiko.

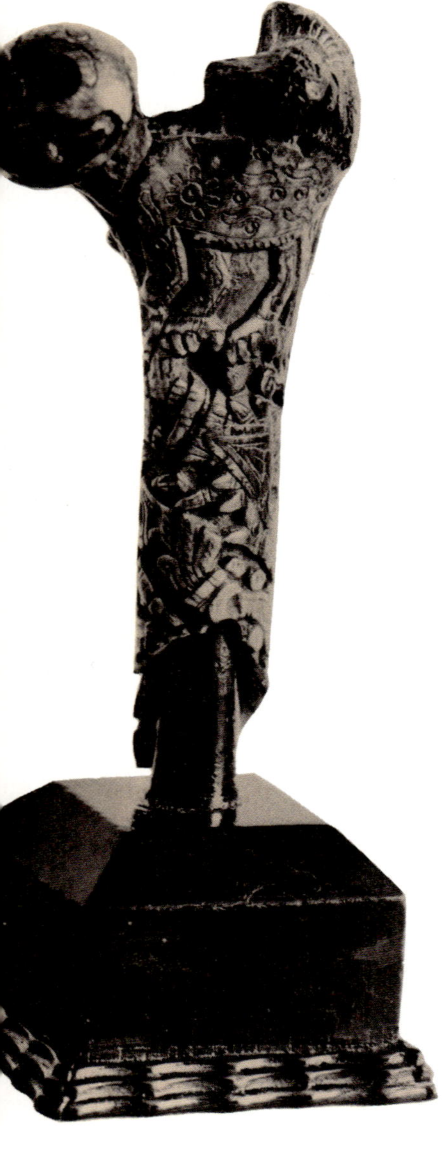

Zyklus wurden alle Feuer in der Stadt gelöscht, und das Volk erwartete betend einen unsicheren Tagesanbruch. Man mußte die Götter ernähren, damit sie weiterleben konnten und die Sonne jeden Morgen wieder aufging: Menschenblut schien ihnen hierzu das einzig richtige Mittel zu sein. Während die Mayas symbolisch Maiskörner opferten, öffneten die Azteken die Brust eines menschlichen Opfers mit einem Messer aus Obsidian. Der Priester faßte mit der Hand in die klaffende Wunde, riß das Herz heraus und brachte es, noch schlagend, den hungrigen Göttern dar. Seit der Renovierung des großen Tempels von Tenochtitlan soll es zwanzigtausend solcher Opferungen gegeben haben.

Die Azteken übernahmen von ihren Vorgängern viele religiöse Vorstellungen und erreichten eine hohes Zivilisationsniveau. Der Kaiser an ihrer Spitze wurde von einer allmächtigen und zahlreichen Priesterkaste unterstützt. Der Hofadel teilte unter sich die Aufgaben, Titel und Auszeichnungen auf. Ganz am Ende der »Pyramide« stand das Volk. Die *macehuales* waren fronpflichtige Bauern und Krieger »auf Bestellung«, die *pochtecas* eine isolierte Kaste von Kaufleuten, verachtet, aber mächtig, Händler und Spione zugleich.

Da die Zivilisationen der Mayas und der Azteken einem ziemlich homogenen Kulturkreis angehören, kann das Studium der aztekischen Medizin für ganz Mittelamerika bedeutsam sein.

Die aztekische Medizin erreichte innerhalb der gesamten präkolumbischen Welt den höchsten Entwicklungsstand. Wir sahen, daß der Medizinmann eine wichtige Rolle spielen und in manchen Fällen sogar Stammeshäuptling werden konnte. Doch hier, bei den Azteken, finden wir ein anderes Bild vor: die Spezialisierung hatte in der Heilkunst ihren Einzug gehalten, und mit der Aufteilung der Kompetenzen ging ein gewisser Prestigeverlust einher. Bei Sahagun kommt dies indirekt zum Ausdruck, wenn er Ärzte und Hebammen auf eine Stufe mit Schreinern und Köchinnen stellt.

Die Auffassung von *Krankheit* entspricht noch immer den weiter oben genannten allgemeinen Kriterien. In der amerikanischen Ausgabe der Werke Sahaguns (1963) umfaßt das Lexikon der anatomischen und pathologischen Begriffe vierzig Seiten. Ein solcher terminologischer Reichtum verlangte bereits eine hochentwickelte Fähigkeit bei der Beobachtung pathologischer Phänomene. Die einzelnen Teile des menschlichen Körpers waren wohlbekannt, und die Anatomie war relativ weit entwickelt, wohl auch dank der Menschenopfer und des rituellen Kannibalismus.

Der *Arzt* lernte sein »Handwerk« bei einem erfahrenen Meister, und oft wurde das medizinische Wissen von Generation zu Generation weitergegeben. Sahagun zählt die Qualitäten und Pflichten eines guten Arztes auf.

Über die Weisen schreibt er: »Der Weise ist wie ein Licht oder eine große Fackel oder ein glänzender zweiseitig polierter Spiegel; er ist auch wie eine Art Pfad und Führer für die anderen. Der gute Weise ist wie ein guter Arzt, er kann Abhilfe schaffen, er gibt gute Ratschläge und hat gerechte Vorstellungen, mit denen er die anderen leitet und erleuchtet. Er flößt Vertrauen und Achtung ein, weil er in jeder Sache beharrlich und treu ist. Und damit die Dinge gut gehen, gibt er ihnen eine Ordnung und Harmonie. Dergestalt stellt er alle zufrieden, die sich ihm mit Wünschen und Hoffnungen nähern. Allen hilft er mit seinem Wissen. Der schlechte Weise ist wie ein schlechter Arzt, unnütz und dumm, angezogen vom Geruch der Weisheit und falschen Ruhm. Durch seine Dummheit verursacht er viel Übel und große Irrtümer. Er ist gefährlich, den Lastern ergeben, ein Betrüger und Lügner.«

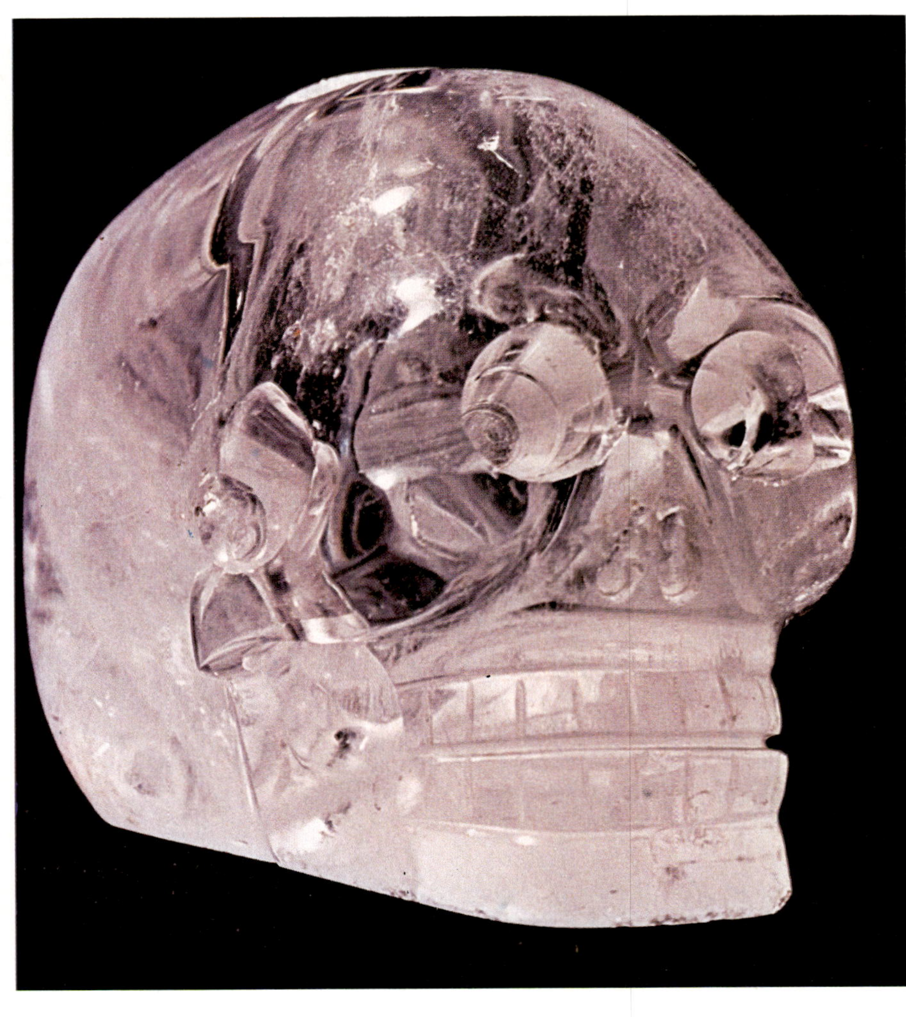

Abbildung 731
Totenkopf aus poliertem Quarz. Vermutlich eine Darstellung des Totengottes Mictlantecutli.

Abbildung 732
Einäugige Frau mit atrophischen Armen. Colima, Mexiko.

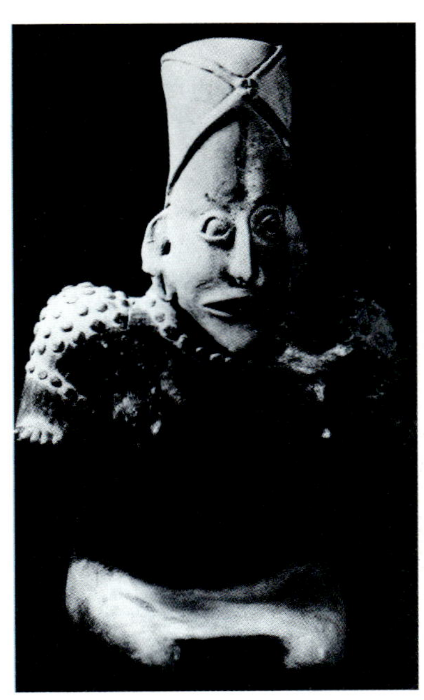

Über die Ärzte schreibt Sahagun: »In der Regel behandelt und heilt der Arzt die Krankheiten. Der gute Arzt versteht sein Handwerk, kennt die Eigenschaften der Kräuter und Wurzeln genau und weiß, welches Mittel anzuwenden ist. Zum Beispiel muß er sich auf die Wiederherstellung von Knochen verstehen, er muß Darmverstopfungen beseitigen, zur Ader lassen, schneiden und nähen und vor allem die Menschen von der Tür des Todes entfernen können. Dem schlechten Arzt mangelt es an Ernsthaftigkeit, und weil er ungeschickt ist, verschlimmert er, statt zu heilen, den Zustand der Kranken mit dem Gebräu, das er sie einnehmen läßt, und manchmal nimmt er Zuflucht zu Zauberei und Aberglauben, um vorzuspiegeln, er wende gute Behandlungsmethoden an.«

Sowohl Männer als auch Frauen konnten Ärzte werden, letztere allerdings erst nach den Wechseljahren. Die verschiedenen Diagnose- und Therapieverfahren führten zu einer gewissen Spezialisierung. Der Arzt wurde im allgemeinen *ticitl* genannt, ein Heilpraktiker mit Kenntnissen über pflanzliche Heilmittel hieß *tepatiani.* Für die folgenden Aufgabenbereiche gab es jeweils bestimmte Spezialisten mit einer eigenen Berufsbezeichnung: Massieren, Austreiben einer Krankheit durch Saugen an der Wunde, Zurückholen verlorener Seelen, Behandlung von Augenleiden, Geburtshilfe, Extrahierung von »Augen- und Zahnwürmern«, Diagnose durch Wasserbeobachtung, Behandlung nach

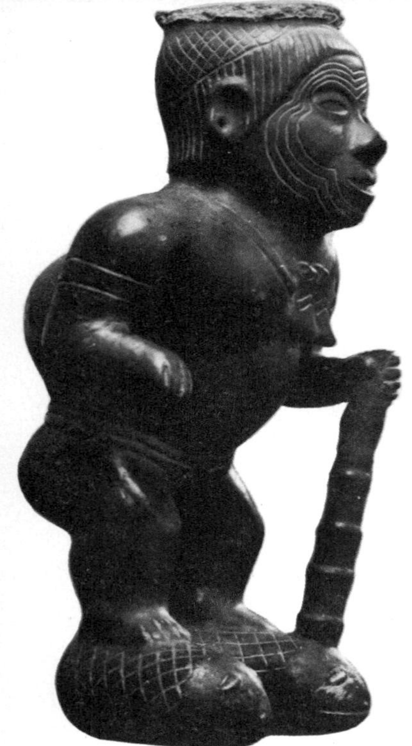

Abbildung 733
Buckliger. Colima, Mexiko.

einem Wahrsagekalender, Traumdeuten durch Trinken von *oliocuihque,* Operationen, Aderlaß, Dampfbäder . . .

Sahagun sprach von guten oder schlechten Ärzten bei den Azteken. In der Tat konnte nur jemand Arzt werden, wenn der Vater schon Arzt war, wenn er irgendeine körperliche Mißbildung hatte, an einem Regentag geboren war, oder auch, wenn seine Visionen Heilkraft hatten. Dagegen konnte jemand, der unter einem schlechten Vorzeichen geboren war, Hexer werden.

Wie in ganz Mittelamerika finden wir auch hier in der Medizin die schon früher genannten ätiologischen Elemente, die Medizin war von einer mystischen Kosmologie durchdrungen.

Nach der Geburt gab die Hebamme dem Neugeborenen einen Namen. Der Wahrsager stellte das Horoskop, denn der Geburtstag bestimmte über Leben und Tod. Weil manche Tage Unheil für das Neugeborene bedeuteten, versuchte man zu betrügen und gab ein etwas späteres Geburtsdatum an. Der unglücksbringende Einfluß wirkte jedoch im verborgenen weiter, ein ganzes Leben lang, und der Mensch mußte seine Anstrengungen vervielfachen, um dem entgegenzuwirken. Eine von einer Gottheit gesandte Strafe als Ausdruck des Zorns galt als häufigste Krankheitsursache, danach folgte Verhextwerden durch einen Feind oder einen Zauberer. Nur sehr wenige Phänomene brachte man mit ihrer materiellen Ursache in Zusammenhang, stets war der übernatürliche Hintergrund ausschlaggebend.

Die Götter

Hauptursache für die Krankheiten der Menschen waren in erster Linie die Götter. Im Pantheon der Azteken gab es ihrer fast schon zu viele.

Huitzlopochtli, der Stammesgott, beschützte die Adlermenschen, Tezcatlipoca war Schutzpatron der Jaguarmenschen und des Dampfbades. In einem trockenen Land mit unregelmäßigen Niederschlägen war der alte Wassergott Tlaloc (bei den Mayas: Chac) für die Landwirtschaft von großer Wichtigkeit. Ihn machte man für unheilvolle Winde verantwortlich, außerdem konnte er Gicht, Lähmung, Halsschwellung, Gliederatrophie, Hautkrankheiten, Lepra oder Wassersucht schicken. Cihuapipiltin nannte man Frauen, die im Kindbett gestorben waren. Sie konnten bei Kindern Krämpfe und Lähmungen auslösen.

Xipe Totec, genannt »unser Herr, der Geschundene«, sandte Augenentzündungen. Xochipilli war der Gott der Jugend und der Blumen. Er verbreitete Geschlechtskrankheiten, Hämorrhoiden und Hautkrankheiten. Tlazolteotl, die Göttin der körperlichen Liebe, brachte ebenfalls Geschlechtskrankheiten.

Die Behandlungsmethoden

Hilfsmittel für die Diagnose waren die Wahrsagerei, Knotenschnüre, Lesen aus Maiskörnern oder Messen der Armlänge. Halluzinogene oder die Beobachtung des Kranken dienten dazu, das Krankheitsbild zu vervollständigen. Oft war der für die Krankheit verantwortliche Gott an den Attributen erkennbar, die eine gewisse Ähnlichkeit mit den Symptomen hatten. So war beispielsweise klar, daß Geschlechtskrankheiten von der Göttin der Liebe oder dem Gott der Jugend geschickt wurden.

Mit Gebeten und Opfergaben versuchte man, die erzürnten Götter gütig zu stimmen und zu versöhnen. Wenn Zauberei im Spiel war, erfolgte die Heilung durch Anrufung des entsprechenden Gottes, durch Händeauflegen oder Extraktion des Fremdkörpers. Zu dem Ritual gehörten aber auch einige Praktiken, die unseren Vorstellungen von Medizin näher liegen. Pflanzliche und mineralische Heilmittel konnten dank ihrer göttlichen Kräfte den Heilungs-

Abbildung 734 (gegenüber)
Xipe-Totec, »Unser Herr, der Geschundene«, der Frühlingsgott. Er ist mit der Haut eines Geopferten bekleidet. Vulkangestein, Mexiko.

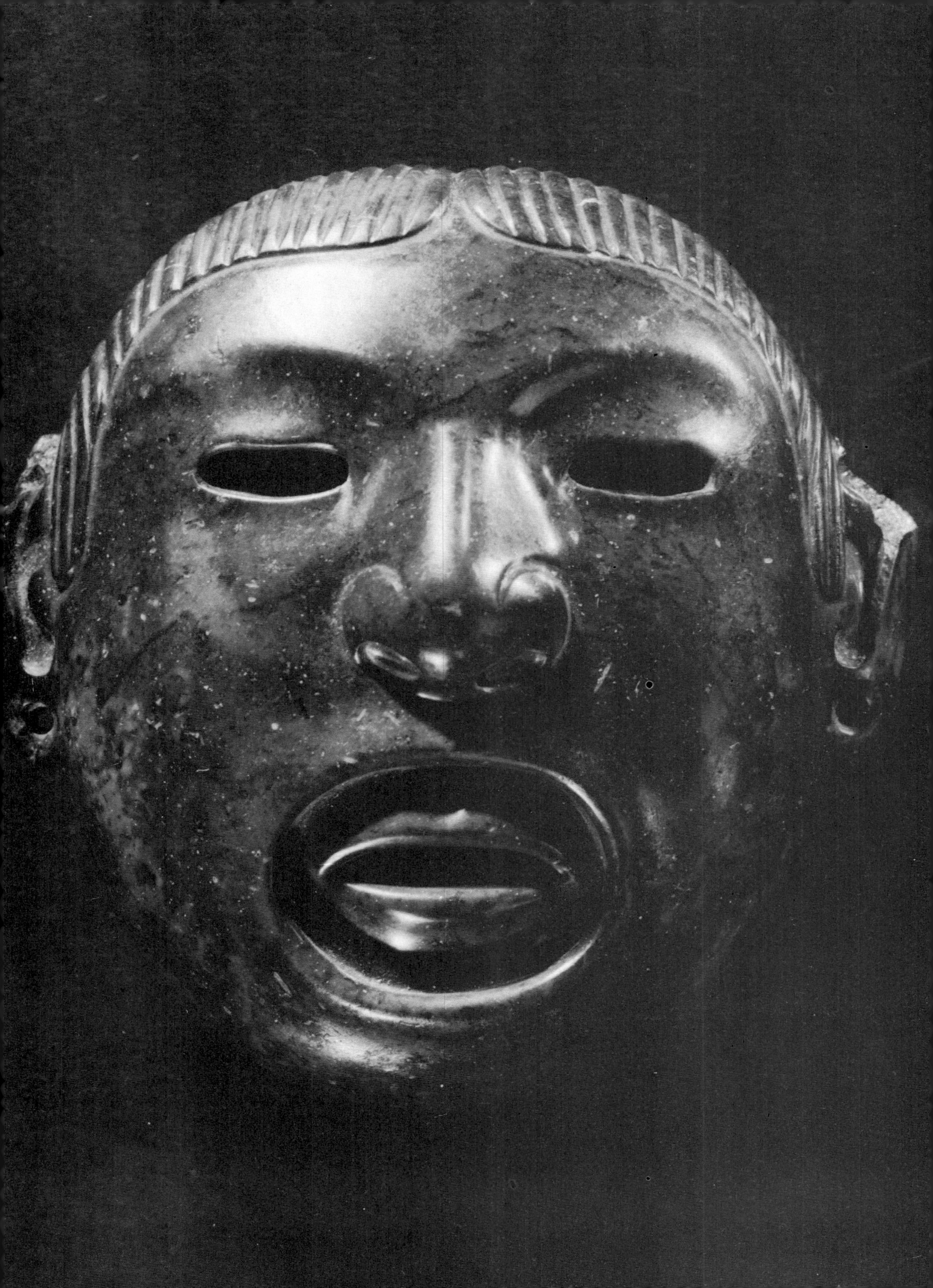

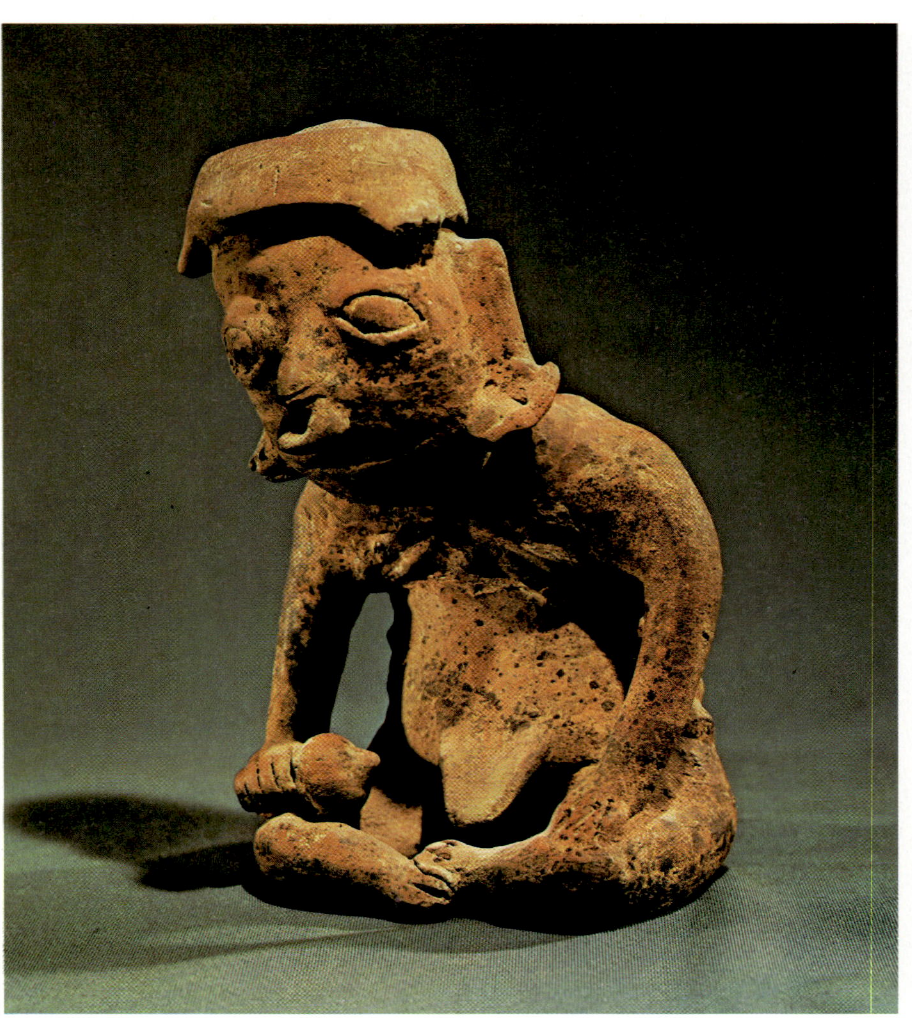

Abbildung 735
Alter Mann oder kachektische Person. Mexiko.

prozeß günstig beeinflussen. Einige Verfahren wurden äußerlich angewendet (Massage, Aderlaß, Dampfbad, Verband oder Pflaster), andere innerlich (Abführ- und Brechmittel oder verschiedene Heiltränke). Bei Kopfschmerzen massierte der Arzt den Kopf und legte ein Gemisch aus Tabak und *chalalatli* auf. Bei Erkrankungen der Brust wurde zuerst exorziert. Dann bekam der Kranke einen heißen Trank, der aus Maisbrei und Passionsblumen zubereitet wurde. Gegen Migräne mußte der Patient *çoçoyatic* inhalieren, bei Katarrh Tabak oder *yecuxoton.* Vor allem die Frauen schätzten den *chicle* zur Zahnpflege und zur Reinigung des Atems.

Manche Regeln lassen schlicht den Ausdruck von gesundem Menschenverstand erkennen. Bei Unwohlsein z. B. sollte man sich nicht in der Sonne aufhalten und keine kalten, sondern warme oder heiße Getränke zu sich nehmen. Kindern verabreichte man Muttermilch oder Tau als Nasentropfen. Die Mundhöhle wurde mit Tomatensaft eingerieben. Wenn Kinder Durchfall hatten, gab man ihnen eine Infusion von *iztac quauitl* in Schokolade zu trinken.

Die vielen Heilkräuter — Hernandez nennt etwa zwölfhundert — waren alle göttliche Wesen, Helfer geheimnisvoller Mächte und wirkten durch magische Kräfte. Die Einnahme von Halluzinogenen wie *peyotl* oder *ololuihqui* macht die Ähnlichkeit dieses Verfahrens mit der modernen Narkoanalyse deutlich.

Tabak, *yetl* genannt, wurde sehr oft eingesetzt. Man schrieb ihm narkotische Eigenschaften zu. Die Spanier nannten diese Pflanze *Hierba sagrada.* Der Tabak wurde meist inhaliert, und man war der Überzeugung, der eingeatmete Rauch besitze therapeutische Wirkung. Daneben diente der ausgeatmete Rauch zu Beräucherungen.

Zur Zeit der Eroberung kultivierten die Indianer botanische Gärten. Sogar Krankenhäuser kannte man schon. Neben dem großen Tempel von Tenochtitlan wurden im *natlatiloyan,* der Nanahuatl, dem Gott der Bubonenseuche, geweiht war, die Leprakranken aufgenommen. Außerdem hatte Moctezuma ein Hospital für die Invaliden von Colhuakan errichten lassen.

Die Indianer kannten auch psychische Erkrankungen. Allerdings erweist sich die Übertragung der von den Indianern beschriebenen Symptome in unsere heutige Terminologie als sehr schwierig. Dennoch wissen wir heute, daß sie 115 verschiedene Pflanzenarten zur Behandlung psychischer Leiden verwendeten. Man kannte Pflanzen mit psycholeptischer, hypnotischer und antidepressiver Wirkung, daneben gab es Kräuter, die das Gedächtnis stärkten, Aphrodisiaka oder Anaphrodisiaka und Mittel gegen das fieberlose Delirium.

Im Bereich der *Chirurgie* spielte der Aderlaß eine ebenso wichtige Rolle wie in Europa während eines sehr langen Zeitraums. Als Operationsinstrument dienten Stacheln von Agaven und Stachelschweinen oder Lanzetten aus Obsidian. Frakturen wurden zunächst eingerichtet. Dann wurde das verletzte Glied mit einer Masse auf Harzbasis und mit Hilfe von Schienen ruhiggestellt. Nach 20 Tagen wurde dieser Harzverband im Dampfbad gelöst. Sofern der Bruch nicht richtig geheilt war, wurde im Laufe einer weiteren Operation ein hölzerner Bolzen zur Stabilisierung in den Knochen eingesetzt. Größere Wunden wurden zunächst ausgewaschen und danach mit Haaren zugenäht. Nach Verletzungen wurden Hämatome mit einem Obsidianmesser aufgeschnitten. Die Azteken verstanden sogar, Abszesse zu öffnen und Operationen an der Nase durchzuführen. Um den Heilungsprozeß zu beschleunigen, streute man Obsidianpulver auf die Wunde.

Die *Geburt eines Kindes* war ein besonders wichtiges Ereignis, für das besonders sorgfältige Vorsichtsmaßnahmen getroffen wurden. Die schwangere Frau stand unter dem Schutz von mehreren Gottheiten. Zu ihnen gehörten die Göttinnen der Zeugung und der Gesundheit, die Göttermutter Teteoinam und schließlich Avopechtli. Diese kleine weibliche Gottheit überwachte die Entbindung. Ein Netz von Vorschriften und Verboten umgab die werdende Mutter. Auf keinen Fall durfte sie *tzictli* kauen, andernfalls würde das Kind an Zahnfleisch- und Gaumenentzündung leiden. Ebensowenig durfte sie in Angst oder Wut geraten. Wenn sie während einer Sonnenfinsternis zum Himmel blickte, befürchtete man, daß das Kind mit einer Hasenscharte auf die Welt kommen werde. Gegen all diese Gefahren gab es Vorsichtsmaßnahmen. Gegen die Entstehung einer Hasenscharte trug man ein Messer aus Obsidian bei sich. Um keine Angst vor Geistern haben zu müssen, streuten sich die Frauen Asche ins Mieder, bevor sie nachts ausgingen. Vor der Niederkunft nahm die künftige Mutter ein Dampfbad. Falls es zu Komplikationen oder zur Verspätung der Geburt kam, wurde der Frau ein Trank aus *cihualpatli* eingeflößt. Dieses Mittel hatte starke Kontraktionen zur Folge. Die Einnahme eines Mittels, das unter Verwendung von Wasser und dem Schwanz einer Beutelratte hergestellt wurde, galt als zuverlässige Methode zur sofortigen Einleitung der Geburt. Während all dieser Vorkehrungen wurden die Göttinnen Cihuacoatl und Quilattli in Ge-

Abbildung 736
Frau mit Kind auf dem Rücken. Mexiko.

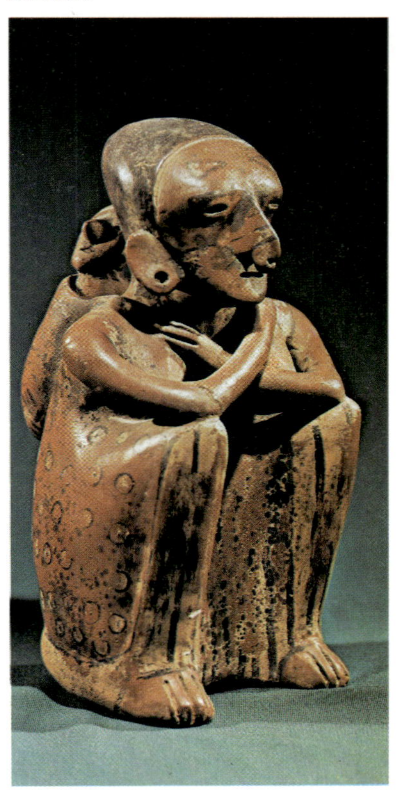

Abbildung 737
Cihuateteo mit einem Helm und Schellen. Die Betonung der Brüste symbolisiert die vereitelte Mutterschaft. Totonaken-Kultur, Mexiko.

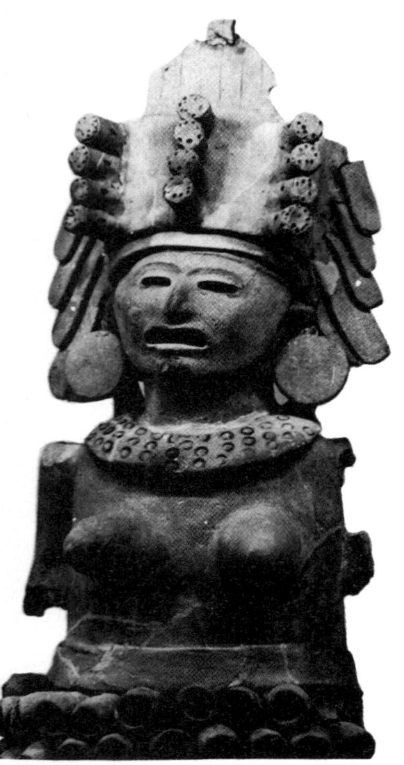

beten angerufen. Wenn das Kind vor der Niederkunft starb, zerschnitt die Hebamme den Fötus *in utero* mit einem Obsidianmesser. Frauen, die bei einer Entbindung starben, wurden mit gefallenen Kriegern gleichgestellt und in den Rang von Göttinnen erhoben. Nach der Entbindung nahm die Mutter ein weiteres Dampfbad, während sich die Hebamme um den Säugling kümmerte. Dazu gehörte, daß sie ihm eine lange Willkommensrede hielt. Die Gefahren, die einem Kind drohten, waren zu Zeiten einer Jahrhundertwende besonders groß. Insbesondere bei einer Sonnenfinsternis mußte dann eine schwangere Frau eine Maske aus Agavenblättern tragen. Sogar der Vater mußte Vorsichtsmaßnahmen treffen. Es bestand nämlich die Gefahr, daß das Kind herzkrank würde, sollte der Vater große Angst bekommen.

In der präkolumbischen Medizin spielten *halluzinogene Pflanzen* eine wichtige Rolle. Sie fanden bei Wahrsageritualen Anwendung. Der *peyotl,* der *teonanacatl* und der *tlapatl* gehörten zu den Pflanzen, die man für göttliche Wesen hielt. Die Einnahme einer solchen Pflanze stellte eine Art Kommunion mit der Gottheit dar, die dem Medizinmann übermenschliche Kräfte verleihen sollte. Der *peyotl* ist ein kleiner Kaktus, der im Norden Mexikos wächst und eine beruhigende oder einschläfernde Wirkung zeigt. Außerdem steigert er die Empfindlichkeit des zentralen Nervensystems. Wissenschaftler konnten aus dieser Pflanze Peyotin und Mescalin extrahieren. Diese Substanzen besitzen eine gewisse Ähnlichkeit mit Morphium und haben analgetische und hypnotische Wirkung. Daneben entdeckte man noch zwei andere Alkaloide: Lophophorin und Ahalonidin, deren Wirkung mit der von Strychnin vergleichbar ist. Demnach besitzt der *peyotl* zwei gegensätzliche Wirkungen. Der *teonanacatl* galt als »göttlicher Pilz«. Von Sahagun wissen wir, daß er zu Beginn von großen Festveranstaltungen eingenommen wurde. Die Gäste gerieten dadurch in einen Rauschzustand. Um den etwas bitteren Geschmack zu überdecken, wurde die Droge in Schokolade gelöst. In dieser Form kamen zudem die Alkaloide noch besser zur Wirkung. Die Körner der *ololuihqui*-Pflanze riefen Visionen hervor.

Krankheiten und manipulierte Veränderungen der Zähne

Um Erkenntnisse über den Stand der *Zahnheilkunde* zu gewinnen, wurden exhumierte Schädel untersucht. Die Ergebnisse dieser Forschungen lieferten anscheinend deutliche Indizien dafür, daß die Bewohner des alten Mittelamerika an Karies und Parodontose litten. Es ist hervorzuheben, daß in Sahaguns Darstellungen sehr oft von Zahnschmerzen die Rede ist. Ebenso zahlreich sind die Stellen, an denen er Regeln zur Mundhygiene darlegt. Nach einer Zahnextraktion behandelte man die Wunde mit Salz. Es wurde eindringlich vor dem Genuß von sehr kalten oder sehr heißen Speisen gewarnt, weil dadurch Risse in den Zähnen entstehen könnten. Eine gründliche Reinigung der Zähne wurde empfohlen, da diese sonst durch zurückbleibende Partikel zerstört werden konnten. Zum Zähneputzen sollte man Salz und eine Wurzel benutzen, außerdem mußte der Zahnstein abgekratzt werden. Nach Meinung der Indianer wurde die Karies von Würmern verursacht, die an den Zähnen nagten. Zahnlöcher füllten sie mit einer Masse aus Pinienharz, Salz und Chili. Sicherlich war die wenig abwechslungsreiche Nahrung der Indianer ein Grund für die Verbreitung der Zahnkrankheiten. Ihre Ernährung basierte in erster Linie auf Getreide, insbesondere auf Mais. Milchprodukte fehlten dabei völlig.

Es ist inzwischen schon zur Gewohnheit geworden, die *Zahnveränderungen,* deren Bedeutung nicht unterschätzt werden sollte, im Zusammenhang mit den

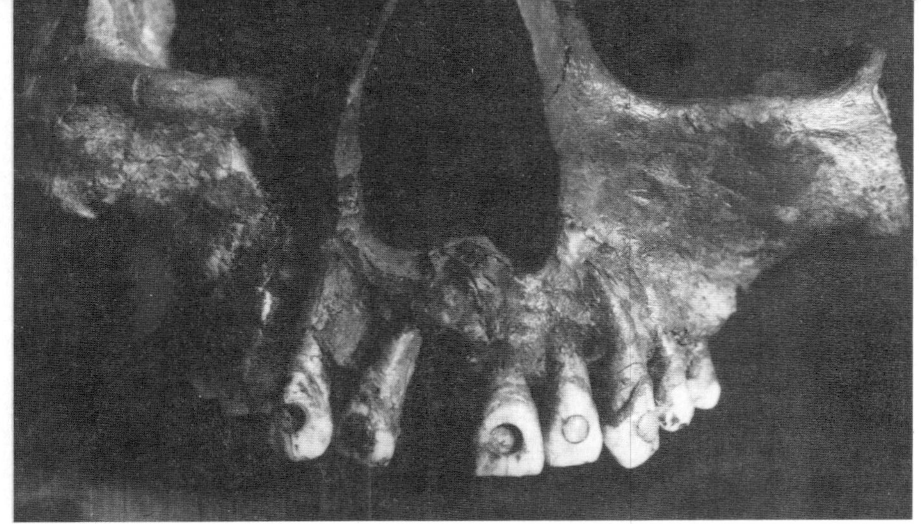

Abbildung 738
Türkis-Inkrustationen.
Campeche, Yukatan.

verschiedenen medizinischen Techniken zu beschreiben. Wir beugen uns dieser Gepflogenheit, müssen jedoch mit aller Deutlichkeit auf folgende Besonderheit hinweisen: Die Bewohner Mittelamerikas beherrschten zwar die Kunst, das Zahnbein auszuhöhlen und Fremdkörper einzusetzen, wandten aber allem Anschein nach diese Technik nicht zur Kariesbehandlung an. Die komplizierten Verfahren, die sie so meisterhaft beherrschten, dienten einzig und allein ästhetischen oder religiösen Zwecken.

In Sahaguns Werk wird ein eigentümlicher Brauch der Indianer aus Panuco dargestellt: sie bearbeiteten die Zähne mit Feilen. Gleiches berichtet Diego de Landa von den Indianern in Yukatan. In diesem Zusammenhang sei noch erwähnt, daß Molina in sein indianisches Wörterbuch Ausdrücke wie »sich die Zähne feilen« oder »einer, der abgefeilte Zähne hat« aufgenommen hat.

Zweierlei Techniken kannten die Azteken: das Abfeilen und die Anfertigung von Beschichtungen. Die Technik des Feilens läßt sich seit der älteren vorklassischen Periode bis hin in die Zeit der Eroberung nachweisen. Dagegen findet man Beschichtungen erst später. Besonderer Beliebtheit erfreute sich dieser Zahnschmuck in der spätklassischen Periode. Die Künstler, die solche Operationen durchführten, mußten über eine hohe Qualifikation verfügt haben. Sie hatten es in der Bearbeitung von so harten Materialien wie Zahnschmelz und Jadeit zu wahrer Meisterschaft gebracht. Anscheinend wurde die Operation vorwiegend bei Menschen im Alter von 18 bis 20 Jahren durchgeführt. Zu diesem Ergebnis führten einige röntgenologische Untersuchungen sowie die relative Abnutzung der Weisheitszähne. Drei Mineralien fanden hauptsächlich Verwendung: Pyrit, Jadeit und Türkis. Die Bedeutung dieser Praktiken konnte bis heute noch nicht ergründet werden. Die diesbezüglichen Überlegungen der Forscher haben noch immer einen reinen hypothetischen Charakter.

An Graburnen entdeckte man einige Formen, die eine Ähnlichkeit mit Jaguargebissen aufweisen. Eckzähne von Jaguaren wurden manchmal als Halsketten getragen. Besteht hier vielleicht ein Zusammenhang mit der Vorstellung von der Verwandlung des Menschen in eine Tiergestalt — wie beim Nagual oder Schamanen? Die Adlermenschen und die Jaguarmenschen waren wie ihre Beschützer aus dem Tierreich gekleidet. Die religiöse Bedeutung hat im Lauf von Jahrhunderten ihren Sinn verloren. Geblieben war nur ein ästhetischer Brauch, der sich im Zuge verschiedener sich abwechselnder Modeströmungen veränderte. Wie häufig bei solchen Veränderungen hatte das Ritual der Ästhetik Platz gemacht.

Abbildung 739
Aztekischer Schmuckanhänger aus Gold. Mexiko.

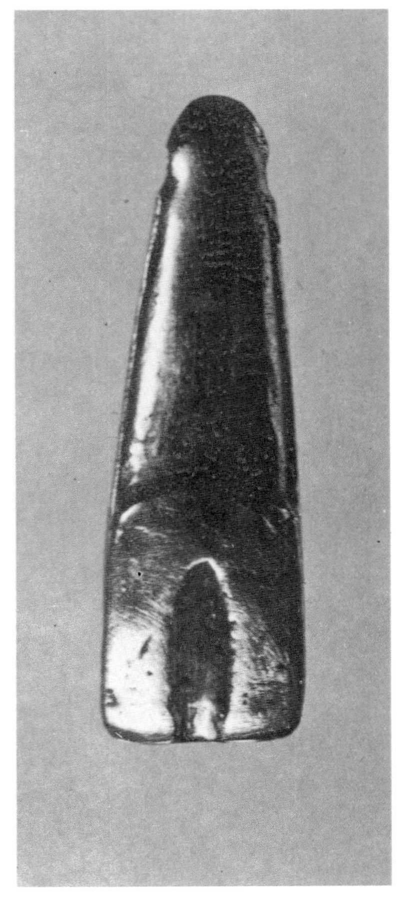

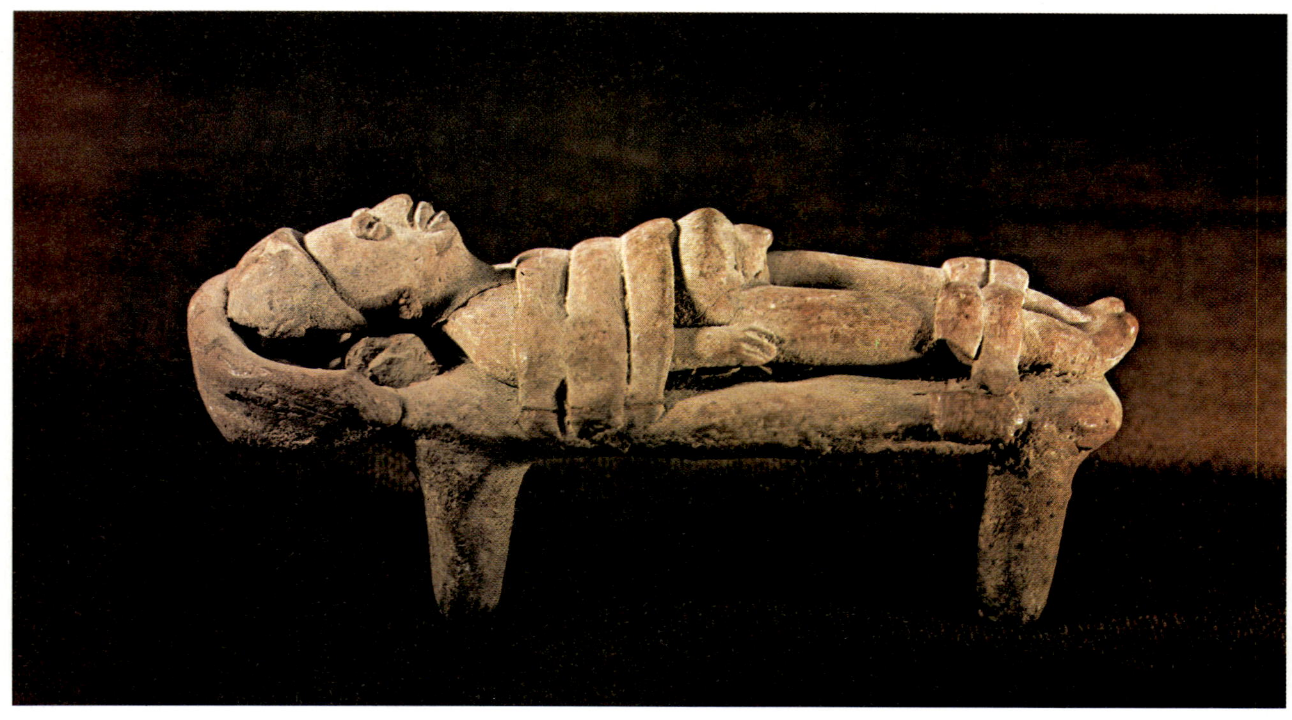

Abbildung 740
Liegender Kranker. Terrakotta.

Die Bedeutung dieses Brauchs wird besonders deutlich, wenn man bedenkt, daß 1972 das Nationalmuseum in Mexiko 1480 bearbeitete Zähne in Besitz hatte.

Die Krankheiten der Eingeborenen

Wie die gesamte Menschheit blieben auch die Bewohner Amerikas — trotz der Entfernung ihres Kontinents von den anderen Erdteilen — nicht von Krankheiten verschont. Immerhin waren sie bis zur Ankunft der Konquistadoren vor bestimmten Krankheiten sicher, andere Krankheiten wiederum nahmen von hier ihren Ausgang.

Man sprach lange von einer Krankheit mit Namen *uta.* Heute wissen wir jedoch, daß dieser Begriff mehrere Krankheiten umfaßt. Die Bezeichnung *uta* ist nicht sehr alt. Die Quechua- und Aymara-Ausdrücke für diesen Komplex von Krankheiten enthalten alle eine gemeinsame Wurzel. Sie bedeutet etwa »zersetzen« oder »nagen«. Es handelte sich bei diesem Leiden um Geschwüre an Haut und Schleimhäuten. Die Krankheit wütete vor allem in den heißen Regionen. Man nahm oft zu Unrecht an, daß gewisse Darstellungen von Narben in der Mochica-Keramik mit diesen Symptomen in Zusammenhang stehen. In der Küstengegend, in der die Keramik entstand, ist aber die *uta* praktisch nicht anzutreffen gewesen; sie war hauptsächlich im östlichen Andengebiet verbreitet. Es kann mit Sicherheit angenommen werden, daß die Gliedmaßen von der *uta* nicht befallen wurden. Sie ist daher als Erklärung für die Darstellung von Beinamputationen in der Mochica-Keramik auszuschließen.

Die *Blastomykose* wurde durch einen Pilz hervorgerufen. In Nordamerika handelte es sich bei dem Erreger um den *Endomyces dermatitidis* in Südamerika um den *Paracoccidioides brasiliensis.* Die Krankheit nahm oft einen tödlichen Ausgang. Sie wurde bei Verletzungen der Haut, der Schleimhäute oder der Lunge übertragen. Es bildeten sich Geschwüre auf der Haut, den Schleimhäuten, in der Lunge oder sogar in den Gedärmen.

Die *Leishmaniosen* wurden durch Flagellaten verursacht. Alle Erreger gehören zur gleichen Gattung, führen aber zu unterschiedlichen klinischen Krankheitsbildern. Die *Leishmania brasiliensis* ist vorwiegend in den Tropengebieten Amerikas anzutreffen. Die klassische Medizin unterscheidet fünf Arten:

— die Espundia *(L. Br. brasiliensis)* wütete in den Regenwäldern Brasiliens. Sie führte zu unheilbaren Schäden an den Schleimhäuten;
— die Uta *(L. Br. peruviana)* war eine gutartige Form der Krankheit;
— die Buba *(L. Br. guyanensis)* trat in Guyana und Panama auf. Sie rief Wunden hervor, die erst nach zwei bis drei Jahren wieder ausheilten. In gewissen Fällen kam es jedoch zur völligen Entstellung des Gesichts;
— das »Geschwür der Chicleros« *(L. Br. mexicana)*. Beim Befall der Ohrmuschel bestand die Gefahr eines chronischen Leidens;
— *Leishmania lepromatosa*. Sie befiel nicht die Schleimhäute.

Die *Verruga* oder Carrionsche Krankheit ist ein parasitäres Leiden (die letztere Bezeichnung ist einem Studenten gewidmet, der bei Forschungen über diese Krankheit den Tod fand). Die *Verruga* war auf Peru beschränkt, man begegnete ihr nur in einigen Tälern in der Nähe der Pazifikküste. Sie trat in zwei verschiedenen Formen auf. Bei der bösartigen Form kam es zu Ausschlägen, Fieber und furunkelartigen Knoten, bei der gutartigen traten zahlreiche wasserhelle Bläschen der Haut auf.

Im Zusammenhang mit der *Syphilis* ist es zu zahllosen Kontroversen gekommen. Es ging dabei um die Frage, ob diese Krankheit seinerzeit von Amerika nach Europa gebracht wurde. Fest steht, daß die *Syphilis* im 16. Jahrhundert erstmals in Europa auftrat. Ihre furchtbaren Auswirkungen sind nicht verwunderlich, wenn man bedenkt, daß die Bevölkerung zum ersten Mal mit einem völlig neuartigen Erreger infiziert wurde. Der französische König Karl VIII. rekrutierte 1493 spanische Söldner für einen Feldzug in Italien. Damals war Kolumbus bereits von seiner ersten Reise nach Haiti zurückgekehrt. 1495 wurden die Truppen nach Beendigung des Unternehmens in Neapel entlassen. Da die Soldaten von den Spaniern angesteckt worden waren, wurden nunmehr die Krankheitskeime in Italien, Frankreich, der Schweiz, Deutschland, Flandern usw. verbreitet. Nach dem Bericht von Las Casas litten die Indianer nicht an

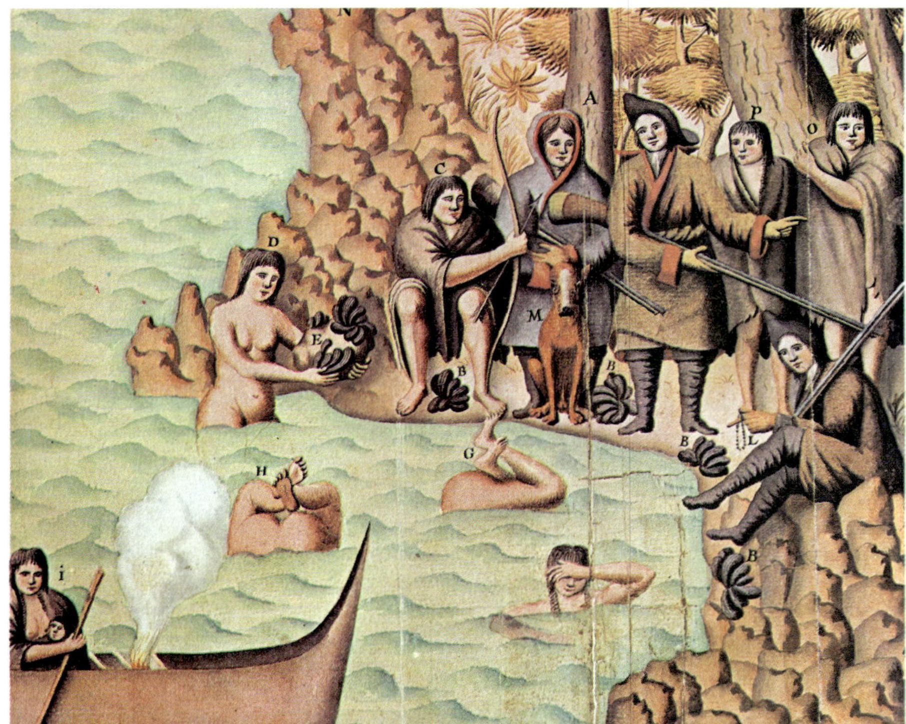

Abbildung 741
Eingeborene im Gebiet der Magellanstraße. Aquarell aus den Reisen *von Govin de Beauchesne, 1698—1701.*

der Frambösie, einer syphilisartigen Hautkrankheit, während die Spanier die schlimmsten Qualen erdulden mußten. Zur Behandlung der Krankheit wurde hauptsächlich Gujakaholz und Sarsaparille verabreicht. Archäologen haben in Argentinien und im US-Staat Ohio verschiedene intakte Grabstätten entdeckt, die aus einer Periode vor den Inkas stammen. Dabei stieß man auf einige Skelette, an denen Spuren der Syphilis nachzuweisen waren. Das war der Beweis dafür, daß die Krankheit schon vor Ankunft der Spanier existiert hatte. Allerdings war die Syphilis oft mit der Frambösie verwechselt worden.

Europäische Krankheiten

Die Spanier brachten eine Anzahl *europäischer Krankheiten* mit ins Land, bei einigen ist dies allerdings nicht mit absoluter Sicherheit nachzuweisen. Möglicherweise gelangte das Sumpffieber nicht vor 1526 nach Haiti. Vom Gelbfieber ist seit dem 17. Jahrhundert oft die Rede. Der *Chilam Balam* berichtet von einer Epidemie, die von 1481 bis 1500 wütete. Es ist jedoch denkbar, daß hier eine Verwechslung mit Typhus vorliegt.

Aus der Alten Welt kamen Masern, Scharlach, Grippe und die Pest. Den schwersten Tribut jedoch mußten die Indianer zweifellos den Pocken entrichten, die 1519 die Inseln erreichten. Von dort gelangte die Krankheit nach Puerto Rico, Mexiko und Guatemala, um sich schließlich auf ganz Amerika auszubreiten.

Eine Medizin im Dienste des ganzen Menschen

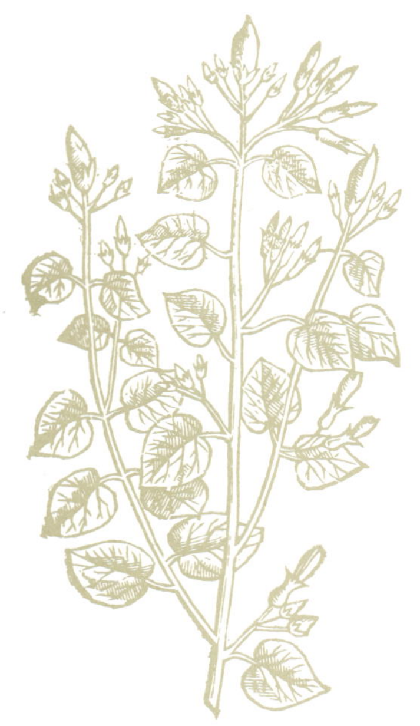

Abbildung 742
Oliliuqui-Pflanze, die von den Azteken als Halluzinogen verwendet wurde. Stich aus dem Werk von Francisco Hernandez über die Medizin von Neu-Spanien, Rom 1648.

Wir haben festgestellt, daß die uns zugänglichen Informationen nicht einheitlich, teilweise sogar widersprüchlich sind. Dennoch versetzen sie uns in die Lage, einen annähernden Überblick über die Medizin in Amerika *vor Ankunft der Spanier* zu erstellen.

Die Krankheit zerstörte das Gleichgewicht zwischen dem Individuum und der Gesellschaft.

Die Vorstellungen der Neuen Welt bei der Erklärung von Krankheitsursachen beruhten auf religiösen Grundlagen. Für die beobachteten Krankheiten existierte eine ungefähre, wenngleich auch oberflächliche Systematik. Ganz anders verhielt es sich mit der Therapeutik, die allerdings meistenteils überschätzt wurde. Viele ihrer Methoden waren reine Magie, und zahlreiche Mittel erwiesen sich als Placebos. Dennoch verfügte sie über einen großen Reichtum an wirkungsvollen pflanzlichen Heilmitteln. Die Werke von Sahagun, Hernandez und Martin de la Cruz wurden zu ihren Lebzeiten nicht veröffentlicht. Da man die Indianer bekämpfte, konnte man nicht eingestehen, daß ihre praktischen medizinischen Kenntnisse denen der Europäer häufig überlegen, mindestens jedoch ebenbürtig waren.

Von Gottheiten auferlegte Strafen, Magie, Besessenheit von einem fremden Geist oder Verlust der Seele — das waren nach dem Glauben der Indianer die Ursachen von Krankheiten. Ihre nosologische Systematik beruhte nicht auf einer Ätiologie, die nach den realen Ursachen einer Krankheit sucht — dennoch waren sie in der Lage, die Leiden der Kranken zu lindern.

Wenn auch die Ärzte in präkolumbischer Zeit nicht immer die Leiden ihrer Patienten beseitigen konnten, so befreiten sie sie doch von ihren Ängsten. Die einheimische Medizin stand in krassem Gegensatz zur Medizin der Invasoren: die erstere folgte einem emotionalen und psychosomatischen Konzept, die letztere dagegen rationalen und physiologischen Verfahren.

Zwei völlig verschiedene Welten stießen zusammen. Die Alte Welt trug schon den Keim der modernen Wissenschaft in sich, sie besaß bereits erste Vorstellun-

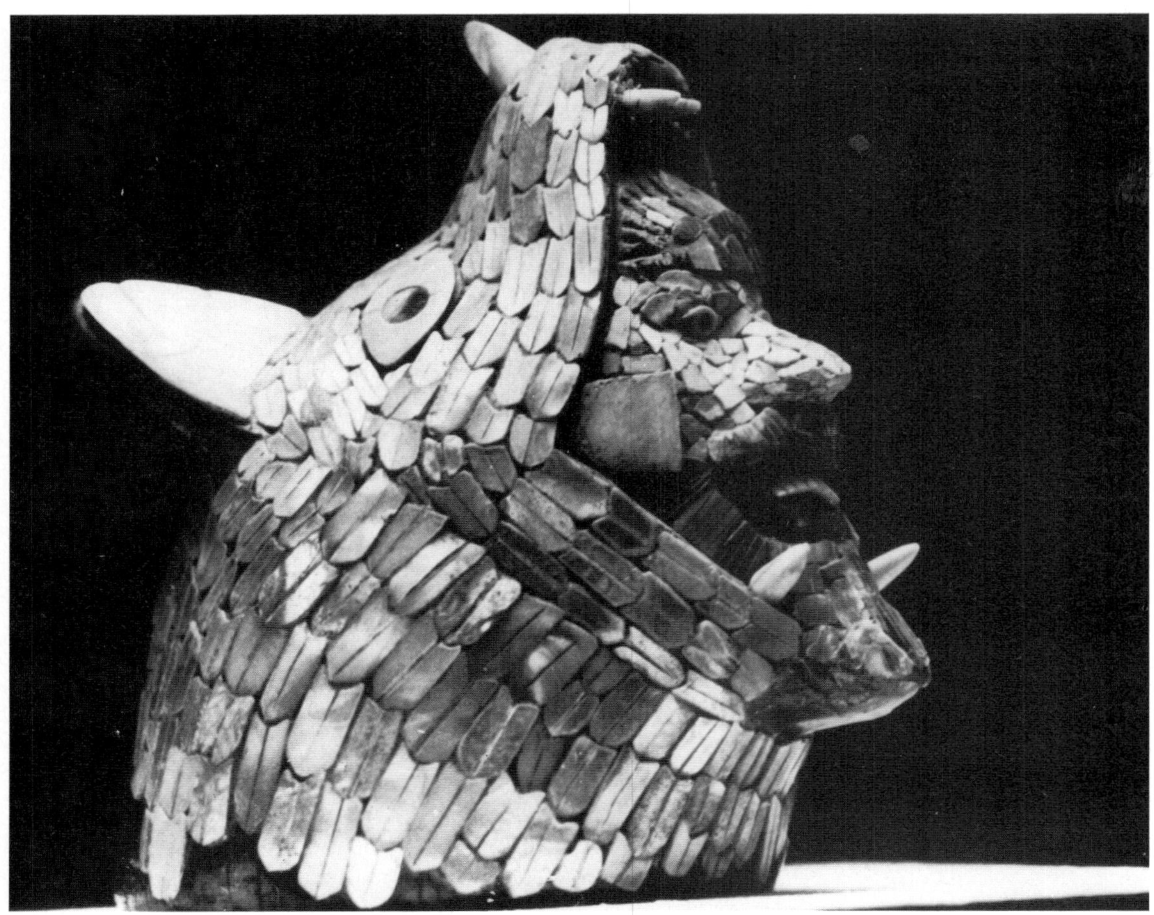

Abbildung 743
Wildschweinkopf mit Borsten aus Perlmutter. Aus dem geöffneten Maul blickt ein mosaiküberzogenes menschliches Gesicht.

gen einer exakten Anatomie, versuchte, den wirklichen Ursachen der Krankheiten auf den Grund zu gehen, und nahm deren wissenschaftliche Klassifizierung in Angriff. Die Therapeutik hingegen war noch kaum entwickelt. Die Grundlage der Medizin in der Neuen Welt war Magie und Religion. Kausales Denken im Sinne des Hippokrates war völlig unbekannt. Die Vorstellung vom Menschen, der im Gleichgewicht und in Harmonie mit seiner Umwelt lebt, war ausschlaggebend für alles Handeln.

Im Vergleich mit den fast wirkungslosen Heilmitteln der Spanier besaß die Therapeutik der Indianer eine beachtliche Zahl von Heilverfahren, die den Spaniern ganz unbekannt waren. Die in Europa seit langem praktizierten Heilmethoden standen an Wirkungslosigkeit denen der Indianer nicht nach und waren ebenso tief vom Aberglauben geprägt. Die in einer unbekannten Flora schlummernden Kräfte riefen auch das Interesse der Eroberer wach, die sich mit ihrer Religion, ihren Gesetzen und — nicht zuletzt — ihrer Auffassung von Medizin auf den Ruinen der untergegangenen Reiche niederzulassen begannen.

Groß ist die Zahl der indianischen Heilverfahren, die wir noch heute nicht verstehen. Zwar wurden einige gründlich studiert und erprobt, doch bedürfen noch viele der Forschungsarbeit der Ethnologen und Pharmakologen. Es gilt herauszufinden, ob ein Verfahren dem Reich der Magie zuzuordnen ist oder ob ihm wirklich die Heilkräfte innewohnen, die ihm die Indianer zuschrieben. Heilkräfte, dank derer das Gleichgewicht zwischen Mensch und Gesellschaft erhalten blieb.

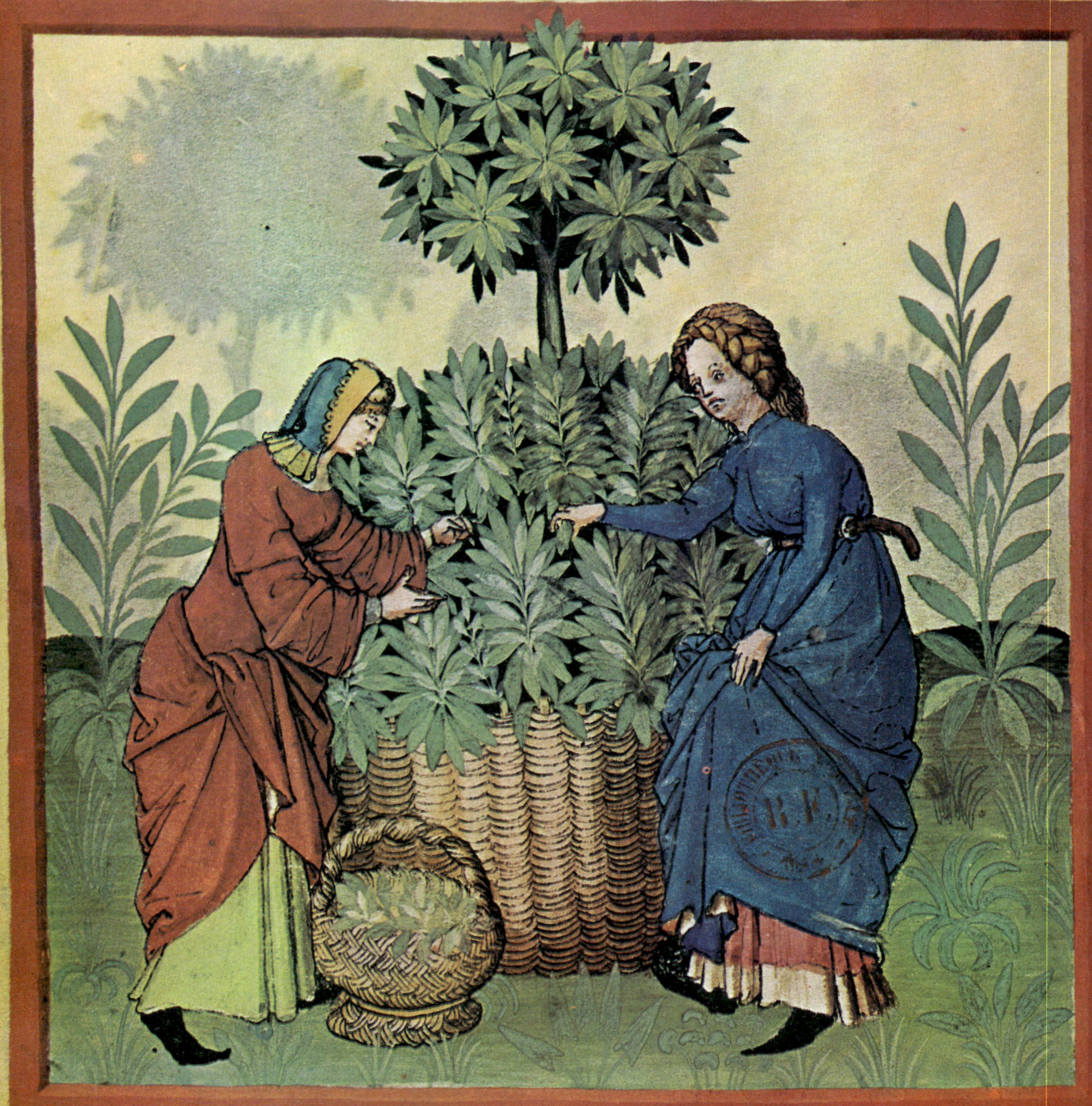

Salvia Comple. cal. i p° sic in 2° Ele. domestica ortulana viridis silvestris tam
fortior e in calefa. Iuua. confert sto. et effectib. nervorz frig. Nocu. tard
descendit Remo nocu. cu melle de toto Quid gnat sanguinem grossum
aliqualit cal. Confert frig. senib. hyeme et frig. regionib.

Salbaien ist warm im ersten vnnd trücken im anndern grad. Die zam frisch ist die beßt, die wild
ist aber wermer. Füegt dem kallten Magen vnnd dem erkallten Geder. Ist hart zuuerdewen. Corri-
giers mit gesotten honig. Sie macht ain grob Geblüet vnnd ain wenig warm. Füegt den allten erkallten
Im winnter vnnd in kallten lannden.

Die Schule von Salerno und die Universitäten von Bologna und Padua

von Gastone Lambertini

Die Schule von Salerno

Der Zeitpunkt der Entstehung einer Schule ist nur schwer festzustellen. — An steilen Abhängen, die sich über die sanft gewundene Küste erheben, liegt die malerische Stadt Salerno. Hier suchte schon Horaz Ruhe und Erholung. Gewiß besaß Salerno alle Vorzüge, die kranke Menschen anziehen können: ein mildes Klima, zauberhafte Landschaften, das unendliche Spiel des Lichts zwischen einem azurblauen Himmel, grünenden Hügeln und dem glasklaren Meer.

Die Benediktiner waren die Bewahrer der alten Kultur. Vor dem Jahr 1000 waren die meisten Lehrer und Ärzte der Schule von Salerno Mönche aus den Klöstern von Salerno und Montecassino.

Diese Benediktinermönche beschäftigten sich nicht nur mit dem Studium und dem Abschreiben von alten Kodizes, vielmehr bewiesen sie durch aufopfernde Pflege von Kranken beispielhafte Nächstenliebe.

Im 6. Jahrhundert hatte der heilige Benedikt die heidnischen Tempel auf dem Gipfel des Montecassino in christliche Kirchen umgewandelt. »Die alten Tempel sind dem lebendigen Gott geweiht worden«, sollte Marco, einer der ersten Schüler St. Benedikts, verkünden *(et templum vivo praebuit esse Deo).*

Die Ordensregel der Benediktiner schrieb jedem Abt die Einrichtung eines Hospitals in seinem Kloster vor: *infirmorum cura omnia et super omnia adhibenda est ut sicut reversa Christo ita eis serviatur.* (Die Pflege der Kranken steht über allem, damit ihnen — als ob es Christus selbst wäre — gedient werde.)

In der zweiten Hälfte des 6. Jahrhunderts befand sich das südliche Italien in einer dramatischen Situation. Bubonenpestepidemien, Syphilis und Lepra einerseits, Raubzüge von Barbaren und zermürbende Kämpfe gegen die Sarazenen andererseits hatten das Land entvölkert und geschwächt.

Der heilige Benedikt selbst war als Arzt und Wundertäter bekannt: die Chronik der Abtei berichtet, daß er einen Jungen, der unter einer schweren Form von Elephantiasis litt, heilte. Ein anderes Mal soll er sogar ein Kind ins Leben zurückgerufen haben. Überall war damals der Jubelruf des Vaters zu hören: »Man muß nach Montecassino gehen, um das Leben wiederzugewinnen!« Weiter heißt es, daß St. Benedikt einem Jungen, der als Helfer bei den Mön-

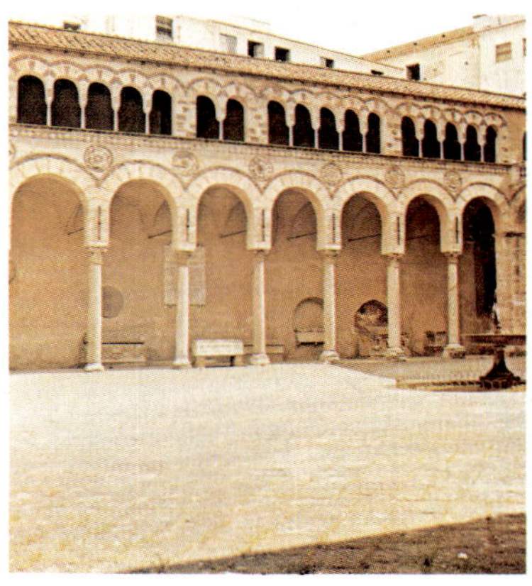

Abbildung 745
Ansicht von Salerno, Kreuzgang.

Abbildung 744 (gegenüber)
Salbei-Ernte. Tacuinum Sanitatis, *1474.*

Abbildung 746
Anatomische Darstellung einer weiblichen Figur nach Guido von Pavia, Liber notabilium Philippi Septimi.

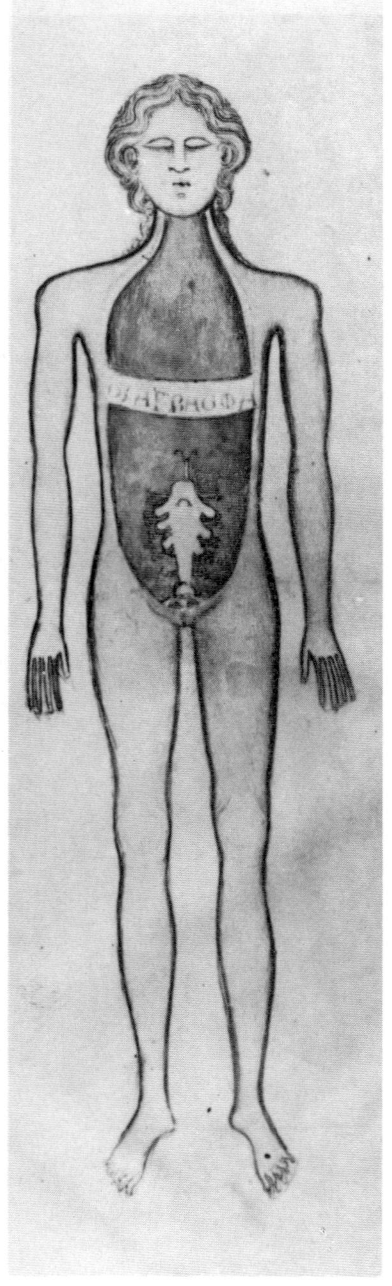

chen arbeitete, das Leben rettete, als dieser beim Einsturz einer Mauer lebendig begraben wurde.

Die Schule von Salerno erwarb sich rasch einen glänzenden Ruf. Man hatte eine umfassende Sammlung aller medizinischen Lehren und Gedankenströmungen angelegt. Byzanz war zwar noch leuchtender Mittelpunkt der Geisteswelt, doch strömten schon viele Gelehrte aus dem gesamten Mittelmeergebiet nach Salerno. Dadurch wurde die Verschmelzung der griechischen Kultur mit der arabischen, der syrischen und der ägyptischen Medizin möglich.

Am Ende des 13. Jahrhunderts schrieb der heilige Thomas über die Gelehrtenstädte: *Quatuor sunt urbes caeteres praeminentes: Parisius in scientiis, Salernum in medicinis, Bononia in legibus, Aurelianis in actoribus.* (Vor allen sind vier Städte hervorragend: Paris in den Wissenschaften, Salerno in der Medizin, Bologna in der Jurisprudenz und Aurelianis in der Schauspielkunst.)

Eine alte französische Chronik gibt uns Kunde von Adalbéron. 969 wurde er zum Erzbischof von Reims ernannt. Noch im selben Jahr kam er nach Salerno, um sich ärztlichen Rat zu holen. Höchstwahrscheinlich wollte er sich von Ärzten behandeln lassen, die als Fachleute anerkannt und außerdem gute Christen waren. Wenn man den Berichten von Gerbert Glauben schenken darf, dann litt Adalbéron an einem Stein. Darüber hinaus ist uns bekannt, daß die Ärzte in Salerno schon damals Erfahrungen mit Harnblasenoperationen hatten.

Wir müssen also mit aller Deutlichkeit feststellen, daß Salerno schon am Ende des 10. Jahrhunderts eine eigene medizinische Schule besaß. Denn wenn Adalbéron bis nach Salerno reist, um gute Ärzte zu konsultieren, dürfen wir sicher sein, daß der Ruf dieser Medizinschule weit über die Grenzen Italiens hinaus gedrungen war. Der Abt Giovacchino, den Dante wegen seines prophetischen Geistes rühmt, verlieh Salerno den Titel *Civitas Hippocratica.* Im 14. Jahrhundert schrieb Petrarca, der erste große italienische Humanist, in seiner *Reisebeschreibung: Salernum medicinae fontem ac gymnasium nobilissimum ubi feliciter litterarum omnium disciplina consistit.* (Salerno ist eine Quelle der Medizin und eine hohe Schule, in der jede wissenschaftliche Disziplin gedeiht.)

Zu Beginn des 11. Jahrhunderts behandelte Alfano (1058—1083), *prudentissimus et nobilissimus clericus* (klügster und edelster Geistlicher), in Salerno den Abt von Montecassino. Dieser Abt Desiderius wurde unter dem Namen Victor III. zum Papst gewählt. Alfano wurde mit seinem Werk *De quatuor humoribus corporis humanis* (Über die vier Säfte im menschlichen Körper) Wegbereiter für die medizinische Literatur des Mittelalters.

Nach Alfano ist Constantinus, der den Beinamen »der Afrikaner« trug, zu erwähnen. Er wurde etwa 1015 in Karthago geboren. Sehr bewandert in den arabischen Wissenschaften, brachte er die Kenntnisse der mesopotamischen Schulen nach Salerno. Nachdem er den ganzen Orient bereist hatte, wurde er vom Ruhm der Schule von Salerno angezogen, wo er sich im übrigen nicht lange aufhielt. Auf der Suche nach Ruhe und Frieden zog er sich zunächst in das Kloster der heiligen Agathe von Aversa und dann nach Montecassino zurück. Hier fand er die nötige Ruhe und Sammlung, um ein zweiundzwanzigbändiges Lehrwerk zu verfassen. Durch die Verschmelzung des Erbes von Hippokrates und Galen mit dem Gedankengut der arabischen Medizin erneuerte er das gesamte Lehrgebäude der Schule von Salerno von Grund auf. Er starb 1087 in Montecassino.

Das großartige Werk Constantinus' ließ den Ruf der Stadt weiter wachsen. Léon Ostiense qualifiziert den Gelehrten ohne Zögern als *philosophicis studiis*

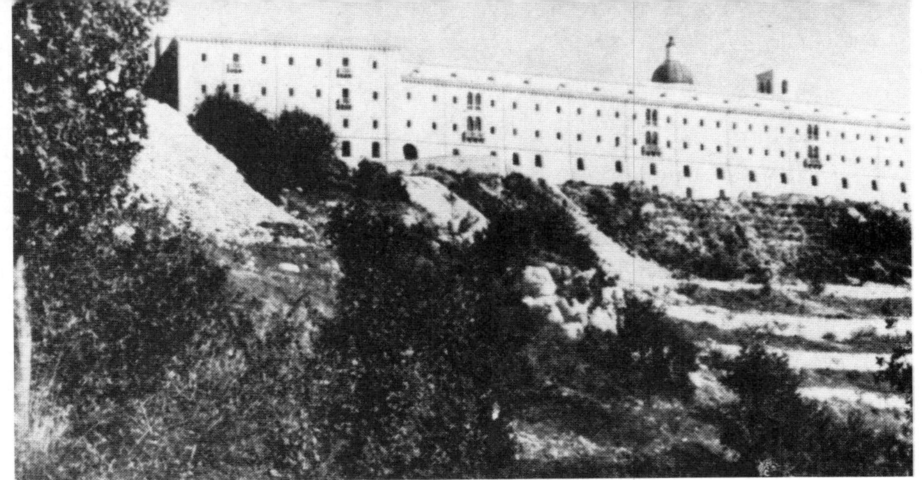

Abbildung 747
Ansicht von Montecassino. Nach der Zerstörung im Zweiten Weltkrieg wurde die Abtei wieder aufgebaut.

plenissime eruditus; Orientis et Occidentis magister; novusque effulgens Hippocrates (in der Philosophie hervorragend bewandert; ein Lehrer des Morgen- und Abendlandes; ein neuer strahlender Hippokrates). In seinen Büchern ging es um Probleme der ärztlichen Ausbildung; ebenso wurden Fragen der Diät und Hygiene, Grundlagen der Anatomie und der Physiologie der Eingeweide sowie die Wissenschaft von den Heilkräutern behandelt. Von diesem imposanten und enzyklopädischen Werk sind uns nur Fragmente erhalten geblieben. Sie wurden 1536 in Basel von Henri Petro unter folgendem Titel gedruckt: *Summi in omni philosophia viri Constantini Africani medici operum reliqua actenus desiderata* (Fragmente der Werke des in allen Wissenschaften hervorragenden Arztes Constantinus Africanus).

Constantinus war vor allem ein geduldiger Übersetzer. Seine Überlegungen zur Anatomie unterscheiden sich kaum von denen Galens. Das Herz wird als wichtigstes Organ und als die Quelle der animalischen Wärme betrachtet. Durch die Arterien verbreitet sich die Wärme in alle Körperteile. Sie gehen von der linken Herzkammer aus; die kleinste führt zu den Lungen und versorgt sie mit frischem Blut und der notwendigen Luft.

Die größte Arterie teilt sich in zwei Äste, von denen der eine zur rechten Herzkammer zurückführt, während sich der andere nochmals in zwei Adern gabelt. Die eine steigt im Hals neben der Luftröhre nach oben und endet im Schädel. Die andere führt abwärts und versorgt die unteren Extremitäten.

Bei der Beschreibung der Fortpflanzungsorgane von Frau und Mann spricht er auch von Medikamenten, welche die Sekretion des Samens begünstigen oder verhindern und warnt vor den Wirkungen der Aphrodisiaka.

Er klassifiziert die Krankheiten nach griechischem Vorbild, d. h. von Kopf bis Fuß: erst kommen die Krankheiten, die im Kopf entstehen sowie die Gesichtskrankheiten, dann die Krankheiten der Extremitäten, der »Diener des Herzens« und der Instrumente des Geistes; danach folgen die Krankheiten des Magens und der Gedärme, der Leber, der Nieren, der Blase, der Milz und der Gallenblase, die Leiden der Genitale und der Gelenke und schließlich die Hautkrankheiten. De Renzi nennt Constantinus einen der produktivsten Schriftsteller der Vergangenheit. Sein Werk über die Magenkrankheiten war dem Bischof Alfano gewidmet, der selbst ein großer Kenner der ärztlichen Kunst war: »Ich habe«, sagt Constantinus, »dieses kleine Buch geschrieben, indem ich hier und da — mit dem Gedanken an deine Gesundheit — die Meinungen mehrerer vorzüglicher Schriftsteller sammelte, und widme es folglich deinem Namen: Denn ich habe sorgfältig alle Bücher der alten Gelehrten gelesen, ohne dort irgendein Werk zu finden, das speziell von den Magenkrankheiten sprach.«

Abbildung 748
Anatomische Darstellung einer männlichen Figur nach Guido von Pavia, Liber notabilium Philippi Septimi.

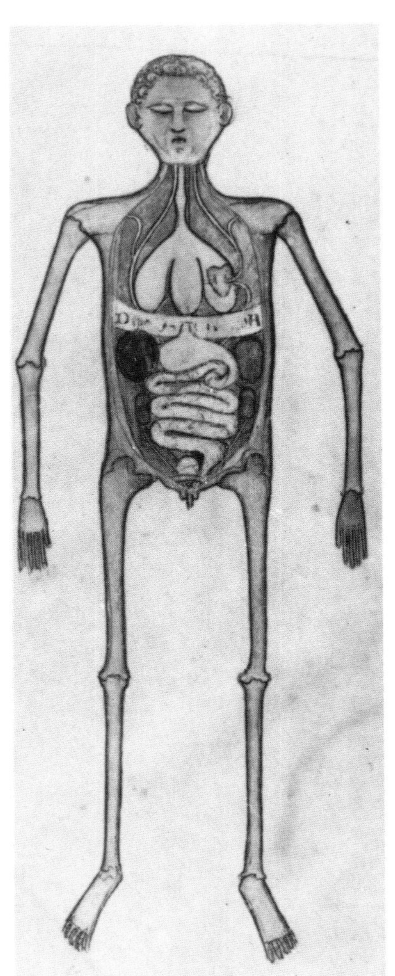

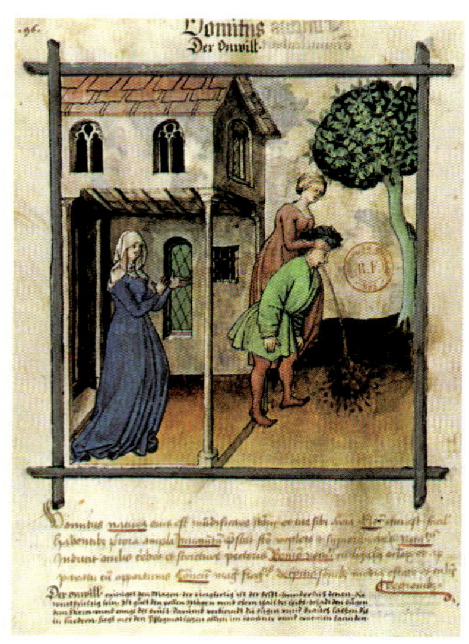

Abbildung 749
Szene mit Darstellung von Erbrechen. Tacuinum Sanitatis, *1474.*

Diese Sätze vermitteln den Eindruck, daß der Autor einige eigene Beobachtungen zu den Magenkrankheiten angestellt hat, während er in Wirklichkeit nur altbekanntes Wissen wiedergibt, ohne etwas Neues hinzuzufügen. Noch zur gleichen Zeit, als Constantinus sich großen Ansehens erfreute, wurde ein anderer Lehrer der Schule berühmt: Garioponto, ein treuer Anhänger von Hippokrates und Galen. *Hippocratem et Galenum sequitur,* sagte Haller über ihn. Es sollte jedoch keinesfalls übersehen werden, daß er in seinem Werk auch eigene Beobachtungen verarbeitet hat. So beschreibt er ziemlich genau die Symptome von Nieren- und Blasensteinen sowie die katarrhalische Entzündung der Blase, die er *scabies vesicae* nennt.

Sein Werk *Passionarius Galeni* wurde vier Jahrhunderte später in Basel unter dem Titel: *De morborum causis, accidentibus et curationibus* (Über Ursachen und Verlauf von Krankheiten und die Heilverfahren) veröffentlicht. Galens Grundideen dominieren auch in seinem Buch über das Fieber, das er als *calor innaturalis praeter naturam cordis et arteriarum principaliter laedens operationem virtutis* (eine unnatürliche Wärme, die wider die Natur die Funktion des Herzens und der Arterien stört) betrachtet. Gleichzeitig machte er sich Gedanken über Fieberkrisen. In diesem Zusammenhang spricht er von *dies criticos* in Anlehnung an Hippokrates *omnium peritissimus* (in allen Dingen sehr erfahren). Sein strenger Beobachtungsgeist strebte ständig danach, die Ursachen der Phänomene zu ergründen: *si causas ignoras, quomodo curas?* (Wie willst du heilen, wenn du die Ursachen nicht kennst?)

Garioponto starb um 1050. Es folgte eine für Medizinerkreise neue Autorität. Der Arzt Cofone veröffentlichte ein Buch mit dem Titel *De arte medendi* (Über die Heilkunst). Cofone bleibt noch ganz den Prinzipien von Hippokrates und Galen treu. In seinem Werk führt er eine genaue Analyse von Medikamenten durch, die er nach ihrer Wirkung differenziert: adstringierende, entspannende, appetitanregende, lösende und durstanregende Substanzen.

Zur Schule von Salerno gehörten sogar weibliche Ärzte. Eine von ihnen war Trotula, deren Name ziemlich bekannt wurde. Sie hat ein Buch über die Krankheiten der Frauen und ein anderes über die Zusammensetzung von Medikamenten geschrieben. Ihr Hauptwerk *De passionibus mulierum seu de remediis mulieribus* (Über die Leiden der Frauen oder die Heilmittel für Frauen) erschien mit Sicherheit erst am Ende des 11. Jahrhunderts; denn es besteht kein Zweifel, daß die Autorin Cofones Arbeiten kannte.

Aber Trotula blieb nicht die einzige Ärztin der Schule von Salerno. Wir wissen von einer gewissen Abella, die ein Werk *De atra bile* (Über die schwarze Galle) schrieb. Darüber hinaus wollen wir Rebecca aus der Familie Guarna erwähnen. Außerdem wurde uns der Name von Calenda (1326—1382) überliefert. Sie verließ Salerno und lebte am Hofe Johanns I. von Neapel.

Im 12. Jahrhundert besuchten oft mehrere Mitglieder der gleichen Familie die Schule. So bildeten sich regelrechte Ärztedynastien, wie die der Plateari, der Guarna oder der Ferrari. Diese Ärzte machten ihrem Beruf wirklich Ehre. Die meisten von ihnen wurden nach ihrem Studium selbst Professoren.

Gegen Ende des 12. Jahrhunderts erschien Ruggieros *Chirurgia.* Dieses Gemeinschaftswerk von vier Professoren ließ das Ansehen der Schule von Salerno noch weiter wachsen. Haller rühmte die Kommentare in der *Chirurgia.*

Ruggiero beschäftigte sich in seinem Werk nicht nur mit den Krankheiten im Bereich des Kopfes, des Rumpfes und der Extremitäten. Darüber hinaus beschreibt er auch die Lepra und Konvulsionen und stellt Beobachtungen über die

Wirkungen des Brenneisens an. Wenn er von Verletzungen des Schädels spricht, so rät er zu sorgfältigsten Vorsichtsmaßnahmen. Nach seiner Meinung sollte man bei Kopfverletzungen — auch wenn sie noch so harmlos aussehen — dem Schein nicht trauen.

Zur Zeit der Kreuzzüge spielte Salerno eine wichtige Rolle bei Transporten aller Art. Die dringlichsten Krankheits- und Verletzungsfälle wurden im Hafen an Land gebracht und den Ärzten der Schule zur sofortigen Behandlung anvertraut. Bei der großen Zahl und der Verschiedenartigkeit der auftretenden Fälle fand Ruggiero reiches Anschauungsmaterial für seine *Chirurgia.*

Er muß zahlreiche Schädelbrüche untersucht haben, denn er berichtet uns viele Details über Gehirnhautverletzungen. Höchstwahrscheinlich hatte er des öfteren Gelegenheit, Schädeltrepanationen durchzuführen. Sehr genau beschreibt er Verletzungen durch Pfeile und macht die Gefahren bei deren Extraktion deutlich. Beim Extrahieren von Pfeilen empfiehlt er, rings um den Schaft ein Eisenrohr einzuführen, das bis zum Grund der Wunde vorangetrieben werden muß. Zieht man dann Pfeil und Rohr zusammen heraus, so ist die Gefahr geringer, Gewebe zu zerreißen.

Die operative Beseitigung von Skrofeln (Lymphknoten) gab ihm Gelegenheit, die Wirksamkeit seiner chirurgischen Technik zu demonstrieren. Er berichtet, daß man nach der Inzision den Tumor festhalten muß, um ihn sorgfäl-

Abbildung 750 (links)
Indianische Nuß.

Abbildung 751 (rechts)
Alraune.

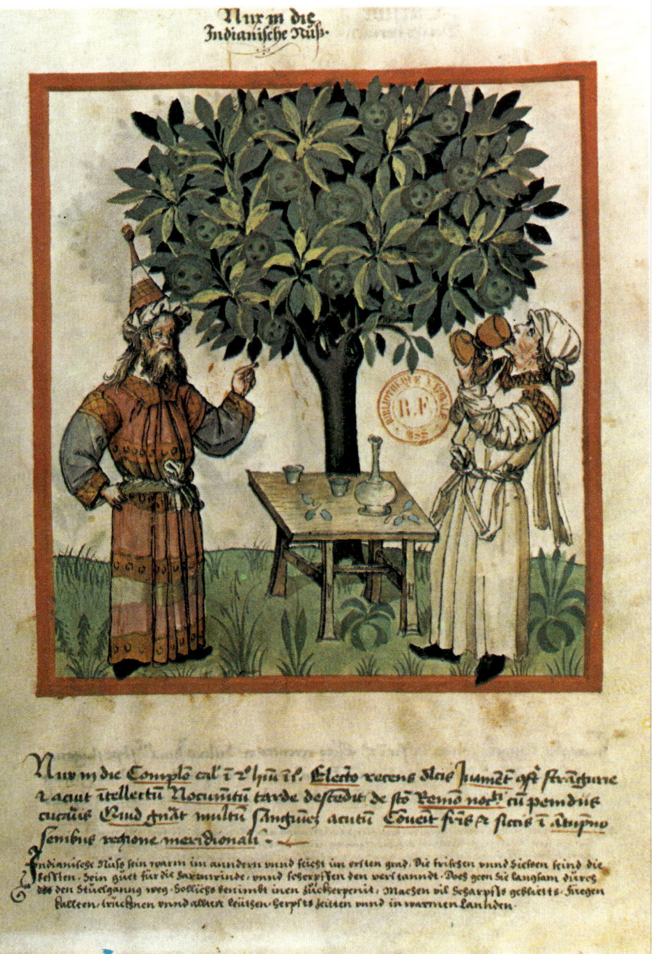

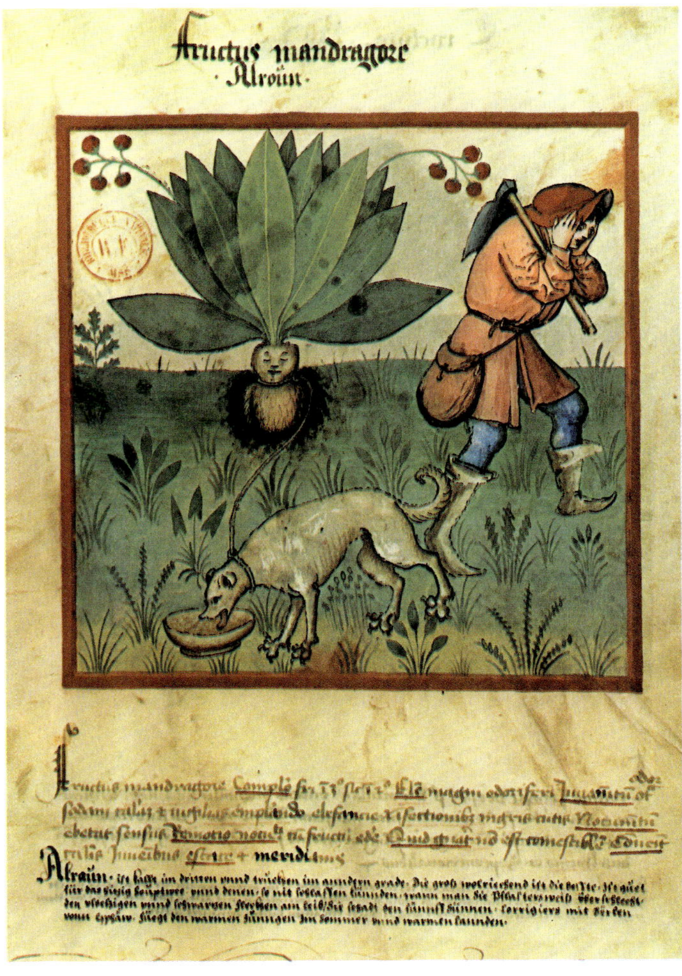

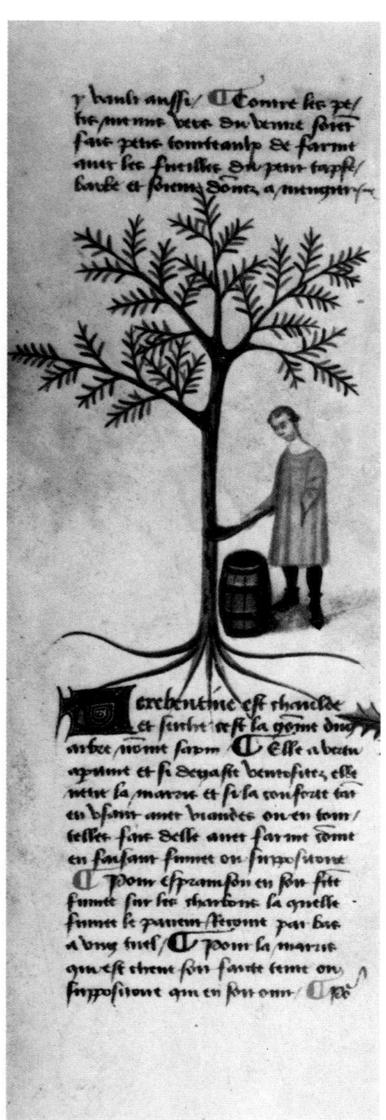

Abbildung 752
Harzgewinnung nach der Abhandlung von Matthaeus Platearius De simplici medicina, *15. Jahrhundert. Dieses Werk wurde dem Kardinal von Amboise durch Ludwig XII. überreicht.*

tig und vollständig lösen zu können. Darüber hinaus ist es höchst interessant zu erfahren, daß man schon in dieser Epoche Probleme und Schwierigkeiten im Zusammenhang mit operativen Eingriffen bei Verletzungen der Lunge und der Eingeweide diskutierte.

Das bekannteste Werk jedoch, das den Namen Salernos unsterblich gemacht hat, ist ein Poem. Das gesamte medizinische Wissen der Schule wurde hier in Versform zum Ausdruck gebracht.

Johannes von Mailand war Arzt und Poet. Er war es, der mit seinem Gedicht *Flores medicinae* (Die Blumen der Medizin) die Ideen der Schule und den Ruhm der Stadt weit über die Grenzen hinaus in ganz Europa bekannt machte. Die weite Verbreitung, die große Resonanz und die Sympathie, die das Gedicht fand, verdankt es seiner vollkommenen Klarheit. Dieses Gedicht wurde nicht nur für Eingeweihte geschrieben; es war für alle verständlich. Es zeichnet sich durch eine bewundernswerte Einfachheit aus und enthält keine obskuren philosophischen Haarspaltereien. Es handelt von den Vorzügen der einfachen Dinge, der Speisen, des Wassers, des Weins und enthält Hygienevorschriften für den physischen wie auch für den moralischen Bereich.

Das Gedicht ist einem König gewidmet: *Anglorum Regi scripsit schola tota Salerni — si vis incolumen, si vis vivere sanus — curas tolle graves, irasci crede profanum* (Für den König der Engländer schrieb die ganze Salerner Schule — willst du ohne Schaden, willst du gesund leben — vermeide schwere Sorgen und betrachte Zorn als profan). Einige Gelehrte haben vermutet, daß die Widmung nicht *Anglorum Regi,* sondern *Francorum Regi* lautete. In diesem Falle wäre dies König Robert von der Normandie gewesen, der, von schwärenden Wunden bedeckt, am Ende seiner Kräfte in Salerno seine letzte Hoffnung sah. Aber De Renzi vertritt die Meinung, das Gedicht sei älter und einem englischen König gewidmet, nämlich Eduard III., dem »Bekenner«, der in vorbildlicher Weise von 1042 bis 1060 regierte. Zur Behandlung seiner Gebrechen hatte er die Schule konsultiert. Diesem König huldigten die Ärzte mit jenem Gedicht des Johannes' von Mailand aus dem 11. Jahrhundert. Plan, Inhalt und medizinische Begriffe wurden von mehreren Lehrern der Schule in Zusammenarbeit vorbereitet. Tatsächlich erklärt ein Kodex, der in der Bibliothek von Tullovie aufbewahrt wird: *Explicit tractatusque dicitur, Flores Medicinae, compilatus in Studio Salerni a Joanne de Mediolano instituti Medicinalis Doctore egregio, compilationi cuius concordarunt omnes magistri illius studii* (Hiermit endet die Abhandlung »Blumen der Medizin«, verfaßt in der Salerner Universität von Johannes von Mailand, dem hervorragenden Doktor der medizinischen Fakultät, zu deren Kompilation alle Lehrer jener Universität beigetragen haben).

Es muß ebenfalls unterstrichen werden, daß die verschiedenen Kodizes nicht die gleiche Anzahl von Versen enthalten. Im Kodex von Schenk sind es 1259, in dem von Tullovie 1096 und in dem von Moreau sind es 664. Arnaud de Villeneuve gibt dem Gedicht den Titel *Schola Salernitana* und schließt: *Hoc opus optatum quod flos medicinae vocatur* (Dieses Werk ist ein Geschenk mit dem Namen »Blume der Medizin«). Der Herausgeber fügt hinzu: *Explicit regimen sanitatis compositum*... (Hier endet das Werk »Regimen Sanitatis«, zusammengestellt...).

De Renzi bemerkt, daß die Aufeinanderfolge der verschiedenen Bezeichnungen ihren Ursprung in den unterschiedlichen Titeln hat, die diesem poetischen Werk gegeben wurden: *Schola Salernitana, Flores Medicinae, Regimen Sanitatis.*

Den Schwerpunkt des Gedichtes bilden Probleme der Hygiene und der Diät. Die anatomischen Hinweise betreffen einzig die Anzahl der Knochen, der Zähne und der Adern. Auch von verschiedenen Gemütszuständen ist die Rede. Die Phlebotomie wird genauestens abgehandelt. Schließlich wird über die günstigste Jahreszeit für den Aderlaß diskutiert, über die dabei zu befolgenden Regeln und die unmittelbaren Wirkungen. Die Krankheiten, bei deren Behandlung sich der Aderlaß empfiehlt, werden genannt, ebenso die Venen, die dem Alter des Patienten entsprechend auszuwählen sind. Mit dem Aderlaß sollte in den folgenden Jahrhunderten ein schrecklicher Mißbrauch getrieben werden. Ursache war die Vorstellung, der menschliche Körper enthalte vierundzwanzig Liter Blut und die Natur sorge für den Ersatz des abgelassenen Blutes.

Das Gedicht ist so, wie es zu uns gelangte, sicherlich unvollständig, insbesondere was die Beschreibung der zahlreichen Krankheiten und ihrer Behandlung angeht. Es muß deutlich betont werden, daß es das Ziel des Werkes war, die Hygiene ebenso wie die Krankheiten, vor denen man sich zu schützen suchte, der Allgemeinheit bekannt zu machen.

Neben banalen und phantastischen Bemerkungen findet man auch solche, die von einer äußerst scharfen Beobachtungsgabe im physiologischen wie im psychologischen Bereich zeugen. So etwa eine Bemerkung, die den stets reizbaren Charakter des hungrigen Menschen beschreibt: *inanis venter non audit verba libenter* (ein leerer Bauch hört nicht gerne Worte).

Wir geben hier die bekannten Ratschläge für die Morgenhygiene wieder:

»Nachdem man aufgewacht ist
und sich ganz angezogen hat,
ist es gut, eine Ballade zu tanzen
oder einen Spaziergang zu machen
und sich zu vergnügen,
um schneller munter zu werden,
und die Blase zu erleichtern
und den Stuhl zu erledigen.
Außerdem muß man
einen Arm strecken und danach den andern,
die Beine und die Füße und den ganzen Körper,
um die Geister, die sich in unseren Bauch
zurückgezogen und verschanzt haben,
während wir im Bette schliefen,
besser ganz hinauszujagen
oder wenigstens bis zur Peripherie zu treiben;
und damit alle Glieder munter werden,
bevor man die Kammer verläßt
und den Körper dem Morgenlicht aussetzt,
ausgeruht und munter wie ein Kobold,
ist das Abreiben gar nicht übel.

Putze dir die Zähne und halte sie sauber,
denn nichts ist so häßlich, wie beim Schwatzen
oder Lachen unter deinem Hut
rabenschwarze Zähne zu sehen,
von denen ein übler Geruch ausgeht...«

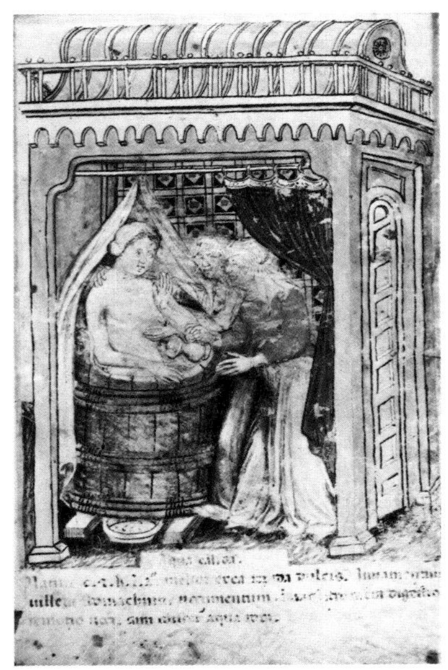

Abbildung 753
Bad. Manuskript von Albucassis, Begriffe und Eigenschaften der verschiedenen Produkte.

Abbildung 754
Die Kamille. Manuskript von Albucassis.

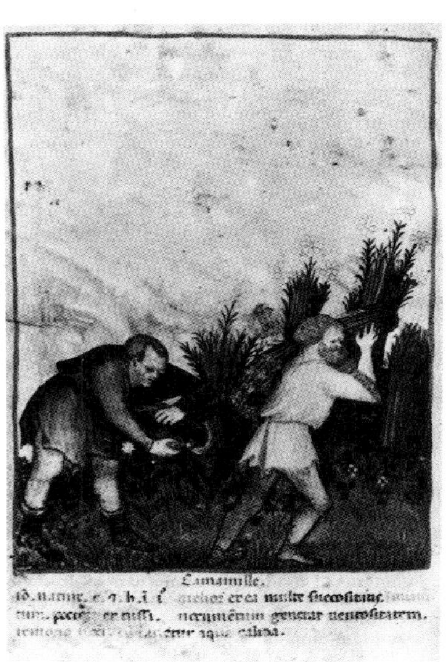

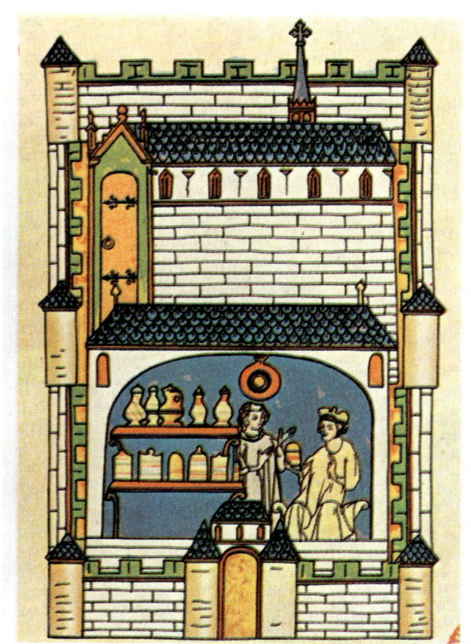

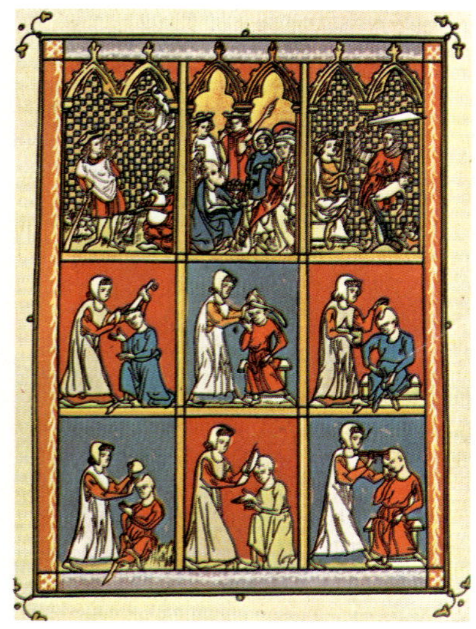

Abbildung 755/756
Miniaturen aus der Chirurgia *von Ruggiero di Salerno. Oben eine Apotheke, unten Darstellungen des Guten Hirten, der Anbetung der Heiligen Drei Könige und verschiedener chirurgischer Eingriffe.*

Abbildung 757 (gegenüber)
Untersuchung eines Kranken. Illustration aus der Anathomia *von Guy de Vigeganot, 1345.*

Im 12. Jahrhundert entwickelten sich wichtige Beziehungen zwischen Salerno und Montpellier. Giles de Corbeil wirkte als Lehrer in Montpellier und war Arzt von Philippe Auguste. Sein Studium hatte er in Salerno als Schüler von Musandinus absolviert. Dieser hatte durch sein Werk *Summula de preparatione ciborum et potuum infirmorum* (Rezepte für die Zubereitung von Speisen und Getränken für die Kranken) und durch sein Buch *De diaetis infirmorum* (Über die Krankendiät) große Berühmtheit erlangt.

Als Giles sein Lehrgedicht *De urinis* vollendete, war sein Lehrer Musandinus bereits verstorben. Giles widmete es seinem Andenken:

> *O utinam Musandinus nunc viveret auctor*
> *Ille meos versus digno celebraret honore!*
> (Wenn doch Musandinus heute noch lebte,
> er würde meine Verse in würdiger Weise ehren!)

Giles rühmt gleichermaßen die Verdienste von Mauro, der ebenfalls Professor in Salerno war. Mauro verfaßte einen *Tractatus de urinis* (Abhandlung über den Urin) und ein anderes Werk *De urinis et febribus* (Über den Urin und das Fieber). Darüber hinaus schrieb er ein Lehrbuch über die Phlebotomie. Wenn man der enthusiastischen Kritik von Giles Glauben schenken darf, hat Mauro sich die gesamte Lehre von Musandinus zu eigen gemacht.

Giles de Corbeil blieb sein ganzes Leben ein aufrichtiger Bewunderer von Salerno und seinen Lehrern. Eines Tages kam es in Montpellier zu einer heftigen Kontroverse, weil er öffentlich bedauerte, daß die dortige Universität noch nicht das Niveau jener von Salerno erreicht habe. Die Heftigkeit seiner Worte war derart, daß er dafür am Ende krumm und lahm geschlagen wurde, »wie ein Bauernlümmel oder ein Holzschuhmacher« *(ac sic esset rusticus vel calcifex).*

Ein Vierteljahrhundert nach Giles de Corbeil studierte ein anderer Franzose mit Namen Gautier d'Agilon in Salerno. Später lehrte er in Montpellier. Auch er ist Verfasser einer Abhandlung über den Urin. In einem anderen Werk mit dem Titel »Summa« behandelt er Probleme der Therapeutik sowie Besonderheiten hinsichtlich des Pulses und fieberhafter Erkrankungen.

Unter den französischen Gelehrten verdient es auch Géraud de Barges, hervorgehoben zu werden. Nach seinem Studium in Salerno wurde er Lehrer in Montpellier. Dort verfaßte er die Kommentare zu Constantinus' Werk *Viatique* (lat. viaticum, Wegzehrung; rel.: Letzte Ölung). Von diesem großen Chirurgen haben wir schon weiter oben gesprochen.

Professor Turchini unterstreicht in diesem Zusammenhang, daß »Montpellier weiterhin die guten Dienste Salernos in Anspruch nahm, nachdem die Schule schon auf eigenen Beinen stehen konnte«, und er bezeugt weiterhin, »daß die Lehre, die im Laufe der ersten Jahrhunderte der Existenz der Schule von Montpellier verbreitet wurde, deutlich macht, daß die Hochachtung vor Salerno selbst von denen geteilt wurde, die sich persönlich nicht dorthin begeben hatten. Denn es wurden sehr viele Kommentare zu Schriften aus Salerno verfaßt, die als Maßstab für die Lehre der Medizin in Montpellier galten. Erst in der Renaissance löste man sich weitgehend von den alten Lehren und der Antike, um nur noch das, was durch die Erfahrung bestätigt worden war, zu glauben.«

Konrad IV., Nachfolger von Friedrich II., rühmte noch Salerno als *antiqua mater et domus studii* (ehrwürdige Mutter und Haus des Lernens). Manfred,

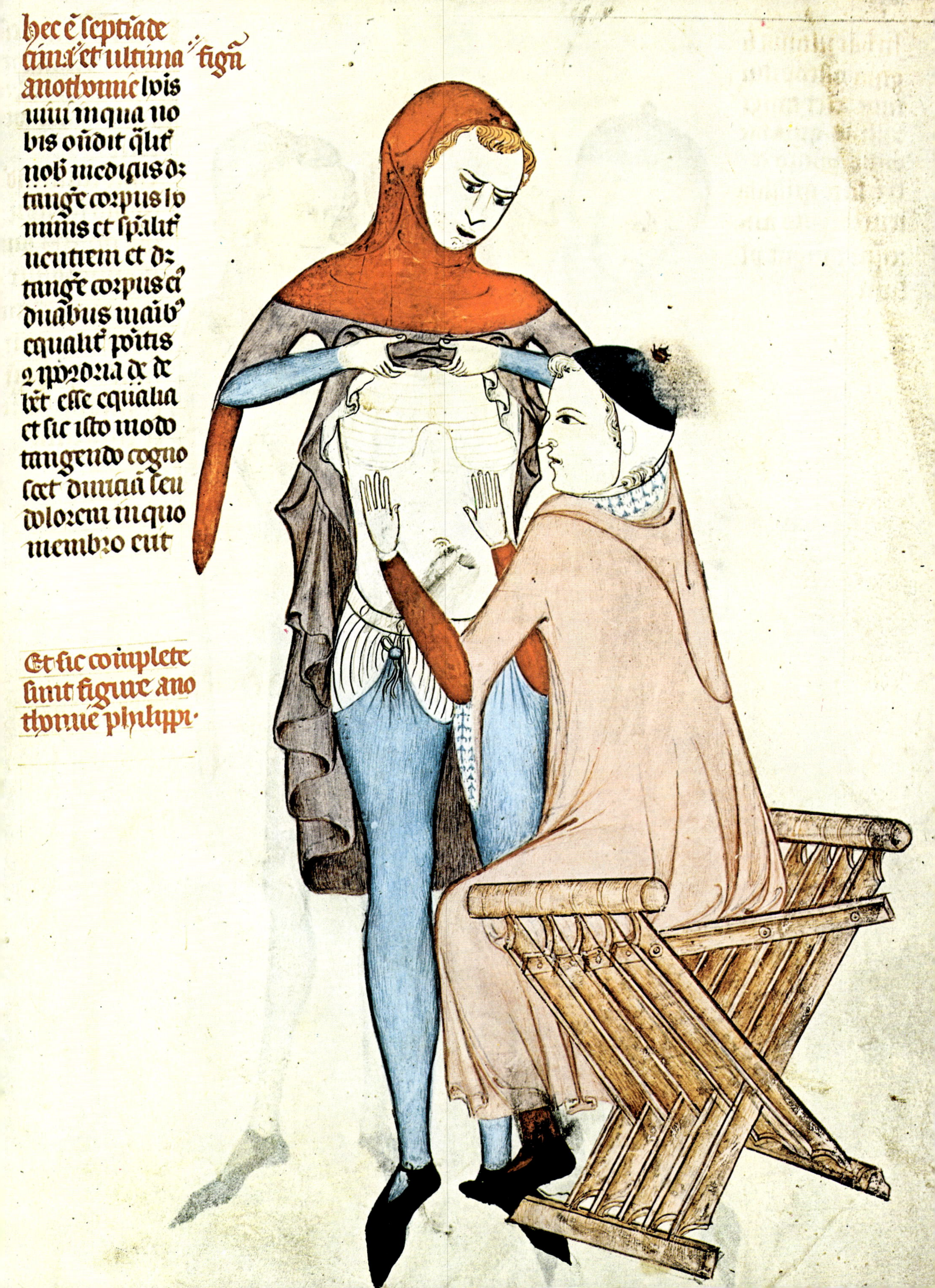
hec ē septiade
cima et ultima figu
anothomie lois
uiui inqua no
bis ōndit q̄lit
nob medicis ɔ
tingēt corpus ho
minis et sp̄alit
ueutrem et ɔ
tingēt corpus cū
duabus maib᷒
equalit̄ pōtis
ɔ ppōria qꝫ de
bet esse equalia
et sic isto modo
tangendo cogno
scet dmiñā seu
dolorem inquo
membro erit
Et sic complete
sunt figure ano
thomie philippi.

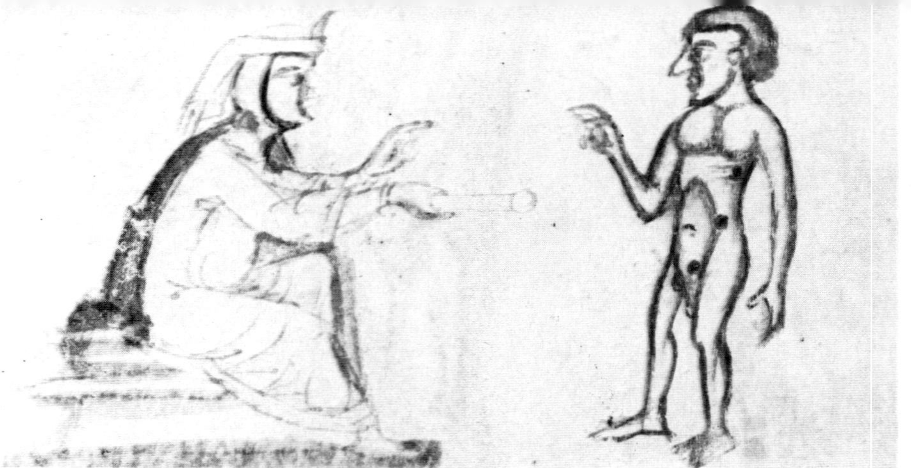

Abbildung 758
Besuch eines Kranken. De medicinis contenorum secondum brunum Rugerium et Rolandum, *lateinisches Manuskript, 13. Jh.*

der letzte Nachkomme der Hohenstaufen, schloß alle Schulen des Königreichs, um die Entwicklung der Universität von Neapel zu fördern. Er wagte jedoch nicht, an Salerno Hand anzulegen, das allerdings die einzige Ausnahme blieb. Ein wenig später organisierte das Haus Anjou die Medizinschule von Neapel. Aber noch einmal bewies Salerno seine unanfechtbare Autorität. Das neue Kollegium bestand aus vier Mitgliedern: drei Doktoren gehörten der Schule von Salerno an und nur einer der von Neapel.

Doch das Schicksal wollte es, daß die Hauptstadt des Königreichs, das antike Parthenope, ganz allmählich den Glanz Salernos verdunkelte.

Der Hafen von Neapel wurde vergrößert. Damit nahm auch der Umfang des Seehandels zu. Künstler und Gelehrte wurden vom königlichen Hof protegiert. All dies trug zu einem stürmischen Aufschwung der Stadt bei, die mit dem Beginn der Renaissance für die neue Richtung der experimentellen Forschung empfänglich werden sollte. Das *ipse dixit* verlor seine Bedeutung. Die Gelehrten waren begierig, die neuen Wege der Forschung zu beschreiten. Die Wissenschaft verzeichnete schnell Fortschritte, und Salerno, die hippokratische Stadt, sah sich von den anderen Universitäten Italiens und Europas überholt, die eilends alle Mittel und Wege der experimentellen Forschung ausschöpften.

Der Einfluß der Renaissance hatte den Geist der Forscher verändert, und Salerno verlor den Anschluß, da ihm große Gelehrte wie Berengario, Fallopio, Cesalpino, Vesal oder Malpighi fehlten.

Dennoch leuchtete Salerno weiterhin in der Geschichte als erstes Zentrum der Wissenschaften. Hier wurde vor und nach dem 11. Jahrhundert, bevor der Empirismus weitere Verbreitung fand, die Medizin zu einem systematischen Lehrgebäude ausgebaut. Etwas später gelang Montpellier ein bedeutender Aufstieg. Die beiden Städte unterhielten ihre Kontakte und kulturellen Beziehungen bis zum 16. Jahrhundert.

Abbildung 759
Titelseite eines Manuskripts des Passionarius Galeni, *von Garioponto geschrieben, einem berühmten Autor der Schule von Salerno, 11. Jh.*

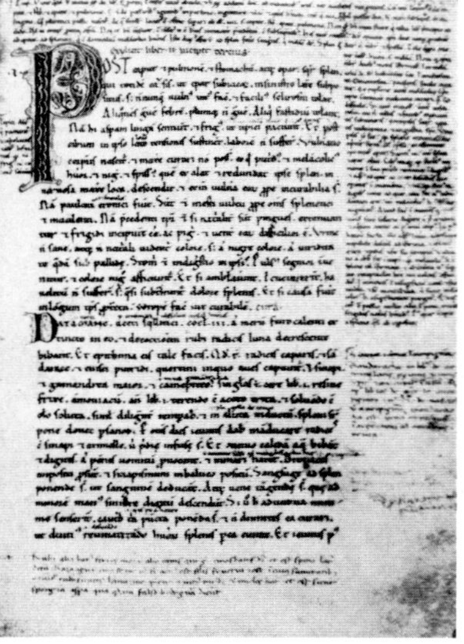

Die Schule von Salerno erlebte eine allmähliche Säkularisierung. Sie verstand es in bewundernswerter Weise, die hippokratische Tradition mit der arabischen Wissenschaft zu verschmelzen. Damit schuf sie eine unerschöpfliche Fundgrube für die moderne medizinische Wissenschaft.

Das Lehrgedicht *Regimen sanitatis* hat bis heute nichts von seiner unvergleichlichen Frische eingebüßt. Wir können in ihm einen Vorläufer der modernen Diätetik sehen. Auf dem Gebiet der Chirurgie wurden in Salerno zur Zeit der Kreuzzüge hervorragende Leistungen vollbracht. Von gleichem hohen Rang sind die Erkenntnisse auf dem Gebiet der Anatomie und der Physiologie.

Murat ordnete 1811 — nach zehn ruhmreichen Jahrhunderten — die Schließung der Universität von Salerno an. Durch die Ausdehnung der Universität von Neapel war Salerno allmählich in den Hintergrund gedrängt worden.

1962 wurden in Montpellier die freundschaftlichen Beziehungen zwischen den Schulen von Salerno und Montpellier und die gemeinsame Wertschätzung hippokratischer Traditionen durch die Bemühungen des Dekans, Professor Turchini, wiederbelebt. Nun verbindet eine Patenschaft die Städte Montpellier, Salerno und Kos, die Heimat von Hippokrates.

1969 fand in Italien ein Anatomie-Kongreß statt. Bei dieser Gelegenheit weihte der Bürgermeister von Salerno in Gegenwart von Repräsentanten der Stadtverwaltung und der medizinischen Fakultät von Montpellier eine Marmorplatte zur Erinnerung an die Schule ein — am selben Ort, wo sie zuletzt ihren Sitz hatte. Die Worte der Inschrift wurden vom Autor dieses Artikels verfaßt:

»Die medizinische Schule von Salerno
wie jene von Montpellier
hat im Mittelalter und der Renaissance
dem Mittelländischen Meer
den belebenden Impuls für die Universitäten
Italiens, Europas und der Welt
gegeben.
Stolz auf ihren Humanismus,
aber besiegt durch die neue Experimentierkunst,
hat sie ihre Lorbeeren
an dieser Stelle begraben
im Jahre des Herrn 1811.
Ihr Geist lebt weiter
wie eine unauslöschliche Flamme
durch ihre denkwürdigen und berühmten Wohlgerüche.

Unter der Schirmherrschaft der Stadt Salerno
und des XXVIII. italienischen Kongresses für Anatomie
anläßlich der Feier des siebten Jahrestages
der Patenschaft Montpellier—Salerno.«

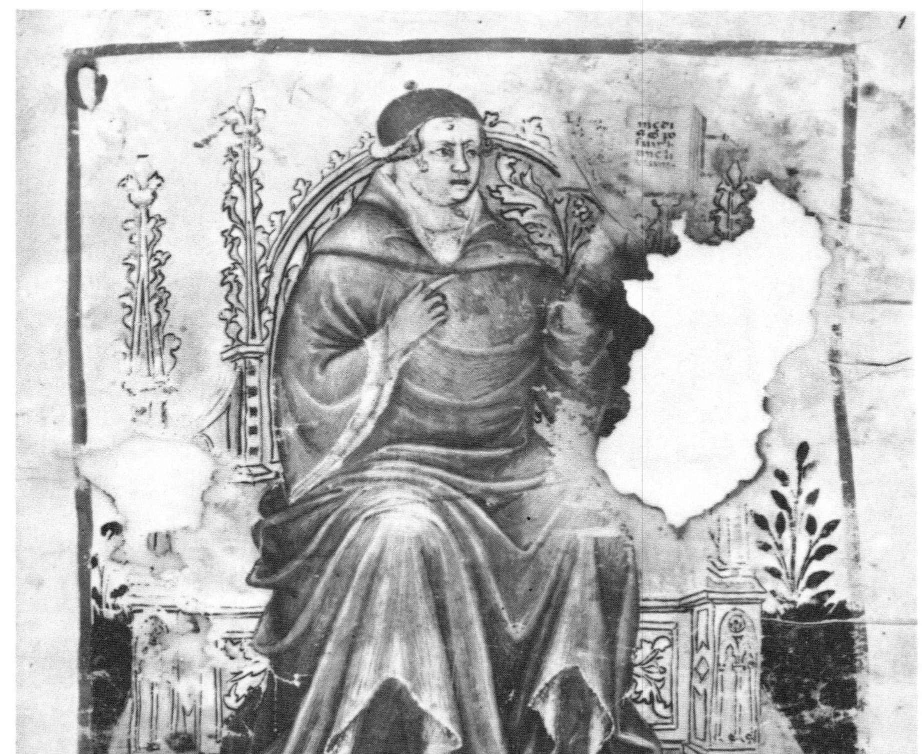

Abbildung 760
Manuskript von Albukassim Begriffe und Eigenschaften der verschiedenen Produkte. *Italien, 15. Jh.*

So wurden im Laufe einer einfachen und bewegenden Feier die alten Bande enger Freundschaft, gegenseitiger Hochachtung und gemeinsamer Ideale zwischen Salerno und Montpellier erneuert. Diese beiden bedeutenden Mittelmeerstädte hatten im Mittelalter mit großem Weitblick den Weg für den raschen Aufstieg der modernen Medizin geebnet.

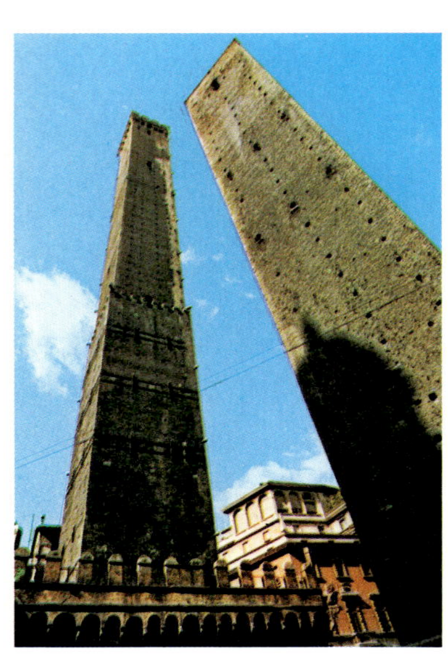

Abbildung 761
Torre degli Asinelli, Bologna, Italien.

Die Universität von Bologna

Die Stadt Bologna — mit Recht stolz auf ihre prachtvolle Architektur, deren Glanzstück die 200 Türme sind — erfuhr im 11. Jahrhundert eine weitere Bereicherung durch die Einrichtung einer Universität. Diese bestand zunächst lediglich aus einer Rechtsschule, die im 12. Jahrhundert dank der Werke Irnerios zu großer Berühmtheit gelangte. Die Medizinschule begann sich erst in der zweiten Hälfte des 12. Jahrhunderts zu entfalten. Den Ärzten, die in öffentlichen und privaten Schulen lehrten, gab man damals den Titel »maestro« (Meister).

Diese ehrenvolle Bezeichnung trug 1119 als erster Giacomo da Bertinoro. Das Edikt des Papstes Honorius III. bestätigte 1219 offiziell die Gründung einer medizinischen Fakultät. Sehr bald trennte sich die Universität der »praktischen Fakultäten«, vorwiegend aus Ärzten bestehend, von jener der »Rechtsgelehrten« und richtete das Zentrum ihrer Aktivitäten in der Kirche und im Kloster von San Francesco ein. Ihre Lehre läßt sich als eine Mischung aus Philosophie und Medizin charakterisieren. Sie weist beträchtliche Anleihen aus den Werken von Aristoteles, Galen, Avicenna und Averroës auf.

Ab 1260 lehrte in Bologna der Florentiner Taddeo Alderotti, ein leidenschaftlicher Anhänger von Aristoteles, der als Kommentator von Hippokrates und als ein großer Neuerer der Medizin bekannt ist. Er hatte schon zu Lebzeiten einen bedeutenden Ruf und genoß alle Privilegien, die den Professoren der Rechtskunde zuerkannt wurden.

Alderotti schrieb zahlreiche Kommentare über die Gelehrten der Antike und ein Buch mit dem Titel *Die Erhaltung der Gesundheit,* in dem man den Einfluß des *Regimen sanitatis* der Salerner Schule spürt. Von großer Bedeutung ist sein Werk *Consilia,* bei dem es sich um eine Originalsammlung von Fallstudien dieses hervorragenden Klinikers handelt. Unter den Kranken, die Hilfe bei ihm suchten, finden sich Zeitgenossen wie Papst Honorius IV. Folgende seiner Schüler nahmen in der Geschichte einen wichtigen Rang ein: Guglielmo da Brescia war der Leibarzt des Papstes in Avignon und wurde später Professor in Paris. Bartolomeo di Varignana verfaßte mehrere Kommentare über Avicenna und Galen. Schließlich sind noch die Ärzte der Familie Di Garbo und Torrigiani dei Torri zu erwähnen. Letzterer schrieb über die *Ars parva* von Galen ein Werk, das bis zum Ende des 16. Jahrhunderts als richtungweisend galt. Dante machte ihn in seinem »Paradiso« unsterblich: als den, »der aus Liebe zum wahren Manna in kurzer Zeit zu einem großen Arzt wurde«.

Am Anfang gründete sich der Ruf der Schule vollständig auf die Medizin. Sogar Frauen widmeten sich dem ärztlichen Beruf. Bis zum 13. Jahrhundert war die Chirurgie weitgehend vernachlässigt worden. Man überließ sie fast völlig den Badern oder Praktikanten, die sich in Ermangelung einer gründlichen Ausbildung auf allereinfachste Verfahren und quacksalberische Eingriffe beschränkten.

Der Chirurgie eröffneten sich erst mit dem Fortschritt der Anatomie neue Möglichkeiten. Mondino dei Liucci sollte am Anfang des 14. Jahrhunderts ein glänzender Vertreter dieser Kunst werden.

Mittlerweile gab es im 13. Jahrhundert sehr tüchtige Pioniere. Die inneren Kämpfe in den Städten und die Kreuzzüge forderten viele Opfer, deren Untersuchung den Chirurgen wertvolles Anschauungsmaterial für Studium und Behandlung von Wunden lieferte.

Ugo di Bergognoni lehrte als Chirurgieprofessor in Bologna. Er nahm mit einer großen Zahl von Bolognesern am fünften Kreuzzug teil. Im Jahre 1219 erlebte er in Ägypten die Belagerung von Damiette. 1221 kehrte er zurück, nachdem er im Krieg beträchtliche chirurgische Erfahrungen gesammelt hatte. *Vir mirabilis, omnia fere vulnera cum solo vino et stupa sanabat, consolidabat et pulcherrimes cicatrices sine unguento aliquo inducebat* (Ein bewunderswerter Mann, der fast alle Wunden nur mit Wein und Werg verarztete und heilte und ohne irgendeine Salbe die schönsten Narben erzielte). Die Wunden desinfizierte er mit Wein und schützte sie mit Verbänden vor Eiterungen. Zur damaligen Zeit waren die Ärzte fest davon überzeugt, daß es keine gute Narbenbildung ohne reichliche Eiterabsonderung gebe. Ihm gelang es dank seiner langjährigen Erfahrung, diesen Irrtum zu widerlegen.

Alle seine Söhne wurden Ärzte. Tédérique, der jüngste, trat in den Predigerorden der Dominikaner ein. Das hinderte ihn jedoch nicht, seine Kunst erfolgreich auszuüben. Außerdem brachte er alles, was wissenschaftliche Studien und eigene praktische Erfahrungen seinen Vater während eines langen Lebens gelehrt hatten, zu Papier (Ugo di Bergognoni starb 1258, beinahe hundertjährig, und wurde in der Nähe der Kirche San Domenico begraben). Tédérique wurde von Innozenz IV. zum Bischof von Bitonto ernannt. Er hat Bologna niemals verlassen, nicht einmal 1266, als er zum Bischof von Cervia ernannt wurde. 1298 starb er im Alter von dreiundneunzig Jahren. Parallel zu seiner Lehrtätigkeit sammelte er mit großem Fleiß für sein Werk *Chirurgia magna* alle gehei-

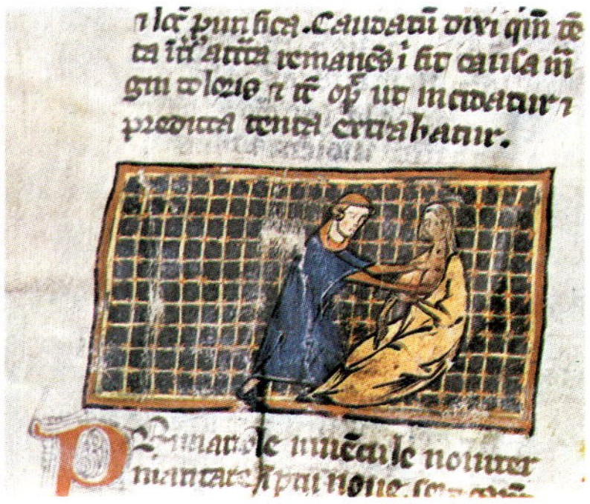

Abbildung 762
Manuskript von Ruggiero da Parma.

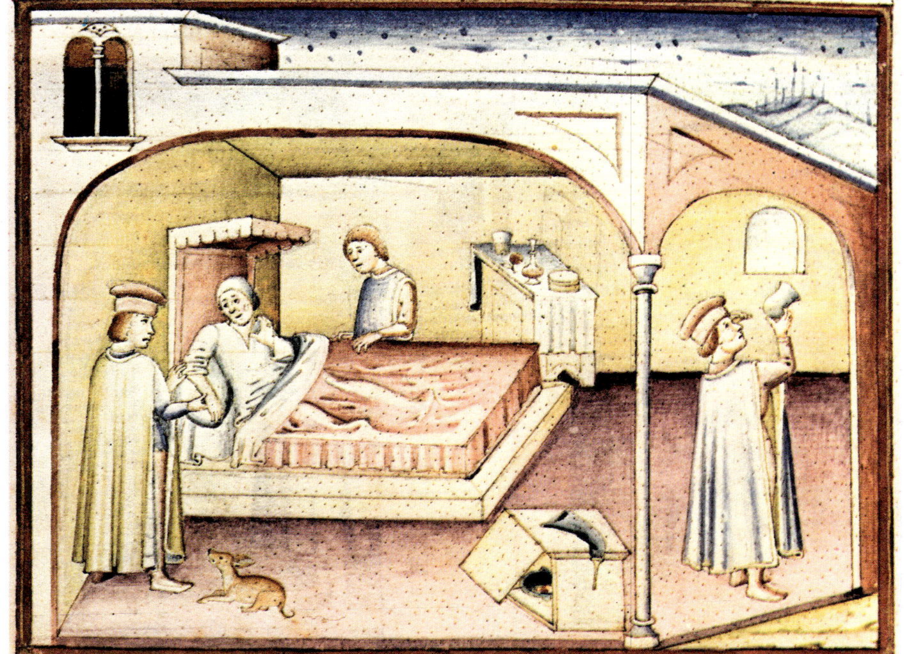

Abbildung 763
Arztvisite in einem lombardischen Patrizierhaus, 15. Jh. Codex Membranaceus.

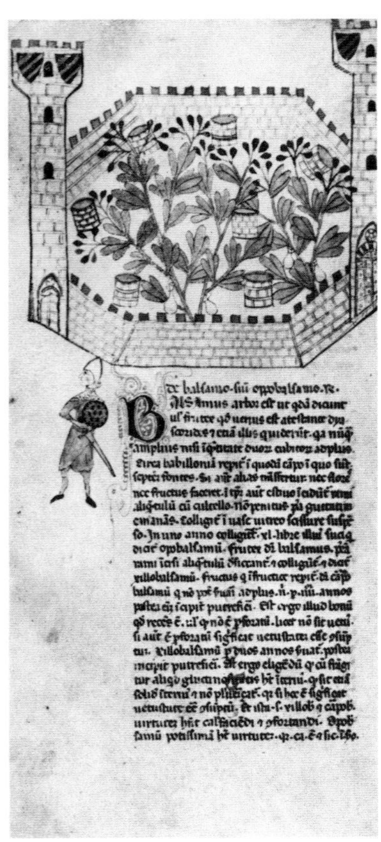

Abbildung 764
Garten mit Heilkräutern, Miniatur aus De monte imperiali, liber de herbis *von Manfredi, 14. Jh.*

men Kenntnisse und medizinischen Ratschläge seines Vaters. Letzterer hatte wegen seiner umfangreichen ärztlichen Praxis nie die Zeit zur Niederschrift gefunden.

Tédérique verfocht die Überzeugung seines Vaters, daß es nicht unbedingt notwendig sei, bei Verletzungen Suppurationen hervorzurufen, um eine gute Narbenbildung zu erzielen. Er beschäftigte sich auch mit dem Problem der Diät für Verwundete und der Frage, welche Nahrungsmittel die Regeneration des Blutes am besten förderten. In seinem Werk findet man gleichfalls Beschreibungen erster Versuche zur Schmerzlinderung. Dazu tränkte man Schwämme mit Essenzen, die aus Opium, Bilsenkraut und Alraunen extrahiert worden waren, und ließ sie trocknen. Später tauchte man diese Schwämme in heißes Wasser und legte sie den Kranken über Nase und Mund. Forni bemerkt zu Recht, daß die mit dieser Methode erreichte Unempfindlichkeit nicht nur auf das Inhalieren der Dämpfe, sondern vor allem auf die Absorption der Flüssigkeit an den schwammbedeckten Stellen zurückzuführen sei.

Guglielmo da Saliceto wurde 1210 in Saliceto, einem kleinen Dorf in der Nähe von Piacenza, geboren. Er studierte Medizin in Bologna und kehrte dann nach Piacenza zurück. 1269 wurde er als Professor der Medizin nach Bologna berufen. Bald darauf mußte er wegen seiner Verwicklung in die Streitigkeiten zwischen den Familien der Geremei und Lambertazzi die Stadt verlassen. Er emigrierte nach Verona und vollendete dort seine *Chirurgia.* Durch die Beschreibung zahlreicher Sezierungen im vierten Buch schuf er ein Anatomiewerk, das sogar die Schriften Mondinos an Bedeutung übertrifft. Dieses Werk des 13. Jahrhunderts gilt als meisterhaft in seiner Art.

Guglielmo starb im Jahre 1276. Seine Gebeine wurden in der Basilika San Giovanni in Canale bestattet. Von dort wurden sie 1909 in den Ehrensaal der chirurgischen Abteilung des neuen Hospitals übergeführt, wo eine Inschrift an diesen großen Chirurgen erinnert.

Seine *Chirurgia* zeugt nicht nur von seinen hervorragenden Fähigkeiten als Arzt, sondern auch von einem hohen intellektuellen Niveau. In diesem Werk erklärt er, daß Operationen allein noch nicht die ganze Chirurgie ausmachen, weil sie lediglich einen Bestandteil dieser Wissenschaft darstellen. Die Chirurgie kenne keine Grenzen, da sie unendliche Kenntnisse erfordere. Er beklagt sich über die Leute, die sich als Chirurgen ausgeben, ohne ausreichende Kenntnisse zu besitzen: selbst, wenn ihre Operationen manchmal gute Resultate ergäben, blieben diese Herren nichtsdestoweniger unvernünftige und ignorante Menschen. Er lebte in einer Epoche, in der zwischen einem Chirurgen und einem Barbier noch kein großer Unterschied gemacht wurde. Im Mittelalter wirkten in Italien und Frankreich die Barbiere gleichzeitig als Wundärzte — genauso nannte man damals die Chirurgen.

Aus Guglielmos Schriften erfahren wir, daß er mit Erfolg Hernien, Fisteln und Blasensteine operierte. Er führte sogar Punktionen am Thorax, das Durchstechen des Trommelfells und Brustamputationen durch; auch beim Behandeln von Halsverletzungen hat er große Erfolge erzielt.

Die *Chirurgia* umfaßt fünf Bände, die in zahlreiche Kapitel unterteilt sind. Sie wurde 1502 in der Landessprache in Venedig gedruckt und 1476 in Piacenza lateinisch herausgegeben. Neben der *Chirurgia* müssen wir die *Summa conservationis et curationis* erwähnen, ein Werk medizinischen Inhalts. Diese *Summa* steht der *Chirurgia* an Bedeutung in nichts nach und zeugt von einer umfassenden medizinischen Bildung des Autors. In diesem Werk bringt er mit aller

Deutlichkeit seine feste Überzeugung zum Ausdruck, daß alle Ärzte unbedingt beide Disziplinen — Medizin und Chirurgie — beherrschen sollten.

Forni schrieb ein Buch über die Chirurgie der Bologneser Schule von den Ursprüngen bis zum Ende des 14. Jahrhunderts. In diesem Werk stellt er Guglielmo da Saliceto als den im Mittelalter berühmtesten Professor der chirurgischen Fakultät und der *Alma Mater studiorum* dar.

Von den zahlreichen Schülern Guglielmo da Salicetos wollen wir den Chirurgen Lanfranchi nennen. Er praktizierte in Mailand und mußte während der Kämpfe gegen die Welfen (1290) fliehen. Fünf Jahre später begab er sich nach Paris. Dort wurden die Ideen der Schule von Bologna durch sein Wirken bekannt. Später lebte er in Lyon und verfaßte dort seine *Chirurgia parva.* Guy de Chauliac beurteilt dieses Werk nicht sehr positiv, da seiner Meinung nach die Abhandlung über die Anatomie zu eng gefaßt ist.

Rolando da Parma kam von der Schule von Salerno und wurde gegen Ende des 13. Jahrhunderts ebenfalls Professor an der Universität von Bologna. In seiner *Chirurgia* spiegelt sich die Lehre der Salerner Schule wider. Es ist höchst interessant zu erwähnen, daß er bei Operationen von Hernien die gleiche Lagerung des Patienten anwandte, die Trendelenburg (1844—1924) sehr viel später für Eingriffe am Abdomen und am Becken vorgeschlagen hat.

Mit Mondino dei Liucci begann in Bologna eine Erneuerungsbewegung auf dem Gebiet der Anatomie. Von jetzt an wurden die menschlichen Organe ganz genau so beschrieben, wie sie unter dem Skalpell des Anatomen erschienen. Damit begann das Joch der Doktrin Galens zu zerbrechen.

Mondino lebte nicht lange: 1270 wurde er in Bologna geboren und starb dort 1326. Im Jahre 1321 war er Dozent an der Universität geworden und widmete sich ganz der Kunst des Sezierens, die in den folgenden Jahrhunderten unzählige Entdeckungen ermöglichen sollte.

Bei der Autopsie begann man mit der Untersuchung der am stärksten verweslichen Eingeweide und ging dann zu den weniger verweslichen über. Man fing also bei den Gedärmen an. Danach studierte man die Organe im Thorax, und zum Schluß wurden die Muskeln und Knochen untersucht.

Mondino muß ein exzellenter Chirurg gewesen sein, obwohl ihn die Geschichte besonders — fast möchte ich sagen ausschließlich — als Anatom darstellt, um den glänzendsten Teil seiner Arbeit in den Vordergrund zu stellen.

Seine Leistungen machten ihn jedoch nicht überheblich, vielmehr besaß er wirklich jene Bescheidenheit und Klugheit, die große Geister auszeichnen. Er versagte Galen niemals seine Achtung und vertrat gegenüber seinen Schülern die Meinung: »Man muß Galen kritisch gegenüberstehen, jedoch mit Achtung und Respekt.«

Dennoch brachte zu jener Zeit Mondinos Skalpell die Autorität des griechischen Anatomen ins Wanken. Mondinos *Anatomie* entstand im Jahre 1316. Dieses Buch fand weit über die Epoche von Vesal hinaus eine beachtliche Verbreitung. Berengario da Carpi lobte 1500 das Werk Mondinos *quia nec antiquorum nec recentiorum reperitur liber qui in tam brevi sermone tot et tanta de cognitione membrorum dixerit* (weil es weder ein älteres noch neueres Buch gibt, das in so kurzer Form so viel über die Anatomie aussagt).

Unter den Studenten, die begeistert zu seinen Vorlesungen und Anatomiedemonstrationen strömten, verbarg sich ein Mädchen namens Giliani aus San Giovanni in Persiceto, das, als junger Mann verkleidet, eifrig die neue Anatomie studierte. Nach ihrer Entdeckung wurde sie eine zuverlässige und ge-

Abbildung 765
Bologna nach einem Stich aus dem 16. Jh.

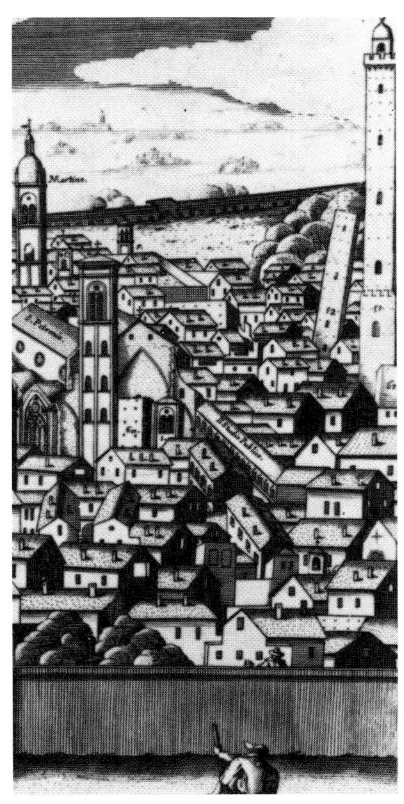

schätzte Mitarbeiterin Mondinos. Sie arbeitete auf dem Gebiet der Injektionen und zeichnete sorgfältig Blutgefäße. Unglücklicherweise starb sie sehr jung, als Opfer einer Infektion durch Leichengift.

Am Ende des 13. Jahrhunderts zählte die Bevölkerung von Bologna fünfundzwanzigtausend Einwohner; demgegenüber gab es fünftausend Studenten aus ganz Europa. Sie lebten in den Schulen (die spanische existiert noch heute) oder bei Familien. Oftmals gewährten ihnen sogar ihre Lehrer Unterkunft.

Im 14. Jahrhundert gab es drei wichtige Lehrstühle für Medizin: theoretische Medizin, praktische Medizin und Chirurgie. Das »Hospital des Lebens« und das »Hospital des Todes« waren Sitz der Medizinschulen, aber nach den Vorlesungen begleiteten die Professoren ihre Studenten bei den Krankenbesuchen. Dieser wertvolle Kontakt zwischen Lehrern, Kranken und Schülern trug sicherlich viel zur kulturellen und moralischen Bildung der Studenten bei. Man mußte die Universität fünf Jahre besucht haben und mindestens zwanzig Jahre alt sein, um den Titel »Arzt« zu erhalten.

Die Studenten standen unter besonderem Schutz. Trotzdem ereignete sich 1321 eine schreckliche Episode: ein spanischer Student wurde hingerichtet. Man hatte ihn der Entführung eines Mädchens und der Körperverletzung angeklagt. Diese strenge Bestrafung löste die Flucht vieler Studenten zu anderen Universitäten aus. Besonders Padua profitierte davon.

Berengario da Carpi führte die Universität von Bologna aus dem Mittelalter in die Renaissance. Er wurde 1460 in Carpi als Sohn eines Chirurgen geboren. Seine Jugend verbrachte er in der Heimatstadt. Er besuchte dort häufig Humanisten und Philosophen, die sein Interesse für Kultur und wissenschaftliche Forschung weckten. Er war großzügig, aber impulsiv und hatte sehr oft Schwierigkeiten wegen der Handgreiflichkeiten, die von Zeit zu Zeit zwischen den herrschenden Familien der Stadt ausbrachen. Im Jahre 1498 wurde ihm in Bologna der Doktortitel verliehen, und er widmete sich nun unverzüglich der Anatomie und Chirurgie.

1502 wurde er zum Professor ernannt. Seine hervorragenden wissenschaftlichen Leistungen brachten ihm einen ehrenvollen Ruf ein. Daneben wirkte er

Abbildung 766 (links)
Miniatur aus De monte imperiali, liber de herbis *von Manfredi mit Darstellungen von Hippokrates (unten links) und Galen (unten rechts). Italien, 14. Jh.*

Abbildung 767 (rechts)
Hippokrates, nach demselben Werk von Manfredi.

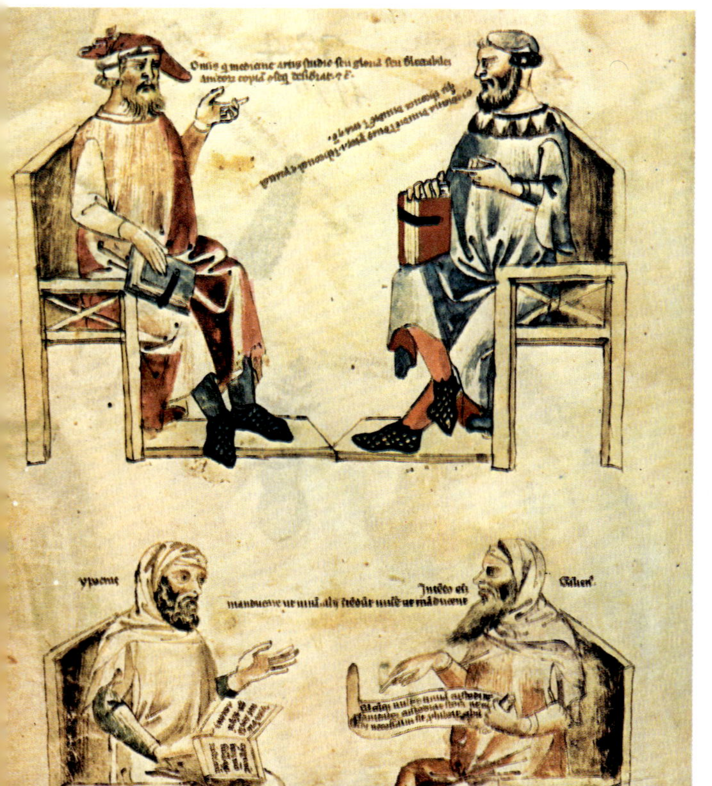

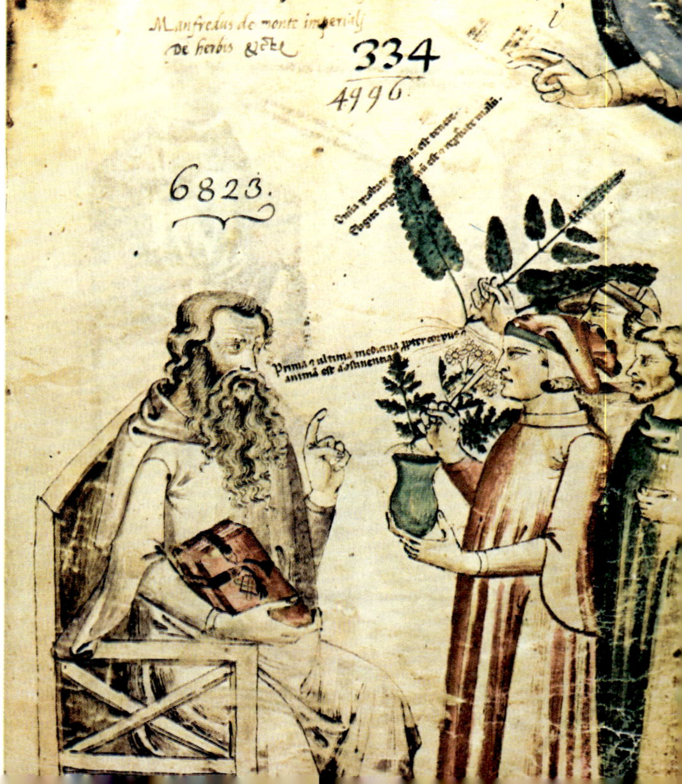

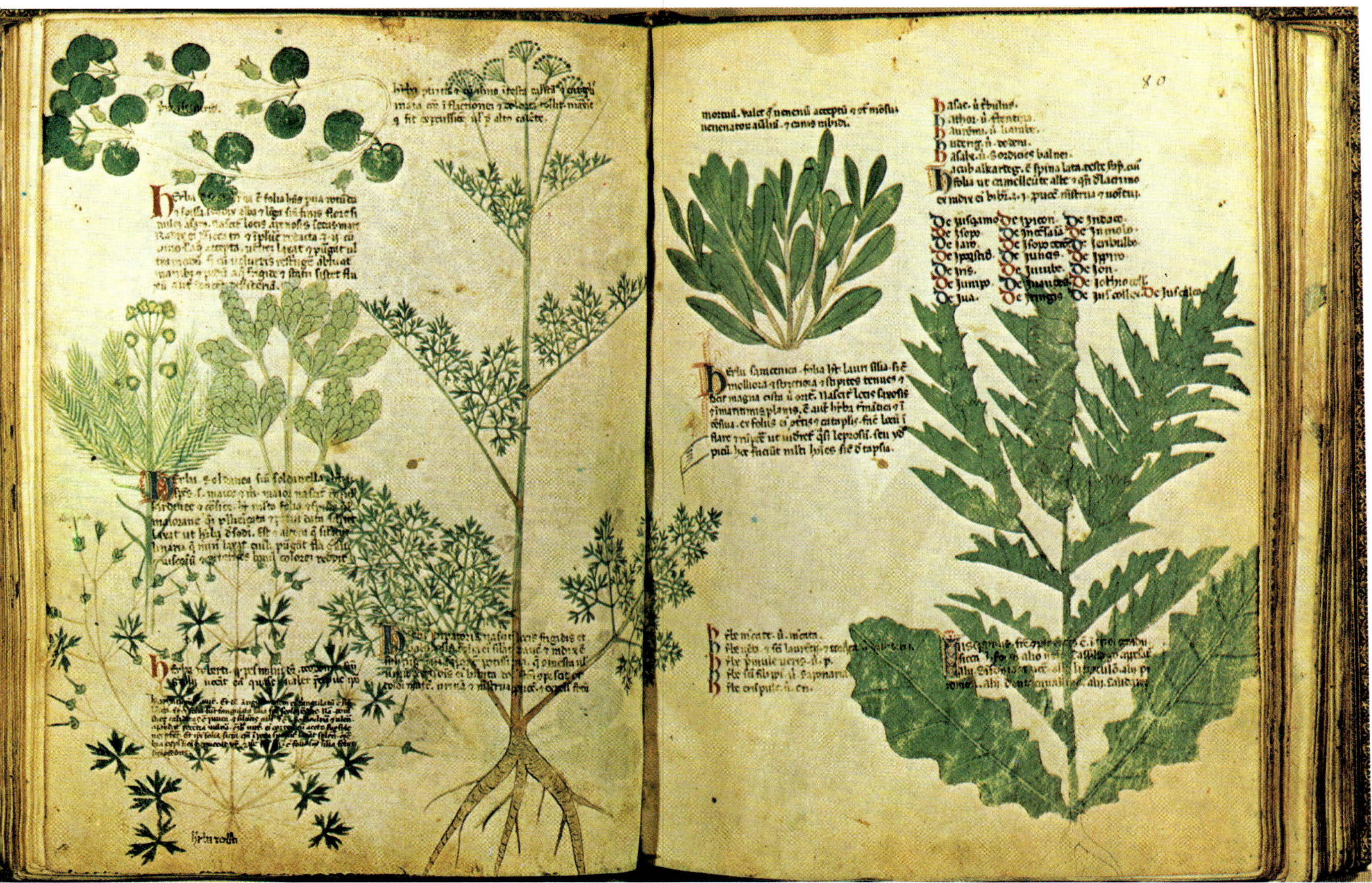

Abbildung 768
Illustrationen von Pflanzen aus De monte imperiali, liber de herbis *von Manfredi, Italien, 14. Jh.*

als umsichtiger Arzt und erzielte bei der Behandlung von Syphilis mit Salben große Erfolge. Als 1507 die Pest in der Stadt wütete, vertraute ihm die Regierung die Behandlung der Kranken an. Im Jahre 1514 erschien in Bologna eine Neuauflage von Mondinos *Anatomie, per Carpum castigata* (von Carpi verbessert). Bei dieser Gelegenheit betonte er von neuem, man müsse sich wahre Erkenntnisse in der Anatomie an Leichen und nicht mehr aus den alten Texten aneignen. Die Verwundung Lorenco di Medicis während eines Angriffs auf Mondolfo im März 1517 bot ihm die Gelegenheit, eines seiner originellsten Werke zu schreiben.

Dieses Buch: *Tractatus de fracturae calvariae* (Über Schädelbrüche), widmete er Lorenzo. In diesem Werk werden Ideen der modernen Schädel- und Gehirnchirurgie vorweggenommen. Die stattliche Zahl der Neuauflagen, die bis in die Mitte des 18. Jahrhunderts erschienen, macht die große Bedeutung dieses Werks deutlich und das lebhafte Interesse, das es wachrief. Berengario beschrieb als erster den Appendix und fertigte Abbildungen der Knorpel des Kehlkopfes, des Trommelfells und der Gehörknöchelchen an. Er studierte die Epiphyse und die Hirnkammern. Seine intuitiven Erkenntnisse hinsichtlich der Richtung des Blutstroms in den Herzkammern und die Entdeckung der Herzklappen waren richtungweisend für das Werk Realdo Colombos. Letzterer sollte etwa zwanzig Jahre später, als Nachfolger von Vesal auf dem Lehrstuhl für Anatomie in Padua, den kleinen Blutkreislauf entdecken.

Berengario verließ 1527 Bologna. Dieses Ereignis gab Anlaß zu vielerlei Vermutungen: hatte er an zwei Spaniern, die an Syphilis litten, Anatomie prakti-

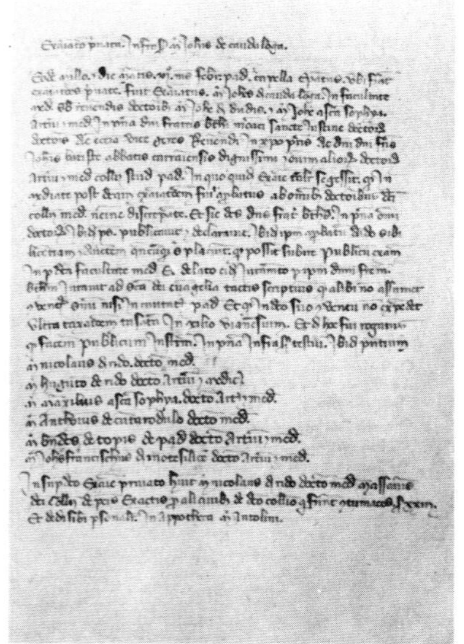

Abbildung 769
Doktordiplom in Medizin der Universität von Padua, 1370.

ziert? Hatte er Schwierigkeiten mit der Inquisition? Oder waren einfach die Invasion der Bourbonen, der Hunger und die Pest schuld, daß ein weiterer Aufenthalt in der fast menschenleeren Stadt unmöglich wurde? Er flüchtete zunächst nach Carpi, seiner Heimatstadt, und später nach Ferrara. Im Jahre 1529 kam er noch einmal nach Bologna zurück. Er starb Ende November 1530 in Ferrara und wurde in der Kirche San Francesco beigesetzt. Die Stelle, an der seine Gebeine ruhen, ist jedoch nicht bekannt.

Im Jahre 1930 feierte Carpi den 400. Todestag dieses großen Gelehrten, der als Mittler zwischen dem ausgehenden Mittelalter und der beginnenden Renaissance einen hohen Rang einnahm.

Die Universität von Padua

Zu Beginn des 13. Jahrhunderts war Bologna von der studentischen Jugend aus ganz Europa geradezu übervölkert. Als aber die Beschränkung ihrer Freiheiten durch die Regierung unerträglich wurde, verließen viele Studentengruppen Bologna und gründeten 1228 die Universität in Padua.

Sicherlich hat auch die große Wirksamkeit der Heilquellen von Abano, einem kleinen Thermalbad in der Nähe von Padua, eine Rolle bei der Wahl dieser Stadt gespielt, die sich weit in die venezianische Ebene hinein ausbreitet und von dem natürlichen Wall der euganeischen Hügel und der Berge von Berici geschützt wird.

Die Studenten waren Mitglieder einer freien Verbindung mit der Bezeichnung *Universitas* (daher kommt der Begriff »Universität«) und bestimmten ihren Rektor. Die Professoren organisierten ihrerseits ein eigenes Kollegium. Während des 14. Jahrhunderts gruppierten sich die ausländischen Studenten in »Ultramontane« oder »Transalpine«, die italienischen in »Citramontane« oder »Cisalpine«.

Jede Gruppe wählte ihren Rektor. Dieser bestimmte, unterstützt von seinen Ratgebern, die Professoren. Letztere wurden von der Stadtverwaltung, die für ihre Besoldung sorgte, bestätigt. Neben der *Universitas juristarum* organisierte sich völlig unabhängig die *Universitas artistarum, medicinae, phisicae et naturae.*

Die zweite Hälfte des 13. Jahrhunderts und das 14. Jahrhundert erlebten die größte Machtentfaltung von Padua, das mit seiner Expansionspolitik Vicenza, Bassano und Feltre unterwarf.

Einer der angesehensten Gelehrten der Medizinschule war Pietro d'Abano (1250—1315), der nicht nur in Medizin, sondern auch in Philosophie, Astronomie, Botanik und Mathematik bewandert war und viele Reisen unternommen hatte. Während eines langen Aufenthalts in Konstantinopel hatte er die Gelegenheit, Griechisch zu lernen und seine Kenntnisse der Werke Averroës' zu vertiefen. Mit vielen Professoren in Paris, Montpellier und Bologna unterhielt er freundschaftliche Beziehungen.

In seinem Werk *Conciliator differentiarum, philosophorum et praecipue medicorum* (Der Versöhner aller Streitigkeiten zwischen Philosophen und Ärzten) wird eine enge Beziehung zwischen Philosophie und Medizin sichtbar. Mit langen Argumentationsketten bemüht er sich, Glauben und Vernunft in Einklang zu bringen, verlangt aber gleichzeitig für den Arzt einen großen Ermessensspielraum, da sein Denken durch kein Dogma gefesselt werden dürfe.

Abbildung 770
Amtskleidung des Rektors der Universität von Padua, 1500.

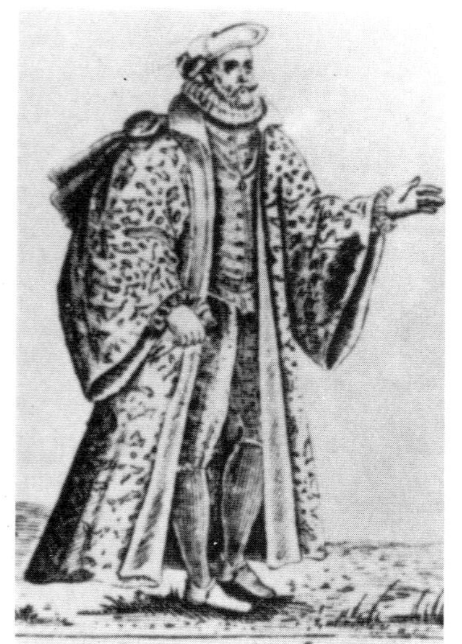

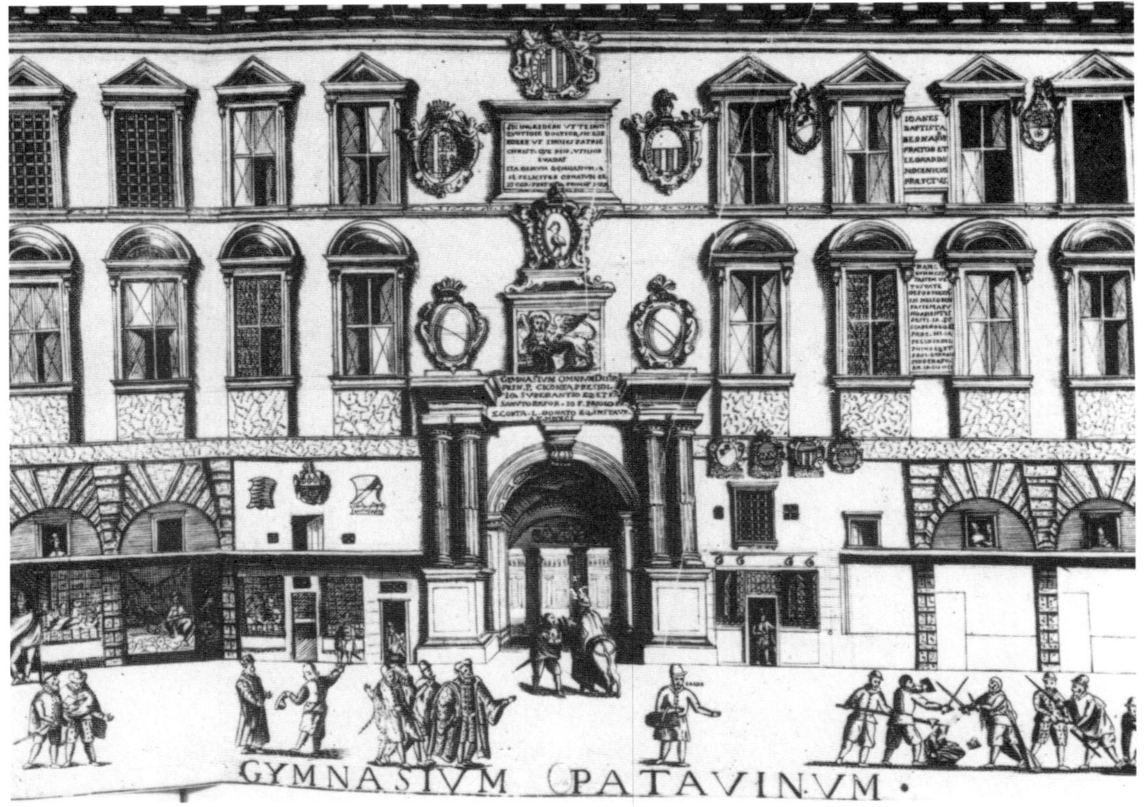

Abbildung 771
Die Universität von Padua. Stich aus dem 16. Jh.

Er unterstreicht gleichfalls die Notwendigkeit strenger Objektivität: *ars medicinae non inspicit nisi res manifestas sentiendo et videndo* (die ärztliche Kunst untersucht nur die Dinge, die für Auge und Ohr zugänglich sind).

D'Abanos wissenschaftliche Methode erfordert also beim Beobachter höchste Aufmerksamkeit zur genauesten Erfassung aller Symptome. Diese objektive Methode sollte bahnbrechend für die neue Medizin werden.

Pietro d'Abano schrieb ebenfalls eine Abhandlung über Gifte. In diesem Werk erfahren wir, daß man zu seiner Zeit schon Obduktionen durchführte. Er berichtet von einem Apotheker, der starb, nachdem er versehentlich Quecksilber verschluckt hatte, und *qui anatomizatus fuit* (an dem man eine Autopsie durchführte). In der Umgebung und im Inneren des Herzens fand man koaguliertes Blut und im Magen eine kleine Menge Quecksilber. Wie Premuda unterstreicht, spricht d'Abano von dieser Autopsie nicht wie von einem außergewöhnlichen Verfahren. Wir müssen daher annehmen, daß die Nekropsie zu seiner Zeit bereits gang und gäbe war.

Als Professor der Medizin und der Philosophie erfreute er sich allgemeiner Hochachtung und wurde zum gefragten Modearzt von Prinzen und Reichen. Sogar der Papst Honorius IV. konsultierte ihn.

Aristoteles vertrat die Ansicht, die Nerven gingen vom Herz aus *(aorta vena nervosa dicta est;* Aorta wird eine muskulöse Ader genannt). Im Gegensatz dazu hielt d'Abano das Gehirn für das sensomotorische Zentrum. Er vertrat die Ansicht, daß uneingeschränktes Vertrauen des Patienten zum Arzt wesentlich für die Wirksamkeit der Behandlung und die Genesung sei. Einige Historiker glaubten in dieser Konzeption bereits eine Vorstufe der modernen psychosomatische Medizin zu erkennen. In der damaligen Zeit jedoch brachten ihm solche

Abbildung 772
Büste von Pietro d'Abano.

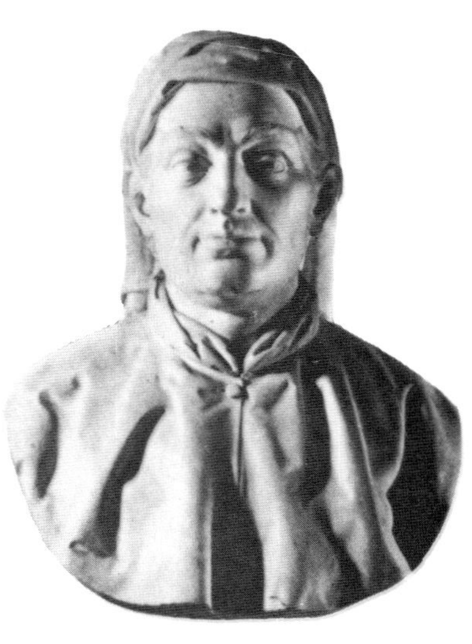

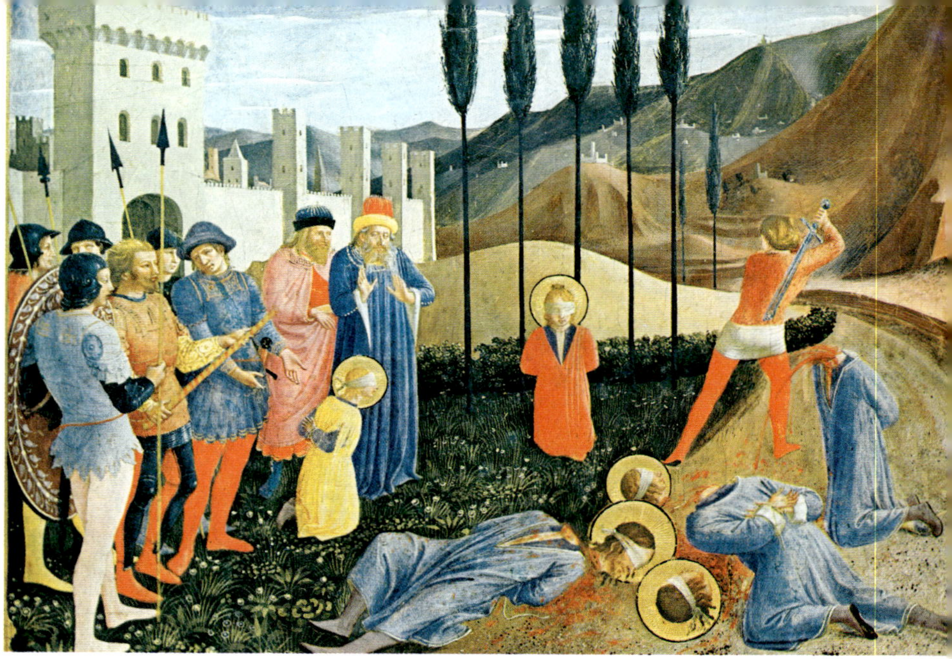

Abbildung 773
Das Martyrium des heiligen Kosmas und des heiligen Damianus, Gemälde von Fra Angelico (Paris, Louvre). Die beiden Zwillingsbrüder wurden Opfer der Christenverfolgungen unter Diokletian (303) und gelten als die Schutzpatrone der Ärzte und Chirurgen.

Behauptungen den Ruf eines Magiers ein, der nach seinem Tod noch wuchs. Obwohl gewisse Vorstellungen in seinem *Conciliator* häresieverdächtig waren, hatte er zu Lebzeiten nicht unter der Inquisition zu leiden. Allerdings machte man seinen Schriften vierzig Jahre nach seinem Tod den Prozeß und verbrannte seine sterblichen Reste.

Die Geschichte sieht im übrigen in Pietro d'Abano einen frühen und überzeugten Anhänger wissenschaftlicher Objektivität. Er unterzog die Lehren Averroës' einer strengen Prüfung und übernahm alles, was sich mit den neuen Tendenzen einer in totalem Wandel befindlichen Medizin in Einklang bringen ließ.

Die Sektionsmethoden wurden von den Schülern Pietro d'Abanos weiter verbessert. Die neue Anatomiewissenschaft beruhte ausschließlich auf direkter Untersuchung der menschlichen Organe. Damit begann in Padua eine Entwicklung, die zunächst zu den umwälzendsten Erkenntnissen Vesals führte und zwei Jahrhunderte später im Werk Morgagnis, des Begründers der pathologischen Anatomie, ihren Höhepunkt erreichte.

Lehrveranstaltungen in praktischer Anatomie an Leichen wurden allmählich für die Studenten obligatorisch. Ein Urteil des Großen Rates von Venedig vom 27. Mai 1368 machte dem Kollegium der Ärzte und Chirurgen mindestens eine Demonstration pro Jahr an einem Kadaver zur Pflicht.

Zwei Jahre später wurden die Ärzte durch ein anderes Urteil zu einer Abgabe für die Kosten der Sektion verpflichtet, damit sie *videndo ipsam anatomiam communiter informari possunt de statu et condicionibus humani corporis* (durch Zusehen bei der Anatomie gemeinsam über Zustand und Beschaffenheit des menschlichen Körpers informiert werden können). Wir sind Professor Premuda, Direktor des Instituts für Geschichte der Medizin in Padua, für die vollständige Abschrift dieses Dokuments zu Dank verpflichtet.

Die Universitätsordnung, die zu Beginn der Renaissance in Kraft getreten war, enthielt genaue Angaben über die Lehrverpflichtungen im Fach Anatomie *(de anatomia singulis annis fienda;* über die in den einzelnen Jahren durchzuführende Anatomie). Dabei wurde auf die früheren Statuten Bezug genommen *(antiquis statutis nostris).* Hieraus läßt sich mit Sicherheit schließen, daß die Sektionen schon seit langem zu einer Tradition geworden waren.

Die Schüler von Pietro d'Abano beschäftigten sich jedoch nicht nur mit Anatomie und praktischer Medizin. Sie versuchten, die medizinisch wirksamen Substanzen im Wasser der Heilquellen von Abano zu finden. Es gelang ihnen schließlich, Salze zu extrahieren und durch Verdampfen zu kristallisieren. Auf diese Weise mußte die Alchimie allmählich der wissenschaftlichen Chemie das Feld räumen.

Gentile da Foligno wurde 1337 von Prinz Ubertino da Carrara nach Padua berufen. Gentile hatte sein Studium in Bologna bei Taddeo d'Alderotti absolviert. 1345 ließ er sich in Perugia nieder, wo er 1348 Opfer einer schrecklichen Pestepidemie wurde, die ganz Europa verheerte. Das Mittelalter hatte schon mehrere schwere Seuchen erlebt, aber die schwarze Pest von 1348 bis 1349 war die grauenvollste von allen. In ihrem Verlauf starben zweiundvierzig Millionen Menschen, die Hälfte der damaligen Bevölkerung Europas. Ein Schriftsteller jener Epoche: »Man hörte nicht mehr Hahn noch Henne krähen.«

Gentile da Foligno arbeitete nicht nur als praktischer Arzt, sondern er beschäftigte sich auch mit methodischem Sezieren. In seiner *Additio et reprobatio aliquorum dictorum Mundini in sua anatomia* (Ergänzungen und Kritik einiger Aussagen Mondinos in seiner »Anatomie«) berichtet er uns interessante Einzelheiten von den Ergebnissen dieser wissenschaftlichen Arbeit.

Zu Beginn des folgenden Jahrhunderts wirkte Giacomo della Torre aus Forli als fachkundiger Prosektor an der Universität. Er lehrte als Professor von 1400 bis zu seinem Tod im Jahre 1413 in Padua. Galeazzo da Santa Sofia erhielt ebenfalls seinen Doktorring in Padua. Gegen Ende des 14. Jahrhunderts wurde er als Professor nach Wien berufen. Im Jahre 1404 hielt er die erste feierliche Anatomievorlesung an der Wiener Universität. 1407 kehrte er nach Padua zurück und starb zwanzig Jahre später an der Pest.

Leonardo da Bertipaglia lehrte von 1402 bis 1429 Chirurgie an der Universität von Padua. Auch er erklärt in seinen *Recollectae* (Erinnerungen), er habe des öfteren Autopsie durchgeführt.

Bartolomeo da Montagnana war von 1405 bis etwa 1450 Universitätslehrer. In seinem Werk *Consilia* berichtet er von zahlreichen Sektionen. Bei vierzehn

Abbildung 774
Der Tod Alexanders des Großen: Autopsie und Bestattung. Quinto Curzio, Das Leben Alexanders des Großen, *15. Jh.*

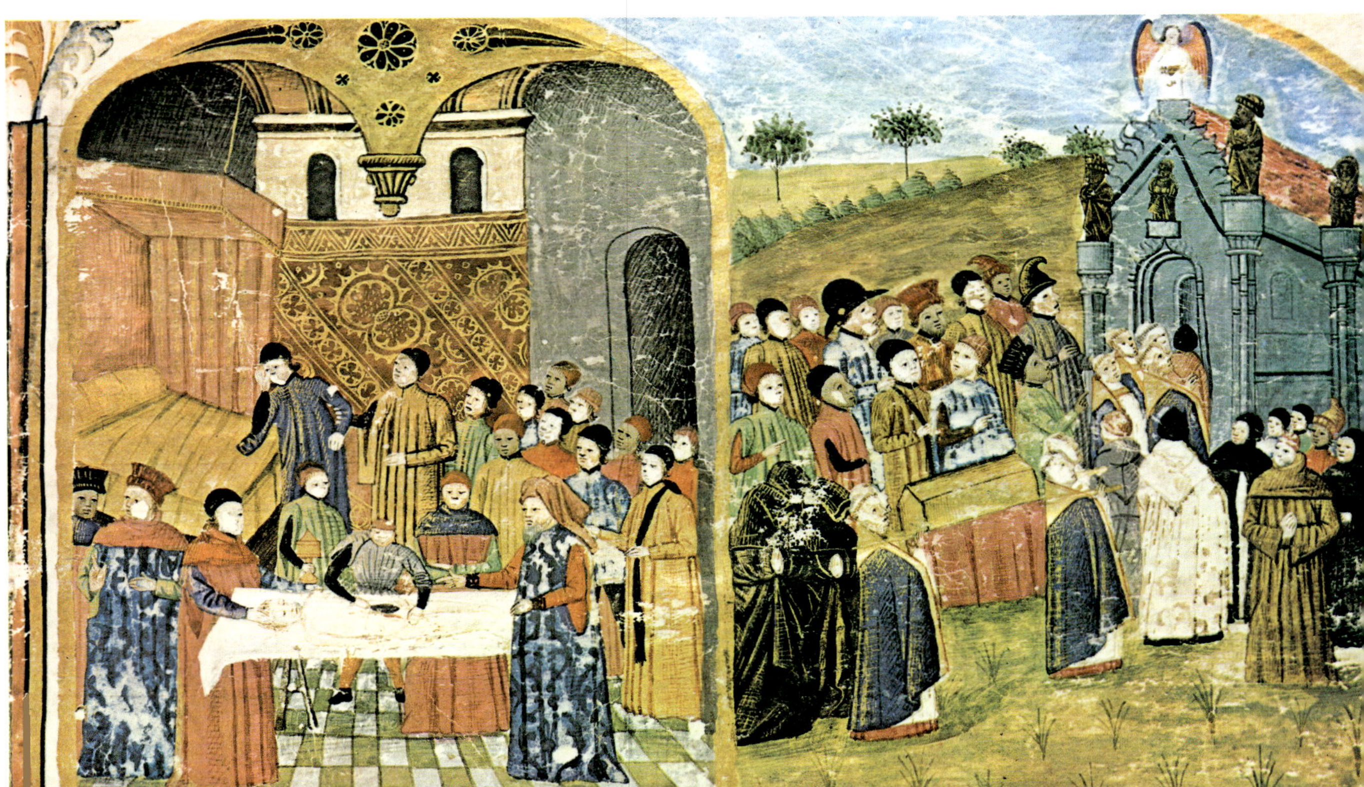

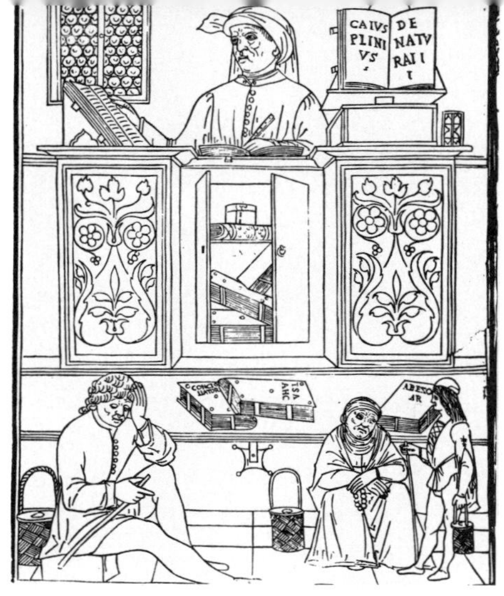

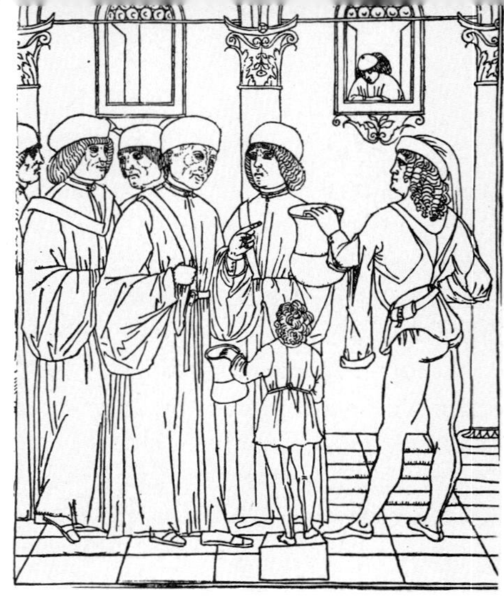

Abbildung 775
Petrus de Montagnana, Chirurgieprofessor an der Universität von Padua, dargestellt in seiner Bibliothek. Dieser Stich illustrierte den Anfang seiner Abhandlung Judicia urinarium *im ersten Teil des Werks von Jean de Ketham.*

Abbildung 776
Ärztliche Konsultation. Zwei Uringefäße werden dem Professor zur Untersuchung gebracht. Diese Praxis zeigt die Bedeutung der Uroskopie in der mittelalterlichen Medizin.

menschlichen Leichen habe er das Jejunum (Teil des Dünndarms) leer gefunden.

Das Lehrbuch von Mondino galt zur damaligen Zeit als Standardwerk: während die Chirurgielehrer eine Sektion vorführten, las ein Professor den Studenten daraus vor.

Zur selben Zeit wurde die klinische Medizin eine streng objektive Wissenschaft. Alessandro Benedetti da Legnano (1450—1512) arbeitete seit 1490 als Professor für Anatomie und praktische Medizin in Padua. Mit unermüdlichem Eifer widmete er sich der Anatomie und ließ das erste Amphitheater aus Holz bauen — ein Jahrhundert vor dem berühmten Amphitheater von Fabrizio d'Aquapendente.

Portal berichtet, daß Benedetti »eine derart große Hörerzahl hatte, daß er selbst sich über die Unannehmlichkeiten beklagte, die ihm der Zustrom der Massen in sein Amphitheater verursachte. Dabei war — nach seiner eigenen Beschreibung — dieses Amphitheater sehr geräumig.

Benedettis Anatomie stützt sich auf die neue Medizin und die neue Chirurgie. Nach Haller ist Benedetti einer der hervorragendsten Schriftsteller auf medizinischem Gebiet. *Dictione utitur multum priori quam priores scriptores.* (Er bedient sich einer bei weitem besseren Sprache als frühere Schriftsteller.)

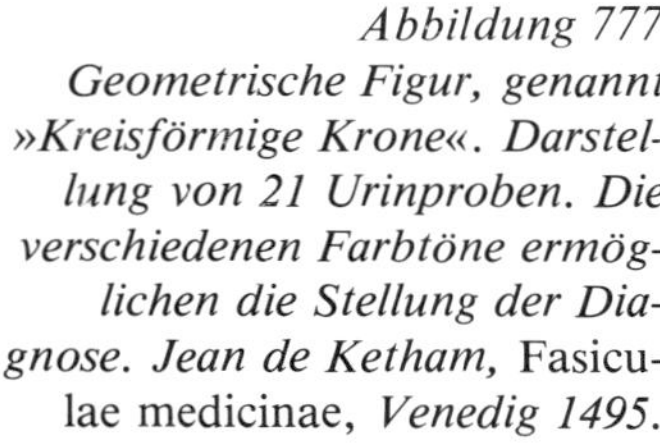

Abbildung 777
Geometrische Figur, genannt »Kreisförmige Krone«. Darstellung von 21 Urinproben. Die verschiedenen Farbtöne ermöglichen die Stellung der Diagnose. Jean de Ketham, Fasiculae medicinae, *Venedig 1495.*

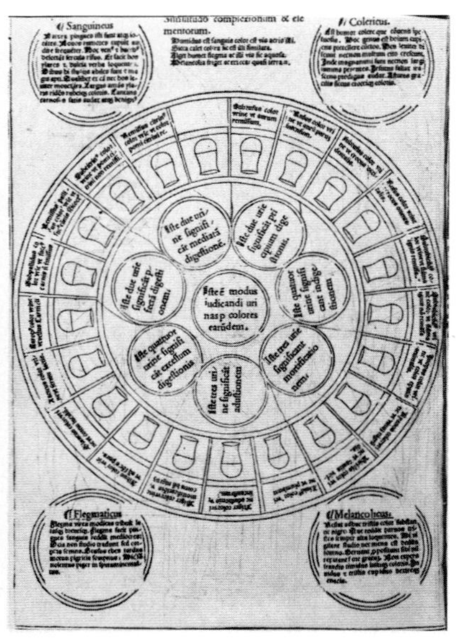

Benedettis Arbeiten zur Anatomie unterscheiden sich grundsätzlich von denen Mondinos. Neben seiner *Anatomie* schrieb er ein medizinisch-chirurgisches Lehrbuch in dreißig Bänden. Darüber hinaus hinterließ er uns eine große Anzahl glänzender und treffender *Aphorismen.*

Seine anatomischen Kenntnisse waren ihm eine unschätzbare Hilfe, als er zum ranghöchsten Arzt und Chirurgen der italienischen Armee ernannt wurde. Die Armee versuchte damals, Karl VIII. den Weg abzuschneiden, als dieser sich nach allzu müheloser Eroberung des Königreichs von Neapel anschickte, in Eilmärschen nach Frankreich zurückzukehren. In seinen *Diaria de bello Carolino* (Tagebücher aus dem Feldzug gegen Karl) berichtet Benedetti über seine Arbeit als Arzt und Chirurg während dieses Feldzugs.

Ein anderer Arzt und Anatom sollte ebenfalls nicht vergessen werden: Der Veroneser Marcantonio della Torre war der Sohn Geronimos, der in Padua praktische Medizin lehrte. Marcantonio studierte als Schüler Benedettis in Padua. Er übernahm anschließend den Lehrstuhl für Medizin in Ferrara. Später wurde er zum Lektor für Anatomie in Pavia ernannt. Sein Leben war sehr kurz (1473—1506). Als er nach Riva di Trento eilte, um gegen eine Pestepidemie zu kämpfen, wurde er dort selbst ein Opfer der Seuche.

Seine Werke sind uns nicht erhalten geblieben, aber Fracastoro hat sie hoch gelobt. Wir wissen, daß er Leonardo da Vincis Freund war.

Zu Anfang des 15. Jahrhunderts begann der Bau des großen Hospitals von San Francesco Grande. Das Gebäude existiert heute nicht mehr. Es war das erste Zentrum, in dem direkte und kontinuierliche Beobachtung der Patienten fester Bestandteil der klinischen Ausbildung war.

So kündigte sich gegen Ende des Mittelalters eine neue Ära wissenschaftlichen Beobachtens und Experimentierens an. Dank dieser neuen Methode erfuhr die lange Reihe berühmter Mediziner Paduas im Laufe der Renaissance durch die klangvollen Namen von Vesal und Realdo Colombo eine würdige Fortsetzung.

Pietro d'Abano hatte diesen großen Fortschritt in seinem *Conciliator* prophetisch angekündigt: *totus mundus commutatur* (die ganze Welt wird verändert). Darüber hinaus hatte er angedeutet, welche Art von Geisteshaltung für diesen Wandel erforderlich sein würde: keine theoretische, doktrinäre oder philosophische Einstellung, sondern die Bereitschaft zu genauester Beobachtung und vorurteilslosem Experimentieren. Am Rande eines seiner Tagebuchblätter hatte Leonardo da Vinci einen Kompaß gezeichnet. Daneben liest man: »Bestimmtheit der Methode — Klarheit des Resultats.« Darin drückt sich wirklich der neue Geist der medizinischen Forschung nach dem Mittelalter aus: Nur durch genaueste Technik und strengste Logik lassen sich — der Menschheit zum Nutzen — die exakten Gesetze enthüllen, die hinter allen Naturerscheinungen stehen.

Während im Bereich von Kunst und Literatur die Humanisten das Feuer der Renaissance entzündeten, entwickelte sich die Medizin zu einer humanistischen Wissenschaft.

Abbildung 778
Die Basilika des heiligen Antonius in Padua.

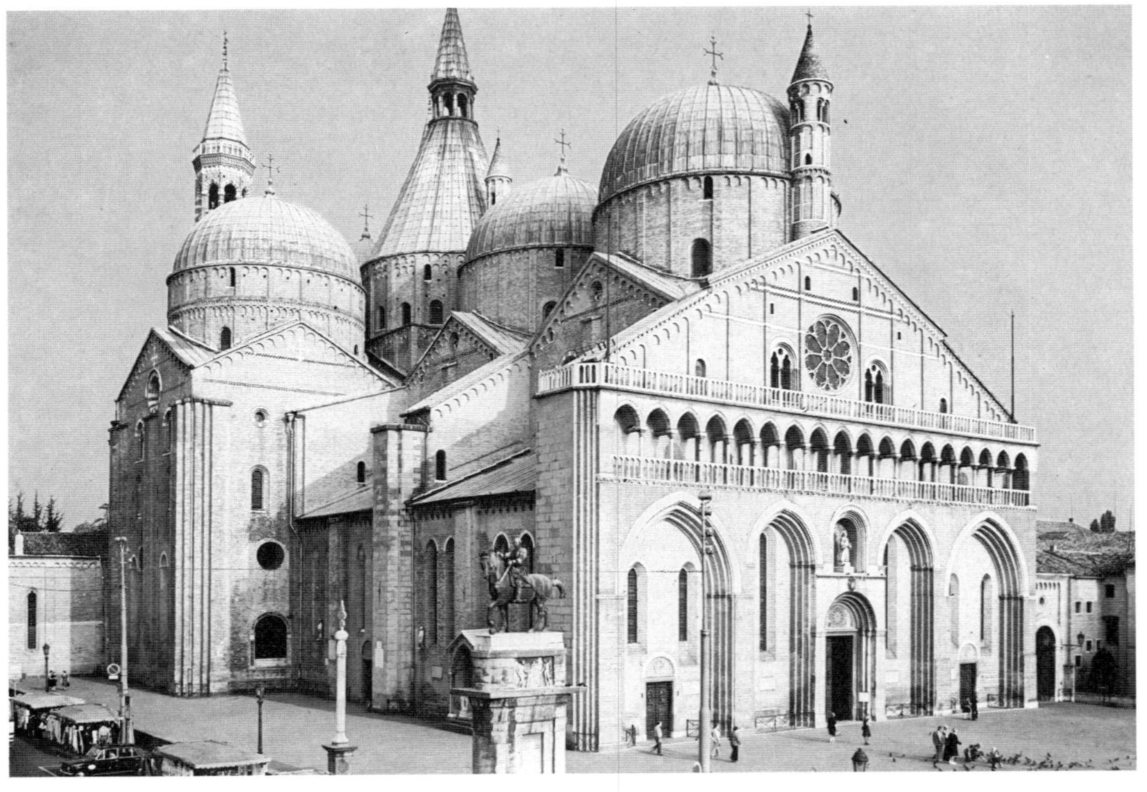

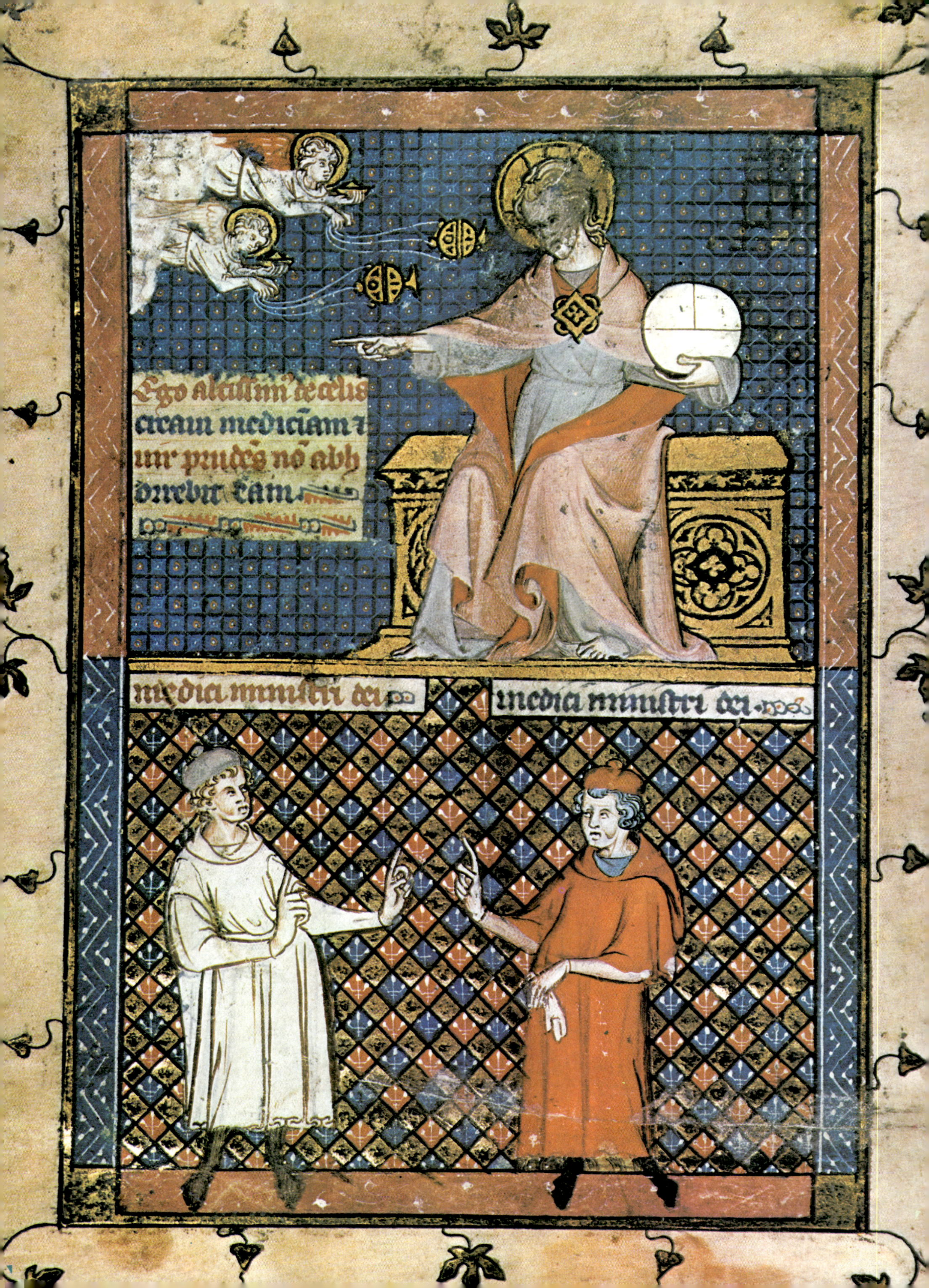
Ego altissim' de celis
creavi mediciãm ⁊
vir' prudẽs nõ abh
orrebit eãm
medici ministri dei
medici ministri dei

Die französische Medizin im Mittelalter

Dieses Jahrtausend stellt eine sehr komplexe Epoche dar, in der stagnierende und sogar rückschrittliche Tendenzen von Neuerungsbewegungen abgelöst werden. Phasen von großer Kreativität folgen, während die drei großen europäischen Zivilisationen Byzanz, Arabien und Rom sich bekämpfen und durchdringen. Teil an dieser vielseitigen Entwicklung nimmt auch die medizinische Wissenschaft, die die Erkenntnisse der verschiedenen Kulturen absorbiert. In dieser Darstellung können wir keine fundierte Studie der mittelalterlichen Medizin vorlegen. Das ist schon aus dem einfachen Grund nicht sinnvoll, weil sie unter verschiedenen Gesichtspunkten in der Geschichte der einzelnen medizinischen Untersuchungen abgehandelt werden wird. Wir wollen jedoch in einem kurzen Abriß das Eigentümliche der Medizin dieser Epoche aufzeigen, die verschiedenen Geisteshaltungen der Ärzte, die Ideale der medizinischen Wissenschaft, die medizinisch-chirurgischen Strukturen und die Entwicklung der Heilberufe in kurzer Form referieren. Anschließend möchten wir die in der Geschichte der Epidemien wiederaufzunehmende Pathologie schematisch darstellen.

Abbildung 779 (gegenüber)
Der Arzt als Diener Gottes. Die Kirchenvorschriften von Avicenna, von Gerhard von Cremona übersetzt. 16. Jahrhundert.

Mentale Strukturen und medizinisches Denken

Im Gegensatz zu unserer Zeit war im Mittelalter die Medizin keine autonome Wissenschaft, sondern eng an eine Kultur gebunden, in der man das Studium der Natur — die man als ein für das Heil des Menschen wenig wichtiges Abbild des allein erstrebten Unsichtbaren betrachtete — nicht für besonders wichtig erachtete. Deshalb genügte in diesem System das Symbol zur allumfassenden Erklärung. So meinte Roger Bacon (1214—1294) zum Beispiel, daß sich Gottes Wille, uns mit den sieben Gaben des Heiligen Geistes zu segnen, in den sieben Schichten des Auges offenbarte. So ging auch die allegorische Methode vor, die zum Teil auf den unwahrscheinlichsten Behauptungen Plinius' des Älteren oder des *Physiologus,* einer weitschweifigen anonymen Summa, die der *Naturgeschichte* Plinius' des Älteren entnommen ist, beruht. Die mittelalterliche Gelehrsamkeit ist ganz und gar von Legenden durchtränkt. Diese finden sich in den »Bestiarien« und »Lapidarien« und anderen Werken, die kritiklos Wahres und Unwahres weiterverbreiteten. So wurden zum Beispiel das Einhorn, die Hydra und der Phönix erst in der Renaissance als in Wirklichkeit nicht existierende Wesen angesehen. Der ganze Aberglauben über Gestirne, Tiere und Pflanzen wird in den »Bestiarien« unterschiedslos für wahr gehalten. Hier sei nur an die Legende des Vogels Calandrius erinnert, der sich am Hofe der Könige und in reichen Haushaltungen aufhält. Unfehlbar sagt er Heilung oder Tod voraus und ist außerdem mit therapeutischen Kräften ausgestattet. Selbstverständlich konnte sich die medizinische Praxis dem Einfluß des Aberglaubens nicht entziehen, sondern ihre Therapie unterlag stark dem Einfluß von Zauberei, Zahlenmagik, Reliquienglauben und so weiter. Verständlich wird so, wie von Chlodwig bis Karl X. in Frankreich und von Eduard dem Bekenner bis zu Wisemann (1676) in England das »Handauflegen des Königs« das wenig

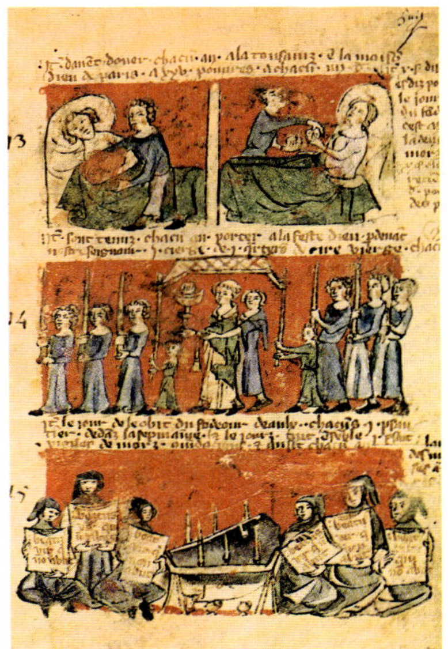

Abbildung 780
Die Statuten des Kollegs von Hubau, die das Leben der Studenten im Ave-Maria-Kolleg darstellen. Schule von Paris, 1387.

umstrittene Heilverfahren für die Skrofeln — genannt auch »morbus regius« — war. Allerdings mußte dies unmittelbar nach der Krönung, die das siebte Sakrament darstellte, geschehen.

Gleichermaßen erklärte die Astrologie, daß ein nach sieben Monaten geborener Fötus wegen des Einflusses von Saturn nicht lebensfähig wäre. Eine Meinung übrigens, die sich bis zu François Mauriceau (1637—1709) erhalten hat. Die Astrologen benützten Uhren mit vier oder fünf Zifferblättern, die den für einen Aderlaß oder für die Einnahme eines Medikaments günstigen Zeitpunkt anzeigen sollten. Sie leiteten die Prognose einer Krankheit von einer Zahlenrechnung ab, in der der Name des Patienten, sein Geburtsdatum und die Mondumlaufphase, zu der er von der Krankheit befallen worden war, mitwirken. Auffällig ist hier auch der Einfluß der arabischen Iatromathematik. Ärzte, Chirurgen und Barbiere mußten im Besitz eines Jahreskalenders sein, mit dessen Hilfe sie die für Aderlässe, Operationen und Verschreibungen günstigen Tage bestimmen konnten.

An diese mystisch-religiöse Geisteshaltung, die eine Krankheit oft zur Gottesstrafe werden läßt, und wo das Heilige sich mit dem Profanen in der Hoffnung auf das Unmögliche oder in der demütigen Schicksalsergebenheit verbindet, knüpft sich eine abgeschlossene, dem Mittelalter eigene Weltanschauung an, nämlich die Scholastik. Diese Philosophie wurde lange Zeit heftig kritisiert, wobei man besonders ihre bornierte Sturheit und ihre nichtssagende Wortgläubigkeit angegriffen hat, da sie über zu lange Zeit dem Fortschritt, besonders dem naturwissenschaftlichen, im Wege gestanden hätte. Man muß hier jedoch berücksichtigen, daß sie den ersten Versuch einer logischen Urteilbildung gegenüber einer religiösen Vorstellung darstellt. In dem Versuch der mittelalterlichen Gelehrten, die dialektische und syllogistische Methode auf der metaphysischen und rein spirituellen Domäne anzuwenden, findet sich ihr Hauptfehler; denn diese ist empirisch nicht greifbar und entfernt sich von der Untersuchung direkt wahrnehmbarer Phänomene, die der physischen Welt angehören und somit beobachtbar sind. Dieser Fehler resultiert aus dem für das Mittelalter lebensnotwendigen Bedürfnis (was die ihm eigene Geistesentwicklung erklärt), jenes große Problem zu lösen: wie sollte man die als geoffenbart und ewig und somit als unantastbar empfundenen Glaubenswahrheiten mit der unmittelbar wahrgenommenen Welt einerseits und den naturwissenschaftlichen Erkenntnissen der Antike andererseits in Einklang bringen? Die Vereinigung und die Suche nach gegenseitiger Harmonie von religiöser und naturwissenschaftlicher Weltanschauung beinhaltet das ganze mittelalterliche Geistesstreben.

Abbildung 781
Martyrium der Heiligen Kosmas und Damianus. Zeichnung von Villard d'Honnecourt, 13. Jahrhundert.

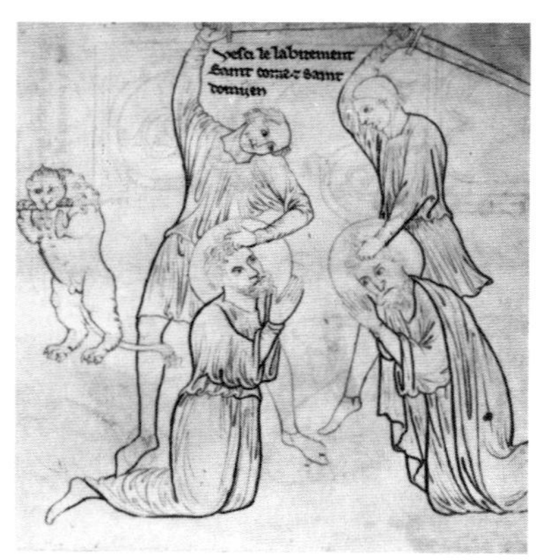

Die Ausbreitung der aristotelischen Physik ab dem 13. Jahrhundert führte zu einer Aufwertung der empirisch faßbaren Welt. Innerhalb dieses Zeitraumes nahmen die Dinge an sich gegenüber der Vorstellung, die man sich von ihnen gemacht hatte, den Vorrang ein. So meinte Thomas von Aquin, daß die Naturwissenschaft sich eine gewisse Unabhängigkeit der Theologie gegenüber erobern und die Vernunft zur Schwester des Glaubens werden könne. Trotz allem blieben Medizin, Theologie und Philosophie eng miteinander verbunden, da sie alle derselben Geisteshaltung unterworfen waren: der der Scholastik. Betont sei, daß sie dialektisch vorging, den Wert von Beobachtung und sinnlicher Erfahrung zwar nicht ableugnete, ihr Hauptgewicht aber auf das deduktive Verfahren legte. Als Basis dafür dienten die bis zu diesem Zeitpunkt erworbenen Erfahrungen.

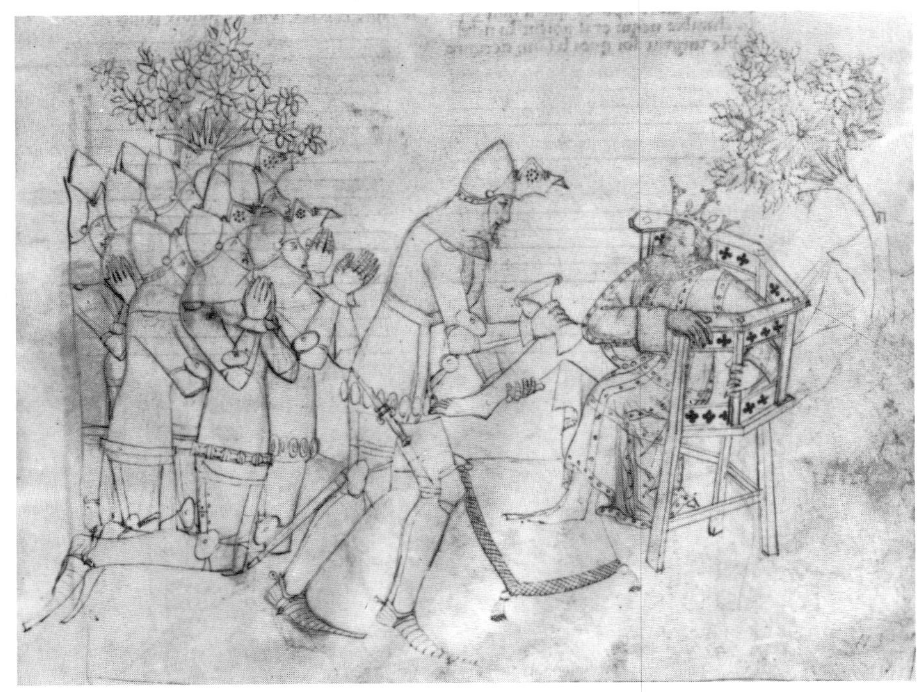

Abbildung 782
Heilung des Königs Anfortas durch Auflegen des Heiligen Grals auf sein verletztes Bein. Zeichnung aus dem 14. Jahrhundert, die die Handschrift des Lanzelotromans verziert.

Wenn eine solche Basis zu klein ist oder unverändert bleibt, ohne regelmäßig empirisch überprüft zu werden, und wenn das dialektische Denken viel höher als die empirische Kontrolle bewertet wird, dann verstrickt man sich zunehmend in Irrtümern. Dies trifft auf das Mittelalter zu und wirkte sich schädlich auf die medizinische Lehre aus, da die Scholastik seit dem Ende des 13. Jahrhunderts bestimmend war.

Jedoch sollte man hier nicht übersehen, daß diese philosophische Lehre — obwohl mangelhaft — unter dem Einfluß Aristoteles' den Wert der Erfahrung und des sinnlich Wahrnehmbaren nicht negiert hat: »Wer nichts empfindet, kennt und versteht nichts.«

Aus diesem Grund hat sie die Durchführung von Experimenten nicht verhindert und so die zwei großen mittelalterlichen Entdeckungen erlaubt: die des Alkohols und die der mineralischen Säuren (Salpeter- und Schwefelsäure).

Die medizinischen Lehren

In der mittelalterlichen Medizin wurden die Lehren der griechischen Ärzte übernommen. Diese wurden über ein komplexes Netz von Übersetzungen der sogenannten arabischen Medizin überliefert, die weder muselmanisch noch ausschließlich arabisch, sondern einfach in arabischer Sprache verfaßt war. Arabisch wurde vom 9. bis zum 14. Jahrhundert zum internationalen Vehikel der abendländischen Wissenschaft.

Die mittelalterliche europäische Medizin entdeckte durch die Vermittlung der Araber Aristoteles wieder, dessen Hauptwerk bald den Theologen, Philosophen und auch den Ärzten vertraut wurde.

Die Philosophie Aristoteles' — »des Meisters der Wissenden«, so Dante — wurde über zwei Strömungen bekannt. Die erste wurde von Avicenna (980 bis 1037), einem arabischen Philosophen und Arzt, ausgelöst. Dieser wurde in Bukhara geboren und starb in Hamadhan. Er verfaßte einen *medizinischen Kanon,* der bis ins 17. Jahrhundert in den medizinischen Fakultäten unterrich-

Abbildung 783
Bild eines Gelehrten, als Initial zum Textanfang der Kommentare *von Aliben Rhodonan zur* Ars parva *von Galen.*

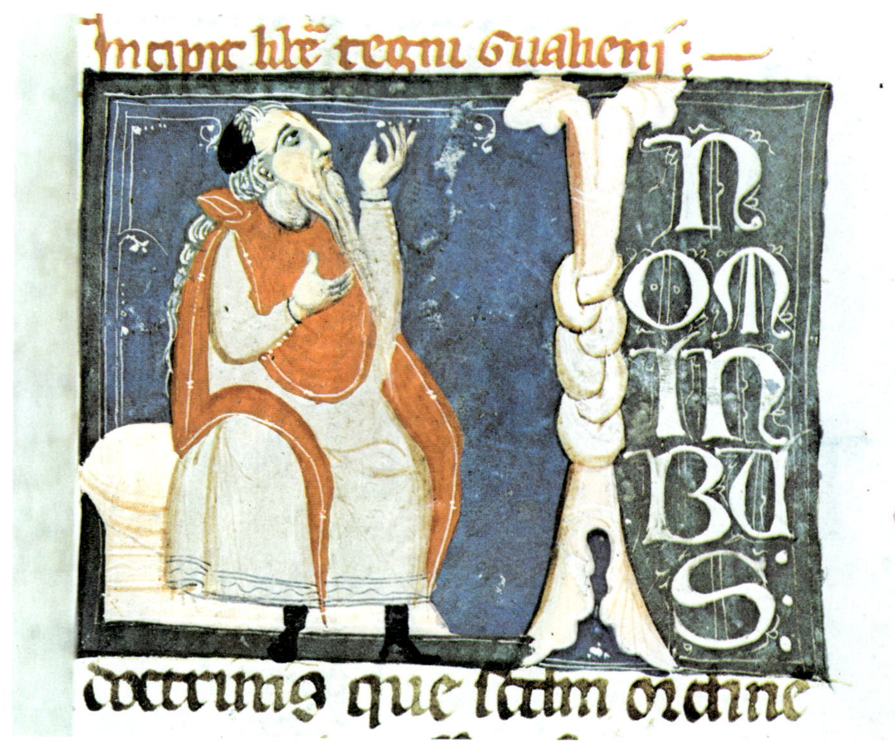

Abbildung 784
Die Eigenschaften der Tiere. Buch über die Eigenschaften der Dinge *von Bartholomäus dem Engländer, 15. Jahrhundert.*

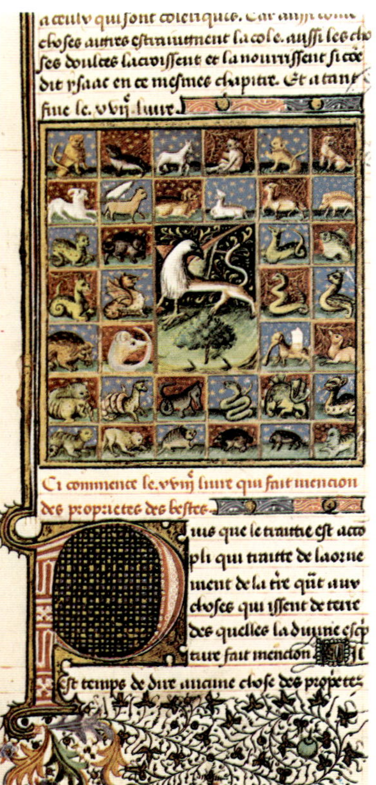

tet wurde. Er betonte den Realismus bei Aristoteles und bejahte wie dieser die Ewigkeit und die angeborenen Eigenschaften der Materie, was zur Pluralität der Dinge führte. Avicennas Denken wurde in Paris positiv aufgenommen.

Die zweite Strömung verkörperte sich in Averroës von Cordoba, einem arabischen Arzt und Philosophen, der 1126 in Cordoba auf die Welt kam und 1198 in Marakesch stärb. Vom aristotelischen System entwickelte Averroës, weit mehr als Avicenna es getan hatte, hauptsächlich die materialistischen und rationalistischen Elemente. Außerdem ist er der Vater der rationalistischen Theorie von der »doppelten Wahrheit«; das heißt, der Idee von der Existenz rational begründeter Meinungen, die den religiösen Dogmen widersprechen können. Obwohl von den moslemischen und christlichen Religionen verurteilt, übte seine Theorie einen großen Einfluß aus.

Allerdings besteht sein medizinisches Hauptwerk, das unter dem Titel *Colliget* bekannt ist, zum größten Teil aus einer Synthese der medizinischen Kenntnisse seiner Zeit, die vom Autor stellenweise mit eigenen Anmerkungen ergänzt werden.

Diese zwei Strömungen der Verbreitung aristotelischen Gedankenguts drückten der intellektuellen Welt des Mittelalters für die Dauer ihren Stempel auf. Die biologischen Vorstellungen Aristoteles' beeinflußten Albertus Magnus (1193—1280), Thomas von Camtipré (1201/1204—1263/1280) und Vinzenz von Beauvais (1190—1260).

Genauso wie Aristoteles als unumstrittener Meister der Philosophie und der Biologie betrachtet wurde, sah man Claudius Galen als den großen Arzt der Antike an, dessen Theorien zum »medizinischen Evangelium« des Mittelalters wurden.

Als »Princeps Medicorum« galt Galen bis ins 18. Jahrhundert hinein als die medizinische Autorität. Seinen Erfolg verdankt er unter anderem dem Umstand, daß er ein vollständiges System der Medizin, das alle ihre Teilgebiete umfassen sollte, hatte errichten wollen und daß er die Entstehung des Universums durch den Eingriff eines allmächtigen Schöpfers erklärte. Nachdem die Kirche seine wissenschaftlichen Theorien als übereinstimmend mit dem Dogma erklärt hatte, wurden sie von ihr adoptiert und schließlich jahrhundertelang allen Medizinern aufgezwungen, so daß sie die freie Forschung im Bereich der Medizin verhinderten. Galen war jedoch bis ins 14. Jahrhundert ausschließlich durch die Schriften der arabischen Ärzte wie Haly Abbas, Rhazes und Avicenna bekannt.

Der römische Autor aus der Zeit Augustus', Aulus Cornelius Celsus, hatte großen Einfluß, erreichte aber im Bereich der medizinischen Chirurgie den von Galen nicht. Mehr als durch die Originalität seiner Gedanken wird sein Werk unentbehrlich durch seine Zusammenfassung von allem, was seit Hippokrates bis ins 1. Jahrhundert vor Christus in Medizin und Chirurgie geschrieben wurde.

Was die Chirurgie betraf, war Albucassis von Cordoba (936—1013) ein im Mittelalter viel gelesener Autor. Sein großes Werk *Altarsif* versucht, die gesamte Chirurgie seiner Zeit darzustellen und sie mit seinen eigenen Erfahrungen zu vergleichen.

Der arabische Beitrag für die mittelalterliche Medizin war sowohl für die Entwicklung der Theorie als auch der Praxis wichtig. Die Araber systematisierten nämlich die medizinischen Theorien der Antike, indem sie diese in Enzyklopädien und synoptische Tafeln aufnahmen und dazu noch mit ihren eigenen zahlreichen klinischen Beobachtungen bereicherten.

In der praktischen Medizin kann man sie jedenfalls als die großen Schöpfer der Pharmazeutik betrachten. Tatsächlich brachte die arabische Medizin den Brauch nach Europa, Heilmittel (das heißt Sirupe, Labungstränke und Elixiere) in Offizinen geschickt zu präparieren, sie zu kontrollieren und auf ihre Wirkung zu überprüfen.

Ebenso übte die byzantinische Medizin einen Einfluß auf die des westeuropäischen Mittelalters aus.

Der antiken Semiotik, die hauptsächlich auf der Puls- und Zungenüberprüfung beruhte, wurde eine neue Technik hinzugefügt, nämlich die Uroskopie (Urinuntersuchung), die von den Byzantinern Protospatharius (610—641) und Actuarius (ca. 1328—1341) entwickelt worden war. Dazu brauchte man ein Auffanggefäß aus Glas *(matula)*, das zum Berufszeichen der mittelalterlichen Ärzte wurde, die schließlich die Semiotik ganz auf die Uroskopie beschränkten. Die Uroskopie wiederum sollte in der Renaissance durch die spagirische Methode des Paracelsus ersetzt werden.

Die Abhandlung über die Heilmittel von Nikolaus Mirepsus (1227—1280) gehörte zu den klassischen Lehrbüchern der medizinischen Fakultät von Paris bis 1751, das heißt fast 500 Jahre lang.

Das chirurgische Werk des Paulus von Ägina (625—690), eines byzantinischen Arztes und Chirurgen, hielt dieselbe Fakultät immerhin für so wichtig, daß es ab 1607 zum Unterrichtsprogramm gehörte.

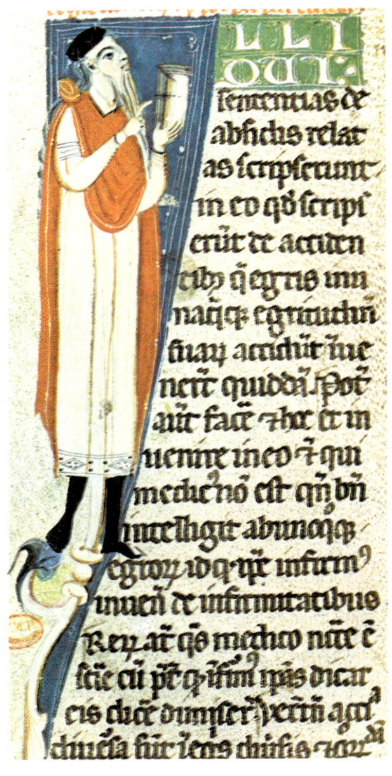

Abbildung 785
Initial des Liber de Regimine Acutorum *von Hippokrates. Es hat die Gestalt eines langbärtigen Gelehrten, der sich überdimensional in die Länge streckt, 14. Jahrhundert.*

Die medizinisch-chirurgischen Strukturen

Die römische Ordnung verlor langsam an Bedeutung. Die neuen Machthaber des Reiches waren sich aber des Werts der medizinischen Werke genug bewußt, daß sie sie zumindest teilweise retteten. So hat zum Beispiel Theoderich der Große (456—526), der die antike Medizin besonders bewunderte, ein Gesetz er-

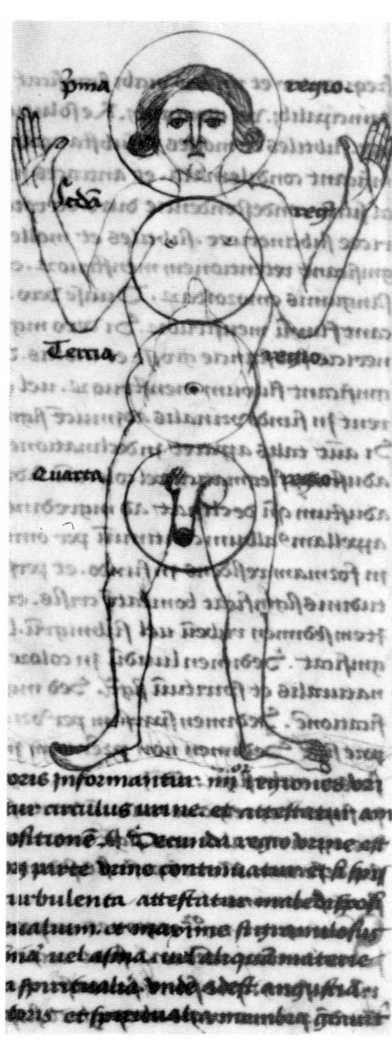

Abbildung 786
Anatomische Zeichnung. Kleine Abhandlung über die Hygiene und Medizin, *15. Jahrhundert.*

lassen, dem man entnehmen kann, daß er keine andere Kunst »als höherstehend betrachte . . .«.

Ebenso empfing Theoderich I. von Austraisen, ein Sohn Chlodwigs I., Anthimus, einen byzantinischen Arzt und Autor eines Buches über Ernährungshygiene *Epistula de observatione ciborum,* als Botschafter in Metz (511 bis 533). Childebert eröffnete das »Xenodochium« von Lyon (542) und Brunhilde das von Autun (595). Karl der Große erklärte die medizinische Lehre in der von Alkuin (735—804) geleiteten Palast-Schule für öffentlich. Außerdem verdanken wir Alkuin noch die Gründung der berühmten Klosterschule von Tours, die zur Mutter der französischen Klosterschulen wurde. Wahrscheinlich um diese Zeit fing man an, Heilkräuter in den Klostergärten anzupflanzen.

Die theoretische und angewandte Medizin, die viel weiter entwickelt war, als man allgemein glaubt, verließ bald die Höfe der Merowinger und Karolinger, um sich in die Klöster, die den letzten Hort des intellektuellen Lebens darstellten, zurückzuziehen.

Mönche übernahmen die Pflege und die Aufgabe der Medizin. Ihre Hilfeleistungen für die Kranken waren für sie ein Werk christlicher Barmherzigkeit. Zum Beispiel verbreitete der heilige Patrick (385—461) im 5. Jahrhundert das Christentum in Irland und gründete Klöster, in denen die griechischen und lateinischen Klassiker studiert wurden. Ein Jahrhundert später gründete der heilige Columban, ein anderer irischer Mönch, ein Kloster in Luxeuil und eines in Bobbio, in der Nähe von Pavia.

Wickersheimer betont, daß eine Handschrift von Cassiodor »im Keim die ganze Klostermedizin enthalte«. Cassiodor, ein ehemaliger Minister Theoderichs, hatte sich ins Kloster von Vivarium zurückgezogen und dort im Jahre 544 die »Institutiones« der göttlichen und profanen Wissenschaft für die Mönche verfaßt. »Obwohl sie ihre ganze Hoffnung in die Hilfe Gottes setzten«, lernten die Mönche von Vivarium die Eigenschaften der Pflanzen und die Mischung von Heilmitteln kennen.

Trotz des Widerstandes hoher kirchlicher Autoritäten entwickelten sich die Nonnenklöster zu wichtigen Zentren der Kultur. Der Dienst am Kranken war eine der ersten Pflichten der Nonnen, und durch diese Aufgabe wurden sie in die Kenntnisse der medizinischen Pflege eingeführt. Dabei gründeten sie sogar Hospitäler.

Bevor überhaupt medizinische Schulen errichtet wurden, gaben sowohl der Klerus in den Klöstern als auch die »Laienmediziner« in den Städten das medizinische Wissen immer im Verhältnis Meister zu Schüler weiter. So entstand die Klostermedizin, die ihre Blütezeit zwischen dem 9. und 12. Jahrhundert erlebte.

In jedem Kloster gab es eine Schule für den Klerus, und neben jeder Kirche sollte eine Schule bestehen, die der Priester leiten sollte und die allen umsonst offenstehen sollte. Da diese Vorschriften von Päpsten und Konzilien immer weiterentwickelt wurden, konnte sich dieser von ihnen erwünschte Unterricht ab dem 11. Jahrhundert verwirklichen, aber es handelt sich dabei noch nicht um eine medizinische Lehre im eigentlichen Sinne des Wortes. Pierre Abelard (1079—1142) von der Abtei Sainte Geneviève bei Paris zog Tausende von Studenten aus ganz Europa zum Studium der Theologie und Philosophie an.

Ein Jahrhundert später vereinigte Albert von Bollstaedt (der heilige Albert der Große, geboren um 1193 in Schwaben und gestorben um 1270), der zuerst Arzt in Padua, später Dominikanermönch wurde, unter anderem Thomas von Aquin, den Franziskaner Roger Bacon, der den Beinamen »doctor mirabilis«

hatte, sowie Vinzenz von Beauvais. Diese Treffen fanden immer an einem bestimmten Ort statt, heute place Maubert genannt. Es wird behauptet, daß dieser Name auf »Albertus Magnus« zurückgehe. Mit seiner *Summa naturalium* trug er zur Geschichte der Medizin bei.

Der säkulare Klerus beschäftigte sich ebenfalls mit der Medizin. Unter dem Schutz der Kathedralen wurden die Domärzte gleichzeitig Lehrer an den bischöflichen Schulen sowie praktizierende Ärzte in bischöflichen Hospital. Von ihrer Kundschaft bestochen, vergaßen Mönche und Domherren ihre Gelübde und gewannen mehr und mehr Geschmack an Frauen, Gold und beruflichem Aufstieg.

Diese Verbindung von Heiligem und Profanem wurde auf den Konzilen von Montpellier (1162), Tours (1163) und Paris (1212) verboten. Im Konzil von Latran (1215) verbot man chirurgische Operationen dem Klerus aufs neue.

Erst ab dem Konzil von Tours (1163) trennte man definitiv die Chirurgie von der Medizin, was man bis 1794 beibehielt, wo die Errichtung der »Ecole de Santé« die beiden Zweige wieder in einer einheitlichen Lehre zusammenfaßte

Die Kloster- und Bischofsschulen (Chartres, Reims) wurden zu Anfang des 13. Jahrhunderts von Universitäten und Fakultäten abgelöst.

Am Ende des 12. Jahrhunderts bildeten sich zunftmäßige Verbindungen »Universitates magistrorum et scolarium«, die Lehrer und Schüler zur Verteidigung ihrer Interessen verbanden. *Aus diesen Verbindungen entstanden die Universitäten.* Sie setzten sich aus vier Fakultäten zusammen: Theologie, Kirchenrecht, Medizin und freie Künste. Letztere stellte eine Schule der Allgemeinbildung dar. Sie bestand aus Untergruppen: drei literarischen, genannt *Trivium:* Grammatik, Dialektik, Rhetorik; und vier naturwissenschaftlichen, die mit *Quadrivium* bezeichnet wurden: Musik, Arithmetik, Geometrie und Astronomie. Die Texte wurden nicht in ihrer Ursprache gelesen, da die wenigsten Studenten Griechisch konnten, sondern in lateinischen Übersetzungen, die wiederum selbst Übersetzungen aus dem Arabischen waren, die die moslemischen Eroberer im 7. Jahrhundert nach Spanien gebracht hatten.

Die Fakultät der »Artes Liberales« wurde als so wichtig angesehen, daß ihr Meister lange Zeit Vorsteher der gesamten Universität war und als solcher bei öffentlichen Handlungen noch vor den Kirchenfürsten, unmittelbar neben der königlichen Familie saß. Er übte eine wahre Souveränität über das sogenannte

Abbildung 787
Chirurgische Instrumente, die die »Chirurgie« *von Albucassis illustrieren. Diese wurde von Gerhard von Cremona übersetzt.*

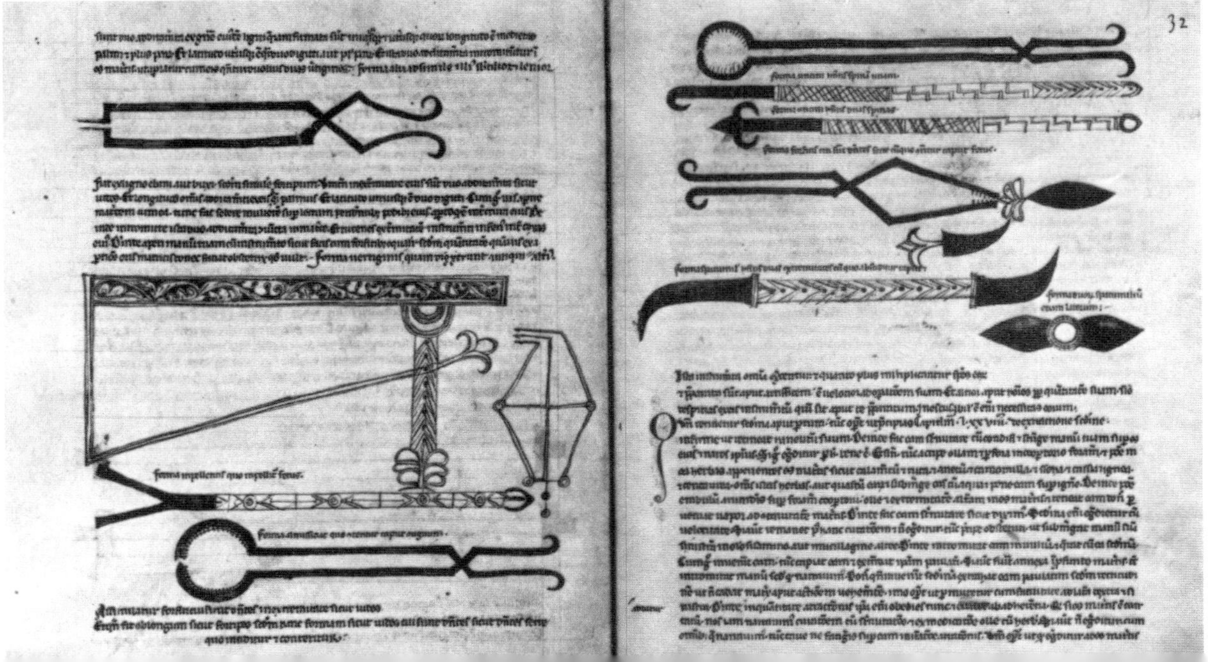

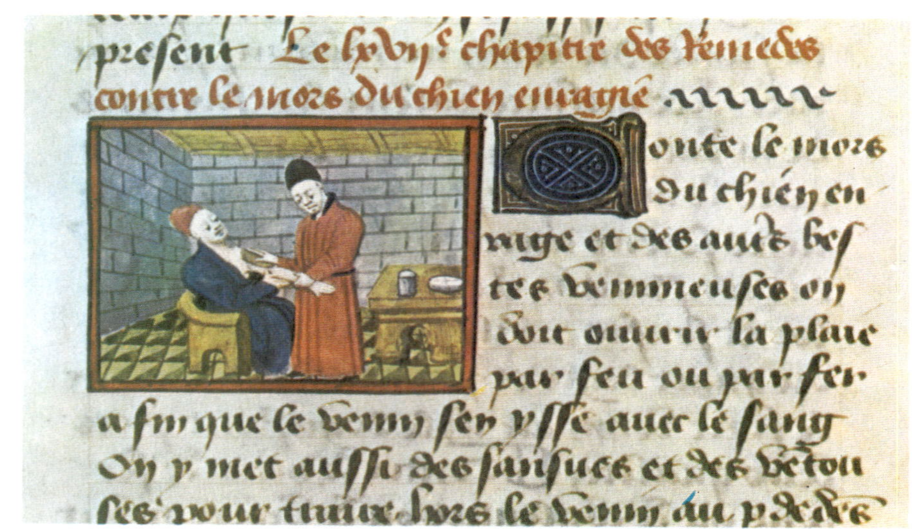

Abbildung 788
Ein von einem tollwütigen Hund gebissener Mann wird gepflegt. Illustration aus dem Buch über die Eigenschaften der Dinge *von Bartholomäus dem Engländer, 15. Jahrhundert.*

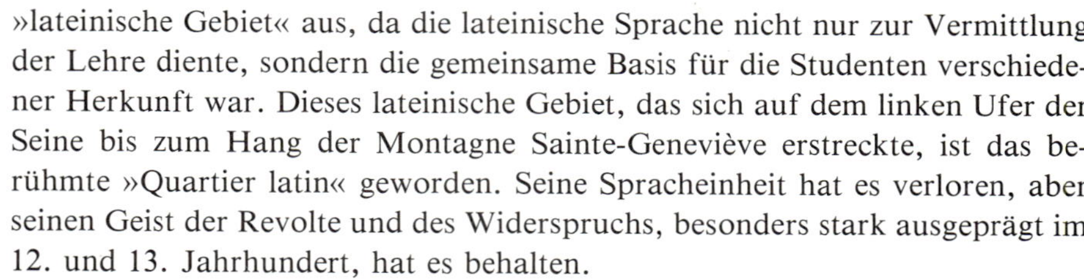

»lateinische Gebiet« aus, da die lateinische Sprache nicht nur zur Vermittlung der Lehre diente, sondern die gemeinsame Basis für die Studenten verschiedener Herkunft war. Dieses lateinische Gebiet, das sich auf dem linken Ufer der Seine bis zum Hang der Montagne Sainte-Geneviève erstreckte, ist das berühmte »Quartier latin« geworden. Seine Spracheinheit hat es verloren, aber seinen Geist der Revolte und des Widerspruchs, besonders stark ausgeprägt im 12. und 13. Jahrhundert, hat es behalten.

Häufig gab es Schlägereien, wobei eine so schlimm war, daß es mehrere Tote gab, was zum königlichen Privileg von 1200 führte, durch das die Studenten der weltlichen Gerichtsbarkeit entzogen wurden. Die Universitäten stellten eine Macht dar, mit der die Könige rechnen mußten, und der Streik war eine ihrer gefürchteten Waffen. Ganz Europa fürchtete, »daß dieser Fluß der Wissenschaft, der den Boden der ewigen Kirche bewässere und befruchte, zum Versiegen komme«, meinte Honorius III., Papst von 1216 bis 1227.

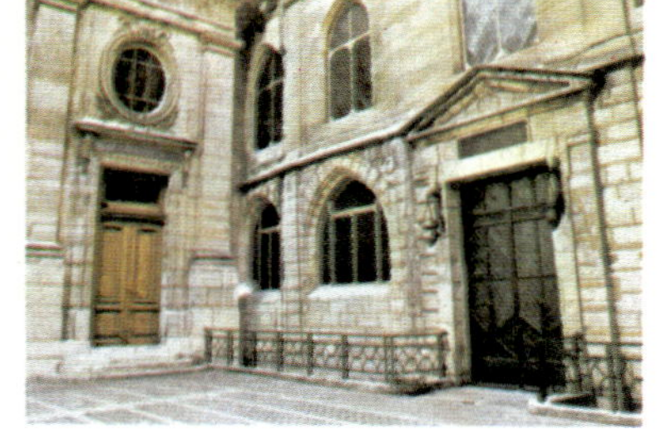

Abbildung 789
Eingangstor zur Aula der medizinischen Fakultät in Paris, rue de la Bûcherie. Dort befand sich die medizinische Fakultät vom 12. bis zum 18. Jahrhundert.

Der Ruf gewisser medizinischer Schulen war sehr groß. So konnte Wickersheimer eine kurze Biographie von 68 Ärzten »englischer Nation« geben, die im 14. und 15. Jahrhundert in der Fakultät von Paris studiert oder unterrichtet hatten. Man muß hier aber daran erinnern, daß die »englische Nation« damals aus Engländern, Schotten, Iren, Deutschen, Holländern, Skandinaviern, Slawen und Ungarn bestand. Im 15. Jahrhundert wurde daraus die deutsche Nation.

Die Heilberufe

Bis ins 11. und 12. Jahrhundert (und sogar noch später) hat man die Heilberufe von Ärzten, Chirurgen und Apothekern nicht auseinandergehalten, denn die Chirurgen der lateinischen Schule, wie zum Beispiel Guy de Chauliac, Meisterarzt von Montpellier, waren auch an innerer Medizin interessiert und bezogen sehr wichtige Elemente der Humanmedizin in ihre Abhandlungen mit ein.

Die Ärzte, die eine Universitätsausbildung nachweisen konnten, übertrugen die Krankenfürsorge und die Heilmittelherstellung den Barbieren, den Phlebotomisten (das heißt, den Leuten, die sich besonders auf den Aderlaß spezialisiert hatten) und den Apothekern. Die gelehrten Ärzte übten ihren Beruf nur noch in den Städten aus und überließen den sogenannten »mires«, »miresses«, »mieges« oder anderen Heilberufen die ländliche Praxis. Diese mehr oder weniger vom Lateinischen »*medicus*« abgeleiteten Wörter bezeichneten sowohl Ärzte und Chirurgen als auch Apotheker.

Mindestens dreißig »mires« und acht »miresses« finden sich auf den Steuerrollen für die Nichtadligen von 1292. Klerus, Adel und Universitätsmitglieder waren von dieser direkten Kopfsteuer bekanntermaßen befreit.

Wichtige Unterschiede innerhalb der gesamten Ärzteschaft können wir für diese Zeit feststellen: einerseits gab es sehr reiche Ärzte, denen eine prächtige Ausstattung zur Verfügung stand, andererseits mußten auch viele Ärzte auf die Jagd nach Patienten gehen. Letztere beklagten sich übrigens — mit der gesamten Fakultät — über die Konkurrenz der Barbiere und Apotheker. Reich wurden besonders privilegierte Ärzte, die im Dienste der königlichen Familie standen. Allein Karl VI. von Frankreich (1368—1422) soll mindestens 22 Ärzte und dazu noch Chirurgen und Apotheker beschäftigt haben . . . 1397 holte man aus der Guyenne zwei Mönche des Augustinerordens, die dem König zu Pulver zermahlene Perlen verschrieben. Da ihre Therapie unwirksam war, ließ sie der König auf der place de Grève enthaupten. Ein paar Jahre später durften zwei Hexenmeister aus Dijon zum Dank für ihre Dienste »den Scheiterhaufen besteigen«.

Bis ins 10. Jahrhundert hinein hatten die französischen Ärzte keine internationale Bedeutung. Karl der Einfache ließ 904 einen Arzt aus Salerno kommen, und Aldaberon, Bischof von Verdun, reiste sogar zur Kur nach Salerno. Diese Situation änderte sich schlagartig, als Montpellier die Schule von Salerno ablöste und die französischen Ärzte niedere Aufgaben sogenannten Hilfsärzten überließen. Ab dem 13. Jahrhundert nahm der französische Arzt eine hohe gesellschaftliche Stellung ein und wurde zum in allen wissenschaftlichen Fächern bewanderten Kulturträger. Durch seinen Beruf wurde er oft zum verschwiegenen Teilhaber der intimen Geheimnisse von Hochadel, französischem und ausländischem Königtum.

Nicht selten gingen Ärzte auch außermedizinischen Beschäftigungen nach. Bekannt sind Ärzte, die zugleich Astronomie und Astrologie betrieben, oder solche, die sich mit Mechanik, Kosmographie und Uhrentechnik beschäftigten.

Abbildung 790
Ein Hospital für Aussätzige. Handschrift des Vinzenz von Beauvais aus dem 14. Jahrhundert.

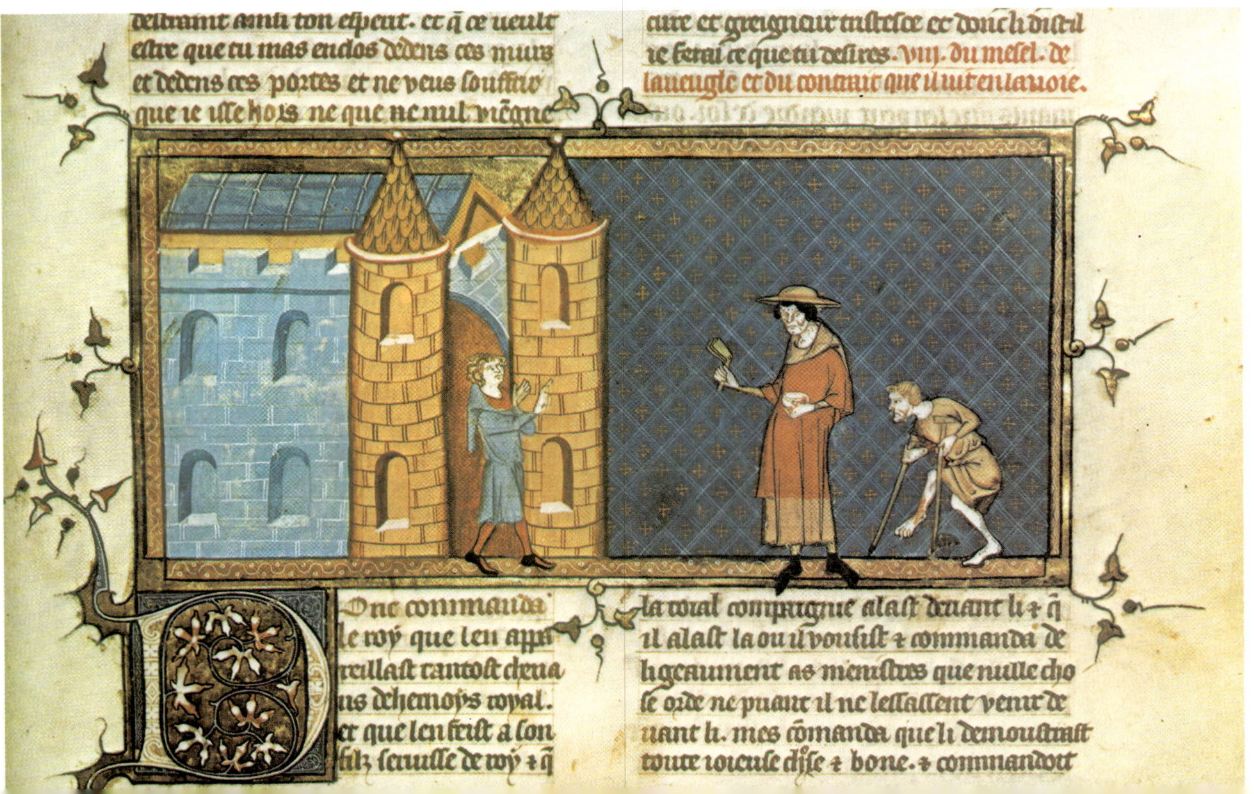

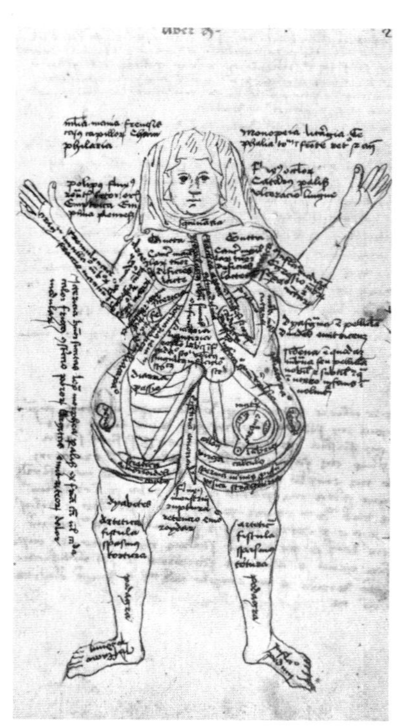

Abbildung 791
Anatomische Zeichnung aus dem 15. Jahrhundert.

Hier sei nur der Domherr Johannes Fusoris (um 1365—1436) erwähnt. Er stammte aus den Ardennen, wurde in Paris 1396 zum Magister der Medizin ernannt und baute für den König von Aragon ein Astrolabium.

Die Berufsbezeichnung »chirurgus« traf auf viele sehr unterschiedliche Stellungen zu. Da gab es die Klerikerchirurgen, die ein Universitätsdiplom besaßen wie Henry von Mondeville oder Guy von Chauliac. Diese geistlichen Chirurgen, von denen es nur wenige gab, verschwanden aber um die Mitte des 15. Jahrhunderts.

Die Chirurgen, die dagegen nicht einem kirchlichen Orden angehörten, und die man auch »Chirurgen im langen Gewand« nannte, wohnten in Gemeinschaften wie der von Saint-Côme und Saint-Damien in Paris. Auch von diesen gab es nur eine geringe Anzahl. Bei weitem zahlreicher waren die Barbiere, genannt »Chirurgen im kurzen Gewand«, und noch zahlreicher die Knocheneinrenker, die auch zu den Barbieren gehörten. Unter diesen verschiedenen Bezeichnungen muß man sich nicht studierte Praktiker vorstellen, die meistens mit der Behandlung von Knochenbrüchen, Leistenbrüchen und Grauem Star beschäftigt waren, ohne dabei über besondere medizinische Kenntnisse zu verfügen. Barbiere ohne Universitätsausbildung bildeten eine Gemeinschaft, deren Statuten schon 1361 niedergeschrieben wurden. Danach mußte ein Barbier vor vier vereidigten Prüfern (seit 1311) eine Prüfung ablegen, um praktizieren zu dürfen. Eine ganz außergewöhnliche Ausnahme stellt Olivier le Daim dar, der es als kleiner Barbier schaffte, zum Minister Ludwigs XI. aufzusteigen.

Guy von Chauliac erwähnt Zahnkrankheiten und spricht zum erstenmal von Zahnärzten.

Entbindungen überließ man im allgemeinen Hebammen, die man auf keinen Fall mit weiblichen Ärzten oder Chirurgen verwechseln darf.

Ärzte und Chirurgen mußten im Prinzip fromme Katholiken sein. Schon im frühen Mittelalter aber findet man an den Höfen von Ludwig dem Frommen, Karl dem Kahlen, Hugo von Capet und Rainer von Anjou jüdische Ärzte. Später behandelte man sie im Süden von Frankreich etwas toleranter. Dort existierten seit dem 8. Jahrhundert jüdische Medizinschulen in Béziers, Arles, Lunes, Nîmes, Toulouse und Carcassonne. Im Norden von Frankreich ließen sie sich seltener nieder, weil sie dort verfolgt wurden.

Die Pathologie

Die dominierenden Krankheiten der Zeit waren:

— *Pocken und Masern* (die man mit Scharlach verwechselte). Sie traten gleichzeitig mit den großen arabischen Invasionen des 8. Jahrhunderts auf.

— *Die Pest* war die dritte folgenschwere Krankheit. Sie brach zweimal aus. Zuerst verwüstete sie die bekannte Welt zur Zeit Justinians von 531 bis 580. Vermutlich hatte sie ihren Ausgangspunkt in Pelusium, erreichte dann Alexandria, Nordafrika, Palästina, Syrien, um 542 Konstantinopel, um 545 Gallien und gegen 546 Germanien. Die genaue Zahl der Opfer ist uns nicht bekannt, jedoch war die Sterblichkeit in den Städten so hoch, daß zu Ende der Seuche viele Städte fast vollständig entvölkert waren. Von Konstantinopel weiß man, daß während dieser Pest bis zu tausend Menschen pro Tag starben. Ungefähr 800 Jahre später verwüstete die Schwarze Pest von 1346 bis 1353 das ganze Abendland. Die Zahl der Opfer dieser Epidemie schätzt man heute auf ungefähr fünfundzwanzig Millionen. Sie kam aus dem Orient, der iranischen Hochebene, Mesopotamien und Konstantinopel, und verbreitete sich innerhalb von fünf

Jahren in Kleinasien und darüber hinaus in ganz Europa, einschließlich England und Norwegen. Sie trat 1357, 1359, 1362 und 1364 wiederholt, aber weniger heftig auf. Guy von Chauliac hinterließ eine ausgezeichnete Beschreibung der Pest von Avignon, wo sie 1348 allein in dieser Stadt 60 000 Opfer forderte.

— *Die Lepra.* Man verwechselte sie häufig mit anderen Krankheiten. Im Mittelalter war sie dermaßen verbreitet, daß allein in Frankreich im 13. Jahrhundert 2000 Hospitäler für Aussätzige existierten. Ab dem 16. Jahrhundert ging die Krankheit rasch zurück.

— *Die großen Hungersnöte.* Der Genuß von verdorbener oder falscher Nahrung erklärt das Auftreten des »heiligen Feuers«, einer im Frankreich des 12. Jahrhunderts epidemisch auftretenden Blatterrose, die man auch das »Feuer des heiligen Antonius« nannte. Ihre Ursache hat diese Krankheit im Verzehr von mit Mutterkorn befallenem Getreide. Sie äußerte sich in fortschreitendem heißem Brand und in konvulsischen Anfällen.

— *Skorbut* (Scharbock). Man beobachtete diese Krankheit beim 3. Kreuzzug. Joinville (ca. 1224—1317) hat sie ausführlich beschrieben. Er war selbst von dieser Krankheit befallen und genas nur durch die Hilfe sarazenischer Ärzte, die ihm wahrscheinlich einen Trank aus Zitronensaft und Orangensaft zubereiteten. Wahrscheinlich gab es weitere Krankheiten, die auf Vitaminmangel zurückgingen, sie wurden aber von den Zeitgenossen weder erkannt noch beschrieben.

Zusammenfassend können wir behaupten, daß die mittelalterliche Medizin die ihr allgemein unterstellten Vorwürfe nicht verdient. Trotz einer zu großen Ehrfurcht den antiken Schriften gegenüber, einer geistigen Borniertheit, die ihre Ursachen in der Scholastik hatte und einer nicht ableugbaren technischen Unbeholfenheit weist diese Medizin — unserer Meinung nach — universale Züge auf. Diese erlaubten ihr, die Synthese der drei prägenden und in dieser Zeit wirksamen Erkenntnisströmungen zu verwirklichen: antikes Gedankengut, christliche Lehre und östliche Zivilisation.

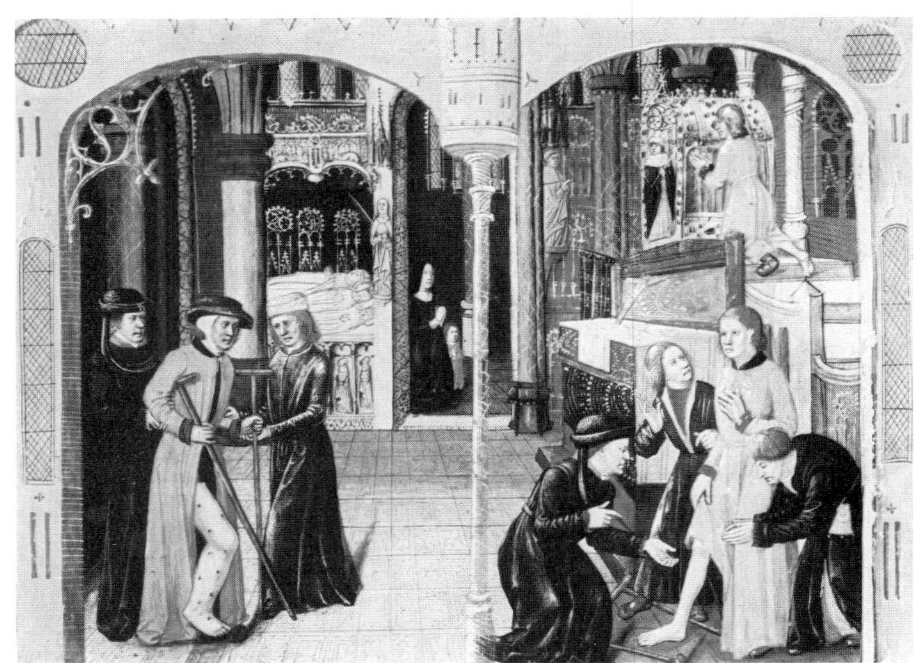

Abbildung 792
Buch über die Heldentaten Seiner Majestät Ludwig des Heiligen. *Es berichtet von dessen Wundertaten und stammt aus dem 15. Jahrhundert.*

al petto le pie alletto. Et ainsi soit dieu nre aduteur etc.

Cy comance le ii^e traictie et est des ulceres ou quel sont ii doctrines. La premiere doctrine est des ulceres qui sont aux membres simples. La seconde doctrine est en especial des ulceres des membres composez. La premiere doctrine a vii chapitres desquelz le premier chapitre est sermon universal des ulceres des membres simples.

Ulcus selon l'intencion

Die französischen Schulen im Mittelalter

von Jean Turchini

Das Mittelalter umfaßt einen Zeitraum mehrerer Jahrhunderte, die sich jedoch nur wenig einander ähneln. Wenn man von Unterricht und Erziehung dieser Epoche spricht, so bezieht man sich hauptsächlich auf den Zeitraum vom Beginn des 11. Jahrhunderts bis zur Mitte des 15. Jahrhunderts. Wir haben in der Tat zuwenig Dokumente über das Frühmittelalter (5. bis 10. Jahrhundert), um es in das Gebiet, das uns interessiert, miteinzubeziehen. Erst zu Beginn des 11. Jahrhunderts gelingt es Europa, teilweise dank morgenländischer Einflüsse, aus seinem intellektuellen Stillstand auszubrechen und das Wissen der Antike neu zu entdecken. Wir begegnen im 12. Jahrhundert einer intensiven Aktivität auf intellektuellem Gebiet, die zum Aufblühen der Universitäten und zum goldenen Zeitalter der Scholastik im 13. und zu Beginn des 14. Jahrhunderts führt.

Von diesem Jahrhundert an erlahmt das intellektuelle Leben wieder. Das mächtige Aufwallen der Ideen, hervorgerufen durch die Konfrontation des religiösen Dogmas mit der griechischen Wissenschaft, geht zurück. Technische Fertigkeiten werden entwickelt, das Wissen aber stagniert. Medizinische Fakultäten entstehen nur dort, wo überhaupt Ansätze einer Entwicklung zu beobachten sind. Bevor wir uns aber weiter damit beschäftigen, müssen folgende Prämissen vorausgeschickt werden:

1. Unter ›Universität‹ und ›Fakultät‹ verstehen wir Institutionen, die sich grundsätzlich sehr von denen unterscheiden, die wir heute mit diesen Begriffen belegen.

Universität und Fakultät der damaligen Zeit sind internationale und kirchliche Institutionen, die nur dem Papst unterstehen. Das wissenschaftliche Denken wird von der katholischen Kirche streng überwacht, welche vor allem sehr um die Einhaltung ihrer Dogmen bemüht ist. Gegen Ende des 12. Jahrhunderts werden die verschiedenen Disziplinen, die an der Universität gelehrt werden, entsprechenden Fakultäten zugeordnet. Die theologische Fakultät bleibt dominierend, und auch die Kontrolle durch die Kirche bleibt im gleichen Maß erhalten. Was die administrative Seite anbetrifft, so hat jede Fakultät ihren Dekan und ebenso eigene akademische Grade.

Der politischen Autorität gegenüber genießen die Universitäten und Fakultäten vollkommene Autonomie. Bis zum Ende des 18. Jahrhunderts ist jeder

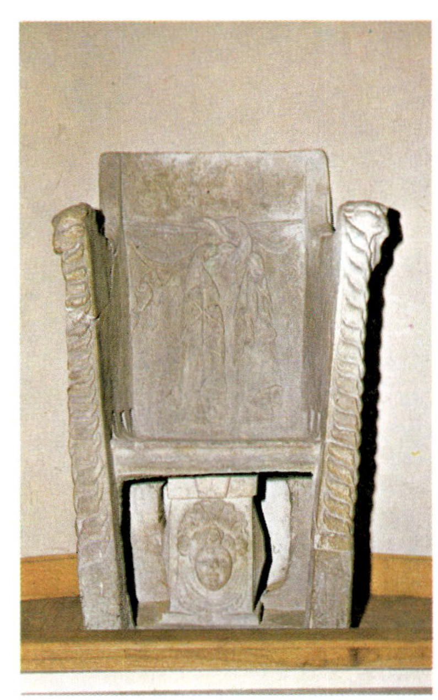

Abbildung 794
Elfenbeinstuhl aus Nîmes für die Professoren aus Montpellier.

Abbildung 793
Arzt untersucht Kranke. Auszug aus der Chirurgie *von Guy de Chauliac, 15. Jh.*

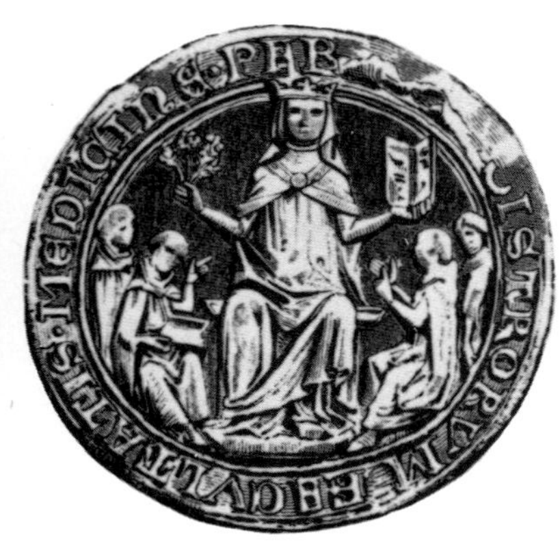

Abbildung 795
Siegel der medizinischen Fakultät Paris im 14. Jh. Gravur aus dem 19. Jh.

Abbildung 796
Seite aus einer Diätvorschrift, sehr nützlich und vorteilhaft für die Gesunderhaltung des Körpers, *von Armand de Villeneuve (Lyon, Jean du Pré, 1491). Diese Ausgabe des berühmten* Regimem sanitatis salunitanum *enthält französische Kommentare von Lehrmeistern aus Montpellier.*

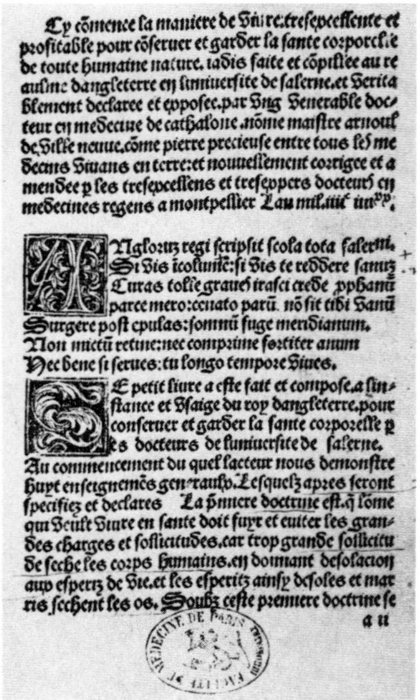

Cy cõmence la maniere de vivre tresexcellente et profitable pour cõserver et garder la sante corporelle de toute humaine nature. iadis faite et cõpillee au royaulme dangleterre en luniversite de salerne. et veritablement declaree et exposee. par ung venerable docteur en medecine de cathalone. nõme maistre arnoult de ville neuve. cõme pierre precieuse entre tous les medecins vivans en terre: et nouvellement corrigee et amendee p les tresexcellens et tresexpers docteurs en medecines regens a montpellier Lan mil.iiii^c iiii^xx.

Anglorum regi scripsit scola tota salerni.
Si vis icolumē: si vis te reddere sanum
Curas tolle graves irasci crede p̄phanū
parce mero: cenato parū. nō sit tibi vanū
Surgere post epulas: sommū fuge meridianum.
Non mictū retine: nec comprime fortiter anum
Hec bene si serves: tu longo tempore vives.

Ce petit livre a este fait et compose. a linstance et vsaige du roy dangleterre. pour conserver et garder la sante corporelle p les docteurs de luniversite de salerne. Au commencement du quel lacteur nous demonstre huyt enseignemēs generaulx. Lesquelz apres seront specifiez et declares La p̄miere doctrine est. q̄ lomme qui veult vivre en sante doit fuyr et eviter les grandes charges et sollicitudes. car trop grande sollicitude seche les corps humains. en donnant desolacion aux espertz de vie. et les esperitz ainsy desoles et marris sechent les os. Soubz ceste premiere doctrine se

a ii

Eingriff königlicher Macht in ihren Kompetenzbereich zum Scheitern verurteilt. Diese Unabhängigkeit wird dadurch noch verstärkt, daß die Universitäten und Fakultäten über eigene Einkünfte und Eigentümer verfügen.

Die Tatsache, daß die Universität von der Kirche gegründet und damit ihren Dogmen unterworfen ist, ist für die Medizin, als auch für die Naturwissenschaften, ›Physica‹ genannt, von enormer Bedeutung. Die wissenschaftlichen Inhalte unterliegen strenger Kontrolle durch die Kirche, die Lehre ist ganz und gar der mittelalterlichen Scholastik unterworfen. Wir wollen, um ein Beispiel zu geben, hier nur anführen, daß es noch bis zum Ende des 18. Jahrhunderts einer der Thesen in einer Doktorarbeit in Medizin sein wird, den Aristotelischen Syllogismus zu reproduzieren.

Das bedeutet, daß die Ausdrucksweise wichtiger ist als der Gedanke selbst. Das für das Mittelalter typische Beharren an Strukturen hat zur Folge, daß die wissenschaftliche Entwicklung eine Verzögerung erfährt, die sich im Laufe der Jahrhunderte vor allem innerhalb der französischen Medizin zeigen wird.

2. Seit Beginn des 12. Jahrhunderts trennen sich Lehre und Praxis der Chirurgie von der Medizin. Die Medizin des Hochmittelalters und der folgenden Jahrhunderte, so wie sie von den Klerikern praktiziert wird, erhält im Jahre 1163 durch die Kirche in Tours ein Verbot der Durchführung von ›blutigen Operationen‹. »Ecclesia abboret a sanguine.« Auf diese Weise von der Universität ausgeschlossen, ohne weitere Kenntnisse lateinischer und griechischer Schriften, wird die Chirurgie von den Medizinern schnell ins Abseits gedrängt. Die chirurgische Praxis wird unwissenden Barbieren überlassen, die nur als Handwerker betrachtet werden. Noch bis zum Ende des 18. Jahrhunderts wird das Studium der Chirurgie in Schulen bzw. Fachschulen vermittelt werden. Das Ansehen dieser Schulen wird ständig von der medizinischen Fakultät herabgewürdigt, einzig und allein aus dem Grunde, sie dennoch ganz streng ihrer Autorität unterwerfen zu wollen. Ebenso wird die medizinische Fakultät versuchen, die Lehre der Anatomie und der ›operativen‹ Medizin so weit wie möglich zu unterbinden.

3. In dieser Studie, die sich auf Montpellier und Paris konzentriert, können wir keine erschöpfende Auskunft über alle medizinischen Fakultäten des Mittelalters geben. Wir führen hier nur die Gründungsdaten der wichtigsten von ihnen an. In einigen Fällen sind diese Gründungsdaten entsprechenden Dokumenten entnommen. In anderen Fällen kann man nur auf Dokumente zurückgreifen, in denen die Fakultäten allenfalls zitiert oder erwähnt werden. Gemäß der Wichtigkeit, die ihnen in dem einen oder anderen Dokument beigemessen wird, kann man sogar mehrere Daten in Betracht ziehen. Man muß auch hinzufügen, daß für das Mittelalter historische Genauigkeit nicht den gleichen Stellenwert hat wie für uns heutzutage.

Es lassen sich dennoch folgende Gründungsdaten zurückverfolgen: Montpellier: 1220; Toulouse: 1229; Paris: 1274; Avignon: 1303; Orléans: 1305; Grenoble: 1339; Angers: 1364; Orange: 1365; Poitiers: 1431; Caen: 1346; Aix-en-Provence: 1413.

Darüber hinaus gab es später noch 15 Fachschulen für Medizin: Amiens, Angers, Bordeaux, Châlons, Clermont, Dijon, Lille, Lyon, Moulins, Nancy, Orléans, Rennes, La Rochelle, Tours und Troyes. Diese Fachschulen konnten gut neben einer Fakultät existieren. Wie diese genossen auch sie unterschiedliches Ansehen. Sehr bald werden sich aber Paris und Montpellier als die lebendigsten und wichtigsten Zentren herausbilden.

Die medizinische Ausbildung in Montpellier

Die Anfänge der medizinischen Schule in Montpellier gehen sehr weit zurück. Sie fallen höchstwahrscheinlich mit der Gründung der Stadt ungefähr im 10. Jahrhundert zusammen. Auf dem Hügel, auf dem später Montpellier entstehen sollte, befand sich eine kleine Kirche, die der Mutter Gottes geweiht war. Die Pilger von Saint Jacques, die den von den Römern angelegten »Weg des Geldes« benutzten, der etwa drei Kilometer nördlich lag, machten nicht ungern einen Umweg über diese Kirche, weil sie sich noch weitere Gnaden davon versprachen. Nach und nach entstanden um die Kirche herum mehrere Wohnstätten, die den ersten Stadtkern bildeten. Fliegende Händler und Geldverleiher errichteten ihre Stände nahe der Kirche, die daraufhin »Notre-Dame-des-Tables« genannt wurde.

Häufig waren die Pilger krank, und so kam es vor, daß die Wundertaten einer solchen Pilgerfahrt die körperliche Erschöpfung nicht aufwogen. Daher ist es nur zu verständlich, daß Mediziner, Chirurgen und Apotheker sich sehr früh unter die seßhaft gewordene junge Bevölkerung mischten. Das ist eine Erscheinung, die für alle Pilgerstätten die Regel werden sollte. Montpellier hatte zudem noch das Glück, gute Meister ihres Fachs zu haben. Dies brachte der Stadt sehr schnell einen ausgezeichneten medizinischen Ruf ein, der sich sehr weit verbreitete. Denn die Kranken hatten oft weite Wege aus allen Teilen der christlichen Welt zurückgelegt und priesen, wenn sie wieder in die Heimat zurückgekehrt waren, die Verdienste derjenigen, die sie geheilt hatten.

In der Epoche, in der die Medizin in Montpellier ihren Anfang fand, war die Stadt noch ein kleiner Marktflecken, den seine ›Seigneurs‹, die ›Guilhem‹, mit einer Mauer umgeben hatten. In der unmittelbaren Nachbarschaft, auf einem anderen Hügel, entstand eine andere Siedlung: Montpelliéret, mit der Pfarrkirche Saint-Denis. Montpelliéret gehörte dem Bischof von Maguelone an, der geistiges Oberhaupt des Landes war. In Montpellier wurde er durch den Priester von Saint-Firmin, der einzigen Pfarrkirche der Stadt, vertreten. Die oben erwähnte »Notre-Dame-des-Tables« war nur eine Kapelle.

In kurzer Zeit wuchsen Montpellier und Montpelliéret zusammen. Dadurch wurde die Errichtung einer neuen Stadtmauer notwendig, die beide Siedlungen umfaßte. Noch heute findet man an manchen Stellen der Ringstraße Überreste der Festungsmauer der damaligen Epoche. Zu jener Zeit wurde die Dynastie der Guilhem von der Dynastie der Aragoner abgelöst. Einer ihrer Könige,

Abbildung 797
Stadtansicht von Montpellier im 16. Jh.

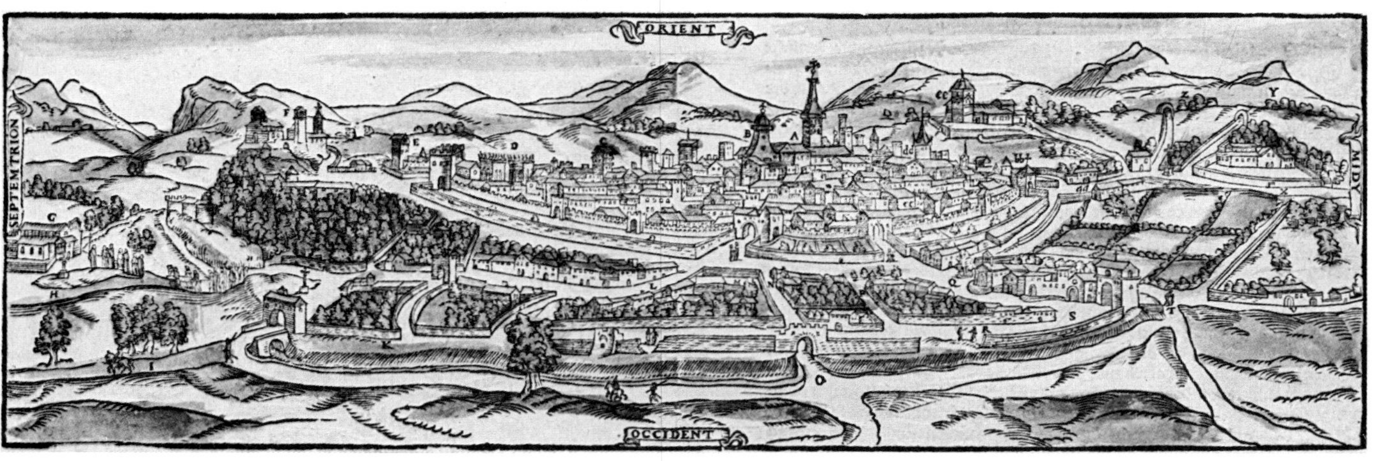

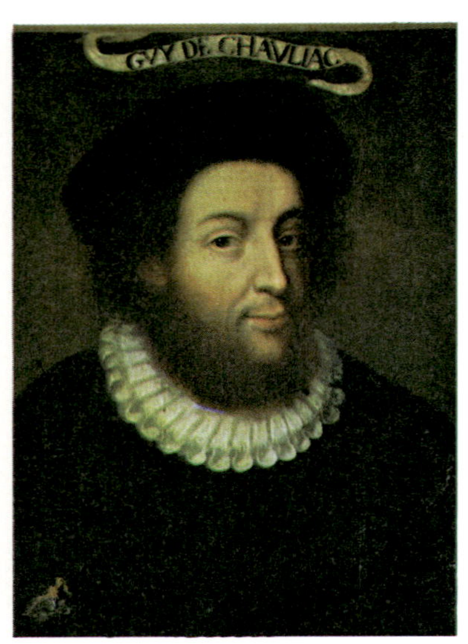

Abbildung 798
Bildnis von Guy de Chauliac, entstanden im 17. Jh.

Peter der Zweite, hatte im Jahre 1204 Maria von Montpellier, Erbin von Guilhem dem Achten, geheiratet. Aus dieser Verbindung entstammte Jakob, der das Königreich Mallorca eroberte und dessen König wurde. Seine Nachfolger teilten das Königreich unglücklicherweise wieder in zwei Teile auf, in Aragonien und Mallorca. Sie verursachten auf diese Weise Streitigkeiten, die erst mit der Verdrängung des letzten Königs von Mallorca, Jakob dem Dritten, endeten. Dieser hatte in dem Bemühen, seine Inseln wiederzugewinnen, Montpellier 1349 an den König von Frankreich, Philipp den Sechsten von *Valois,* abgetreten. Karl der Fünfte gab die Stadt 1365 an Karl den Schlechten, König von Navarra, im Tausch mit Ländereien, die näher an Paris lagen, wieder ab. Er versuchte allerdings zweimal, die Stadt zurückzugewinnen, und besetzte Montpellier von 1366 bis 1371 und von 1378 bis 1381. In dieser Zeit wurde Montpellier vom Bruder des Königs, dem Herzog Ludwig von Anjou, Generalleutnant von Languedoc, verwaltet. Seine Aufgabe war es, den blutigen Aufstand von 1379 niederzuschlagen, durch den Montpellier einen Großteil seiner kommunalen Freiheiten, die es seit der Heirat von Maria von Montpellier besessen hatte, einbüßte.

Karl der Edle, Sohn von Karl dem Schlechten, nahm Montpellier von 1381 bis 1383 erneut in Besitz. Er mußte die Stadt aber an Karl den Sechsten abgeben. Von dem Zeitpunkt an unterstand Montpellier der französischen Krone.

Seit dem Tode von Guilhem dem Achten im Jahre 1202 hatte Montpellier also zahlreiche Herrscher. Dies erklärt auch, warum die Archive der Schule so zahlreiche Dokumente enthalten, die von den o. g. Persönlichkeiten unterzeichnet sind. Es war in der Tat notwendig, sich von jedem Herrscher die Privilegien, die der Vorgänger zugesprochen hatte, erneut bestätigen zu lassen. Dieser Brauch währte noch nach der Thronbesteigung Karls des Sechsten bis zu dem Zeitpunkt, da die Könige Frankreichs sich automatisch als die Erben der von ihren Vorgängern eingegangenen Verpflichtungen ansahen.

Im 10. Jahrhundert war Montpellier bereits eine blühende Stadt. Die aus Spanien eingewanderten Araber eröffneten ihre Handelsniederlassungen. Zusammen mit den Juden verhalfen sie der Stadt zu einem schwunghaften ökono-

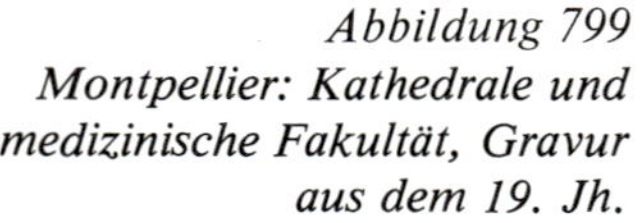

Abbildung 799
Montpellier: Kathedrale und medizinische Fakultät, Gravur aus dem 19. Jh.

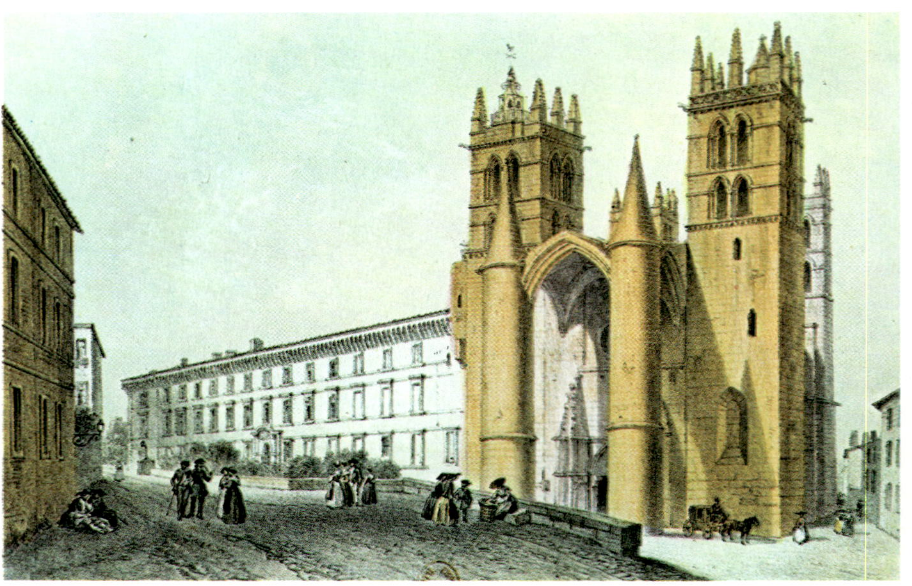

mischen Handel. Die Guilhem als Stadtherren erließen in den Jahren 1121, 1148 und 1172 ein Verbot, Araber und Juden gerichtlich zu belangen.

Die schriftlichen Quellen

In den Neuansiedlungen gibt es aber nicht nur Geschäftsleute. Man findet dort auch Gelehrte, die über lateinische, griechische, arabische und hebräische Schriften verfügen und diese vor einer kleinen Gruppe von Schülern erläutern. Diese Schulen werden in einigen Dokumenten erwähnt, von denen einige genau, andere weniger genau datiert sind.

Das erste Dokument stammt aus dem Jahre 1137. Es ist ein Text von Anselm von Havelberg, der über die Ankunft Adalberts von Saarbrücken in Montpellier berichtet. Dieser sollte seinem Onkel auf den Stadtherrensitz von Mainz folgen, blieb aber zum Medizinstudium in Montpellier, nachdem er einen Teil Europas bereist hatte. Dieses Dokument ist das erste, das uns von der medizinischen Unterweisung in Montpellier berichtet.

Das zweite Dokument ist ein Brief des heiligen Bernhard aus dem Jahre 1153 an Kardinal Hugues, Bischof von Ostia. Darin wird andeutungsweise über die Lehre der Medizin in Montpellier gesprochen. Es heißt, daß Heraclius von Montbossier, Erzbischof von Lyon, auf dem Weg nach Rom in Saint Gilles erkrankte und sich zur Behandlung nach Montpellier bringen ließ. Dort setzte er sich für die Ärzte ein, »quod habebat et quod non habebat«.

Das dritte Dokument von 1180 (1181, wenn man das Jahr am 1. Januar beginnen läßt) ist die berühmte Deklaration von Guilhem dem Achten, die jedem, unabhängig aus welcher Stadt er kommt, das Recht zubilligt, in Montpellier Medizin zu unterrichten.

Weiterhin seien noch die Briefe des Studenten Guy de Bazoches erwähnt (Briefe IX und XI), die aus dem Ende des 12. Jahrhunderts stammen und die sich in der Bibliothek der Stadt Luxemburg befinden. Darin wird Montpellier als ›medizinische Stadt‹ erwähnt.

Unter den Dokumenten, die weniger genau datiert sind, aber alle aus der Zeit nach 1137 stammen, können wir uns vor allem auf die Berichte von Johann von Salisbury stützen, der 1180 als Bischof von Chartres starb. Von ihm erfahren wir, daß man nach Salerno und Montpellier strömte, um Medizin zu studieren, und mit einem noch ungeschliffenen Wortschaft wieder zurückkehrte. Des weiteren gibt es Berichte von Gilles de Corbeil, der in Salerno Medizin studierte und in Montpellier eine derart heftige Kontroverse mit den Gelehrten der medizinischen Universität hatte, daß er, grün und blau geschlagen, schwer verletzt »ac si esset rusticus vel calcifex«. Seine Beurteilungen über die Gelehrten von Montpellier verlieren auf Grund dieser Tatsache gewiß an Objektivität. Aber ihm gebührt dennoch das unfreiwillige Verdienst, uns mit den Namen einiger Gelehrter nach 1220 bekannt gemacht zu haben. Auf jeden Fall ist der Ruf Montpelliers als medizinisches Zentrum sehr gefestigt, und im Jahre 1220 erhält die medizinische Schule ihre ersten Statuten.

Wer nun waren die Gelehrten? Man sollte vielleicht den Namen, die 1921 anläßlich der Feierlichkeiten zum 700jährigen Bestehen der Fakultät auf einer Marmorplatte im Vestibül angebracht wurden, nicht allzuviel Bedeutung beimessen.

Wickersheimer hat hierzu eine scharfsinnige Kritik geliefert. Seine Ausführungen lauten: »Man findet in den Inschriften unter den Meistern der ersten Schulen den Autor des *Buches der Heilung* aus Montpellier, einen Schüler des Rabbi Abbon von Narbonne, etwa im Jahre 1021; den Rabbi Nathan ben Za-

Abbildung 800
Die Lehre von den Gegengiften. Manuskript eines Werkes von Gérard de Crémone, 14. Jh.

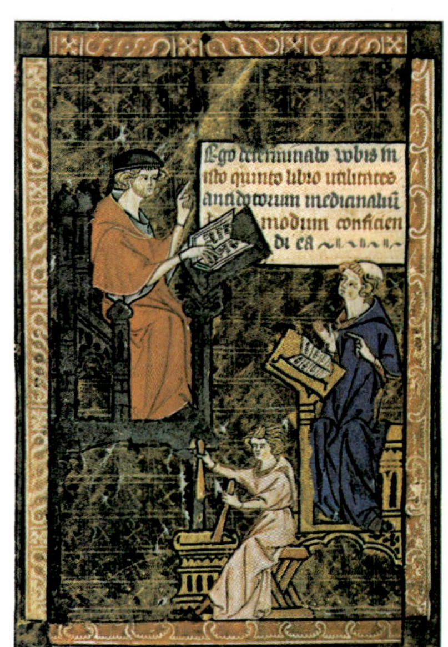

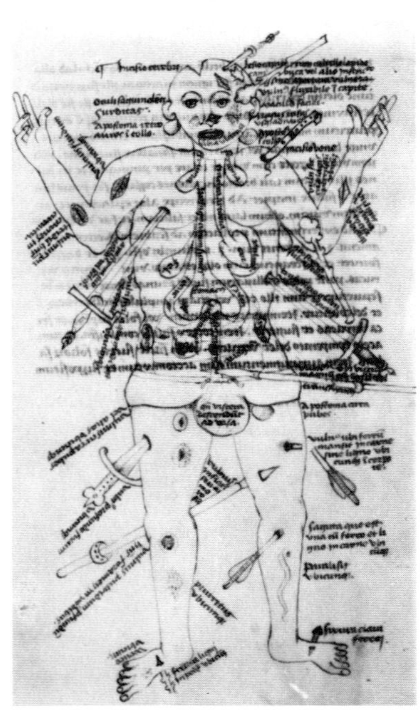

Abbildung 801
Darstellung verschiedener Verwundungen in: Kurze Abhandlung über Hygiene und Medizin, *15. Jh.*

Abbildung 802
Bildnis von Rabelais (1493?—1553?) (Medizinische Fakultät Montpellier). Rabelais war 1573 Doktor der Medizin an der Fakultät von Montpellier.

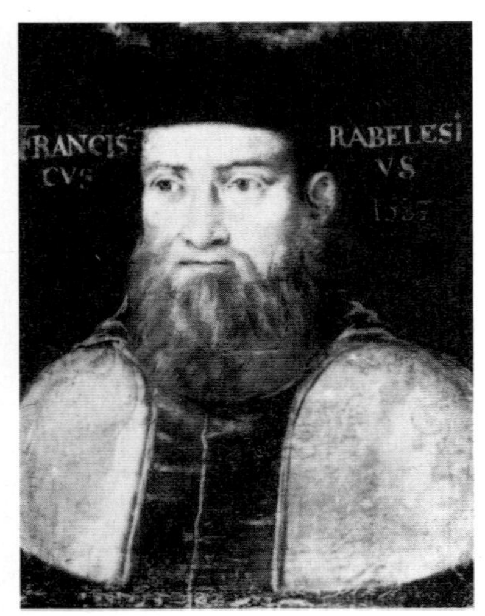

charias aus Montpellier, Augenchirurg, 1171; den Rabbi Yehoudah ibn Tibbon aus Ludel um 1175, und unter den ersten Gelehrten der Universität den Rabbi Samuel Yehoudah ibn Tibbon aus Lunel, 1199; den Juden Bienvenue Graffaei aus Jerusalem, Augenarzt.«

Daß der Autor des *Buches der Heilung* in Montpellier Medizin gelehrt haben soll, wird nur von Carmoly bestätigt. Bei diesem handelt es sich allerdings um einen wenig glaubwürdigen Historiker. Es ist sicher, daß der Rabbi Nathan ben Zekharya gegen 1165 in Montpellier gelebt hat, aber Benjamin von Tudèle, der ihn besuchte, erwähnt mit keinem Wort, daß dieser Augenarzt war. Zweifellos hat man Nathan ben Zekharya mit dem Augenarzt Zacharias verwechselt, der weder aus Montpellier stammte noch Jude war. Der Rabbi Juda ben Saül ibn Tibbon, in Granada geboren, war als Arzt in Lunel ansässig und nicht in Montpellier. Sein Sohn Samuel ben Juda ibn Tibbon, in Lunel geboren, hat sich in Arles, Béziers, Marseille und sogar außerhalb Frankreichs aufgehalten. Es gibt aber keinen Beweis dafür, daß er in Montpellier gelebt hat. Schließlich noch war Benvenutus Graffeus aus Jerusalem nicht Jude, sondern Christ.

Auffallend ist, daß in den oben genannten Inschriften keine sarazenischen Namen verzeichnet sind. Damit wurde man der damaligen Situation nicht gerecht.

Andererseits hatten sich die Geschichtsschreiber der Medizin, in Anbetracht der geographischen Nähe Montpelliers zu Spanien, sehr wohlgefällig über die Bedeutung »ihrer Schule« (der arabischen Schule) geäußert. Seit dem 11. Jahrhundert zeichnete sich eine Bewegung ab, die die abendländische Medizin unter das Zeichen des Halbmondes setzte. Aber auch dies entsprach nicht vollständig den Tatsachen.

Ein Mönch von Montecassino, Constantinus Africanus genannt, hatte Übersetzungen von Isaac und von Ali ibn Abbas angefertigt, die von 1080 bis 1200 die Schule von Salerno durchdrangen und von Grund auf deren Lehre erneuerten. 100 Jahre später (1170 und die folgenden Jahre) konnten dank des Eifers von Gérard de Crémone, einem Italiener, die Werke der beiden geistigen Väter der morgenländischen Medizin, Rhazes und Avicenna, der lateinischen Welt zugänglich gemacht werden. »Und Montpellier wurde nicht mehr und nicht weniger von der arabischen Medizin beeinflußt als andere Schulen der westlichen Welt auch.«

Es ist deshalb ratsam, sich an die Namen zu halten, die von Giles und von Pansier aus Avignon, einem der gewissenhaftesten Historiographen der Schule, genannt wurden.

Diese beiden Historiker, an deren Zuverlässigkeit in der Berichterstattung zu zweifeln kein Anlaß besteht — Pansier gilt als einer der gewissenhaftesten Historiographen der Schule —, nennen folgende Namen: Bernhard den Provencalen, Salerner; Renaudus, der Mönch wurde; Matheus Salomon, Salerner; Benevenutus Hyerosolimitanus, Bienvenu aus Jerusalem, Augenarzt aus Salerno; Johannes von Sankt Paulus, eine rätselumwobene Person, über die heute noch viel Ungewißheit herrscht, und schließlich die ben Tibbons, von denen der Vater, arabischer Jude, um 1120 oder 1134 in Granada geboren wurde und der Sohn 1160 in Lunel. Sie gehörten der jüdischen Schule in Lunel an, das schließt aber nicht aus, daß sie nicht auch in Montpellier gelehrt haben. Sie machten sich vor allem als Übersetzer einen Namen. Egidius Corboliensis, Giles de Corbeil, hat, wie bereits erwähnt, auch in Montpellier geweilt, wo er gewisse Schwierigkeiten mit den Gelehrten der Schule hatte.

Am Schluß seiner Abhandlung *De urinis* sagt er folgendes:

Nunc mea, completo respira, musa, labore.....
Ne tecum moveat contraria secta duellum,
Discolus et mordax, vehemens, clamosus, inanis,
Quem sterili lolio pascit ferragine cruda,
Inflat et infactuat Monspessulanicus error,
Ne probis fontem latêret formeque nitorem,
Obfuscet maculis verreror, clam basia figat,
Leboni populo faciem nec castra reveles,
Fimbria monstretur, quam non est tangere dignus.

»Nun, meine Muse, ist die Aufgabe erledigt, ruhe Dich aus. Verliere Dich nicht in unnützen Diskussionen mit der verfeindeten Sekte, die vergeblich vor Wut tobt, während sie mit einem groben Zahn das sterile Unkraut frißt, mit dem sich der montpellerianische Irrtum aufbläst und überheblich macht. Verberge nicht vor den Weisen die reinen Quellen und den Glanz der wahren Wissenschaft, den der Schlamm deiner Feinde niemals verwischen wird. Zeige Dein Werk voller Kühnheit diesem gemeinen und sich prostituierenden Pöbel von Montpellier, der nicht würdig ist, den Saum Deines Kleides zu berühren.«

Uns ist überliefert, daß Giles de Corbeil der Arzt von Philippe Auguste geworden ist. Diese Tatsache verdient besondere Erwähnung, da von diesem Zeitpunkt an Ärzte aus Montpellier sehr häufig von den Monarchen, die Frankreich bis zur Revolution regierten, konsultiert wurden. Dieser Brauch, der zeigt, wie sehr die Ärzte aus Montpellier an ›höherer‹ Stelle geschätzt wurden, geht also bis zu den Anfängen der Schule zurück. Sie muß sich diese Ehre, was Giles de Corbeil anbetrifft, mit der Schule von Salerno teilen.

Die Freiheit, die der medizinischen Lehre im Jahre 1180 zugewiesen wurde, führte unverzüglich zu Mißbräuchen. Aus diesem Grund erhält die Fakultät am 17. August 1220 mehrere Verordnungen durch die berühmte Bulle »Conradus miseratione divina Portuensis et Sancte Ruffine episcopus, apostolice sedis legatus...«, die von Kardinal Conrad, Legat des Papstes Honorius III., verabschiedet wird. Conrad war in den Süden gekommen, um den Aufständen, die wegen der Albigenser ausgebrochen waren, ein Ende zu setzen. Er hielt sich in Montpellier auf, das in jener Epoche dem Papst unterstand. Seine Bulle bewirkte die Sanktionierung eines Tatbestandes, was an anderer Stelle im Text erwähnt wird.

Die Bedeutung dieser Bulle liegt darin, daß die wesentlichsten Verfügungen ihrer zentralen Charta bis zur Revolution in Kraft geblieben sind. Sie hat die Schule von Montpellier zum großen medizinischen Zentrum der Christenheit gemacht. Das Diplom der Lehrmeister, das diese Schule verlieh, war gültig *hic et ubique terrarum.*

Die Studenten lebten entweder bei den Mönchen im Konvent oder in den Fachschulen, wo sie nach Nationalitäten getrennt untergebracht waren. Sie kamen aus Spanien und Italien, vom Rhein und von der Donau, vom entferntesten Zipfel Deutschlands, von England, aus der Bourgogne und aus allen anderen Teilen Frankreichs.

Sehr berühmte Lehrmeister hielten sich vorübergehend in Montpellier auf oder lehrten dort. Arnaud de Villeneuve und Jean d'Alais gehörten zu den berühmtesten Medizinern und Guy de Chauliac zu den berühmtesten Anatomen und Chirurgen.

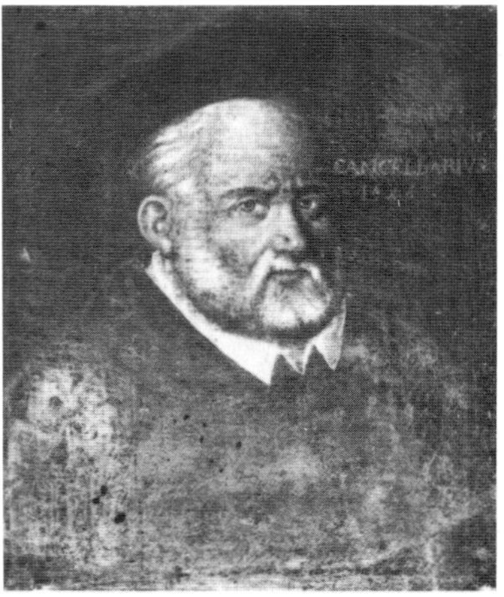

Abbildung 803
Bildnis von Guillaume Rondelet (1507—1566), Kanzler der medizinischen Fakultät.

Abbildung 804
Bildnis von Richer de Belleval, Dekan der medizinischen Fakultät.

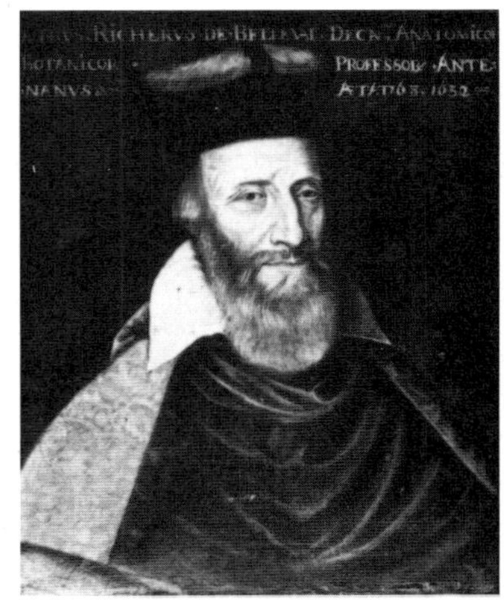

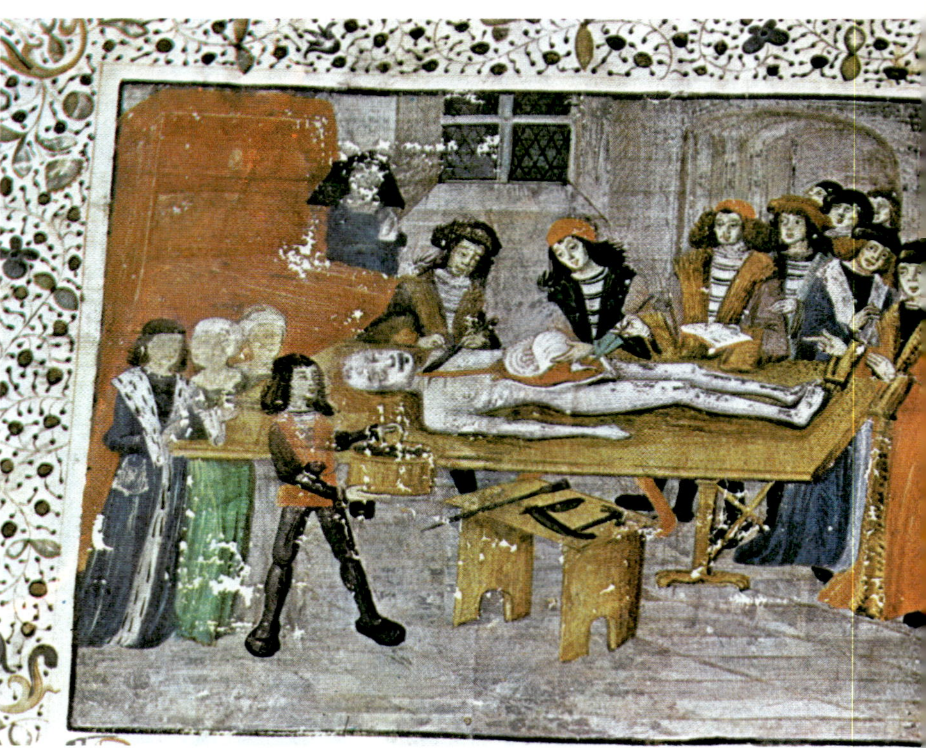

Abbildung 805
Sezierszene, entnommen aus der Chirurgie *von Guy de Chauliac.*

Arnaud de Villeneuve war nicht nur ein großer Mediziner, er war auch ein beachtenswerter Chemiker. Von ihm sagt man, daß er das Destillationsverfahren bekanntgemacht habe, das er von den Arabern gelernt hatte.

Die Große Chirurgie von Guy de Chauliac ist über mehr als vier Jahrhunderte hinweg das fundamentale klassische Werk für Chirurgie und Anatomie gewesen. Es gibt zahlreiche Manuskripte aus der Epoche und später mehr als 129 verschiedensprachige Ausgaben.

Die Lehrmeister von Montpellier zeichnen sich dadurch aus, daß sie über die lateinischen, griechischen, hebräischen oder arabischen Schriften hinauszusehen wissen. Während überall sonst die Scholastik und sogar die Magie die medizinische Welt beherrschen, erklären die Mediziner von Montpellier, daß die Erfahrung allein die Herrin der Wahrheit sei: *experimenta rerum magistra.*

Ein Raumproblem

Ein Teil der Geschichte der medizinischen Universität des Mittelalters, sei es unter der Herrschaft der Guilhem, der Vasallen des Papstes, der Könige von Mallorca oder seit 1349 der Könige Frankreichs, ist gekennzeichnet durch den Kampf gegen die Empiriker (Quacksalber) und das Festhalten an den Rechten der Schule. Die Schule besaß keine eigenen Räumlichkeiten. Die Lehrmeister unterrichteten in ihren eigenen Unterkünften, und die praktische Arbeit fand in der ehemaligen Kirche Saint-Firmin statt, die in den Religionskriegen zerstört worden war. Da die Notwendigkeit eigener Räume immer dringender wurde, richtete sich die Fakultät in den ersten Jahren des 14. Jahrhunderts in einem mittelgroßen Gebäude ein. In diesem Gebäude befindet sich heute das Arznei-Kontroll-Labor des Gesundheitsministeriums, früher war darin die Fakultät der Pharmazie untergebracht.

Tatsächlich wurden die Gebäude, die die medizinische Universität seit dem Mittelalter besaß, immer unzureichender, und ein Dekret vom 22. April 1795, herausgebracht von Jean-Antoine Chaptal, Professor der Chemie, der bald Innenminister des ersten Konsuls werden sollte, teilte der Schule das Bischofspalais zu, das dann während der Revolution als Untersuchungsgefängnis diente.

Der Grundstein für dieses Gebäude war auf Anordnung von Urban V. am 11. Oktober 1364 gelegt worden. Es war zu Beginn das Collège Saint-Benoît, das 16 Mönche beherbergte, die Studenten des kanonischen Rechts waren. 1536 sollte es der Kapitelsaal der Kathedrale und des Bischofspalais werden, während die Stiftskirche Saint-Pierre die Kathedrale der Diözese wurde. In den Religionskriegen wurde die Kathedrale bei zwei aufeinanderfolgenden Belagerungen zwischen 1561 und 1567 teilweise zerstört, unter Ludwig XIV. aber wieder aufgebaut. Zu diesem Zweck nahm die Diözese einen Kredit in Höhe von 24 000 Pfund auf. Das restaurierte Gebäude diente der medizinischen Fakultät, bis man in das neue Institut, das in der Route de Ganges errichtet werden sollte, einziehen konnte.

Die Organisation der Prüfungen

Seit dem Grunddekret vom 17. März 1808, das die allgemeine Organisation der Universität festlegt, folgt die medizinische Fakultät Montpelliers den Regelungen, die allen Fakultäten Frankreichs gemein sind. Allerdings hat Montpellier gewisse Besonderheiten des Zeremoniells und der Amtstracht beibehalten. So tragen die Lehrmeister beispielsweise immer noch einen mit Hermelin besetzten Umhang auf ihrer Toga.

Wir wollen uns nun den Ablauf der Prüfungen, wie er von L. Dulien geschildert wird, näher anschauen:

Die Vielfalt der Studien spiegelt sich in den umfangreichen Prüfungen wider, denen sich die Studenten zu unterziehen hatten. Sie erfolgten gemäß der Statuten des Jahres 1340, die man nicht mit denen des vorhergehenden Jahrhunderts verwechseln darf.

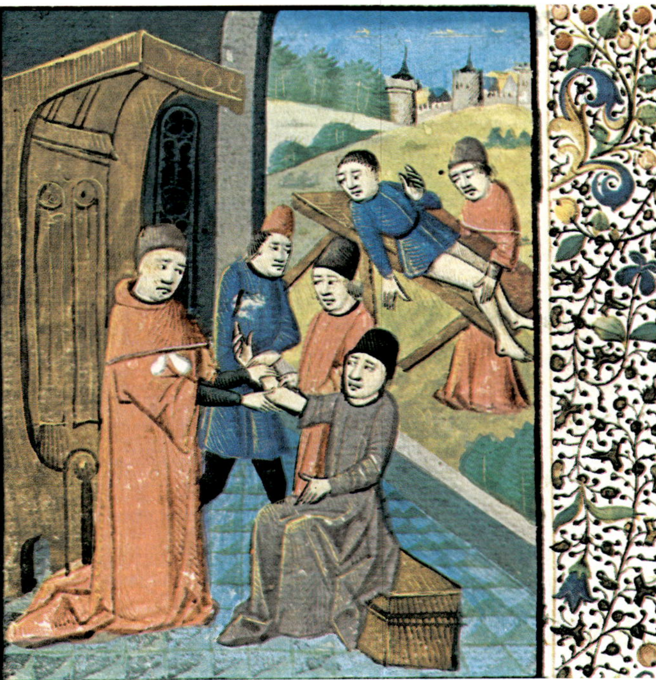

Abbildung 806
Arzt untersucht den Arm eines Kranken. Abbildung aus der Chirurgie *von Guy de Chauliac, 15. Jh.*

Abbildung 807
Seite einer Ausgabe der Chirurgie *von Guy de Chauliac, 1498 in Venedig herausgegeben.*

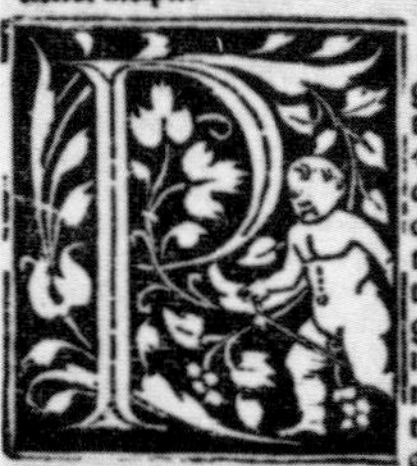

Der Studiengang umfaßt einen Zeitraum von drei Jahren und teilt sich auf in zweieinhalb Jahre wissenschaftlicher Lehre in Montpellier und ein halbes Jahr praktischer Medizin an einem anderen Ort. Am Ende dieser drei Jahre stellt sich der Kandidat einer umfassenden Prüfung, wie sie in ihrer Form bis zur Revolution bleiben wird.

Im ersten Examen muß sich der Kandidat fähig zeigen, eine Beere aus dem Lorbeerkranz des Apollo zu pflücken. Der Name Baccalaureat ist in Anlehnung an das lateinische ›bacca laurea‹, ›Beere des Lorbeer‹, entstanden. Die Prüfung dauert vier Stunden. Es sei noch hinzugefügt, daß während des gesamten Mittelalters keine schriftlichen Arbeiten verfaßt wurden, da das Druckereiwesen erst am Ende des 15. Jh.s entstand.

Nach dem Baccalaureat muß der Kandidat in drei öffentlichen Vorlesungen medizinische Texte lesen und kommentieren. Seine Kommilitonen sind dazu angehalten, mitzuarbeiten und bescheinigen dem Kandidaten später auf dem Vorlesungsnachweis, daß er seine Aufgabe gut erfüllt hat.

Danach folgt als nächste Prüfung das *Per intentionem adipiscendi licentiam* oder einfach *Per intentionem.* Der Aspirant muß viermal im Abstand von zwei Tagen jeweils eine These über ein Thema verteidigen, das ihm erst am Vorabend gegeben wurde. Die Dauer einer solchen Verteidigungsrede beläuft sich auf mindestens eine Stunde.

Acht Tage nach dem *Per intentionem* folgt das *Rigorosum.* Dieses Examen findet ausnahmsweise in der Kapelle Saint-Michel der Notre-Dame-des-Tables statt und nicht in Saint-Firmin. Es dauert von 12 Uhr bis 16 Uhr, und dort müssen zwei Themen behandelt werden, die am Tag zuvor durch Los ermittelt wurden. In einem Thema geht es um eine Krankheit, in dem anderen um einen der Lehrsätze des Hippokrates. Über diese Themen hinaus muß der Prüfling auf alle Fragen antworten, die ihm die Lehrmeister und Lizenzträger zusätzlich stellen dürfen. Von allen medizinischen Prüfungen ist das *Rigorosum* die schwierigste. Aufgrund dieser Prüfung erhält der Kandidat seine Bewertung.

Als nächstes folgt die Lizenz, wiederum acht Tage später. Dabei handelt es sich um eine außeruniversitäre Zeremonie, bei der der Bischof oder sein Stellvertreter dem Kandidaten das Zeugnis über seinen neuen Titel überreicht. Wenigstens zwei der Lehrmeister müssen bei dieser Zeremonie zugegen sein, um zu demonstrieren, daß der zuerkannte Titel das einvernehmliche Resultat von Bischof und Professoren ist.

Der Kandidat, der nunmehr den Titel ›Lizenziat‹ trägt, muß zwei weitere Jahre in der Schule lernen. Dann stellt er sich den *Triduanes,* einem zusätzlichen Examen, das zur Erlangung des Doktortitels vorausgesetzt wird. Dieses Examen dauert drei Tage mit jeweils einer mindestens einstündigen Prüfung am Morgen und am Nachmittag.

Die Verleihung des Doktortitels selbst, der *Actus triumphalis,* findet vor einer großen Zuschauermenge in der Kirche Saint-Firmin statt. Durch Glockengeläut am Vorabend angekündigt, beginnt die Zeremonie vor der Wohnung des Lizenziaten, der mit großem Pomp durch die Straßen der Stadt nach Saint-Firmin geführt wird. Alle Studenten der Schule begleiten ihn, an der Spitze des Zuges spielt eine Musikkapelle. Nachdem Ansprachen in Latein gehalten worden sind, empfängt der Kandidat die Insignien seines Titels: den Doktorhut, einen goldenen Ring, einen vergoldeten Gürtel und ein Buch des Hippokrates. Vor dem Vorsitzenden der Jury leistet er seinen Eid. Danach fordert dieser ihn auf, neben ihm Platz zu nehmen, und demonstriert so, daß der Aspirant in die große Familie der Doktoren aufgenommen ist. Dann umarmt er ihn mit einem feierlichen Kuß und gibt ihm seinen Segen. Während der Dauer der Zeremonie ist der zukünftige Doktor von einem seiner Lehrmeister, den er als Pate gewählt hat, begleitet. Dieser führt ihn bei seinesgleichen ein. Diese Patenschaft findet sich noch im 16. Jahrhundert bei Aufnahmen und Examina.

Alle der Zeremonie Beiwohnenden gratulieren nun dem neuen Doktor, der an die Runde Dragees und Früchtebonbons verteilt. Am Abend versammeln sich alle Freunde des Doktors bei einem großen Bankett.

So weit die wichtigsten Regelungen des Medizinstudiums in Montpellier im Mittelalter. Es bleibt nun abzuwarten, inwieweit während der Renaissance unter dem Bischof Guillaume Pellissier im Jahre 1534 diese Regelungen aufgenommen bzw. weiterentwickelt werden.

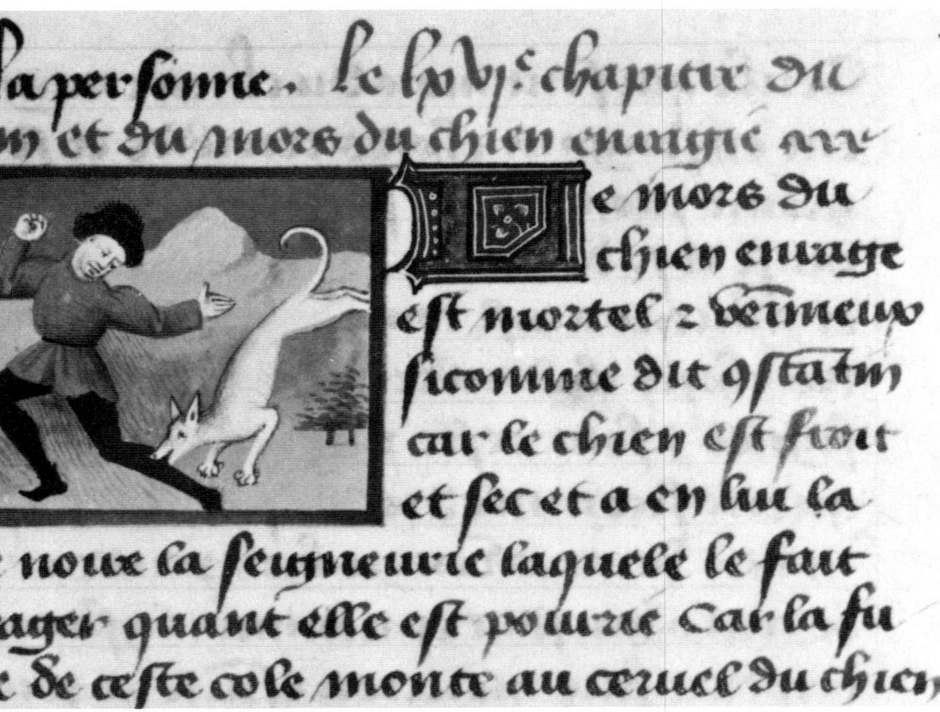
la personne.
et du mors du chien enragie
Le mors du
chien enragie
est mortel & venimeux
si comme dit constantin
car le chien est froit
et sec et a en lui la
noire la seigneurie laquele le fait
quant elle est pourrie car la fu
de ceste cole monte au cerveel du chien

Abbildung 808
Mann, der von einem tollwütigen Hund gebissen wird. Buch über die Eigenschaften der Dinge *von Bartholomäus dem Engländer, 15. Jh. Dieses sehr erfolgreiche Buch diente vor allem dazu, das Verständnis der »Rätsel« der Heiligen Schrift zu erleichtern.*

Auf jeden Fall folgt der Unterricht am Ende des Mittelalters, als die Schule ihre eigenen Räume besitzt, einem festeren Zeitplan als zuvor. Es gibt ein langes Semster, ›Grand Ordinaire‹, das sich von Sankt Lukas bis Ostern erstreckt und in dem die Professoren ihre Kurse abhalten. Das ›Petit Ordinaire‹, von Ostern bis Sankt Lukas, bleibt den Kursen der Doktoren, Lizenziaten und Baccalaureaten vorbehalten. Die Unterrichtsstunden, durch eine Glocke eingeläutet, werden im allgemeinen sehr früh morgens, um sechs oder sieben Uhr, abgehalten. Die Anwesenden tragen ihre Robe und gegebenenfalls den Doktorhut.

Die Ferien sind folgendermaßen verteilt: 15 Tage zu Weihnachten, drei Tage vor Beginn der Fastenzeit, 14 Tage zu Ostern. Hinzu kommen noch zahlreiche kirchliche Feiertage, die oft noch einen zweiten freien Tag mit sich bringen, und schließlich der Mittwoch, der Hippokrates gewidmet ist.

Erinnern wir uns schließlich an einen Brauch, der immer noch befolgt wird. Um es jedem Studenten zu ermöglichen, sich einen Professor zu wählen, an dessen Kursen und Krankenvisiten er teilnehmen wollte, hatte ursprünglich jeder Professor an seiner Tür die Stunden der Kurse und Visiten angeschlagen. Dieser Brauch wurde über Jahrhunderte hinweg beibehalten. Selbst vor einigen Jahren war es noch üblich, daß jeder Professor an seiner Haustür einen Anschlag machte, auf dem das ganzjährige Programm der medizinischen Fakultät zu lesen war.

Es sei nochmals darauf hingewiesen, daß ein großes Verdienst der medizinischen Fakultät Montpelliers im Mittelalter darin besteht, sich nicht mit den Lehrsätzen von Hippokrates und Galen zufriedengegeben, sondern sich, wie bereits erwähnt, der Erprobung gewidmet zu haben: *experimenta rerum magister.*

Abbildung 809
Sezierung. Miniatur aus der Chirurgie von Guy de Chauliac.

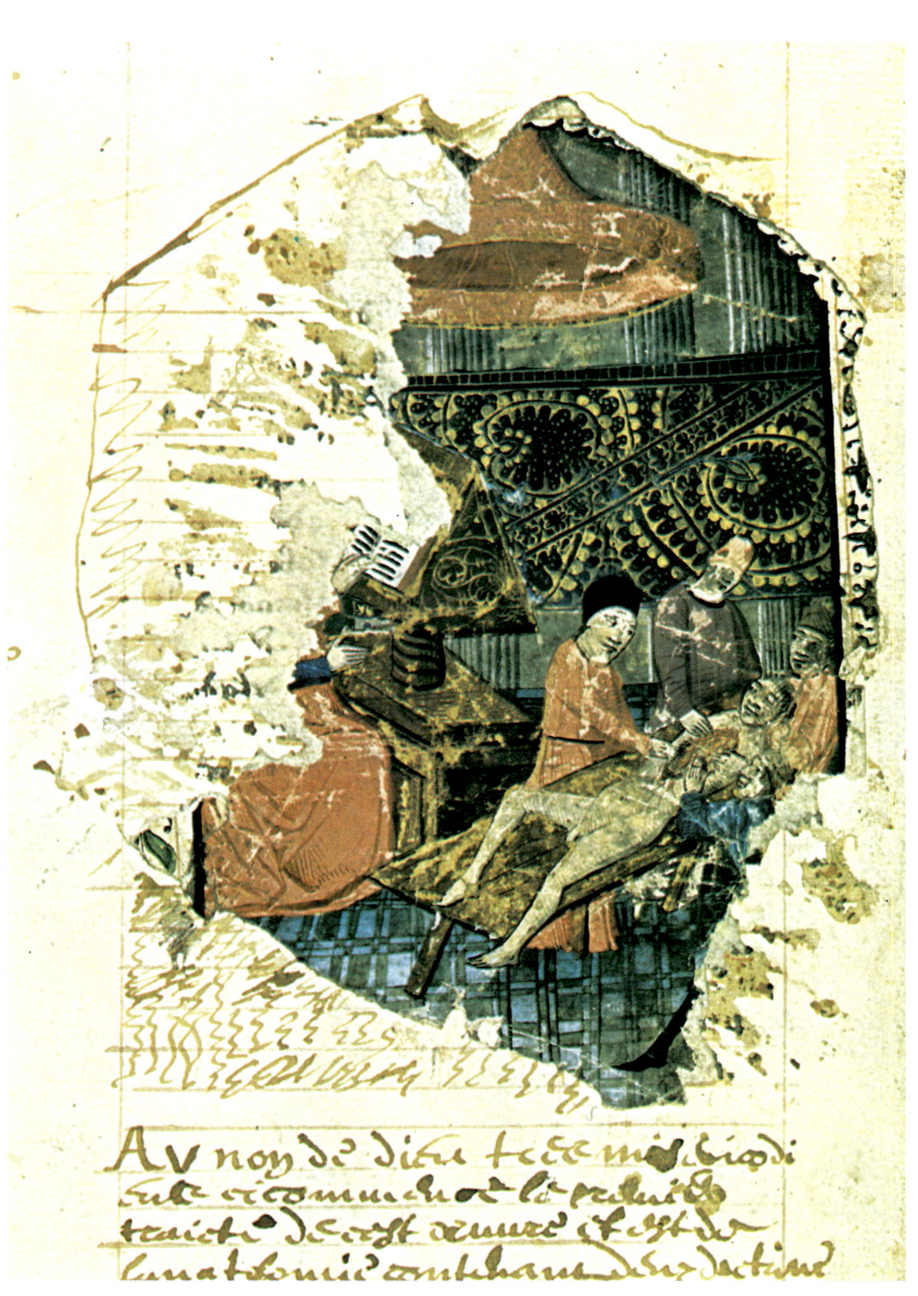

Das Medizinstudium in Paris

Wie in Montpellier wird auch in Paris schon vor der Gründung der Universität und der Fakultät Medizin gelehrt. Offiziell wird die Universität von Papst Innozenz III. im Jahre 1215 gegründet, die Statuten von Innozenz IX. im Jahre 1217 vervollständigt.

Gegen 1270—1280 hat die medizinische Fakultät eine eigene Verwaltung innerhalb der Universität. Der erste Dekan war möglicherweise Pierre von Limoges. Die Fakultät erhält einen besonderen Stempel: eine versilberte Rute als Zeichen der Autorität. Als einzige unterhält die medizinische Fakultät von Paris ein Register, in dem sämtliche Tagesereignisse aufgeführt sind. Dieses Register ist unter dem Namen ›Commentaire‹ bekannt und steht uns von 1395 bis zur Revolution lückenlos zur Verfügung.

Im Mittelalter führt kein Arzt ein selbständiges Dasein. Er ist in seinem Tun und Lassen ganz der Fakultät unterworfen, der er sein Leben lang angehört und die seine Meinung und sein Verhalten bestimmt. Die Doktorthese war im Mittelalter eine Arbeit, durch die dem Studenten Einlaß in die Gemeinschaft der Mediziner gewährt wurde. Aus diesem Grund hat die Fakultät den Charakter einer Innung von Medizinern, den sie inzwischen allerdings verloren hat. Die Ärzte, alle einander gleichgestellt, tragen bis zum 16. Jahrhundert den Titel ›maître‹ (Lehrmeister oder Professor), danach ›docteur‹ (Doktor). Die Ärzte unterrichten ohne Unterschied sämtliche Fächer für die Dauer von zwei Jahren. Die Unterweisung in Fachgebieten ist unbekannt. Das medizinische Wissen, das gelehrt wird, ist wenig differenziert. So kann man feststellen, daß sich Fachdisziplinen wie Botanik, Physik und Anatomie vermischen. In den Anfängen ihrer Lehre besitzt die medizinische Fakultät keine eigenen Räumlichkeiten.

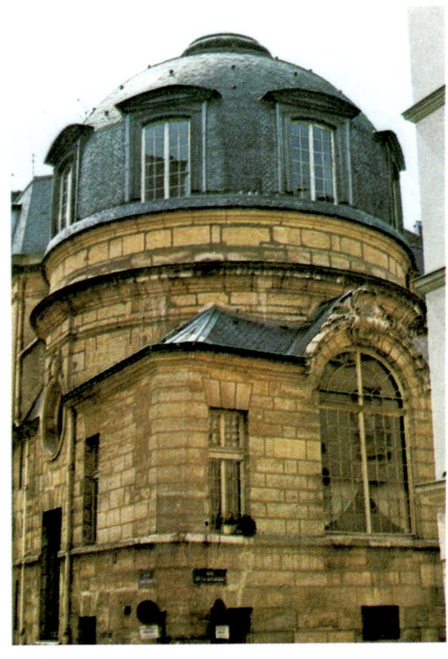

Abbildung 810
Hörsaal der medizinischen Fakultät Paris, rue de la Bûcherie. Ansicht der Kuppel, in der sich der Hörsaal für Anatomie befindet. Vom Einsturz bedroht, wurde dieses Gebäude 1744 nach den Plänen des Architekten Barbier de Blignière wieder aufgebaut.

Die Anfänge der Lehre

Die großen Versammlungen der Lehrmeister wurden in der Kirche Mathurin oder in Notre-Dame abgehalten. Die praktische Arbeit fand im Hause des Lehrmeisters statt. Die täglichen Lesungen der Baccalaureaten wurden im Quartier Saint-Jacques vorgetragen. Folgt man in Gedanken einer dieser dunklen, engen und feuchten Straßen in der Nähe der place Maubert, der ›rue de Fouarre‹, die noch heute diesen Namen trägt (das dort reichlich vorhandene Stroh im Sommer und Heu im Winter diente den Schülern als Lager), so erblickt man dort die Söhne von Königen und Prinzen, vereint oder vielmehr zusammengepfercht in niedrigen Sälen, auf dem nackten Fußboden. Der Platz war deshalb so rar, weil die medizinische Fakultät sich diese Räume mit der Kunst-Fakultät teilen mußte. Unter dem Dekanat von Denis-dessous-le-Four berief 1454 der Domherr der Kirche von Paris, Jacques Desparts, ebenfalls erster Arzt Charles' VII., die Fakultät nach Notre-Dame ein. Dort brachte er sein Mißfallen über die unzureichenden räumlichen Gegebenheiten der medizinischen Fakultät zum Ausdruck und schlug Wege und Möglichkeiten vor, die Situation zu verbessern. Der Krieg gegen England aber schob die Durchführung seiner Pläne erst einmal auf. Als man wieder an deren Verwirklichung denken konnte, war der Geldmangel ein unüberwindliches Hindernis. Daraufhin stiftete Jacques Desparts der Fakultät 3450 Pfund und einen Großteil seiner Möbel und Manuskripte. 1472 begann man mit der Errichtung eines neuen Gebäudes an dem Markt ›La Bûcherie‹. Auf dem Grundstück befand sich zuvor ein altes Haus, das man von einem Bürger namens Guillaume Chanteloup ge-

Abbildung 811
Szenen des studentischen Lebens. Reliefs an der linken Seite des südlichen Querschiffs von Notre-Dame, geschaffen von Jean de Chelles und Pierre de Montereau.

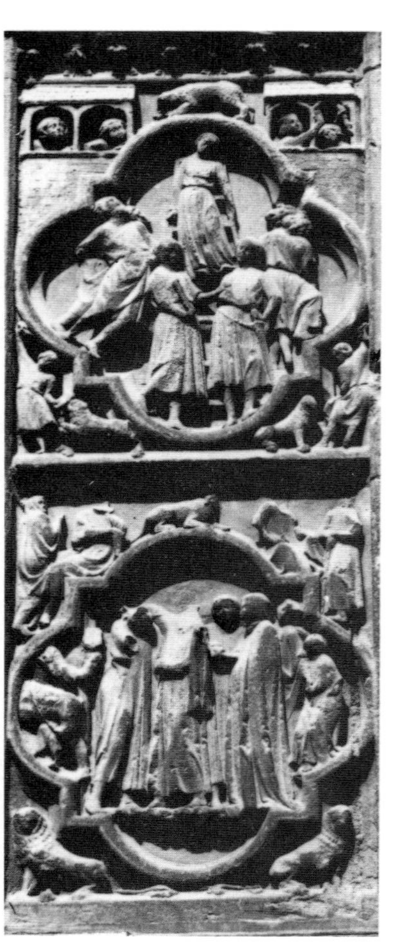

kauft hatte. Ein weiteres angrenzendes Grundstück erwarb man von den Kartäusermönchen. Dafür mußte die Universität eine jährliche Rente von 10 Pfund an die Geistlichen bezahlen. 1495 hatte die Fakultät neben dem Haupteingang ihrer neuen Schule eine kleine Kapelle errichtet. Deshalb gab man die Kirche Mathurin auf, in der bis dahin die Messen gefeiert wurden. Die meisten der Doktoren waren ursprünglich auch Kantoren, und die Messe zu Sankt Lukas wurde jedes Jahr mit großem Chor abgehalten. Was Jacques Desparts anbetrifft, so glaubte die Fakultät, ihm ihre Dankbarkeit nicht besser beweisen zu können, als in dem Versprechen, für ewige Zeiten jedes Jahr an seinem Todestag (3. Januar 1457) ein *obit vigile et messe* lesen zu lassen. Inzwischen gibt es für Jacques Desparts keine Messen mehr. Man gedenkt seiner aber in Ehre, weil er ein guter Mensch war, voller Eifer und Beflissenheit für Wissenschaft und Fortschritt. Er studierte die arabischen Gelehrten, kommentierte Avicenna, stellte ein Alphabet über Krankheiten und Heilmittel zusammen, schrieb ein Buch über Diät und entwickelte ein allgemeines Rezept für innerlich oder äußerlich anwendbare Medikamente. Er vermachte der Fakultät in seinem Testament seinen *Avicenna* und seine *Commentaires.*

Die Fakultät richtete sich mit nur wenigen Mitteln ein. Es gelang ihr dennoch, mit Hilfe von Ausdauer und Beharrlichkeit, Arbeit und letztlich auch Zeit, viele Dinge zu erreichen. Ihren Fortschritt hat sie nicht zuletzt der großmütigen Hingabe vieler ihrer Mitglieder zu verdanken, die durch ihren Rang und ihre Beziehungen die Fakultät auch in materieller Hinsicht unterstützen konnten. In ihrem unermüdlichen Schaffen machten sie es sich zur Aufgabe, ihren Schülern sämtliche Wege der Unterweisung zu öffnen, die sie als die besten einschätzten. So kommentierte und interpretierte Jacques Desparts Avicenna. Sein Manuskript wurde lange Zeit in den Schulen gelesen und gelehrt. Es wurden ebenso Übersetzungen von Hippokrates und von Galen herangezogen. Man sammelte die Diätvorschriften von der Schule von Salerno, die zu jener Zeit sehr renommiert war, und an deren Organisation man sich zum großen Teil orientiert hatte. Die Fakultät lehrte die Anatomie von Théophile, Anhänger Galens, und die Botanik von Dioscorides. Von den Arabern, vor allem von Rhazes, wurde folgendes entlehnt: 1. Die Beschreibung mehrerer Krankheiten, die bis dahin noch unbekannt bzw. nicht niedergeschrieben worden waren. So etwa Pocken, Masern, Knochentuberkulose, Lepra. 2. Eine *materia medica,* die viel wirksamer war als die der Griechen und für die man Kassia, Manna, Senneblätter, Tamarindenschote, Rhabarber, Macis (Haut der Muskatnuß), Muskat, Nelke und Weihrauch brauchte.

Man übernahm zwei Abhandlungen über den Urin, von Théophile und von Giles de Corbeil, letztere in Versen geschrieben, sowie mehrere Abhandlungen von Isaac, einem arabischen Arzt des 7. Jahrhunderts.

Alle diese Abhandlungen, die von den Professoren und Baccalaureaten erklärt und kommentiert wurden, bildeten die Grundlage des Unterrichts. Es läßt sich wohl kaum ermessen, wieviel Zeit auf die Vervielfältigung dieser Texte verwendet wurde, da doch das Druckereiwesen noch unbekannt war. Die Bibliothek war nicht sehr reich ausgestattet. 1395 enthielt sie acht oder neun Bücher: *Die Konkordanz* (Übereinstimmung) von Jean de Saint-Amand (1200), *Die Konkordanz* von Pierre de Saint-Flour (1325), das Buch Galens *De usu partium;* von Mézué *Medicamens simples* und *Die Praxis,* die *Abhandlung über Heilverfahren;* von Albucassis das Buch *Die Lehre von den Gegengiften* und von Nicolaus Myrepsus das Buch *Die geläuterte Lehre von den Gegengiften*

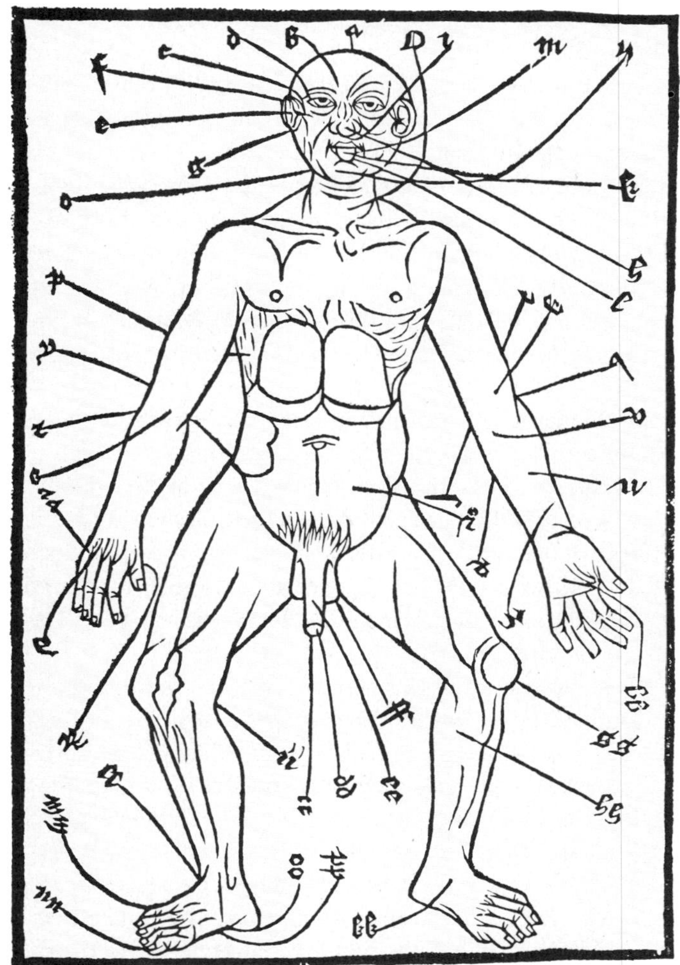

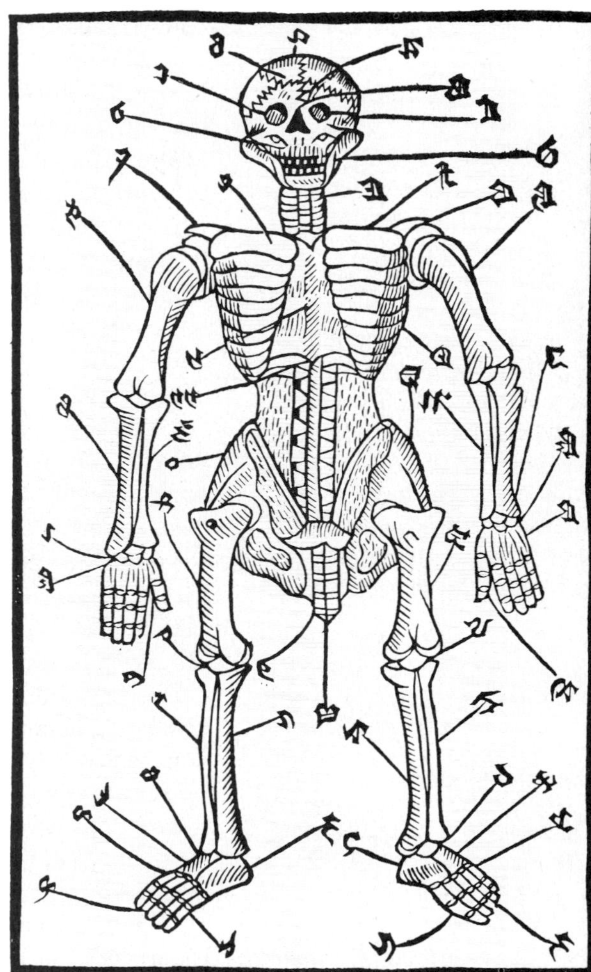

(1300). Schließlich das kostbarste, schönste und einzigartige Kleinod der Fakultät, so steht es in einem Brief an Ludwig XI., das *Totum continens Rhazis* in zwei Bänden. In der Tat wünschte Ludwig XI. eine Abschrift dieses Werkes für seine Bibliothek. Er schickte 1471 den Präsidenten des Rechnungshofes, Jean Ladriesse, zur medizinischen Fakultät, um ihren Rhazes auszuleihen.

Diese Nachfrage bewegte die Fakultät sehr. Man hielt mehrere Versammlungen in Notre-Dame ab, um einen Entschluß zu fassen. Die wohlbekannten Eigenschaften des Prinzen taten das Ihre, die Fakultät zögern und fürchten zu lassen. Schließlich entschied sie sich, ihren Rhazes nur gegen eine sichere Kaution zu verleihen: 3334 Gramm Silbergeschirr und einen Schuldschein über 1000 Pfund, den ein reicher Bürger namens Malingre in dieser Angelegenheit für den König unterzeichnete. Nachdem die Fakultät dem König ihre Bedingungen für die Entleihung ihres Juwels genannt hatte, wollte sie sich die Umstände zunutze machen und in dem Monarchen ebenfalls den Wunsch wecken, »die Büchereien zu erweitern und die Wissenschaft der Medizin zu bereichern und voranzutreiben«. Sie gab dem König zu verstehen, daß eine kleine Unterstützung nicht schaden könne, dieser blieb aber taub. Ein Jahr später wurden der Rhazes und die Kaution wieder gegeneinander ausgetauscht.

Die Werke, die wir aufgeführt haben und die vorwiegend zur Lehre bestimmt waren, blieben bis Fernel die einzigen Mittel zur Unterrichtung der Schüler.

Abbildung 812 (links)
Bildtafel für die Phlebotomie.
Summula jacobi de partibus per alphabetum, *Lyon 1500.*

Abbildung 813 (rechts)
Skelettzeichnung. Jacques Desparts, Dekan der medizinischen Fakultät Paris, kommentierte Avicenna. Die Bibliothek der alten medizinischen Fakultät besitzt die einzige Ausgabe, die von der Übersetzung Avicennas durch Gerhard von Cremona vom Arabischen ins Lateinische übriggeblieben ist. Darin sind Anmerkungen und Kommentare von Jacques Desparts enthalten.

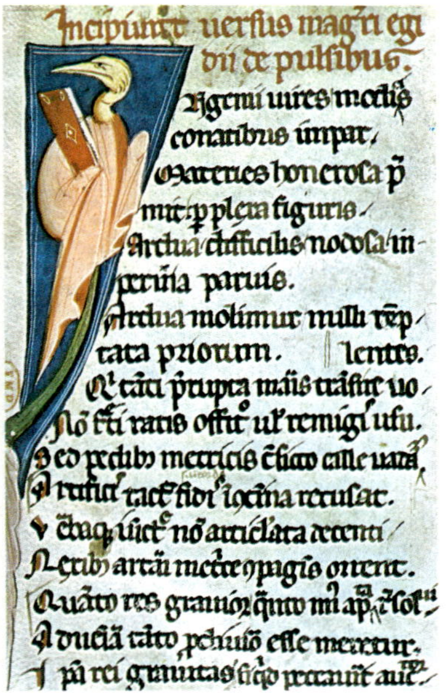

Abbildung 814
Kolorierte Zierbuchstaben, entnommen aus einer Handschrift des 15. Jh.s, das Werke von Hippokrates, von Galen und verschiedenen anderen Autoren enthält. Ein Vogel mit langem Schnabel hält ein Buch, in dem die »Verse über den Wald« von Giles de Corbeil zu lesen sind.

Um so mehr ist es zu bedauern, daß der unermüdliche Eifer, die Hartnäckigkeit und Beharrlichkeit beim Studium, die damals vorherrschten, dem Geist jener Epoche, der Scholastik, unterworfen waren. Dies bedeutete, daß die Wissenschaft nur darin bestand, zu lesen, zu lernen und zu wiederholen, einen Text zu erläutern und in der Argumentation zu zerpflücken. Indem man Tatsachen und experimentelle Methoden — die einzigen Möglichkeiten, die Naturwissenschaften voranzutreiben — vom Studium fernhielt, brachte man die Ärzte dazu, sich in Dogmen und Schriften zurückzuziehen. Sie verbarrikadierten sich in einer uneinnehmbaren Festung, an der Zitate und Tiraden abprallten, die andererseits sehr wohl geeignet gewesen wären, sie auf ein neues Gebiet zu führen. Diese trügerische Richtung erschien lange Zeit als die einzig richtige, die einzig unfehlbare.

Voller Eifer für ihre Mitglieder und Schüler zeigte sich die Fakultät von Beginn an sehr streng und ohne Nachsicht denjenigen gegenüber, die versuchten, ohne Befugnis in ihre Domäne einzudringen. Vergebens wurde also die königliche Autorität angerufen, wenn die Fakultät es einem ausländischen Arzt verweigerte, in Paris zu praktizieren und sich zwischen den Professoren einen Platz zu suchen. Der König scheiterte an den Statuten der Gesellschaft, und sein Schützling war gezwungen, sich entweder zu entfernen oder sich den Gebräuchen entsprechend zu verhalten.

Die Fakultät war sehr begierig darauf, ihre Privilegien zu bewahren. Sie glaubte, daß ein hohes Maß an Übereinstimmung unter den Mitgliedern das beste und einzige Mittel wäre, ein hohes Ansehen in der Öffentlichkeit zu erreichen und zu erhalten. Hierin liegt wohl die vollkommene Gleichstellung ihrer Mitglieder begründet. Die Doktoren der Fakultät zeichneten sich durch ihre Universalität aus. Der Unterricht war für alle eine vertraute Angelegenheit, denn auch die Baccalaureaten hielten Kurse ab, und alle, Professoren und auch Schüler, gewöhnten sich rechtzeitig daran, Vorträge zu halten. Alle Doktoren waren — der Reihe nach — angehalten, sich als Lehrende zu betätigen, außerdem waren sie aufgerufen, an den Examen der Schüler und an öffentlichen Veranstaltungen teilzunehmen.

Die Organisation der Kurse

Der Dekan und die Professoren der Fakultät von Paris übten ihre Funktionen nur für zwei Jahre aus. So verlangte es zumindest das Statut, und nur bei einmütigen Einverständnissen aller Mitglieder der Fakultät wurde davon abgewichen. Nach Ablauf der zwei Jahre wurden alle Doktoren zu einer festgesetzten Stunde am Samstag nach Allerheiligen zu einer Sitzung einberufen. Der demissionierte Dekan legte vor der Versammlung seine Insignien nieder und hielt eine Dankesrede in lateinischer Sprache, wobei er sich zahlreicher Superlative bediente. Er gab dann einen Rechenschaftsbericht über seine Verwaltung ab und stellte die derzeitige Finanzlage dar. Ihm folgten in vorher festgelegter Reihenfolge die entlassenen Doktoren. Nach den üblichen Dankesworten erläuterten sie Modus und Resultat ihrer Unterweisung. Nachdem dies geschehen war, wurden die Namen sämtlicher anwesenden Doktoren, alte und junge getrennt, auf einer Liste notiert und auf je eine Urne verteilt. Der demissionierte Dekan entnahm sodann drei Namenszettel aus der Urne der alten Doktoren und zwei Namenszettel aus der der jungen Doktoren. Die so durch Los ermittelten fünf Doktoren waren nun durch die gesamte Fakultät autorisiert, den neuen Dekan und die neuen Professoren zu wählen. Sie selbst waren automatisch von der aktiven Wahl ausgeschlossen.

Abbildung 815 (gegenüber)
Erste Seite derselben Handschrift, mit der Darstellung einer Unterrichtsszene und den ersten Lehrsätzen *des Hippokrates mit den* Kommentaren *des Galen, aus dem Arabischen ins Lateinische übersetzt von Constantinus Africanus.*

Prephatio domini Constantini affricani ... cassinensis monachi ad Glaconem discipulum suum ... amphorismos ypocratis.

... opus quod a te fuit super amphorismis ypocratis ...

Explicit prephatio. Incipit liber amphorismorum ypocratis. Prima particula:

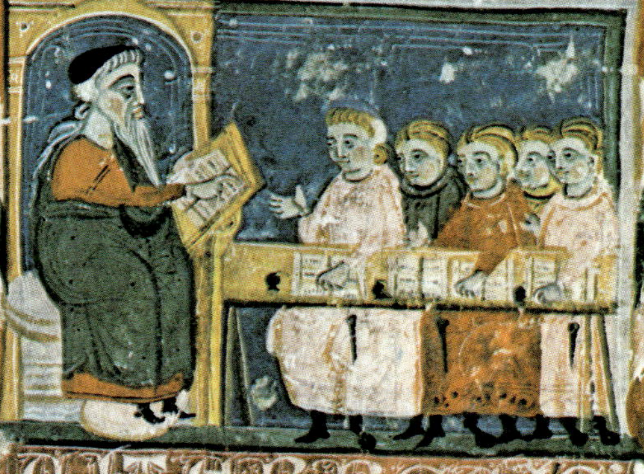

Vita brevis

ars vero longa. Tempus autem strictum. Experimentum timorosum. Iudicium autem difficile. Oportet ergo non solum se ipsum prebere facientem que oportet sed egrotantem et presentes et ea que extrinsecus sunt.

Incipit commentum Galieni super amphorismos ypocratis.

Zwei Professoren erteilten öffentlichen Unterricht an der Schule. Der eine behandelte, um sechs Uhr morgens im Sommer, um sieben Uhr im Winter, die natürlichen und die nicht natürlichen Dinge, *res naturales et non naturales,* d. h. die Anatomie, die Physiologie, die Hygiene usw. Der andere Professor hielt seine Kurse mittags um ein Uhr ab und unterrichtete die *praeter naturam,* d. h. die Krankheiten, ihre Behandlung und die medizinischen Heilmittel. Der erste Professor nahm im zweiten Jahr den Platz des anderen Kollegen ein, um seine medizinischen Kenntnisse im Laufe der zwei Jahre zu vervollständigen. Den nun vakanten Platz aus dem ersten Jahr nahm einer der Professoren ein, die nach Allerheiligen gewählt worden waren.

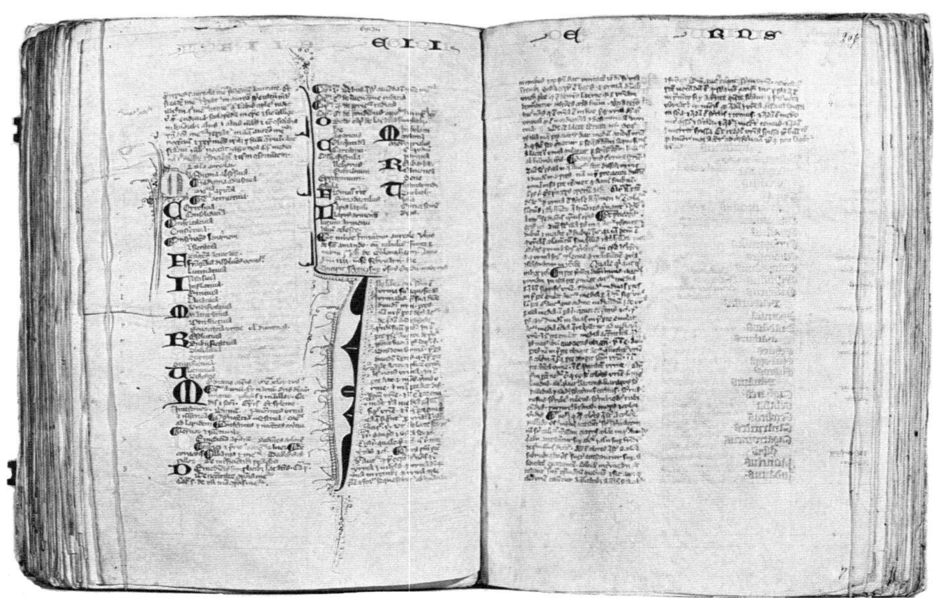

Abbildung 816
Seiten einer medizinischen Abhandlung.

Der Professor des ersten Jahres nahm für die Demonstration der Anatomie einen Barbier (chirurgien barbier) als Assistenten. Die Professorenrolle bestand nun darin, den Barbier daran zu hindern, »allzuweit von seiner Aufgabe abzuschweifen« *(non sinat divagari)* und ihn auf die Demonstration der für den Kurs vorgeschriebenen Partien zu beschränken. Die Chirurgie wurde nur von einem Professor unterrichtet. Der Unterricht selbst fand seine Grenzen in der Operationsmöglichkeit: *Chirurgiae professor, chirurgica tantum doceat, id est quae operationem manuum pertinent.*

In der Anatomie nur ein Handwerk zu sehen, ist eine etwas seltsame Definition, die allerdings sehr gut mit dem Vorurteil der damaligen Epoche korrespondierte: dem Vorrang der Medizin über die Chirurgie. Dieses Vorurteil ist der Grund für die lange Zeit herrschende Unwissenheit der Mediziner hinsichtlich der allgemeinen organischen Veränderungen bei lokalen Krankheiten. Man stritt sich lieber über den Säuregrad und den Alkaligehalt der Körpersäfte, das Aufbrausen und Brodeln des Geistes, als einen Leichnam zu berühren. In manchen Fällen überließ man die pathologische Anatomie den Chirurgen, die kaum mit dieser Materie vertraut waren und die man auch so weit wie möglich vom Studium der nicht chirurgischen Krankheiten fernhielt.

Die Fakultät schuf die Stelle eines Archidiakon, die heute der einer Hilfskraft für Anatomie entspricht. Dieser Archidiakon wurde aus der Mitte der Studenten erwählt. Seine Aufgabe war es, Leichen zu besorgen und die Kurse des Professors vorzubereiten und zu wiederholen. Später wurde diese Funktion von einem Baccalaureaten ausgeübt, der auf Grund seines Titels berechtigt war, von den Studenten Geld einzunehmen. Die Kurse in Anatomie mußten bezahlt werden: 40 sols im ersten, 20 sols im zweiten Jahr. Die Veteranen bezahlten 10 sols. Man machte also mit der Anatomie ein gutes Geschäft.

Die Aufgabe des Professors für Botanik war es, die Schüler mit den Namen und Eigenschaften der Pflanzen vertraut zu machen. Der Professor für Pharmazie hatte zu Beginn keine andere Aufgabe als die, den Schülern die Namen, die Zusammensetzung und die Zubereitung von Heilmitteln beizubringen.

Zu Ehelosigkeit verpflichtet

Ursprünglich gehörten der Fakultät nur Kleriker an. Nach und nach aber wuchs die Zahl der weltlichen Mitglieder. Das hatte zur Folge, daß die Priester immer größere Schwierigkeiten hatten, zum Baccalaureat zugelassen zu werden. Die Fakultät fürchtete, daß dem Studium der Medizin durch die Theologie nur Schaden erwachsen könne. Außerdem hatte Papst Honorius bereits gegen Ende des 14. Jahrhunderts ein Ausübungsverbot für Priester verfügt, da seiner Meinung nach der Beruf eines Arztes weder den Eigenschaften noch dem Stand eines Priesters entsprach. Dieses Verbot wurde jedoch nicht streng eingehalten: es gab noch lange Zeit Priester, die die Lizenz erhielten, die Professoren wurden und die ärztliche Praxis und priesterliche Funktion nebeneinander ausübten. Es war allerdings ein sonderbarer Widerspruch, daß die Fakultät, die der Zulassung von Priestern einige Steine in den Weg legte, von allen Mitgliedern die strenge Einhaltung der Ehelosigkeit forderte. Sie wollte zweifellos ein Zusammensein von Verheirateten und Nichtverheirateten vermeiden, obwohl ein solches Miteinander nichts Unmoralisches an sich gehabt hätte. Das Zölibat wurde vielleicht deshalb verlangt, um Eifersüchteleien zwischen den Fakultätsangehörigen zu unterbinden. Die Einhaltung des Zölibats galt für das 13. und noch einige Jahrzehnte des 14. Jahrhunderts. So wurde Jean Despois, der 1395 zum Baccalaureat zugelassen worden war, von der Lizenz ausgeschlossen, weil er zwischenzeitlich geheiratet hatte. Erst nachdem er Witwer geworden war, wurde er wieder in die Fakultät aufgenommen. Ebenso verlor Charles de Meauregard, Dekan im Jahre 1443, alle seine Titel, als er drei Jahre später heiratete. Seine Frau war bereits verwitwet, und die Tatsache einer zweiten Heirat wurde ihr gemäß der religiösen Vorstellungen der damaligen Zeit als Bigamie ausgelegt!

Die Aspiranten für das Baccalaureat mußten an Eides Statt erklären, daß sie nicht verheiratet waren. Ein Artikel der ersten Statuten der Fakultät schrieb vor, daß, wer immer den Titel eines lehrenden Doktors erhalten oder behalten wollte, sich dem Zölibat unterwerfen müsse.

Diese Regelung wurde bis 1452 befolgt. In dieser Zeit wurde der Kardinal d'Estouteville vom Heiligen Stuhl abgesandt, um die Fakultäten der Theologie, der Medizin und des Rechts zu organisieren. Der Papst hatte die Gerichtsbarkeit und die Kontrolle über die Lehre in sämtlichen Universitäten der katholischen Welt inne. Nachdem der Kardinal sich um die Fakultäten der Theologie und des Rechts gekümmert hatte, wandte er sein Augenmerk den Medizinern zu. Er war ein gelehrter Mensch, ein Mann von klarem Verstand und gesunder

Abbildung 817
Kardinal d'Estouteville (1403—1483). Stich aus dem 16. Jh.

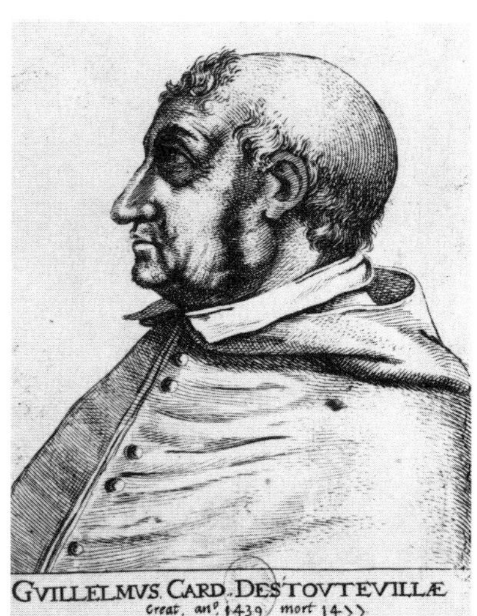

Urteilskraft. Er führte mehrere nützliche Reformen durch und schaffte im Rahmen seiner Machtkompetenz das Zölibat ab. Er bezeichnete diese Verordnung als gottlos und absurd, *impium et irrationabile,* »weil es gemäß des Dekrets vor allem den verheirateten Männern zukommt, sich die Fähigkeit, Medizin zu unterrichten und zu praktizieren, anzueignen«.

Kardinal d'Estouteville ordnete weiterhin an, daß das bisher vernachlässigte Gebiet der Hygiene auch an der medizinischen Fakultät gelehrt wurde. Er verlangte, daß eine These über dieses Fach von den Baccalaureaten im Examen zu verteidigen sei. Diese These wurde *thesis cardinalitas* genannt.

Die Prüfungen

Die Zulassung zum Baccalaureat wurde auf Antrag bewilligt, sobald die Kandidaten die notwendigen Formalitäten erfüllt hatten.

Zu diesem Zweck lud der Küster der Fakultät alle Doktoren für den Samstag, der dem vierten Fastensonntag vorausging, um 10 Uhr morgens in die Schule ein. Die Kandidaten, die entsprechend gekleidet waren, erschienen vor den versammelten Doktoren, und einer von ihnen bat im Namen aller um Zulassung zum Examen. Nach dieser kurzen Rede nannte jeder Kandidat seinen Namen, Vornamen, Land und Religionszugehörigkeit. Danach wurden alle von den ältesten Doktoren in einer medizinischen Frage geprüft. Am darauffolgenden Montag mußten die Kandidaten wieder erscheinen, um über ihren bisherigen Studiengang Rechenschaft abzulegen und ihre Bescheinigungen vorzuweisen. Bei dieser zweiten Sitzung wurde eine Kommission von vier oder sechs Doktoren, entsprechend der Anzahl der Kandidaten, gewählt, die die Urkunden der Kandidaten prüften. Diese Kommission gab der Fakultät am darauffolgenden Samstag einen Bericht ab. Hier wurde nach weiterer Diskussion der Prüfungstermin bestimmt, meistens war es der folgende Montag.

Die Doktoren, die die Prüfung des Baccalaureaten durchführten, wurden alle zwei Jahre in einer Vollversammlung gewählt, die immer am dritten Samstag im Januar stattfand. Die Versammlung diente noch einem anderen Zweck: neben der Nominierung der Prüfer wurden die Personen bestimmt, denen die Fakultät auf Grund besonderer Verdienste durch die Baccalaureaten Kerzen überreichen ließ.

Abbildung 818
Avicenna unterrichtet. Miniatur aus dem Buch des Avicenna, übersetzt von Gerhard von Cremona.

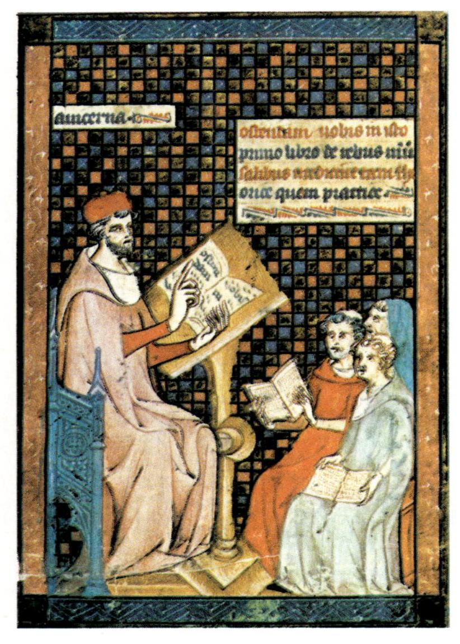

Der Ernennungsmodus der Prüfer entsprach dem der Professoren. Durch Los wurden sechs Wahlmänner ermittelt, drei junge und drei alte Doktoren. Das Baccalaureat war eine sehr strenge Prüfung. Es dauerte ungefähr eine Woche. Am ersten Tag, einem Montag, wurden die Kandidaten über Physiologie und Anatomie geprüft, am zweiten Tag über Hygiene und am dritten Tag über Pathologie. Nach Ende der dritten Prüfung erhielten die Kandidaten einen Lehrsatz des Hippokrates, den sie am folgenden Freitag erklären und kommentieren mußten. Wenn der Kandidat diese Aufgabe erfüllt hatte, stellte man ihm weitere Fragen zum bereits kommentierten Lehrsatz, äußerte er zwei oder drei widersprüchliche Syllogismen zur Schlußfolgerung dieses Lehrsatzes, um eine kurze Diskussion zu provozieren und den Kandidaten somit auf den Kampf vorzubereiten, den er bei einem späteren Examen durchzufechten haben würde. Damit endete der erste Teil des Baccalaureats.

Am darauffolgenden Tag, Samstag, mußte der älteste der Prüfer vor der Fakultät einen Bericht über die Verdienste der Kandidaten abgeben. Danach folgten alle anderen Doktoren mit ihrem Votum. Nach den Berichten entschied man in offener Abstimmung über die Nominierung bzw. Rückweisung der Kandidaten.

Sobald dieser Vorgang beendet und die Liste der Baccalaureaten geschrieben war, stellte der Pedell die Kandidaten vor. Er rief den Namen eines jeden auf und fügte in Latein hinzu: »*Hodie baccalaureatus gradum adeptus est in saluberrima facultate medicine parisiensi M .... proinde, faciat nunc suum principium; dic.*«

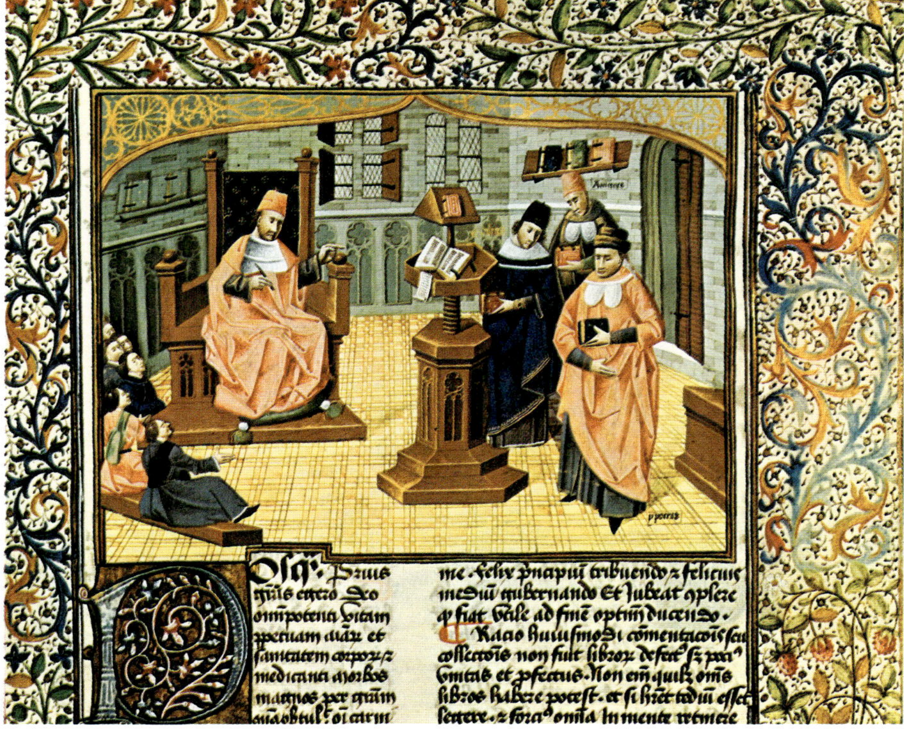

Abbildung 819
Darstellung einer Unterrichtsszene über Gegengifte von Bernard de Gordon, 1461.

Danach gab jeder Bakkalaureus seinerseits seine Grundsätze bekannt. Diese neue Zeremonie bestand darin, einen Lehrsatz des Hippokrates oder einen anderen medizinischen Satz zu rezitieren. Zuvor jedoch schwörten die Baccalaureaten einen heiligen Eid, der so eigentümlich ist, daß wir ihn nicht unterschlagen wollen:

»Sie schwören, ganz treu und mit all ihrer Kraft die Berufsehre, die Praktiken, die Gewohnheiten und die Statuten der Fakultät zu wahren und zu achten und, was immer ihnen auch passieren möge, niemals dagegen zuwiderzuhandeln.«

»...., dem Dekan und allen Professoren der Fakultät Ehre und Respekt zu erweisen.«

»...., der Fakultät beizustehen, wenn immer irgend jemand etwas gegen ihre Statuten oder ihre Ehre unternehmen sollte. Sie sind verpflichtet, diejenigen anzuzeigen, die unerlaubterweise praktizieren. Sie unterwerfen sich den Strafen, die die Fakultät im Falle von Zuwiderhandlungen auferlegt.«

»..., an allen angeordneten Messen teilzunehmen, spätestens vor Ende der Epistel zu erscheinen und bis zum Ende des Gottesdienstes zu bleiben, sei es auch eine Jahresmesse für die Toten. Im Falle der Nichteinhaltung dieser Vorschrift ist ein ›écu d'or‹ Geldstrafe zu entrichten. Das gleiche gilt für die jeden Samstag von der Schule gelesenen Messen, Ferienzeiten ausgenommen.«

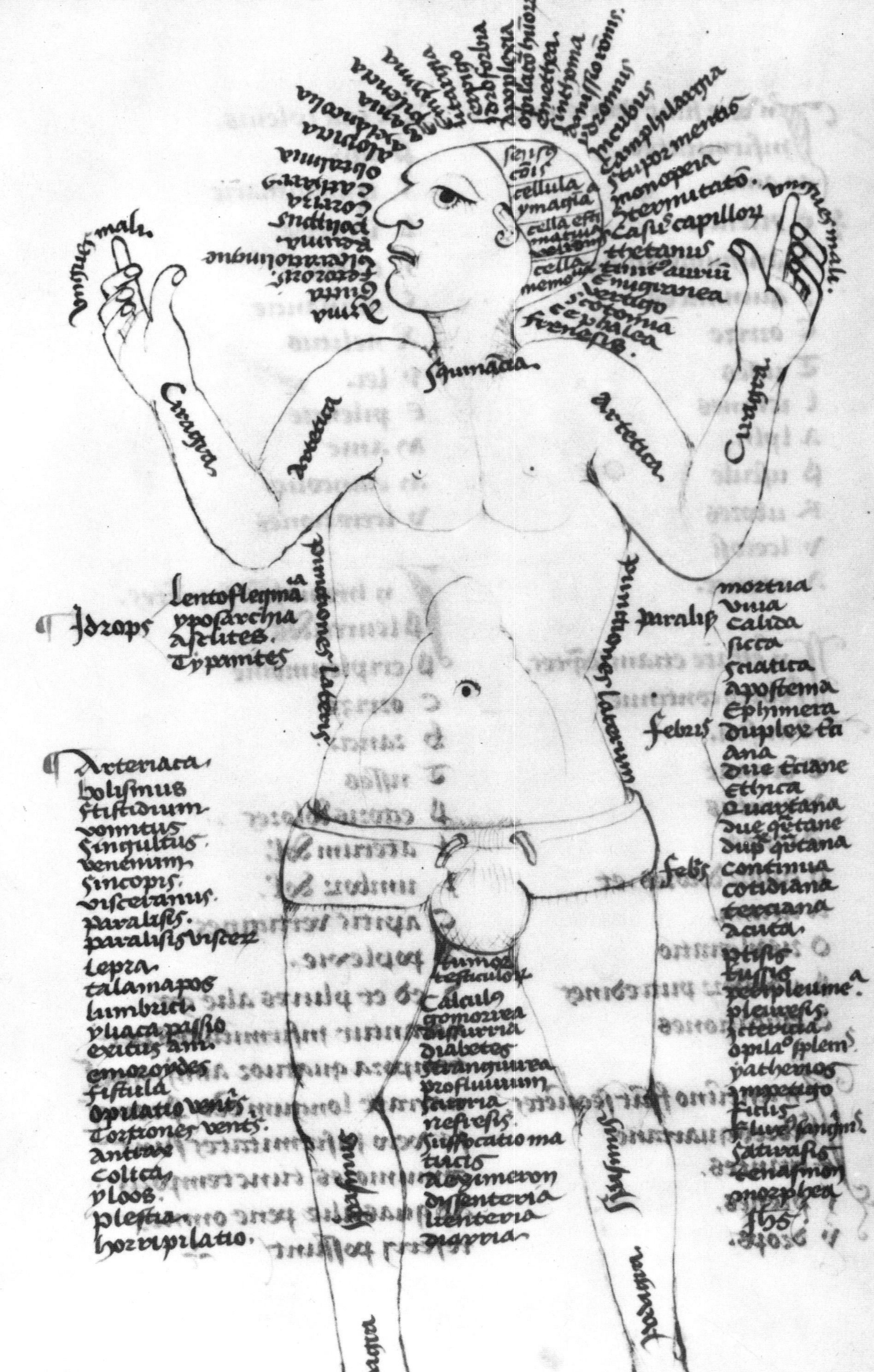

Idrops
yposarcha
asclites
typanites
Paralisis
Febris
mortua
viva
calida
sicca
sciatica
apostema
Ephimera
etica
continua
cotidiana
terciana
acuta
ptisis
tussis
pleuresis
ictericia
Arteriaca
bolismus
fastidium
vomitus
singultus
venenum
sincopis
paralisis
lepra
lumbrici
yliaca passio
emoroides
fistula
torsiones vent.
colica
Calculus
gomorrea
disuria
diabetes
stranguiria
profluvium
satiria
nefresis
suffocatio matricis
dissenteria
lienteria
diarria
Podagra
Artetica
Ciragra
Squinancia
frenesis
cephalea
scotomia
vertigo
emigranea
tinnitus aurium
tetanus
casus capillorum
cellula ymaginativa
memoria

»..., an den Übungen und Streitgesprächen der Akademie für die Dauer von zwei Jahren teilzunehmen, jeweils eine These über eine medizinische und eine die Hygiene betreffende Frage zu verteidigen. Schließlich immer für Frieden und Ordnung zu sorgen und sich einer ruhigen Argumentationsweise in den von der Fakultät vorgeschriebenen wissenschaftlichen Diskussion zu bedienen.«

Während der Dauer eines Tages mußten die neuen Baccalaureaten die Namen und Eigenschaften von Pflanzen nennen, die man ihnen vorlegte. Danach folgte das Examen über das medizinische Fach, genauer: *de omni materia medicinali.* Es dauerte eine ganze Woche, täglich von 14 Uhr bis 17 Uhr. Alle unterrichtenden Doktoren mußten reihum die Baccalaureaten prüfen und diejenigen, die ohne wichtigen Grund fernblieben (Krankheit oder körperliches Unwohlsein), wurden zu einer Strafe von 4 Pfund herangezogen.

Nach Ablauf dieser Übungen widmeten sich die Baccalaureaten für den Rest des Sommers speziellen Studien und bereiteten sich darauf vor, gegen Herbstende eine These über Physiologie verteidigen zu können.

Für die Verteidigung einer These wurde normalerweise eine Woche pro Kandidat veranschlagt. Die Dauer der Sitzungen war erschreckend: von sechs Uhr morgens bis zwölf Uhr mittags. Von sechs bis acht Uhr unterbreitete der Präsident dem argumentierenden Baccalaureaten zwei oder drei Syllogismen. Der Prüfling wurde außerdem noch von den anderen Baccalaureaten zur weiteren Argumentation veranlaßt. Von acht bis zwölf Uhr stritten drei ältere und sechs junge Doktoren, die vorher bestimmt worden waren, der Reihe nach über die These.

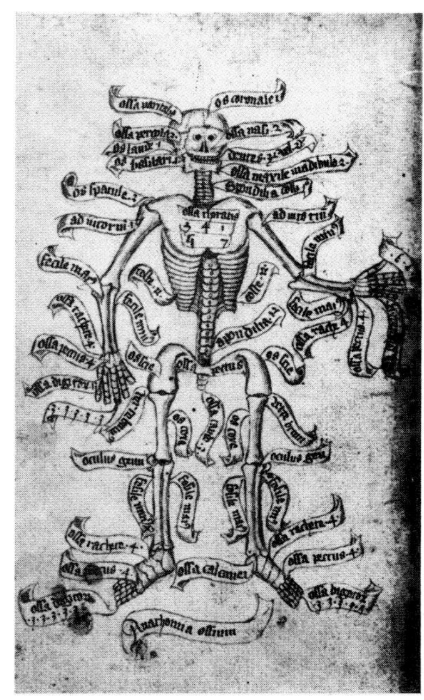

Abbildung 821
Skelettzeichnung von Etienne Beluveten aus dem Jahre 1454, entnommen aus der Streitschrift der Chirurgie *von Guy de Chauliac. Französische Handschrift des 15. Jh.s.*

Die Baccalaureaten begannen ihre Kurse um fünf Uhr morgens. In der ersten Zeit, in der es noch keine Uhren gab, wurde der Student durch die Glocke eines Mönchskonvents geweckt. Man sah ihn dann, der Dunkelheit eines Wintermorgens trotzend, tastend die gewundenen Treppen von seinem Kämmerchen hinuntersteigen, den Riegel einer niedrigen Tür öffnen, durch die dunklen und engen Gassen des Quartiers Latin schleichen, eine Laterne in der Hand, wenn die Nacht zu dunkel war. In der rue de Fouarre angekommen, trat er in einen niedrigen Raum ein, eine Art Stall, der mit Stroh ausgelegt war. Zwei schwache Kerzen erleuchteten den Raum. Der Professor hatte ein Bündel Stroh mehr zur Verfügung als seine Schüler, so daß er über dem Auditorium saß. Lange Zeit wurde unter solchen Bedingungen gelehrt und gelernt.

Die Lizenz

Nachdem die Absolventen des Baccalaureats zwei Jahre lang weitere Erfahrungen gesammelt hatten, indem sie sowohl gelehrt und miteinander argumentiert als auch in den Hospitälern gearbeitet hatten, baten sie die Fakultät um Zulassung zum praktischen Examen *(Examen de Praxi).* Der Dekan bestimmte den Prüfungstag, der normalerweise vor dem Fest des heiligen Peter lag. Die Examen wurden unter vier Augen durchgeführt, d. h. der Bakkalaureus suchte die Doktoren zu Hause auf und unterhielt sich mit ihnen über die medizinische Praxis *(inter privatos parietes,* Artikel 22 der ehemaligen Statuten). Kurz darauf versammelten sich die Doktoren in der Schule, gaben ihre Meinung über den Kandidaten ab und entschieden über seine Zulassung oder Ablehnung.

Die Doktoren, die die Prüfung für die Lizenz abnahmen, mußten einen Eid auf das Kreuz schwören. Mit der Strafe ewiger Verdammung bei Nichteinhaltung dieses Eides verpflichteten sie sich, einem jeden Kandidaten nur den Rang zuzugestehen, den sie nach bestem Wissen und Gewissen vertreten konnten. Sie

Abbildung 820 (gegenüber)
Anzeige der Krankheiten, die verschiedene Körperteile befallen können. In: Kurze Abhandlung über Hygiene und Medizin, *15. Jh.*

durften niemandem, weder durch Schrift noch durch Wort, die Reihenfolge ihrer Kandidatenliste bekanntgeben. Jeder Prüfer fertigte also eine Liste der zugelassenen Kandidaten an, mit dem Primus an der Spitze. Diese Listen wurden in Anwesenheit des Kanzlers und des Dekans in eine Urne gesteckt. Nun zählten die beiden mit Hilfe einiger Doktoren die Listen aus, so daß die Reihenfolge der Kandidaten deutlich wurde.

Nach einigen Tagen wurden die zugelassenen Lizenziaten vom Dekan und einer Abordnung der Fakultät zum Kanzler der Akademie und zu den kirchlichen Würdenträgern geführt. Alle trugen festliche Kleidung. Der Dekan stellte im Namen der Fakultät den hohen Würdenträgern die neuen Lizenziaten vor und hielt eine schwungvolle lateinische Rede. Nun antwortete der Kanzler seinerseits mit aller ihm zur Verfügung stehenden Eleganz *(eleganti pariter oratione).* Daraufhin boten die Lizenziaten allen Anwesenden Dragees und Zuckerbonbons an, auf denen manchmal aus besonderer Liebenswürdigkeit das Bildnis des Dekans zu sehen war.

Abbildung 822
Seite einer Handschrift aus der Chirurgie *von Albukassis, 14. Jh.*

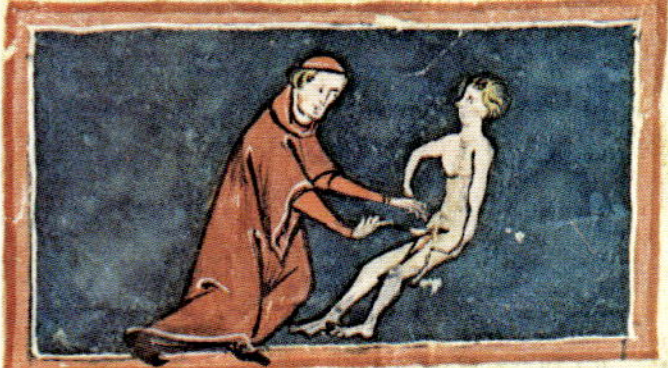

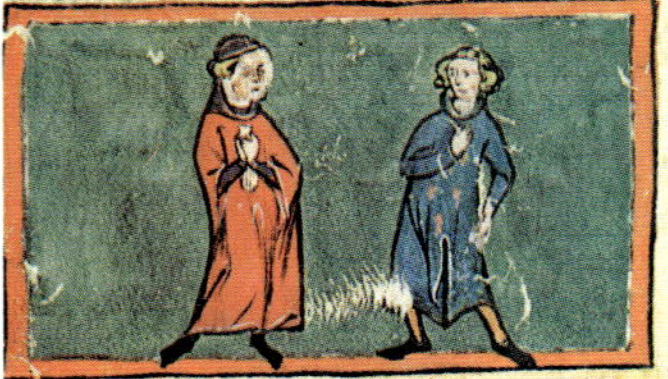

Vor dieser ersten Zeremonie, die im Erzbischöflichen Palais stattfand, besuchten die Lizenziaten gewöhnlich in Begleitung des Pedells und des Küsters verschiedene staatliche Körperschaften, so z. B. die Mitglieder des Parlaments, die Minister, die Handelsvögte, die Schöffen, die Polizeileutnants usw. Dieselben wurden im Namen der Fakultät eingeladen, am Festakt des ›paranymphe‹ teilzunehmen und zu erfahren (ich zitiere den Rest des Satzes in Latein, um ihn nicht seiner Wirkung zu berauben): *quos, quales, et quot medicos urbi atque universo orbi medicorum collegium, isto anno, sit suppeditaturum.*

Am darauffolgenden Sonntag fand der Akt des ›paranymphe‹ statt, einer der ältesten Bräuche der Fakultät. Kaiser Sigismund hatte 1416 an einem solchen Festakt teilgenommen. Der ›paranymphe‹ ist ein Mythos, eine Art allegorisches Symbol, durch das die neuen Lizenziaten die Fakultät, in deren Schoß sie nun aufgenommen waren, ehelichten. Wir wissen, daß vor allem bei den Griechen derjenige als *paranymphios* bezeichnet wurde, der die Ehre der Jungvermählten bewachte und sich solange an der Seite des Ehemannes aufhielt, bis dieser seine frisch angetraute Braut in die gemeinsame Wohnung führte. Im oben erwähnten Festakt erfüllte der Dekan für die Lizenziaten die Rolle des *paranymphios.* Die Fakultät war die Angetraute, die Jungfrau im weißen Schleier mit einem Kranz aus Orangenblüten. Der Lizenziat war der Ehemann, der ihr Treue, Ergebenheit, Gehorsam, eifriges Bemühen für ihre Interessen und Kühnheit für die Verteidigung ihrer Rechte, ihrer Würde und ihrer Ehre gelobte.

Da eine solche Verbindung, deren Eide voller heiliger Garantien waren, feierlich eingegangen werden mußte, hatte auch die Kirche Anteil an diesem Festakt. Der Dekan legte vor einer großen Versammlung dem Kanzler Rechenschaft über die Verdienste der Lizenziaten ab, die von nun an aufgefordert waren, die Funktionen eines Arztes auszuüben. Die Namen und Vornamen der Lizenziaten wurden gemäß dem Rang ihrer Aufnahme durch den Küster aufgerufen. Barhäuptig und kniend erhielten sie von dem Kanzler die Lizenz und die Fakultas, Medizin zu unterrichten, zu interpretieren und zu praktizieren, *hic et ubique terrarum.* Anschließend wurden sie in die Kathedrale geführt, in die Kapelle der Jungfrau, und dankten Gott, daß er ihnen bei der Arbeit beigestanden hatte. Der Kanzler hatte hierbei die Rolle eines Abgesandten des Papstes, sprach mit leiser Stimme ein kurzes Gebet und erinnerte die zukünfti-

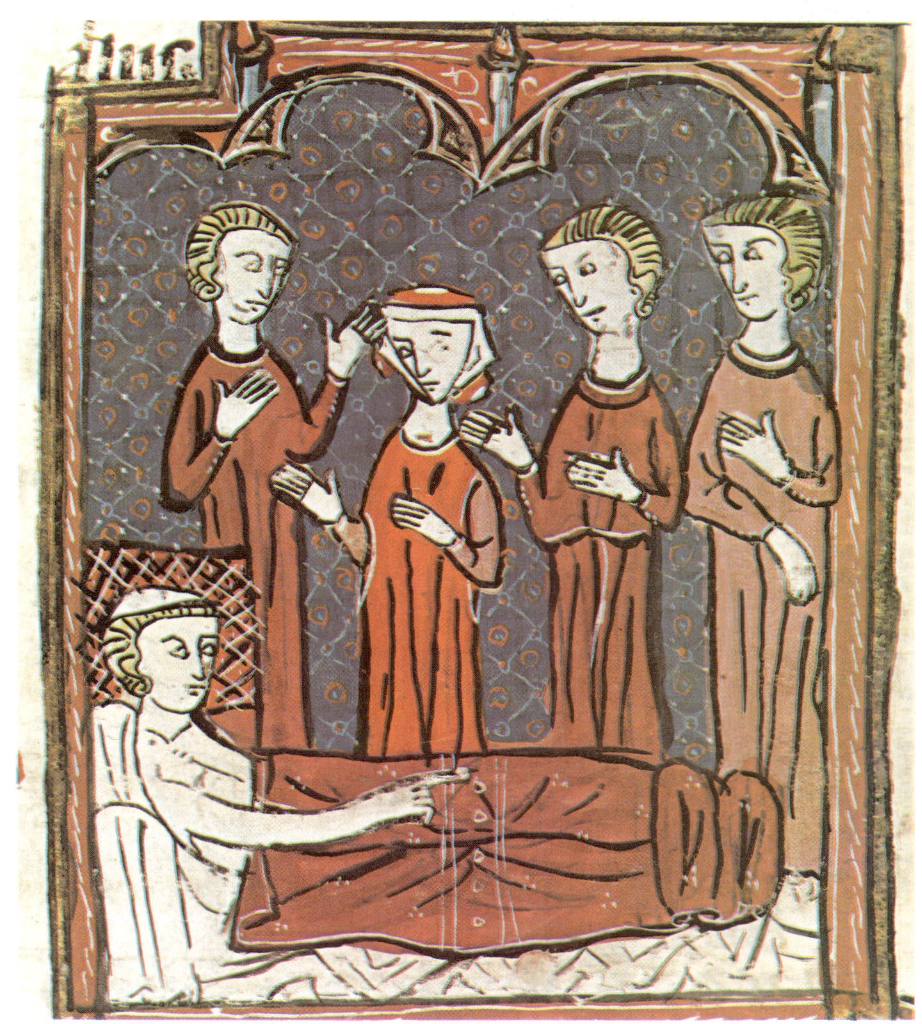

Abbildung 823
Ein Kranker in seinem Bett, 12. Jh.

gen Doktoren daran, daß sie, zumindest durch die Religion der Kirche angehörig, immer dazu bereit sein müßten, der Verteidigung der Wahrheit alles zu opfern, *usque ad effusionem proprii sanguinis.*

Das Doktorat, die letzte Etappe

Die Lizenziaten unterrichteten und praktizierten Medizin. Um aber ein Stimmrecht an der Schule zu erhalten und mit allen Ehren in der Familie der Mediziner aufgenommen zu werden, war der Doktortitel unerläßlich. Dennoch begnügte sich eine große Anzahl von Ärzten mit der Lizenz. Das waren diejenigen, die sich weniger für die Lehre, als für eine bescheidene Praxis geeignet fühlten. Auch diejenigen, die die Hauptstadt verließen, glaubten zunächst, ohne weiteren Titel auskommen zu können. Sie behielten sich aber vor, diesen vielleicht später zu erbitten. Tatsächlich zögerten viele ihr Doktorat hinaus und begaben sich erst lange Zeit nach Bestehen der Lizenz zur Doktorprüfung. Es war festgesetzt, daß jeder Lizenziat, um das Doktorat zu erlangen, dem Rang folgte, den er bei der Lizenz erhalten hatte. Um aber die Letztrangigen nicht unendlich lange warten zu lassen, entschied die Fakultät, dem besten Lizenziaten sechs Wochen, allen anderen vierzehn Tage für die Vorbereitung zu gewähren. Nach dieser Reihenfolge ging jeder Lizenziat, wenn es ihm angemessen

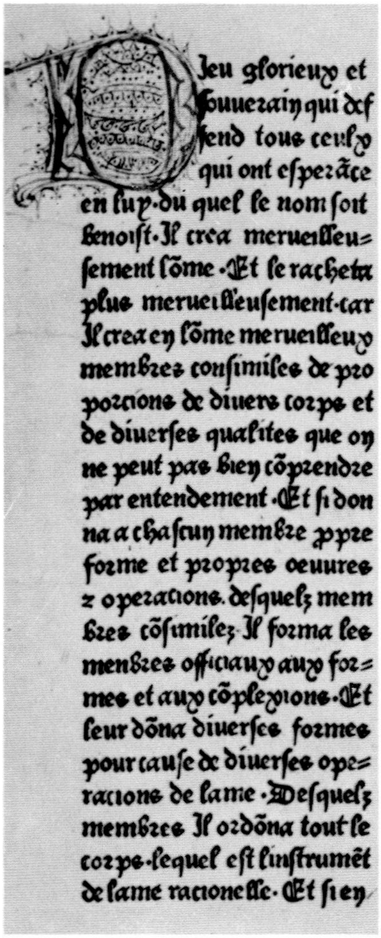
Dieu glorieux et
souuerain qui def
fend tous ceulx
qui ont esperãce
en luy. du quel le nom soit
benoist. Il crea merueilleusement lõme. Et le racheta
plus merueilleusement. car
Il crea en lõme merueilleux
membres consimiles de pro
porcions de diuers corps et
de diuerses qualites que on
ne peut pas bien cõprendre
par entendement. Et si don
na a chascun membre ppre
forme et propres oeuures
z operacions. desquelz mem
bres cõsimilez Il forma les
membres officiaux aux formes et aux cõplexions. Et
leur dõna diuerses formes
pour cause de diuerses operacions de lame. Desquelz
membres Il ordõna tout le
corps. lequel est linstrumẽt
de lame racionelle. Et si en

Abbildung 824
Seite aus der Chirurgie *von Laufranc, gedruckt nach der in Venedig erschienenen* Chirurgie *von Guy de Chauliac.*

erschien, zum Dekan und zur Fakultät, um seine Bittschrift (Zulassungsgesuch) vorzulegen. Nach der Annahme des Gesuchs setzte der Dekan den Zeitpunkt für die abendliche Sitzung und die Zeremonie des Doktorats fest. Die abendliche Sitzung (vespérie) war ein Festakt, der einige Tage vor der Verleihung des Doktortitels stattfand. Der Vorsitz konnte nur von einem Professor geführt werden, der mindestens schon seit zehn Jahren der Fakultät angehörte. Der Vorsitz wurde reihum übernommen und derjenige, der ihn führte, hielt im Namen der Fakultät eine lateinische Rede. Dem Aspiranten wurde die Wichtigkeit und Würde seines Berufes ans Herz gelegt, und er wurde aufgefordert, seine Aufgabe so gut wie möglich zu erfüllen. Vor dieser Rede stellte der Präsident dem Kandidaten eine oder zwei Fragen und diskutierte mit ihm über die richtige Lösung. Dann folgte der Doktor, der bei der Aufnahme des letzten Lizenziaten den Vorsitz geführt hatte. Seine Rede beendete die Sitzung.

Einige Tage später besuchte der zukünftige Doktor, begleitet von zwei Baccalaureaten und den Küstern der Schule, alle Professoren, um sie zu einer Aufnahmesitzung einzuladen. In den ersten Jahrhunderten seit Bestehen der Schule war die Anwesenheit der Professoren fakultativ. Manche kamen, manche kamen nicht, und oft nahmen die Doktoren sogar ohne Beffchen und Robe daran teil.

Die Universität von Paris als Zentrum der Ausbildung im Mittelalter blieb auch für die Gründung und Entwicklung anderer Universitäten in Europa nicht ohne Einfluß. Die Gründung der Universität Prag, der ältesten in Deutschland, erfolgte im Jahre 1348 durch König Karl IV., der während seiner Jugendzeit in Paris am Hofe Karls des Schönen, an der Universität und später als Statthalter von Italien mit den gelehrtesten Männern seiner Zeit in Verbindung stand. Die Universität Prag wurde auf lange Zeit der Mittelpunkt des wissenschaftlichen Lebens in Deutschland und im Osten Europas. Der erste Lehrer der Medizin soll Nicolaus de Gericka gewesen sein.

Abschließend muß erwähnt werden, daß die Lehre an den medizinischen Fakultäten von Paris und Montpellier in der beschriebenen Form weitgehend bis zum Ende des 18. Jahrhunderts bestehen blieb. Weil diese Strukturen aber aus dem Mittelalter stammen, haben wir ihre detaillierte Beschreibung einer verkürzten Darstellung vorgezogen.

ראשון פרק

בי‏כי יגמר חטטר מעל ובמסל״ט בח׳ חן תב רמיב
נעור ו‏מל׳ גזב ברב חנקטי נחמל מצ‏יה בכפרשלי

הספר

משלימה דחסאון

אמר גליאנור

ברפנםהכמל כם עד ע׳ב כלמבד חברכד מלהכל מודב קהל
גוי‏ככו עד יד ד‏מ‏ב‏ כ‏כלרלך כבונא מווד ערב פלרכב

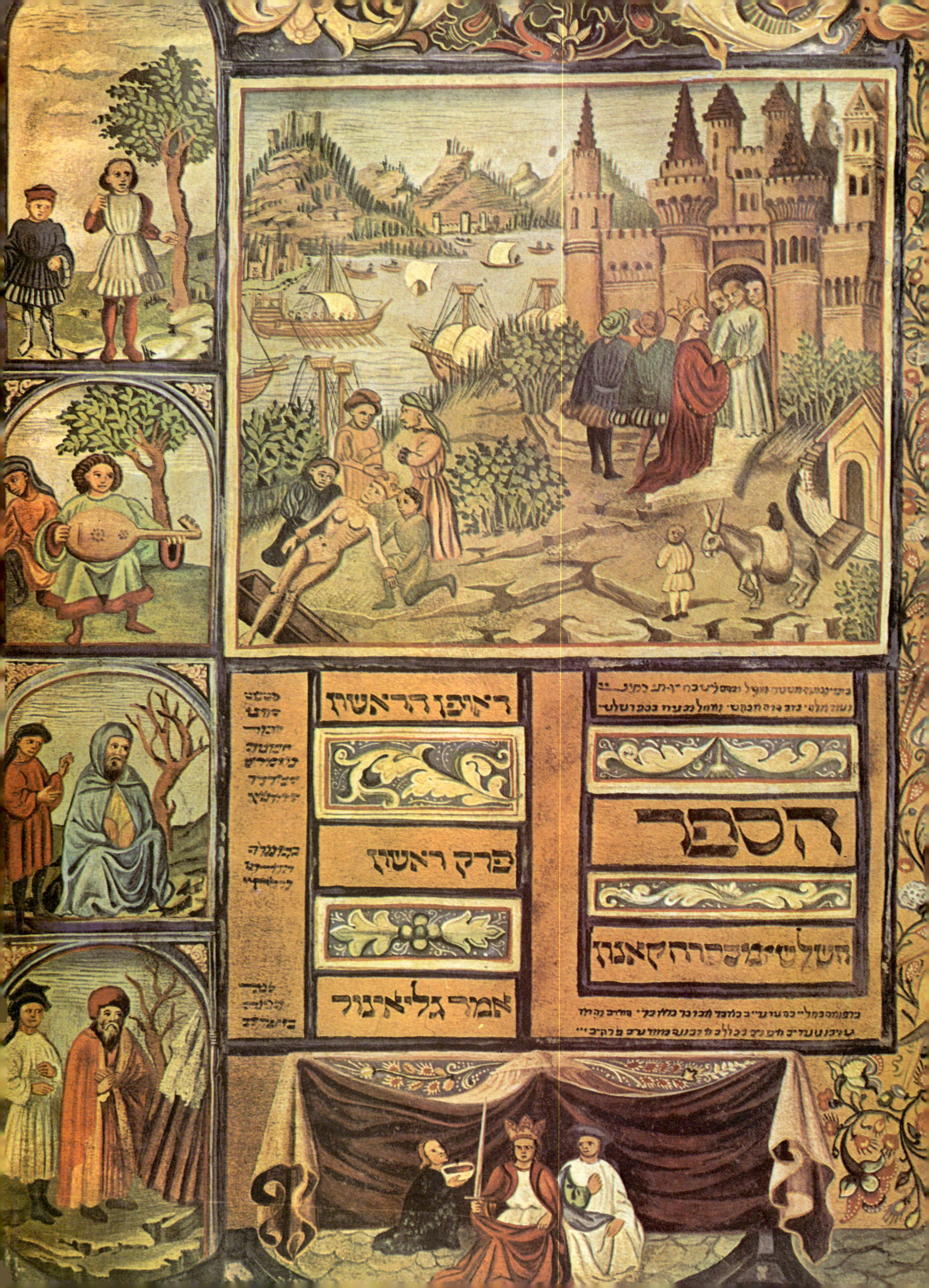

Die hebräische Medizin bis zum Mittelalter

von Isidore Simon

In den israelitischen Texten religiösen Inhalts finden sich zahlreiche Vorschriften, Hinweise und Begebenheiten aus dem Bereich der Medizin. Aus den vielen Dokumenten, die das Leben des jüdischen Volkes veranschaulichen, gewinnt man problemlos Aufschluß über eine eigene hebräische Medizin.

Die ältesten Schriften wurden in dem Teil der Bibel zusammengestellt, der seit dem Christentum Altes Testament heißt.

Das Wissen ihres Volkes überlieferten die jüdischen Gelehrten zwischen dem 2. Jahrhundert v. Chr. und dem 2. Jahrhundert n. Chr. lediglich auf mündlichem Wege. Erst später, gegen Ende des 2. Jahrhunderts n. Chr., legte Juda der Heilige dieses Wissen in der sogenannten Mischna, genannt »Studien«, nieder. Dazu kamen dann die Kommentare, »Gemara«, jüdischer Gelehrter vom 2. bis zum 5. Jahrhundert. Mischna und Gemara zusammen bilden den Talmud, den es in zwei Versionen gibt: den jerusalemitischen Talmud, der gegen Ende des 2. Jahrhunderts abgeschlossen wurde, und den babylonischen Talmud, der zwei Jahrhunderte später beendet wurde. Dieser letztere ist mit seinen dreiundsechzig Abhandlungen umfassender und wird auch zumeist zitiert.

Aber noch weiteren hebräischen Texten, die sich nicht speziell mit Medizin befassen, sollte man Beachtung schenken, denn auch sie enthalten höchst interessante medizinische Erkenntnisse. So wäre die Tossefta (»Ergänzung«) zu erwähnen, die ebenso wie die talmudistischen Texte mehrere Jahrhunderte umfaßt, und wie die Mischna in sechs Ordnungen eingeteilt ist. Außerdem gibt es noch die Midrasch (»Studie« oder »Forschung«), die einen Kommentar zu biblischen Texten darstellt. Sie leitet über zur Halakha (Gesetz, Vorschrift, Rechtswissenschaft) sowie zur »Haggada« (Ethik). Auch auf die Midraschim über den Pentateuch wollen wir noch hinweisen. Alle diese Werke enthalten medizinische Erkenntnisse. Die talmudistischen Texte sind wahre Enzyklopädien und haben viel zur hebräischen Medizin beigetragen, denn sie enthalten einige Erkenntnisse, die in der griechisch-römischen oder sogar in der arabischen Medizin unbekannt waren. In der Tat wurden Studium, Unterricht, Erforschung und Entwicklung der biblischen und talmudistischen Medizin anfangs nur von den Talmudisten betrieben und erst viel später auch von jüdi-

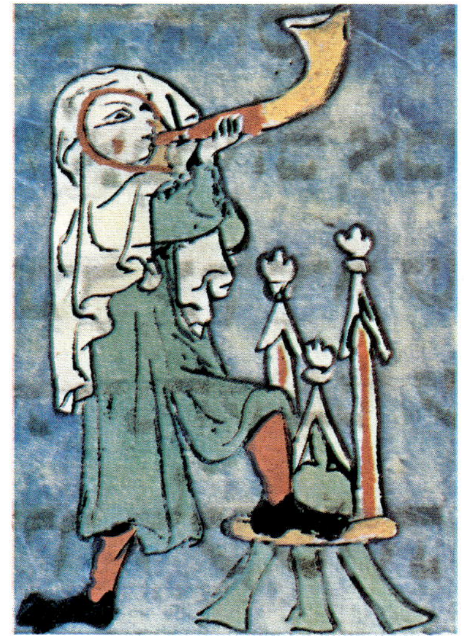

Abbildung 826
Das Horn wird geblasen. Festliches Ritual an Rosch-Ha-Schanna und Kippur. Deutscher Ritus. Manuskript des 13. oder 14. Jahrhunderts.

Abbildung 825 (gegenüber)
Hebräisches Manuskript des Canon *von Avicenna. Die Miniatur der Salerner Schule zeigt Robert von der Normandie (1054—1134), wie er die sterbliche Hülle seiner Frau Sibylle, Tochter des Fürsten von Conversano, betrachtet.*

schen Ärzten. Die Talmudisten, die teilweise auch Ärzte waren, wie z. B. Binome Harofe, Tobias Harofe, Mar Samuel, Thodros Harofe, haben nämlich nach der Zerstörung des jüdischen Staates im Jahre 70 n. Chr. die Talmudschulen gegründet.

Solche Schulen finden wir in Tiberias, Jabne, Lodd, Bne Berak (in Palästina), Nehardea, Sephoris, Mahusa und später auch in Sura und Pumbaditha (Babylonien). Dort lehrten die Talmudisten nicht nur biblisches und talmudistisches Wissen, sondern auch die rituelle Schlachtung, Fleischbeschau, Tier- und Humanmedizin.

Abbildung 827
Vorschriftensammlung zum Gebet und zur Einhaltung religiöser Bestimmungen, 15. Jh.

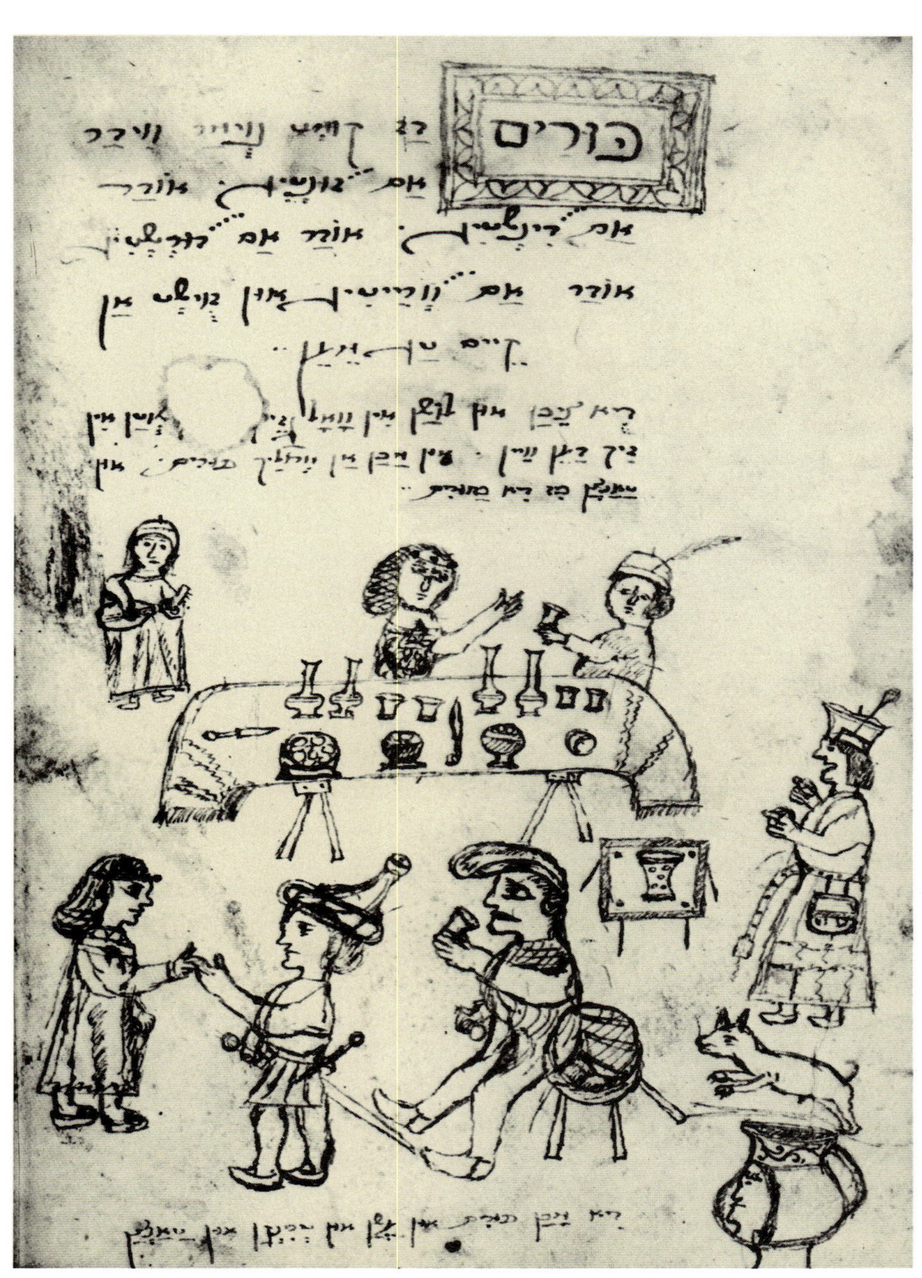

Hygiene und Medizin nach Darstellung der überlieferten Texte

Die Ausübung der Medizin

Die Bibel erkennt dem Arzt *das Recht zu heilen* zu. »Wer einen anderen verletzt hat, soll dafür sorgen, daß er behandelt wird«, heißt es im Exodus. Daraus schließt R. Ismael, daß es nicht nur das Recht, sondern sogar die Pflicht zu heilen gab.

Die Bedeutung und die Rolle des Arztes werden noch durch die Tatsache betont, daß er für seine Verordnungen und für die Behandlung auch die Speisegesetze nicht einzuhalten brauchte, ja sogar den Sabbat entweihen durfte. Selbst ein Amulett war erlaubt, wenn man es als unerläßlich für die Heilung ansah.

An dieser Stelle kann man die Worte Jesu, Sohn des Sirach, aus dem Ecclesiasticus zitieren: »Ehre den Arzt, bevor du seiner bedarfst, denn auch ihn hat Gott erschaffen, und die ärztliche Kunst erhebt ihn und er hat seinen Platz inne unter den Großen.« Und für einen Gelehrten gilt, daß er nicht an einem Ort ohne Arzt wohnen soll. Auch kann ein Mehrfamilienhaus, das nur einen Hof hat, weder an einen Arzt noch an einen Bader vermietet werden.

Doch mehrere jüdische Gelehrte des Mittelalters, sogar Ibn Ezra (gegen 1170), der ja selbst Arzt war, erkennen das Recht zu heilen nur unter Vorbehalten an. Sie behaupten nämlich, daß die biblischen Texte eine ärztliche Behandlung nur dann zulassen, wenn es sich um Wunden und Verletzungen äußerlichen Ursprungs handelt.

Aber selbst, wenn die Krankheit von Gott gesandt ist (»Es gibt kein Leiden, das nicht vom Himmel kommt«), ist die Rolle des Arztes in den biblischen und talmudistischen Texten ganz klar definiert, wie man später sehen wird. »Wirst du der Stimme des Herrn gehorchen . . ., so werde ich dir keine der Krankheiten auferlegen, die ich den Ägyptern auferlegt habe . . . ich bin der Herr, dein Arzt« (Exodus XV, 26.).

Zu den ersten »Ärzten«, die in der Bibel erwähnt werden, gehören die ägyptischen Sklaven, denen Joseph den Auftrag gab, den Leichnam seines Vaters Jakob einzubalsamieren.

Die Untersuchung von Patienten, die an Hautkrankheiten, Ausschlägen oder »Lepra« litten, wurde von *Cohanim* oder *Priestern,* aber nicht von Ärzten vorgenommen. Es ist dabei allerdings hervorzuheben, daß die Priester keinerlei therapeutische Maßnahmen ergriffen, während bei anderen Völkern der Antike die Heilkunst auch in Tempeln ausgeübt wurde. In der Abhandlung über »Lepra«geschwüre ist dies alles ausführlich niedergelegt. Und im Leviticus lesen wir, daß man zur Behandlung eines Priesters nach einem epileptischen Anfall den Arzt und nicht einen anderen Priester rief.

Dann ist zur Zeit der Könige die Rede von einem *Buch der Drogen,* das Salomon verfaßt haben soll, das aber in der Folge verlorenging.

Später kann man feststellen, daß etliche Propheten auch unbestreitbar über medizinisches Wissen verfügten. Es ist wohlbekannt, daß Elias ein scheintotes Mädchen geheilt hat. Man nimmt dabei an, daß es sich um eine Heilung durch Mund-zu-Mund-Beatmung gehandelt hat, die heute überall mit Erfolg angewandt wird. Auch die Geschichte von der Heilung des Königs Ezechias durch den Propheten Jesaja ist allgemein bekannt.

Aus der biblischen Zeit wird überliefert, Jeremia habe sich darüber gewundert, daß es in Gilead keinen Arzt gebe. Man erzählt auch, daß sich der König

Abbildung 828
Fragment eines Flachreliefs vom Palast Sargon des II. in Korsabad. 8. Jh. v. Chr.

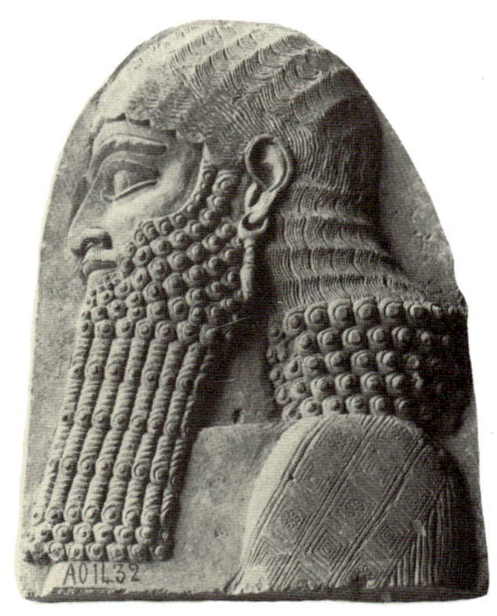

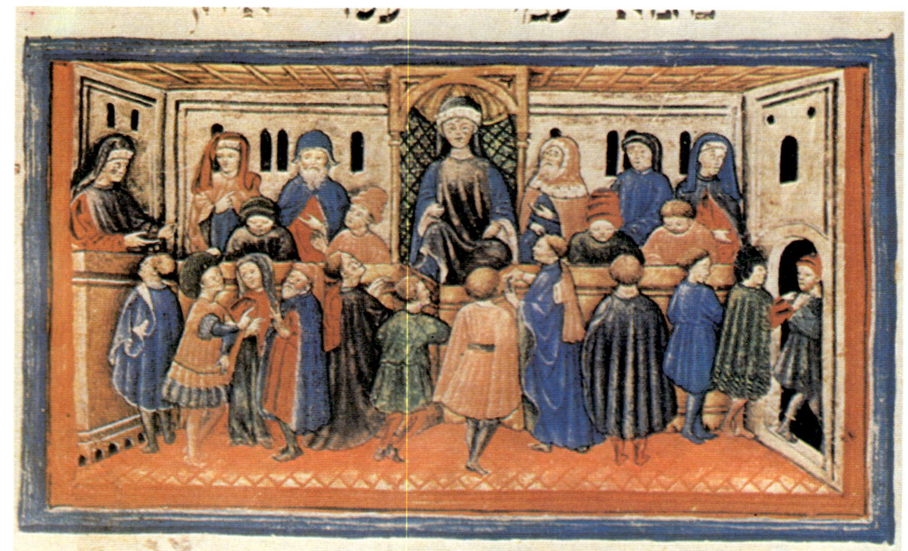

Abbildung 829
Moses' Leben. Miniatur aus der Haggadah *von Sarajevo. Das Manuskript stammt aus Nordspanien, Ende 8. oder Anfang 9. Jh. Die* Haggadah *erzählt vom Auszug der Israeliten aus Ägypten und wird am Passahfest laut vorgelesen.*

Asa nicht damit begnügt hätte, um das Erbarmen Gottes und um Heilung zu flehen, sondern er habe sich an Ärzte gewandt.

Doch *das Gebet* ist zur Heilung unerläßlich. Nicht nur der Kranke selbst, sondern auch seine Verwandten und Nachbarn sollen für seine Genesung beten. Das Fasten galt ebenfalls als wichtige Maßnahme.

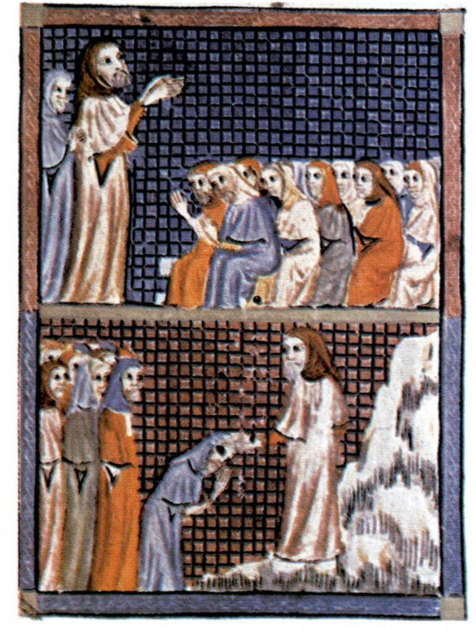

Abbildung 830
Rabbinisches Gericht. Das gesamte jüdische Leben wurde durch die Beschlüsse rabbinischer Gerichtshöfe geregelt. Bis zu ihrer rechtlichen Gleichstellung im 19. Jh. brachten die Juden ihre Angelegenheiten fast nie vor zivile Gerichte. Mantua, hebräisches Manuskript von 1435.

Wir haben ja schon erwähnt, daß die jüdischen Gelehrten in den Rabbinerschulen neben talmudistischem, theologischem und rituellem Wissen auch Human- und Tiermedizin lehrten. Der Meister des Talmud unterrichtete seine Schüler in der Medizin wie nach einer Midrasch. Viele Erzählungen veranschaulichen diesen Unterricht. So lesen wir z. B., daß ein Vater seinem Sohne eine Mappe mit medizinischen Instrumenten schenkte.

In der Talmudschule von Mahusa lehrte Rabba über die therapeutische Wirkung eines Pflasters. Eine andere Quelle berichtet, daß der König Antonin R. Johanan um einen Schüler bat, damit dieser einen schwerkranken Sklaven behandeln sollte. An anderer Stelle lesen wir, daß R. Thodos von Lydda »gefolgt von seinen Schülern« die Knochen eines Skelettes untersuchte: Er gibt sogar genau an, daß nicht alle Knochen von demselben Skelett stammen. »Ärzte« wurden konsultiert für eine Frau, die Zwischenblutungen hatte, und auch zur Untersuchung von R. Jacob bar Acha wurden »Ärzte« herangezogen. In den »Namen« schließlich wird erwähnt, daß sich »Ärzte ans Bett des Kranken begeben«. Diese Zitate beweisen, daß die Talmudisten damals eng mit Ärzten zusammenarbeiteten.

Der Titel *rophe,* Arzt, kommt oft im Talmud vor. Das Wort leitet sich ab von *rapo,* das heißt »beruhigen, besänftigen« und auch »wissen«. Wir sind ebenso wie Preuß der Ansicht, daß man die Heilkunst auch ohne den Titel *rophe* ausüben konnte, und wenn man diesen Titel trug, ohne weiteres auch zusätzlich einen Beruf haben konnte. So war R. Hiyya der Arzt R. Johanans, R. Ismael sezierte und Mar bar R. Aschi nahm einen Eingriff am Penis vor, obwohl keiner von ihnen den Titel *rophe* trug.

Der *rophe ouman,* qualifizierter Arzt, ist »von den Behörden zur Behandlung Kranker eingesetzt«. Der Begriff *ouman* bedeutet »bewandert in der Heilkunst«. Wenn man ihn von dem Wort *emouna* (Vertrauen) ableitet, kann damit aber auch »Der Vertrauensarzt« gemeint sein, wie ihn auch die Römer kannten.

Der *rophe* ist Allgemeinmediziner. Er befaßt sich ebenso mit den Augen — z. B. Tobias, der übrigens nicht geheilt wurde — wie auch mit den Zähnen. Ein solcher Arzt erklärte R. Jassa, warum er alle seine Zähne verloren hatte.

Für die amtierenden Priester im Tempel, die an inneren Krankheiten litten, war Ben Achiya zuständig. Er trug zwar nicht den Titel *rophe,* doch der jerusalemitische Talmud hält ihn durchaus für »fähig zu bestimmen, welcher Wein am besten für die Eingeweide ist«. Ein spezieller Raum stand für medizinische Untersuchungen zur Verfügung. Dort wurde festgestellt, inwieweit die Priester und Leviten arbeitsfähig waren, aber es wird nicht genau gesagt, wer diese Untersuchungen durchführte.

In der talmudistischen Epoche ist die Rede vom *rophe moumhe,* Facharzt, doch man weiß nicht, was sein Spezialgebiet ist.

Außerdem gab es noch beim Gericht den *rophe neeman,* den Vertrauensarzt. Im Falle eines Kunstfehlers wurde der *rophe ouman* übrigens nicht verurteilt.

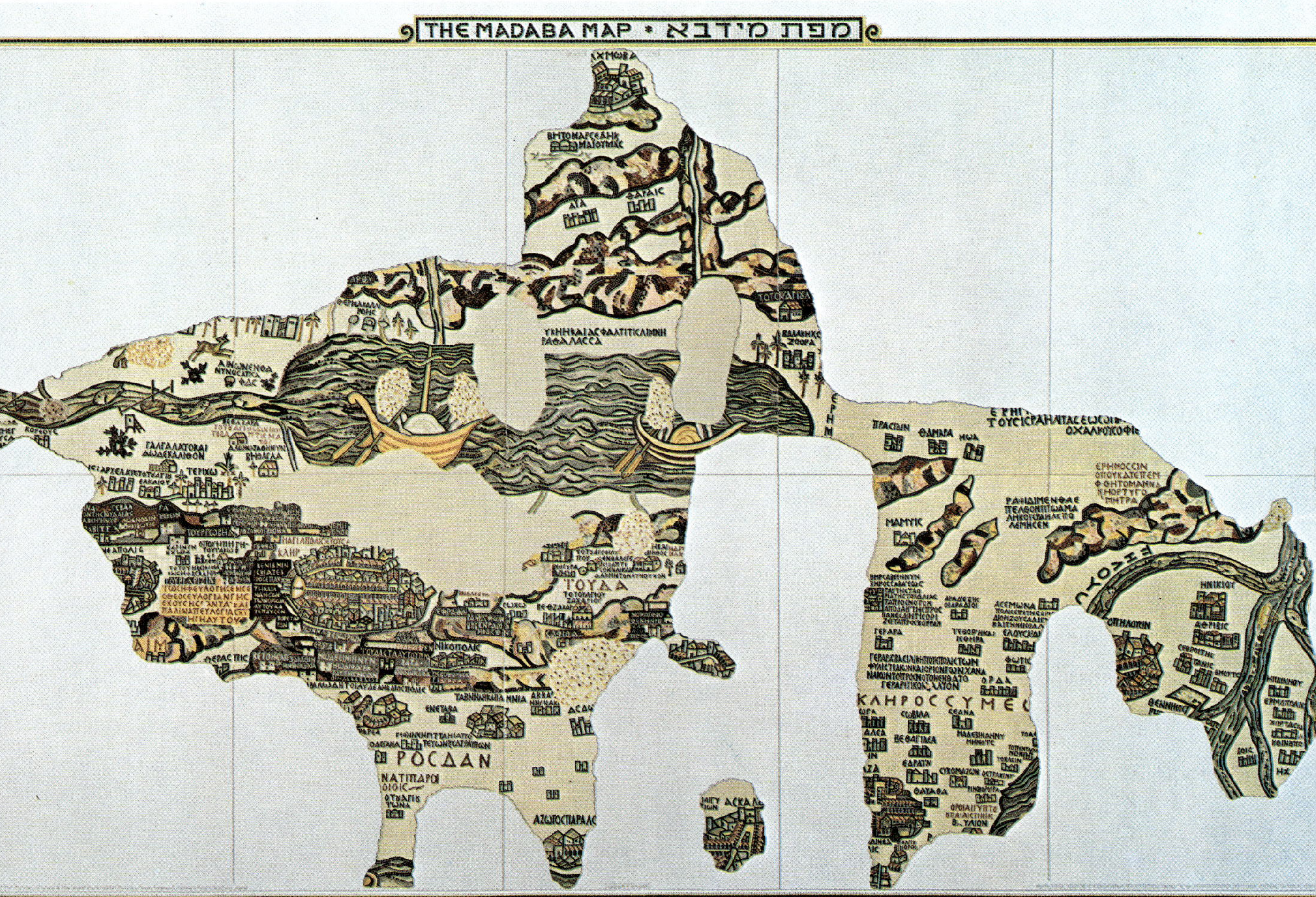

Abbildung 831
Karte von Madaba. Mosaik, wahrscheinlich aus dem 5. Jh. n. Chr. Dies ist eine der ältesten bekannten Karten. Sie zeigt das damalige Palästina. Links von der Mitte findet man Jerusalem.

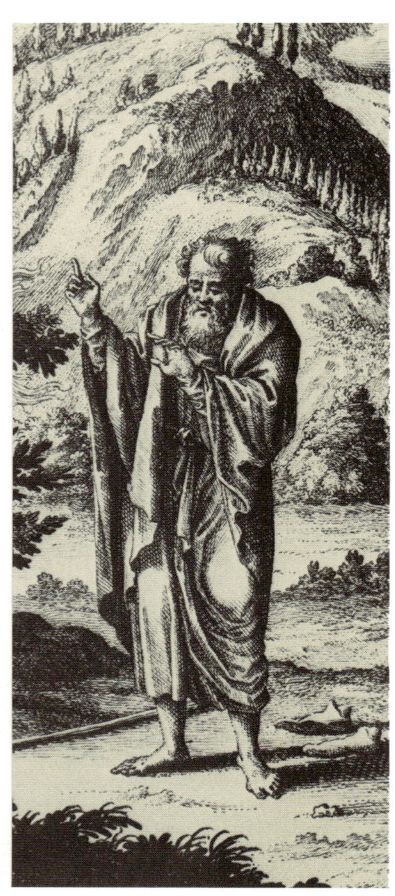

Obwohl die Entweihung der Sabbatsruhe als äußerst schwere Sünde galt, die die Todesstrafe zur Folge hatte, durfte der Arzt am Sabbat schwerkranke Patienten behandeln.

Zur Zeit der Sklaverei in Ägypten ist von den zwei Hebammen die Rede, denen der Pharao befahl, die männlichen jüdischen Kinder gleich nach der Geburt zu töten. Laut Talmud kommt der Name Shiffra von dem Wort *Shaffar,* d. h. das Kind säubern, während *puah* »zuflüstern« bedeutet (der Gebärenden flüsterte man zu, um sie zu unterstützen und zu ermutigen).

In der Mischna-Zeit heißt die Hebamme *hakama,* d. h. weise Frau. R. Gamaliel gesteht auch den Hebammen die Verletzung der Sabbatsruhe im Falle einer Geburt zu.

Der Begriff *hayya* (oder im Aramäischen *hayyata),* der vom 2. bis zum 5. Jahrhundert oft verwendet wird, bezeichnet sowohl die Hebamme als auch die Gebärende. Demgegenüber bezeichnet in der Mischna (2. Jh. v. Chr. bis 2. Jh. n. Chr.) *hayya* ausschließlich die Hebamme, welche die Frauen im Falle einer Totgeburt untersuchte. Es ist auch anzumerken, daß eine Hebamme, wenn sie selbst gebärt, eine andere Hebamme ruft.

Für Verbände ist der *Barbier* zuständig. Der Talmud hat keine sehr freundlichen Worte für ihn übrig: »Von den Badern, Barbieren und Gerbern würde man nie einen König oder Hohepriester erwählen. Das liegt nicht an ihrer Person, sondern an ihrem schäbigen Beruf.«

Noch viel strenger verurteilt werden die Scharlatane und Quacksalber, wahrscheinlich, weil sie mißliche Situationen ausnützten und sich als Ärzte ausgaben. Man nannte sie *samardaki* nach dem griechischen *samardakos,* d. h. Narr.

Die *Tierärzte* wandten ähnliche Behandlungsmethoden an wie die römischen Pferdeärzte — so geht es aus einem Abschnitt der Mischna über die Behandlung einer Eselin hervor. Es gab daneben auch Tierärzte, die im Tempel angestellt waren, um die Opfertiere auf ihre körperliche Unversehrtheit hin zu untersuchen.

Die Speisegesetze

Die Achtung vor dem Leben findet ihren Niederschlag in den Speisegesetzen. Dank der von Moses unternommenen Einteilung in »reine« und »unreine« Tiere ist der Verzehr vieler Tiere verboten (Krebse, Muscheln, Austern etc.), die durch bakterielle und virale Infektionen oder allergische Reaktionen schwere Krankheiten verursachen können.

Hier die Einteilung von Moses: »Wiederkäuer« mit »durchgespaltenen Klauen« durften verzehrt werden, nicht aber solche, »die zwar wiederkäuen, aber keine gespaltenen Klauen haben« (Kaninchen) und auch solche nicht, die zwar »durchgespaltene Klauen haben, aber nicht wiederkäuen«, wie das Schwein. Wir wissen heute, daß dieses Tier Parasiten übertragen kann, aber die mosaische Einteilung beruhte nicht auf hygienischen, sondern auf höheren, nämlich göttlichen und religiösen Gesichtspunkten.

Grundlage der mosaischen Speisegesetze ist eine Vorstellung, die man in der medizinischen Literatur anderer Völker nicht findet, nämlich die Vorstellung von *koscher* (Verzehr erlaubt) und *terepha* (Verzehr verboten). In der Tat galten alle Tiere, die zwölf Monate und länger unheilbar krank waren, als *terepha.* Deshalb wurde jedes Tier vor dem Schlachten untersucht und erst,

Abbildung 832 (oben) Moses wird mit Gottes Hilfe von der Lepra geheilt und beobachtet gerade, daß auf seiner Hand keine Spuren der Krankheit mehr zu finden sind. Stich aus der Physica sacra *von Yohann Scheuchzer, 1732.*

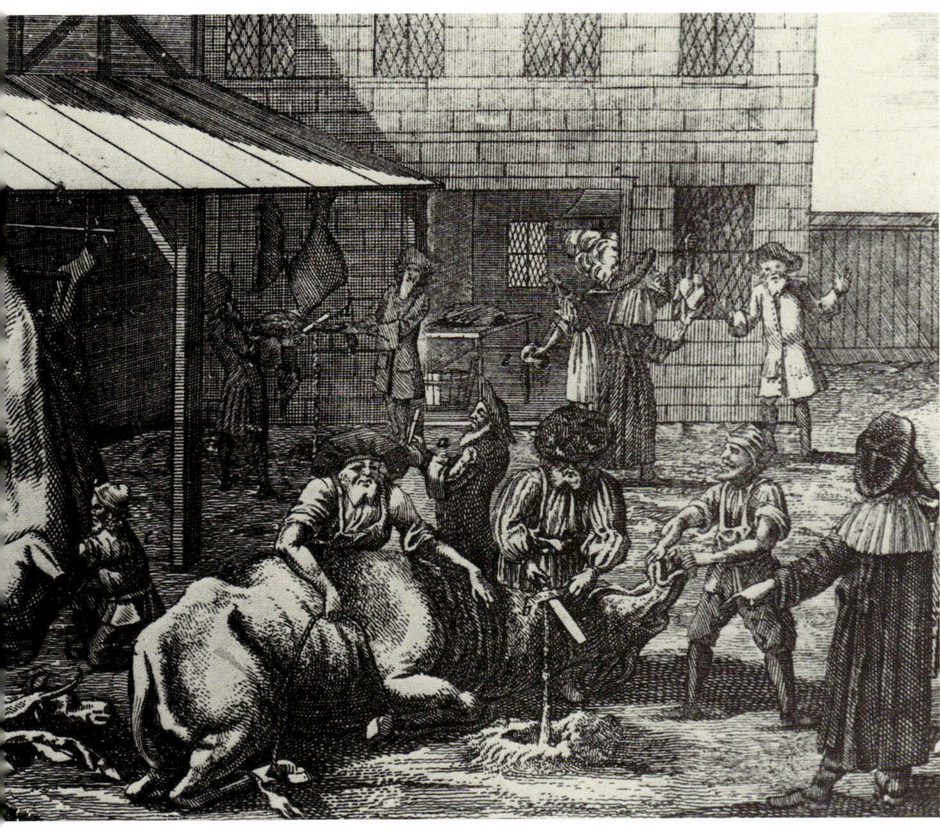

Abbildung 833
Das jüdische Ritual der Schlachtung. Stich zu: Jüdisches Ceremoniel *von Paul-Christian Kirchner, Nürnberg, 1734.*

wenn kein Hinweis auf eine Krankheit vorlag, von einem rituellen Schlächter getötet. Man schlachtete, indem man die Halsadern durch einen raschen Schnitt mit dem Messer, ohne zu drücken oder zu bohren, durchtrennte. Die Klinge des Messers wurde vor jeder Schlachtung untersucht, denn bei der geringsten Scharte galt die Verrichtung als mangelhaft, und das Fleisch des Tieres war unrein, konnte also nicht verzehrt werden. Die jüdische Methode der Schlachtung wird nun schon seit mehreren Jahrtausenden praktiziert. Die Durchtrennung der Halsadern bewirkt, daß das Tier in wenigen Sekunden ausblutet, es leidet also nicht und muß nicht vorher betäubt werden. Das hebräische Gesetz verbietet nämlich die Betäubung vor dem Schlachten, um dem Tier zusätzliches Leiden zu ersparen. Außerdem würde jede Schädelverletzung und selbst die Betäubung durch Gase oder durch einen Stromschlag Gefäßkrämpfe im Gehirn bewirken und das richtige Ausbluten verhindern.

Nach der Schlachtung muß das Fleisch des Tieres vom Schlächter oder von einem anderen Gesetzeskundigen untersucht werden. Diese Fleischbeschau, die von den Juden seit Jahrtausenden praktiziert wird, ist die erste makroskopische Fleischbeschau, die in der tierärztlichen Literatur erwähnt wird. Bei dieser Fleischbeschau sucht man nach einer Läsion oder Perforation des Magens oder der Speiseröhre und nach einer Schwellung in den Lungen (Abszeß). Ferner forscht man nach verdächtigen Knötchen (wie sie bei tuberkulösen Tieren vorkommen), nach einer Fraktur der Rippen oder Glieder, die vielleicht vor der Schlachtung nicht festgestellt wurde und zu der es erst kam, als das Tier festgebunden und umgedreht wurde, damit es sich nicht mehr bewegen konnte. In all diesen Fällen ist der Verzehr des betreffenden Tieres verboten.

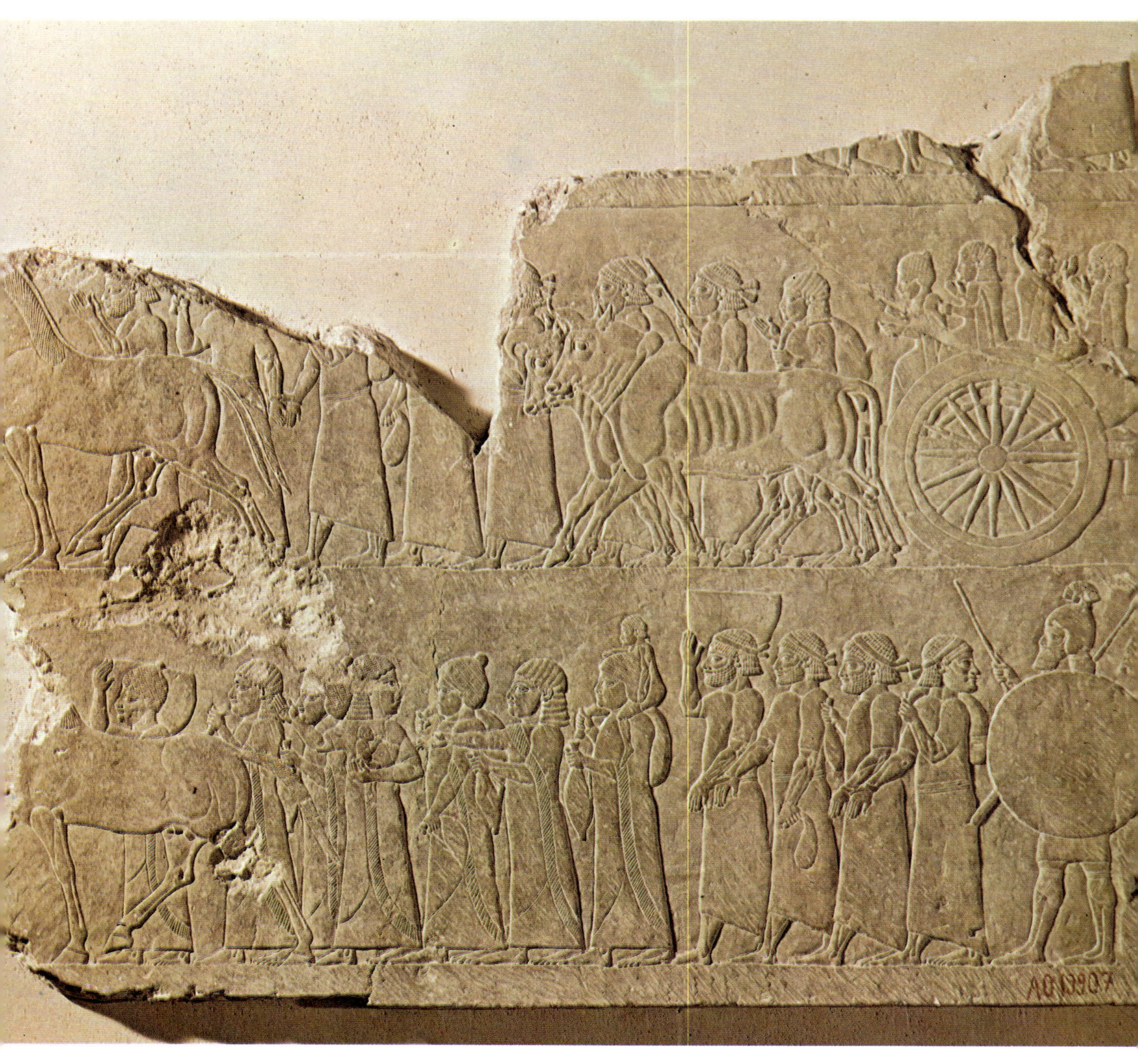

Ansteckungsgefahr und Hygiene

Besonders bezeichnend für die hebräische Medizin sind die prophylaktischen Prinzipien, die eine Ausbreitung der Krankheit sowohl beim einzelnen als auch innerhalb der Gemeinschaft verhindern sollten. Die Durchführung der prophylaktischen Maßnahmen oblag nicht den Ärzten, sondern den *cohanim* (Priestern) und *leviim* (Leviten). Sie untersuchten bei jedem Kranken mit einem Hautleiden, ob es sich um Aussatz handelte — dieser Begriff wurde oft fälschlicherweise verwendet — oder nur um eine Dermatose.

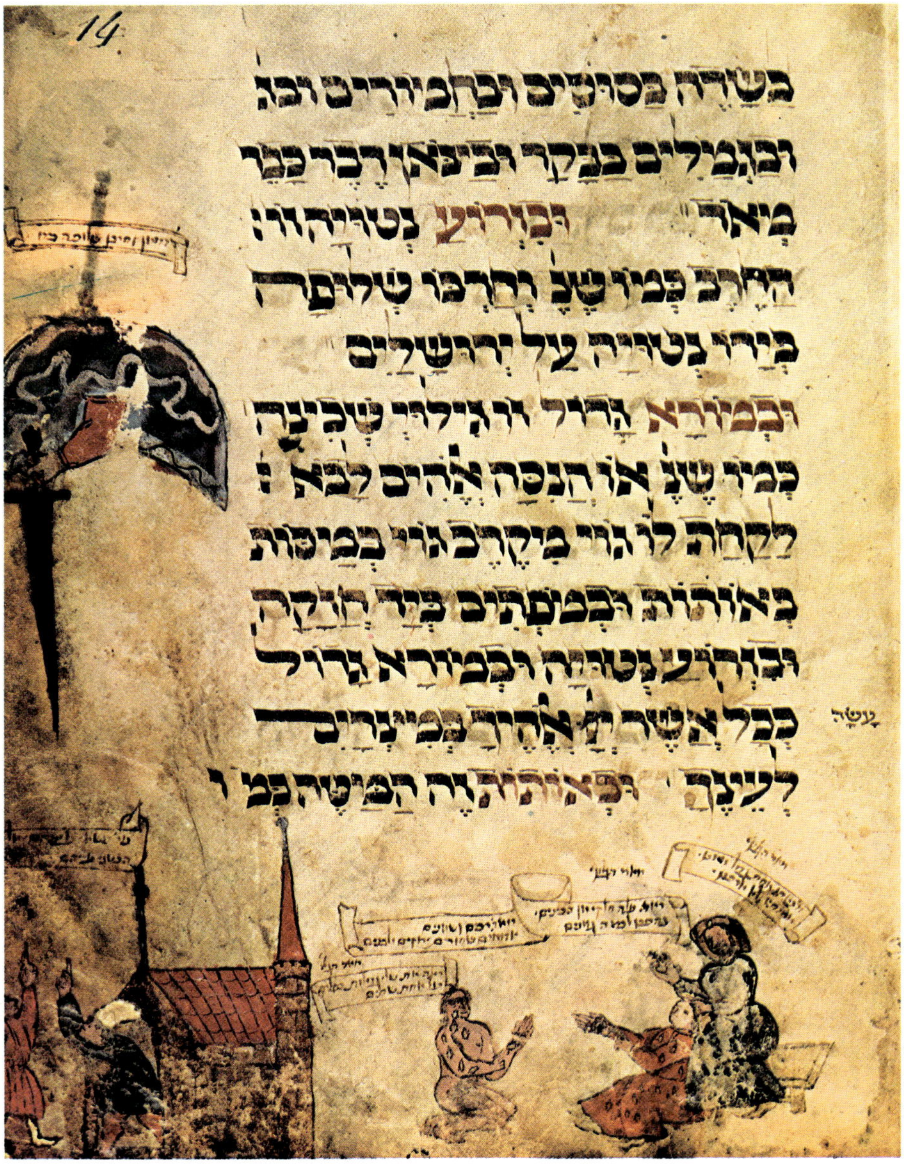

Abbildung 835
Das Ungeziefer und seine Auswirkungen auf die Menschen. Über der Stadt sieht man an einem düsteren Himmel den Todesengel. Haggadah, *14. Jh.*

Abbildung 834 (gegenüber)
Kriegsgefangene. Assyrien, Ninive, 7. Jh. v. Chr.

Abbildung 836 (unten)
Vorschriftensammlung zum Gebet, 15. Jh.

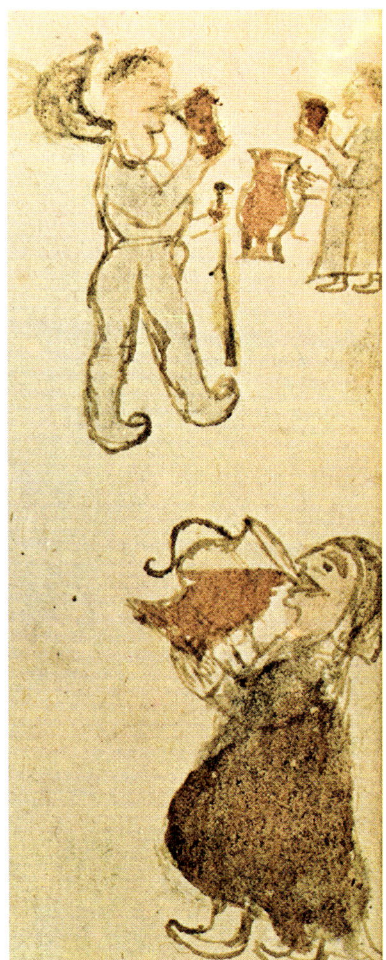

Der *cohen* untersuchte den Kranken, und wenn es Zweifel gab über die Schwere des Falls, d. h. eine Ansteckungsgefahr nicht ausgeschlossen war, wurde er für eine Woche isoliert. Sofern sich der Zustand des Kranken nach dieser Zeit verschlechtert hatte, wurde die Quarantäne eine Woche verlängert. Während dieser Zeit galt der Kranke als unrein und durfte nicht in das Lager. Nach seiner Genesung mußte er erst ein Bad nehmen, bevor er zurückkehren konnte.

Diese Gesetze entstanden in religiösem und nicht in medizinischem Zusammenhang, doch sie verleihen den Worten eine besondere Bedeutung: nicht ansteckend = rein, ansteckend = unrein. Doch ein anderer Abschnitt des Leviticus ist auch vom medizinischen Gesichtspunkt her sehr bedeutsam: »Wenn jemand am Ausfluß leidet, so ist er unrein...; mag der Ausfluß aus seinem Gliede fließen oder sein Glied den Fluß verstopfen, es liegt Unreinheit

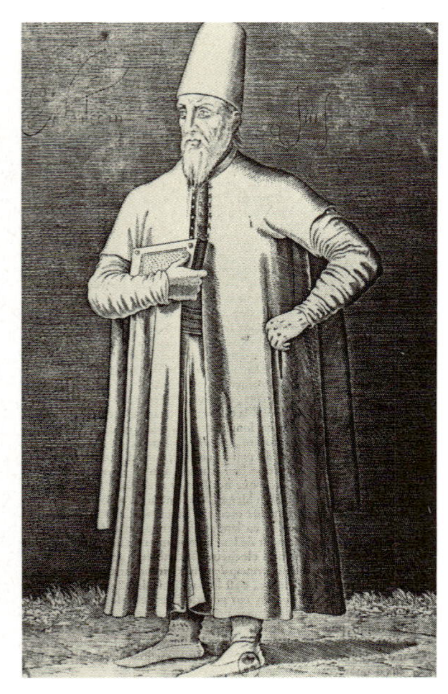

Abbildung 837
Jüdischer Arzt. Stich des 16. Jh.s.

Abbildung 838
Hebräischer Hohepriester. Stich aus dem Liber chronicarum *von H. Schedel, Nürnberg, 1493.*

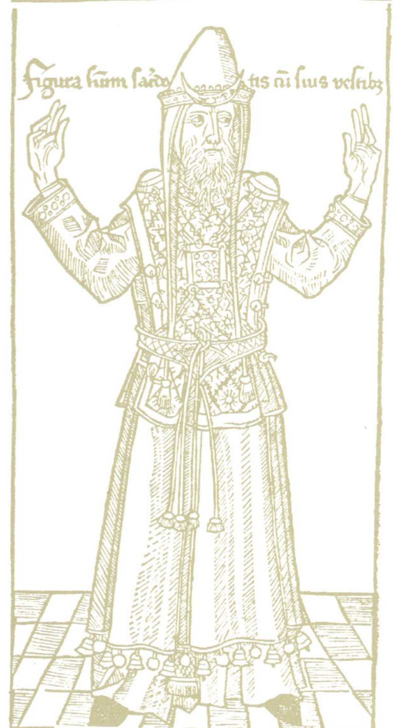

vor. Jedes Lager, auf dem er liegt, und jedes Gerät, auf dem er sitzt, wird unrein. Wer sein Lager berührt, wasche seine Kleidung im Wasser, er bleibt unrein bis zum Abend . . .«

Hier haben wir es mit der Kenntnis von Infektion und Ansteckung zu tun, denn jeder Kranke, der ein Hautleiden hatte, mußte sich dem *cohen* vorstellen, nötigenfalls konnte er dazu gezwungen werden. Es handelt sich hier also um die *Meldepflicht* bei solchen Krankheiten, die wir als *ansteckend* bezeichnen würden. Darauf erfolgte die *Isolation* und schließlich die *Desinfektion* des Kranken wie auch der Personen und Gegenstände, mit denen er in Kontakt gekommen war. Desinfiziert wurde mittels Abwaschungen.

Ein zweite Textstelle, die die Notdurft betrifft, enthält ebenfalls die Forderung nach Hygiene: »Du sollst dich an eine Stelle außerhalb des Lagers begeben . . . und du sollst ein Schäufelchen mit dir führen und bevor du dich hinsetzest, sollst du ein Loch graben und bevor du wieder gehst, das zudecken, was von dir gegangen ist.«

All diese Stellen beweisen, daß man über Volksgesundheit und Hygiene gut Bescheid wußte und sowohl den einzelnen als auch die Gemeinschaft vor Ansteckungen schützen wollte.

In der Tat erhöhte sich die Sterblichkeitsrate bei Epidemien ganz erheblich. Bei Dan in Bersheeba z. B. starben siebzigtausend Menschen an der Pest. Die sogenannte *maguefa* war ebenfalls eine gefürchtete Geißel.

Was man sich für Vorstellungen von Ansteckungsgefahr, Infektion und Desinfektion machte, kommt im folgenden Text sehr klar zum Ausdruck. Er berichtet über die Epidemie, die nach dem Baal-Peor-Kult ausbrach. Der Priester Elazar richtet sich an die hebräischen Soldaten, die in Moab reiche Beute gemacht hatten: »Ihr sollt auch eure Kleider reinigen und ebenso alles aus Leder oder Ziegenhaar und alle Holzgegenstände.« Weiter heißt es: »Legt Gold, Silber, Erz, Eisen, Zinn und Blei ins Feuer, denn alles, was durch das Feuer gegangen ist, ist rein. Nur die Gegenstände, die nicht ins Feuer gelegt werden können, sollen mit Wasser gereinigt werden.«

Im Leviticus gibt es einen anderen Abschnitt, der sich auf »Aussatz an Häusern«, d. h. an ungesunden Plätzen, bezieht: »Wenn ich an irgendeinem Haus eures Landes eine aussätzige Stelle entstehen lasse, so soll der Eigentümer hingehen und *es dem Priester* melden.« Also wieder Meldepflicht . . . »Der Priester soll anordnen, daß man die vom Aussatz befallenen Steine herausreißen läßt und sie vor der Stadt an einen unreinen Ort wirft . . . Wenn der Cohen nach mehreren Untersuchungen sieht, daß der Ausschlag weitergefressen hat, soll man das Haus abbrechen und Steine und Holz sollen vor die Stadt an einen unreinen Ort gebracht werden!«

Auch Schwindsucht und Fieber sorgten für eine hohe Sterblichkeitsrate. Bei der Götzenanbetung wurden achtzigtausend Personen getötet (?). An anderer Stelle lesen wir: »Der Herr wird Ägypten mit Geschwüren, Beulen, Krätze und Grind schlagen«, noch weiter heißt es dann: »Der Herr wird dich an Knieen und Schenkeln mit schlimmen Geschwüren schlagen, die nicht heilen werden, er wird dich damit schlagen vom Scheitel bis zur Sohle.«

Als die Philister sich der Bundeslade des israelitischen Gottes bemächtigt hatten, »legte sich die Hand des Herrn auf die Leute von Asdod und er brachte Verderben über sie; er schlug Asdod und sein Gebiet mit bösen Beulen. Die Sterblichkeit in der Stadt war sehr hoch. Die Philister beschlossen, die Bundeslade zurückzugeben und noch fünf goldene Beulen und fünf goldene Mäuse zu

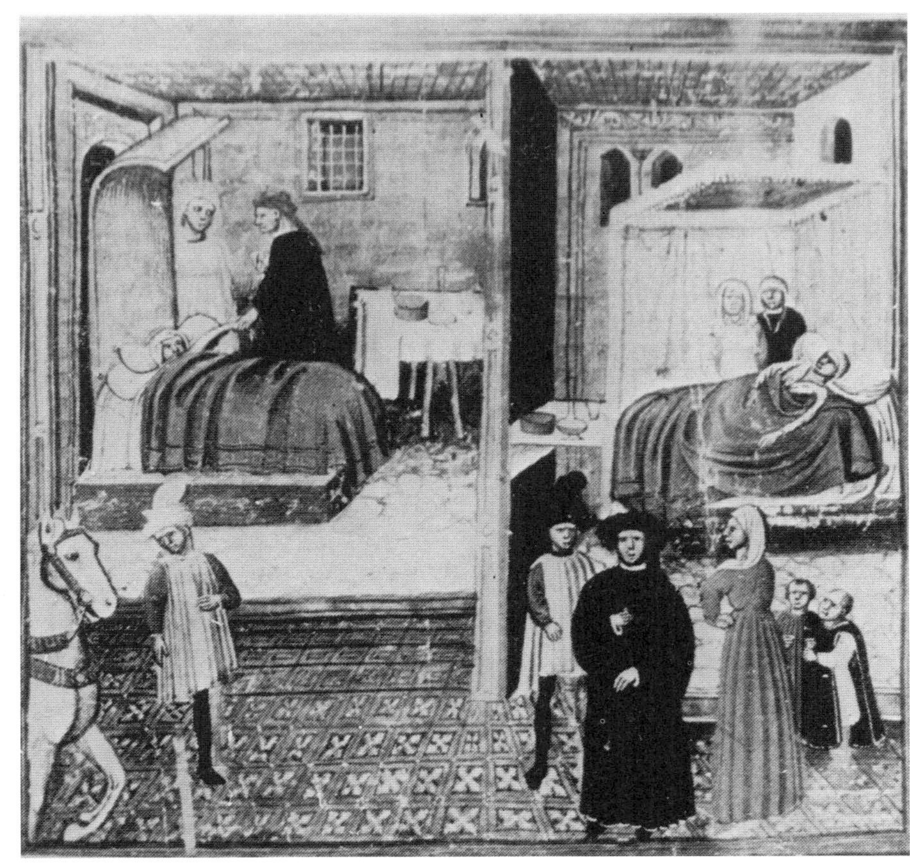

Abbildung 839
Der Krankenbesuch. Canon *des Avicenna (Italien, Universitätsbibliothek von Bologna).*

zahlen«, entsprechend den fünf Philisterfürsten. Die Lade wurde zuerst nach Beith Schemesch und dann nach Kiryat Jearim gebracht. »Da taten die Kinder Israels von sich die Baale und Astarten und dienten dem Herrn allein.«

In der Vulgata wird die Epidemie folgendermaßen beschrieben: »Und die Hand des Herrn legte sich schwer auf die Leute von Asdod und er vernichtete sie und schlug Asdod und seine Täler mit Beulen, und in den Dörfern und Feldern, überall im ganzen Land gab es plötzlich eine Unzahl von Mäusen und die Sterblichkeit in der Stadt war hoch. Und er strafte die Menschen in den Städten, groß und klein, und sie hatten Beulen an den verborgensten Teilen ihres Körpers. Als die Leute von Gath die Lade nahmen, wurden sie mit dem gleichen Leiden gestraft. Wer nicht starb, wurde von Beulen heimgesucht.« Flavius Josephus übersetzt *apholime* mit Dysenterie, was uns am ehesten einleuchtet. Aber wenn Assaph aus den *Aphorismen* des Hippokrates zitiert, übersetzt er Dysenterie jedesmal mit *tehorime,* d. h. Hämorrhoiden, Beulen.

Die Erwähnung der Mäuse ließ auch an die Pest denken, doch um diese Seuche kann es sich hier nicht gehandelt haben. Im »Buch der Könige« heißt es: »Und in dieser Nacht fuhr aus der Engel des Herrn und schlug im Lager von Assyrien hundertfünfundachtzigtausend Menschen. Und als man sich früh am Morgen aufmachte, siehe, da lag alles voller Leichen.«

Folgende Beschreibung liegt von Flavius Josephus vor: »Die Kranken starben unter heftigen Unterleibsschmerzen, sie litten entsetzlich, denn bevor der Tod eintrat, verfaulten die Eingeweide und gingen dann ab.« Preuß vermutet, daß es sich um die Cholera gehandelt habe. Die modernen Autoren denken bei

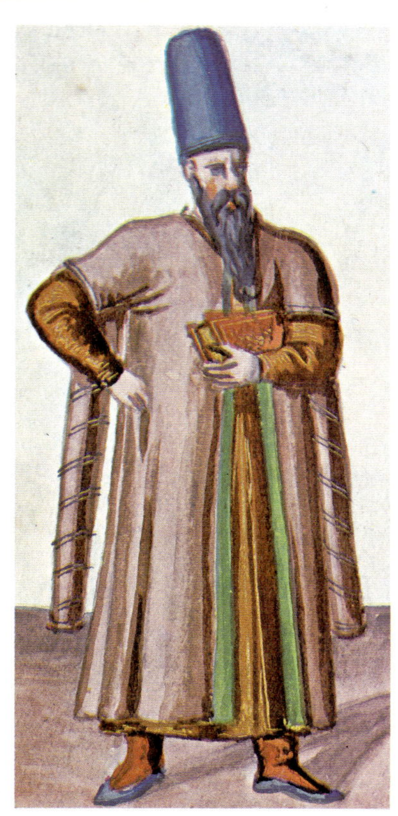

diesem Krankheitsbild an schwere Dysenterie mit häufigen Stuhlgängen und infolgedessen Hämorrhoiden, die beim Sitzen Beschwerden verursachten; oder auch an eine parasitäre Dysenterie mit blutiger Diarrhoe, Stuhlzwang und starken brennenden Schmerzen vor allem im Mastdarm, vielleicht die Darmbilharziose, die von *Schistosoma Mansoni* verursacht wird. Die Hypothese von der Pest wird von fast allen Autoren verworfen.

Zu den Seuchenkrankheiten gehört auch die *askara*. Sie tritt auf, wenn man von einem anderen Schlechtes sagt. Sie beginnt im Körper und endet im Mund. Die Krankheitserscheinungen treten meist nachts auf. Vor allem Kinder werden davon befallen, aber auch bei Wüstenreisenden kommt sie häufig vor. R. Ayiba verlor bei einer Askaraepidemie zwischen Ostern und Pfingsten viele seiner Schüler: zwölftausend Menschen sollen dabei umgekommen sein. Im allgemeinen wird bei einer Seuche geraten, nach drei Todesfällen die Trompete zu blasen, doch bei der *askara* ertönt der Schofar bereits nach dem ersten Todesfall. Der Tod tritt durch Ersticken, Asphyxie, ein und gilt als schlimmste von den insgesamt neunhundertunddrei Todesarten.

Askara könnte Krupp (schwere Form der Diphtherie) bedeuten. Von dieser Krankheit liegt eine klassische Beschreibung von Aretaios vor.

Bei Raschi heißt *askara* »Bräune«, d. h. Angina, aber auch zugeschnürte Kehle. Assaph spricht von der »Askara des Kolons« und meint damit laut Galen einen akuten Darmverschluß oder eine Nierenkolik.

Die Anatomie

Ein umfangreiches Kapitel der Mischna befaßt sich mit Anatomie. Die Zahl der Knochen variiert, je nachdem, ob es sich um das Skelett eines Erwachsenen oder eines Kindes handelt, ob die Zähne und die Ohrknöchel mitgerechnet werden, und ob Kreuzbein und Brustbein als ein Knochen gelten; so kommt man auf eine Zahl von zweihundertelf bzw. zweihundertvierzig Knochen.

Hippokrates weiß nur von einhundertelf, Galen spricht bereits von über zweihundert, und die Talmudisten halten schließlich an einer Zahl von zweihundertachtundvierzig »Organen« fest, weil sie zu den Knochen auch noch die damit verbundenen Muskeln und Sehnen dazurechnen.

Von den Muskeln werden in der Bibel nur der Psoas und der Bizeps erwähnt. Muskel heißt übrigens einfach *bassar:* Fleisch. Laut R. Hiska besteht der Psoas aus Längs- und Querfasern.

Bei den inneren Organen sprechen die Talmudisten von der Speicheldrüse, vom Pharynx und von der Speiseröhre, die innen mit Muskelgewebe und außen mit Schleimhaut bedeckt ist.

Der Verdauungsapparat der Widerkäuer wird in zehn Abschnitte eingeteilt: Mund, Speiseröhre, Magen etc. Die Eingeweide des Schweins und des Menschen ähneln sich (!). Ferner weiß man, daß der Magen der Wiederkäuer eine kleine und eine große Krümmung hat. In der Leibeshöhle unterscheidet man das Zwerchfell, das Herzfell, die Leberfalten, den Dünndarm, den Dickdarm und den Anus.

Die Leber ist das blutbildende Organ, Gallenblase und Leber befinden sich auf der Höhe des dritten Zwischenrippenraumes.

In der Bibel stoßen wir auf den Begriff *iotereth hakabede:* Einige übersetzen dies mit »lobus caudatus« oder Schwanzlappen, andere halten es für den Mitteldarm, wir glauben wegen der erwähnten großen Fettansammlung, daß es sich um das Bauchfellnetz handeln könnte, Katzenelsohn schließlich denkt an das Pankreas. Die Milz wird in der Bibel nicht erwähnt, doch im Talmud ist

Abbildung 840 (oben) Jüdischer Arzt in der Türkei. Aquarell aus dem 16. Jh.

Abbildung 841 (gegenüber) Tierkreisgestalt, an der die Übereinstimmungen zwischen den jeweiligen Konstellationen und den Stellen für einen Aderlaß gezeigt werden. Man leitete daraus die astrologischen Hinweise für den Aderlaß ab. Kleines therapeutisches Handbuch *von R. Abraham, 14. Jh.*

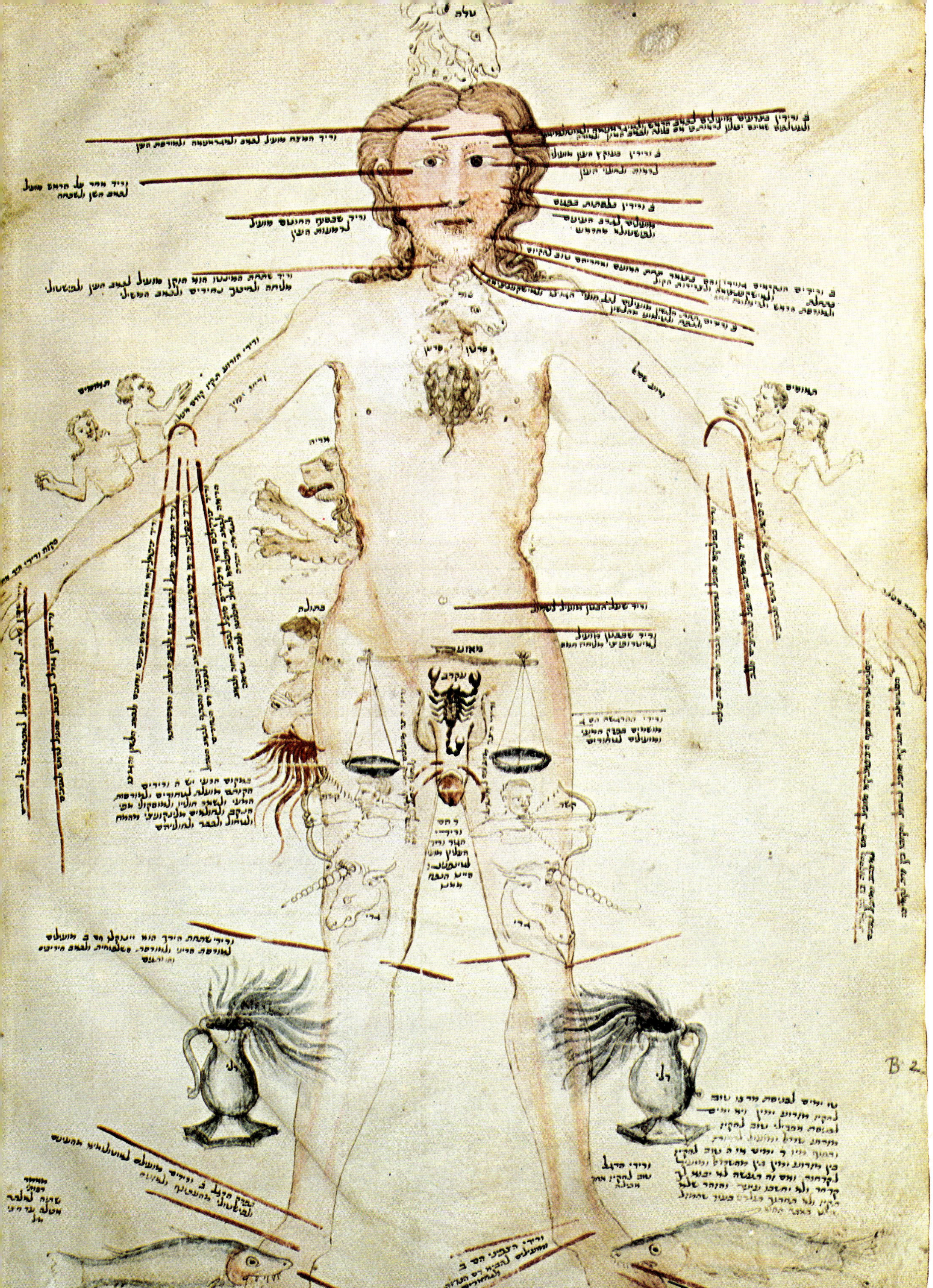
טלה
עקרב
B 2.

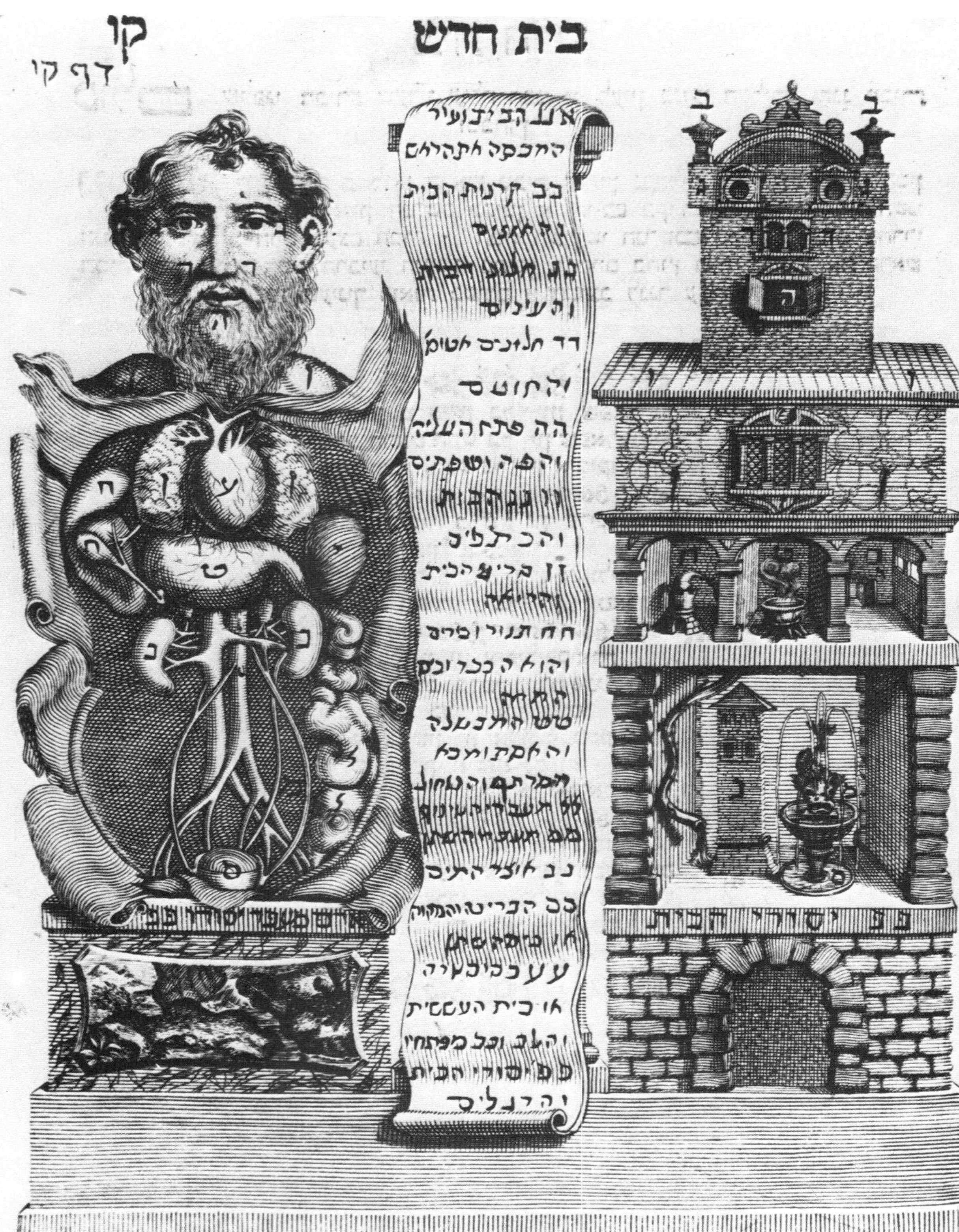

davon die Rede. Sie heißt dort *tahol,* und man weiß von ihr, daß sie ohne Lebensgefahr entfernt werden kann.

Die Atmungsorgane kennt die Bibel nur, soweit sie für das Sprechen, nicht aber für den eigentlichen Atmungsvorgang Bedeutung haben. Dazu gehören Mund, Nase, Kehle und Kehlkopf: »Nur der große Ring umgibt das große Rohr.« Auch Ringknorpel und Schildknorpel, der »die Form von Korn hat«, sind bekannt. Der Kehlkopf und seine Verlängerung, die Luftröhre, befinden sich auf der rechten, die Speiseröhre auf der linken Seite. Die Luftröhre setzt sich aus knorpeligen Ringen zusammen, die von einer Membran bedeckt und zusammengehalten werden, weiter unten gabelt sie sich in zwei Teile, die dann in kleine Bronchien auslaufen. Der Talmud kennt die zwei in Lappen unterteilten Lungenflügel. Der rechte Flügel besteht aus drei, der linke nur aus zwei Lappen. Auch das Lungenfell wird im Talmud angegeben, nicht aber das Rippenfell.

Zur kardio-vaskulären Physiologie haben die Talmudisten nicht viel beigetragen, allenfalls wußten sie, daß die Verletzung der Aorta lebensgefährlich ist. Sie alle, sogar Maimonides, sprechen von zwei Herzkammern und der Aorta, während Joseph Caro (6. Jh.) übereinstimmend mit Aristoteles und Avicenna an »drei Herzkammern« festhält.

Die *Nieren* gelten als Sitz der Empfindungen. Man kannte sowohl den Nierenhilus als auch die Fettkapsel (»das Weiße auf den Lenden«), deren Verzehr verboten war. Die vollkommen richtige Ansicht von R. Hiyya, daß es sowohl Tiere mit drei, als auch solche mit nur einer Niere gibt, wird allerdings von R. Johanan bestritten.

Die *männlichen Geschlechtsorgane* heißen in der Bibel »Scham«, der Penis »Fleisch«. Die Talmudisten haben viele Ausdrücke dafür: Finger, Organ, Sonne, Sklave. Wie alle Ärzte bis hin zu Vesal glaubten sie, daß Urin und Sperma aus zwei verschiedenen Kanälen austreten.

Für die *weiblichen Geschlechtsorgane* verwendet der Talmud ähnliche Ausdrücke wie für die männlichen: Fleisch, unteres Gesicht, eine gewisse Stelle. Die Scham heißt *Tapouah,* d. h. Apfel; die Scheide beherbergt die Gebärmutter. Sie ist der Eingang zur Gebärmutter, der Ursprung. Vom Hymen ist im Zusammenhang mit der Jungfräulichkeit viel die Rede.

Das *Gehirn* befindet sich in der Schädelhöhle und ist von der unteren »harten« und der oberen »weichen« Hirnhaut umgeben. Das Kleinhirn wird mit zwei Bohnen verglichen.

Für die *Wirbelsäule* verwendete man den Ausdruck »Silberstrang«, laut R. Johanan, der sich diesbezüglich auf R. Samuel beruft, erstreckt sie sich bis zum Kreuzbein. Von den Nerven wird speziell nur der Ischiasnerv erwähnt, denn er erinnert daran, wie Jakob nach dem Kampf mit dem Engel nur noch hinken konnte. Man darf übrigens nicht vergessen, daß in der antiken Anatomie Nerven, Sehnen und Gefäße oft verwechselt wurden.

Das *Auge* ist der »Ursprung«. Im Volk glaubte man, daß das Weiße des Auges vom väterlichen und das Schwarze vom mütterlichen Sperma stamme. Die Pupille, die »Tochter des Auges« (frz. Fille, ähnelt dem Wort *Pupilla),* ist bei den Menschen und bei der Schlange rund und bei den sonstigen Tieren länglich.

Eine Leiche zu berühren war verboten: »Wer einen menschlichen Leichnam berührt, ist für sieben Tage unrein. Am dritten und siebten Tag muß er sich reinigen, dann wird er wieder rein sein.« Doch an anderer Stelle heißt es: »Nur

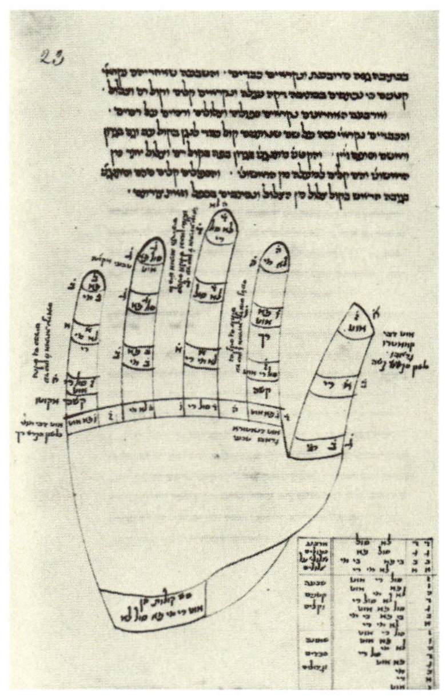

Abbildung 843
Darstellung der Hand zu einer Abhandlung über die Musik.

Abbildung 842 (gegenüber)
Stich zur Anatomie des Menschen aus dem Werk von Tobias Kohen, Venedig 1707. Der aus Deutschland stammende Tobias Kohen war der Hofarzt mehrerer türkischer Sultane.

dann ist man unrein nach dem Berühren einer Leiche, wenn sie noch mehr als die Hälfte ihrer Knochen hat«, d. h. also 125, da die Talmudisten ja von zweihundertundachtundvierzig Knochen ausgingen. Doch woher sollte man die Zahl der Knochen in einer menschlichen Leiche kennen, wenn nicht vom *Sezieren* her? Rabbi Juda erzählt diesbezüglich, wie die Schüler von R. Yshmael die Leiche einer zum Flammentod verurteilten Prostituierten auskochten und nach einer genauen Untersuchung (Sektion) zweihundertzweiundfünfzig Knochen bei ihr fanden. »Ihr habt eine Frau untersucht, erklärte ihnen der Meister, denn es steht geschrieben, daß die Frau zwei Angeln und zwei Flügel mehr hat als der Mann.« Hier eine Angabe darüber, wie hoch die verschiedenen Ärzte der Antike die Zahl der Knochen schätzten: Charaka bei den Hindus: 360; Susruta: 300; Pien Chao bei den Chinesen: 360; Hippokrates: 111; Galen: 200; die Talmudisten kamen ebenso wie die Araber auf die Zahl 248 und Assaph (7. Jh.) vermutete 212 Knochen.

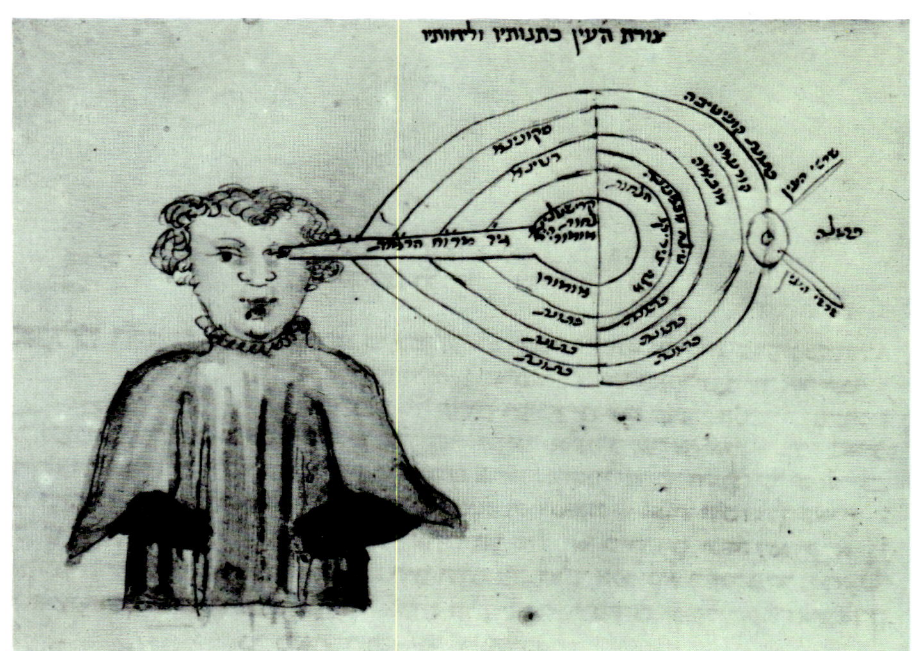

Abbildung 844
Die verschiedenen Teile des Auges. Kleines therapeutisches Handbuch *von R. Abraham, 14. Jh.*

Die Chirurgie

Von den so wichtigen hygienischen Vorschriften bezüglich Infektion und Desinfektion haben wir bereits gesprochen. Dieselben Vorschriften galten auch für die Chirurgie.

Um zu operieren, legte der Chirurg eine Schürze an, dann wurde der Kranke auf einen Operationstisch gelegt und mit einem Mittel betäubt, das wahrscheinlich auf der Basis von Mandragora hergestellt war. Der Chirurg besaß ein Besteck mit Verbandsmaterial, Scheren, Skalpellen, Pinzetten, und manchmal gehörte sogar ein Schädelmeißel dazu. Hinsichtlich der Entfernung eines Fremdkörpers oder der Öffnung eines Abszesses erhebt sich die Frage, ob ein Sohn, der als Arzt ausgebildet ist, seinen eigenen Vater operieren darf.

Von Raschi wurde ein Kommentar über Furunkel verfaßt, in dem die mittelalterlichen französischen Bezeichnungen *floronk* und sogar *klog* (clou) verwendet werden; nach dieser Darstellung darf das Furunkel nur berührt werden, wenn sich schon Eiter gebildet hat. Von den Geschwüren am Bein *(nomi)* weiß man, daß sie sehr schmerzhaft sind.

Die Verbrennungen haben verschiedene Bezeichnungen, je nachdem, ob Glut und Asche, kochendes Wasser oder ungelöschter Kalk die Ursache waren. Wer sich beim Reinigen des Ofens verbrannt hatte, dem wurde geraten, die Finger in den Mund zu stecken.

Sehr intensiv befaßte man sich mit *Wunden und Bissen,* die von Haustieren und wilden Tieren zugefügt wurden. Als Beispiel geben wir eine Beobachtung über den tollwütigen Hund wieder, von dem die Talmudisten genau wußten, wie gefährlich er dem Menschen werden konnte: »Die Rabbiner lehren fünf charakteristische Symptome für den tollwütigen Hund: sein Maul steht immer offen, der Speichel fließt, die Ohren hängen, den Schwanz hat er eingeklemmt und er geht immer am Rand des Weges. Manche sagen auch, daß der bellt, ohne daß man seine Stimme hören kann. Woher kommt die Tollwut, fragten sich die Rabbiner. Rabs Antwort lautet, daß der Hund von Hexen berührt wurde, während R. Samuel meint, böse Geister müßten in ihn gefahren sein ... Der Hund darf nie mit den Händen, sondern nur mit einem Pfeil getötet werden.« Die Talmudisten waren sich einig, daß es keine wirksame Therapie gegen Tollwut gebe, selbst die Leber eines tollwütigen Hundes zu verzehren, würde nichts helfen. Nur Abba bar Manyome soll angeblich die Tollwut überlebt haben.

Abbildung 845
Arzt, der einen Aderlaß vornimmt. Miniatur zu dem Kapitel »Die Tage, an denen der Aderlaß laut den heidnischen Gelehrten verboten ist.« Hebräische Abhandlung über Medizin und Philosophie. Italien, 15. Jh.

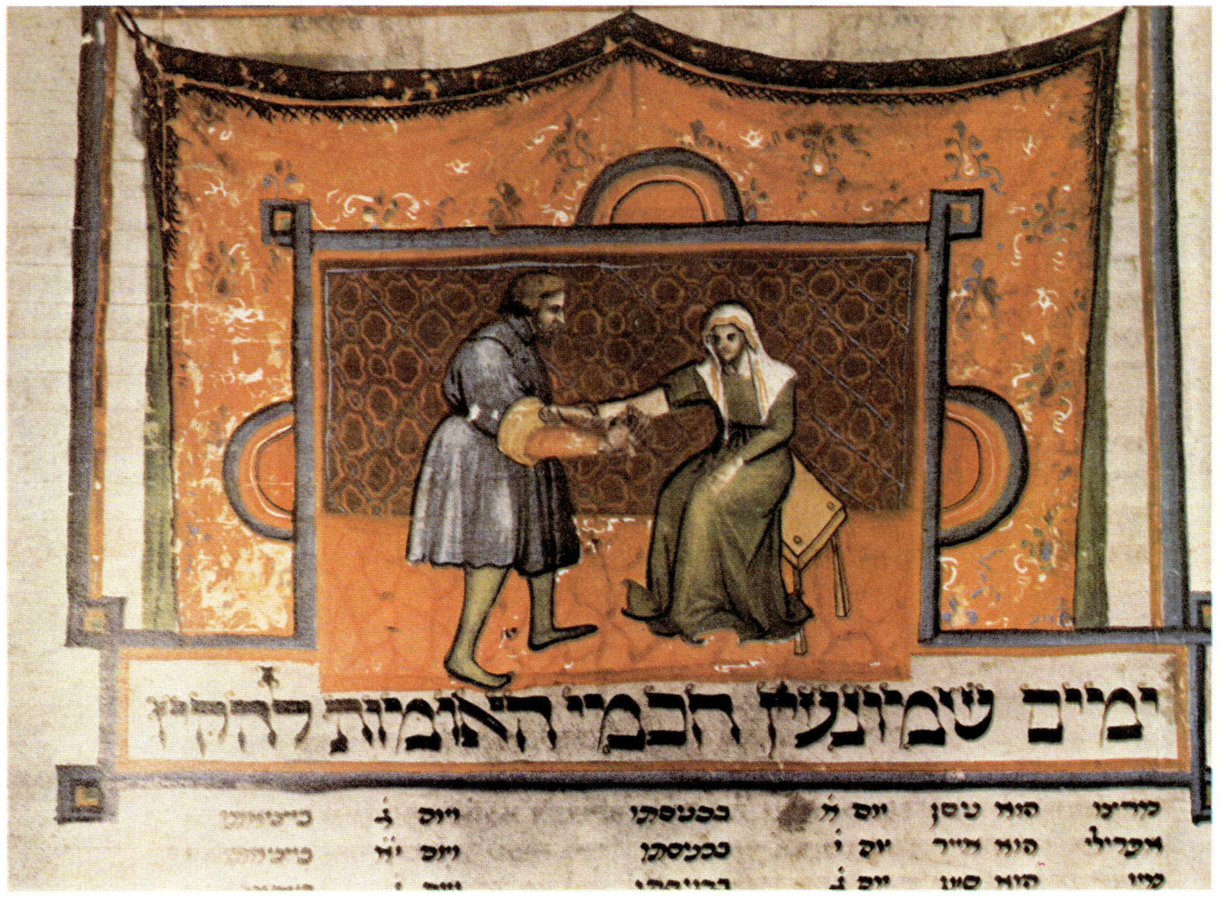

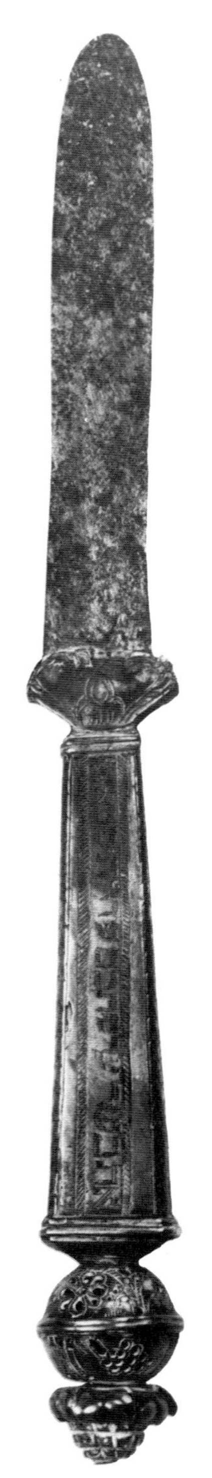

Abbildung 846
Silbernes Messer für die Beschneidung. Holland, Anfang 17. Jh.
(Paris, Museum von Cluny)

Die Bisse der Vierbeiner galten als gefährlich. Man erzählt, ein Esel habe mit einem Biß den Arm eines Kindes abgetrennt. Auch von Insektenstichen ist oft die Rede, vor allem von Wespen- oder Hornissenstichen. Ein Mann, der in den Penis gestochen wurde — so wird berichtet —, starb daran. Wer eine Hornisse geschluckt hat, muß sich den Mund mit Essig ausspülen, doch er schwebt in jedem Fall in Lebengefahr.

Nach Schlangenbissen verspürt man ein heftiges Brennen der Wunde. Als Heilmittel benutzte man auch Gegengifte. Darüber hinaus wird die Wunde vom Arzt ausgesaugt und eine Diät verschrieben. »... Da sandte der Herr unter das Volk viele brennende Schlangen«, und sagte zu Moses: »Fertige dir eine brennende Schlange und befestige sie an einer Stange. Jeder, der gebissen ist, soll zu ihr aufblicken und er wird am Leben bleiben. Moses verfertigte also eine eherne Schlange und hängte sie an eine Stange, und wirklich, wenn eine Schlange einen biß und er blickte zur ehernen Schlange auf, so blieb er am Leben.«

Das Symbol der ehernen Schlange wiederholt sich vielleicht später in der Äskulapschlange, die bis heute als Zeichen des Arztes gilt. Nach Moses' Tod zerstörte der König Ezechias die Schlange, weil sie schon zum richtigen Götzenbild geworden war: »Er schaffte die Höhen ab, zerbrach die Statuen, fällte die Idole und zerschlug die eherne Schlange, die Moses verfertigt hatte, in Stücke.«

Der *Aderlaß* war in den biblischen Zeiten ebenso gängig wie zur Zeit des Talmud — um uns auf diese beiden Epochen zu beschränken. König Nebukadnezar wollte nur Leibwächter »ohne jeden körperlichen Mangel«, das hieß u. a. »solche, die nie zur Ader gelassen wurden«. Mar Samuel von Nehardea schlägt einen Aderlaß pro Monat ab dem Alter von vierzig Jahren vor, während Rashi von Troyes fünfzig Jahre als Altersgrenze setzt. Diese Ansicht teilt auch Maimonides. Galen hält vierzig Jahre als untere und sechzig Jahre als obere Altersgrenze für richtig. Zum Aderlassen und zum Schröpfen verwendete man Lanzetten oder Stilette, oft setzte man aber auch Schröpfköpfe aus Glas oder Horn. Ungefähr ein Viertelliter Blut wurde entnommen. An Sturmtagen durfte nicht zur Ader gelassen werden. Nach dem Aderlaß sollte man nur leichte Kost zu sich nehmen und wachbleiben, um sich nicht zu erkälten.

Für das Gebiet der Traumatologie sind zahlreiche Geschichten und Begebenheiten überliefert. R. Hanina berichtet, daß man, um den Kiefer wieder einzurenken, den Kranken bei den Ohren hochhob. Von Eli heißt es, daß er rücklings vom Stuhl fiel und sich das Genick brach, als er von der Niederlage seiner Armee erfuhr. Dies hatte seinen Tod zur Folge. Ahab, der König von Israel, erhielt während der Schlacht gegen die Syrer eine Pfeilwunde: »das Blut seiner Wunde hatte sich in die Wagenausbuchtung ergossen«, und der König starb. »Abimelech erlitt einen Schädelbruch, weil eine Frau ein Stück von einem Mühlstein nach ihm warf. Da rief er sofort nach seinem jungen Waffenträger und bat: Gib mir den Tod von deinem Schwert, damit es nicht heißt: eine Frau hat ihn ums Leben gebracht. Der junge Mann durchbohrte den König und dieser starb.« Bekannt ist auch noch die Geschichte, wie David mit seiner Schleuder Goliath das Stirnbein bricht.

R. Jossi ben Hameshoullam berichtete von einer Schädelverletzung mit Austritt der Gehirnmasse. Diese Gehirnmasse wurde dann durch ein Stück Kürbis ersetzt; der Kranke überlebte kurze Zeit, doch als der Regen einsetzte, starb er an Erkältung.

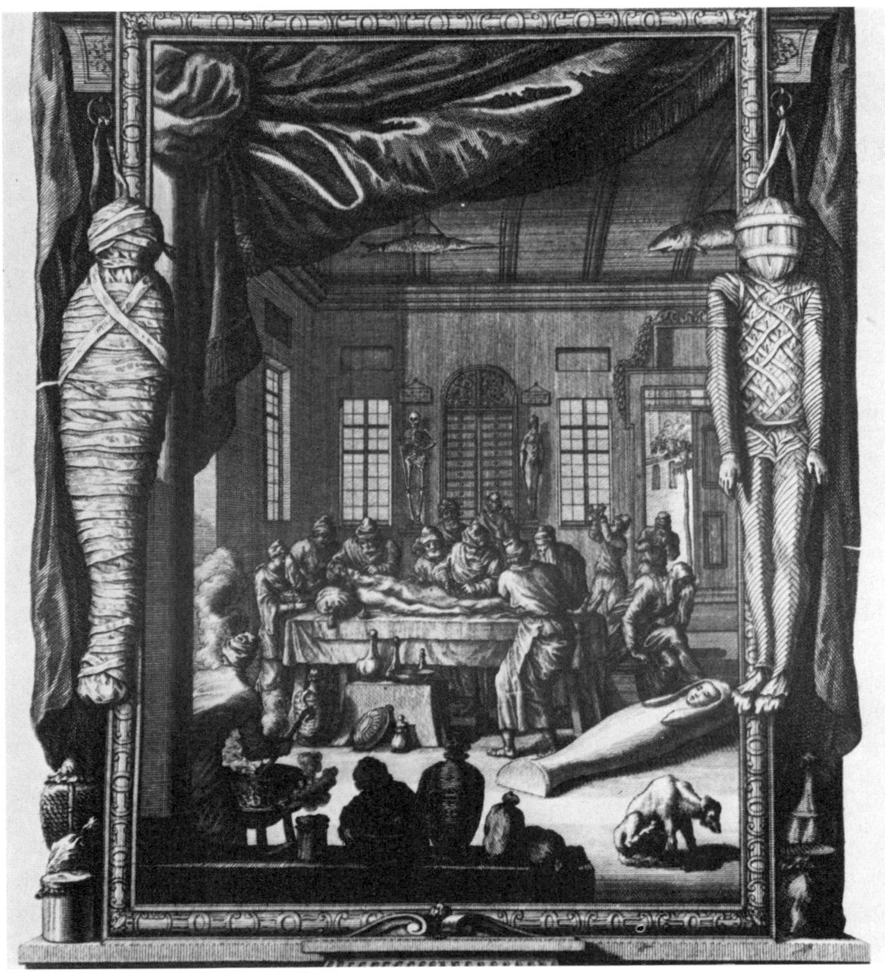

Abbildung 847
Jakob wird einbalsamiert. Stich aus der Physica sacra *von Johann Scheuchzer, 1732.*

Die Talmudisten beschrieben vor allem Schädelverletzungen bei Tieren. Zur Untersuchung benutzten sie einen Strohhalm als Sonde. R. Jemar führte sogar Wasser in die Schädelhöhle ein, um zu sehen, ob es klar oder mit Gehirnmasse vermischt wieder austräte. Letzteres hätte eine Verletzung der Dura mater bedeutet, die immer tödlich ist.

R. Abbay befürchtete, daß eine Gehirnerschütterung unfruchtbar machen könnte (ein Talmudist, der in das rituelle Bad gestürzt war, erlitt dabei eine Gehirnerschütterung).

Auch Mißbildungen von Mund und Lippen waren bekannt: als R. Johanan mit R. Kahana zusammentraf, wurde er stark verunsichert, weil er das Gefühl hatte, jener würde sich über ihn lustig machen, in Wirklichkeit litt R. Kahana an einer Hasenscharte.

Man weiß sogar von einem Fall, wo die Luftröhre nach einer Verletzung künstlich ergänzt wurde. Ein Schaf war am Hals und an der Luftröhre schwer verletzt worden und sein Zustand war bedrohlich. Da hatte ein Talmudist die Idee, ein Schilfrohr in die offene Luftröhre zu schieben, und das Tier überlebte.

Rückenmarkschäden beobachtete man vor allem bei Tieren, deren Wirbelsäule verletzt und deren Verzehr daher verboten war. R. Jemar und Rabbina

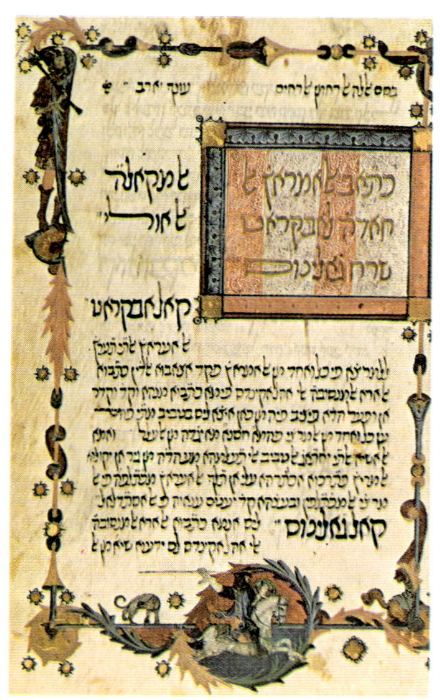

Abbildung 848
Seite aus dem Manuskript:
Gekürzte Fassung einiger Werke Galens *von Moses Maimonides, 14. Jh.*

untersuchten einmal eine Ziege, die die Hinterläufe nachschleppte. Man schlachtete sie und nahm eine Autopsie vor. So konnte Rabbina bestätigen, daß es sich hier um eine Rückenmarksverletzung handelte und nicht um eine Ischiasneuralgie, wie R. Jemar gedacht hatte. Das Tier wurde für unrein erklärt und sein Verzehr verboten. *Hier haben wir es zum ersten Mal mit einer makroskopisch-anatomisch-pathologischen Untersuchung beim Tier zu tun, die die Überprüfung eines klinischen Befundes zum Zweck hatte.*

Die erste Beschreibung eines chirurgischen Eingriffs unter Narkose, der höchstwahrscheinlich aus ästhetischen Gründen vorgenommen wurde, wird uns in einem talmudistischen Text geschildert: »Freut euch, ihr Eingeweide, denn ich bin sicher, daß ihr nicht den Würmern und Ungeziefer zum Fraße werdet. Trotz dieser Versicherung war der Patient unruhig, und so verabreichte man ihm ein einschläferndes Mittel. Er wurde in ein Backsteinhaus gebracht, dort öffnete man ihm die Bauchhöhle und entfernte daraus viele Körbe Fett. Obwohl sie dann der Juli- und Augustsonne ausgesetzt wurden, entwickelten sie keinen schlechten Geruch.« Dieser Eingriff verdient in der Tat unsere Aufmerksamkeit, denn er wurde erfolgreich durchgeführt und beweist so, über welche chirurgischen Fähigkeiten die Talmudisten verfügten.

Hier noch eine zweite Geschichte aus dem Bereich der Unterleibschirurgie. Ein Römer traf eines Tages auf einen Mann, der vom Dach gestürzt war. Er ging zu ihm hin und stellte fest, daß die Bauchhöhle des Verletzten offen war und die Eingeweide heraustraten. Da ließ er den Sohn des Verletzten kommen und tat so, als ob er das Kind töten wolle. Der Schock, den der Verletzte daraufhin erhielt, bewirkte, daß die Eingeweide wieder in die Leibeshöhle zurücktraten, und sofort wurde er von dem Römer verbunden.

Vor allem untersuchten die Talmudisten die Geschlechtsorgane des Mannes nach einer Verletzung, um festzustellen, ob er im Fall einer Eheschließung noch zeugungsfähig sei. So kommt z. B. R. Ismael, der Sohn des R. Johanan ben Beroya zu der Ansicht, daß auch ein Mann, der nur einen Hoden hat, heiraten kann.

Ein Hohepriester, der körperliche Verletzungen, insbesondere an den Hoden, erlitten hatte, durfte sein Amt nicht mehr ausüben. Über den Begriff *meroah ashek* sind sich die Talmudisten nicht einig. Handelt es sich dabei um Anorchidie (Fehlen der Hoden), Monorchidie (nur ein Hode vorhanden) oder um »gequetschte Hoden«? R. Aquiba zufolge, der meint, daß die »Hoden Luft enthalten«, könnte es eine Pneumatozele sein. Es ist auch noch die Rede von einem Mann, dessen »schwere Hoden bis zu den Knien hängen«. Dieser Mann litt wahrscheinlich an einem Leisten-Hodensackbruch, denn R. Ismael verwendet den griechischen Begriff *keletess,* abgeleitet vom Wort *kele,* d. h. Bruch.

Wenn der Penis unterhalb der Eichel verstümmelt ist, selbst wenn nur noch ein kleines Stück der Eichel übrig bleibt, kann der Mann heiraten. R. Houna erklärt, daß »derjenige, der aus zwei Öffnungen uriniert, zeugungsfähig ist«.

Von ihm stammt auch die Ansicht, daß ein Mann mit federförmigem Hoden (Hypospadie) heiraten kann, wenn der Hoden aber das Aussehen einer Traufe oder einer umgekehrten Feder hat, ist eine Heirat nicht zulässig. R. Hisda lehrt gerade das Gegenteil. R. Mar ben R. Ashi erklärt diesbezüglich, daß er jeden, den er von einem traufenförmigen Penis geheilt hat, auch als ehetauglich betrachtet.

Die *Kastration* ist uneingeschränkt verboten, auch bei den Tieren. In einem Abschnitt der Tossefta können wir lesen, daß die »Kastration sowohl beim

Menschen, als auch bei allen Tieren, großen und kleinen, Männchen und Weibchen, Haustieren, wilden Tieren und beim Geflügel bestraft wird«. Juda schränkt allerdings ein, daß lediglich die Kastration des Männchens Strafe nach sich zieht.

R. Johanan gibt an, daß man, um einen Hahn zu kastrieren, ihm einfach den Kamm abschneiden muß. Dieser Theorie widerspricht R. Ashni. Er ist der Meinung, daß die Entfernung des Kamms nur zur psychischen Impotenz führt, »weil man dem Hahn seinen Stolz nimmt«. Goldschmidt, der diesen Abschnitt übersetzte, vermutet, daß der Hahn depressiv wird und das sexuelle Interesse verliert, ohne kastriert zu sein.

Über den Kastrierten heißt es: »Er hat keinen Bart, seine Haare sind weich, sein Urinstrahl ist schwach und bildet keinen Schaum, sein Sperma ist flüssig und durchsichtig wie Wasser.« R. Shimon ben Gamaliel sagt von ihm, daß er eine dünne und hohe Stimme wie eine Frau habe. In jedem Fall wird ein Mann, der im Alter von zwanzig Jahren weder Bart noch Schamhaare hat, als »von der Sonne kastriert« angesehen.

Vom religiösen Gesichtspunkt aus darf ein Kastrierter kein Amt im Tempel ausüben. Bei Zivilprozessen kann er als Richter bestimmt werden, nicht jedoch bei Kriminalprozessen, denn er hat den Status eines kinderlosen Richters, und dieser ist zu Kriminalprozessen ebenfalls nicht zugelassen.

Die Ailonith ist die nicht geschlechtsreife Frau, die, obwohl sie über das Alter der Pubertät hinaus ist, keine Brüste und nur einen unterentwickelten, unbehaarten Venusberg hat. Oft ist ihre Stimme tief wie die eines Mannes. Die

Abbildung 849
Jüdische Ärzte aus Adrianopel in der Türkei. Aquarell, Ende des 16. Jh.s.

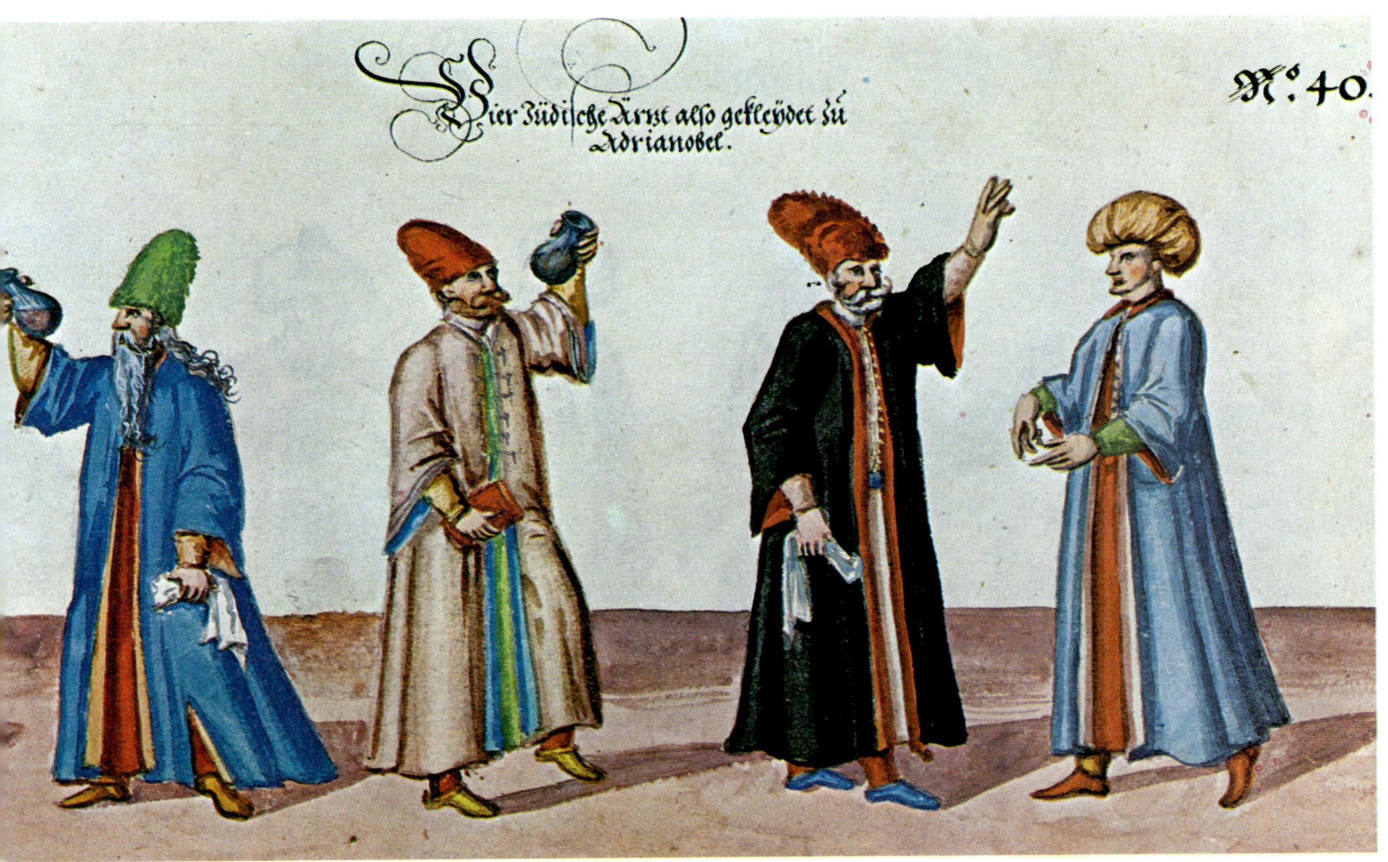

Periode bekommt sie gar nicht oder nur unregelmäßig, und sie ist unfruchtbar. Sie sollte nicht heiraten. Wenn ein Mann merkt, daß er eine Ailonith geheiratet hat, kann er die Scheidung verlangen. Doch wenn eine Ailonith vergewaltigt wird, wird der Täter genauso bestraft wie für jede andere Vergewaltigung.

Ein Mann, der an den Geschlechtsorganen verletzt wurde, darf ohne Genehmigung nicht heiraten. Deshalb wurde er vor der Eheschließung untersucht. Die Juden waren übrigens die ersten, bei denen eine solche Untersuchung vor der Ehe üblich war.

Schließlich muß noch gesagt werden, daß diese Kranken nur Proselyten heiraten durften, damit ihnen so ein annehmbares Sexualleben in der Ehe ermöglicht wurde.

Der Zwitter wird, je nachdem ob die männlichen oder die weiblichen Geschlechtsorgane am ausgeprägtesten sind, als Mann, Frau, Mannweib oder als neutrales Wesen betrachtet. Wenn also der erste Fall zutrifft, der Zwitter einen Samenerguß haben kann und sich wie ein Mann kleidet und frisiert, muß er allen religiösen Verpflichtungen der Thora nachkommen. Wenn der Zwitter hauptsächlich weiblich ist und die Periode bekommt, darf derselbe sich nicht in männlicher Gesellschaft aufhalten. Wenn ein Zwitter vom Typ Mannweib die Periode hat, so gilt auch er für diese Zeit als unrein. Wenn er aber »weder Mann noch Frau« ist, wird er keiner Gruppe zugeteilt. Seinen Fall können die Gelehrten nicht definieren, denn seine Geschlechtsorgane sind von einer Haut bedeckt. Lazarus Goldschmidt verwendet für einen solchen Fall in seiner Übersetzung des babylonischen Talmuds den Ausdruck »geschlechtslos«. Die Talmudisten sagen, daß man bei einer gründlichen Untersuchung manchmal Hoden (Kryptorchismus) oder eine Scheide finden kann. Sie berichten, daß ein solches Wesen schon mit Erfolg operiert wurde und anschließend sieben Söhne hatte. R. Juda fragte sich allerdings, wie man überhaupt nachweisen könne, daß die Kinder wirklich von ihm seien.

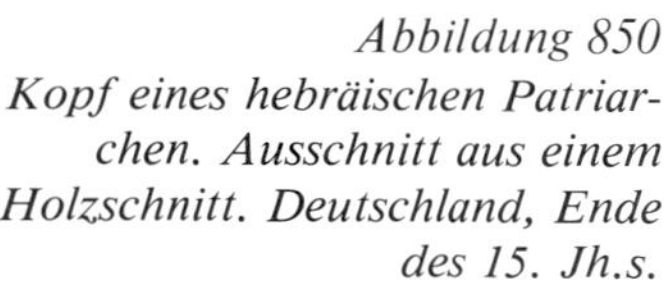

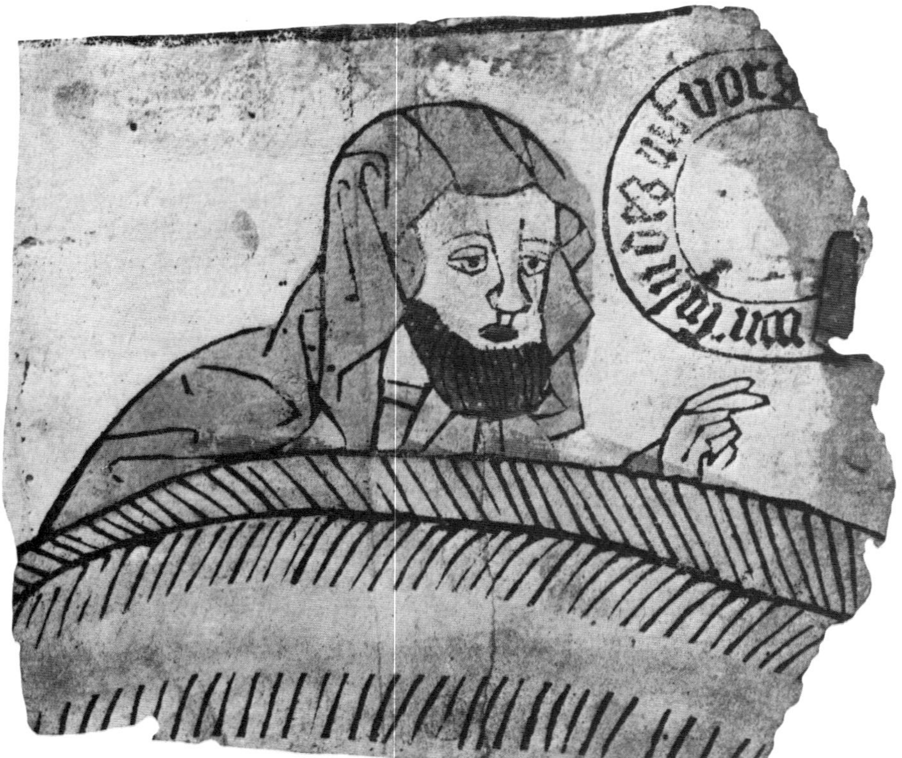

Abbildung 850
Kopf eines hebräischen Patriarchen. Ausschnitt aus einem Holzschnitt. Deutschland, Ende des 15. Jh.s.

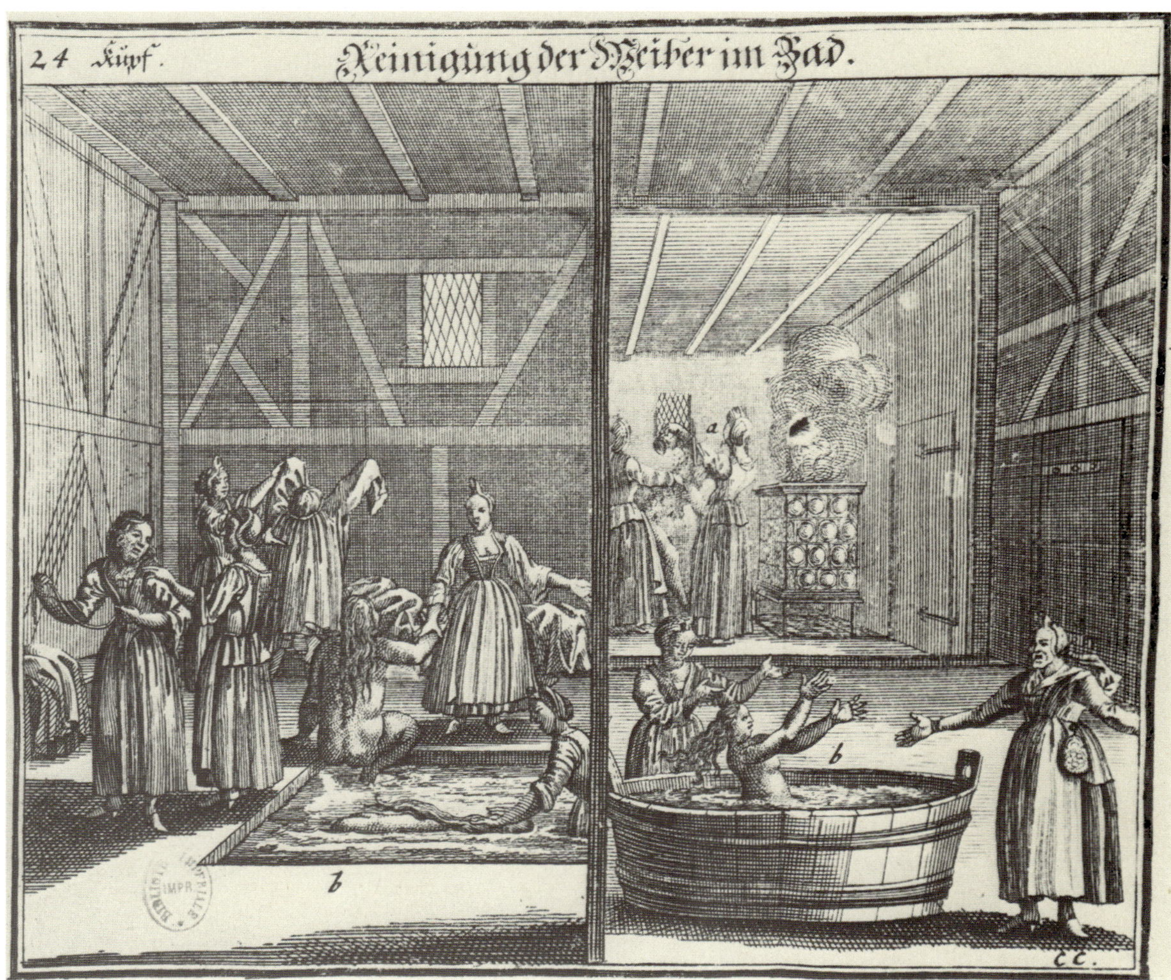

Abbildung 851
Das Frauenbad. Stich zu: Jüdisches Ceremoniel... *von Paul-Christian Kirchner, Nürnberg, 1734.*

Abschließend weisen wir noch darauf hin, daß der hauptsächlich männliche Zwitter acht Tage nach seiner Geburt beschnitten werden muß. Es ist ihm gesetzlich erlaubt, eine Frau zu heiraten, aber niemals darf er eine Ehe mit einem Mann eingehen. Der Analverkehr mit einem Hermaphroditen wurde mit dem Tod durch Steinigung bestraft.

Sexualität, Gynäkologie und Geburtshilfe

Sehr intensiv befaßt man sich mit der Menstruation. Sie spielt eine wichtige Rolle bei der jüdischen Frau, denn während dieser Zeit gilt sie als unrein. Nach Beendigung der Regel muß sie noch eine Woche warten und dann ins rituelle Bad gehen, bevor sie das eheliche Leben wieder aufnehmen kann. Die Menstruation ist bei einem jungen Mädchen regelmäßig, wenn sie dreimal hintereinander jeweils nach einem Monat eingetreten ist. Mindestens zwölf Tage müssen bis zur nächsten Regel vergehen, und sie soll mindestens vierundzwanzig Stunden dauern. Das erstemal tritt sie meist im Alter von elf Jahren ein. Eine starke Blutung gilt als Zeichen großer Fruchtbarkeit.

Wenn bei einer Verletzung des Uterus oder der Vagina Blut austritt, hat dies nicht die Unreinheit zur Folge. In zweifelhaften Fällen wurde die Frau mit einer Bleisonde examiniert, deren gebogenes Ende mit Baumwolle bedeckt war. Im Text wird aber nicht erwähnt, ob die Untersuchung vom Arzt oder vom Talmudisten durchgeführt wurde. Man weiß auch nicht, ob dabei ein Spiegel benutzt wurde, wie es bei Mar Samuel der Fall war, ohne den man die Herkunft des Blutes ja doch nicht genau beweisen konnte.

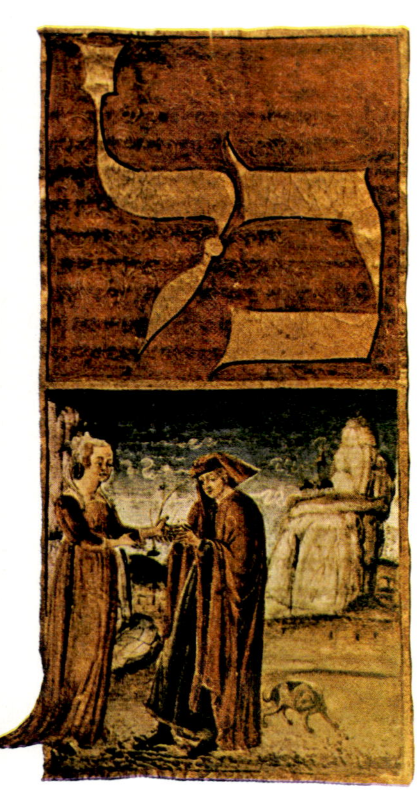

Abbildung 852
Jüdische Hochzeit. Der Mann steckt seiner Frau den Ring an den Finger und spricht dabei die rituelle Formel aus. Titelseite einer Abhandlung über die Gesetze bezüglich der Menstruation. Diese Abhandlung gehört zu einer Schriftensammlung über rabbinisches Recht. Hebräische Handschrift, Padua 1477.

»Die Frau, die für mehrere Tage einen Blutfluß außerhalb ihrer Regel hat, oder deren Regel länger als gewöhnlich dauert, ist in dieser Zeit ebenso wie bei der normalen Monatsblutung unrein.« Natürlich gelten auch die Gegenstände und Personen, mit denen sie in Kontakt kam, als *beschmutzt,* unrein und mußten im Wasser gewaschen werden.

Für »Blutung bei Entjungferung« und *»Hymen«* wird ein und derselbe Ausdruck verwendet. Das Hymen haben übrigens in der Antike lediglich die Talmudisten beschrieben.

In Jerusalem soll es eine Familie gegeben haben, deren Töchter alle ihr Hymen verloren, weil sie mit zu großen Schritten gingen. Man riet ihnen, Kettchen um die Knie zu legen, so daß sie nur kleine Schritte machen konnten. Das Hymen kann auch mit den Fingern zerstört werden.

Die Mädchen sollen möglichst verheiratet werden, um Ausschweifungen zu verhindern, denn, »wer keine Ehefrau hat, ist vom Himmel verbannt« und wird nicht »Mann« genannt.

Die Zeugung wird als gute Tat gewertet (»Wachset und mehret euch«, heißt es in der Genesis). Der Mensch ist als Abbild Gottes geschaffen und deshalb muß er bei allem freien Willen seine Sinne im Zaum halten. »Die Welt wurde nicht erschaffen, um menschenleer zu sein«, lautet ein Satz, und ein zweiter über die Zeugung sagt sogar: »Diese gute Tat zu versäumen, ist ebenso schlimm, wie Blut zu vergießen.«

Die Talmudisten sind der Ansicht, daß man die in der Genesis erhobene Forderung erfüllt hat, wenn man zwei Jungen oder einen Jungen und ein Mädchen hat, vorausgesetzt, daß man auch in der Lage ist, seine Kinder angemessen aufzuziehen.

Ein Priester kann sein Amt nur ausüben, wenn er verheiratet ist, und ebenso soll auch der Gelehrte nicht Junggeselle bleiben. Nur Ben Azzay blieb ohne Frau, als Grund gab er an, mit der Thora verheiratet zu sein.

Die *Pflicht zu lieben* gilt im Judentum ohne Einschränkung. In der Tat lesen wir: »Und der Mann wird Vater und Mutter verlassen, um seiner Frau anzuhangen und die beiden werden ein Fleisch.« Es heißt sogar ausdrücklich: »Der Mann soll seiner Frau weder Nahrung noch Kleidung noch das eheliche Recht vorenthalten.« Geschlechtsverkehr ist auch dann erlaubt, wenn er nicht direkt zur Erfüllung des Gebotes »Wachset und mehret euch« ausgeübt wird. Die Esseniten sahen allerdings von sexuellen Beziehungen während der Schwangerschaft ab.

Die *eheliche Pflicht* wird im Talmud folgendermaßen geregelt: »Wer nicht arbeitet, soll täglich mit seiner Frau verkehren, der Arbeiter zweimal pro Woche, der Eseltreiber einmal pro Woche, der Kameltreiber einmal pro Monat und der Fischer einmal alle sechs Monate.« Bei Verweigerung der ehelichen Pflicht müssen sieben Dinar pro Woche gezahlt werden, die man von der Mitgift nehmen kann. Wenn der Mann krank ist, soll seine Frau sechs Monate abwarten, und wenn er in dieser Zeit nicht gesund wird, muß er in die Scheidung einwilligen. Wenn sich die Frau ihrem Mann verweigert, weil er ihr nicht gefällt, muß sie die Scheidung fordern. Übrigens ist Maimonides der Ansicht, daß die Ehefrau keine Kriegsgefangene ist, die sich ihrem Gatten um jeden Preis unterwerfen muß. Doch die Frau, die nach der Eheschließung die eheliche Pflicht verweigert, annulliert damit ihre Ehe.

Über die fruchtbare Zeit sind sich die Talmudisten nicht alle einig. R. Ytzhaq nimmt an, daß die Frauen kurz vor der Periode fruchtbar sind, während

R. Johanan ganz im Gegenteil meint, daß die fruchtbare Zeit direkt nach dem rituellen Reinigungsbad eintritt, also nach der Periode.

Die *Vernichtung des Samens* ist verboten, wie die Geschichte von Onan und seinem Bruder zeigt: »Juda nahm eine Frau für seinen Erstgeborenen Er. Diese hieß Tamar. Er mißfiel dem Herrn und der Herr ließ ihn sterben. Da sprach Juda zu Onan: ›Gehe zur Frau deines Bruders, vollziehe mit ihr die Schwagerehe und zeuge deinem Bruder Nachkommenschaft.‹ Onan wußte, daß die Nachkommenschaft nicht ihm gehören würde. Sooft er also zur Witwe des Bruders ging, ließ er den Samen zur Erde fallen, um nicht seinem Bruder Nachkommenschaft zu schenken. Seine Tat mißfiel dem Herrn und er ließ auch ihn sterben.«

Wie man aus dem Text ersehen kann, ist Onanie keineswegs dasselbe wie Masturbation, sondern ein Coitus interruptus, denn der Samenerguß erfolgte außerhalb der Scheide: dies nannten die Talmudisten *Vernichtung des Samens* und sahen darin den Ungehorsam gegenüber dem Gebot »Wachset und mehret euch«.

Masturbation zog die Todesstrafe nach sich, denn sie wurde der Götzenanbetung gleichgestellt. Die Hand, die dabei den Penis berührte, mußte abgehackt werden, denn die Masturbation war die Ursache der Sintflut. Masturbation bei der Frau konnten sich die Talmudisten offenbar nicht vorstellen, denn sonst hätten sie bestimmt nicht gefordert, daß sich die Frau möglichst oft selbst untersuchen solle, um zu sehen, ob ihre Periode schon fällig sei.

Samenerguß, der unfreiwillig oder bei einem sterilen Mann erfolgt, gilt jedoch ebensowenig als Vernichtung des Samens wie der Geschlechtsverkehr mit einer unfruchtbaren Frau. Übrigens betrifft die Pflicht zu zeugen die Frau sowieso nicht (nur der Mann muß zeugen), und so dachte man auch nicht, daß sie »den Samen zerstören« könne.

Ebenso wie die Ärzte in der Antike und im Mittelalter glaubten die Talmudisten, daß auch die Frau eine Art »weiblichen Samen« erzeuge und einen »Samenerguß« habe.

Die meisten Talmudisten gestatten auch den »unüblichen« Geschlechtsverkehr. Der Mann kann mit seiner Frau jede beliebige »Stellung« einnehmen, ohne daß dies als »Vernichtung des Samens« gilt, andernfalls wäre es ihm ja auch verboten, mit einer »schwangeren, unfruchtbaren oder nicht geschlechtsreifen Frau« Beziehungen zu haben.

Die Frage der *Empfängnisverhütung* wird im Talmud an mehreren Stellen erörtert. Eine talmudistische Beraitha beginnt folgendermaßen: »R. Debai erklärte R. Nahman gegenüber, daß drei Frauen den *mokh* benutzen sollen: die Minderjährige, die Schwangere und die Stillende. Die Minderjährige, weil eine Schwangerschaft für sie Lebensgefahr bedeuten würde, die Schwangere, um eine zweite Befruchtung zu verhindern (denn der zweite Fötus würde den ersten ›zusammendrücken‹, so daß ein ›Sandal‹ daraus würde), die Stillende schließlich, weil sie bei einer neuen Schwangerschaft das Kind entwöhnen müsse, woran es sterben könnte.«

In welchem Alter gilt ein Mädchen als minderjährig? Zwischen elf Jahren und einem Tag bis zwölf Jahren und einem Tag, lautet die Antwort von R. Meir. Doch andere Gelehrte sagen, daß zwar Minderjährige öfters gewöhnliche eheliche Beziehungen haben, doch der Himmel würde sich ihrer erbarmen, denn es steht geschrieben: »Der Herr wacht über die Einfältigen.«

Der *mokh* ist eine Art Vaginaltampon aus Baumwolle oder saugfähiger Wolle.

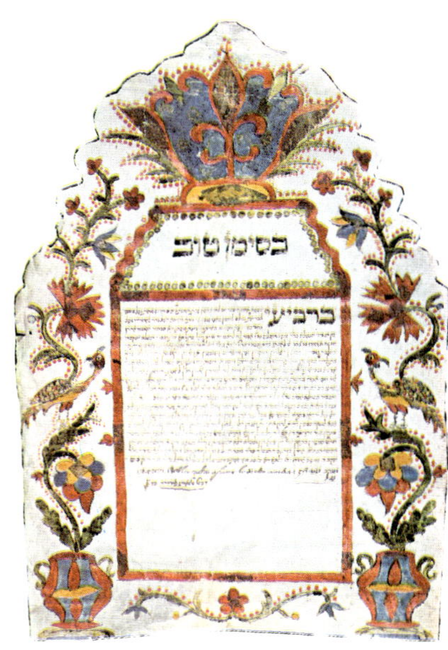

Abbildung 853
Jüdischer Ehevertrag. Bayonne, 1769.

Abbildung 854
Das rituelle Bad, das die jüdische Frau nehmen muß, bevor sie wieder das Ehebett mit ihrem Mann teilen kann. Hebräische Handschrift, Deutschland, ca. 1427.
(Deutschland, Universitätsbibliothek Hamburg)

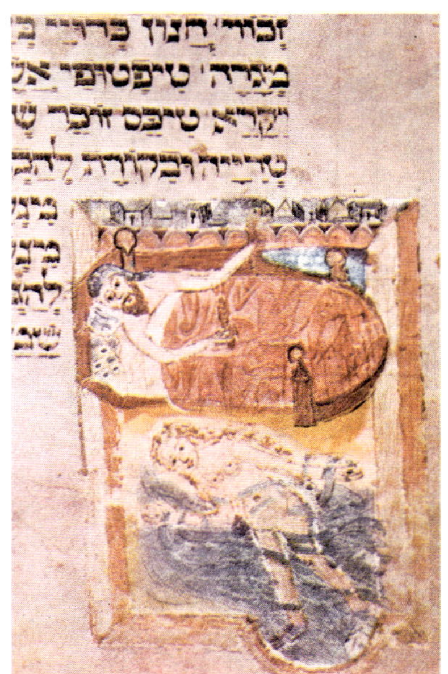

In einem Abschnitt der Nidda lesen wir: »Eine Frau kann nicht empfangen, wenn sie schon schwanger ist.«

Doch in einem anderen Text ist die Rede von zwei Brüdern, die wenige Monate nacheinander geboren wurden. Hier soll also eine zweite Befruchtung während der Schwangerschaft stattgefunden haben. »R. Abin ben R. Ada berichtet von einem Fall, wo ein zweites Kind drei Monate nach dem ersten geboren wurde. Es handelt sich um Juda und Hiskia, die Söhne von Hyas, die sich beide gerade hier bei uns in der Akademie aufhalten. Dieses Phänomen erklärt R. Abbaye mit der Tatsache, daß sich ein Tropfen Sperma geteilt habe, und der erste Teil habe sich dann im siebten, der zweite erst im neunten Monat entwickelt.«

Der jerusalemitische Talmud nimmt an, daß eine zweite Befruchtung möglich ist, aber nur innerhalb von vierzig Tagen nach der ersten Befruchtung.

»Im ersten Drittel der Schwangerschaft sind sexuelle Beziehungen für die Frau schädlich, im zweiten Drittel schaden sie der Frau, sind aber gut für den Fötus, im letzten Drittel schließlich sind sie für Mutter und Kind gleichermaßen förderlich, denn das Kind wird davon kräftig und wohlgestaltet.« Wir geben nun die Meinungen der jüdischen Gelehrten nach der talmudistischen Epoche bezüglich Empfängnisverhütung wieder: R. Hai Gaon von Pumbeditha (939 bis 1038) sagt genauso wie die Talmudisten, daß drei Frauen den Vaginaltampon benutzen können, es aber nicht müssen. Rashi (R. Salomon Itzhaqi von Troyes, 1040—1105) ist der Ansicht, daß die Frauen den Tampon vor dem

Abbildung 855
Entbindung und rituelle Zeremonien anläßlich der Geburt. Stich aus Jüdisches Ceremoniel... *von Paul-Christian Kirchner, Nürnberg, 1734.*

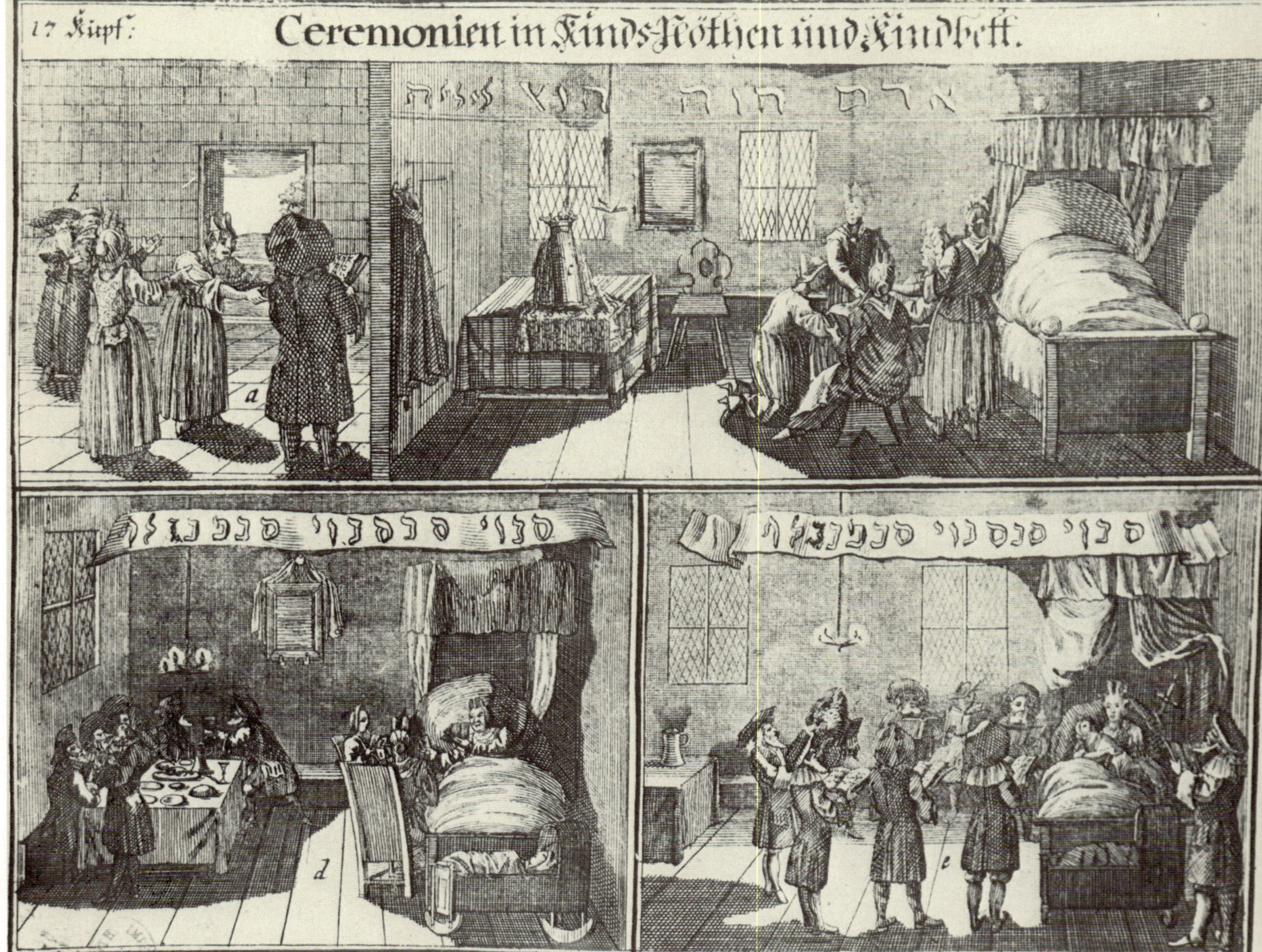

Verkehr nehmen können, und Rabbenou Tam (1100—1171) erklärt in seinem Kommentar zur Nidda, daß die »drei Frauen der Beraitha den Tampon nehmen müssen, um eine Schwangerschaft zu vermeiden«. Mehrere Texte erwähnen auch, daß der Genuß bestimmter Mixturen dauernde Unfruchtbarkeit bewirkt.

Laut R. Johanan setzt sich der *sterilisierende Trank* aus Gummi von Alexandria, Alaun und einer Prise Safran zusammen, diese Bestandteile werden dann verrieben.

R. Juda weist noch einmal ausdrücklich darauf hin, daß nur die Frau den sterilisierenden Trank zu sich nehmen darf, nicht aber der Mann.

»Bei der Erschaffung des Embryo *(oubar)* sind drei Personen beteiligt: Gott, Vater und Mutter. Der Vater gibt das Weiße (Samen), woraus Knochen, Sehnen, Nägel, Gehirnmasse und das Weiße des Auges entstehen; die Mutter gibt das Rote, das Haut, Fleisch, Blut, Haare und das Schwarze der Augen wachsen läßt. Gott schließlich schenkt das Leben und die Seele, die Form des Gesichtes, die Sehkraft, das Gehör, die Sprache, er macht, daß Arme und Beine sich bewegen und gibt den Verstand und das Wissen. Wenn der Mensch stirbt, nimmt Gott wieder zu sich, was von ihm stammt.« Nach der Befruchtung wird der Organismus beseelt. R. Ytzhaq vermutet: »Wenn die Frau zuerst ejakuliert, entsteht ein Junge, im anderen Falle ein Mädchen.« Dazu sagt R. Kettina: »Ich sehe zu, daß alle meine Kinder Knaben werden.«

Nach einundvierzig Tagen bildet sich das männliche Geschlecht heraus, nach einundachtzig Tagen das weibliche, doch die Gelehrten nehmen im allgemeinen für beide Geschlechter einundvierzig Tage an.

Zu diesem Thema lesen wir in einem Abschnitt des Talmud: »Die zum Tode verurteilten Sklaven der Königin Kleopatra benutzte man manchmal zu Experimenten. Dabei zeigte es sich, daß die Entwicklung des Fötus (männlich oder weiblich) nach einundvierzig Tagen stattgefunden hat.«

Das Ei kann ungeteilt bleiben oder sich auch teilen. »Zwillinge können sich sowohl in ein und derselben Hülle als auch in zwei einzelnen Hüllen befinden. Manchmal kommen beide lebend zur Welt, manchmal lebt nur der erste Zwilling und der zweite kommt tot zur Welt oder umgekehrt.«

Jose, der Galiläer, berichtet, daß sowohl die Gattin von Oved Edom, Hamoth (sie rettete die Thora), als auch seine acht Schwiegertöchter Sechslinge zur Welt brachten.

R. Elazar erläutert: »Mit dem Kind im Mutterleib verhält es sich ähnlich wie mit einer Nuß in der Wasserschüssel, die, wenn sie mit dem Daumen heruntergedrückt wird, schräg wegrutscht und wieder an die Oberfläche steigt.«

Wenn die Wehen einsetzen, wird die Gebärende, genannt »Kranke«, auf einen Gebärstuhl gesetzt. Als günstig gilt die Hinterkopflage des Kindes, als ungünstig die Steißlage.

Abbaye gibt an: »Meine Mutter sagte mir, daß das Kind, wenn es nicht atmet, hin- und hergeschwenkt werden muß, und wenn es nicht laut schreit, soll man es mit der Plazenta abreiben.«

Die *Plazenta* wird auch in der Bibel erwähnt. R. Simon ben Gamaliel vergleicht sie mit einem Hühnermagen, aus dem der Dünndarm austritt. Sie wird auch als »hohl, wie eine Trompete« beschrieben.

Sie wird auf einmal oder in mehreren Phasen ausgestoßen. Normalerweise hat sie die Größe einer Hand. Nie bildet sie sich außerhalb einer Schwangerschaft. Es kann bis zu dreiundzwanzig Tagen dauern, bis sie ausgestoßen wird.

Abbildung 856
Amulett für die Gebärende.

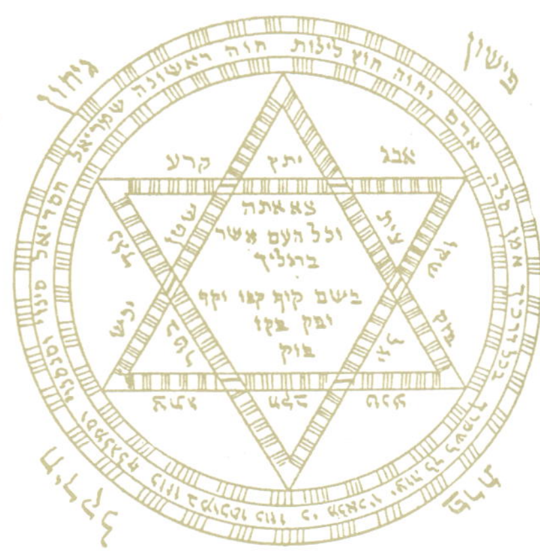

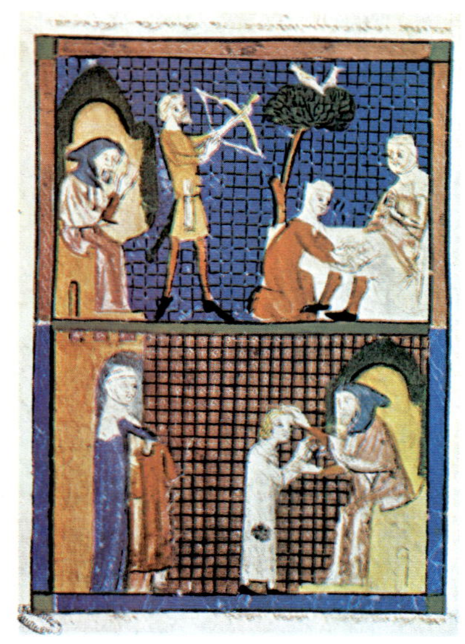

Abbildung 857
Geburt Esaus und Jakobs. Miniatur aus der Haggadah *von Sarajevo. Handschrift aus Nordspanien, wahrscheinlich Ende des 13., Anfang des 14. Jh.s.*

Abbildung 858 (gegenüber)
Der Mord der unschuldigen Kinder. Haggadah *des 15. Jh.s.*

Die Nabelschnur darf auch am Sabbat getrennt werden, wie ja die Geburtshilfe selbst am Sabbat stattfinden darf. Um das Kind zu erwärmen, läßt man die Plazenta bei ihm.

Bei Zwillingen muß die Nabelschnur immer sofort durchtrennt werden, weil sie sonst für das zweite Kind eine Gefahr darstellen würde.

Die Wöchnerin ist nach der Geburt eines Knaben vierzig Tage unrein, bei einem Mädchen sind es achtzig Tage.

Übrigens darf man bei einer Geburt selbst am Sabbat ein Feuer entzünden, um Wasser oder Lebensmittel zu erwärmen.

Nach neun Monaten kommt das Kind zur Welt. Lebensfähig ist es nach sechs und einem halben Monat oder nach sieben Monaten, nicht jedoch nach dem achten Monat: als Beweis dafür gilt, daß Nägel und Haare noch nicht richtig entwickelt sind. Ein gesundes Kind mißt zwischen fünfundvierzig und fünfzig Zentimeter, und Nägel sowie Haare sind schon richtig entwickelt.

Das Neugeborene ruhte in einer Wiege, die man schaukeln konnte, und man umsorgte und überwachte es. Es machte nichts, wenn das lebende Kind mit Tieren in Berührung kam, aber es war verboten, daß sich Tiere einem toten Kind näherten.

Genährt wurde es von seiner Mutter oder einer Amme. Das Menstruationsblut, so glaubten die Talmudisten, verwandelte sich während der Schwangerschaft in Milch.

Mindestens einmal pro Stunde wurde dem Kind tagsüber die Brust gegeben, nachts weckte man es dreimal.

Die Stillzeit ist unterschiedlich, sie kann zwischen achtzehn Monaten bis zu fünf Jahren dauern; tatsächlich mußten zwei Jahre vergehen, bevor eine stillende Witwe wieder heiraten konnte.

Der Talmud berichtet sogar von einem Vater, der keine Amme bezahlen konnte und dann selbst Milch in den Brüsten hatte und stillen konnte.

Eine *Fehlgeburt* kann äußerliche oder innerliche Ursachen haben. So wurde eine schwangere Frau bei einem Streit zweier Männer heftig gestoßen und hatte deshalb eine Fehlgeburt. Der Angreifer muß in diesem Falle dem Gatten verschiedene Entschädigungen zahlen, von denen später noch die Rede sein wird.

Auch Angst kann zur Fehlgeburt führen. Das ereignete sich bei einer Frau, die durch Hundegebell heftig erschreckt wurde; der Besitzer beteuerte, daß »der Hund weder Zähne noch Klauen habe«. Selbst der Geruch von gebratenem Fleisch und abgeschnittene Nägel, auf die eine Frau trat, haben durch das heftige Ekelgefühl, das sie hervorrufen, eine Fehlgeburt bewirkt. Auch grundloser Haß kann die Ursache sein für eine Fehlgeburt oder frühen Tod des Kindes. Eine ungewollte Fehlgeburt ist natürlich nicht schmerzhaft.

Eine Frau, die eine rote Haut verloren hatte, brachte sie zu »einem Talmudisten, dieser zeigte sie den Gelehrten, welche sich dann an die Ärzte wandten«, um eine Diagnose zu erhalten. Bei einer anderen Frau ging ein Klumpen mit roten Haaren ab. Auch sie schickte man zu den Talmudisten, dann zu den Gelehrten, und diese verwiesen sie schließlich an die Ärzte.

Wenn das Leben der Mutter in Gefahr ist, gilt der Fötus als »Angreifer«, gegen den das Leben der Mutter verteidigt werden muß, denn es hat absoluten Vorrang. Auch Maimonides stimmt darin zu, daß der Fötus ein Angreifer ist, gegen den man sich verteidigen muß, wenn das Leben der Mutter bei einer schweren Geburt in Gefahr ist. »In einem solchen Fall soll man den Fötus im

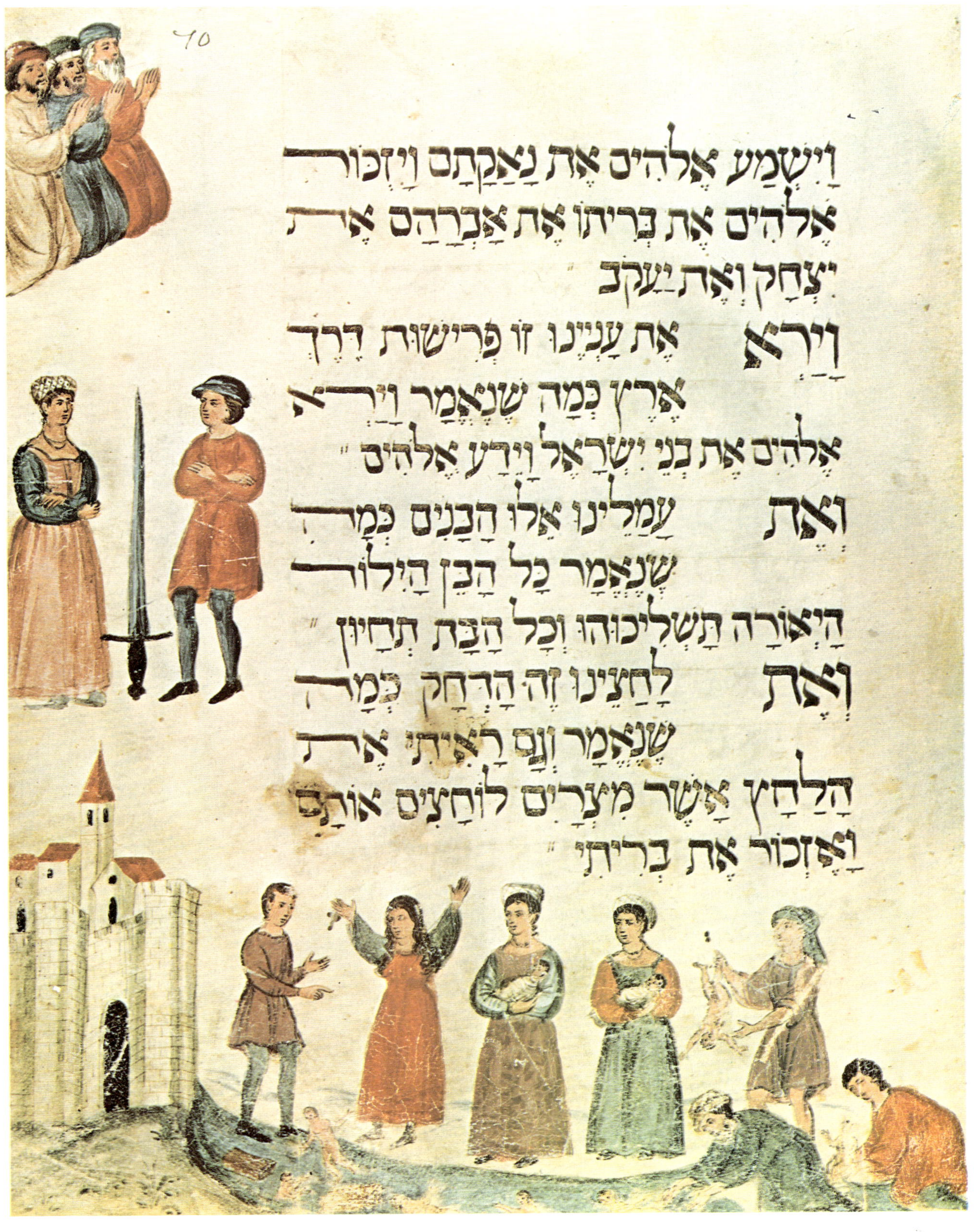

וישמע אלהים את נאקתם ויזכור
אלהים את בריתו את אברהם את
יצחק ואת יעקב

ויַרא את ענינו זו פרישות דרך
ארץ כמה שנאמר וירא
אלהים את בני ישראל וידע אלהים

ואת עמלינו אלו הבנים כמה
שנאמר כל הבן הילוד
היאורה תשליכוהו וכל הבת תחיון

ואת לחצינו זה הדחק כמה
שנאמר וגם ראיתי את
הלחץ אשר מצרים לוחצים אותם
ואזכור את בריתי

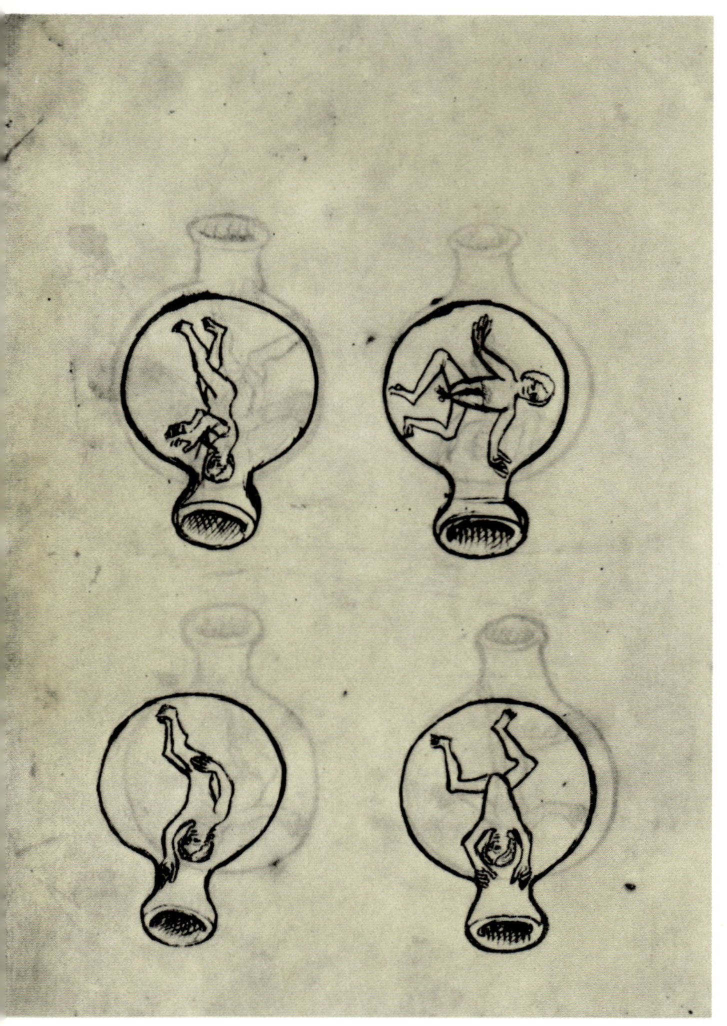

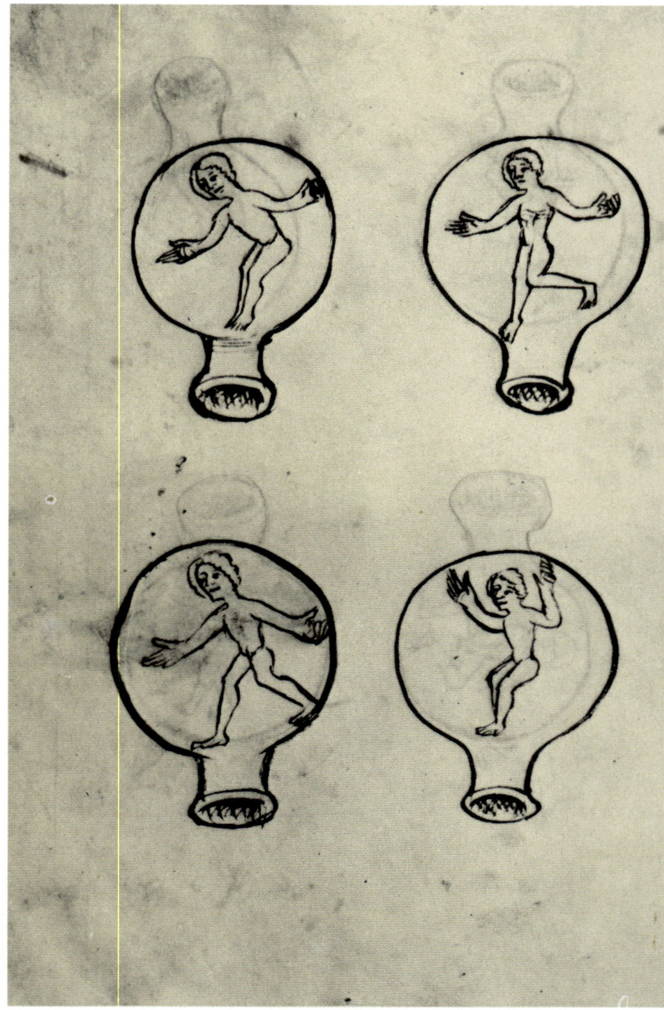

Abbildung 859 und 860 Verschiedene Lagen des Fötus in utero *nach Illustrationen einer Handschrift von Moschion. Moschion, von dem man weder das Geburts- noch das Sterbedatum weiß, übersetzte gegen 580 in Kurzfassung die* Gynäkologie *von Soranos von Ephesus (98—138) aus dem Griechischen ins Lateinische zum Gebrauch für Hebammen. Dieses Manuskript wurde zu verschiedenen Zeiten immer wieder kopiert, wobei die Kopien je nach dem Entwicklungsstand der Anatomie ganz verschiedene Darstellungen des Uterus enthalten.*

Mutterleib zerstückeln und die einzelnen Stücke herausholen, denn das Leben der Mutter hat Vorrang vor dem des Fötus. Doch wenn der Fötus zum großen Teil oder mit dem Kopf schon draußen ist, darf dies nicht mehr geschehen, denn man darf nicht ein Leben opfern, um ein anderes zu retten.«

»Wer ein Neugeborenes tötet, ist des Mordes schuldig«, aber »der Fötus ist weder ein lebendes Wesen noch ein Mensch« und deshalb kann man bei seiner Tötung kein Mörder sein. Doch ausgehend von der Genesis erklärt R. Yishmael: »Die Söhne Noahs machen sich auch dann schuldig, wenn sie das Kind im Mutterleib töten.« Maimonides teilt diese Ansicht: »Ein Sohn Noahs, der einen Menschen oder einen Fötus im Mutterleib tötet, muß dafür mit dem Leben büßen.« Wenn kein Arzt in der Nähe ist, kann auch die Hebamme eine Embryotomie durchführen, doch es ist nicht ratsam, eine solche Operation einer Heidin anzuvertrauen.

Beim *Kaiserschnitt an der schon toten Mutter* wird der Bauch geöffnet und das Kind so zur Welt gebracht.

Ein talmudistischer Kommentar stellt die Beziehung zwischen dem Kaiserschnitt und Julius Cäsar her, denn Julius Cäsar sei mittels eines »Schnitts« aus dem Bauch seiner Mutter zur Welt gebracht worden. So lautet der Text:

»Cäsar, der römische König, wurde lebend aus dem Bauch seiner Mutter geholt, obwohl sie selbst in den Wehen gestorben war, und deshalb bekam er den Namen Cäsar, so lautet nämlich das Wort für ›Schnitt‹ auf lateinisch.«

Im Talmud lesen wir, daß man, wenn eine Frau im Gebärstuhl stirbt, schnell ein Messer nehmen und den Bauch aufschneiden müsse, um das Kind zu holen. Für Kaiserschnitt sagt man im Hebräischen »aus der Flanke geboren« und nicht auf natürlichem Wege, d. h. durch die Gebärmutter. Und in einem Abschnitt des Exodus heißt es ausdrücklich: »Der Herr sprach zu Moses: ›Weihe mir alle Erstgeburt. Alles was von den Kindern Israels den Mutterschoß durchbricht, beim Menschen und beim Vieh, gehört mir.‹« Also mußte man, um als Ältester bzw. Erstgeborener zu gelten, durch die Gebärmutter zur Welt gekommen sein und nicht mittels Öffnung der Bauchdecke. Dies ist wichtig im Bezug auf die Erbfolge, denn der Älteste ist nur dann Haupterbe, wenn er auf natürlichem Weg geboren wurde.

Jüdische und nichtjüdische Medizinhistoriker sind der Frage nachgegangen, ob der Kaiserschnitt wirklich praktiziert wurde, und vor allem, ob er bei lebenden Frauen durchgeführt wurde. Rawitzki (zitiert nach Preuß) glaubt, daß es sich um eine Schwangerschaft mit Dammbruch handelt und nicht um einen Kaiserschnitt, doch auch in diesem Falle würde das Kind durch den Muttermund und nicht durch die Bauchdecke zur Welt gebracht werden. Zur Klärung dieser Frage wollen wir einige mittelalterliche Kommentatoren heranziehen. Rabbi Guershom aus Metz (960—1040), genannt »Licht des Exils«, schreibt in einem Kommentar: »*yotze dofene,* d. h. nicht aus dem Muttermund, sondern mittels eines Schnittes, d. h. durch die Flanke zur Welt gekommen. So hatte man bei einer Kuh den Uterus aufgeschnitten, als es bei der Geburt Schwierigkeiten gab, und das Kalb kam auf diese Weise zur Welt. Danach wurde noch ein zweites Kalb geboren, diesmal durch den Muttermund. Der Uterus war also nach dem Schnitt wieder vollkommen abgeheilt, so daß das zweite Kalb in einem gesunden Uterus ausgetragen wurde.«

Abbildung 861
Mann und Frau in getrennten Betten. Stich aus einer Haggadah, *die 1864 in Livorno im jüdisch-arabischen Dialekt von Tunis gedruckt wurde und mit Stichen des frühen 17. Jh.s illustriert war.*

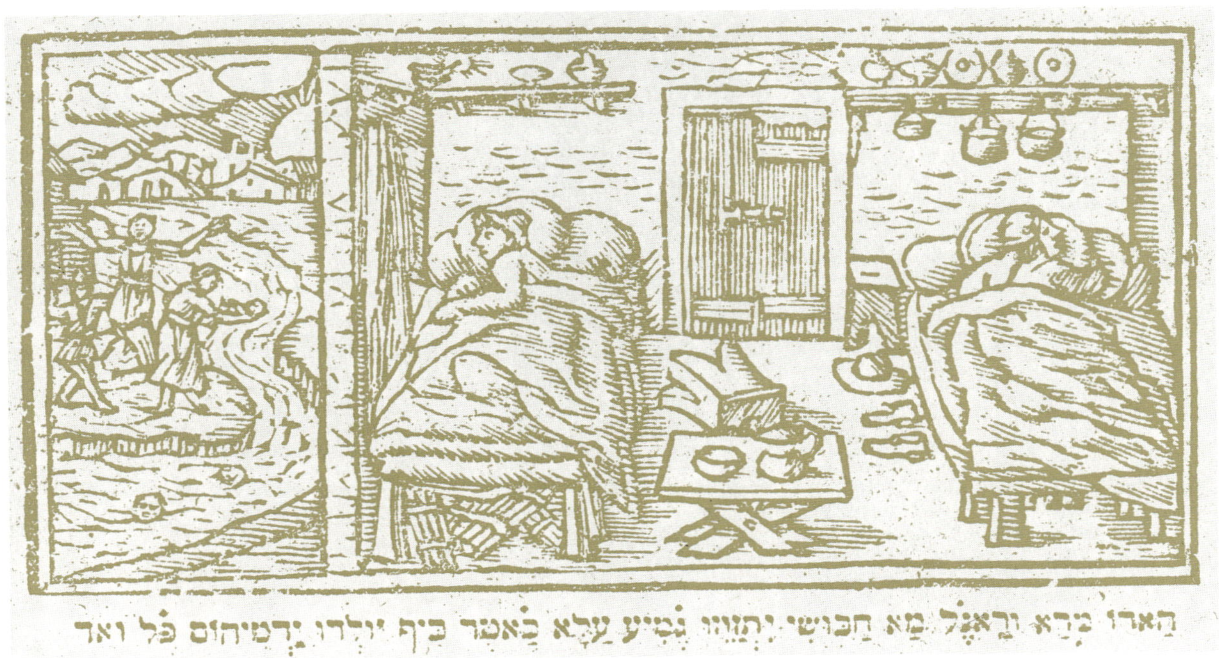

Maimonides (1135—1204) schrieb in seinem Kommentar zu diesem Text: »Es ist vielleicht möglich, daß bei einer Zwillingsgeburt ein Kind durch einen Bauchdeckenschnitt und das andere durch den Muttermund zur Welt kommt und die Mutter danach stirbt. Doch wenn die Gelehrten behaupten, daß die Frau einen Bauchdeckenschnitt überlebt und anschließend wieder ein Kind geboren hätte, so kann ich mir das kaum vorstellen.«

Rashi, ein anderer Kommentator des Mittelalters, sagt zu diesem Thema: »Man öffnete den Bauch auf künstlichem Wege und holte so den Fötus heraus und die Frau genas.« Da Rashi von einem Messer spricht, muß es sich wohl um eine Operation gehandelt haben.

In diesen verschiedenen Texten ist also wirklich vom »Kaiserschnitt bei lebenden Frauen« die Rede, aber wir können daraus nicht mit Sicherheit schließen, daß die Talmudisten den Kaiserschnitt auch tatsächlich vornahmen.

Wir können uns aber vorstellen, daß die chirurgischen Fähigkeiten der Talmudisten durchaus hinreichten, um in verzweifelten Fällen einen chirurgischen Eingriff wie den Kaiserschnitt durchzuführen, nachweisen können wir aber nicht, daß solche Operationen wirklich stattgefunden haben.

Die Beschneidung

In der Genesis heißt es: »Dies ist mein Bund, den ihr halten sollt, er besteht zwischen mir und euch und eurer Nachkommenschaft... Im Alter von acht Jahren soll alles Männliche unter euch beschnitten werden... Abraham war neunundneunzig Jahre alt, als er beschnitten wurde.«

Die Beschneidung ist vor allem eine religiöse Handlung, deren hygienische und prophylaktische Bedeutung jedoch im Hinblick auf Geschlechtskrankheiten und Peniskrebs außer Frage steht. Statistiken beweisen, wie selten Penis- und Gebärmutterhalskrebs bei den Juden vorkommen.

Die Beschneidung wird von einem rituellen Beschneider oder auch vom Arzt und Chirurgen vorgenommen. Meist wird das Kind auf die Knie des Paten oder auf einen Tisch gelegt, dann wird die Vorhaut abgeschnitten, die Wunde ausgesaugt, das Blut gestillt und ein Verband angelegt.

Der Eingriff kann auch am Sabbat stattfinden. Wenn das Kind fiebert oder an einer Krankheit leidet, wird die Operation verschoben. Natürlich kann sie in bestimmten Fällen auch nach der gewöhnlichen Acht-Tage-Frist vorgenommen werden, etwa im Fall einer Phimose oder bei der Konversion zum Judentum sogar bei Heranwachsenden oder Erwachsenen, aber wir beschäftigen uns hier nur mit der rituellen Beschneidung.

Nachdem die Vorhaut abgeschnitten ist, erfolgt ein Einschnitt in die Schleimhaut, der meist mit den Fingernägeln gemacht wird, denn ein Instrument würde die Schleimhaut zerreißen und so Blutungen verursachen. Bei der rituellen Aussaugung mit dem Mund besteht natürlich die Gefahr, daß Infektionen vom Kind auf den Beschneider übertragen werden und umgekehrt. Um dies zu vermeiden, benutzte man Glasröhrchen. Der rituelle Beschneider wurde meist vom Vater des Kindes bevollmächtigt, während der Vater an seiner rechten Seite der Operation beiwohnte. Es ist bekannt, daß Antiochus Epiphanus den Juden die Beschneidung untersagte, Mattathias sie dann wieder einführte. Wenn ein männliches Kind vor dem achten Tag starb, wurde es trotzdem beschnitten, aber ohne, daß der Segen über ihm ausgesprochen wurde. Ein Kind, das ohne Vorhaut zur Welt kommt, braucht nicht beschnitten zu werden.

Abbildung 862
Jüdische Frau in der Türkei. Aquarell, Ende des 16. Jh.s.

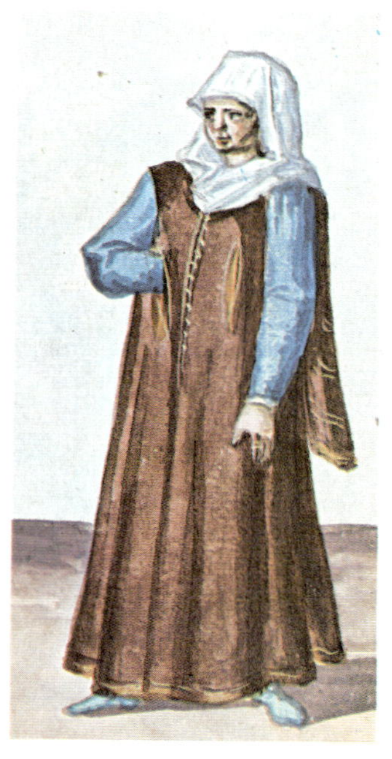

Wir haben schon darauf hingewiesen, daß ein Gelehrter nicht an einem Ort ohne Arzt wohnen sollte, doch dies galt natürlich nicht für die übrige Bevölkerung. Deshalb heißt es in einem Abschnitt des Talmud: »In einer Stadt, wo es keine jüdischen, sondern nur samaritische und heidnische Ärzte gibt, soll der Heide die Beschneidung durchführen«, so bestimmte R. Meir. Warum wurde dieser Unterschied gemacht? Man fürchtete, der Samariter habe bei der Beschneidung nur seine Religion im Auge und würde den Beschnittenen zu den Samaritern zählen.

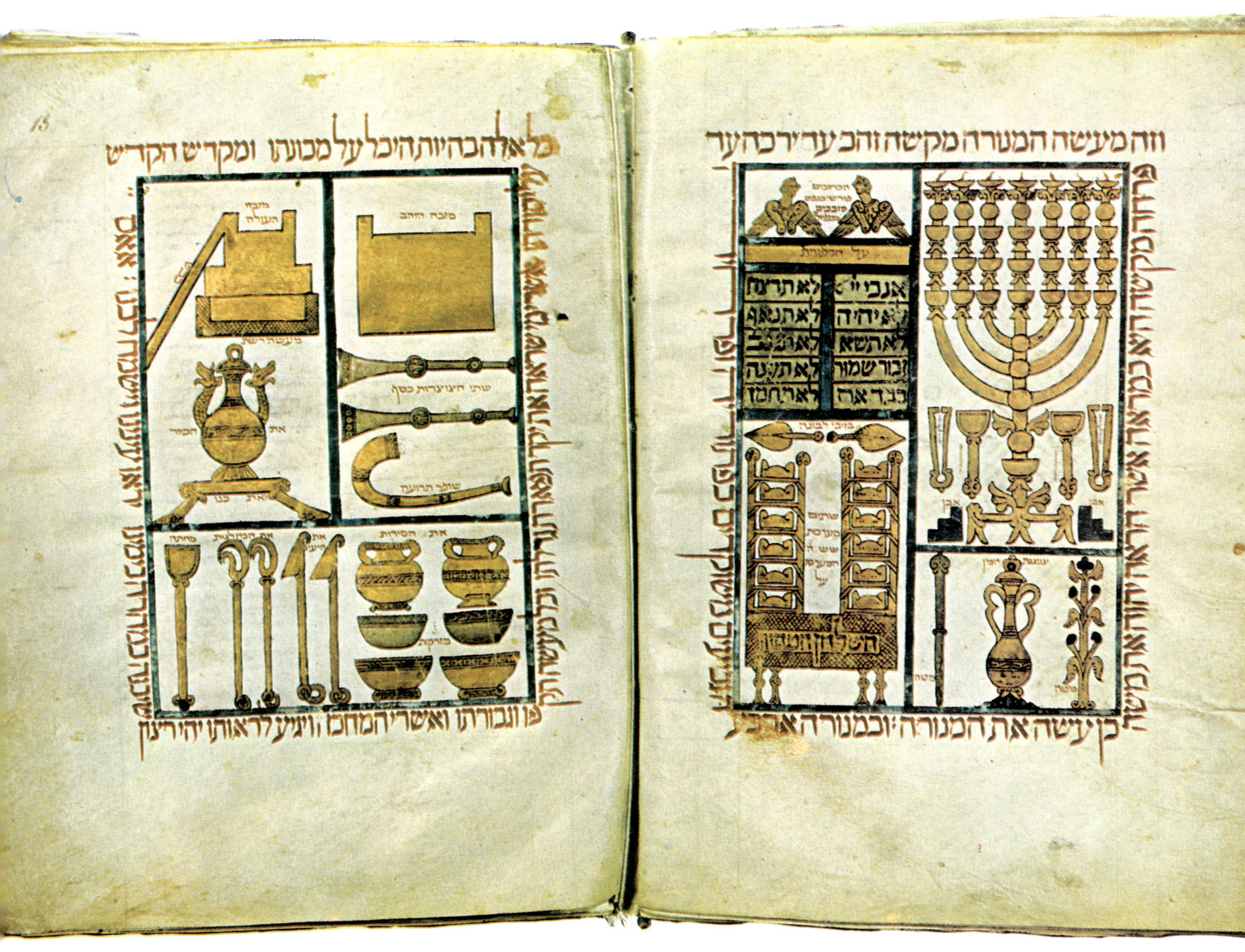

Abbildung 863
Heilige Vasen vom Tabernakel des Moses. Tafel der Haphtaroth. Bibel von 1295.

1803 beschrieb Otto John Conrad (1774—1844) »eine Neigung zu Blutungen in bestimmten Familien«, die aber nur die Männer befällt, nicht jedoch die Frauen, obwohl sie die Überträger sind. Zum ersten Mal wird diese Störung der Blutgerinnung bei Knaben im Talmud beschrieben (d. h. zwischen dem 2. und 5. Jahrhundert). Erst im Mittelalter ist im *Al Tasrif* des arabischen Chirurgen Albucassis wieder die Rede davon.

Im babylonischen Talmud lesen wir: »Es wird gelehrt: Wenn einer Frau die ersten zwei Kinder nach der Beschneidung sterben, darf sie das dritte nicht mehr beschneiden lassen.« Diese Worte stammen von Juda Ha Nassi. R. Simon

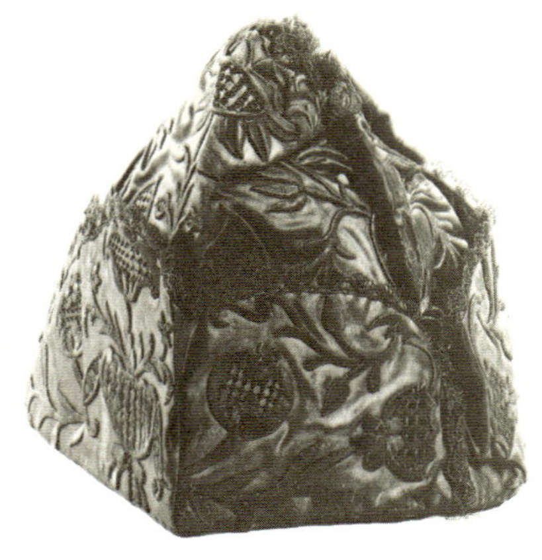

Abbildung 864
Haube aus besticktem Satin.

Abbildung 865 (rechts)
Darstellung der Instrumente für die Beschneidung. Kupferstich des frühen 18. Jh.s.

Abbildung 866 (gegenüber)
Beschneidung bei den portugiesischen Juden. Jüdische Frauen durften bei der Zeremonie nicht zugegen sein, die Frauen im Vordergrund sind daher Christinnen.

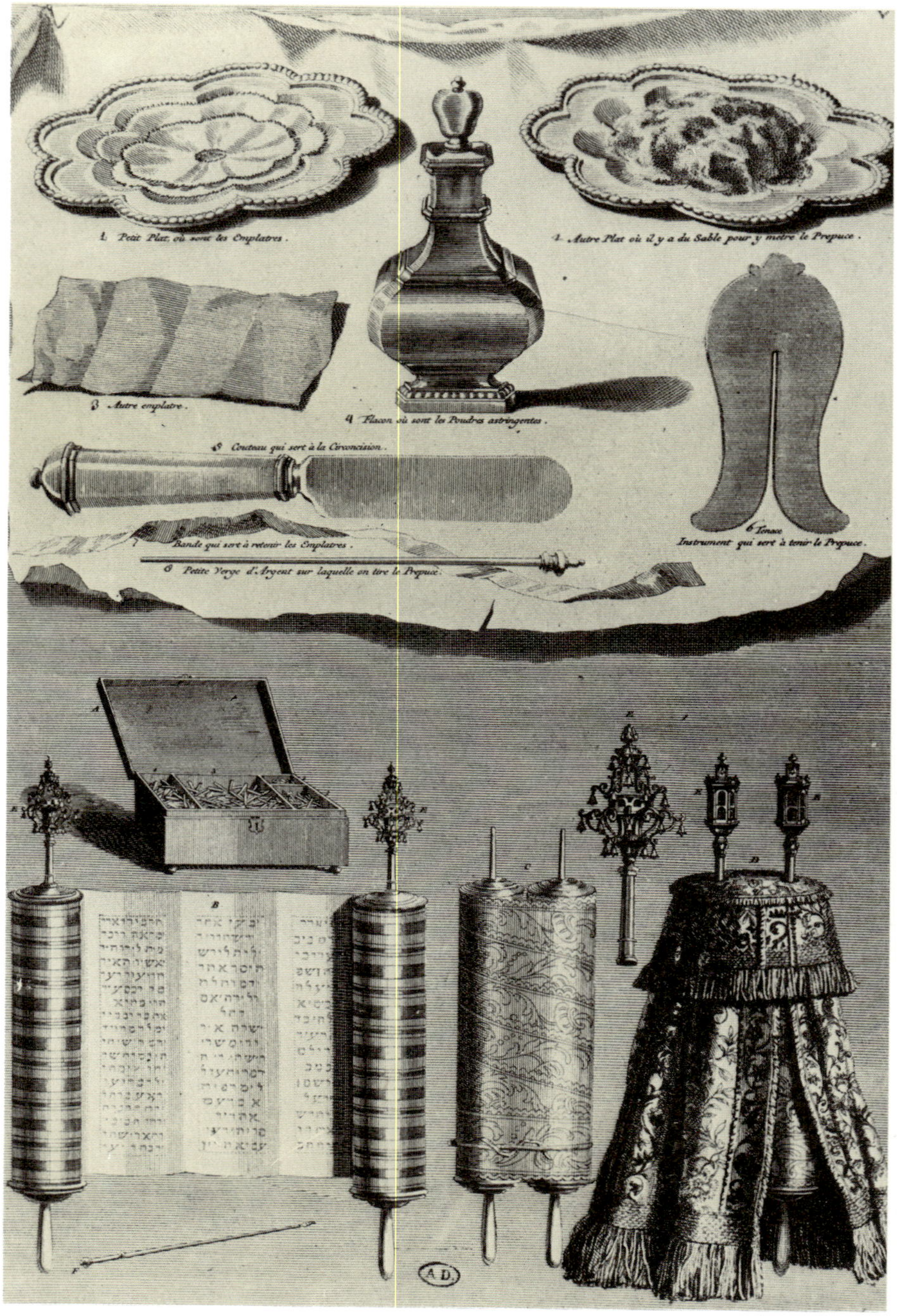

ben Gamiel ist dagegen der Meinung, daß auch das dritte Kind noch beschnitten werden kann, das vierte aber nicht mehr, und Nathan der Babylonier führt Fälle von Hämophilie an, wo er beim dritten Kind zur Beschneidung geraten hatte, die dann problemlos verlief.

Alle Rabbiner des Mittelalters, die Verfasser der Gesetzesbücher des 16. und 17. Jahrhunderts, und die Autoren der *responsa* im 17. und 19. Jahrhundert sind sich mit den Talmudisten einig, daß bei Gefahr für Leben und Gesundheit des Kindes von der Beschneidung abzusehen ist.

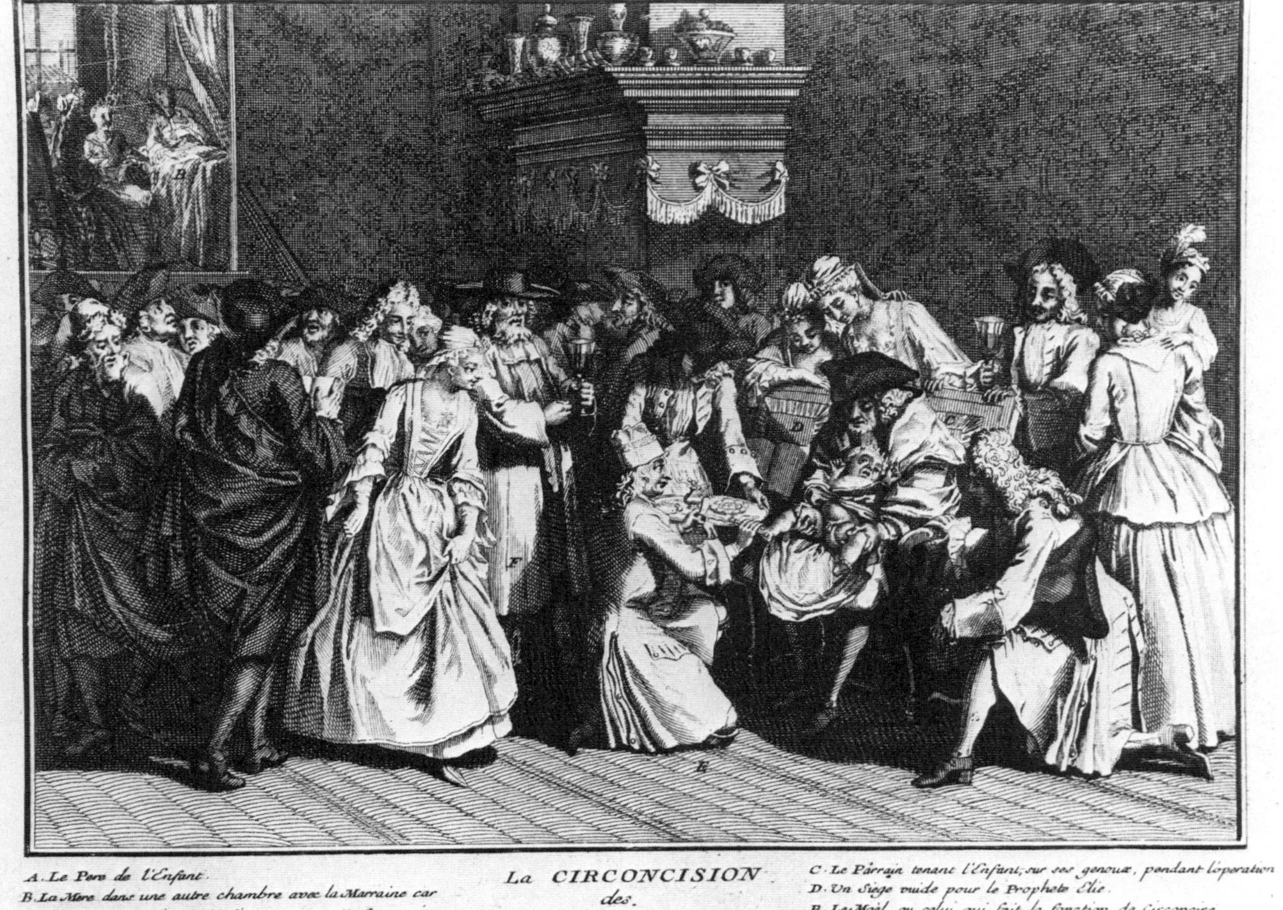
A. Le Pere de l'Enfant.
B. La Mere dans une autre chambre avec la Marraine car
les femmes Juives, n'assistent pas a cette Ceremonie.
NB. celles qu'on voit ici, sont des Chretiennes.
La CIRCONCISION
des.
JUIFS PORTUGAIS
C. Le Parrain tenant l'Enfant, sur ses genoux, pendant l'operation
D. Un Siege vuide pour le Prophete Elie.
E. Le Moël, ou celui qui fait la fonction de Circoncire.
F. Le Robin, un Parent ou un Ami, tenant la Coupe

Nerven- und Geisteskrankheiten

Die Talmudisten beschrieben Gehirn *(moah oder mo-qra)* und Rückenmark. R. Yoshua ben Levy erwähnte auch die zwei »Bohnen« *(polime),* die dem Kleinhirn entsprechen, wie es R. Yirmeyahou bei Vögeln fand. Die weiche und die harte Hirnhaut werden erwähnt und mit den Hodenhüllen verglichen. Sie schrieben auch über die Fontanelle und erzählten diesbezüglich, daß ein Hahn bei einem Säugling die pulsierende Stelle bemerkt hätte und in der Meinung, daß es sich um einen Wurm handle, darauf eingehackt und so das Gehirn des Kindes durchbohrt habe. Der Hahn wurde gesteinigt.

Die *Epilepsie* wird oft geschildert, denn sie macht die Priesterweihe unmöglich. Wenn eine Frau ihrem Mann vor der Eheschließung verheimlicht hat, daß sie Epileptikerin ist, kann er die Scheidung verlangen.

In der Gerichtsmedizin gilt, daß ein Epileptiker nur als Zeuge auftreten kann, wenn es ihm vollkommen gutgeht, und sein Zeugnis darf nur unter Vorbehalt angenommen werden. Diese Ansicht des Maimonides wurde von den späteren Kommentatoren übernommen. Die Epilepsie gilt als Erbkrankheit, und deshalb wird von der Heirat mit einem Mädchen aus vorbelasteter Familie abgeraten.

R. Juda litt an Kopfschmerzen, sobald er die vier Gläser Wein am Passahfest getrunken hatte. Auch die Migräne, *zelotha* oder *zalha,* wird beschrieben. Es

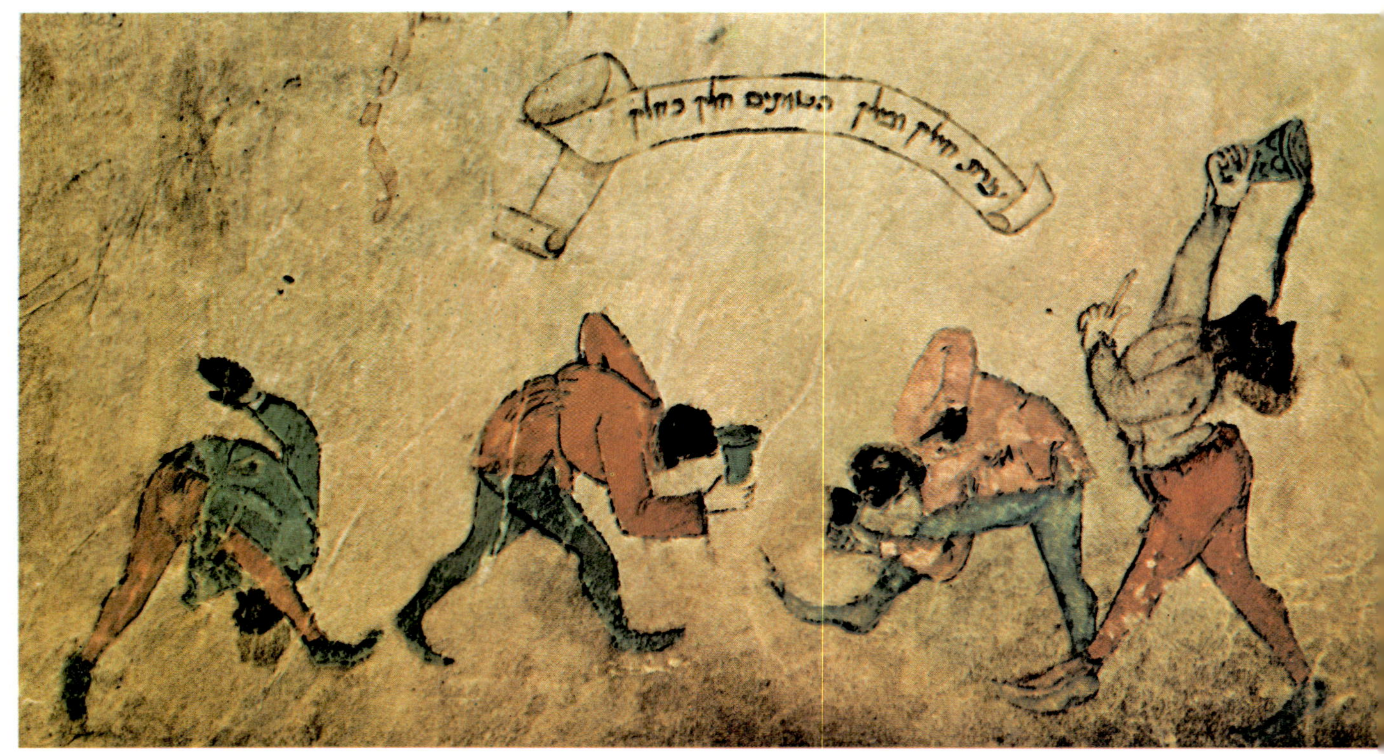

Abbildung 867
Kundgebung der Freude bei einem religiösen Fest. Haggadah, *Ende des 14. Jh.s.*

ist ratsam, mit dem Kopfschmerzpatienten nicht zu sprechen, weil das Leiden sonst verschlimmert wird.

Vom Alterszittern ist ebenfalls die Rede. So meint etwa R. Hanina, daß die Leviten ihr Amt ausüben können, solange sie noch nicht so alt sind, daß ihre Hände zittern.

Die *Geisteskrankheiten* werden in bezug auf die verschiedenen Könige umfassend beschrieben. Der babylonische König Nebukadnezar verfiel in eine schwere depressive Krise mit Angstzuständen und geistiger Verwirrung. »Er wurde verstoßen aus der Gemeinschaft der Menschen und er fraß Gras wie die Rinder und sein Leib lag unter dem Tau des Himmels, bis sein Haarwuchs groß wie Adlerfedern und seine Nägel wie Vogelklauen wurden. ›Nach dieser Zeit hob ich, Nebukadnezar, meine Augen auf zum Himmel und mein Verstand kam mir wieder.‹«

Zur Krankheit des Königs Saul gibt es die verschiedensten Interpretationen: einige Autoren nehmen an, daß er an Epilepsie litt, andere vermuten Depressionen, Hysterie oder Melancholie mit Angstzuständen, wahnhafte Eifersucht und Verfolgungswahn. Bemerkenswert ist die beruhigende Wirkung der Musik auf den König.

König David litt an keiner Geisteskrankheit, doch weil er von Saul verfolgt wurde, simulierte er einen Irren. »Er rannte gegen die Pfosten des Tores und ließ seinen Speichel in den Bart fließen. Da sprach Achis zu seinen Dienern: ›Ihr seht ja, daß der Mann wahnsinnig ist, warum habt ihr ihn zu mir gebracht? Habe ich denn zu wenig Wahnsinnige?‹« In der Tat erzählt Agada, daß der König Achis eine kranke Tochter hatte.

In dem wundervollen Epos von Hiob lesen wir, wie er glücklich, reich und im Besitz einer zahlreichen Familie war, bis er eines Tages vom Unglück heimgesucht wurde. Er verlor seine Kinder durch verschiedene Unglücksfälle, und sein ganzer Reichtum wurde ihm genommen. »Der Herr aber sprach zu Satan: ›Siehe, alles was er hat, sei in deiner Hand, nur an ihn selbst lege deine Hand nicht.‹ Da ging der Satan hinaus von dem Herrn. Dann schlug er Hiob mit bösen Geschwüren von der Fußsohle an bis auf seinen Scheitel. Und Hiob nahm eine Scherbe und schabte sich und saß in der Asche.« Über diese Hautleiden wurde in der Medizingeschichte viel diskutiert, man hielt es für Lepra, Syphilis, ein Ekzem oder Psoriasis, wir nehmen aber an, daß Hiob in Folge des seelischen Schockes von einem heftigen Nesselfieber mit anschließender Entzündung der Pusteln befallen wurde. Doch gleichzeitig mit dem Hautleiden machte er auch eine *depressive Krise* durch. »Warum bin ich nicht gestorben bei meiner Geburt? Warum bin ich nicht umgekommen, als ich aus dem Mutterleib kam? Warum hat man mich auf den Schoß genommen? Warum hat man mich an den Brüsten gesäugt? Dann läge ich nun und wäre still, dann schliefe ich und hätte Ruhe . . . Denn was ich gefürchtet habe, ist über mich gekommen . . . Ich habe keinen Frieden, keine Rast, keine Ruhe.« Die Freunde kamen, angeblich, um ihm Trost zuzusprechen, in Wirklichkeit aber wollten sie ihn dazu bringen, daß er sich als Sünder bekenne — was Hiob ablehnte. Nach langem Leiden erinnerte sich Gott seiner wieder. »Und der Herr segnete Hiob fortan mehr als einst. Er bekam sieben Söhne und drei Töchter . . . Auch sein

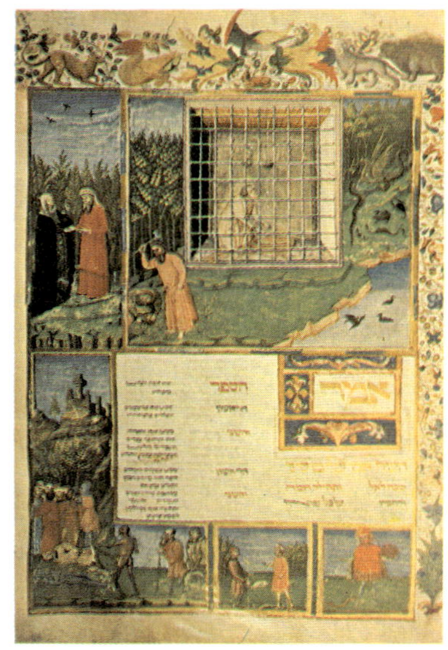

Abbildung 868
Rechts oben wird ein eingesperrter Irrer von Ungeheuern — Drachen, Schlangen, Krabben und Skorpionen — heimgesucht. Links verabreicht ein Mönch einer Frau Heilkräuter. Unten wird ein Edelmann von einer Schlange gebissen. Der Tod fordert sein Recht ohne Rücksicht auf Rang und Namen.
(Die Darstellungen müssen wie die hebräische Schrift von rechts nach links »gelesen« werden.)
Canon *von Avicenna, Italien, 15. Jh.*
(Italien, Universitätsbibliothek von Bologna)

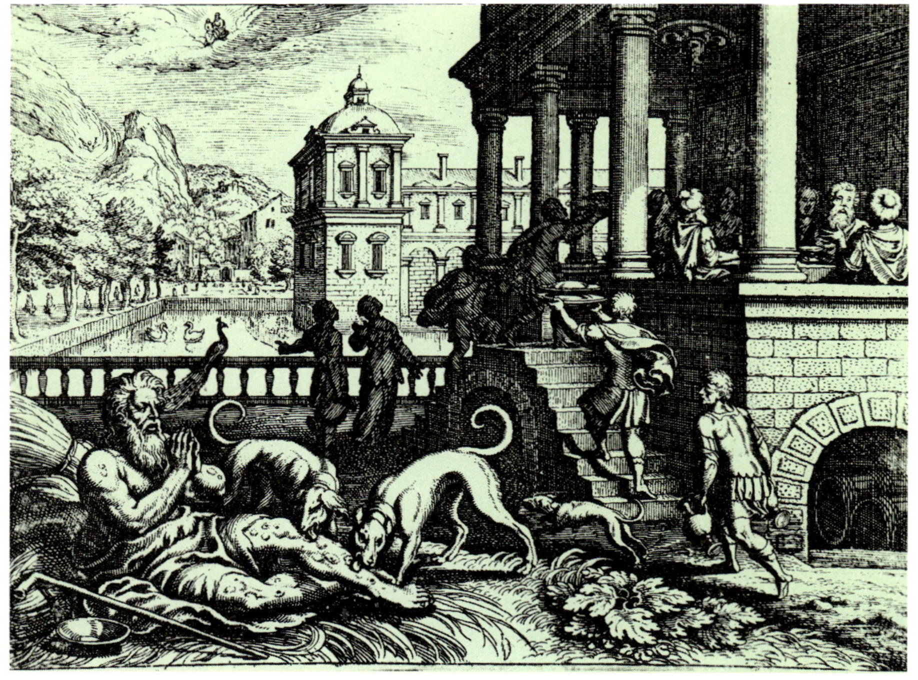

Abbildung 869
Hiob auf dem Aschenhaufen. Stich des 17. Jh.s.

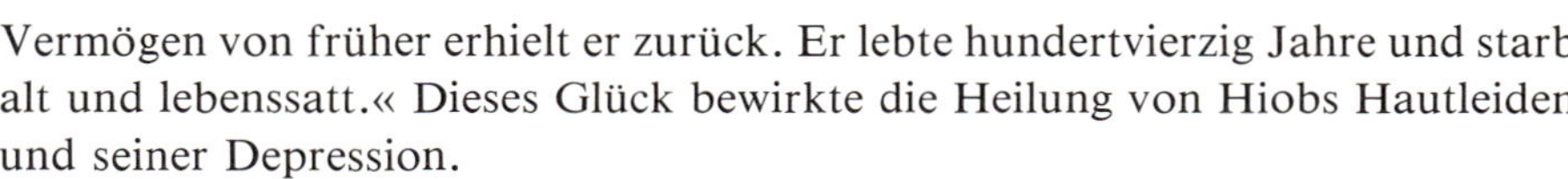

Vermögen von früher erhielt er zurück. Er lebte hundertvierzig Jahre und starb alt und lebenssatt.« Dieses Glück bewirkte die Heilung von Hiobs Hautleiden und seiner Depression.

Über das Irresein erhält man nur schwer Aufschlüsse aus den biblischen und talmudistischen Texten, die sich ja, wie wir bereits betont haben, nicht speziell mit Medizin befassen.

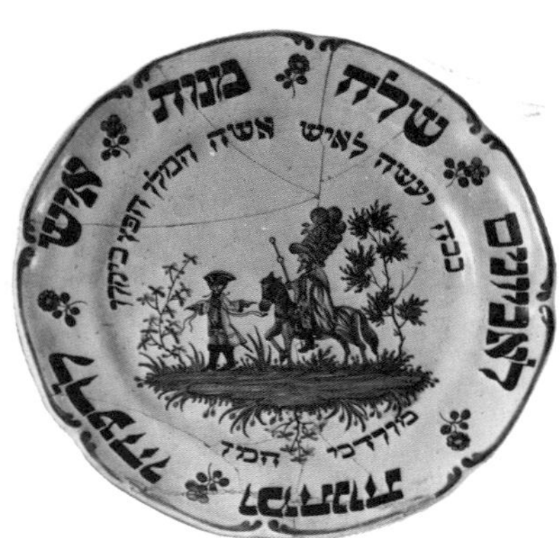

Abbildung 870
Teller mit der Darstellung Mardochais.

Außerdem ging es den Talmudisten gar nicht darum, eine ärztliche Diagnose zu stellen, um den Kranken anschließend eine psychiatrische Behandlung zuteil werden zu lassen. Sie wollten vor allem herausfinden, inwieweit ein solcher Kranker für sich selbst verantwortlich sein konnte, damit er nicht von anderen ausgenützt wurde. Man wollte verhindern, daß ein Geisteskranker einen Ehevertrag oder eine Urkunde, die zu seinem Nachteil gereichte, unterzeichnete. Wenn eine verheiratete Frau erkrankte, konnte der Mann sie nicht eher verstoßen, bis sie wieder vollkommen genas und fähig war, für sich selbst zu sorgen.

Ein Geisteskranker konnte nur als Zeuge auftreten, wenn er wieder vollkommen geheilt war. Man gab auch darauf acht, daß sich sein Zeugnis nur auf die Zeit vor seiner Krankheit bezog. Ein Zusammenstoß mit einem Geisteskranken, Idioten, Taubstummen oder »Minderjährigen« konnte unangenehme Folgen haben, denn da sie für ihre Taten nicht einstehen konnten, war man für sie verantwortlich. Wir merken hier noch an, daß ein Geisteskranker, wenn er verletzt wurde, für die »Schande« nicht entschädigt wurde.

Wenn ein Geisteskranker zeitweilig bei klarem Verstand war, konnte er für Taten, die er in dieser Verfassung begangen hatte, voll zur Verantwortung gezogen werden.

Welche Personen bezeichnen die Talmudisten als Irre? »Solche, die nachts allein draußen sind, die Nacht auf dem Friedhof verbringen und ihre Kleider zerreißen.« R. Houna erklärt, daß alle diese Symptome zusammenkommen müssen, damit jemand als Irrer gilt. Für R. Johanan genügt jedoch schon ein einziges Symptom. Wie soll man diese Diskussion verstehen? Wenn sich jemand bei einer Tat wie ein Anormaler verhält, kann er dann schon als Irrer bezeichnet werden? Und wenn er alle drei Taten wie ein normaler Mensch ausführt, gilt er dann noch nicht als verrückt, auch wenn alle drei Symptome zusammentreffen? Die Antwort lautet: »Wir gehen davon aus, daß er sich in allen drei Fällen anormal verhalten muß. Wenn er aber nur die Nacht auf dem Friedhof verbringt, könnte ich sagen, daß er mit bösen Geistern verkehren will, wenn er

Abbildung 871
Beschreibung eines vermeintlich Geisteskranken. Haggadah, *Ende des 14. Jh.s.*

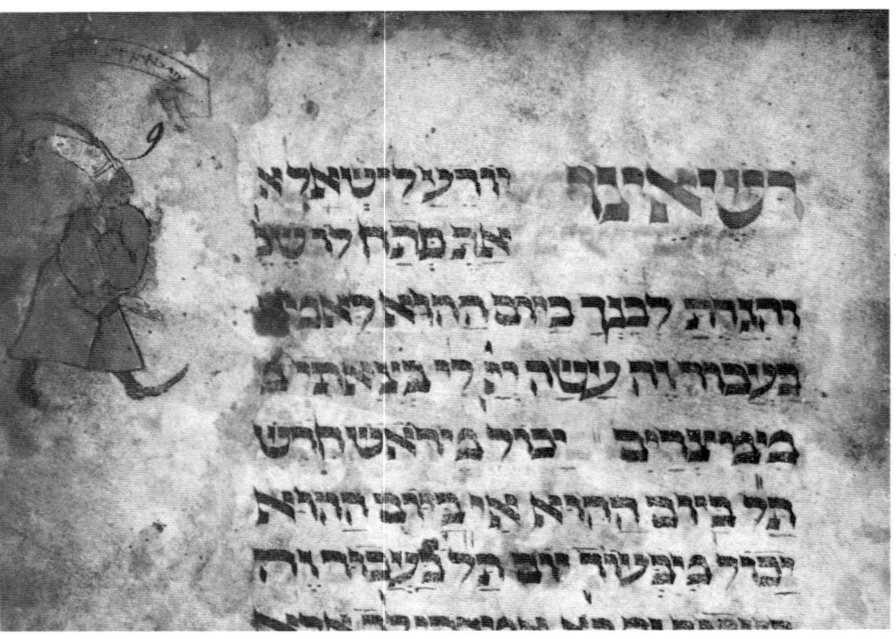

allein weggeht, nehme ich an, daß er an Depressionen leidet, und wenn er seine Kleider zerreißt, daß er sich in eine Zwangsvorstellung verrannt hat. Aber wenn er alle drei Taten auf einmal begeht, ist er wie ein stoßendes Rind, das einen Ochsen, einen Esel und ein Kamel verletzt hat, er gilt in jeder Hinsicht als Wiederholungstäter.«

Ein stoßendes Rind ist ein Wiederholungstäter, und sein Besitzer muß den Eigentümern verletzter Tiere Schadenersatz leisten. Wenn es aber einen Menschen verletzt hat, sind die Folgen für den Besitzer noch viel schlimmer, er kann sogar mit dem Tode bestraft werden.

Im jerusalemitischen Talmud stoßen wir auf den Ausdruck *qordeqos:* »Wenn einer, der an der Krankheit *qordeqos* leidet, seiner Frau die Scheidungsforderung zustellt, dann ist seine Handlung ungültig, denn sein Bewußtsein ist gestört und er weiß nicht, was er tut. Dennoch wird er vom rechtlichen Gesichtspunkt her nicht den Irren gleichgestellt, auch wenn er sich ähnlich wie ein solcher verhält. Resh Lacquish vergleicht ihn von der Zurechnungsfähigkeit her mit einem Schlafenden.« Diese Krankheit tritt auf, wenn jemand neuen und sehr kalten Wein getrunken hat. R. Yosse gibt an, daß der Begriff *qordeqos* einen Zustand des Fieberns und der Verwirrung bezeichnet.

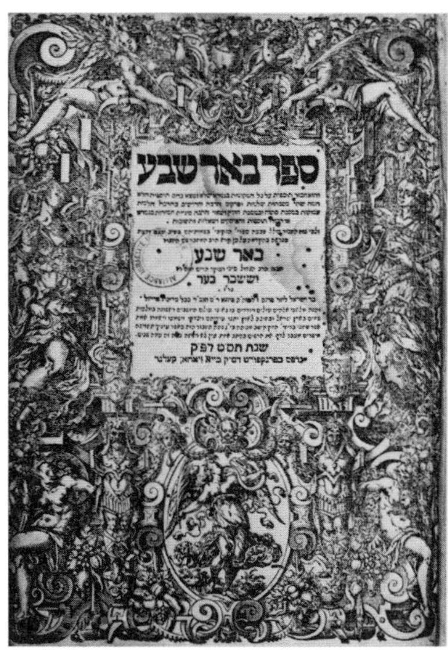

Abbildung 872
1709 in Frankfurt gedruckter Talmud.

Qordeqos ist wahrscheinlich identisch mit dem *morbus cardiacus* der antiken Ärzte. Aber selbst wenn man sich der Auffassung von Caelius Aurelianus anschließt, die in seinem Buch über akute Krankheiten niedergelegt ist, kann man sich über dieses Leiden nur schwer genaue Vorstellungen machen. Preuß denkt bei dieser Krankheit, die mit Schweißausbrüchen, Schlaflosigkeit und Brustbeklemmungen einhergeht, an einen Anfall von Delirium tremens, und Maimonides ist der Ansicht, daß es sich um Überdruck in den Gehirnkammern handelt.

Die anderen Disziplinen

In einer früheren Studie über die *Dermatologie* haben wir schon bewiesen, daß die *tzaraath* der Bibel weder mit der Lepra noch mit der Elephantiasis der Griechen identisch ist. Übrigens spricht Hippokrates von der *Lepra* als einer gutartigen Krankheit. »Lepra, Prurigo, Krätze, Alphos und Alopezie kommen vom Phlegma; es sind eher Verunstaltungen als Krankheiten«, und an anderer Stelle: »Wer Beulen hat, leidet weder an Rippenfellentzündung noch an fressenden Geschwüren, Blattern oder Ekzemen und wahrscheinlich auch nicht an Lepra.«

Der Medizinhistoriker Jeanselme, einer der größten Dermatologen, meint dazu in seinem Buch über die Lepra: »Die eigentliche Lepra hieß bei den alten Griechen *elephantiasis* oder *leontiasis;* die Worte *leukos, alphos, melos* bedeuteten Fleck oder Flechte. Und bei den alten Römern hieß die Lepra *elephas* oder *elephantiasis,* die Worte *leuce, alphos, melos* bedeuteten *Vitiligo.* Im Mittelalter verloren die Begriffe Elephantiasis und Lepra ihre spezielle Bedeutung und wurden immer öfter miteinander verwechselt.«

Abschließend wollen wir noch auf die Untersuchungsmethoden der Talmudisten hinweisen. Als bekanntermaßen gute Dermatologen rieten sie, die Untersuchung an einem bestimmten Tag vorzunehmen und die verdächtige Stelle mit einem Farbstift zu umranden. Falls noch ein anderer Priester eine zweite Untersuchung vornehmen mußte, konnte er so leicht feststellen, ob sich der Fleck vergrößert oder zurückgebildet habe. Die Schmerzunempfindlichkeit, die gewöhnlich mit der echten Lepra einhergeht, wird weder in der Bibel, noch im Talmud, noch in den Schriften der Rabbiner erwähnt. Der Lepröse mußte sich

את יי ויאמינו ביי ובמשה
עבדו. כמה לקו באצבע י׳
עשר מכות אמור מעתה
במצרים לקו עשר מכות ועל
הים לקו חמשים מכות
רבי אליעזר אומר מנין
שכל מכה ומכה שהביא הקב״ה
על המצרים במצרים היתה
של ארבע מכות שנ׳ ישלח
בם חרון אפו עברה וזעם וצרה
אפו אחת עברה שתים וזעם
שלש וצרה ארבע אמור

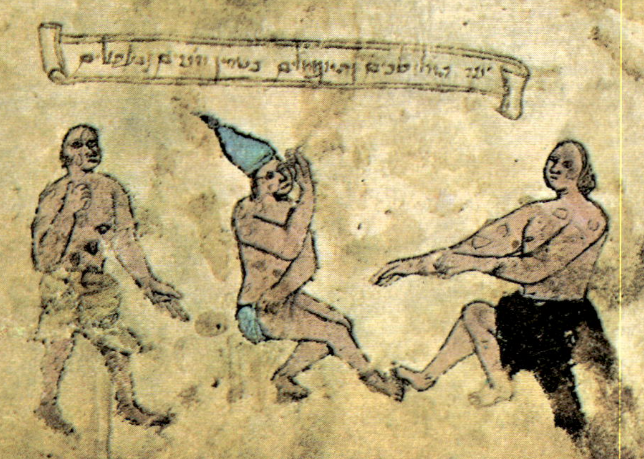

den Mund bedecken und *tame,* »unrein«, rufen, damit sich ihm niemand näherte und angesteckt wurde.

Möglicherweise war das »freie Haus«, wohin sich König Osias geflüchtet hatte, eine Art Leprosenheim. »Der König Osias litt bis zu seinem Tode an Lepra und blieb deshalb in einem freien Haus, denn er war ausgestoßen vom Hause des Herrn.« Dieses Haus wäre dann das erste jüdische Leprosorium der Antike.

Die *rituellen Bäder (miqvaoth)* gehören zu den zehn unerläßlichen Einrichtungen, die es in einer Stadt, wo ein Gelehrter wohnen soll, geben muß. Dazu kamen noch Arzt, Bader, Wohlfahrtskasse, Lehrer etc. Die Bäder von Tiberias, Emmaus und Siloe werden beschrieben, und es ist sogar die Rede von Mineralquellen in Silos und Tiberias.

In einer früheren Studie haben wir gezeigt, welches Interesse der *Ophtalmologie* entgegengebracht wurde. Die Talmudisten befaßten sich intensiv mit dem Verhalten gegenüber Blinden und mit medizinisch-rechtlichen Fragen. So wurde z. B. eine blinde Ehebrecherin nicht streng bestraft, und wenn der Sklave eines Arztes bei dessen medizinischer Behandlung erblindete, mußte der Arzt ihn sofort freilassen.

Die *biblische, talmudistische und rabbinische Gerontologie* stützt sich hauptsächlich auf die mosaischen Hygienebestimmungen, aber auch auf die Moralgesetze: »Du sollst deinen Vater und deine Mutter ehren, auf daß du lang lebest in dem Land, das der Herr, dein Gott dir gab.«

Auf Respekt vor dem Alter wird Wert gelegt: »Du sollst dich vor dem Greis erheben und ihn ehren.« Im Kapitel XII des Ecclesiastikus finden wir eine gute Beschreibung des biologischen Alterungsprozesses, die von vielen Medizinern und Medizinhistorikern analysiert wurde.

Auch von *Prostitution, Päderastie, Inzest und Sodomie* ist die Rede: »Wenn sich die Tochter eines Priesters als Prostituierte entehrt, entehrt sie damit auch ihren Vater und deshalb soll sie verbrannt werden.« »Du sollst nicht beim Mann schlafen wie bei einer Frau, das ist ein Greuel.« Geschlechtsverkehr zwischen Eltern und Kindern wurde mit dem Tode bestraft. »Ein Mann, der mit einem Tier schläft, soll mit dem Tode bestraft werden.« »Wenn sich eine Frau einem Tier nähert, um mit ihm Verkehr zu haben, sollen die Frau und das Tier getötet werden und ihr Blut wird über sie kommen.« Der Talmud empfiehlt den Witwen, keine Hunde zu halten, um nicht in den Verdacht der Sodomie zu kommen.

Das *Herz* wird in den hebräischen Texten oft erwähnt, hat aber meist nur symbolische Bedeutung. Doch manche Texte geben auch genauere Hinweise. So erlitt Jakob, als er erfuhr, daß Joseph lebte, einen heftigen seelischen Schock: »Sein Herz wurde kalt«, d. h. er hatte einen vorübergehenden Herzstillstand. Bei Hiob ist die Rede von nächtlichem Herzklopfen: »Nachts reißt es in meinen Knochen, und meine Arterien hindern mich, zu schlafen.« »Nabal war betrunken, und seine Frau Abigail wollte ihm deshalb keine schlechte Nachricht verkünden. Als aber dieser Zustand am nächsten Morgen gewichen war, erzählte ihm seine Frau, was sich ereignet hatte. Nabals Herz erhielt einen tödlichen Schlag und wurde wie Stein. Zehn Tage später schlug der Herr Nabal, und er starb.«

Obwohl weder Bibel noch Talmud medizinische Werke sind, findet man dort viele *Erkenntnisse aus der Zahnheilkunde,* die sich auf Pflege, Hygiene, Zahnersatz und zahnärztliche Instrumente beziehen. Bei den Krankheiten, die zu

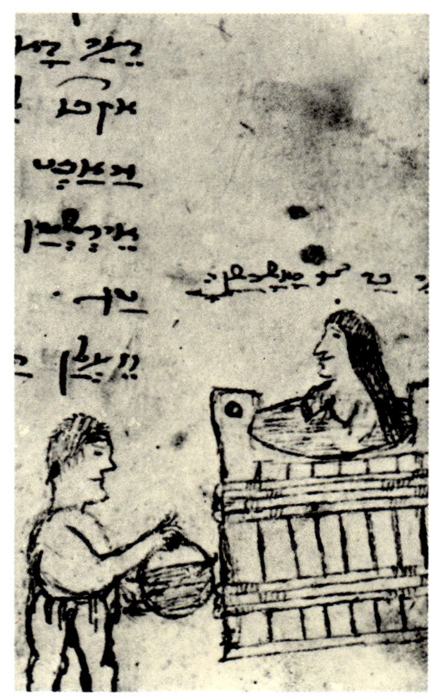

Abbildung 874
Darstellung der Reinigung zu einer Vorschriftensammlung zum Gebet und zur Einhaltung verschiedener religiöser Bestimmungen. Hebräische Handschrift, 15. Jh.

Abbildung 873 (gegenüber)
Beschreibung der Lepra. Haggadah, *Ende des 14. Jh.s.*

Zahnfleischbluten führen, ist von der *tzaphdina* die Rede. Rashi übersetzt dieses Wort mit »Mundschwamm«, während Goldschmidt und Moise Schwab dabei an Skorbut denken, von dem R. Johanan geheilt worden sein soll. Bei dieser Krankheit kommt es nicht nur zu Zahnfleischbluten, sondern auch zu inneren Blutungen. Hippokrates hat eine ähnliche Krankheit beschrieben, die von Littré mit Skorbut übersetzt wurde. Es könnte sich aber auch um eine schwere Stomatitis oder Zahnfleischeiterung gehandelt haben.

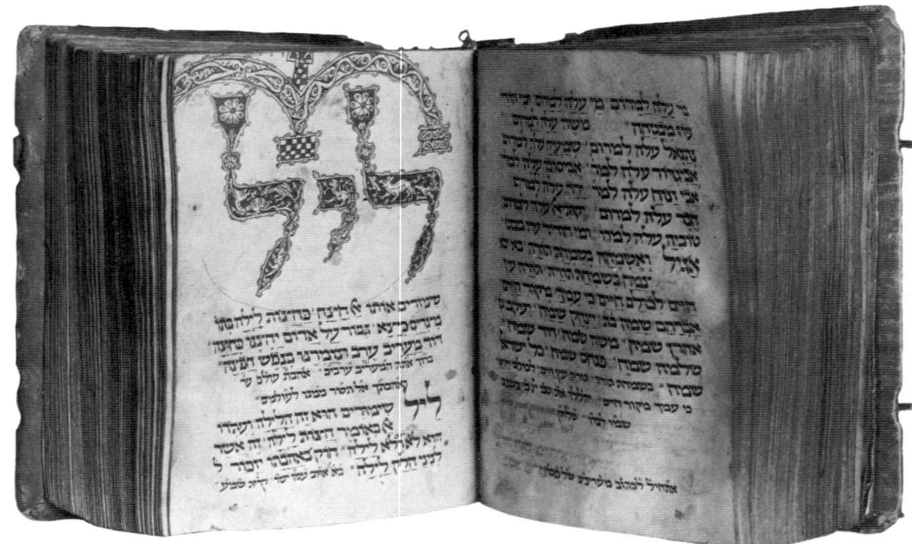

Abbildung 875
Hebräische Handschrift des 16. Jh.s.

Die Gerichtsmedizin

Die biblische und talmudistische Jurisprudenz war immer bestrebt, von ihren Prinzipien her gerecht, umfassend, genau und streng, in der Urteilsausführung aber nachsichtig zu sein. Auf drei Ebenen oblag den Gerichten die Rechtspflege:

1. Im Bezirksgericht, das aus drei Richtern bestand, die für alle zivil- und kriminalrechtlichen Fragen zuständig waren. Es befaßte sich auch mit Diebstählen, Vergewaltigung und Verleumdung der Frau.

2. Im Provinzgericht, bestehend aus dreiundzwanzig Richtern, die für kriminalrechtliche Fragen zuständig sind.

3. Im Obersten Gericht, dem Großen Sanhedrin, bestehend aus einundsiebzig weltlichen oder geistlichen Richtern aus guter Familie. Um keine Dolmetscher zu benötigen, mußten sie viele Fremdsprachen beherrschen, außerdem mußten sie in allen Wissenschaften, einschließlich der Medizin, bewandert sein.

Die Hebräer waren die ersten, die mit gerichtlichen Gutachten arbeiteten. »Wenn man in dem Land, das dir der Herr, dein Gott gegeben hat, einen Getöteten mitten auf dem Feld findet, ohne zu wissen, wer ihn erschlagen hat, sollen die Ältesten und die Richter die Entfernung von der Leiche bis zu den umliegenden Dörfern abmessen ...«

Von einem angeblichen Gesetz der »Wiedervergeltung«, über das schon so viel geschrieben wurde, kann jedoch nicht die Rede sein. Grund für diese weitverbreitete Vorstellung ist die bekannte Bibelstelle: »Auge um Auge, Zahn um

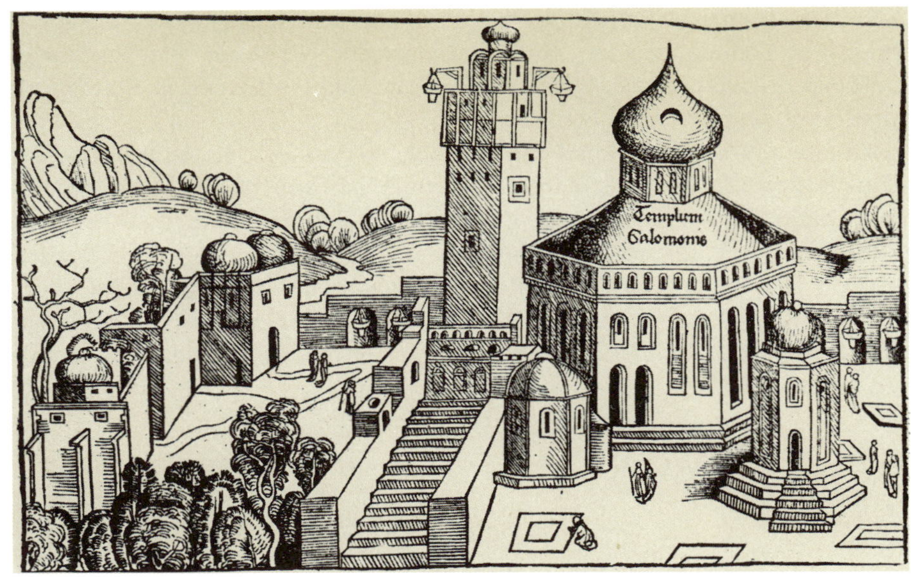

Abbildung 876
Ansicht von Jerusalem und dem Salomontempel. Stich zum Liber chronicarum *von H. Schedel, Nürnberg, 1493.*

Zahn, Hand um Hand, Fuß um Fuß, Verbrennung um Verbrennung, Wunde um Wunde..« Doch Verletzungen werden ausschließlich finanziell entschädigt. Es gibt unterschiedliche Entschädigungen, je nachdem, ob der Verlust eines Organs, erlittener Schmerz, medizinische Behandlung, Arbeitsunfähigkeit oder die Schande wiedergutgemacht werden müssen. Die entsprechende Stelle des jerusalemitischen Talmud lautet: »Wer einen anderen verletzt, muß fünf Zahlungen leisten: Schadenersatz, Schmerzensgeld, Behandlung, Entschädigung für Arbeitsunfähigkeit und schließlich Ausgleich für die Schande.« »Wie wird der Schadenersatz berechnet? Wenn der Täter einem anderen das Auge ausschlug, die Hand abschnitt oder ein Bein brach, wird geschätzt, welchen Wert das Opfer vor und nach der Verletzung als Sklave auf seinem Arbeitsgebiet hätte. Der Angeklagte zahlt den Differenzbetrag. Wie wird das Schmerzensgeld berechnet? Wenn jemand mit einem Bratspieß oder heißem Eisen, und sei es nur am Nagel, ohne sichtbare Verletzung, verbrannt wird, schätzt man ab, wieviel Geld ein Mann wie der Verletzte erhalten muß, um solche Schmerzen zu ertragen.« Bei der Entschädigung »für die Schande«, die es sonst nirgends in der antiken oder mittelalterlichen Rechtsprechung gibt, nimmt man an, daß damit Entstellungen des Äußeren wiedergutgemacht werden sollen.

Hier noch eine andere Stelle: »Wenn sich der Zustand eines gerade genesenen Verletzten erneut verschlechtert, muß der Angeklagte nur dann Entschädigungen leisten, wenn die zugefügte Verletzung Ursache der Verschlechterung ist.« »Bei einem Kläger schwoll die Hand nach einer Verletzung an, und die hinzugezogenen Ärzte rieten zur Operation, um sein Leben zu retten. In diesem Falle mußte der Beklagte natürlich Entschädigung für den Verlust eines Organes zahlen.«

Wenn es um ein medizinisches Problem ging, durfte bei den Hebräern kein Gericht tagen, ohne daß ein erfahrener Arzt zugezogen wurde.

Wenn der Arzt eine neue Therapie vorschlägt, muß immer er die Verantwortung dafür tragen. Wenn der Kranke wegen eines Kunstfehlers stirbt, muß der

Arzt in eine andere Stadt flüchten. Verursacht er bei einer schweren Entbindung den Tod des Kindes, wird er freigesprochen, wenn man ihm nicht Unfähigkeit oder Nachlässigkeit nachweisen kann. »Wer einen Sterbenden tötet, wird wegen Mordes bestraft.«

An zwei Stellen des Talmud wird auf die *gerichtsmedizinische Autopsie* angespielt. Im ersten Fall ging es um einen Minderjährigen, der ein Besitztum verkauft hatte. Seine Familie stellte die Gültigkeit der Handlung in Abrede und forderte die Exhumierung und Untersuchung der Leiche. So sollte bewiesen werden, daß man es mit einem Minderjährigen zu tun hatte. R. Aqiba lehnte aber eine Untersuchung ab, mit der Begründung, die Leiche würde sich nach dem Tod so verändern, daß eine Autopsie den erforderten Beweis nicht erbringen könne.

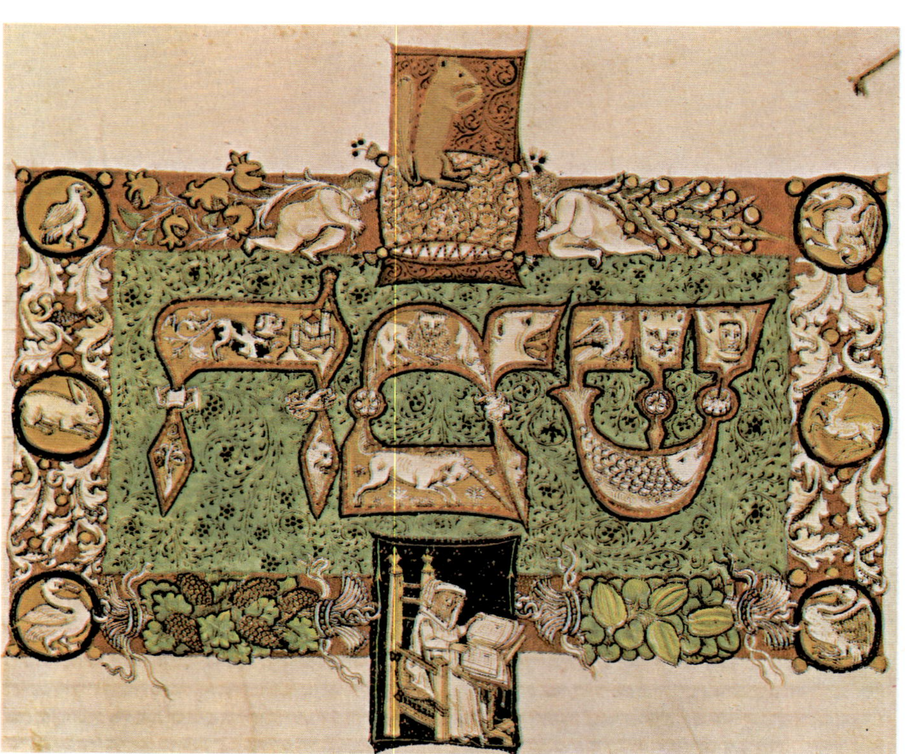

Abbildung 877
Abhandlung über eine Kurzfassung des Talmud, *15. Jh.*

Im anderen Falle versuchte man herauszufinden, ob das Opfer eines Mörders an einer tödlichen Krankheit gelitten habe. Dies hätte eine Strafmilderung für den Mörder bedeutet. Aber die Talmudisten nahmen an, daß bei dem Mord die Symptome der Krankheit unkenntlich geworden wären, und beschlossen, die Autopsie nicht durchzuführen, weil die Leiche sonst nur unnötigerweise entweiht worden wäre.

Es ist ziemlich sicher, daß in der Antike und im Mittelalter einzig und allein die Talmudisten *Blutflecken untersuchten.* Sieben Reagenzien benutzten sie, um Menstruationsblut zu bestimmen oder rote Farbe von Blut zu unterscheiden, wenn man bei einer Frau vermutete, sie habe eine Vergewaltigung nur vorgetäuscht. Es handelt sich um folgende Mittel: Speichel, Grützenwasser, zersetzter Urin, kohlensaures Natron, kohlensaures Kali, Tonerden alkalischer Metalle und eine Pflanze, die »Aschleg« hieß.

Um das Resultat nicht zu verfälschen, verwendete man keine Seife. Wenn alle diese Reagenzien, die man immer in derselben Reihenfolge anwandte, den roten Fleck nicht angreifen konnten, dann war es ein Farbfleck und kein Blut.

Große Bedeutung maßen die Talmudisten den *Merkmalen der Jungfräulichkeit* bei, denn bei einer Eheschließung konnte der Gatte Einspruch erheben, wenn bestimmte Beweise fehlten. Dazu gehörten das Hymen und die Blutung bei der Entjungferung. Deshalb wurde bei einer Vergewaltigung der Arzt gerufen, um festzustellen, ob das Hymen intakt geblieben sei. Das Opfer wurde befragt, ob es sich gegen den Angreifer gewehrt und geschrien habe, andernfalls konnte man ihm nämlich den schweren Vorwurf der stillschweigenden

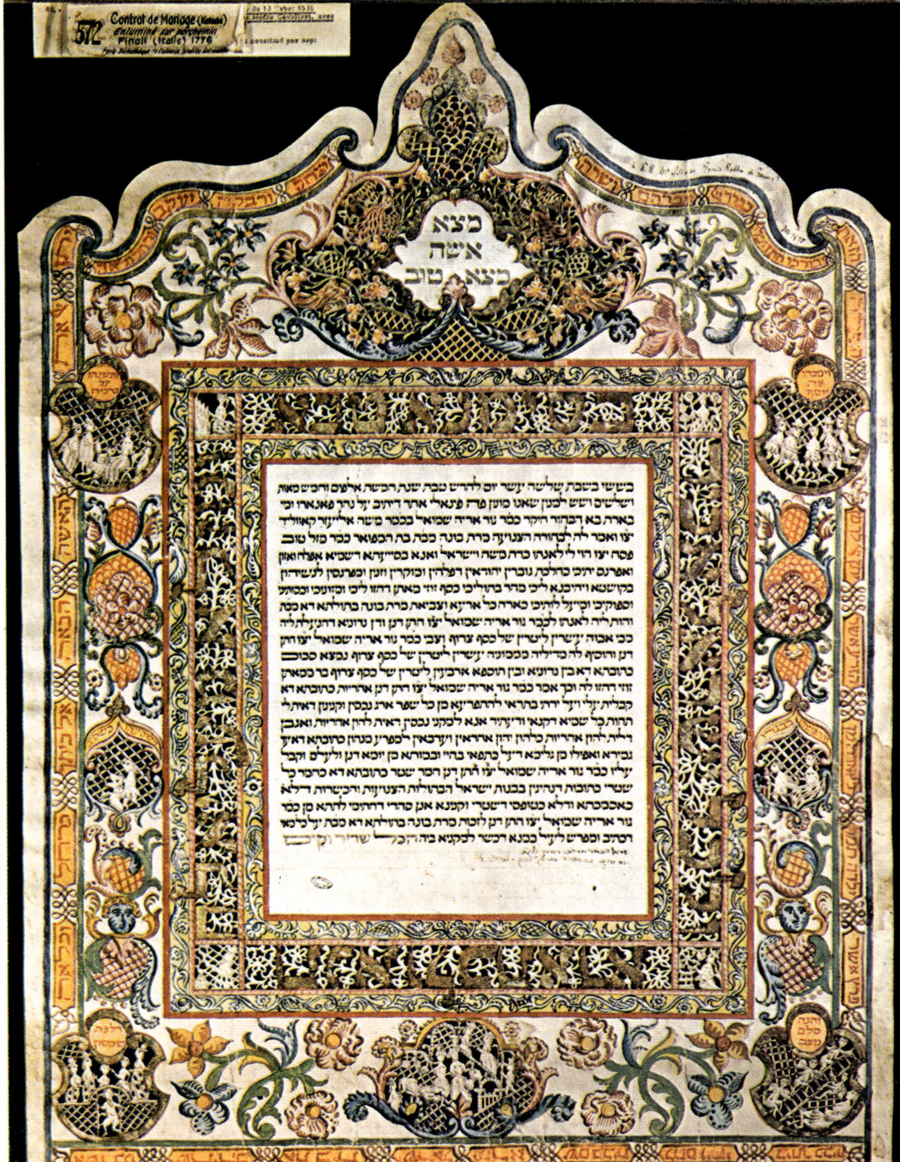

Abbildung 878
Jüdischer Ehevertrag. Italien, 1776.

Einwilligung machen. Ob es sich nun um Anal- oder Vaginalverkehr handelte, bei Vergewaltigungen wurde der Täter immer verurteilt.

Gegen *Impotenz bei Männern* empfiehlt R. Houna gute Laune und eine gute Mahlzeit.

Wenn der Ehemann an Lepra oder übelriechenden Polypen in der Nase leidet, muß er seiner Frau die Scheidung gewähren, selbst wenn sie den Sachverhalt schon vor der Eheschließung kannte. Als Scheidungsgrund galten auch Krankheiten, die den Geschlechtsverkehr unmöglich machten, Mundgeruch oder übler Körpergeruch. Allerdings wurde vorher der Arzt um seine Ansicht gebeten.

Abbildung 879
Perspektivische Darstellung der sechsten Plage Ägyptens: Moses und Aaron lassen Aschenwolken entstehen, 18. Jh.

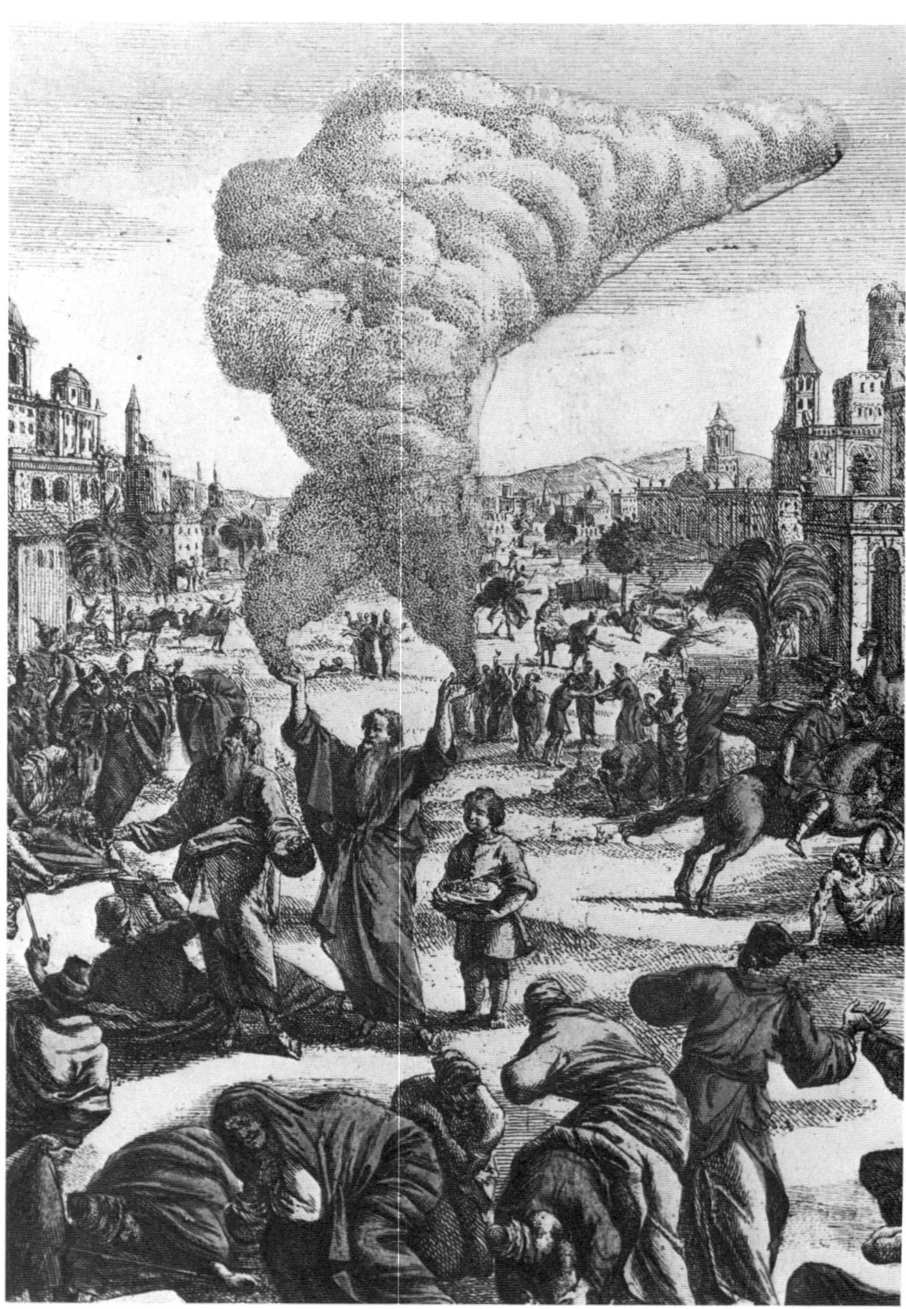

Die jüdischen Ärzte und ihre Werke

Die Juden studierten Medizin nicht nur an den schon erwähnten Talmudschulen in Palästina und Babylon, sondern in der vorislamischen Zeit auch an den nestorianischen Schulen in Antiochien, Alexandria, Edessa und Ninive (unter persischer Herrschaft).

All diese Städte hatten Hochschulen, wo die Juden zuerst studierten und dann später selbst lehrten. In Gondi-Schapur gab es sogar eine Schule speziell für Medizin, die von den Nachfolgern des persischen Königs Sapour II gegründet worden war. Unterrichtssprachen waren Griechisch, Aramäisch und Hebräisch.

Die erste medizinische Abhandlung auf hebräisch wurde in der nachtalmudistischen Zeit verfaßt. Ihr Autor, Assaph Ha-Yehoudi, wurde um das siebte Jahrhundert herum in Palästina geboren und hat wahrscheinlich in Syrien gelehrt. Leider wissen wir keine genauen Daten von seinem Leben, nur mit Hilfe seiner Werke können wir Zeit und Ort seines Wirkens ungefähr bestimmen. Sein Buch *Sefer Refouoth* ist in schönem Hebräisch verfaßt, die Terminologie stammt meist von dem Autor selbst, weil es in der biblischen und talmudistischen Medizin nicht genug Fachbegriffe gibt. Beeinflußt war er von Hippokrates und Galen, aber auch von der indischen, persischen, syrischen und natürlich der biblischen und talmudistischen Medizin. Nach dem Vorbild von Dioskorides hat er mehr als hundert Pflanzen beschrieben. Außerdem verfaßte er eine *Medicina pauperum* zum Gebrauch für die Armen, eine Abhandlung *Über den Puls* und eine zweite *Über Urin.* Jüdische Ärzte und Gelehrte, wie z. B. Donnolo oder Isaac Israeli, wurden davon stark beeinflußt und erwähnen sie oft.

Assaph formulierte auch als erster nach Hippokrates einen *ärztlichen Eid.* Angeregt wurde er dazu von Hippokrates, doch er betont vor allem, daß Gott die wichtigste Rolle im Leben der Geschöpfe spielt. Von seinen Schülern verlangt er, daß sie von den Armen kein Geld nehmen. Ebenso wie Hippokrates verurteilt er die Abtreibung, doch er erwähnt noch weitere verdammungswürdige Verbrechen. So lesen wir in seinem *Eid:* »Ihr dürft Gift nicht für Männer oder Frauen zubereiten, die damit ihren Nächsten töten wollen. Ihr dürft auch niemand die Zusammensetzung solcher Gifte sagen, niemand dürft ihr es anvertrauen. Ihr sollt davon überhaupt nicht sprechen.« Dann fährt er fort, seine Schüler mit wahrhaft prophetischen Worten zu beschwören: »Nie sollt ihr bei der Ausübung der Medizin Blutschuld wegen eines Verbrechens auf euch laden und nie darauf hinarbeiten, daß sich die Krankheit eines Menschen verschlimmert.«

Außerdem trug er auch zur Erforschung von Krankheiten der Harnwege, des Verdauungsapparates und der Herzkranzgefäße bei. In seiner Terminologie verwendet er bereits die Bezeichnungen »schlagende Arterien« und für die Venen »nichtschlagende Arterien«. Im Gegensatz zu den Talmudisten, die die Leber für den Sitz des Blutes halten, gibt er dafür das Herz an.

Als die Omaijaden (arabische Dynastie von Damaskus, 661—750) an die Macht kamen, bedeutete dies neuen Fortschritt für Wissenschaft und Medizin. Der Kalif Moawia der Erste (610—680) förderte die medizinischen Hochschulen der Hebräer in Mesopotamien und Persien und holte berühmte jüdische Ärzte an seinen Hof. Dazu gehörte auch Masardjaweih (Ende des 7. Jh.s) von Bassora, der nicht nur praktischer Arzt, sondern auch ein überragender Über-

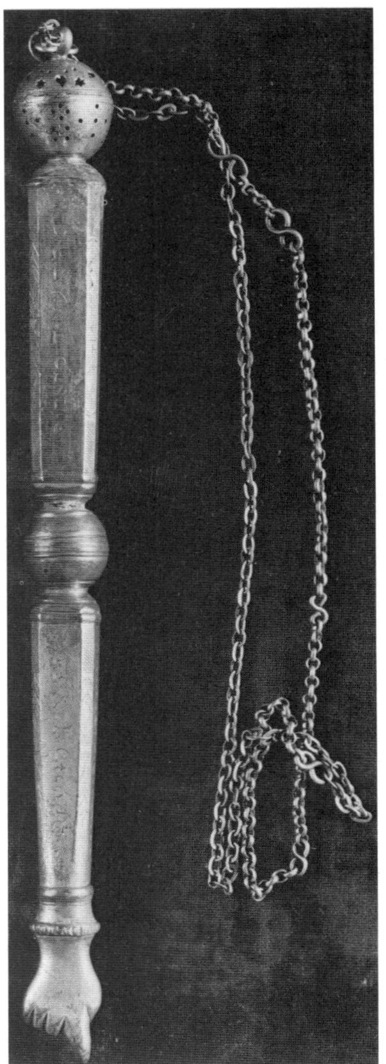

Abbildung 880
Silberne Hand, mit der bei der Lektüre der Thora auf die jeweiligen Stellen gedeutet wird. Polen, 18. Jh.

Abbildung 882 (gegenüber) Die Stämme Israels um den Tempel versammelt. Kolorierter Stich zu einer deutschen Bibel, ca. 1630.

setzer war. Ihm verdankt man die Übersetzung der *Pandekten* von Aaron von Alexandria ins Aramäische (oder Syrische), die Khalid, der Neffe von Moawia, anschließend ins Arabische übertrug. Auch der Gründer Bagdads, der berühmte Al Mansour aus dem Haus der Abbasiden (754—775), und Harun Al Raschid (766—809) förderten die hebräischen Wissenschaften. Leibarzt des letzteren war übrigens der berühmte Yoschuah ben Nun, der als Lehrer der Medizin sehr geschätzt und gesucht war und viele Autoren übersetzt hatte.

Gegen 850 gründete der Kalif Al-Mutawakkil die medizinischen Schulen von Kairo und Alexandria, wo auf hebräisch und aramäisch gelehrt wurde. Bis zum Ende des 8., Anfang des 9. Jh.s, d. h. unter der Herrschaft der Abbasiden, Aghlabiden, Fatimiden und Ziriden erfreute sich die jüdische Gemeinde von Kairo ihrer Blütezeit.

Isaac Israeli

Der aus Ägypten stammende Israeli wurde der Arzt von Ziyadat Allah (gegen 904) und später von Fatimide Ubaid Allah al Mahdi. Er korrespondierte mit Saadia Gaon, als dieser 928 nach Babylon gerufen wurde. Sein eigentlicher Name lautet Ytzhaq ben Soleiman al Israili (850—953). Seine medizinischen Abhandlungen verfaßte er in arabischer Sprache. Sie wurden später von mehreren Autoren ins Hebräische und von Constantin dem Afrikaner (11. Jh.) ins Lateinische übersetzt. Doch seine Studie über *Die medizinische Sittenlehre* schrieb er hebräisch. Soave übersetzte sie ins Italienische, David Kaufmann ins Deutsche und von uns selbst stammt die französische Übersetzung. Noch ein Buch, das er in hebräisch verfaßt hatte, ist das Werk *Geist und Seele.* 1871 wurde es zum erstenmal im *Hakarmel* veröffentlicht. Seine Abhandlungen *Über das Fieber, Über Urin, Über die Nahrungsmittel, Über Diät* gehören zu den Schätzen der jüdisch-arabischen Medizin. Sie wurden sehr schnell ins Lateinische übersetzt, und dann bis gegen Ende des 16. Jahrhunderts an den medizinischen Schulen von Salerno, Montpellier, Paris und sogar in Padua, Bologna und Pavia benutzt. Bis dahin waren sie, wie auch die Abhandlungen von Hippokrates und Galen, zum Medizinstudium unentbehrlich. Alle Abhandlungen Israelis existieren übrigens auch in hebräischer Übersetzung.

Abbildung 881 Die ungesäuerten Brote werden gebacken. Miniatur aus einem hebräischen Ritualhandbuch. Deutschland, 15. Jh. (Deutschland, Universitätsbibliothek Leipzig)

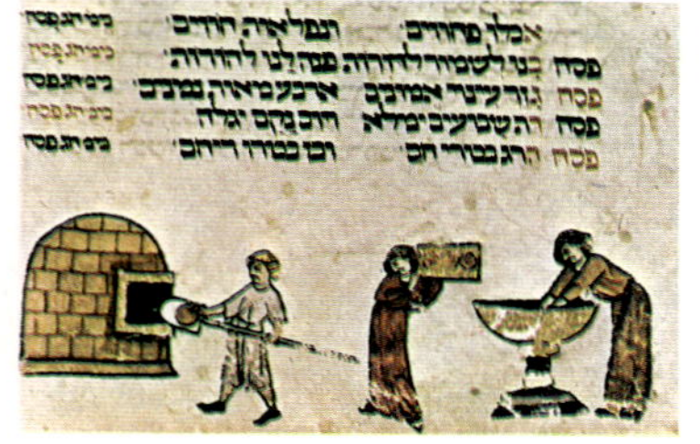

Die italienische Epoche

Der erste große Arzt nach Assaph, der hebräische Abhandlungen schrieb, war Shabbatai Donnolo, geboren 913 in Otrante, Italien, und gestorben 984. Damals gab es schon die medizinischen Schulen von Palermo, Tarent und Bari, wo wahrscheinlich auf lateinisch und hebräisch unterrichtet wurde. Man nimmt an, daß Donnolo an einer dieser Schulen studierte. Sein literarisches Werk legt Zeugnis ab von seinen Hebräischkenntnissen. Er verfaßte eine Abhandlung *Über die Drogen,* genannt auch *Kostbares Buch,* worin er sein Wissen über mehr als hundertzwanzig Pflanzen und ihre pharmakologischen und therapeutischen Eigenschaften niederlegte. Dioskorides und Assaph waren gleichermaßen seine Vorbilder, und für seine Terminologie greift er auf hebräische, lateinische, griechische, aramäische und italienische Kenntnisse zurück. Muntner veröffentlichte 1949 sein literarisches und medizinisches Werk in Jerusalem. Vier Gelehrte, so berichten die Chroniken, haben das *Collegium Hippocraticum* von Salerno gegründet: Elisäus der Jude, Pontus der Grieche, Adela oder Abdalla der Araber und Meister Salernus der Lateiner. Jeder lehrte in seiner Sprache. Diese Darstellung ist natürlich nur Legende, aber ihr liegt eine gewisse Wahrheit zugrunde: alle vier Nationen haben zur Gründung dieser großen medizinischen Schule beigetragen.

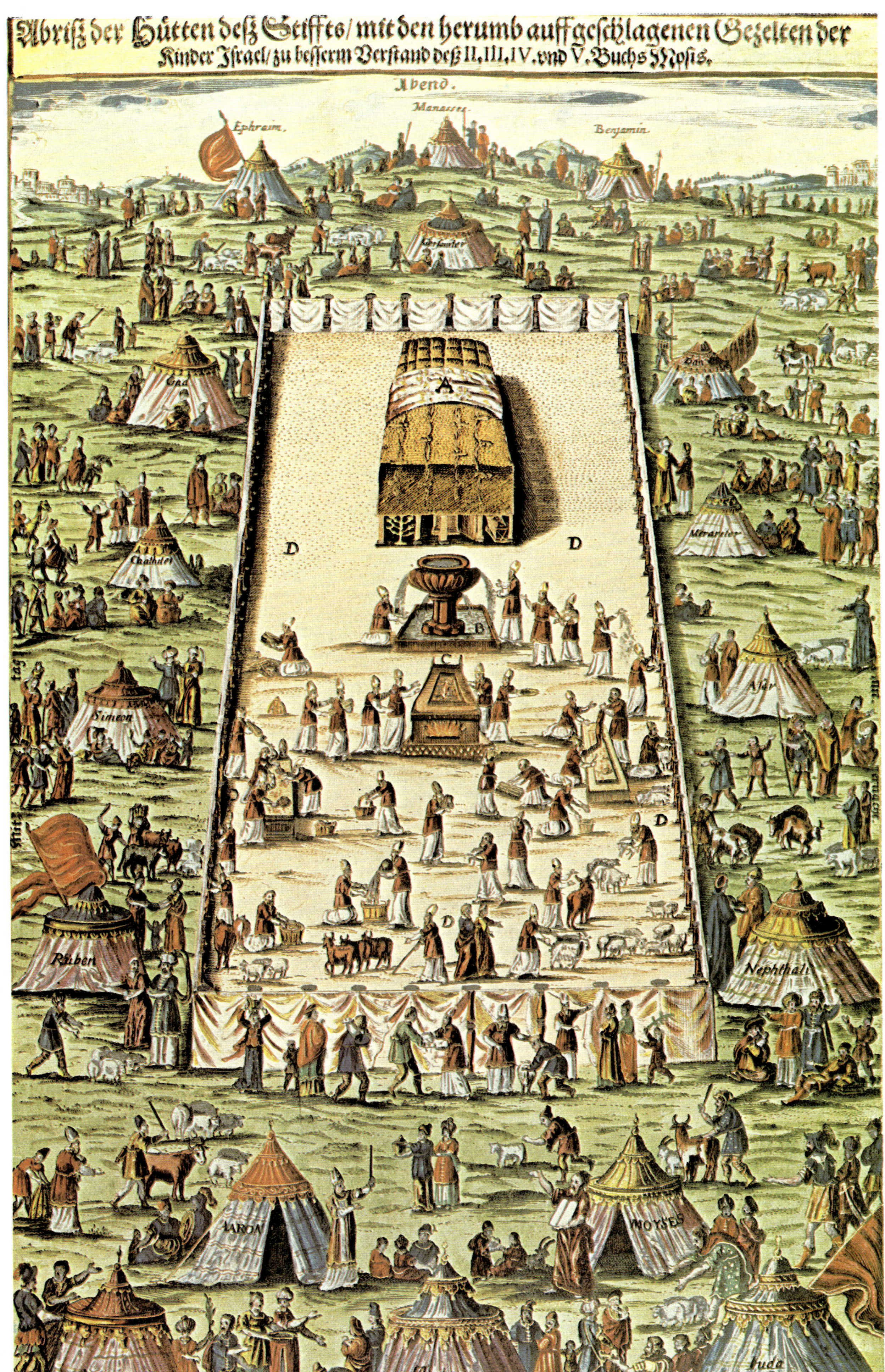
Abriß der Hütten deß Geiffts/ mit den herumb auffgeschlagenen Gezelten der Kinder Israel/ zu besserm Verstand deß II, III, IV. vnd V. Buchs Mosis.
Abend.
Manasses.
Ephraim.
Benjamin.
Gad
Dan
Simeon
Ruben
Nephthali
A
B
C
D
AARON
MOYSES
Iuda

Laut Di Renzi gehörte auch ein gewisser Solon zum Lehrkörper der Salerner Schule, doch man kann nicht sicher sagen, ob er jüdischer Abstammung ist. Di Renzi erwähnt noch »Josephus Medicus« Juda (Juda medico Aebreo), der 1005 in Salerno gewirkt haben soll, während von einem gewissen Josua dort schon 855 die Rede ist. 1160 kam Benjamin von Tudelus nach Salerno, doch er fand dort nur sechshundert Juden vor und erwähnt nicht, daß es unter der jüdischen Bevölkerung einen Arzt gegeben habe. Der wachsende kirchliche Einfluß führte allmählich zum Niedergang der Schule. Lediglich auf einen jüdischen

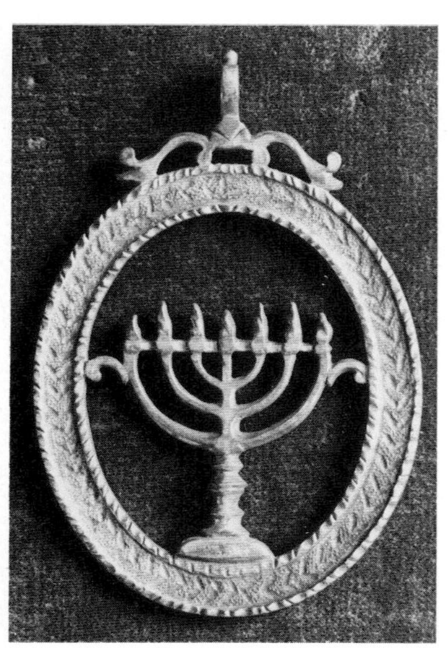

Abbildung 883
Siebenarmiger Leuchter, Silber, vergoldet. Italien, 17. Jh.

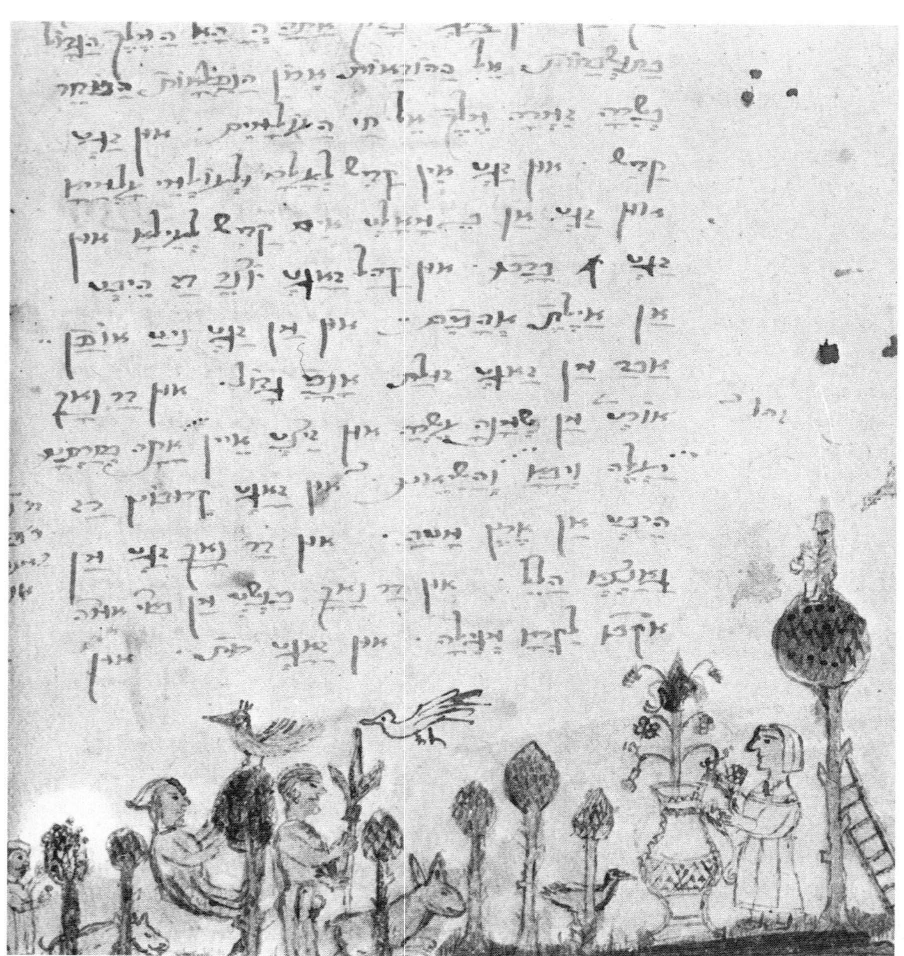

Abbildung 884
Pflanzenernte, zu einer Vorschriftensammlung zum Gebet und anderen religiösen Bestimmungen. Deutschland, 15. Jh.

Arzt in Amalfi namens Hananel weist Benjamin von Tudelus hin. Doch Mazza bezeugt, daß es in Salerno jüdische Gelehrte gab: »*Nil mirum si illustriores viri studiosi undique Salernum affluebant ex gente praesertim hebraica.*« Der arabische Einfluß machte sich immer mehr bemerkbar, und darüber hinaus zog es die Studenten eher nach Bologna und Padua, da sie ihnen günstiger gelegen waren, und an die neugegründeten medizinischen Schulen in Neapel (gegründet von Friedrich II.), Messina und Pavia. All diese Schulen trugen zum Verfall von Salerno bei. Übrigens haben jüdische Ärzte, wie man noch sehen wird, oft in Padua studiert.

Die französischen Schulen

Ein ebenso hohes Ansehen wie Salerno genoß auch die in Montpellier gegründete Schule. Zu ihren Gründern gehören etliche jüdische Mediziner, die teils aus Spanien, teils auch von den Talmudschulen in Narbonne, Béziers, Arles, Carcassonne, Lunel etc. gekommen waren. Man sagt sogar, daß R. Makhir von Harun al-Raschid an den Hof Karls des Großen geschickt worden war. Der König habe dann dafür gesorgt, daß R. Makhir sich in Narbonne niederlassen konnte. Unterrichtssprache in Montpellier war das Lateinische und vielleicht zumindest am Anfang auch das Hebräische. R. Moise ben Nahman (1195—1270) hat dort studiert und gelehrt. Er war Arzt und Verfasser medizinischer und talmudistischer Abhandlungen von großem Wert. Auch die folgenden drei Männer sollen in Montpellier gelebt haben: Jacob-Haquatan (14. Jh.), Verfasser einer medizinischen Abhandlung, deren Manuskript sich in der Französischen Nationalbibliothek befindet; Bonet ben Meshullam ben Salomon Abigdor Harofe (14. Jh.) und schließlich Jacob ben Makhir, genannt Profatius, ein berühmter Astronom und Arzt. Von ihm sagt man, er sei gegen 1300 Dekan der medizinischen Fakultät von Montpellier gewesen, doch diese Behauptung ist wahrscheinlich falsch. Profatius stammt aus der Familie der Tibboniden. Besondere Aufmerksamkeit verdient er als Astronom: sowohl Kepler als auch Kopernikus erkannten seine fortschrittlichen Gedanken an. Aber es ist unwahrscheinlich, daß er Dekan der medizinischen Fakultät war, denn die Synoden von Montpellier (1252) und Avignon (1282) bedrohten alle Christen mit Exkommunikation, die sich ohne Not an jüdische Ärzte wandten.

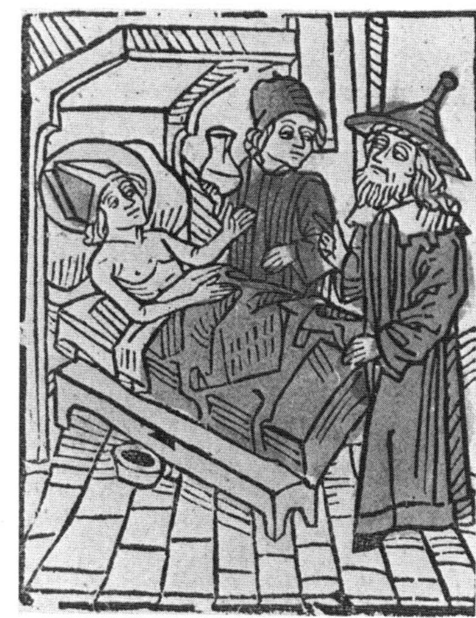

Abbildung 885
Jüdischer Arzt am Krankenbett des hl. Denis. St. Denis trägt die Mitra, der Arzt einen spitzen Hut, der im mittelalterlichen Europa für die Juden Vorschrift war. Stich des 15. Jh.s.

Auch bei der Gründung der Schule von Avignon spielten die Juden eine wichtige Rolle. 1472 nahm Joseph Ferrusol, Chirurg in Avignon, einen Glaubensgenossen, Jacob Léon von Cavaillon, in die Lehre, und dieser gab sein medizinisches Wissen an Mardochais Astruc Abraham weiter.

Der Privatunterricht

Wir wissen, daß die jüdischen Ärzte auch vor der Gründung der medizinischen Schulen Tier- und Humanmedizin lehrten. Doch auch später fand der Unterricht oft nicht im Rahmen einer medizinischen Schule oder Fakultät statt. Möglicherweise entwickelte sich der Privatunterricht deshalb, weil die jüdischen Ärzte oft Schwierigkeiten hatten, wenn sie sich an einer medizinischen Fakultät einschrieben. Vielleicht hielt man es auch für besser, ihnen somit eine Unterweisung zukommen zu lassen, die auf ihre Lebensbedingungen besser zugeschnitten war.

In einem Vertrag vom 28. August 1326 verpflichtete sich Salves von Burgonovo, Sohn des Davini Bourgonovo von Sallono, der vor kurzem zum Judentum übergetreten war, bis zum kommenden Passah einer Marseiller Jüdin (Sarah de Saint-Gilles) zu dienen. Dafür mußte sie ihn mit Kleidung und Nahrung versorgen und ihn Medizin und Physik lehren. Der Schüler wiederum mußte alles, was er während seiner Lehrzeit als Arzt verdiente, dem Lehrer zukommen lassen.

Ein ähnlicher Vertrag stammt aus dem Jahre 1443; Salomon Gerondin, ein jüdischer Arzt zu Marseille, verpflichtete sich gegen Entgelt, fünf junge Juden in hebräischer Wissenschaft, hebräischem Recht und in der Medizin zu unterweisen. Es handelte sich dabei um Samuel und Leon Cohen, Samuel Astruggi, Cordetus Marnani und Jacob Cohen. Wahrscheinlich war diese Methode des Einzel- oder Gruppenunterrichtes auch unter den nichtjüdischen Ärzten üblich.

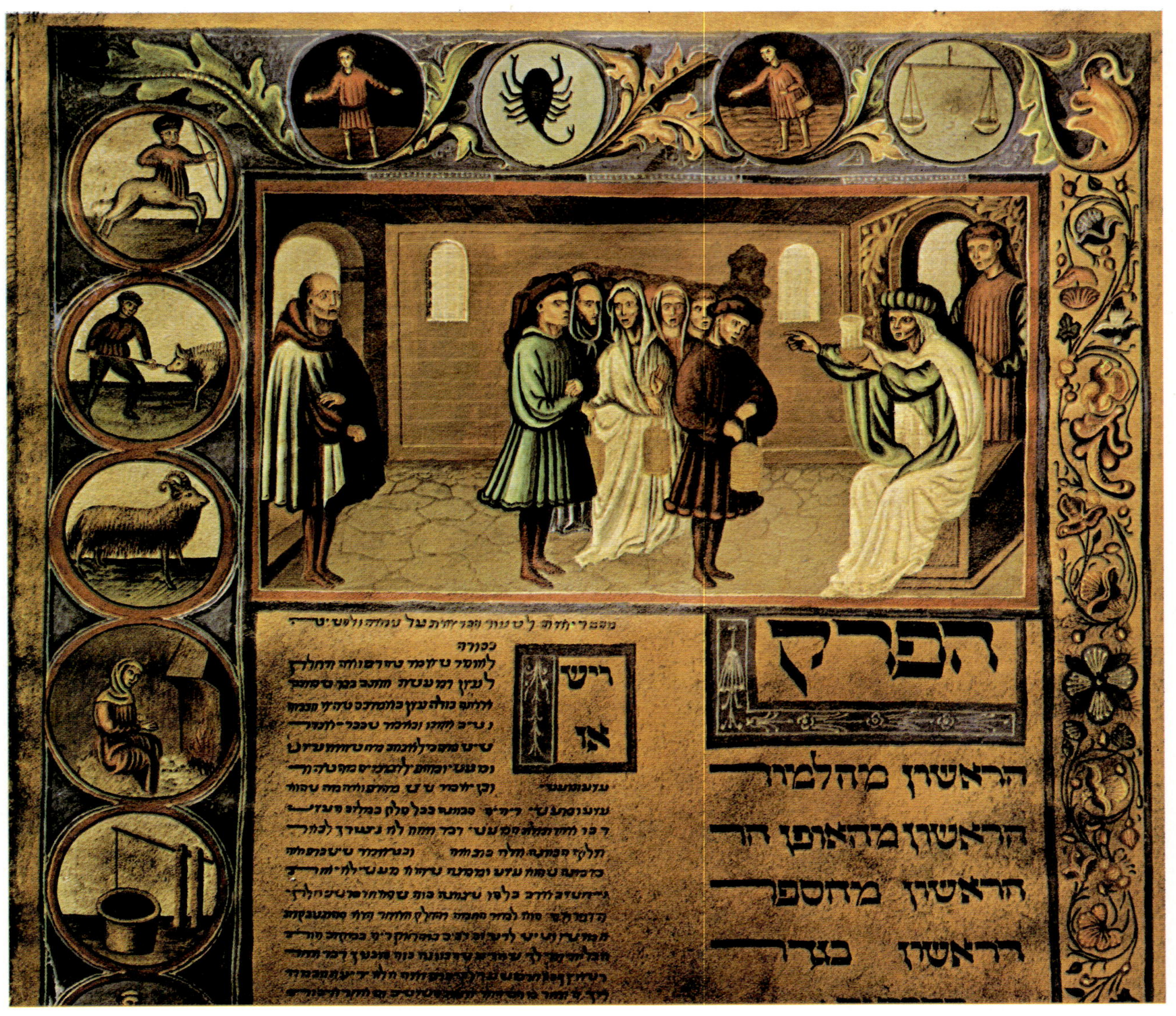

Die französische und spanische Epoche

Bei den französischen Gelehrten oder Rabbinern, welche auch die hebräische Medizin bekannt machten, müssen wir vor allem auf R. Guershon ben Juda Meor Hagola von Metz (10. Jh.) aufmerksam machen, denn seine talmudistischen Erläuterungen über die Shehita, die Bediqa und die botanischen Wissenschaften sind wirklich von Bedeutung. Zu erwähnen ist noch, daß er in seine Kommentare viele deutsche und französische Begriffe übernahm. Ein zweiter wichtiger Autor ist Raschi (R. Schlomo ben Yithaq, 1040—1105), »Fürst der Kommentatoren« und Leiter der Schule zu Troyes. Seine leider verschwundenen medizinischen Abhandlungen und viele medizinische und biologische Kommentare über rituelle Fragen haben die hebräischen Wissenschaften des Mittelalters bekannt gemacht. Wir erwähnen hier noch, daß sein Buch *Französische Worterklärungen* die Identifikation vieler mittelalterlicher hebräischer und französischer Begriffe aus der Medizin und Biologie ermöglichte und so die französischen Wörterbücher erheblich bereicherte.

Auch andere Rabbiner, die *Tossafisten,* vor allem Rabbenou Tam (R. Yacob ben Meir), haben zur Entwicklung der hebräischen Wissenschaften beigetragen.

Von jüdischen Gelehrten aus Frankreich, die unsere besondere Aufmerksamkeit verdienen, erwähnen wir hier noch R. Gurshon ben Shlomo (8. Jh.) zu Arles, der unter dem Titel *Shaar Hashamain* oder »Himmelspforten« eine hebräische Enzyklopädie zusammenstellte. Dort finden wir nicht nur medizinische Erkenntnisse, sondern auch Beschreibungen aus der Botanik und Zoologie. Das Werk wurde 1547 zum ersten Mal in Venedig veröffentlicht, und 1953 gab Bodenheimer in Jerusalem seine englische Übersetzung heraus.

Wie überall, gründeten jüdische Gelehrte auch in Toledo, Granada, Cordoba, Sevilla und Saragossa Talmudschulen. Dort wurden natürlich nicht nur religiöse Texte, sondern auch Astronomie, Tier- und Humanmedizin studiert.

Folgende berühmte Autoren wirkten in dieser Zeit: Juda Halevy (1080—1145), er ist Verfasser des *Kusari.* Es enthält biologische und medizinische Erkenntnisse in Arabisch; doch seine Gedichte verfaßte Halevy auf hebräisch.

Auch der jüdische Arzt Hasdai Ibn Shaprouth (915—970) schrieb seine Gedichte in Hebräisch und seine medizinischen Werke in Arabisch. Er wirkte übrigens nicht nur als Schriftsteller, sondern auch als Staatsmann, und zwar als Minister von Abd Al-Rahman III. Außerdem übersetzte er mit Unterstützung des Mönches Nicolas die *Abhandlung über die Pflanzen* von Dioskurides, die Abd Al-Rahman III. von dem byzantinischen Herrscher Romanus als Geschenk erhalten hatte. Hasdai Ibn Shaprouth spielte auch eine wichtige Rolle für die Renaissance im Studium hebräischer Literatur und Wissenschaft in Spanien. Er gründete die Akademie der Wissenschaften in Cordoba und schickte zum König der Khazars, der im achten Jahrhundert zum Judentum konvertierten Bevölkerung, Sendboten.

R. Abraham Ibn Ezra (1092—1167), geboren in Toledo, verfaßte medizinische Abhandlungen auf arabisch und literarische Schriften auf hebräisch. Er

Abbildung 886 (gegenüber) Konsultation eines Arztes. Canon *des Avicenna aus dem 14. Jh., nach einem Faksimile der Handschrift. (Rom, Museum der Medizingeschichte)*

Abbildung 887 Maimonides. Gedenkbriefmarke des Staates Israel.

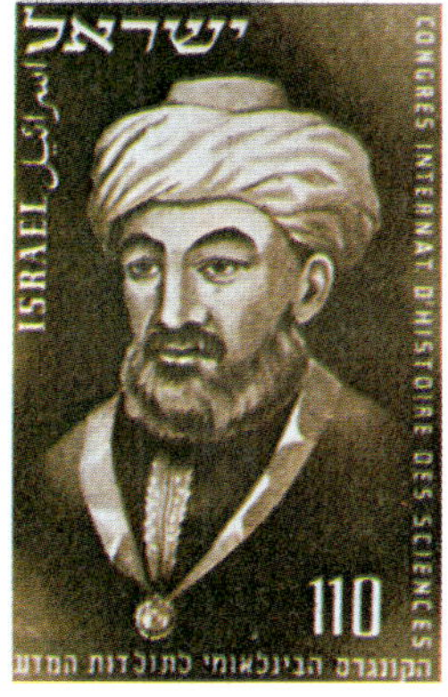

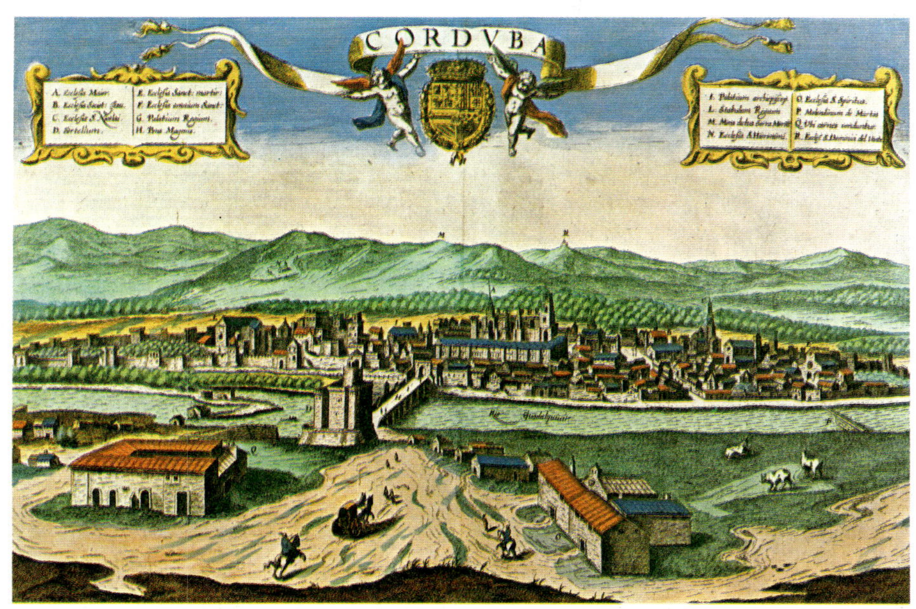

Abbildung 888 Cordoba im 16. Jh.

reiste in viele Länder, darunter auch nach Frankreich, Italien, ins Heilige Land und nach Bagdad. Seine medizinischen Abhandlungen wurden 1369 von Jacob Alfanderi unter dem Titel *Sefer Hanissyonot,* »Buch der Erfahrungen«, ins Hebräische übersetzt.

Maimonides (1135—1204), geboren in Cordoba, war lange Jahre Leibarzt des Neffen von Saladin in Fostat bei Kairo. Alle seine medizinischen und philosophischen Abhandlungen und sogar zum größten Teil seine theologischen Schriften verfaßte er auf arabisch. Die Tibboniden und andere Übersetzer übertrugen sie dann teilweise ins Hebräische, einige kann man aber bis heute noch nicht in hebräischer Spache erhalten. Etliche Schriften wurden auch ins Lateinische, Englische, Deutsche, Italienische und Französische übersetzt. Nicht vergessen darf man, daß Maimonides einen starken Einfluß auf die Ärzte des Mittelalters und der Renaissance hatte.

Hier die Titel seiner medizinischen Werke: *Die Aphorismen, Erhaltung der Gesundheit, Abhandlung über das Asthma, Abhandlung über die Hämorrhoiden, Vom ehelichen Leben, Kommentar über die Aphorismen des Hippokrates, Abhandlung über die Gifte, Kommentare über die sechzehn Bücher des Galen, Über die Erklärung von Unfällen, Glossar der Arzneimittelkunde.* Doch das *Medizinische Gebet,* das Maimonides zugeschrieben wurde, stammt in Wirklichkeit von Marcus Herz, einem jüdischen Arzt in Berlin (1747—1803). Es weist Einflüsse des *Gebets der Ärzte* auf, das der italienische Arzt und Rabbi Jacob Zahalon (Rom, 17. Jh.) auf hebräisch verfaßt hatte.

Abbildung 889
Talmudunterricht. Abbildung aus einer Vorschriftensammlung zum Gebet und zur Einhaltung anderer religiöser Bestimmungen. Deutschland, 15. Jh.

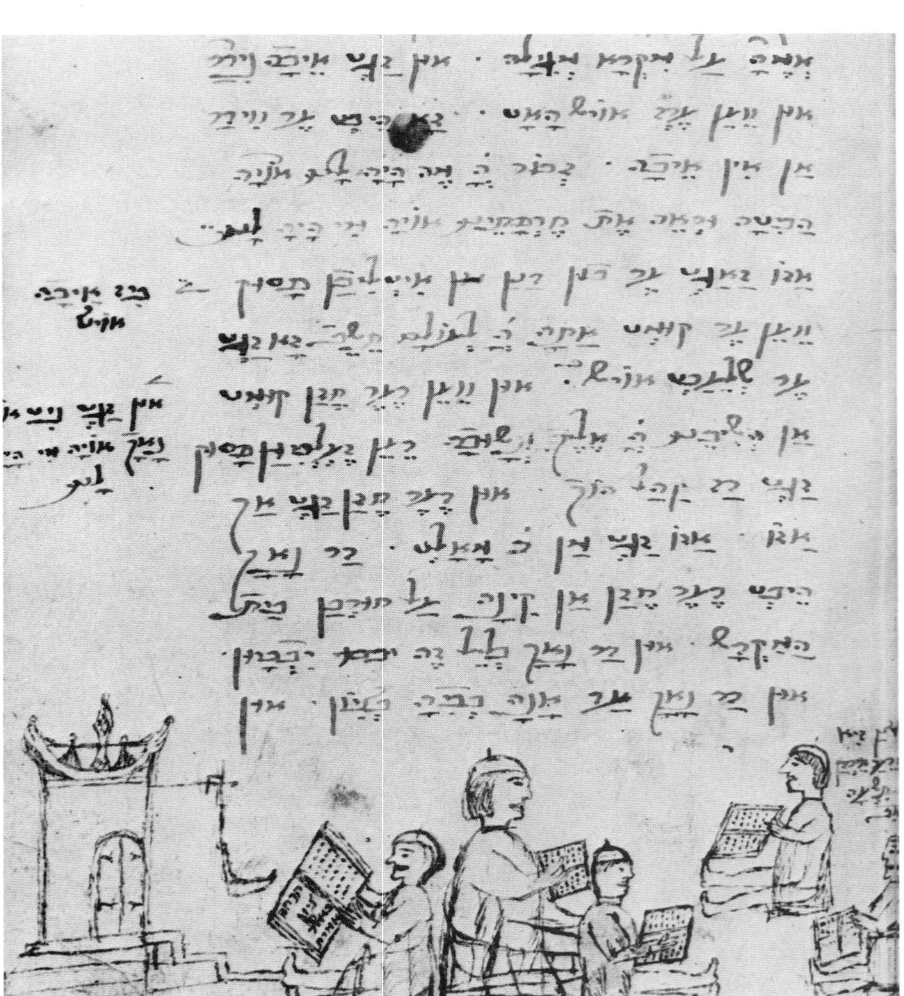

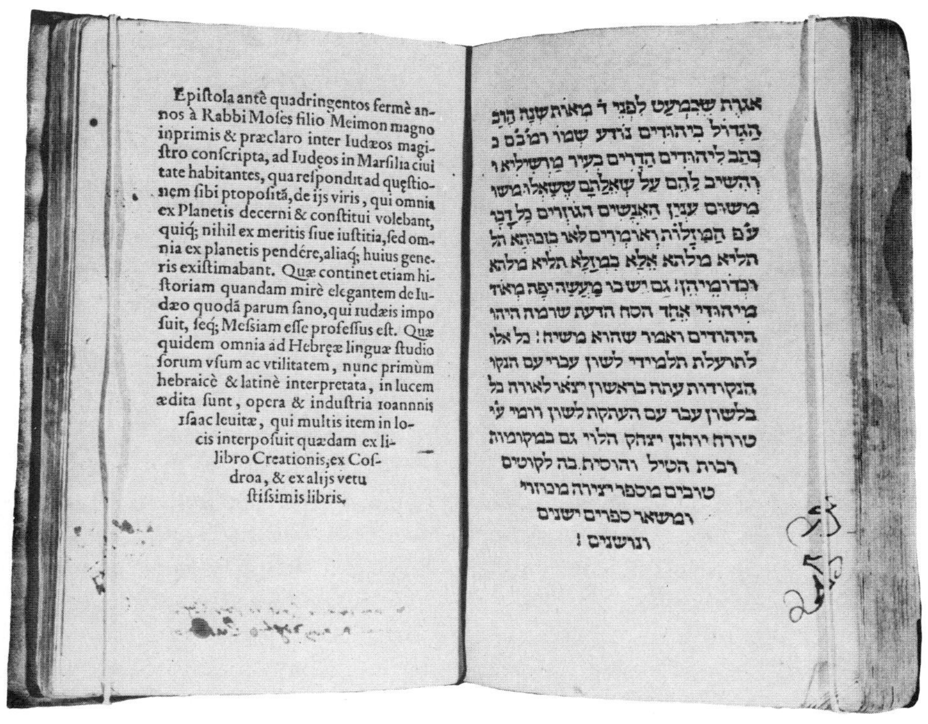

Epiſtola antè quadringentos fermè annos à Rabbi Moſes filio Meimon magno inprimis & præclaro inter Iudæos magiſtro conſcripta, ad Iudęos in Marſilia ciuitate habitantes, qua reſpondit ad quęſtionem ſibi propoſitã, de ijs viris, qui omnia ex Planetis decerni & conſtitui volebant, quiq; nihil ex meritis ſiue iuſtitia, ſed omnia ex planetis pendére, aliaq; huius generis exiſtimabant. Quæ continet etiam hiſtoriam quandam mirè elegantem de Iudæo quodã parum ſano, qui Iudæis impoſuit, ſeq; Meſsiam eſſe profeſſus eſt. Quæ quidem omnia ad Hebręæ linguæ ſtudioſorum vſum ac vtilitatem, nunc primùm hebraicè & latinè interpretata, in lucem ædita ſunt, opera & induſtria Ioannnis Iſaac leuitæ, qui multis item in locis interpoſuit quædam ex libro Creationis, ex Coſdroa, & ex alijs vetuſtiſsimis libris.

אגרת שכתב לפני ד׳ מאות שנה הרב
הגדול ביהודים נודע שמו רמב״ם כ
כתב ליהודים הדרים בעיר מרשיליא ו
והשיב להם על שאלתם ששאלו משו
מישום ענין האנשים הגוזרים כל דבר
עם המזלות ואומרים לאו בזכותא תל
תליא מלתא אלא במזלא תליא מלתא
ומדומיהן: גם יש בו מעשה יפה מאוד
מיהודי אחד הסח הדעת שרמה היהו
היהודים ואמר שהוא משיח: כל אלו
לתועלת תלמידי לשון עברי עם הנקו
הנקודות עתה בראשון יצאו לאורה כל
בלשון עבר עם העתקת לשון רומי ע״י
טורח יוחנן יצחק הלוי גם במקומות
רבות הטיל והוסית בה לקוטים
טובים מספר יצירה מכוזרי
ומשאר ספרים ישנים
ונושנים:

Abbildung 890
Titelseite der Abhandlung De astrologia *von Maimonides mit der lateinischen Übersetzung neben dem hebräischen Text. Köln, 1565.*

Bedeutende Übersetzer

Der überragendste Übersetzer ist zweifellos R. Juda ben Saul Ibn Tibbon (Vater der Übersetzer), der 1160 in Granada geboren wurde und in Lunel lebte. Enkelsohn dieses R. Juda Tibbon ist R. Moise Tibbon (er wirkte ungefähr von 1240—1285), der durch seine Übersetzungen medizinischer Abhandlungen von Maimonides berühmt wurde. Er übersetzte auch die Werke von Avicenna, nämlich den *Argouza* und den *Canon,* die Abhandlung von Ibn Algezzar *Über die Einführung in die ärztliche Kunst von Honein ben Ishaq* und schließlich die *Medizinischen Abhandlungen* des Rhazes.

Schlomo ibn Iyoub von Granada, der sich 1265 in Béziers niederließ, übersetzte die Abhandlung über *Hämorrhoiden* von Maimonides und verfaßte selbst die *Kommentare* dazu.

Auch der berühmte Dichter Juda Alharizi (8. Jh.) soll hier erwähnt werden. Er war einer der Übersetzer von Maimonides' *Führer der Unschlüssigen* und schrieb selbst ein medizinisches Werk in Versform mit dem Titel *Die Heilung des Körpers,* außerdem übersetzte er noch die gynäkologische Abhandlung *Segula Ha-Herayyon* von Sheshete Benveniste.

Nachdem wir uns mit den jüdischen Autoren in Spanien befaßt haben, die nicht nur bedeutende Übersetzer, sondern auch Verfasser zahlreicher Werke waren, möchten wir noch auf die Autoren hebräischer Abhandlungen in Frankreich, Italien und Spanien eingehen.

Medizinische Abhandlungen auf Hebräisch

R. Sheshet Hanassi (7. Jh.) aus Narbonne schrieb ein Werk über abführende Arzneimittel. R. Juda Harofe (8. Jh.) verfaßte das *Beet der wohlriechenden Pflanzen.* Er könnte auch der Meister von Nachmanides an der Fakultät von Montpellier gewesen sein, an der er gelehrt haben soll. Nathan ben Yoel Falaquera befaßte sich in seinem *Balsam des Körpers* in vier Teilen vor allem mit theoretischer Medizin, Hygiene, Therapeutik und Pharmakologie. Beeinflußt

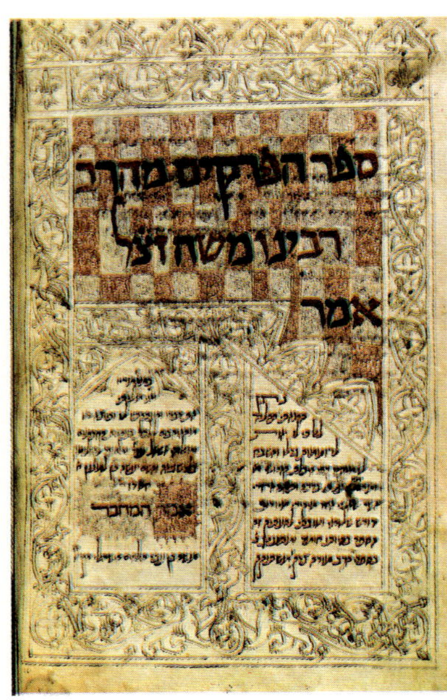

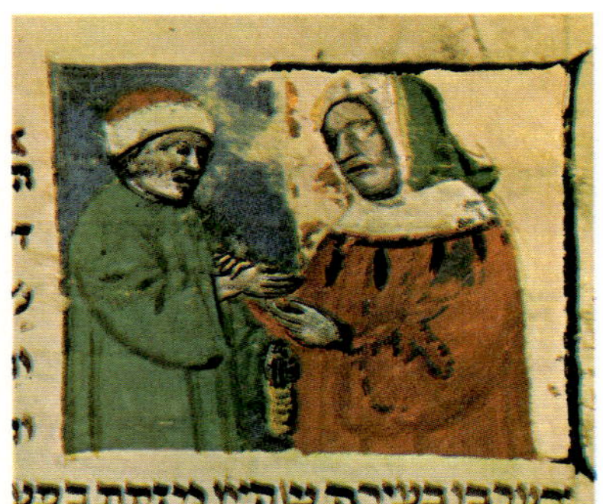

Abbildung 891 (ganz oben) Titelseite der hebräischen Handschrift Aphorismen und Medikamente. *14. Jh.*

Abbildung 892 (oben) Der Puls wird gefühlt. Miniatur aus einer hebräischen Handschrift des Buches IV des Canon *von Avicenna.*

war er von den Alten, von Aristoteles bis zu Maimonides' Abhandlungen. R. Moshe ben Yitzhaq Wakar (8. Jh.) lebte in Spanien oder der Provence. Er verfaßte zwei medizinische Abhandlungen: *Hilfe für die Gesundheit,* eine Art »Vademekum« zur Diagnose und Therapie der verschiedenen Krankheiten, und *Quelle des Lebens,* das nur bekannt ist, weil er es in seiner *Hilfe für die Gesundheit* zitiert. R. Bongodas ben Yehouda Hakohen (14. Jh.) verfaßte eine *Abhandlung über die Geburt;* R. Abr. ben David Vital Kaslari (Katalonien, 14. Jh.) schrieb mehrere Werke: *Grüne Blätter* (Arzneimittelpflanzen), *Das pestilenzialische Fieber,* das sich auf die Pest von 1349 bezieht, unter der ganz Spanien gelitten hatte, *Aderlaß* und *Wie man sich gegen Krankheit wehrt oder sie erträgt.* Von R. Meir Aldabi (14. Jh.) aus Toledo stammt *Wege des Glaubens,* das einen starken Einfluß auf die jüdischen Intellektuellen ausübte. Das Werk enthält außer philosophischen und psychologischen Texten viele wertvolle Abschnitte, die sich mit der Medizin befassen.

R. Moshe ben Yoshua Narboni, Meister Vidal, wurde 1300 in Perpignan geboren und starb 1362. Er ist der Autor des wertvollen Buches *Lebensweg* oder *Lebensweise,* das viele nützliche Ausdrücke aus dem Hebräischen, Arabischen und Lateinischen enthält. Das Exemplar, das wir in der Nationalbibliothek vorfanden, umfaßt auch Kapitel über die allgemeine Therapeutik. Es wurde zwischen 1504 und 1505 von Calabre in Reggio vollendet und erschien unter dem Namen Vidal Balshom, unter dem es bis heute bekannt ist.

R. Ytzhak ben Todros Harofe (14. Jh.) verfaßte gegen 1377 unter dem Titel *Quelle des Lebens* ein Werk über die Pest auf hebräisch. Es umfaßt zweiundneunzig Seiten und enthält viele interessante Gedanken über das Leben und die Medizin dieser Zeit. Auch sein anderes Buch, *Die Gesichtslähmung,* verdient unsere ganze Aufmerksamkeit.

R. Yitzhaq ben Yacob Lattes (14. Jh.) aus der Provence ist der Autor des *Kiryath Sefer* (1372). Er hinterließ noch ein Werk über das Fieber und ein zweites über Nahrungsmittel. Um ihn von dem gleichnamigen R. Yacob Emmanuel dem Provençalen, genannt auch Bonet de Lattes, zu unterscheiden, wird er oft R. Yitzhak Rav Hapoalim genannt. R. Yehouda ben Jacob Provenciali von Marseille (1490) verfaßte in Neapel ein bedeutendes Werk über die Medizin und beharrte darauf, diese Wissenschaft auf hebräisch zu lehren.

Aus Italien stammt R. Elyahou ben Yehouda, der in Tivoli die zwei Bücher *Frauenkrankheiten* und *Die Geburt* (1475) auf hebräisch und in Dialogform schrieb.

R. Moshe Rieti (der hebräische Dante), der gegen 1450 in Rom lebte, verfaßte in schönem Hebräisch mehrere Studien über medizinische Themen.

R. Abraham ben Meir von Balmes, dessen Geburtsdatum wir nicht kennen, erwarb 1492 in Neapel seinen Doktortitel und lehrte an der Fakultät von Padua auf hebräisch Philosophie. R. Johanan Alemano (15. Jh.) unterrichtete — ebenfalls auf hebräisch — Medizin in Mantua. R. Emmanuel — Bonet de Lattes (15. Jh.) — aus der Provence erfreute sich bei Leo X. eines großen Ansehens. Reuchlin forderte seine Unterstützung in einem Prozeß, den die Dominikaner gegen ihn angestrengt hatten. Auch er lehrte auf hebräisch, an der Universität von Padua.

Die Medizin und die hebräische Sprache

Es war bereits davon die Rede, daß Vesal in seinem Werk über die Anatomie *Fabrica* nicht nur anatomische Begriffe aus dem Lateinischen, Griechischen und Arabischen benutzte, sondern auch aus dem Hebräischen.

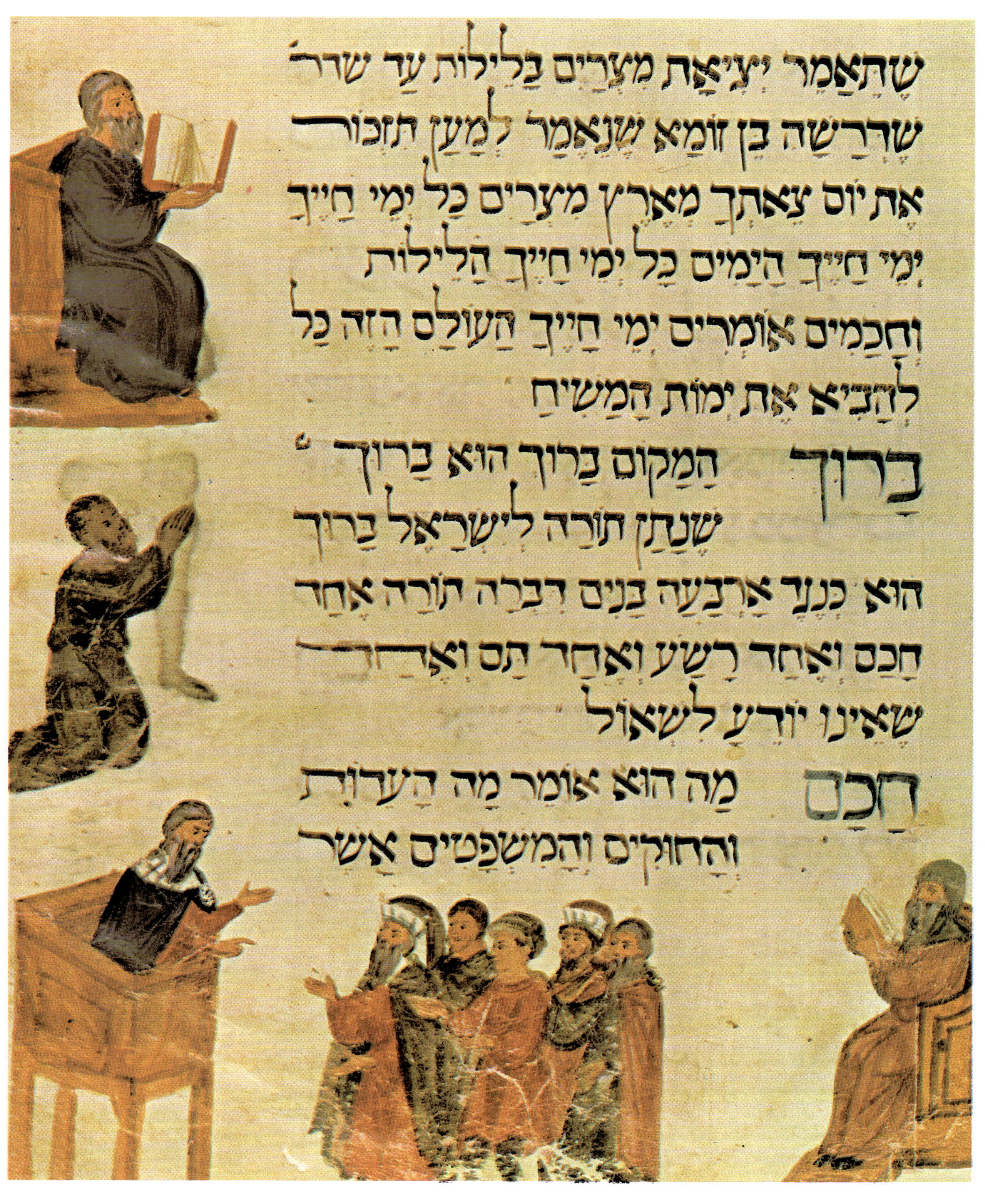

שֶׁתֵּאָמֵר יְצִיאַת מִצְרַיִם בַּלֵּילוֹת עַד שֶׁדְּ־
רָשָׁהּ בֶּן זוֹמָא שֶׁנֶּאֱמַר לְמַעַן תִּזְכּוֹר
אֶת יוֹם צֵאתְךָ מֵאֶרֶץ מִצְרַיִם כָּל יְמֵי חַיֶּיךָ
יְמֵי חַיֶּיךָ הַיָּמִים כָּל יְמֵי חַיֶּיךָ הַלֵּילוֹת
וַחֲכָמִים אוֹמְרִים יְמֵי חַיֶּיךָ הָעוֹלָם הַזֶּה כָּל
לְהָבִיא אֶת יְמוֹת הַמָּשִׁיחַ

בָּרוּךְ הַמָּקוֹם בָּרוּךְ הוּא בָּרוּךְ
שֶׁנָּתַן תּוֹרָה לְיִשְׂרָאֵל בָּרוּךְ
הוּא כְּנֶגֶד אַרְבָּעָה בָּנִים דִּבְּרָה תוֹרָה אֶחָד
חָכָם וְאֶחָד רָשָׁע וְאֶחָד תָּם וְאֶחָד
שֶׁאֵינוֹ יוֹדֵעַ לִשְׁאוֹל

חָכָם מָה הוּא אוֹמֵר מָה הָעֵדוֹת
וְהַחוּקִּים וְהַמִּשְׁפָּטִים אֲשֶׁר

Abbildung 893 (auf Seite 867) Meister und Schüler. Die Juden halten den Unterricht für unerläßlich zum Fortbestand des Judentums. Es gilt als einfacher, eine jüdische Kultstätte zu wechseln als eine jüdische Schule. Haggadah, *15. Jh.*

Und Mosellanus, der Rektor der Leipziger Universität, hatte, als er 1518 eine Ansprache an seine Studenten hielt, folgendes zur hebräischen Sprache zu sagen: »In den jüdischen Bibliotheken steckt ein so großer Schatz an medizinischem Wissen, den man unmöglich übergehen kann, auch wenn man sich Werke anderer Sprachen bedient. Ohne Kenntnisse des Hebräischen kann man sich diesen Schatz nicht zu Nutze machen. Ich hätte das selbst nicht geglaubt, aber christliche Gelehrte, die in diesem Fachgebiet spezialisiert waren und Hebräisch konnten, haben mich darauf aufmerksam gemacht und außerdem habe ich festgestellt, daß die großen Persönlichkeiten unserer Zeit sich meist an jüdische Ärzte wandten. Warum soll also unsere so intelligente christliche Jugend nicht einige Jahre auf die hebräische Sprache verwenden, wo sie doch für diesen medizinischen Beruf so unerläßlich ist? Wenn sie sehr daran interessiert sind, können sie sogar in wenigen Monaten genügend studiert und gelernt haben, um diese Schriften zu verstehen.«

Die jüdische Medizin in der Neuzeit

Wir haben gezeigt, daß die hebräische Medizin ihre Anfänge im Alten Testament und im Talmud, in der Tossefta und der Midrasch hat, obwohl dies keine medizinischen Texte sind. Trotzdem sind einige der darin niedergelegten Erkenntnisse sehr fortschrittlich für ihre Zeit und finden sich weder in der griechisch-römischen, assyro-babylonischen, hinduistischen, ägyptischen, noch in der arabischen Medizin.

So zählen zu den Pioniertaten der Hebräer die Erkenntnisse der »Ansteckungsgefahr« mit all ihren Konsequenzen für Prophylaxe beim einzelnen und bei der Gemeinschaft, die Speisegesetze mit der Einteilung in *koscher* und *terepha* und die Schlachtung der Tiere mit anschließender makroskopisch-anatomisch-pathologischer Untersuchung. Auch die Unterleibschirurgie mit Anästhesie und der Kaiserschnitt an lebenden Frauen, der beschrieben und vielleicht sogar durchgeführt wurde, verdienen unsere ganze Aufmerksamkeit.

Zu den wertvollen Besonderheiten der antiken hebräischen Medizin gehören noch die Sektion menschlicher Leichen, Anwesenheitszwang eines Facharztes bei Gericht, Untersuchung von Blutflecken mittels chemischer Reagenzien, die gerichtsmedizinische Untersuchung der Geisteskrankheiten und schließlich die Entdeckung der Hämophilie anläßlich der Beschneidung.

Abbildung 894 Sabbatbecher. Schiefer, 18. Jh.

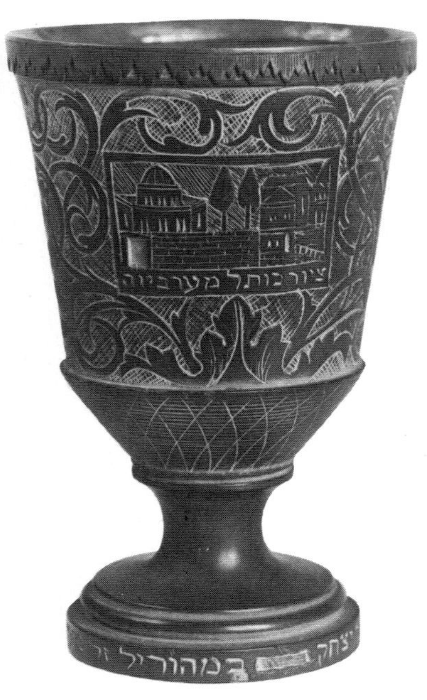

Wichtige Ereignisse der mittelalterlichen Epoche waren das Erscheinen der ersten medizinischen Abhandlungen auf hebräisch von Assaph Ha-Yehoudi und Donnolo und der arabischen Abhandlungen von Maimonides und Israeli, die aber bald ins Hebräische übersetzt und so verbreitet wurden.

Wir haben auch hebräische Werke jüdischer Mediziner angeführt und analysiert — wenn auch aus Platzmangel nur sehr knapp. Dann merkten wir noch an, daß die medizinischen Abhandlungen des Mittelalters, die ursprünglich nicht auf hebräisch verfaßt waren, von einer ganzen Reihe jüdischer Übersetzer übertragen wurden, die so ihren Beitrag zu der westlichen Medizin geleistet haben.

Die jüdischen Mediziner und Gelehrten machten sich nicht nur als Autoren und Übersetzer medizinischer Werke einen Namen, sondern sie sorgten auch durch häufigen freiwilligen und unfreiwilligen Ortswechsel (Verfolgungen) für deren Verbreitung. So spielten sie in der gegenseitigen Wechselwirkung östlicher und westlicher Medizin eine wichtige Rolle. Mosellanus und Friedenwald weisen darauf hin, daß sich noch Tausende von hebräischen Manuskripten unerforscht in den Bibliotheken befinden.

Nach der Erfindung des Buchdrucks wurden einige hebräische Manuskripte (u. a. der *Canon* von Avicenna) gedruckt. Oft schrieben aber auch die jüdischen Ärzte in der Sprache des Landes, in dem sie lebten. Doch wie die *Fabrica* von Vesal und die Ansprache des Rektors der Leipziger Universität, Mosellanus, beweisen, verringerte sich das Interesse an der hebräischen Sprache keineswegs: während der Renaissance schrieben immer mehr jüdische Ärzte ihre medizinischen Abhandlungen auf hebräisch. Dies gilt erst recht für das 17. und 18. Jahrhundert, als das Interesse an der hebräischen Sprache und den hebräischen Wissenschaften noch mehr wuchs. Die besten Vertreter für diese Strömung sind die *maskilim,* die »intellektuellen« Juden. Die Judenverfolgungen in Europa erweckten dann wieder den Wunsch zu einer Rückkehr nach Israel. So kamen gegen Ende des 19. und Anfang des 20. Jahrhunderts immer mehr Einwanderer ins Heilige Land. Meistens waren es Studenten, die das Land bebauten und die Sprache ihrer Vorfahren wieder neu erweckten. Dank ihnen und der Entzifferungsarbeit von Eliezer ben Yehouda (ehemaliger Medizinstudent) wurde das Hebräische wieder zur lebendigen Sprache: zum gesprochenen Hebräisch. Die Ereignisse überstürzten sich nun: 1925 wurde die hebräische Universität von Jerusalem eingeweiht, 1948 der Staat Israel geschaffen und die medizinischen Fakultäten von Jerusalem, Tel Aviv, Haifa und Beersheba gegründet. Von nun an wurden die Abhandlungen in medizinischen Fachzeitschriften auf hebräisch veröffentlicht und auch der Unterricht in dieser Sprache abgehalten. Die hebräische Medizin ist in ihr Ursprungsland zurückgekehrt und entfaltet sich dort von neuem. Wieder leistet sie ihren Beitrag zur Entwicklung und zum Fortschritt der internationalen Medizin und stellt von nun an einen untrennbaren Teil derselben dar.

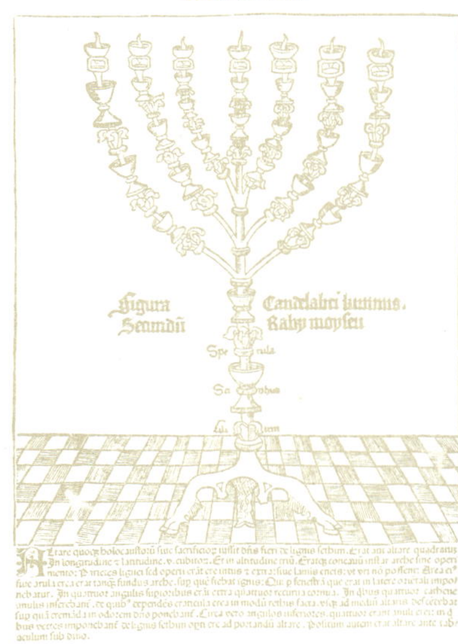

Abbildung 895
Siebenarmiger Leuchter. Stich zum Liber chronicarum *von H. Schedel, Nürnberg, 1493.*

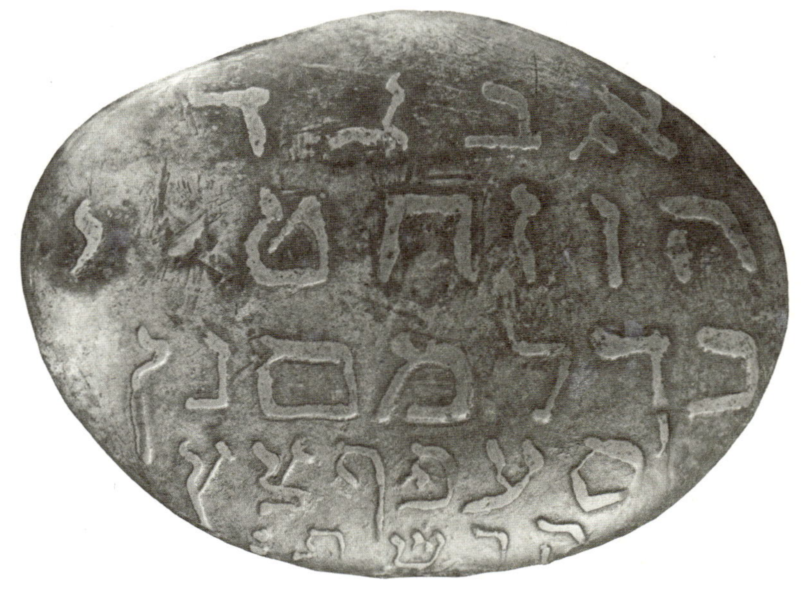

Abbildung 896
Kiesel mit dem hebräischen Alphabet.

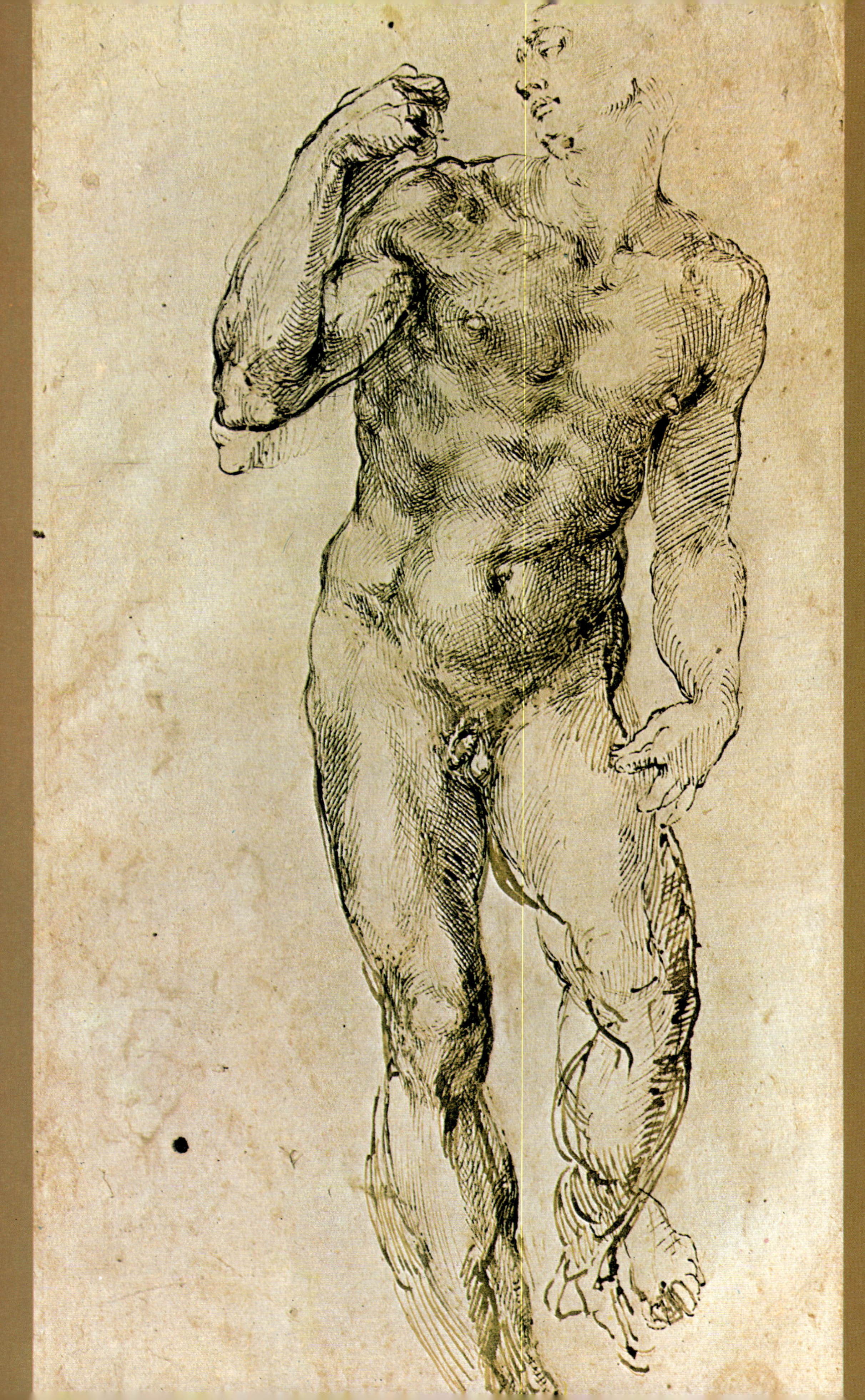

Geschichte der Anatomie

von André Delmas

Der Mensch entdeckt seinen Körper

Abbildung 897 (gegenüber) Studie eines männlichen Aktes von Michelangelo (Paris, Louvre). In der Zeit der Renaissance läßt sich die anatomische Zeichnung nicht von der künstlerischen trennen. Künstler und Anatomen trafen sich in den Apotheken, wo sowohl Farben für Maler als auch Medikamente verkauft wurden. Beide arbeiteten eng miteinander, trieben zusammen Forschungen und tauschten Erfahrungen aus.

Der Mensch ist sich seines Körpers bewußt. Er spürt, daß dieser ein Teil seiner selbst ist, er kennt die einzelnen Körperteile — und doch weiß er nicht genau, wie der Körper sich nun wirklich zusammensetzt. Wenn er aber seinen Körper betrachtet, zuerst zufällig, dann vielleicht aus Neugierde, und wenn er ihn schließlich genauer beobachtet, die Einzelteile und Organe unterscheidet, sie dann benennt und ihre Funktionen untersucht, was ja nichts Außergewöhnliches sein muß, dann kommt er dazu, bestimmte Ausdrücke zu formulieren und zu verwenden: die Ausdrücke der Anatomie. Will der Mensch aber weitere Schritte auf dem Wege zur intellektuellen Erfassung des menschlichen Organismus gehen, dann muß er eine »Anatomie« des Leichnams machen und seinen Inhalt untersuchen. Das heißt, daß er den Körper ganz konkret öffnen muß.

Man könnte die Frage stellen, wie, warum und wann die Menschen sich zuerst für ihren Körper interessierten, ohne daß es ihnen direkt um Lust oder Leid des Körpers ging. Indes reichen die verschiedenen Zeugnisse des ältesten menschlichen Denkens nicht aus, daß wir uns darüber wirklich ein Bild verschaffen könnten. Allerdings kann man an den vorgeschichtlichen Darstellungen magischer Szenen und Beerdigungsriten sehen, daß schon damals gewisse Kenntnisse vom Körper vorhanden waren, auch wenn man noch nicht von anatomischem Wissen sprechen kann. Noch heute weckt das Wort »Anatomie« bei vielen Leuten uralte Angstgefühle vor dem stummen Leichnam, aber auch nebelhafte und doch beruhigende Assoziationen über eine Wissenschaft, die man beherrschen muß, wenn man die Heilkunst ausüben will.

Die ersten Abbildungen des Körpers

Elementare Kenntnisse der Anatomie hatten die Menschen sicher schon in frühester Zeit, auch wenn sie das nicht ausdrücken konnten. Denn aller Wahrscheinlichkeit nach kannten die Jäger der frühen Altsteinzeit vor einer Million Jahren nicht einmal die Sprache, und es ist auch nicht sicher, daß das in der mittleren Altsteinzeit vor hunderttausend Jahren der Fall war. Was man von den Neandertalern fand, das läßt eher den Schluß zu, daß letztere noch gar nicht die dazu notwendigen Strukturen ihres Körpers und ihres Gehirns hatten. Wie dem auch sei — jedenfalls ist das gesprochene Wort nicht unabdingbar dafür, unter den Eingeweiden eines Opfers, sei es nun ein Tier oder ein Mensch, das Organ zu suchen, das man essen möchte. Was der Neandertaler tat, wenn er einen Schädel aufbrach, um das Gehirn herauszuholen, wenn er die Unterleibsdecke oder den Brustkasten öffnete, um die Leber oder das Herz zu finden, oder aber wenn er die Muskeln abnahm (aus den Einschnitten seiner Werkzeuge auf den Knochen der von ihm getöteten Tiere kann man erkennen, daß er darin schon eine gewisse Fähigkeit an den Tag legte) — dann tat er

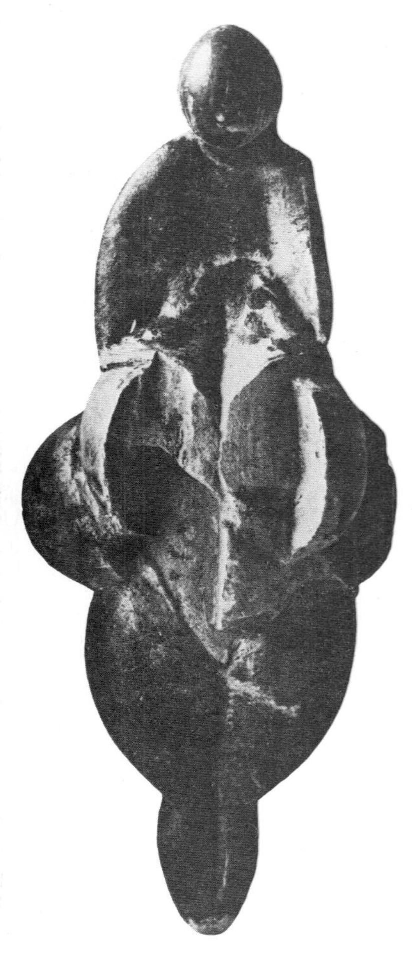

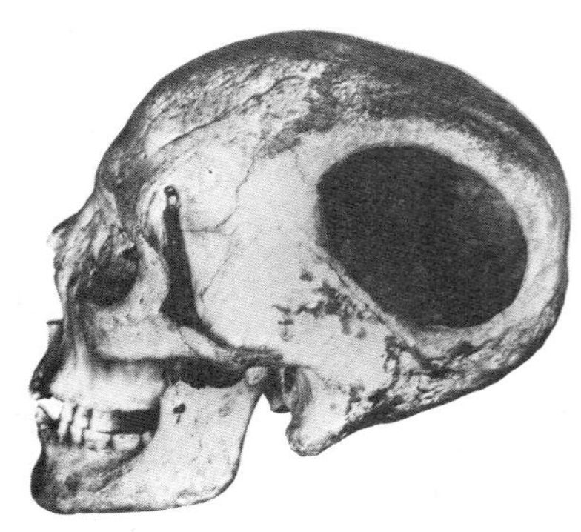

Abbildung 898 (ganz oben) Die Venus von Lespugne, Frankreich. Diese steatopyge Statue aus Mammut-Elfenbein wurde in der Grotte von Rideaux bei Lespugne gefunden.

Abbildung 899 (darunter) Vernarbte Trepanation. Nogent-les-Vierges, Frankreich.

nichts anders, als für bestimmte Zwecke zu sezieren. Es steht außer Zweifel, daß die Jäger damals die Knochen, Gelenke und Muskeln zu unterscheiden wußten. Sie waren mehr als nur fleischfressende Primaten, die ihre Beute hinunterschlangen. Auch wenn sie ihre Erkenntnisse aus unmittelbaren, nichtreflektierten Erfahrungstatsachen gewannen, kann man doch von Anatomie sprechen — auch wenn diese nur in der Praxis, nicht in der Theorie besteht und sich mehr auf Tiere als auf Menschen bezieht.

Es gibt Darstellungen von Tieren, aber auch von Menschen aus der späten Altsteinzeit vor etwa dreißigtausend Jahren, die bereits auf eine hohe Beobachtungsgabe und auf eine scharfe Intelligenz ihrer Urheber schließen lassen. Da sind zum Beispiel die Venus von Laussel, die von Brassempuy oder die von Lespugne, sehr künstlerische und doch realistische Werke. Die Abbildungen des Körpers und des weiblichen Geschlechtsorgans aus dieser Zeit sind oft recht schematisch (wie in Angle-sur-Anglin). Und doch müssen ihre Meister eines gut beherrscht haben: die Kunst der Formenanalyse. Denn nur was man auch bezeichnen konnte, gelangte zur Abbildung. Schon immer war die Sprache der Bilder eine anatomische Sprache, und wenn sie in vorgeschichtlichen Zeiten auch nicht ausdrückte, daß man die Körperstrukturen kannte, so deutete sie doch zumindest eine morphologische Vision (der Oberflächenformen) an.

Außerdem konnte man natürlich an bestimmten Stellen des Körpers Schmerzen empfinden; bestimmte Verwundungen konnten zum Tode oder zur Invalidität führen. Es liegt also nahe, daß über diesen Weg die Pathologie, vor allem die traumatische Pathologie, schon früh dazu führte, daß man die Anatomie mit der empirischen Praxis der Heilkunst verband. Darauf lassen auch die Spuren einer Paläopathologie und einer primitiven Chirurgie deuten, die man auf prähistorischen Skeletten findet. Diese Art der Heilkunst dürfte der unserer Heilpraktiker nicht unähnlich gewesen sein.

Dagegen wird man wohl kaum annehmen können, daß der Mensch damals schon die Symptome einer organischen Krankheit mit der Verletzung eines inneren Organs, das also für ihn nicht sichtbar war, in Zusammenhang bringen konnte. Krankheit war für ihn etwas Geheimnisvolles, und lange Zeit glaubte man, daß sie übernatürlichen Ursprungs sei, daß sie von einem bösen Geist komme. Vor Krankheit schützen konnten dann nur eingeweihte Leute, nämlich Hellseher. Noch viel später, in Babylon, nahmen die Hellseher, die gleichzeitig Priester und Ärzte waren, diese Rolle ein, auch wenn sie vermutlich bereits die Funktion der verschiedenen Organe auseinanderzuhalten wußten. Und auch in manchen primitiven Gesellschaften wird diese Funktion von Schamanen, welche ihr Wissen immerhin auf eine gewisse Erfahrung gründen, bekleidet.

In der späten Altsteinzeit führte man bereits Trepanationen (Schädeldurchbohrungen) aus. Den Grund dafür kennen wir nicht. Jedenfalls setzt eine solche Operation voraus, daß man anatomische Kenntnisse über den Schädel, das Gehirn und ihre Beziehungen besitzt. Vielleicht dachten die Steinzeitmenschen, in eine geheimnisvolle Welt einzudringen, die möglicherweise heilig ist, wo sie doch von der Schädeldecke so geschützt und versteckt wird. Man kann auch annehmen, daß die Steinzeitmenschen der Meinung waren, sie könnten besondere Kräfte oder Tugenden gewinnen, wenn sie bestimmte Organe von erschlagenen Feinden verspeisen: das Herz, die Leber, die Hoden. Also mußte man diese Organe auch gekannt und unterschieden haben. Noch heute geben wir diesen Organen eine symbolische Bedeutung; in der Alltagssprache heißt es zum Beispiel: »herzlos sein«, »ein Hühnergehirn haben« usw. Das Blut war

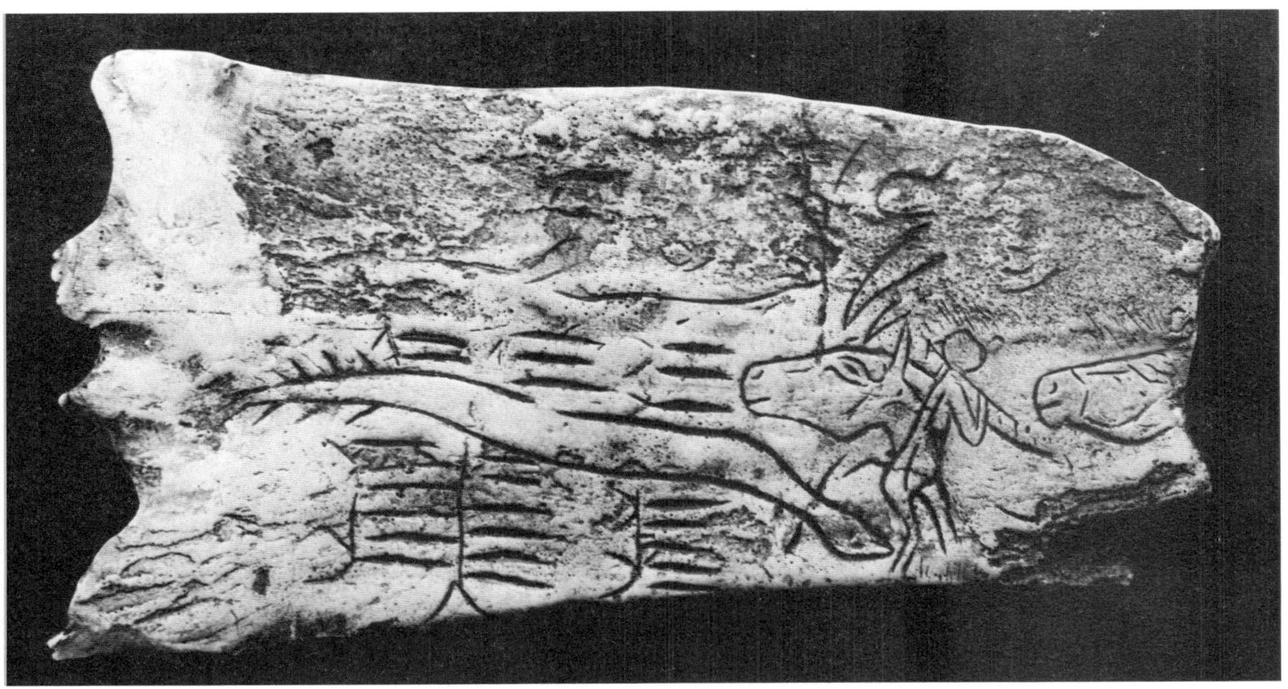

von jeher ein Symbol für das Lebendige — jeden Tag kann man das erleben, wenn für einen Verletzten oder Kranken Blut gespendet wird. So leben also noch heute in uns Spuren der Steinzeitmenschen vor dreißigtausend Jahren fort.

Abbildung 900
Mann, Pferde und Reptilien. Gravierter Rentierknochen aus der Madeleine, Dordogne, Frankreich.

Als die differenzierte Sprache entstand, konnte man damit alles Unterscheidbare nicht nur mit Namen nennen, sondern auch anderen Menschen mitteilen und weitervererben. So entstanden wohl die ersten anatomischen Ausdrücke; sie bezeichneten die Körperteile, die man ohne weiteres sieht: den Kopf, die Brust, den Bauch, die Gliedmaßen, die Augen, die äußeren Geschlechtsteile, den Mund und den Anus. Das sind auch die Worte, die ein Kind von seinen Eltern lernt, wenn es seinen eigenen Körper entdeckt. Diese Begriffe werden beibehalten, so daß das Bein und die unteren Gliedmaßen, der Arm und die oberen Gliedmaßen mit einem allgemeinen, oft unzutreffenden Ausdruck bezeichnet werden. Für den gewöhnlichen Menschen ist die präzise Ausdrucksweise Sache der Spezialisten, der Ärzte. Er selbst braucht nur zu sagen: das ist der Knochen vom . . ., das Gelenk vom . . ., um von jedem ausreichend verstanden zu werden.

Später, in der Jungsteinzeit, vor weniger als fünftausend Jahren, konnten die Menschen ihre anatomischen Kenntnisse vertiefen, weil sie seßhaft wurden, Viehzucht betrieben und in der Lage waren, mündlich alles einander mitzuteilen. Aufgrund von Beobachtungen oder durch Intuition lernten sie die Organe kennen, die Freude oder Schmerzen bereiten, deren Funktion lebenswichtig ist oder die geheimnisvolles Leben in sich zu bergen scheinen: das Herz, das Gehirn, die Augen. Die ersten »Anatomen« waren Menschen, denen der einfache Gebrauch des Alltagsvokabulars nicht genügte. Sie grübelten über diese Organe nach, unterhielten sich darüber mit ihresgleichen, verglichen den Körper des Tieres mit dem des Menschen und versuchten, die zufällig erworbenen Kenntnisse anzuwenden oder zu begreifen, was der menschliche Organismus

Abbildung 901
Die Schwestern von Catathoyük, 1962 entdeckt. 6000 Jahre v. Chr. (Türkei, Museum von Ankara).

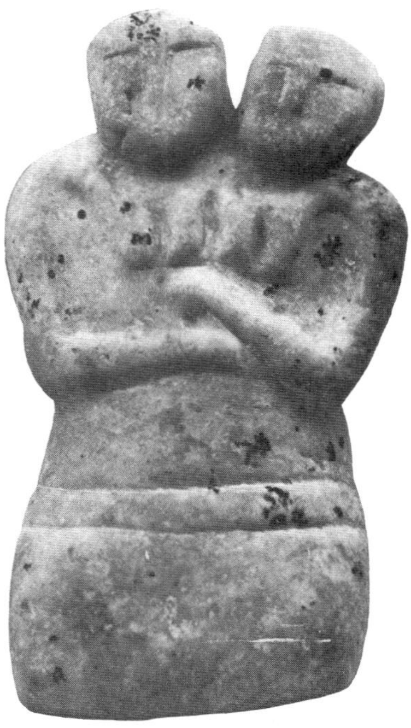

Abbildung 902 (unten) Exorzistenpriester. Babylonische Tonfigur.

eigentlich ist. Möglicherweise hat sich das so oder ähnlich abgespielt — sicher sind wir jedoch nicht. Man muß hier vorsichtig sein mit Vermutungen. Denn untersucht man primitive Völkerstämme mit rudimentärem Sprachschatz, die heutzutage im Stadium der Steinzeit leben, dann kann man beobachten, daß diese ihrem eigenen Körper kaum Beachtung schenken (ihr Ich wird eher gelebt als bewußt erfaßt). Ihr Körper scheint ihnen ein fast gleichgültiges Ding unter vielen anderen in der Natur, in der sie leben, zu sein.

Die Anatomie in der vorhellenischen Antike

Im Dienste der Hellseher (Auguren)

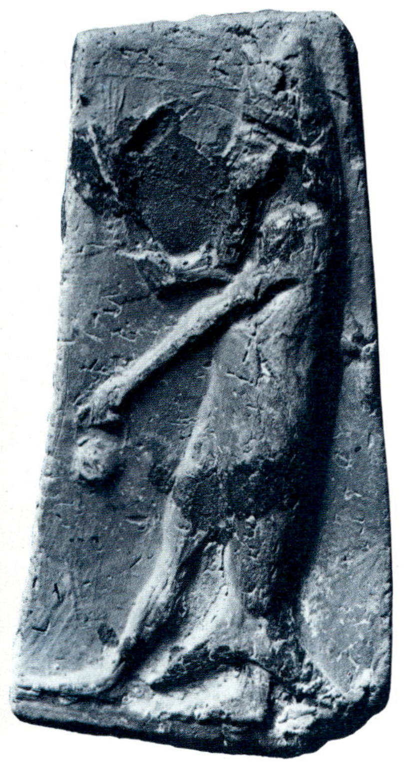

Wir haben also gesehen, womit für den Menschen von der Altsteinzeit bis zur Jungsteinzeit hunderttausend Jahre lang Kenntnisse in der Anatomie verbunden waren: meist mit der Nahrungsaufnahme oder mit therapeutischen Zwecken und vielleicht auch mit der Absicht, dadurch mit der Hand etwas ganz Geheimnisvolles, nämlich das Leben, zu fassen und so vielleicht in dieses heilige Geheimnis des menschlichen Körpers eindringen zu können. Auch in der frühen Antike findet man diese primitiven Vorstellungen wieder.

In *Mesopotamien* stammen die ersten Dokumente, die noch erhalten sind, aus der Zeit um 3500 v. Chr. Es handelt sich dabei um Keilschrifttafeln. Durch diese wissen wir, daß sich die Sumerer, Babylonier und Akkader gewisse Kenntnisse in der Anatomie erworben hatten, die sie beim Hellsehen zur Anwendung brachten. Diese Urahnen der heutigen Anatomen waren also Zauberer, Hellseher. Um Verborgenes zu entdecken, verglichen sie die Eingeweide von Opfertieren mit anderen Zeichen, um daraus gute oder schlechte Ereignisse zu deuten.

Die vierhundert Tafeln von Kuyuncik sind inzwischen entziffert worden. Durch sie erfahren wir, was die Organe sind und welche Funktion sie haben: die Intelligenz sitzt im Herzen, das Leben im Blut. Das Schicksal ist für den, der es zu lesen versteht, nämlich den Hellseher, den Priester oder den Arzt, in die Formen der Leberlappen geschrieben. Diese bilden das Zentrum der Zirkulation, also des Lebens. Schon zweitausend Jahre v. Chr. hat man in Gipsmodellen die Leber, die Galle, die Pfortader und die Leberarterie haargenau dargestellt. Und auf der Unterseite des Gipsabgusses finden wir einen regelrechten Querschnitt aufgezeichnet. Man nimmt an, daß damit angehende Ärzte in der Hellseh-Kunst und in Anatomie unterrichtet und geprüft worden sind.

Warum man die Toten einbalsamierte

In *Ägypten* waren die Kenntnisse in der Anatomie vor der hellenistischen Zeit ziemlich beschränkt. Was man wußte, war technischer Natur und hing mit dem Brauch zusammen, die Toten einzubalsamieren. Wir wissen heute dank der Mumien, daß die Einbalsamierer das Gehirn durch die Nasenhöhle aus der Schädelkapsel herausholten. Sie mußten also ein gewisses Geschick haben und die oberen Atemwege sowie deren Verbindungen genau kennen.

Die großen Papyrus-Traktate über die Medizin der XVIII. Dynastie, benannt nach ihren Findern und Übersetzern Edwin Smith, Ebers und Brugsh, sind höchstwahrscheinlich Kopien von Manuskripten aus dem Alten Reich (2800—2600 v. Chr.). Wir können aus ihnen entnehmen, daß zumindest 1500 Jahre v. Chr. die Ägypter ziemlich genau Bescheid wußten über Form und Lage der inneren Organe, über die Wirbel, die Muskeln und ihre Sehnen, die

Abbildung 903 (gegenüber) Statue eines Kranken, der die Götter anfleht, daß sie ihn von einer Halskrankheit heilen oder der ihnen dankt, weil sie ihn davon geheilt haben. Karthagische Tonfigur (Sardinien, Nationales Archäologisches Museum von Cagliari).

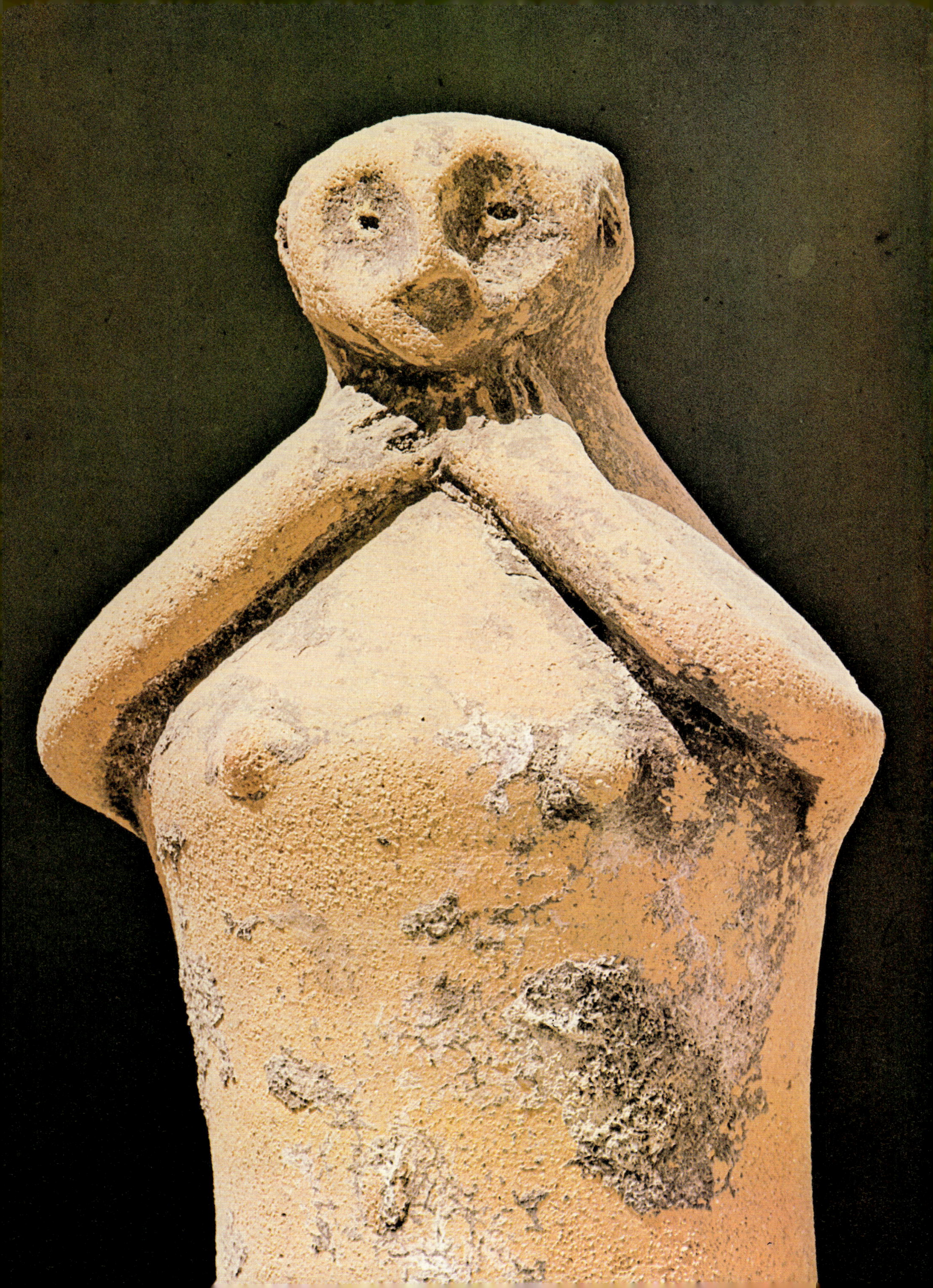

Abbildung 904 (rechts)
Der Gott Anubis. Ausschnitt von einem Sarkophag (Ägypten, Museum von Kairo).

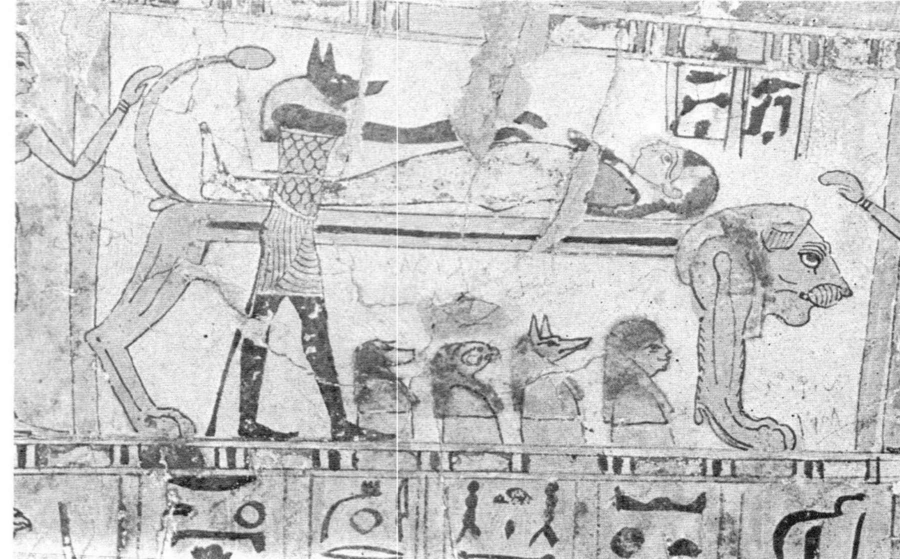

Abbildung 905
Mykerinos, Pharao der IV. Dynastie (etwa 2500 v. Chr.), Erbauer der dritten Pyramide von Gizeh.

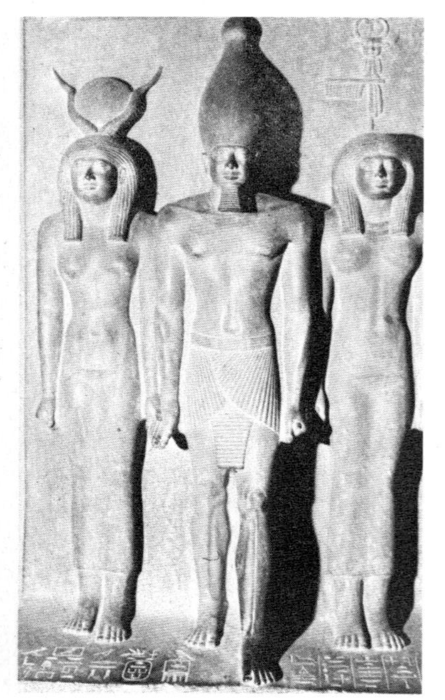

Nerven, das Gehirn und die Hirnhaut. Aber diese Kenntnisse waren mehr technischer als spekulativer Natur, im Unterschied zu den Griechen, wie wir gleich sehen werden. Für die alten Ägypter ist das Herz zwar das Zentrum der Gefäße, aber für sie ist alles Gefäß im Organismus. Den Begriff »Gefäß« verwendeten sie nämlich in seinem ursprünglichen Sinn, nämlich als Behälter für Flüssigkeit — ob es sich nun um Blut, Urin (bis hin zur Blase) oder Nahrungsmittel handelt, mit dem Magen und den Eingeweiden, oder aber um die Luft mit den Lungen und den Luftröhren.

Zwar sieht man aus diesen Schriftstücken, daß die Ägypter gewisse Kenntnisse über den menschlichen Körper besaßen. Aber offensichtlich wurden die Begriffe der Anatomie nicht im wissenschaftlichen Sinne geprägt und auch nicht zum Zwecke systematischer oder topographischer Beschreibung zusammengefaßt. Das Sezieren kannte man in Ägypten noch nicht. Aus Ehrfurcht vor dem Leichnam griffen sie, abgesehen vom Einbalsamieren, nicht weiter in den Körper ein. Die Unversehrtheit des Leichnams zu verletzen, das war für sie noch viel schlimmer als ungesunde Neugierde, das war schon fast wie Gotteslästerung: Seinen Feind konnte man verwunden oder töten, aber der Tod schützt seinen Körper und heiligt ihn. Eine solche Haltung gegenüber dem Leichnam findet man übrigens nicht nur bei den Ägyptern. Schon in der Vorgeschichte hat man die Toten beerdigt und geehrt, und auch die Griechen und die Römer fühlten sich verpflichtet, ihre Toten zu bestatten.

Die Anatomie in der griechischen Antike

Anatomie und Schönheit

Die Griechen erwarben sich einiges Wissen vom menschlichen Körper. Da die Verstorbenen nicht angetastet werden durften, sezierte man Tiere und zog Analogieschlüsse über den Menschenkörper. Empedokles sezierte um 450 v. Chr. sogar den menschlichen Fötus (was nicht verboten war, denn der hatte ja noch nicht gelebt) und beschrieb dessen Muskeln und Bänder. Alkmaion von

Kroton soll um 400 v. Chr. bereits die Arterien von den Venen unterschieden haben; er studierte auch die Sinnesorgane und das Gehirn. Letzteres hielt er für eine Ansammlung von Kanälen, welche ins Mark, von dem die Nerven ausgehen, münden. Da die Griechen keine Menschen sezierten, vermischten sich bei ihnen Phantasie und Wahrheit. Demokrit, Anaxagoras von Klazomenai und Diogenes von Apollonia hatten falsche, weil nicht durch Beobachtungen erhärtete Vorstellungen vom Nervensystem und der Blutzirkulation.

Die Griechen des vierten Jahrhunderts waren ja in erster Linie Menschen, die abstrakte Überlegungen anstellten, Reden hielten und vor allem »räsonierten«. Platon (428—348) zum Beispiel führte im *Timaios* seine Konzeptionen von der Welt der Natur, der Anatomie und der Physiologie aus. So meinte er, daß der Kopf rund sei, weil der Kreis die perfekteste Form, ja die göttliche Form sei, und daß die Schönheit den Glanz der Wahrheit widerspiegle. Aber Platon war kein Kenner der Anatomie. Alles, was er über die Knochen, die Muskeln und die Eingeweide sagte, war Analogie, war abgeleitet. Erst als Kopernikus und

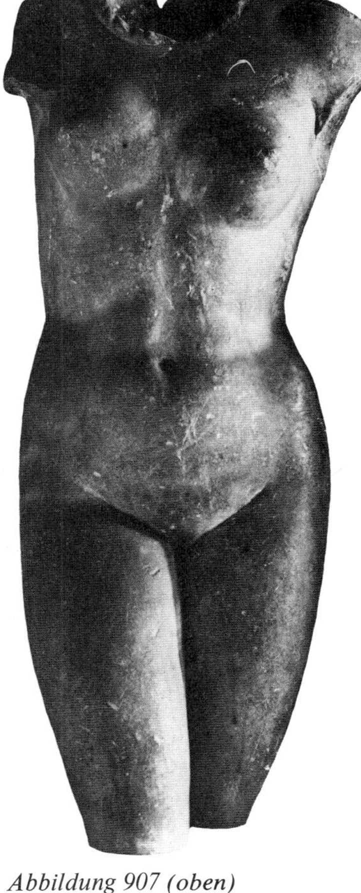

Abbildung 907 (oben)
Torso einer Frau. Griechische Marmorfigur aus dem 5. Jh. v. Chr.

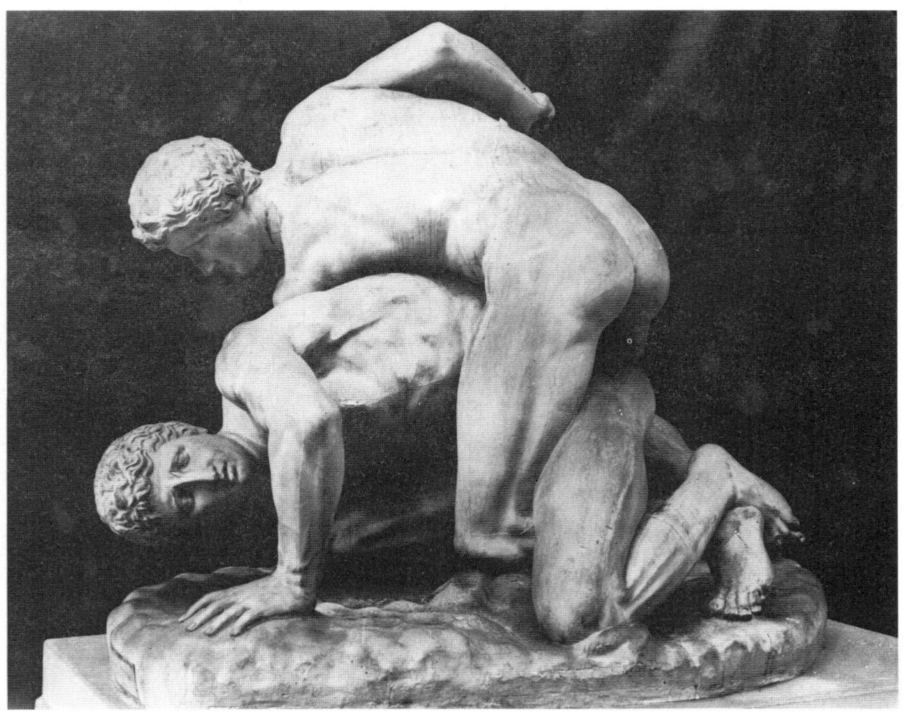

Abbildung 906
Ringkämpfer. Antike Marmorfigur, von der ein Abguß in der Ecole des Beaux Arts von Paris steht (Italien, Florenz, Uffizien).

Vesal im 16. Jahrhundert dieses verführerische Konzept von Makrokosmos und Mikrokosmos, das ja im Mittelalter immer noch galt, zerstörten, konnte sich die Anatomie von diesen philosophischen Vorstellungen völlig trennen und zu einer unabhängigen und autonomen Wissenschaft werden.

Bis zum dritten Jahrhundert v. Chr. gehörten die griechischen Ärzte, die sich in der Naturgeschichte einigermaßen auskannten, entweder der Schule von Knidos an — das waren vor allem Männer der Tradition, die von der Weisheit dieser Schule mehr eingebildet als durchdrungen schienen —, oder es waren Ärzte mit klinischen Erfahrungen wie Hippokrates. »Die Kunst ist lang, das

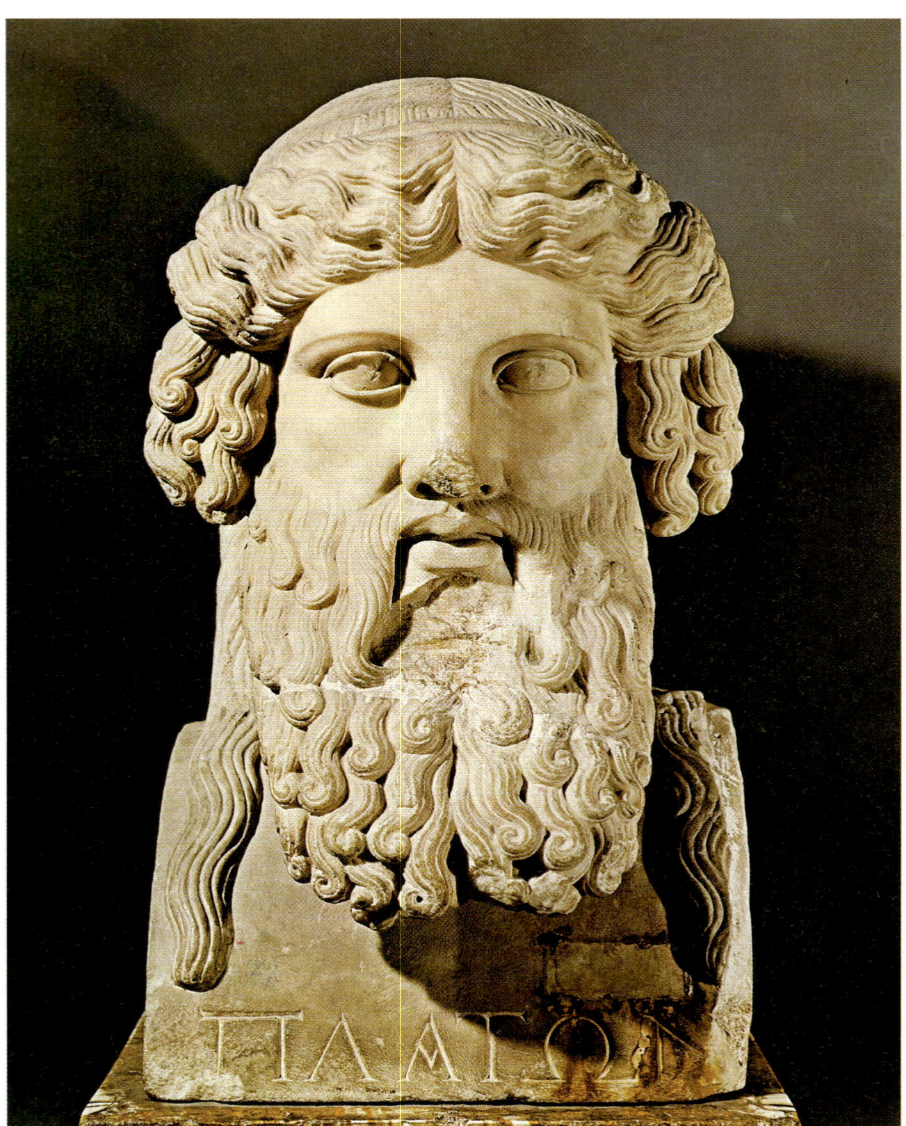

Abbildung 908
Büste von Platon. Es war eine der großen Ideen Platons, daß der Wunsch von der Schönheit des Körpers zur Schönheit der Seele aufsteigt, dann zur Schönheit der Erkenntnis und schließlich zur Betrachtung des absoluten Schönen. In Platons Gastmahl *kann man diese Idee verfolgen.*

Leben kurz« (1. Aphorismus). Weder die einen noch die anderen waren von wirklich wissenschaftlichem Geist beseelt. Sie interpretierten, reflektierten und entwarfen globale Konzepte vom Menschen und der Krankheit. Aber offensichtlich interessierte sie die Anatomie als solche überhaupt nicht — in ihren Augen hatte sie für sich allein keinen Wert. Gesundheit, Krankheit und Umgebung waren für sie Objekte, über die man Reflexionen, nicht Untersuchungen anstellt.

Die griechischen Denker

Hippokrates war Zeitgenosse Platons und wird von diesem auch zitiert (460 bis 377). Er war nicht nur Arzt, sondern auch ein geschickter Chirurg. In seinen Schriften berührt er zuweilen auch Themen der Anatomie; aber wenn man seine Beschreibung des Herzens noch hinnehmen kann, so sind seine Ideen über die Blutzirkulation oder die Fortpflanzung doch sehr zweifelhaft, seine Kenntnisse von der Anatomie bescheiden. Hippokrates war Theoretiker, ein Mann der Erfahrung und der Reflexion. Aber er war kein Forscher und schon gar nicht ein Anatom. Interessant ist trotzdem, daß wir es ihm verdanken, wenn dem Gehirn besondere Bedeutung zugemessen wird. Hierin sieht er nämlich den Sitz der höchsten Funktionen, der Intelligenz, des Wissens, des Denkens und der Stimmung. Ganz deutlich erkennbar ist der Einfluß Platons in dieser Konzeption: da der Kopf rund ist, muß er der Sitz der edelsten Funktionen beim Menschen sein.

Aristoteles (384—322) ist vielleicht der erste Anatom. Er wurde in Stagira, einer thrakischen Stadt, geboren, war Schüler von Platon und für kurze Zeit Lehrer Alexanders des Großen. Als Philosoph schuf er die Grundlagen für das

Abbildung 909
Eine Anatomieschule der Antike. Allegorischer Stich aus dem 18. Jahrhundert.

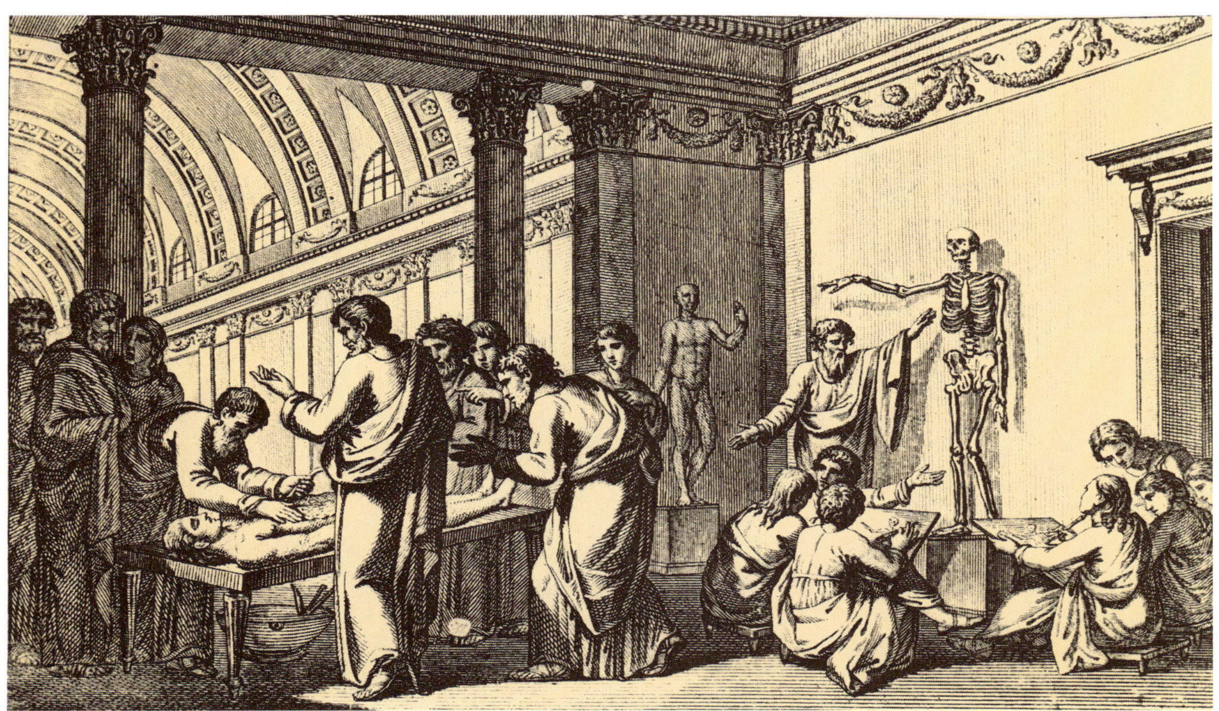

Denken der abendländischen Zivilisation. Darüber hinaus besaß er ein umfassendes Wissen. Zum Anatomen hatte er zumindest eines: im Unterschied zu Hippokrates besaß bei ihm die Beobachtung Vorrang und nicht die theoretische Konzeption. Ausgehend von seinen Studien am Objekt versuchte er dann, sich ein Gesamtbild der allgemeinen Anatomie zu erarbeiten. Er sezierte, beobachtete und zeigte dann, daß das Herz Zentrum des Blutkreislaufes ist und die Niere der Ausscheidung dient. Er interessierte sich überhaupt nicht dafür, wie die Anatomie in Medizin und Chirurgie zur Anwendung kommt. Aber seine *Geschichte der Tiere* stellt sogar nach Meinung von Buffon und Cuvier das erste Lehrbuch der vergleichenden Anatomie dar. Anhand eines Schemas, wie die Tiere aufgebaut sind, zeigt er Ähnlichkeiten und Unterschiede bei ihren Organen. »Er legt die Grundlagen für die allgemeine Klassifizierung der Tierwelt mit größter Genauigkeit« *(Cuvier).*

Die Anatomie in der hellenistischen Welt

In Alexandria

Die Anatomie in dem Sinne, wie wir sie heute verstehen, gelangte nicht in Athen, sondern in Alexandria zur Hochblüte. Das geschah im dritten Jahrhundert v. Chr. unter der Herrschaft der ersten Ptolemäer, Ptolemäus dem Ersten Soter (367—283) und Ptolemäus dem Zweiten Philadelphos (308—246). Diese Könige Ägyptens waren dabei nicht unbeteiligt: Sie stammten ja aus Griechenland, waren im Geiste von Aristoteles erzogen worden und taten alles für die Wissenschaft. Ptolemäus Soter gründete die ersten beiden großen wissenschaftlichen Institutionen der Welt: das Museum und die Bibliothek von Alexandria. Das Museum bekam seinen Namen zu Ehren der Musen; es war ein echtes Forschungszentrum, wo die Gelehrten der Human- und Naturwissenschaften lebten, arbeiteten und miteinander verkehrten. Was die andere Institution angeht, die Bibliothek, so zählte sie an die siebenhunderttausend Bände. Für die Ptolemäer war das Wissen noch wichtiger als der traditionelle Totenkult — und das in einem Lande, wo die Regeln dieses Kults erstellt worden waren. Öffentliche Sektionen waren unter den Ptolemäern nicht nur erlaubt, sondern wurden von ihnen sogar gefördert. Ihnen haben wir es zu verdanken, wenn Proxagoras, Herophilos und Erasistratos als die ersten richtigen Anatomen hervortreten. Ihr Werk muß beträchtlich gewesen sein. Es ging mit der Bibliothek, die ein unglückliches Schicksal erfuhr, verloren; aber ihre Nachfolger haben sie doch so oft zitiert und sich auf sie berufen, daß uns einiges bekannt ist.

Proxagoras, der Lehrer von Herophilos und Erasistratos, bezeichnete die Gefäße, die wie das Herz schlagen, als Arterien. Seine Schüler wurden Meister von miteinander rivalisierenden, ja sich bekämpfenden Schulen: Herophilos als Anatom und Erasistratos als Anatom und Physiologe. Sie stehen an vorderster Stelle in der Geschichte, denn ihnen kommt das Verdienst zu, die Wissenschaft der Anatomie im eigentlichen Sinne des Wortes begründet zu haben.

Herophilos (um 340 v. Chr.) soll die verschiedenen Partien des Gehirns beschrieben haben: die Hirnhaut, die Gefäßkanäle des Schädels (Herophilos-Kelter), die Schädel- und Rückenmarksnerven, das Auge, die Eingeweide und die Keimdrüsen. Er war der erste, der die Arterien von den Venen richtig unterschied. Er soll schon herausgefunden haben, daß die Gekröse-Gefäße mit der Leber verbunden sind, während andere mit Nerven verbunden sind, die man später Lymphknoten nannte. Er beschrieb die Decke des vierten Ventrikels, den *calamus scriptorius,* sowie die meisten Venen, wie die des Zwölffingerdarms, der Epidermis und der Eileiter. Die Lungengefäße nannte er arterische Venen. Er war der erste, der dem Venensystem große Bedeutung beimaß.

Erasistratos (um 320 v. Chr.) studierte die Anatomie des Menschen wie auch die der Tiere. Eifrig forschte er weiter, wo Herophilos stehengeblieben war. Einer der beiden — wahrscheinlich Erasistratos — soll 600 Sektionen vorgenommen haben. Ihm wirft man jedenfalls regelrechte Vivisektionen vor — er soll lebendige Körper von Verurteilten seziert haben. Aufgrund seiner Entdeckungen auf dem Gebiet der Blutzirkulation kann man in ihm einen Vorläufer von Servet und Harvey sehen. Er erkannte, wie die Herzklappen funktionieren, und unterschied die Tricuspidal- von den Bicuspidalklappen. Er ist auch ein Vorläufer von Flourens, denn er unterschied bereits die Bewegungs- und die Empfindungsnerven. Übrigens stellte er nach genauer Untersuchung des menschlichen und des tierischen Gehirns die Vermutung auf, daß die Intelli-

Abbildung 910 (gegenüber, links)
Apollo von Piombino. Griechische Bronzestatue aus dem Jahre 500 v. Chr.

Abbildung 911 (gegenüber, rechts)
Speerwerfer. Etruskische Bronzefigur.

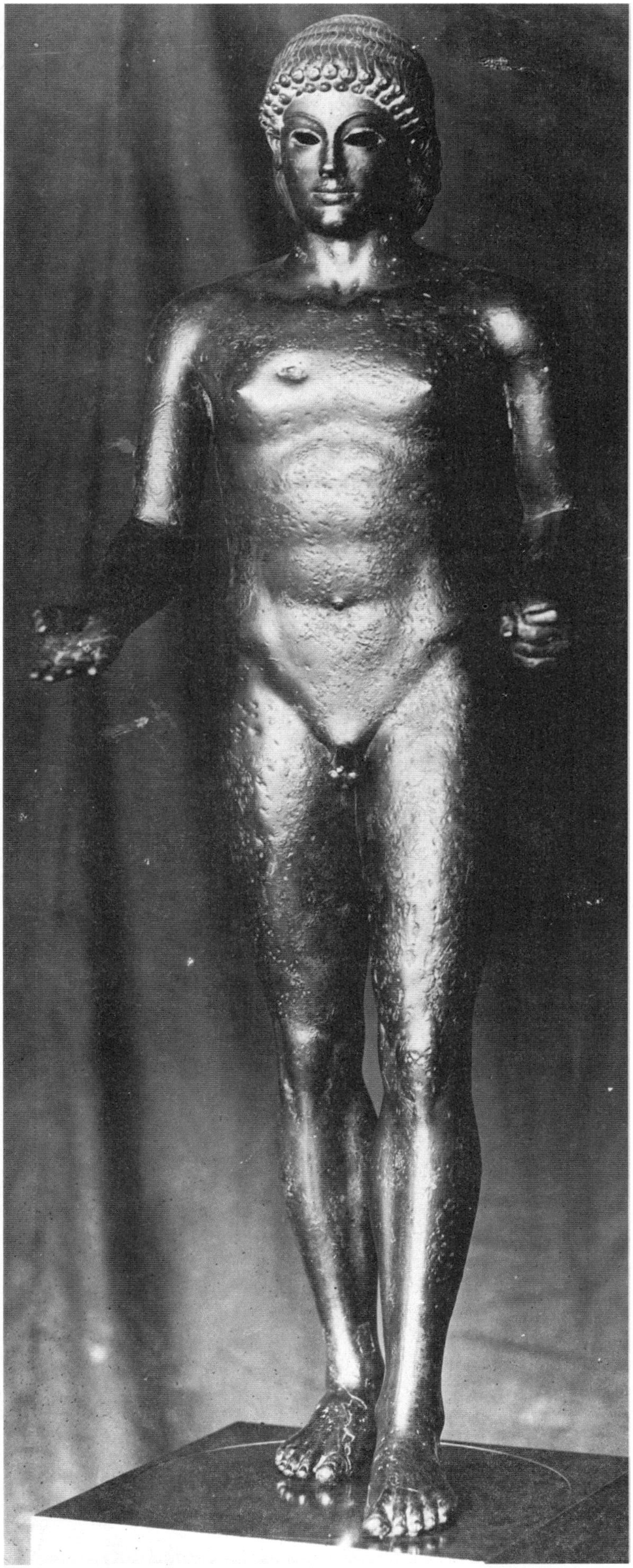

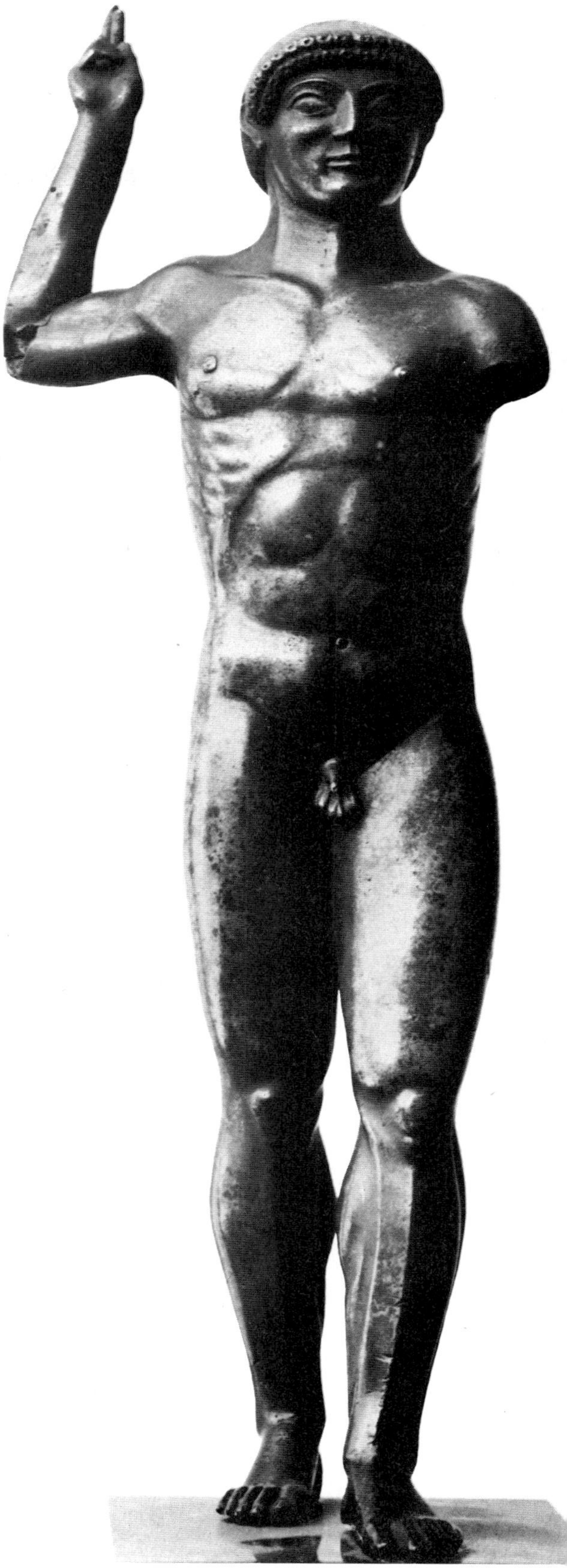

genz von der Zahl der Gehirnwindungen abhänge — eine für die damalige Zeit ziemlich gewagte Hypothese.

Nach dem Tod von Herophilos und Erasistratos machte die Anatomie offensichtlich keine großen Fortschritte mehr. Die Medizin war völlig in die Hände der Empiriker geraten, die weder für die Theorie noch für die Wissenschaft etwas übrig hatten. Allenfalls noch kann man Rufus von Ephesus erwähnen: er veröffentlichte im zweiten Jahrhundert ein Anatomie-Lehrbuch, das allerdings nur die Anatomie eines Affen enthielt. Er beschrieb auch (nach Herophilos) das Chiasma-Opticum und die Augenlinse.

Abbildung 912
Rom. Das Forum.

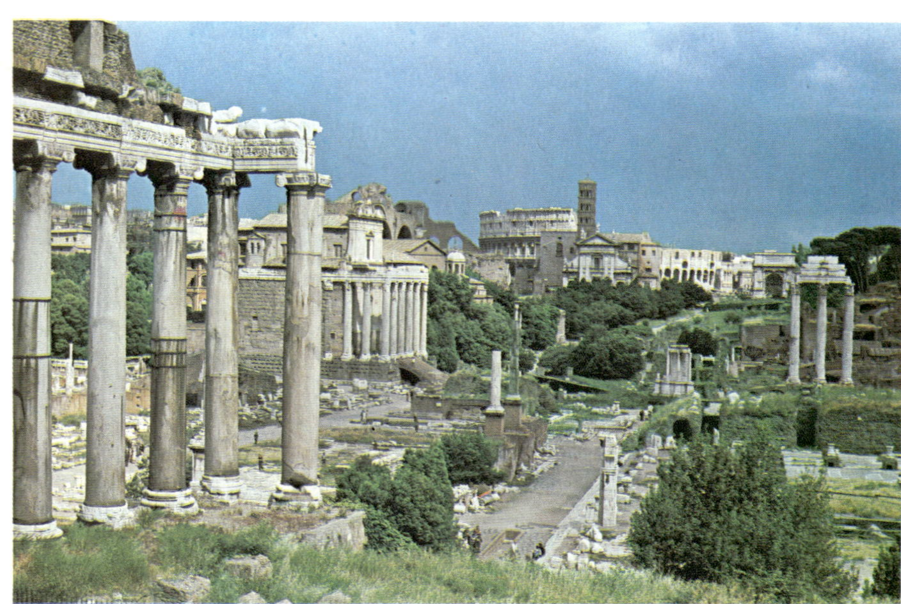

Im alten Rom

Als im Jahre 47 v. Chr. die Bibliothek von Alexandria niederbrannte und Cäsar Ägypten eroberte, verlor diese Stadt als Zentrum der Wissenschaften an Bedeutung gegenüber Rom, der Hauptstadt des Imperiums. Und doch waren es vor allem griechische Ärzte, welche den Stand der Medizin hielten. Celsus empfahl im ersten Jahrhundert, menschliche Kadaver zu sezieren. Er selbst scheint sich nicht darangewagt zu haben. Immerhin zeigt dies, welch großes Interesse er an medizinischer Forschung hatte. Celsus lieferte auch eine genaue Beschreibung von den Nähten des Schädels und der Wirbelsäule. Die römischen Anatomen haben vor allem kopiert; ihre Werke erscheinen ziemlich unbedeutend im Vergleich zum Werk eines Galen. Dieser jedoch war eine Persönlichkeit, die noch vielen späteren Jahrhunderten ihren Stempel aufdrückte.

Galen wurde um 129—130 in Pergamon geboren, einer Stadt in Kleinasien. Er studierte zunächst an verschiedenen Orten, dann in Alexandria, und ließ sich schließlich um 160 in Rom nieder, also im Alter von 30 Jahren. Kühn, aber auch eingebildet, wie er als Meister seines Faches, der Medizin, war, bekam er viel Lob und viel Kritik zu hören. Diese starke, schöpferische Persönlichkeit hinterließ ein beträchtliches Werk: zweihundert Veröffentlichungen tragen seinen Namen. Über Anatomie handeln *De usu partium corporis humani* und die fünfzehn Bücher *De anatomis administrationibus.* Ob er wirklich menschliche

Leichname seziert hat, darüber ist schon viel gestritten worden. Sicher ist es keineswegs, denn zu Zeiten von Marc Aurel, seinem Zeitgenossen, war das Sezieren schon fast unmöglich geworden. Dagegen steht fest, daß er in Alexandria während des Studiums Affen sezierte. Auch in Rom hatte er möglicherweise Gelegenheit, an Gladiatoren solche Forschungen zu treiben, als er dem Zirkusdienst zugeteilt war. Jedenfalls hat er eigenständige Beiträge zur Anatomie geleistet: sowohl in der Osteologie (Knochenlehre) wie in der Myologie gibt er an, welche Funktion die Muskeln haben, und beschreibt die inneren Organe des Brustkörpers. In seinen Werken werden auch das Kleinhirn, der Hirnstamm und das Rückenmark sowie die Schädel- und Wirbelsäulennerven korrekt dargestellt. Er fand auch heraus, daß sich die Nervenbahnen kreuzen — eine erstaunliche anatomisch-klinische Überlegung. Man darf in ihm wohl einen Vorläufer auf den Gebieten der funktionellen Anatomie und der Neuro-Anatomie sehen. Mehr als zehn Jahrhunderte lang begnügte man sich damit, sein Werk zu kommentieren. Niemand dachte daran, es in Zweifel zu ziehen und nachzuprüfen.

Vom dritten Jahrhundert an hörte jegliche Forschung auf. Die medizinischen Kenntnisse wurden nur noch individuell weitergegeben. Die Anatomen schrieben nur noch von ihren Vorgängern, von Hippokrates und Galen, ab; für sie handelte es sich um endgültige Errungenschaften, und weiter zu suchen interessierte sie nicht. Nach dem Tod von Galen wurde keine einzige Entdeckung mehr gemacht. Die Mediziner damals standen im Schatten ihrer Vorgänger, und nichts Nennenswertes ist von ihnen überliefert. Es gab ja keinerlei Schule, keinerlei geistige Institution, in der das intellektuelle Leben erhalten und weitervermittelt worden wäre. Als dann im vierten Jahrhundert die Barbaren ins Römische Reich einfielen, blieben nur noch Ruinen übrig als Zeugen einer ausgestorbenen Zivilisation. In einer solchen Zeit des Niedergangs kann geistige Arbeit kaum gedeihen. Was noch an geistigem Leben blieb, das suchte bei der Kirche Zuflucht.

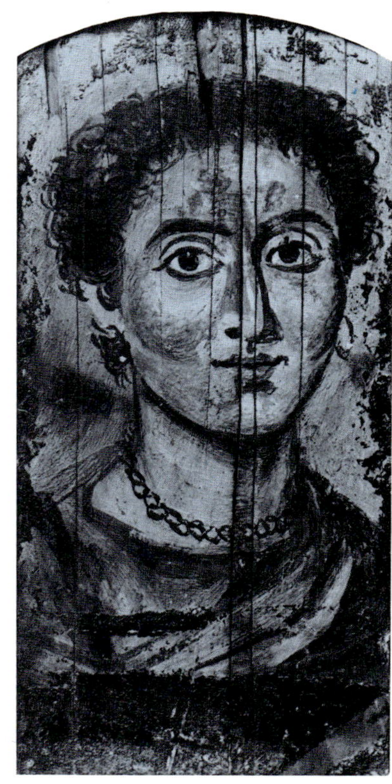

Abbildung 914
Porträt von Fajum, Ägypten, etwa 2. Jh. n. Chr. Solche Porträts, auf Holzbretter gemalt, wurden auf die Mumien gelegt.

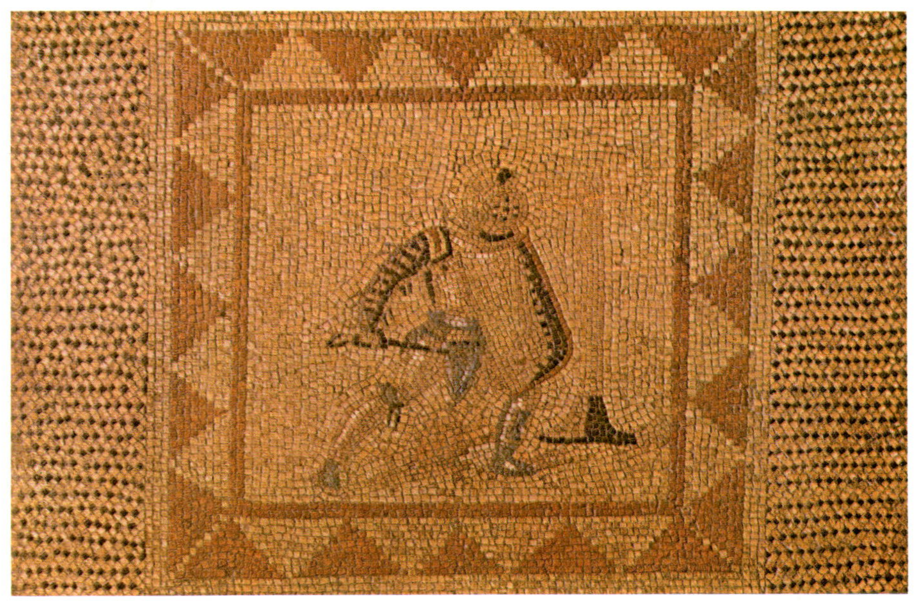

Abbildung 913
Mosaik mit Gladiator, 1890 entdeckt. Römische Kunst.

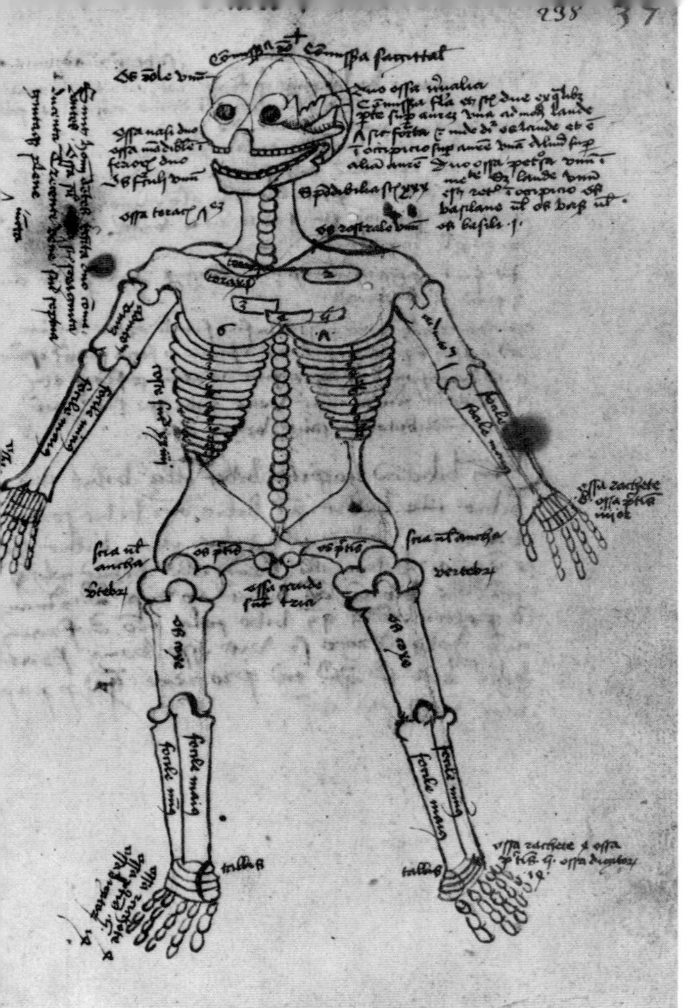

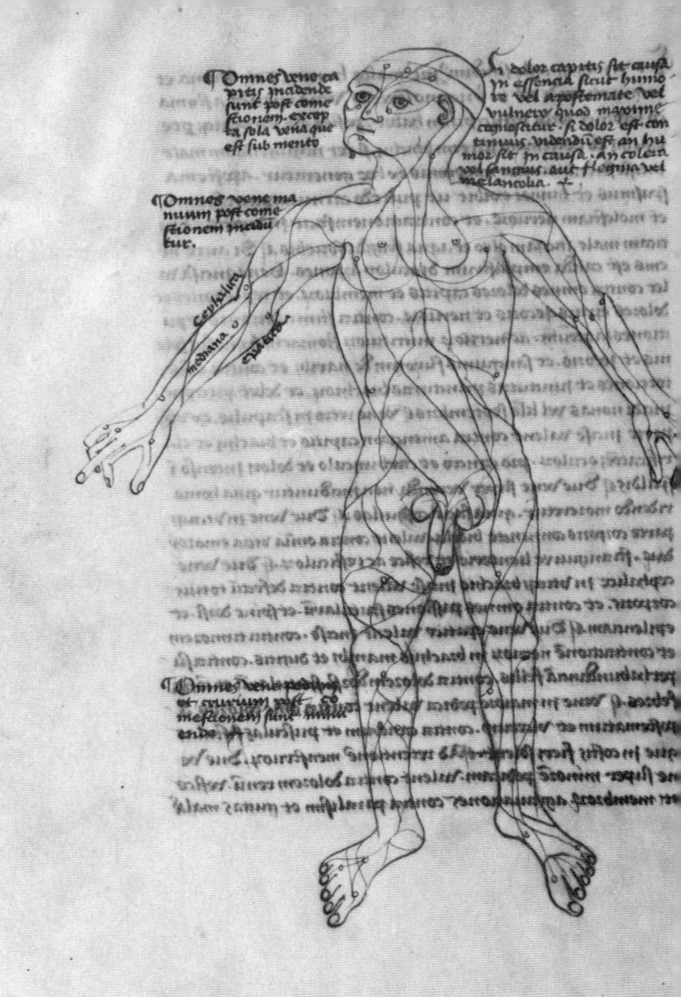

Die Anatomie im Mittelalter

Abbildung 915 (oben links) Darstellung eines menschlichen Skeletts. 15. Jh.

Abbildung 916 (oben rechts) Darstellung des Gefäß-Systems. 15. Jh. Venen, Arterien, Gefäße an der Oberfläche und im Leibesinnern werden zusammengeworfen und ziemlich wirr umrissen. Petit Traité d'Hygiène et de Médecine.

Vom beginnenden fünften bis zum 15. Jahrhundert vergingen also tausend Jahre, ohne daß irgendein Fortschritt in der Wissenschaft zu verzeichnen wäre. Und doch sollte man über die Ärzte des Mittelalters nicht zu hart urteilen. Man darf einfach nicht das geistige Leben dieser zehn Jahrhunderte, so lang diese Zeitspanne auch sein mag, mit dem Leben im überschwenglichen Alexandria vergleichen. Alexandria war zwar ein außerordentliches Zentrum für die Anatomie, aber wirklich fruchtbar war die Stadt doch nur kurze Zeit: genau siebzig Jahre, solange die Herrschaft der beiden ersten Ptolemäer währte. Unter den anderen Ptolemäern kann man nämlich bis zum Ende der Dynastie im Jahre 30 v. Chr. keinen bedeutenden Anatomen mehr finden. Und vom Tode des Erasistratos bis zur Geburt Galens, also während dreier Jahrhunderte, wurde keine einzige nennenswerte Entdeckung gemacht. Wenn man einmal von Galen absieht, dann haben wir von Erasistratos bis Vesal achtzehn Jahrhunderte, in denen die Kenntnisse in der Anatomie keinerlei Fortschritte aufwiesen. In dieser langen Zeit sprach man sicher sehr gelehrt über den menschlichen Körper und seine Struktur. Aber dabei redete man immer nur Galen nach, statt selbst durch Sezieren nachzuprüfen, ob er auch die Wahrheit sagte. Und so geschah es auch später immer, wenn man auf das Sezieren verzichtete.

Indes ist nicht alles so schwarz bei dieser negativen Bilanz: das Mittelalter hatte ja die Aufgabe, unter derart schwierigen Umständen den Wissensschatz der Antike zu bewahren und wieder zum Leben zu erwecken: als man diesen Schatz im zehnten Jahrhundert wieder ausgrub, war das so etwas wie eine archäologische Entdeckung. Denn die Kirche, die Geistlichen hatten durch die barbarischen Zeiten hindurch die Texte der Heiligen Schrift und die alten literarischen und wissenschaftlichen Schriften sorgsam gehütet.

Wir verdanken es Cassiodor und Isidor von Sevilla (um 600) sowie Beda dem Hochwürdigen (um 700), diese Texte geschützt und sorgfältig abgeschrieben zu haben in den sogenannten bischöflichen Schulen des siebten und achten Jahrhunderts. Hier wurden nämlich weiter die göttlichen und die menschlichen Wissenschaften studiert, auch die des physischen Menschen, seiner Anatomie und seiner Physiologie. Medizinstudium hieß damals: Exegese der Schriften von Hippokrates und Galen sowie deren praktische Anwendung im Dienste der Kranken in den Krankenhäusern der Klöster.

In der damaligen Zeit sah es mit der Heilkunst und der medizinischen Wissenschaft jämmerlich aus: nur Rezepte für die Diagnose und die Therapie wurden vermittelt und angewandt. Und wenn die karolingische Renaissance so fruchtbar für die Literatur war, so hinterließ sie auf dem Gebiet der Wissenschaft und der Medizin nicht die geringste Spur. Dagegen konnte dank der Universitäten vom elften Jahrhundert an wieder konkreter an die anatomischen Kenntnisse der Antike angeknüpft werden. Diese Zentren des Geisteslebens waren in ihren Anfängen äußerst bescheiden; sie können mit der Gründung der Schule von Alexandria durch Ptolemäus Soter überhaupt nicht verglichen werden. Salerno entstand sozusagen auf spontane Art und Weise.

Die Gründung der Universitäten

Salerno gehörte zur Abtei von Monte Cassino; wahrscheinlich beherbergte die Stadt ein Erholungshaus für Geistliche und eine Benediktinerherberge, in der Kaufleute und Reisende nächtigten. Im Kloster waren neben geistigen, theologischen, literarischen und wissenschaftlichen Schriften aus der griechischen und römischen Antike auch Bücher über die Medizin aufbewahrt. Im neunten Jahrhundert wurde die medizinische Sammlung erweitert, als Konstantin der Afrikaner, der aus Karthago stammte, nach Monte Cassino kam. Nach der Legende sollen sich vier Personen getroffen haben, ein Christ des Abendlandes, ein Grieche, ein Jude und ein Araber, und zusammen hätten sie die Schule von Salerno gegründet. Ob das nun wahr ist oder nicht — jedenfalls bestand im neunten Jahrhundert in Salerno eine Schule, auf der neue oder noch unbekannte Dokumente studiert wurden, Kopien von Galen und anderen Autoren, von denen man nie gehört hatte. Die Schule von Salerno verdankt diesen glücklichen Umständen ihr Entstehen, der Tatsache, daß dort Männer zusammenkamen, die eifrig Schriften studierten, welche ihnen völlig neu vorkamen. Was man später »Schule« nannte, das war damals noch keine festgefügte Institution: es gab noch keinen Lehrkörper, und wer dort studierte, der konnte noch nicht akademische Grade und Würden erhalten. Das sind nämlich Privilegien, die erst seit dem 12. Jahrhundert den Universitäten von der Kirche verliehen wurden. Dann erst bekamen sie den Status einer Bruderschaft oder einer Korporation von Professoren und Studenten *(Universitas magistrorum et scholorum)* oder von Studien *(Universitas studiorum)*. Solche Bruderschaften waren anfangs alle religiös; später wurden sie zu weltlichen Bruderschaften.

Abbildung 917
Anatomische Zeichnung zur Illustration der Chirurgie *von Henri de Mondeville. Handschrift vom Anfang des 14. Jh.s.*

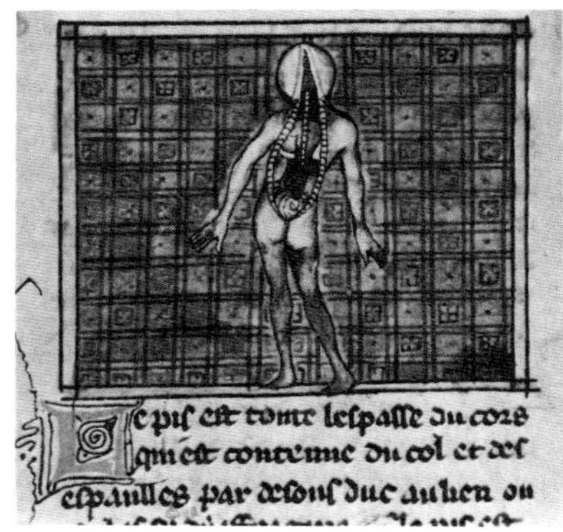

Salerno war also zu Anfang vor allem von Geistlichen, die dort wohnten, besucht. Nach und nach sollten nicht nur Geistliche, sondern auch weltliche Studenten hinzukommen. Sie studierten Galen wie auch die frühen arabischen und dann die modernen arabischen Autoren. Die Schule gab auch selbst ein Werk heraus, das in lateinischen Versen geschrieben war. Mal wurde es *Schola salernitana,* mal *Regimen sanitatis* oder auch *Flos Medicinae* genannt; der anatomische Teil davon war bei Galen entnommen. Was die Praxis angeht, so beschrieb Kophon die Anatomie des Schweines. Im Jahre 1194 wurde Salerno zerstört.

Ein Jahrhundert später gründete Bologna nach dem Vorbild von Salerno eine Universität der Rechtswissenschaften. Montpellier gründete 1180 eine Universität, in die zum ersten Mal die Medizin mit einbezogen wurde; insofern übernahm Montpellier das Erbe von Salerno. Den gleichen Weg beschritten Paris 1250, Valencia 1240 und Lerida 1391. Die Geschichte der Medizin-Schule von Montpellier innerhalb der dortigen Universität gleicht aufs Haar der von Salerno: italienische, griechische, jüdische und arabische Reisende sowie Kaufleute aus Spanien kamen in die Stadt; sie studierten und diskutierten dort alte Werke. Wir haben hier noch nicht das Stadium erreicht, wo anatomische Forschungen getrieben werden, wohl aber eine Vorstufe davon.

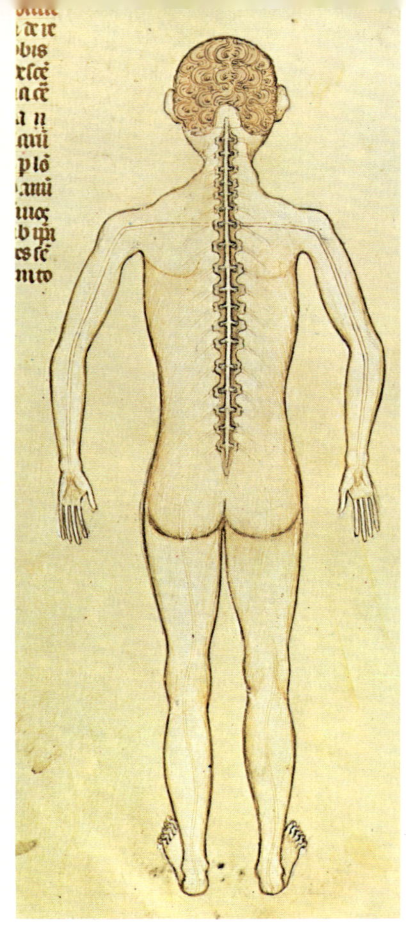

Abbildung 918
Darstellung der Wirbelsäule. 14. Jh. Liber notabilium Philippi Septimi ... *von Guy de Pavia. Dieses Werk wurde für Philipp VI. von Valois verfaßt. Nur eine Handschrift ist erhalten geblieben; es wird in Chantilly aufbewahrt und setzt sich aus zehn medizinischen Abhandlungen zusammen: neun davon sind Übersetzungen von Galen, die letzte ein anatomisches Traktat.*

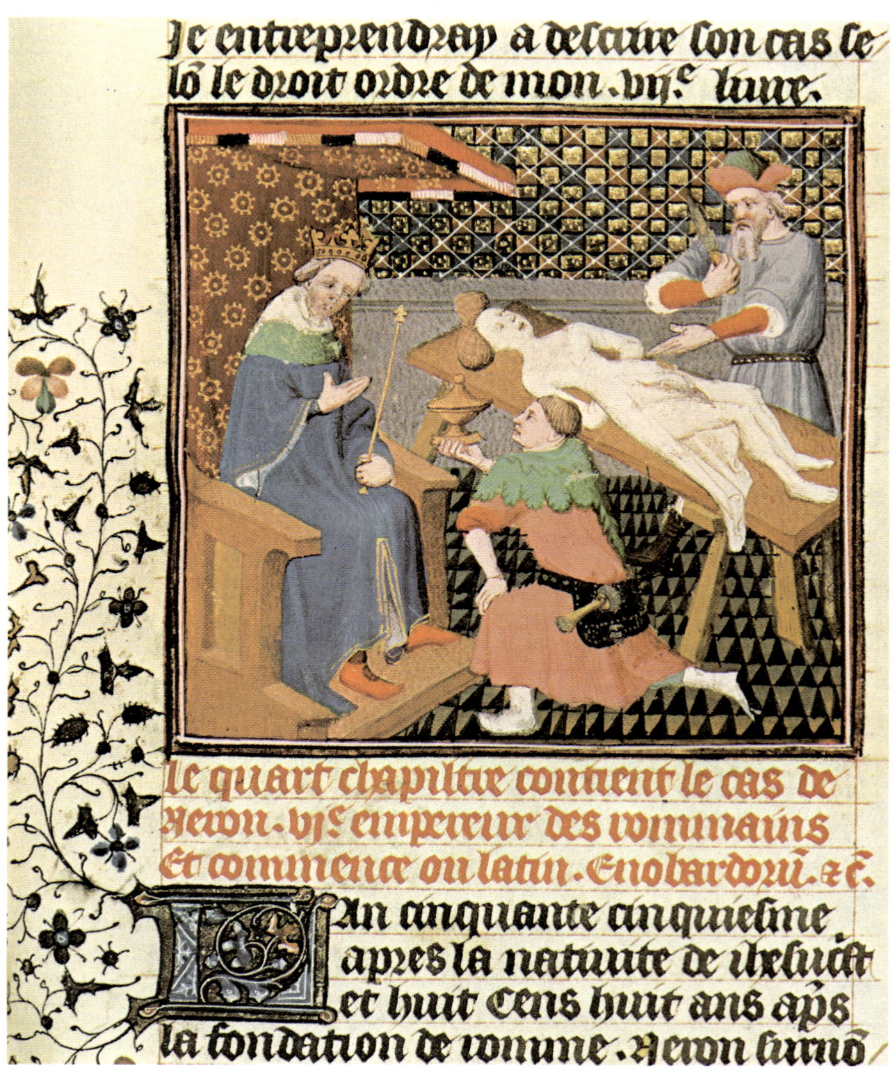

Abbildung 919 (rechts)
Eine Szene aus dem Leben Neros. Miniaturmalerei aus einer französischen Handschrift Des cas des nobles hommes et femmes, *nach der von Laurent de Premierfait gefertigten Übersetzung des Buches* De Casibus virorum illustrium *von Boccaccio (um 1420). Boccaccio berichtet in diesem Werk vom außergewöhnlichen Schicksal berühmter Persönlichkeiten, die sich von ihren Leidenschaften mitreißen lassen und dann ein tragisches Ende finden.*

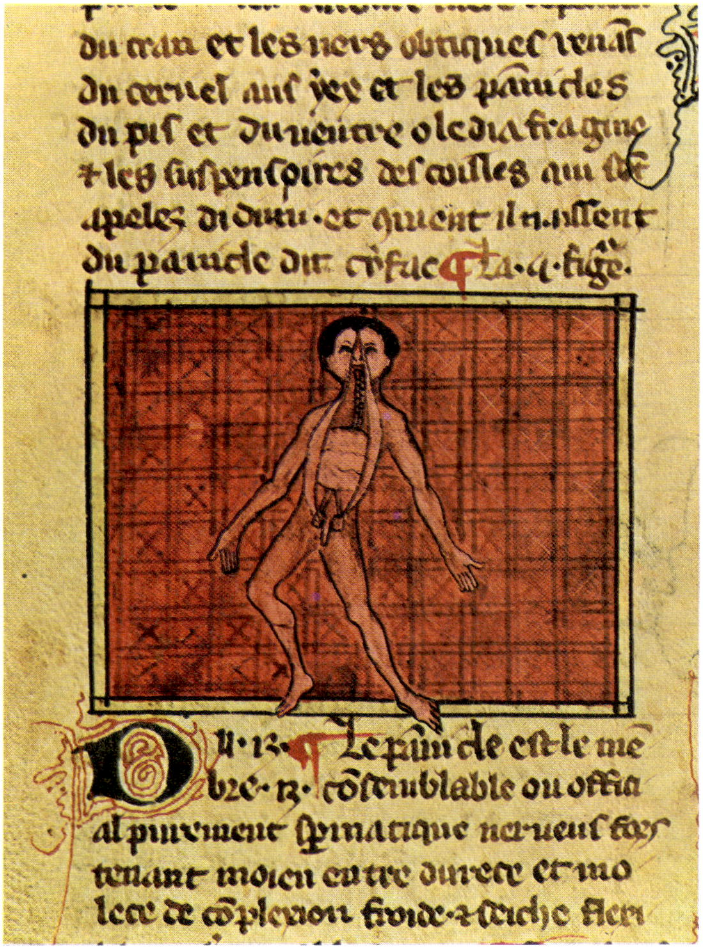

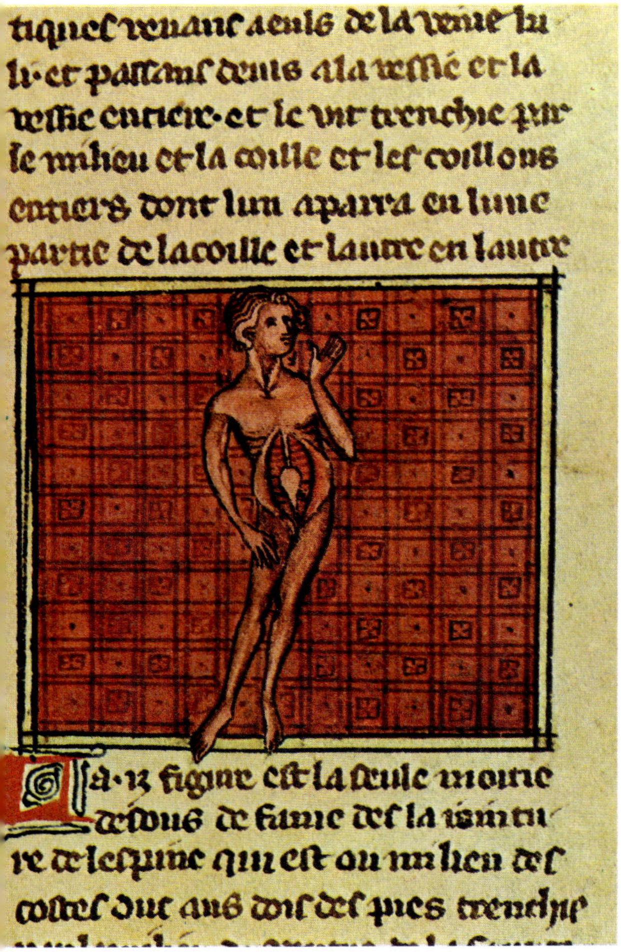

Denn weder Salerno noch Montpellier, noch irgendeine andere der zwischen dem 13. und dem 15. Jahrhundert gegründeten Universitäten brachten große Anatomen hervor, also Leute, die sich mit ihren eigenen Augen überzeugen *(Autopsia)* und nur davon berichten wollten, was sie selbst gefunden und gesehen hatten. Im übrigen verlangte die Kirche aus Gründen, die nichts mit der Wissenschaft zu tun haben, daß der menschliche Leichnam respektiert werde, denn der Körper ist ja der Tempel der Seele vor dem Tode, und er wartet auf die Stunde der Auferstehung. Sezieren durfte man nur hingerichtete Verbrecher: Diese hatten sich selbst aus der Gemeinschaft der Menschen und der Kirche ausgeschlossen. Für diese Art der Forschung hatte man auch wenig Interesse übrig; man wollte damit nur den Kommentar des Werkes von Galen mit einer praktischen Demonstration ergänzen. Auf einem Holzschnitt, der als Titelblatt 1495 zu einer Ausgabe des zwei Jahrhunderte älteren Lehrbuchs der Anatomie von *Mondino de Luzzi* erschien, sieht man den Professor (Mondino selbst) auf seinem Lehrstuhl vorlesen. Einer Hilfskraft, die weiter unten vor ihm steht, bleibt es überlassen, auf dem Leichnam das zu zeigen, wovon der Professor spricht.

Wie das vierte vorchristliche Jahrhundert war auch das 13. Jahrhundert des Mittelalters eine Zeit, in der man vor allem nachdachte, in der die Gedanken reiften. Vielleicht ist das eine notwendige Vorstufe zur Epoche, wo man alles nachprüft und der Kritik unterzieht. Schon damals wurden Stimmen laut, die verlangten, daß man auch sezieren solle, weil das sehr nützliche Erkenntnisse

Abbildung 920/921
Zwei anatomische Zeichnungen aus der Chirurgie *von Mondeville. Es ist nicht verwunderlich, daß diese Darstellungen so schematisch sind. Im Mittelalter herrschte die Ansicht, daß der Mensch nur ein Mikrokosmos im Gesamtkontext eines Makrokosmos sei und dessen Gesetze reproduziere. Erst wenn man den Makrokosmos untersucht, kann man auch den Menschen verstehen, ohne daß es nötig wäre, ihn auch noch wissenschaftlich zu untersuchen.*

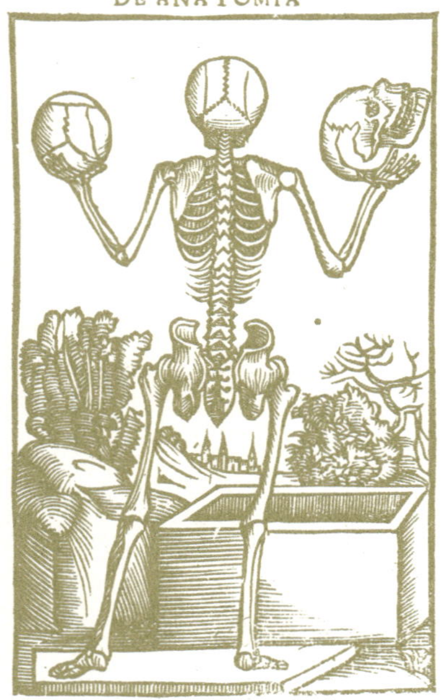

für die Ärzte bringe: Henri de Mondeville 1316 und Guy de Chauliac in seiner *Großen Chirurgie* äußerten sich in diesem Sinne.

Ein eifriges Suchen begann, die menschliche Anatomie aktiv und persönlich kennenzulernen, auch wenn man richtige anatomische Forschungen noch nicht kannte. Die vielleicht erste Sektion soll 1315 von Henri de Mondeville an zwei Frauen vorgenommen worden sein, möglicherweise auch von Mondino di Luzzi (1270—1326) in Bologna 1316. In Montpellier stellte Louis d'Anjou für die anatomischen Studien den Leichnam eines Hingerichteten zur Verfügung, später zwei pro Jahr. Seziert wurde ab dann regelmäßig in Löwen, Basel, Padua (1439) und Paris (1478). Die Päpste Sixtus IV. (1404—1484) und Clemens (1478—1534) waren beide für das Studium der Medizin; sie förderten und empfahlen sogar Sektionen. Mit dem 16. Jahrhundert begann eine neue Ära, die von dem Namen Vesal eingeleitet wird.

Die Anatomie zur Zeit der Renaissance und des Humanismus

Im Jahre 1543 erschienen zwei Werke, die mit den bisherigen Denkmethoden radikal brachen und damit die moderne Zeit einleiteten: *De revolutionibus orbium coelestium* von Kopernikus und *De humani corporis fabrica libri septem* von Vesal. Von der bisherigen Weltauffassung, der Einheit von Makrokosmos und Mikrokosmos, findet man in diesen beiden Büchern keine Spur mehr, und genausowenig wird noch der Bezug zwischen dem Universum und den Menschen erwähnt. Andreas Vesal aus Brüssel (1514—1564) verlangte von den Anatomen, sich ausschließlich um den Bau des menschlichen Körpers zu kümmern und sich nur auf diesen zu beziehen: so ist der Kopf nicht perfekt in seiner Form, weil er rund ist (wie Platon annahm), sondern man muß ihn ohne vorgefaßte Konzepte und Theorien so untersuchen, wie er ist.

Vesal, ein genialer Erneuerer

Abbildung 922 (oben) Skelett nach Berengario da Carpi (1470—1530). Obwohl diese Darstellung noch ziemlich ungelenk ist, kann man doch feststellen, daß mit ihr die moderne anatomische Ikonographie beginnt. Aus didaktischen Gründen zeigt das Skelett einen Schädel von vorn und von der Seite. Zum ersten Mal steht das, was man der Anatomie wegen zeigen will, in einer Perspektive und in einer Landschaft. Berengario da Carpi, Isagogae breves ... in anatomiam humanis corporis, *Bologna 1522.*

Galen ging bei seiner Anatomie des Menschen vom Affen aus. Vesal aber geht bei der Anatomie des Menschen vom Menschen selbst aus, vom lebendigen Menschen oder zumindest von einem Menschen, der einmal gelebt hat. Denn der Aufbau seines Körpers und seine Struktur *(fabrica)* sind ja dementsprechend gestaltet. Einen Tizian-Schüler, Stephan von Kalkar, ließ Vesal diesen Körper 1538 in seinen *Tabulae* darstellen: nicht als unbeweglichen Leichnam auf einem Tische, wie er in den bisherigen Werken der Anatomie realistisch oder symbolisch zu sehen war, sondern aufrecht, in Bewegung. Zwar handelt es sich um einen gehäuteten Körper, aber seine Muskeln sind angespannt. Das widerspricht zwar jeglicher Logik, es verleiht aber dem dargestellten Organismus ein für das Verständnis der Muskelmechanik unerläßliches Leben.

Der »Muskelmensch« ist in den Abbildungen der *Fabrica* in Bewegung, mitten in der Landschaft — nicht wie die Gegenstände der klassischen oder mittelalterlichen Kunst wohlgeordnet an seinem Platz, sondern in barocker Art in einer bestimmten Bewegung. Hier haben wir eine andere Beziehung zwischen der Natur und den Menschen. Der Mensch steht nicht mehr ausschließlich im Mittelpunkt, sondern er blickt um sich. Er schaut in die Welt, in der er lebt und auf die er einwirkt. Der Mensch bei Vesal ist zugleich Subjekt der Aktion — er bewegt sich — und Objekt, das beschrieben und analysiert wird. Nur fünfzig Jahre trennen das Werk Mondinos (1495) von dem Vesals — aber hinsichtlich der Kenntnisse und der angewandten Methode bedeutet letzteres einen regelrechten Sprung in eine neue Wissenschaft. Auf der Titelseite der *Fabrica* sieht man Vesal selbst, wie er einen Frauenkörper auseinandernimmt und dabei erklärt, was er sieht. Das, was man heute unter Anatomie des Menschen versteht, nahm seinen Ursprung in dem Werk *De humani corporis fabrica.* Hier wird der Aufbau des menschlichen Arterien- und Venenapparats erstaunlich exakt dargestellt. Hier werden die deskriptive und topographische Anatomie, das wissenschaftliche Experimentieren, die funktionelle Anatomie und die Biomechanik angegangen. Hier wird sogar die Technik der Anatomie behandelt, wenn selbst die Werkzeuge, die zum Sezieren benutzt werden können, beschrieben und abgebildet werden. Was in der *Fabrica* von Vesal dargestellt wird, das ist die Struktur des Menschen, eine Maschinerie, die Descartes ein Jahrhundert später in Gang zu setzen suchte.

Knapp neunundzwanzig Jahre war Vesal damals alt, als er mit diesem Werk eine Fülle von neuen Erkenntnissen veröffentlichte. Nach dem genialen Aristoteles konnte er die tierische Anatomie in ihrer Gesamtheit erfassen und die allgemeinen Prinzipien, nach denen die Körper der Wirbeltiere anatomisch gebaut sind. Aber, was den Menschen davon unterscheidet, was er an Besonderheiten aufweist, das fand Vesal selbst heraus. Er bewies, daß Nachprüfung unerläßlich ist, wenn man vom Allgemeinen zum Besonderen schlußfolgert, daß logische Ableitungen von einer Tiergattung auf die andere sehr gefährlich sind, daß man also auch nicht einfach Beobachtungen beim Tier, selbst beim Affen, auf den Menschen übertragen darf, wie das noch Galen für möglich gehalten hatte. Damit scheidet von vornherein für die Naturwissenschaft aus, daß der Mensch als Zentrum der Natur angesehen wird. Man kann vergleichen, man soll es sogar — aber man muß zu unterscheiden verstehen, was dem Menschen eigen und eigentümlich ist.

Vesal ging bei seinen Ausführungen in derselben Reihenfolge vor wie Galen, dabei spürte er bei seinem Vorgänger nicht weniger als zweihundert Fehler auf! Das wirkte wie ein Trompetenstoß in seinem Streit mit Sylvius, seinem Lehrer, der schon lange nicht mehr ertrug, wie dieser Schüler jeglichen Respekt vor den Alten vermissen ließ und seine eigenen Erkenntnisse über die Ideen Platons setzte. Vesal hat sich unsterbliches Verdienst errungen, unabhängig von seinen polemischen Ausfällen im Streit mit Sylvius, auch unabhängig von seinen Irrtümern (die ins Auge fallen, wenn man seinen Arterien-Menschen oder Venen-Menschen betrachtet).

So sehr Vesal seine Zeitgenossen übertrifft, so wäre es doch ungerecht, ihn als den einzigen großen Anatomen des Mittelalters anzusehen. Damals wurde viel gereist, und die alten Werke, Dokumente und Ideen gelangten von einem Ort zum anderen. Auch in der Renaissance waren die Anatomen viel unterwegs, und neue Ideen fanden rasch Verbreitung in ganz Europa. Vesal lebte im Reiche Karls des Fünften. Er begab sich von Löwen nach Paris, wo er bei Sylvius studierte, dann nach Padua, später nach Basel, wo Oporinus die *Fabrica* veröffentlichte, und schließlich nach Pisa. Aber er war in leidenschaftliche Streitereien mit Neidern verwickelt und soll derartigen Verleumdungen ausgesetzt gewesen sein, daß er zeitweilig Spanien verlassen mußte. Sein Leben endete, als er noch keine fünfzig Jahre alt war, an der Küste der Insel Zakynthos.

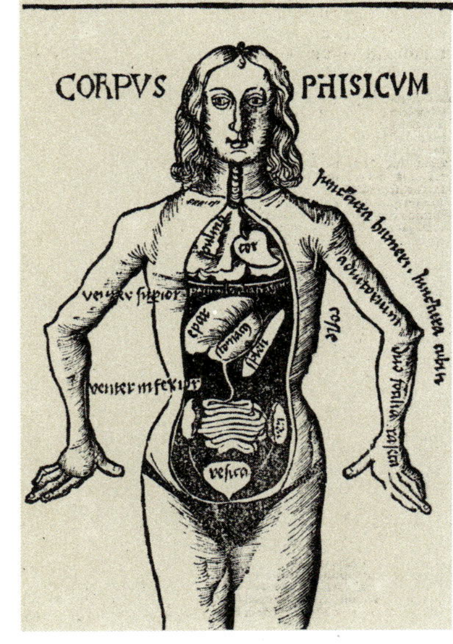

Abbildung 923
»Der physische Körper« des Menschen nach Georg Reisch. Die anatomische Darstellung ist zwar hier auch noch ziemlich grob, zeigt aber schon Fortschritte. Harnblase und Nieren sind ungefähr dort, wo sie auch hingehören; aber der Magen, die Leber und die Eingeweide werden nach freier Phantasie dargestellt. Georg Reisch, Margarita philosophica..., *1508.*

Abbildung 924 (nächste Seite)
Ein enthäuteter, aufgehängter Mensch. Myologie-Stich aus dem Werke von Andreas Vesal, De humani corporis fabrica, *Basel 1543. Dieses wunderbare Werk ist deshalb so berühmt, weil die Darstellungen so gelungen sind, vor allem was ihre Schönheit und was ihre wissenschaftliche Genauigkeit angeht.*

Abbildung 925 (auf Seite 891)
Porträt Vesals von Poncet nach dem in der Fabrica *abgebildeten Porträt, 17. Jh.*

SEPTIMA MUSCULORUM TABULA.

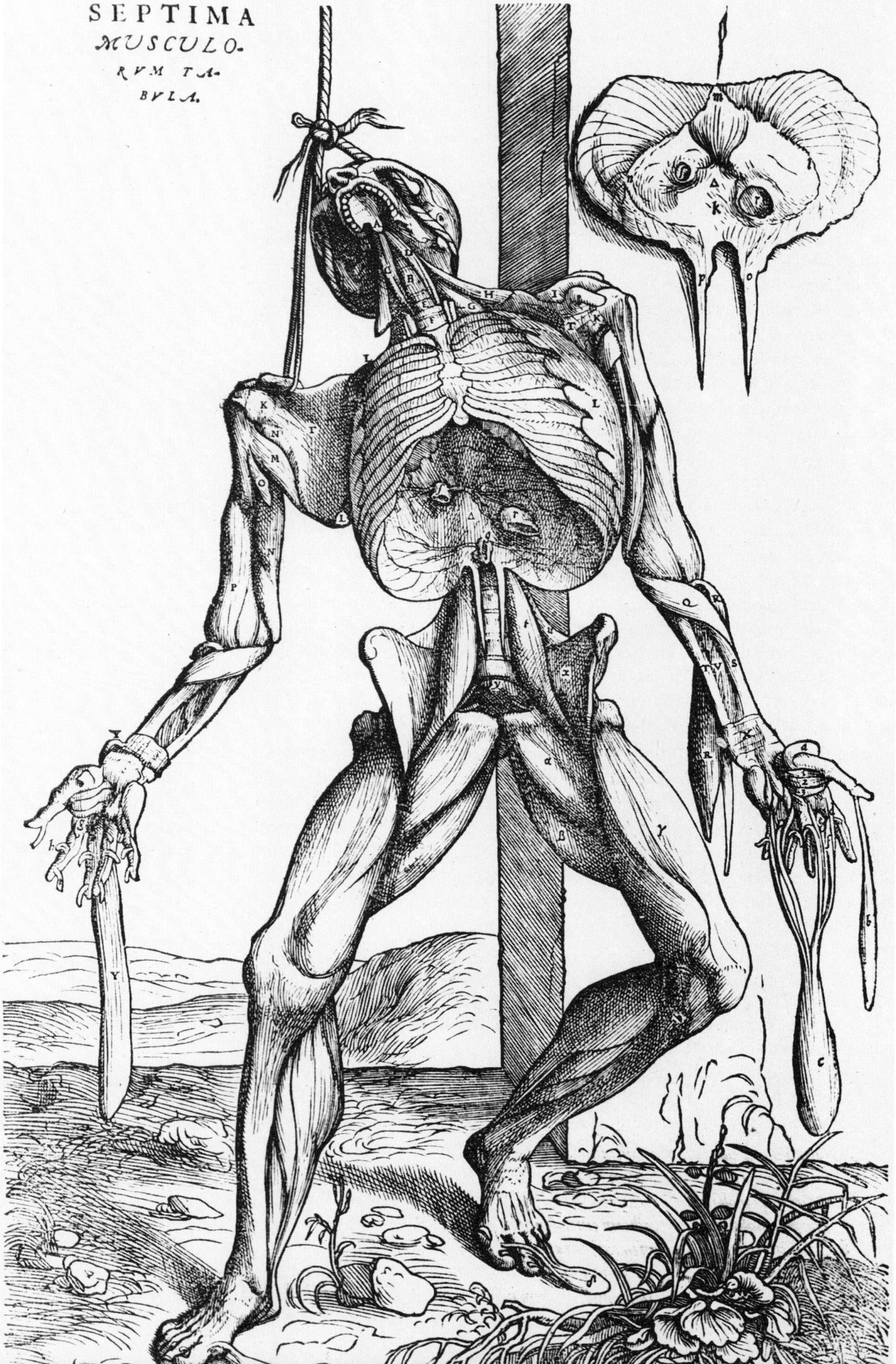

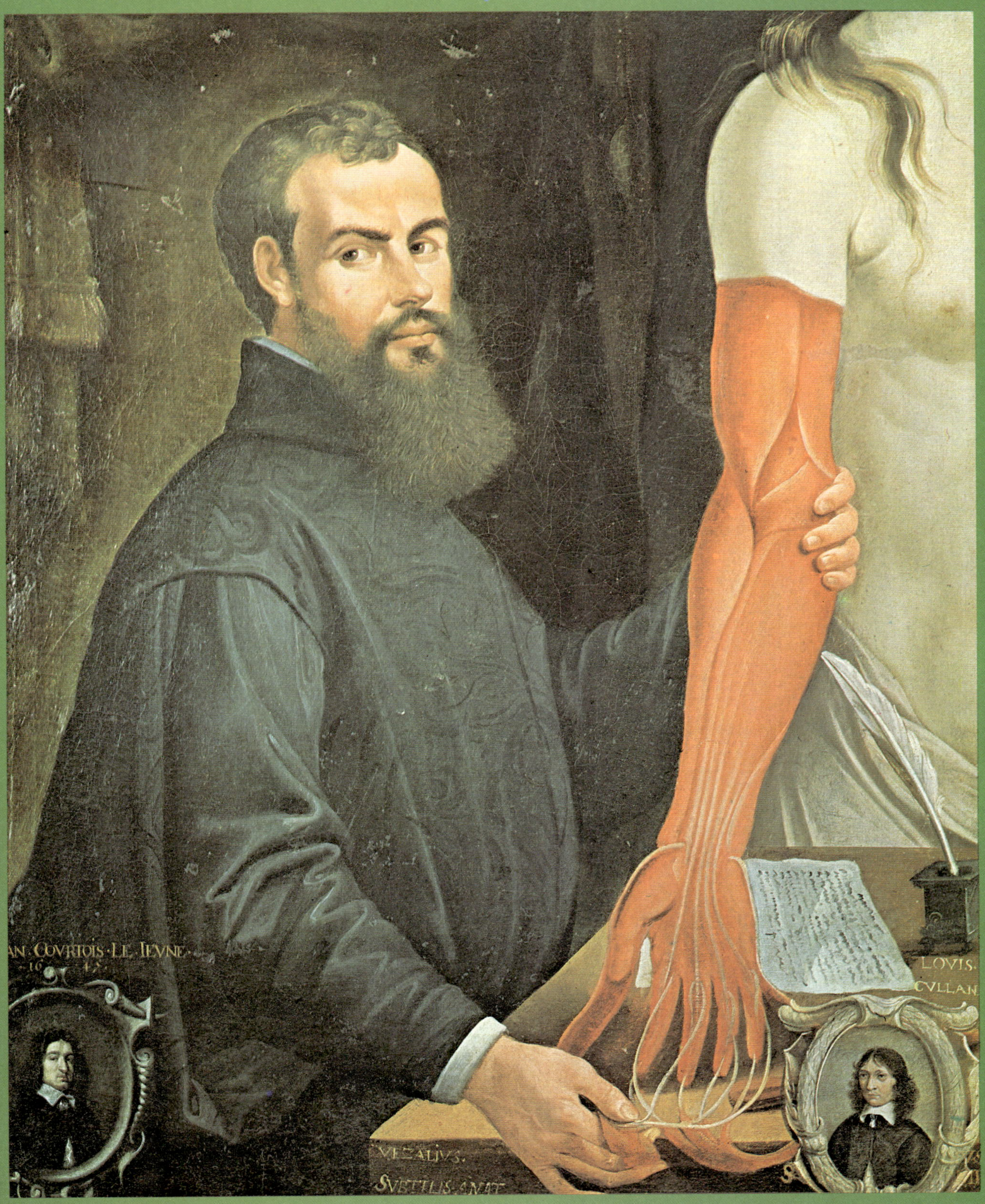
AN. COVRTOIS·LE·IEVNE·
16 45
LOVIS.
CVLLAN
VEZALIVS.
SVETILIS ANAT

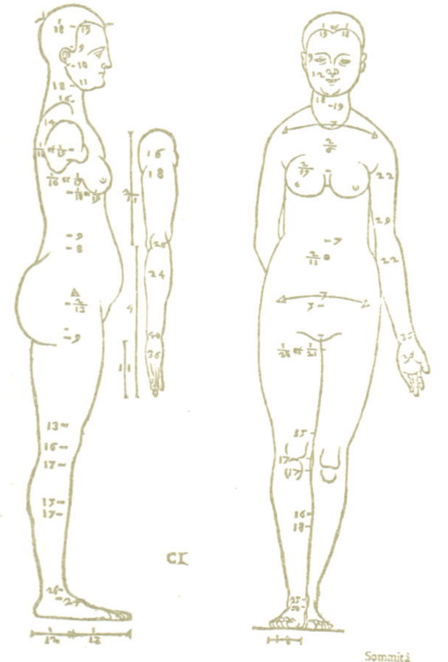

Abbildung 926 (oben)
Figuren aus Vier Bücher von menschlicher Proportion *von Albrecht Dürer, 1591 in Venedig erschienen.*

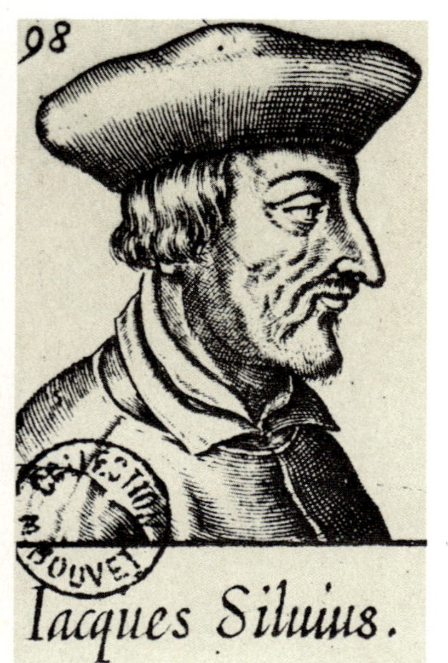

Unter den übrigen Anatomen fällt vor allem in Frankreich Sylvius auf, der erste Lehrer von Vesal. Eigentlich hieß er Jacques Dubois; bekannter ist er aber unter dem Namen Sylvius, und so kann er auch nicht mit dem Holländer La Boë verwechselt werden. Sein Leben ist gekennzeichnet von Schwierigkeiten, Widrigkeiten und Kämpfen mit diesen und jenen Widersachern. Als Forscher war er unermüdlich, und als Meister seines Faches wurde er zwar verleumdet, wußte aber doch seiner Schule und seinen Schülern Geltung zu verschaffen. Seine Querelen mit Vesal haben ihm letztlich ziemlich geschadet, denn als Anatom stand er doch höher, als man lange Zeit meinte. Er beschrieb den peritoneo-vaginalen Kanal; er bewies, daß die harte Hirnhaut mit der inneren Seite des Schädelknochens zusammenhängt und deshalb nicht pulsieren kann, daß die Arterien des Gehirns nicht in den Venensinus zusammenkommen und daß die Nasenhöhlen nicht im Ependym ihre Fortsetzung finden. Wieviele falsche Vorstellungen hat er korrigiert, wieviele richtige Erkenntnisse verdankt man ihm; und dies in einer Zeit, in der die Anatomie nur darin bestand, die Lage der Eingeweide in der Leibeshöhle zu zeigen (daher kommt auch das Wort »Anatomie«: die Leibeshöhle von unten nach oben öffnen), kümmerte sich Sylvius auch um die Glieder, isolierte und beschrieb ihre Muskeln. Sezieren war für ihn Auseinanderschneiden, Zergliedern, Isolieren, was man nur isolieren konnte. Er personifizierte die Leidenschaft der Anatomie; nichts entging seinen Händen und seinen Augen.

Neben ihm lehrten in Paris weitere bedeutende Anatomen: Günther von Andernach (1487—1574), dem das große Verdienst zukommt, die Bauchspeicheldrüse entdeckt zu haben; der Italiener Botalli, welcher die interaurikuläre Öffnung des Herzens fand, und Charles Estienne (1504—1564), der genaue Beschreibungen von Gelenkknorpeln, Kniemenisken und den Nährlöchern der Knochen, die er entdeckte, gab und der bereits den Parasympathicus vom Sympathicus unterschied.

Ebenfalls in Frankreich schrieb Ambroise Paré, ein Meisterchirurg, der bei Sylvius gearbeitet hatte, mit dessen Förderung und in Zusammenhang mit Rostaing du Bignosc eine *Universale Anatomie.* Nun blieb die Lehre der Anatomie nicht länger einzig den Doktoren der Medizin vorbehalten. Sie wurde auch den Chirurgen zugänglich. So interessierte sich der Chirurg Séverin Pineau für die äußeren Genitalorgane der Frau und für den Geburtsvorgang. Endlich wird in der Anatomie eine ernsthafte Disziplin gesehen, mit der man dank ihrer Anwendung in der Medizin, Chirurgie und Geburtshilfe viel Gutes tun kann. Den Chirurgie-Barbieren ist es zu verdanken, daß sie in der Heilkunst ihren festen Platz bekam.

Aber dieses 16. Jahrhundert ist so reich an berühmten Männern, daß weitere Namen erwähnt werden müssen. Das betrifft vor allem Italien mit seinen Universitäten in Padua, Bologna und Rom, Stätten intensiven intellektuellen Lebens. Wer die großen Anatomen dieser Zeit treffen wollte, der mußte sich nach Italien begeben.

Die berühmte Schule von Padua zählte nicht nur Vesal zu ihren Professoren. Sie kann auch stolz auf seinen Schüler Gabriele de Falloppio, dann auf Fabrizio d'Acquapendente und auf Ingrassias sein. Gabriele de Falloppio (1523 bis 1562) lieferte eine exakte Beschreibung der weiblichen Geschlechtsorgane, und mit zwei Fachausdrücken, dem der Eileiter und dem für den Gesichtsnerven-Kanal durch das Felsenbein, wird sein Name in Verbindung gebracht. Sein Schüler Fabrizio d'Acquapendente (1533—1619) beschäftigte sich insbeson-

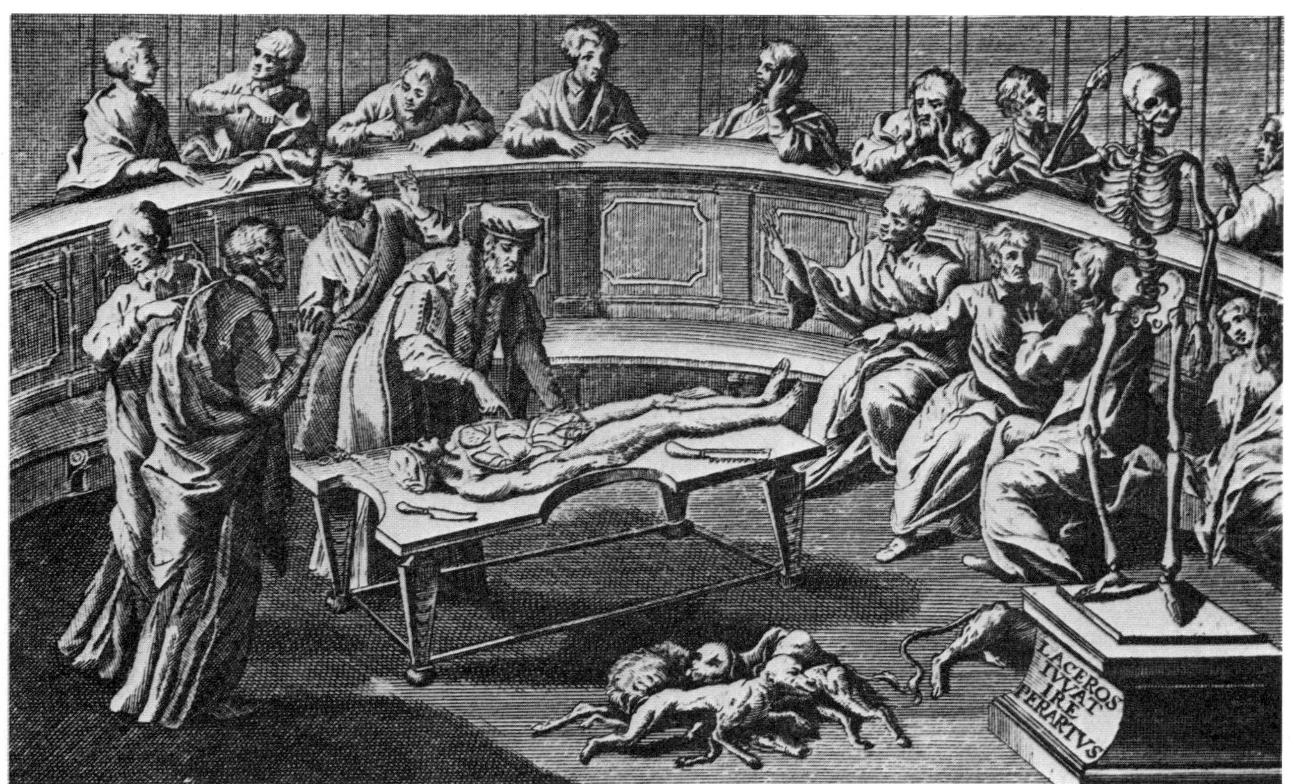

dere mit der vergleichenden Anatomie, der Embryologie, der funktionellen Anatomie und den Bewegungsmechanismen. Ingrassias schließlich (1510 bis 1580) lehrte zuerst in Neapel, ließ sich dann aber ebenfalls in Padua nieder; ihm verdanken wir die Entdeckung der Knöchelchen der inneren Ohrenpartie und die der Samenbläschen.

Was Rom und Bologna angeht, so muß man hier die Namen von Berengario de Carpi, Eustachi, Varole und Arantius aufführen. Berengario beschrieb den sinus sphenoidalis, das Trommelfell und den Thymus. Bartholomeo Eustachi (1500—1574) lehrte in Rom. Er schrieb ein Lehrbuch der Venen und gab der unteren Herzklappenöffnung seinen Namen. Er forschte und schrieb viel bemerkenswerte Abhandlungen — so etwa sein *Libellus de renibus* (1563), sein *Libellus de dentibus* (1563), seine Libelli *De motu capitis, De vena communi profunda brachii* und *De organo auditus,* vor allem aber die große anatomische Abhandlung *De dissensionibus ac controversiis anatomicis.* In dieser Anatomie zeigt er auf, daß der Mensch in seiner Körperform und -struktur nicht ein für allemal feststeht, sondern daß er sich in den verschiedenen Lebensaltern ändert. Varole (1543—1575) lehrte in Bologna und in Rom; er spezialisierte sich auf die Anatomie des Gehirns und gab der »Proputuberantia annularis« ihren Namen. Arantius (1530—1589) beschrieb die Aorta-Einmündung und gab dem »hippocampus« seinen Namen. Und schließlich lieferte Carpi (1470—1530) eine Beschreibung der Herzklappen, der Epiphyse und der Gehirnhöhle.

Neben Padua und Basel mit Vesal, Frankreich mit Sylvius und Italien mit Falloppio und Eustachi muß man aber auch Spanien nennen, um das Bild vom Aufschwung der Anatomie im 16. Jahrhundert abzurunden. Andrés Laguina y Velasques (1499—1560) wird der spanische Galen genannt. Er beschrieb die »Ilio-caecal-Klappe« schon vor dem Schweizer Bauhin, dem diese Entdeckung gewöhnlich zugeschrieben wird. Wenn ein spanischer Anatom indes dieser Zeit seinen Stempel aufdrückte mit seiner unsteten und komplexen Persönlichkeit,

Abbildung 928
Ausschnitt aus dem Titelbild der Tabulae anatomicae *von Lancisi, dem Leibarzt von Papst Clemens VI., Rom 1714. In diesem Werk sind 38 anatomische Stiche des großen Renaissance-Anatomen Bartholomeo Eustachi veröffentlicht. 1654 veröffentlichte der Autor drei von diesen Abbildungen, in der Folge aber hat man jede Spur von ihnen verloren. Man kann darauf sämtliche Entdeckungen von Eustachi sehen, äußerst präzise und ohne jegliches barockes Beiwerk dargestellt. Hätte man sie zu seiner Zeit schon gekannt, dann wäre er sicher zu einem der Begründer der modernen Anatomie geworden.*

Abbildung 927
(gegenüber, unten)
Jacques Sylvius. Stich aus dem 16. Jh. Jacques Sylvius war der Lehrer von Vesal und ein bekannter Anatom.

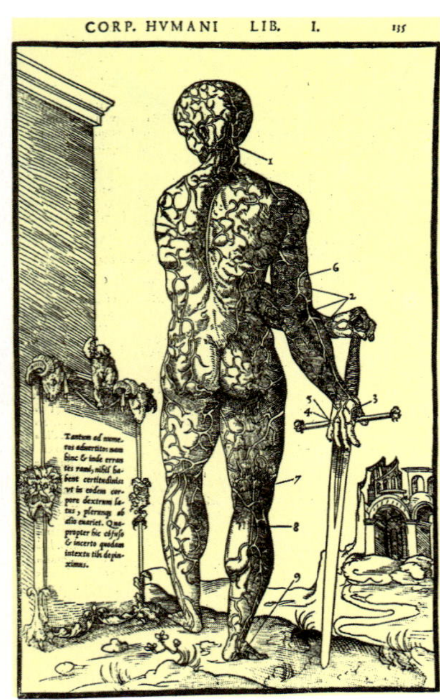

Abbildung 929
Darstellung der Venen. Charles Estienne, la Dissection des parties du corps humain, *Paris 1546.*

Abbildung 930 (gegenüber) Anatomische Studie von Leonardo da Vinci mit den Splanchnicus-Höhlen. Obwohl diese Zeichnung sehr berühmt ist, sind doch auf ihr die anatomischen Irrtümer Galens reproduziert (Leonardos Beschriftung ist spiegelverkehrt). Leonardo da Vinci wie Eustachi beschränkten ihre Abbildungen strikt auf das anatomisch Funktionelle und ließen jegliches Beiwerk, jeglichen Manierismus beiseite. (England, Windsor, Sammlung der Königin).

dann ist es der Arzt und Theologe Michael Servet (1509—1553), dessen bewegtes Leben in Genf ein tragisches Ende fand. Servet verdanken wir zwar nicht die Entdeckung, wohl aber die Idee vom kleinen Kreislauf, von dem Vesal keine Ahnung hatte. Im nächsten Jahrhundert sollte der Begriff vom allgemeinen Blutkreislauf Furore machen; er wurde 1569 von Andreas Cesalpinus in die anatomische Fachsprache aufgenommen — das war lange nach Servet und noch vor der Entdeckung Harvey's, denn bis Cesalpinus hatte man angenommen, daß das Blut in den Venen stagniert.

Die Anatomie erlebte in diesem 16. Jahrhundert wirklich einen Durchbruch und bekam fast einen Glorienschein. Die berühmten Anatomen ergingen sich im reichgeschmückten, palastartigen »Theatrum anatomicum« wie große Schauspieler oder Prinzen, von ihrem Hof umgeben. Diesen Eindruck hinterlassen Vesal und auch die anderen Anatomen, betrachtet man die Titelseiten ihrer Werke. Auch wenn diese Darstellung nicht ganz der Wirklichkeit entspricht, so gibt sie doch einen Eindruck davon, welch hervorragenden Platz damals die Anatomie im Geistesleben der Zeit einnahm.

Es war die Zeit, als der Buchdruck erfunden wurde, und durch Bücher und Bilder wurde das Wissen weit verbreitet. Ein Text kann besser verstanden und die Behauptungen eines Autors besser kontrolliert werden, wenn ein Künstler dazu den menschlichen Körper und seine Organe bildhaft darstellt. Was dadurch hinzugewonnen wird, ist ja nicht nur, daß man mit dem Auge verfolgen kann, was beschrieben wird, sondern daß man auch vom Künstlerischen gefesselt wird. Man wird gut verstehen, weshalb seit der Renaissance die Zeichner so eng mit den Anatomen zusammenarbeiteten, und im 16. Jahrhundert nahmen die berühmtesten Künstler daran Anteil.

Wir erwähnten schon, daß die Stiche in der *Fabrica* von Vesal das Werk von Stephan van Kalkar, einem Tizian-Schüler, waren. Die Bedeutung dieser höchst lebendigen Darstellungen für die vesalische Revolution kann gar nicht hoch genug eingeschätzt werden.

Übrigens hatte sich vor Kalkar schon Leonardo da Vinci (1452—1519) als Anatom betätigt. Er sezierte selbst und fertigte dann Zeichnungen an. Noch besser als Kalkar zeigte er das Muskelsystem in Aktion, die Fortpflanzungsorgane und die Lage des Fötus in der Gebärmutter. Sein Werk würde jedem Anatomen zur Ehre gereichen. Die Proportionen des Körpers und der Körperteile werden genau eingehalten, und die Darstellung der Muskeln und der Organe ist so exakt, daß auch die Besonderheiten der dicken Bronchien und die Bewegungsnerven des Auges genau zu erkennen sind. Wie scharf sein Blick war, und wie er seine Zeichnungen mit geheimnisvollen Notizen versah, darüber kann man heute noch staunen.

Auch Michelangelo (1474—1564) zeichnete enthäutete Körper; er wurde selbst als Lehrer der Anatomie von Bartolomeo Passorotti dargestellt. Und Paolo Veronese (1528—1588) stattete das Werk von Colombo (1559) *De re anatomica* (»Über die Anatomie«) mit Abbildungen aus.

In Frankreich verdankte die *Dissection des parties du corps humain* (»Die Sektion der Teile des menschlichen Körpers«) von Charles Estienne, von Simon de Colines gedruckt, ihren Erfolg den Kupferstichen von Rosso und Caraglio. Vorbild waren die Liebesromanzen der Götter von Perino del Vaga; die Stiche wurden von dem Chirurgen Jacques de la Rivière geändert, weil er die inneren Organe zeigen wollte, die eben in den Körpern von Göttern und Göttinnen schöner aussehen als auf dem Seziertisch.

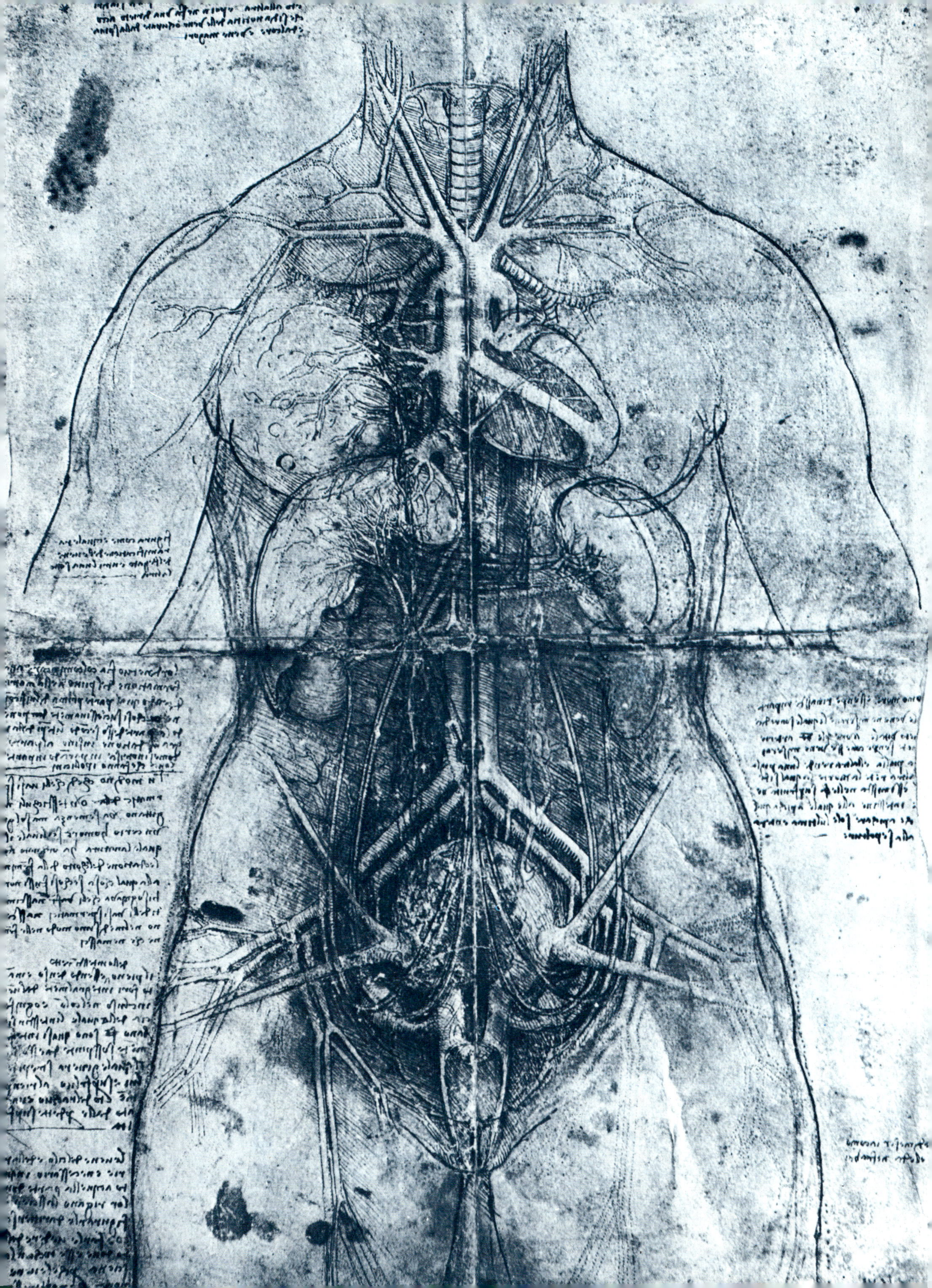

In Spanien versah Gaspar Beccera, ein Schüler von Michelangelo und Raffael, im Jahre 1556 die *Historia de la composición del cuerpo humano* (»Geschichte der Zusammensetzung des menschlichen Körpers«) von Juan Valverde de Amusco mit Illustrationen. In zweiundvierzig Stichen werden splanchnologische Darstellungen geboten, und zwar in Form eines Menschen mit geöffnetem Brustkorb, der in einer Landschaft steht.

So bemerkenswert die Werke sind, die aus der Zusammenarbeit von Anatomen mit Künstlern hervorgegangen sind, welche beide gleichermaßen mit Leidenschaft den menschlichen Körper unter seiner fleischlichen Hülle entdecken wollten, so darf man doch darüber nicht vergessen, daß die Künstler zur Wissenschaft der Anatomie selbst Erhebliches beitrugen — ähnlich wie heutzutage die audiovisuellen Methoden für Unterricht und Forschung von erstrangiger Bedeutung sind. Wie heute das Kino und das Fernsehen, so war damals die Abbildung die Ursache von Fortschritten wie auch von Irrtümern, deren Bedeutung sich an der Größe der Künstler mißt.

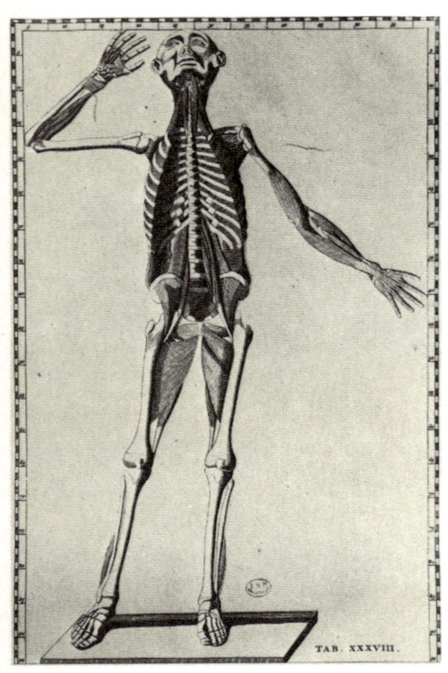

Abbildung 931 (oben) Anatomische Tafel von Eustachi, aus B. S. Albinus, Explicatio tabularum Bartholomei Eustachi, *1744.*

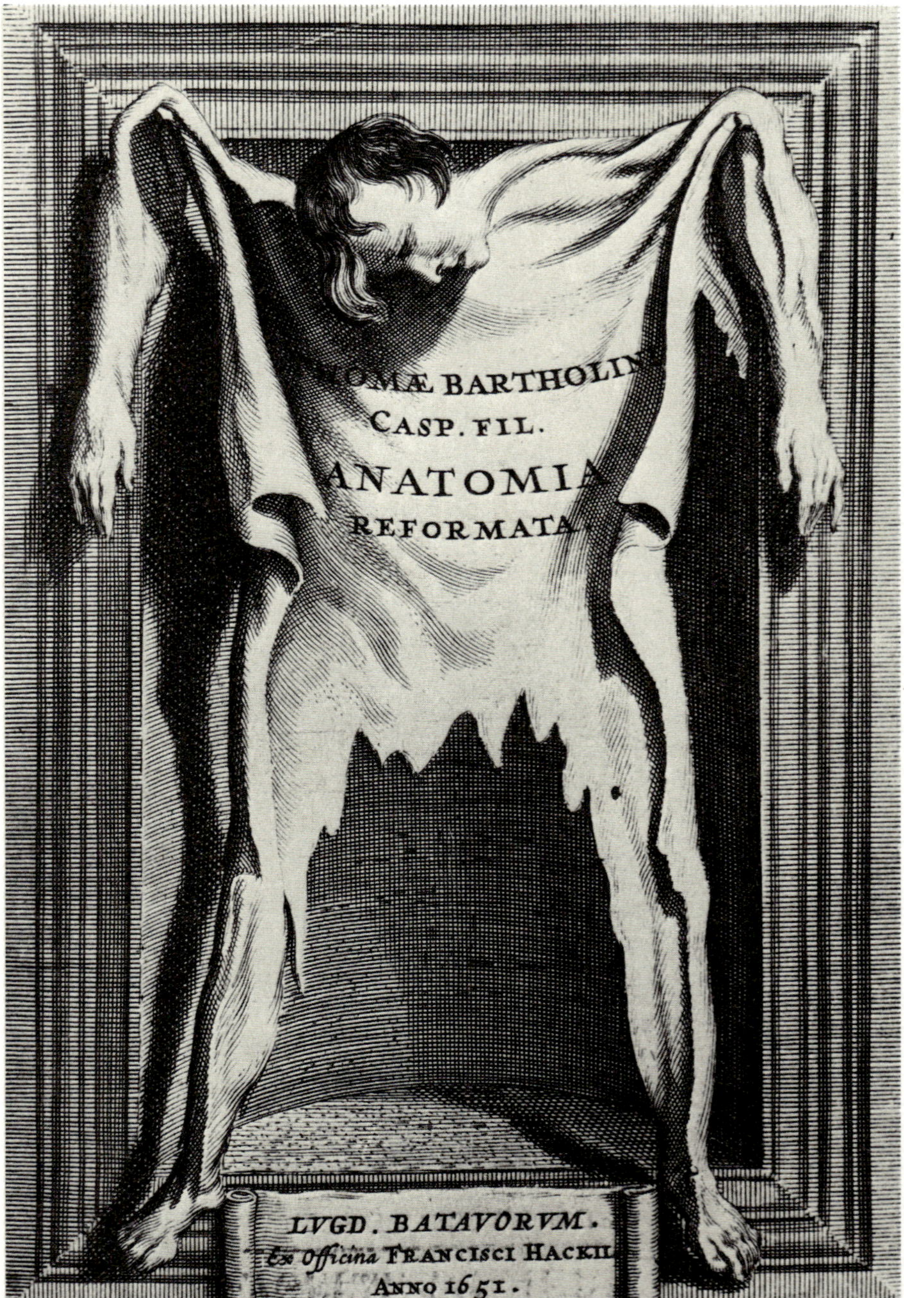

Abbildung 932 Titelblatt der Anatomia reformata *von Thomas Bartholin, Leiden 1651. Mit dieser an einen Rahmen genagelten Haut, die viele Vorläufer aufweisen kann, führt der berühmte dänische Anatom auf originelle Art sein Werk ein.*

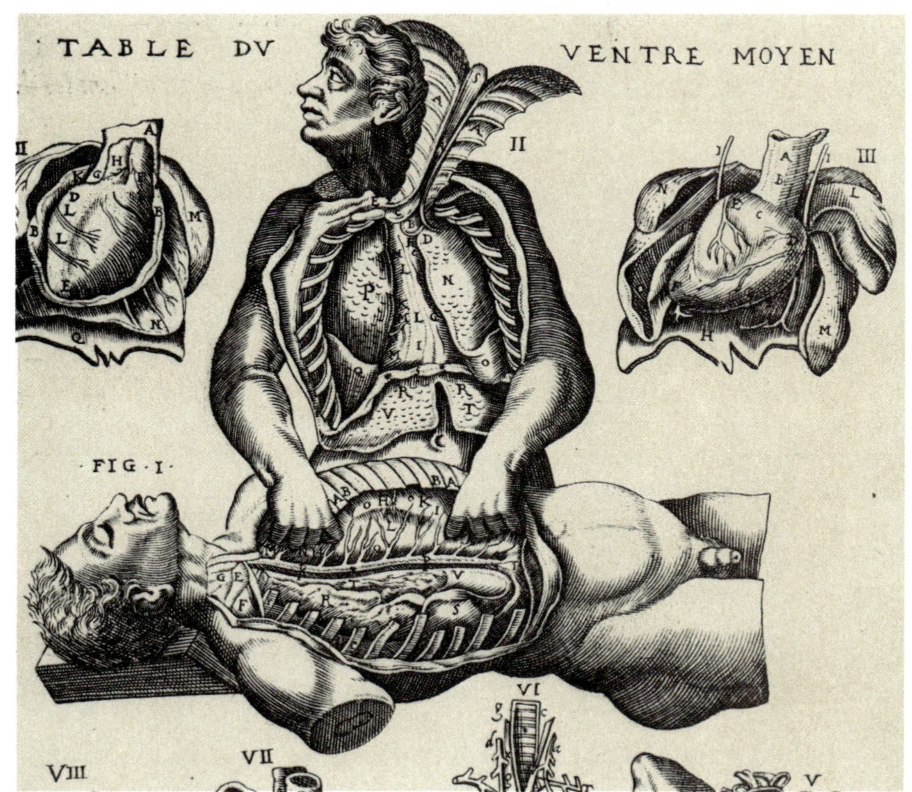

Abbildung 933
Juan Valverde, Anatomia del corpore humano, *Rom 1560. Der spanische Anatom Valverde hielt sich eng an Vesal und machte ihn in Spanien bekannt. Dieser Stich aus seinem Anatomie-Werk ist einer der wenigen, der nicht gänzlich bei Vesal kopiert wurde. Die Darstellung dieses sezierten Sezierers zeigt sehr schön das Theatralische der Anatomie der Renaissance und des Barock.*

Die Anatomie im 17. Jahrhundert

Natürlich gab es auch im 17. Jahrhundert nennenswerte Fortschritte auf dem Gebiet der Anatomie. Aber ähnlich, wie im Zeitalter der Renaissance Vesal mit seiner neuen Sicht von der Anatomie des Menschen in Bewegung die übrigen Zeitgenossen samt ihren Entdeckungen in den Schatten stellte, so dominierte jetzt die Entdeckung des Blutkreislaufes und des Lymphsystems über andere Forschungsergebnisse auf dem Gebiet der neuentstandenen mikroskopischen Anatomie, der Fortpflanzung und der Biologie sowie der Theorie (Konzept des Maschinenmenschen von Descartes). Die neuen anatomischen Erkenntnisse des 16. Jahrhunderts wurden, wie wir gesehen haben, vor allem durch Sezieren gewonnen, die des 17. Jahrhunderts aber mit Hilfe des Mikroskops. Nun wurden die winzigsten Strukturen sichtbar, und man glaubte, im Organismus Mechanismen zu erkennen, wie sie auch bei den Automaten und Maschinen der Industrie funktionieren.

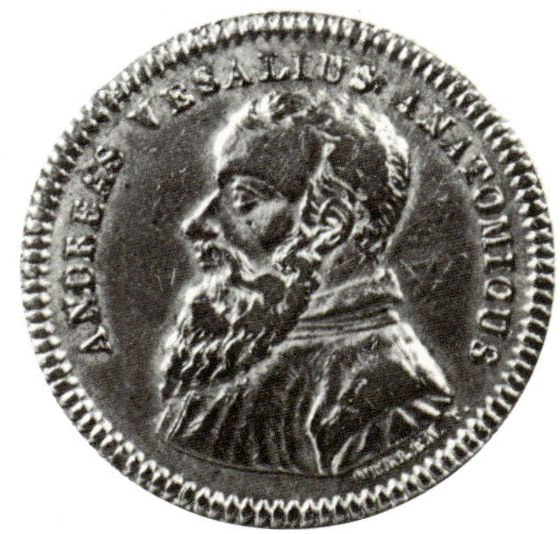

Abbildung 934
Medaille aus dem 19. Jh.

Der Blutkreislauf

Das wichtigste Ereignis des 17. Jahrhunderts war die Entdeckung des Blutkreislaufes. Seit Galen war man nämlich der Überzeugung gewesen, daß nur die Venen Blut enthielten, weil man bei Toten die Arterien leer fand. Man meinte, das Blut würde durch die Gekrösevenen zur Leber, dem zentralen Organ, gebracht und dann im Organismus durch die von der Leber ausgehenden Venen verteilt. Das Herz war nach damaliger Auffassung nichts weiter als ein Anhängsel der Leberdrüse. Ein wenig Blut würde auch über die Lungenarterie in die Lungen gelangen und diese nähren. Die Luft der Lunge würde die linke Herzkammer passieren und mit Blut gemischt in die Arterien eindringen — so kann man das ja beim Sezieren sehen. Und die Arterien, dachte man, seien leer...

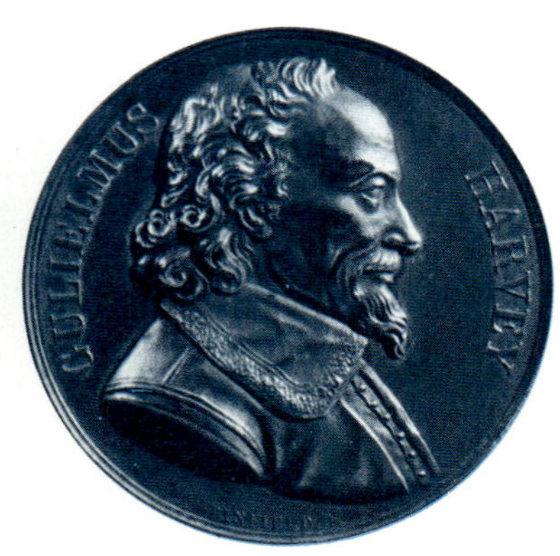

Abbildung 935
William Harvey. Medaille aus dem 19. Jh.

Zweifel an dieser Theorie des Blutkreislaufes tauchten bereits bei Servet, dann bei Colombo auf. Aufgrund ihrer Beobachtungen am toten Körper glaubten sie, das Blut gelange vom Herzen in die Lunge und von dort wieder zum Herzen zurück — die Lungenarterie schien ihnen viel zu groß für das bißchen Blut, das für die Lungen nötig ist. In diesem Zweifel an den Arterien steckt im Keime schon das Konzept vom kleinen Blutkreislauf. William Harvey (1578—1656), der Anatomie-Professor am Royal College von London war, legte 1628 *(De motu cordis)* dar, wie das Blut ins Herz gelangt, nämlich durch die Arterien. Nicht die Leber, sondern das Herz bildet folglich den Mittelpunkt — den Mittelpunkt zweier Kreisläufe allerdings, weil das Blut durch eine doppelte Bahn läuft. Und wie gelangt das Blut von den Arterien in die Venen? Das deckten Malpighi (1661) und Leeuwenhoek (1668) auf: Mit Hilfe des Mikroskops stießen sie auf die Blutkapillaren. So brauchte nicht mehr erfolglos nach den Anastomosen zwischen den Arterien und den Venen gesucht werden, die es nach dem Kreislauf-Konzept von Harvey geben müßte. Als dann noch Stenon (1638—1686) entdeckte, daß das Herz ein Muskel ist, der sich zusammenzieht, war der komplette Blutkreislauf-Apparat anatomisch definiert mit all seinen spezifischen Organen und Systemen: dem Herz, den Arterien, den Kapillargefäßen und den Venen. Mit der Entstehung der physiologischen oder funktionellen Anatomie war eine neue Stufe bei den morphologischen Wissenschaften erreicht worden. Wie wichtig organische Funktionen waren, das hatten schon die Alten geahnt. Aber weil ihre Ansichten auf falschen Konzepten und luftigen Theorien basierten, war die funktionelle Anatomie nicht mehr ernstgenommen worden. Auch Harvey ist von seinen Zeitgenossen nur schwer verstanden und kaum anerkannt worden. Riolan, der große Pariser Anatom, und viele andere konnten sich einfach nicht mit einer Denkart anfreunden, die so respektlos über die Lehre von Galen hinwegging, zum Beispiel über die Feststellung, daß das Blut durch das Septum von der linken in die rechte Herzkammer gelange.

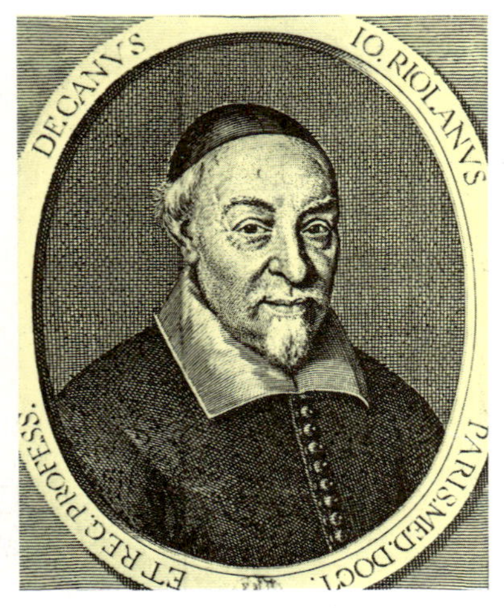

Aber mit der Entdeckung des Lymphsystems und der einzelnen Elemente des Blutes waren dann alle wesentlichen Strukturen des Kreislauf-Apparats bekannt.

Das Lymphsystem

Schon Herophilos hatte bemerkt, daß milchige Gefäße vom Körperinneren ausgehen. Auch Erasistratos hatte eine Art »Milch« in den Gefäßen beim Pferd entdeckt. Später beschrieb dann Eustachi, der ein scharfer Beobachter war, die weiße Vene des Thorax beim Pferd. Aber da Galen behauptet hatte: »der ganze Kreislauf geht in die Leber oder von der Leber aus« und damit die Möglichkeit, daß ein autonomes Lymphsystem existierte, ausgeschlossen hatte, ließ man das Konzept von einem Lymphkreislauf wieder fallen. Gaspare Aselli (1581—1674) aus Pavia kann sich rühmen, es wiederentdeckt zu haben. Er bewies endgültig, daß es einen Lymphkreislauf gibt.

Abbildung 936
Porträt des Jean Riolan (Sohn) am Anfang seines Handbuchs der Anatomie und der Pathologie, *Paris 1661.*

Innerhalb weniger Jahre setzten Aselli, dann Pecquet und schließlich Rudbeck die Grundlagen für die Lymphologie. Aselli beobachtete bei einem Hund, der gerade verdaute, daß ein weißliches Netz, die Chylusgefäße, vom Leibesinnern ausgeht und die Lymphknoten im Gekröse erreicht. Eine Entdeckung, die bei den Anatomen ganz Europas Erstaunen hervorrief; sie konnten sich jedoch durch eigene Versuche von der Richtigkeit überzeugen. Jean Pecquet (1622—1674) aus Montpellier entdeckte dann, daß die Gefäße, welche den Chylus transportieren, nicht in die Leber münden wie die Gekrösevenen, sondern in eine Art Zisterne am Anfang des Brustkanals, der in die linke Subclavia eingeht.

Normalerweise sind diese milchigen Gefäße unsichtbar. Man sieht sie nur, wenn sie von einer Flüssigkeit, die von der Verdauung herrührt, gefüllt sind, nämlich dem Chylus. Ähnliche Gefäße gibt es überall im Organismus, und sie werden sichtbar, wenn man sie mit einer Flüssigkeit füllt. Später zeigten der Schwede Olof Rudbeck aus Uppsala (1630—1702), dann Thomas Bartholin aus Kopenhagen (1655—1738), daß die einzelnen Elemente ein autonomes rosenkranzförmiges Kreislaufsystem bilden, ein System von Netzen, die von allen Geweben ausgehen und offenbar durch dazwischengeschaltete Lymphknoten unterbrochen werden. Die Lymphsammelkanäle münden in den Venenzuflüssen der Halsbasis, wo ihr Inhalt, die Lymphe, dann in den allgemeinen Kreislauf aufgenommen wird. Die Entdeckung dieses neuen Systems rief große Begeisterung hervor, eröffnete sie doch ein neues Forschungsgebiet, auf dem wir heute noch arbeiten.

Und während diese beiden großen Entdeckungen erneut das Interesse für die Angiologie weckten, erfand der Pariser Professor Jean Riolan (1580—1657), obwohl er erklärter Feind aller Neuheiten war, die pneumatische Anatomie: er injizierte alles, was man nur injizieren kann. Riolan war ein Gegner von Harvey, und er verachtete Pecquet. Sein Verdienst liegt darin, daß er die Gefäß-

Abbildung 937 (unten links)
Die Gekröse-Lymphgefäße.
Gaspare Aselli, De lactibus sive lacteis venis, *Mediolani 1627.*

Abbildung 938 (unten rechts)
Die Cisterna chyli *und der* Ductus thoracicus *beim Hund.*
Jean Pecquet, Experimente nova anatomica, *Paris 1651.*
Wenn Aselli das Verdienst zukommt, als erster die Chylushaltigen Gefäße entdeckt und dargestellt zu haben, so kann sich Pecquet rühmen, den Kreislauf des Chylus und die Existenz des Brustkastenkanals sichtbar gemacht zu haben.

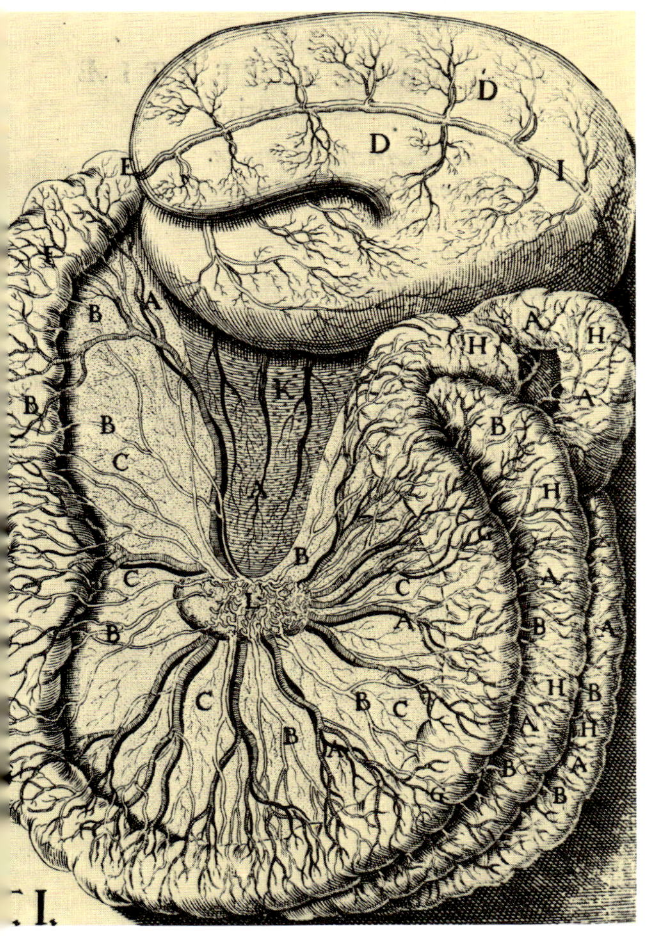

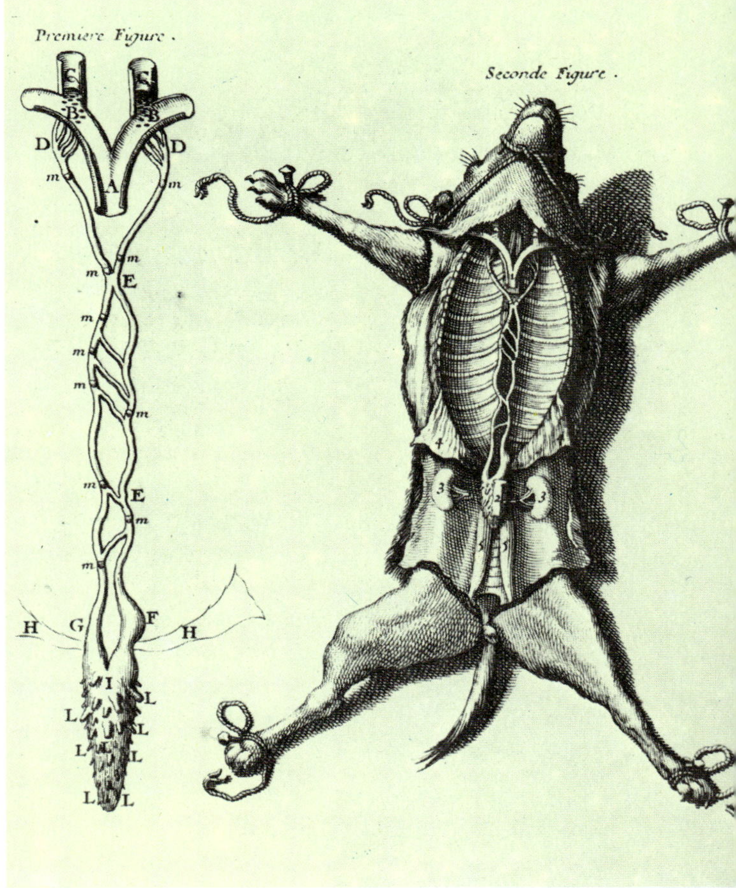

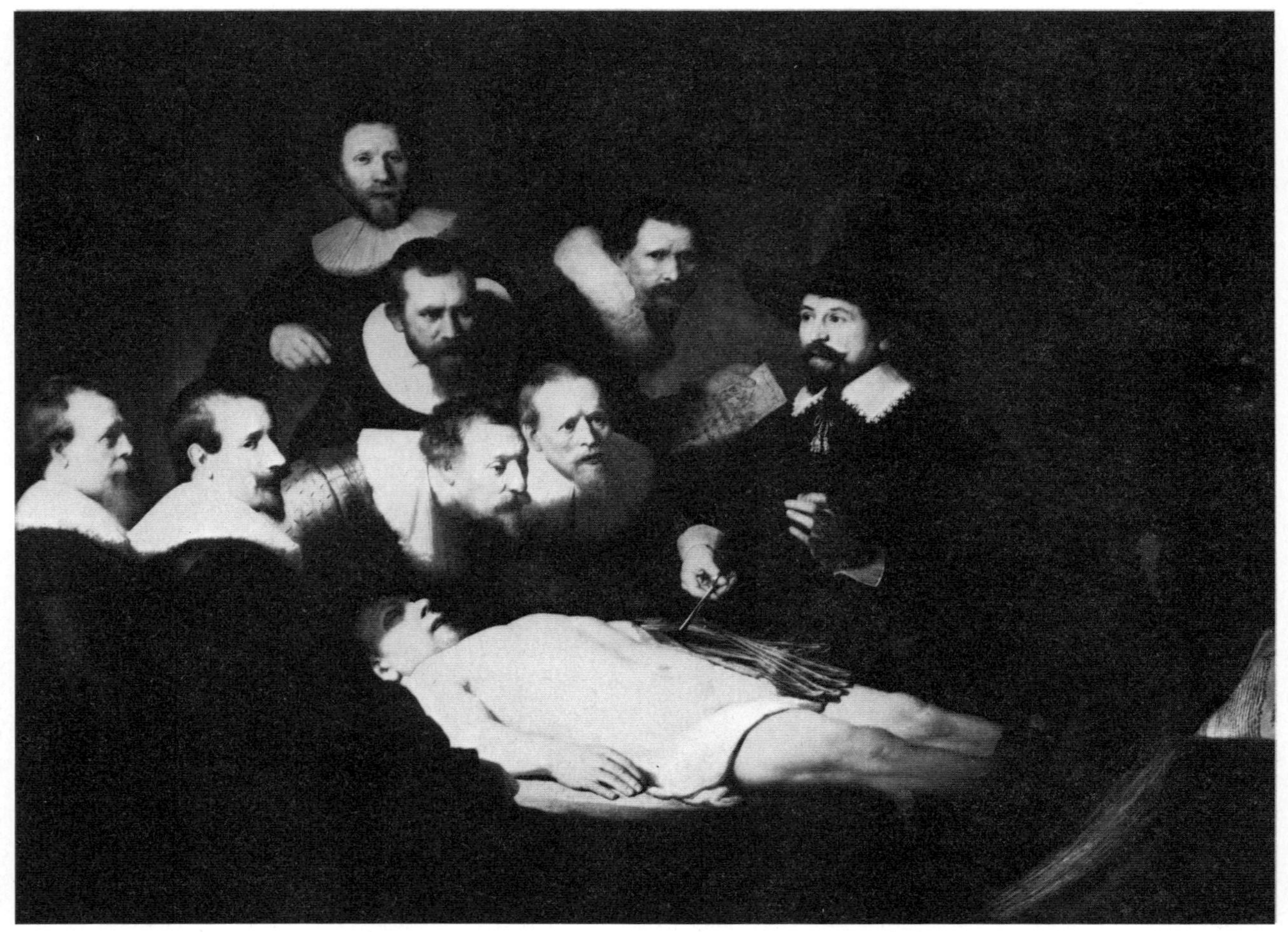

arkaden des Colon, die Gekrösegefäße und zahlreiche neue Muskeln beschrieb. Er legte bei der Forschung und Lehre der Anatomie einen derartigen Eifer an den Tag, daß später Bartholin ihn den »größten Anatomen von Paris und der ganzen Welt« nannte.

Die übrigen anatomischen Entdeckungen

Abbildung 939 (oben)
Die Anatomie-Vorlesung des Doktor Nicolas Tulp, *Rembrandt, 1632 (Holland, Den Haag, Mauritshuis). Nicolas Tulp war ein bekannter Anatom; auf ihn geht die erste Beschreibung der Anatomie des Affen zurück.*

Die Anatomie des peripheren Nervensystems und der Nervenzentren wurde in England von Thomas Willis aus Oxford (1621—1675) und in Frankreich von Vieussens (1641—1716) weiterentwickelt. Ersterer beschrieb die Arterien der Gehirnbasis, den sogenannten Circulus Willisii, die Hirnhaut, die Hirnnerven und den Sehnerv. Letzterer, der wie Pecquet aus Montpellier stammte, verband seinen Namen mit gewissen Strukturelementen des Herzens (Vieussensring, Fettarterie); von größerer Bedeutung für die Nachwelt sind jedoch seine Studien über das Gehirn (Centrum ovale), das Ventrikelsystem und die Gehirnhaut.

Es gab noch mehr Anatomen von Bedeutung: Joseph Duverney (1648 bis 1730) aus Paris, der die bulbo-uretralen Drüsen und die Einschnitte des Gehörgangs beschrieb, dann Thomas Wharton (1614—1673), der den Gang der Submaxillaren Drüse entdeckte, und schließlich der Däne Nicolas Stenon, dem wir die Entdeckung der Ohrspeicheldrüse verdanken. Stenon war übrigens eine außerordentliche Persönlichkeit: mit demselben Erfolg gab er sich der Geologie, der Mineralogie, der Anatomie und der Theorie hin, und außerdem wurde er Bischof. Wir werden später noch sehen, daß er mit dazu beitrug, die Funktion des Eierstocks zu entdecken; das ist sicher wichtiger als die Entdeckung des Speichelgangs, der seinen Namen trägt. Und wie er die Vorstellungen Descartes vom Gehirn widerlegte, ist bemerkenswert, sowohl in der Festigkeit seiner Behauptungen als auch in der Höflichkeit seiner Form. Die Namen weiterer Anatomen, die weniger berühmt sind, wären noch zu erwähnen: Nuck von Leiden (Nuck-Kanal), der Engländer Havers (1650—1702), Verheyen aus Löwen (1648—1710), Poupart (1616—1708), Littré aus Paris (1648—1726) und Pacchioni aus Rom (1665—1726). All diese Männer haben große Werke vollbracht, dunkle Punkte erhellt und Irrtümer aufgeklärt. Aber die Epoche der großen Entdeckungen auf dem Gebiet des Sezierens und der makroskopischen Anatomie war nun vorbei.

Die mikroskopische Anatomie

Bisher hatten die Anatomen die Organe beschrieben, die mit dem bloßen Auge zu erkennen sind. Eine neue Welt morphologischer Strukturen eröffnete sich ihnen aber mit der Erfindung von optischen Methoden der Vergrößerung: der Lupe, der Glaskugel und der Linse. Jetzt war es dem Anatomen und Naturwissenschaftler Marcello Malpighi, Professor in Bologna (1628—1694), möglich, die Gefäßknäuel der Nieren und die embryonalen Überreste anatomischer Strukturen (Bildung des Jungen im Ei usw.) zu beschreiben. Das war erst der Anfang der Dienste, die das Mikroskop (1660) leisten sollte. In der Folgezeit bis heute ist die Anatomie ganz von der Entwicklung der Mikroskopie bestimmt. Die Struktur der Gewebe, der Zellen, der Keimzellen und des Embryos konnten nach und nach erfaßt werden, wie man an der Geschichte der Erforschung des Fortpflanzungsapparats sieht.

Die Fortpflanzungsorgane

Was vor dem 17. Jahrhundert über die Fortpflanzung bei Menschen bekannt war, läßt sich schnell zusammenfassen: die Säugetiere und der Mensch kriechen nicht aus einem Ei wie die Vögel, die Reptilien und die Fische; das Produkt der Empfängnis entwickelt sich im Hohlraum der Gebärmutter, und wenn die Tragzeit zu Ende ist, dann wird der Fötus aus dem mütterlichen Organismus ausgestoßen. Man wußte, daß der Mann Samen abgibt, und dachte, daß bei der Frau dasselbe der Fall sein müsse, vielleicht im Menstruationsblut. Wenn diese beiden Samen sich mischten, so dachte man, würde ein Embryo entstehen, der dann die Form eines Fötus bekommen würde. Seit Empedokles von Agrigent (450 v. Chr.), Hippokrates und sogar Aristoteles war das die vorherrschende Vorstellung. Was das letzte, mehr biologische Problem angeht, so muß man doch Galen Gerechtigkeit widerfahren lassen: er war es, der durch das Sezieren von Affen auf die Idee kam, daß der weibliche Samen in den weiblichen Geschlechtsdrüsen, den weiblichen Samendrüsen oder Hoden, entstehen müsse. So war man also vor dem 17. Jahrhundert der Ansicht, daß die Samen, die den Embryo hervorbringen, aus zwei Organen, den Samendrüsen und den Hoden, stammten, die einen männlich, die anderen weiblich. Harvey kam dann als erster, als er die Embryos von Vögeln mit denen von Säugetieren verglich, auf den Gedanken, daß jedes Lebewesen aus einem Ei stamme und daß der Reproduktionszyklus überall der gleiche sei *(Über die Fortpflanzung, 1651).*

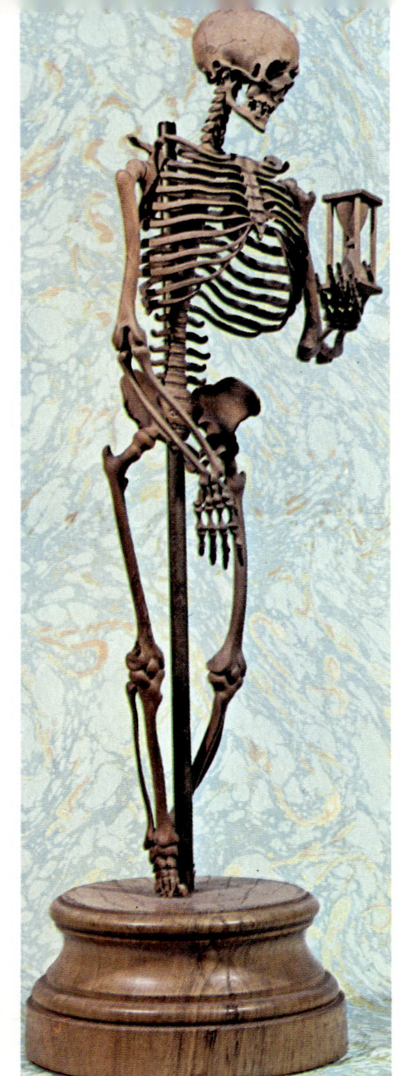

Drei Männer waren es, die schließlich die Fortpflanzungsorgane und deren Produkte entdeckten: der Däne Stenon erkannte, welche Rolle die Eierstöcke haben, der Holländer Reinier De Graaf erkannte die Funktion der Follikel und der Eizelle, und sein Landsmann Leeuwenhoek fand das Spermatozoon (den Samenfaden).

Zuerst kam man dahinter, wie die Fortpflanzungsorgane beim Tier funktionieren: Nicolas Stenon zog aus Untersuchungen bei Fischen, die lebendige Junge zur Welt bringen, 1667 den Schluß, daß die Samendrüsen oder Hoden der Frauen den Eierstöcken bei diesen Tieren entsprechen und daß diese weiblichen Hoden ihre Eier zur Gebärmutter hin ableiten. Fünf Jahre nach Stenon beschrieb 1672 Reinier De Graaf (1641—1672) die Follikel des Eierstocks und bezeichnete sie als Eier. Wenn diese weiblichen Hoden, mit Follikeln, so meinte er, Eier hervorbringen, dann muß man sie Eierstöcke nennen. Malpighi gab den Follikeln, die beim trächtigen Tierweibchen gelb sind, den Namen »Gelbkörper«. Aufgrund dieser Entdeckungen gelangte man zu der Vorstellung, daß der Fötus sich aus dem Ei entwickelt; dem männlichen Samen kommt dabei nur die Rolle eines Stimulus für die Entwicklung des Eis zu.

Im Jahre 1677 entdeckte Van Leeuwenhoek (1632—1723) mit dem Mikroskop bewegliche, also lebendige, winzige Tierchen im Sperma des Mannes, dann auch im Sperma sämtlicher männlicher Tiere. Diese »Sperma-Würmer« nannte man später Spermatozoen. Leeuwenhoek und seine Anhänger stellten sich vor, daß im Sperma-Wurm der Organismus des Embryos schon irgendwie vorgeformt sei, daß dieser »Homunculus« sich dann im Ei nähre. Während nach der einen Konzeption die Eierstöcke die Hauptrolle hatten, waren es in der anderen die Spermatozoen. Beide Vorstellungen standen sich diametral gegenüber, und im 17. Jahrhundert konnte der Widerspruch auch nicht gelöst werden. Das Stadium abstrakter Vorstellungen vom Zusammenkommen zweier Samen war indes überwunden und das Problem der Befruchtung in der richtigen Weise gestellt.

Der Maschinenmensch

Descartes beschrieb 1664 im *Traité de l'homme* (Abhandlung über den Menschen) diesen als eine lebende Maschine. Descartes war ja Mathematiker, Physiker und Logiker; er glaubte also, man könne den Menschen in einer Formel ausdrücken. Es ging ihm nicht in den Sinn, daß es im rationellen Aufbau des Universums, wie er es verstand, eine Ausnahme geben könne. Schon der Titel seines Buches: *Discours sur la méthode pour bien conduire sa raison et chercher la vérité dans les sciences* (Von der Methode des richtigen Vernunftgebrauches und der Wahrheitssuche in den Wissenschaften, 1637) ist bezeichnend — die Erfahrung war von zweitrangiger Bedeutung für ihn. Allerdings ist es nicht ohne Risiko, wenn man einfach von der Erfahrung abstrahiert. Descartes dachte zum Beispiel, daß die Epiphyse, ein unpaariges Organ, das Blut filtern würde. Daraus leitete er »Lebensgeister« ab, welche mittels der Nerven die Bewegungen ausführten. Es fiel Stenon 1668 mit seinem berühmten *Discours Sur l'anatomie du cerveau* (Abhandlung über die Anatomie des Gehirns) nicht schwer, Descartes zu widerlegen.

Doch sollte man die Irrtümer im Denken von Descartes nicht überbetonen. Wichtig ist, was bei ihm im Ansatz schon durchscheint und später weiterentwickelt wurde: die Biometrie, die Biophysik, die Biomechanik, die ganze Konzeption von der Menschen-Maschine. Diese Ideen von der Struktur des

Abbildung 940 (oben)
Kleines Skelett aus Holz aus dem 16. oder 17. Jh.

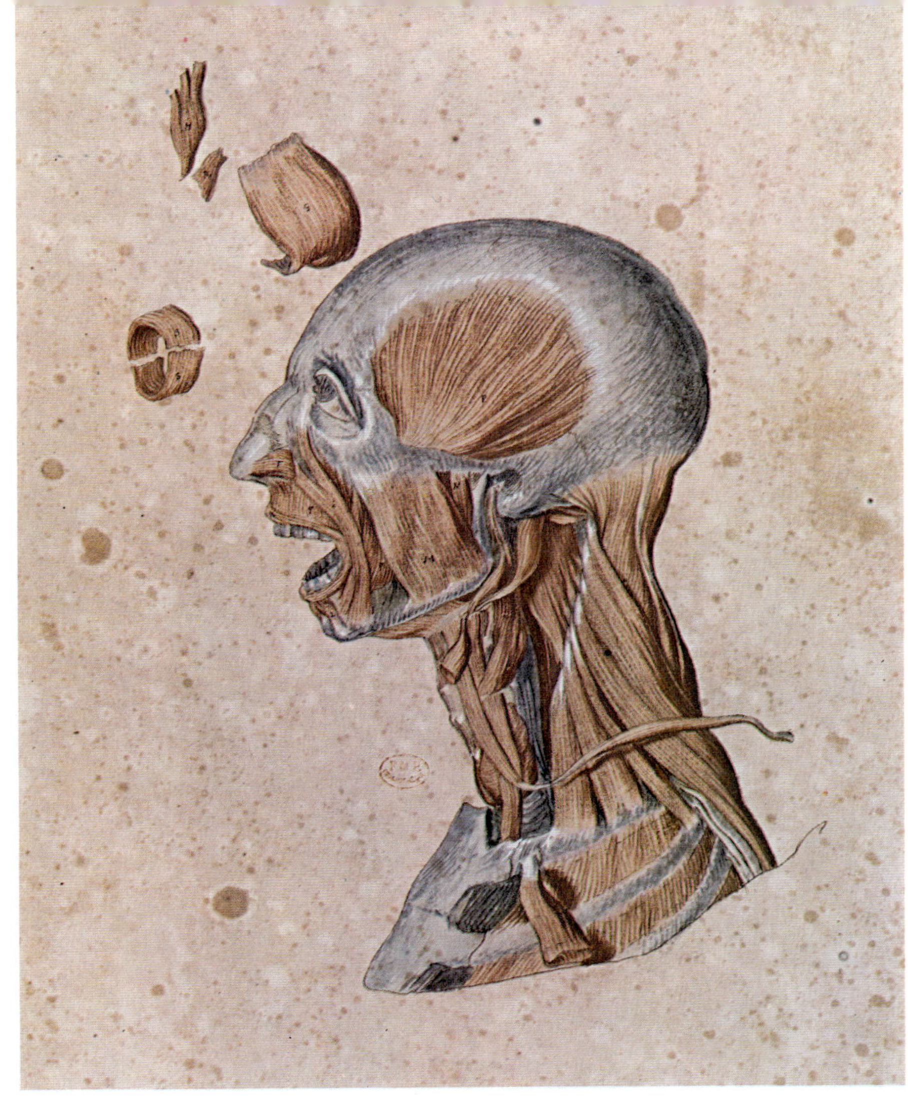

Abbildung 941
Anatomische Zeichnung aus einer anonymen Sammlung von Zeichnungen des 17. Jh.s.

menschlichen Körpers greifen auf die Grundlagen der Anatomie, wie sie einst von Vesal gelegt worden sind, zurück — auch wenn sie dann bald durch andere Entdeckungen überholt wurden. Man stellte sich vor, daß der Körper automatisch funktioniert wie eine gut eingestellte Maschine. Gegen Ende des 17. Jahrhunderts hatten sich die Vorstellungen Descartes' fast völlig — zumindest in Frankreich — durchgesetzt. Die Zeit, da man seine Kenntnisse in der Anatomie durch Versuche kontrolliert, war noch nicht angebrochen.

Die Anatomie im 18. Jahrhundert

Das sechzehnte und das siebzehnte Jahrhundert waren ein Zeitalter großer Entdeckungen gewesen; das achtzehnte Jahrhundert wies ein völlig anderes Erscheinungsbild auf. Alles, was das Wesentliche des menschlichen Körpers ausmacht, war beobachtet und beschrieben worden. Die großen Irrtümer früherer Jahrhunderte über den Blutkreislauf gehörten der Vergangenheit an, und das lange Zeit unbekannte Lymphsystem war erforscht. Was blieb also noch herauszufinden? Was konnte den Wissensdrang der Anatomen noch herausfordern? Vielleicht die Entdeckung des neuen Universums, welches durch das

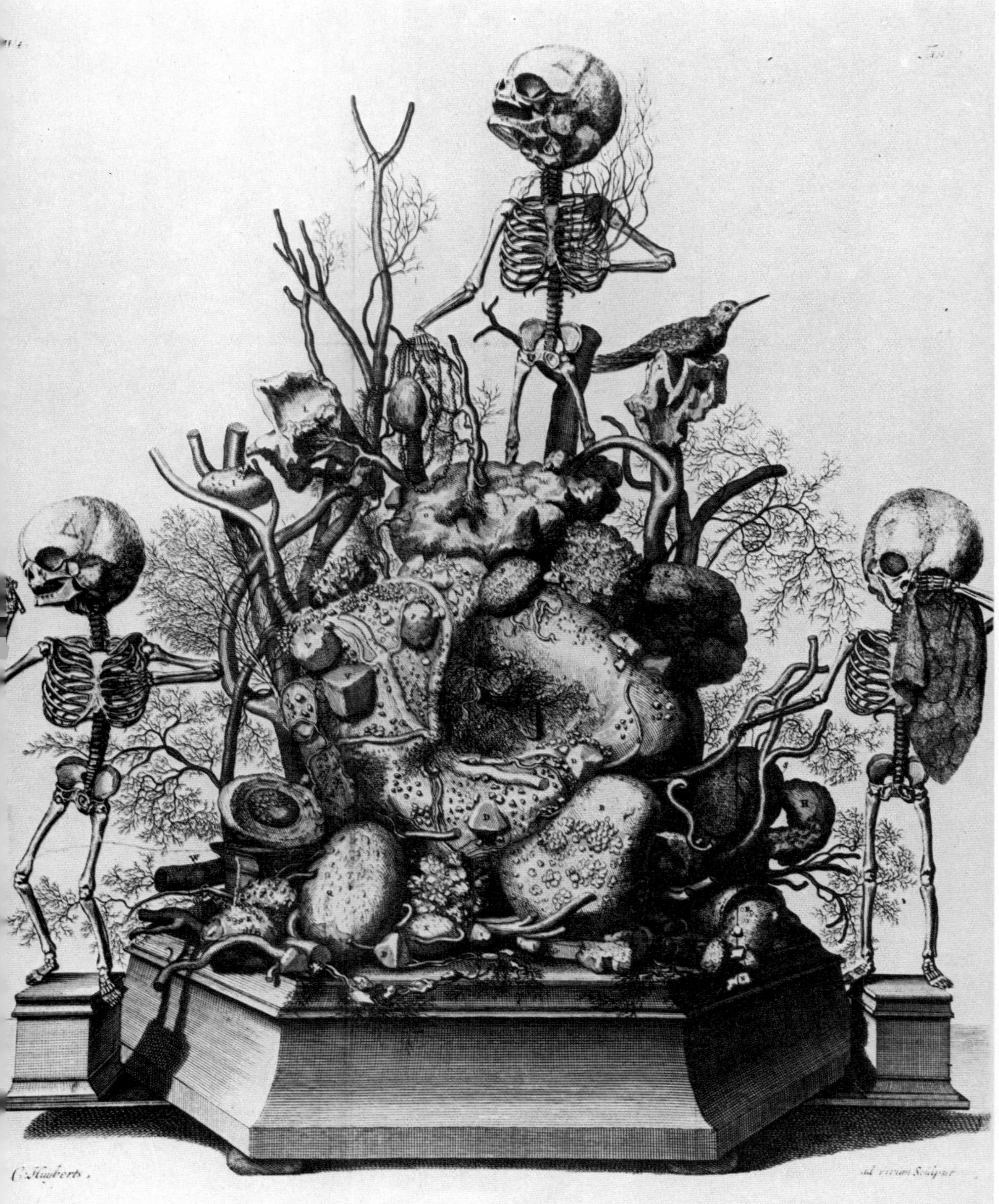
C. Huyberts.
ad vivum Sculpsit

Mikroskop erschlossen wurde; das Denken richtete sich so auf ein Gebiet, aus dem später die Biologie hervorgehen sollte. Die vergleichende Anatomie erweckte den Wunsch, die Organisation der gesamten Tierwelt zu kennen; die Anthropologie befaßte sich mit den Unterschieden der Menschen untereinander.

Die Anatomen wandten ihr Wissen vor allem auch zugunsten einer besseren und wirkungsvolleren Praktik der Heilkunst an. So ließe sich das achtzehnte Jahrhundert als ein Zeitalter charakterisieren, das eine Vielzahl wißbegieriger Persönlichkeiten hervorbrachte, die alles kennen und alles sehen wollten. Man kam zusammen, um einer öffentlichen Sezierung wie einem Schauspiel beizuwohnen. Jeder wollte eine private Sammlung der Naturgeschichte mit menschlichen oder tierischen Lehrfiguren in den verschiedensten Haltungen sein eigen nennen; so etwa Werke von Honoré Fragonard (1716—1774), Darstellungen von Sektionen in farbigem Wachs nach italienischem Muster von Marie-Catherine Biheron (1719—1786) und von Anna Manzolini Morandi (1716—1774) usw. Die gebildete Öffentlichkeit war nicht mehr vom wissenschaftlichen Enthusiasmus, vom Ruhm des sechzehnten Jahrhunderts oder der leidenschaftlichen Wißbegierde des siebzehnten Jahrhunderts erfüllt. Das Interesse an der medizinischen Forschung stellte lediglich eine Modeerscheinung dar und war in erster Linie Schwärmerei. Von Fontenelle wissen wir, daß die Vorlesungen und Sektionen Duverneys von Vertretern der mondänen Welt und des Theaters besucht wurden: fünfhundert Personen wohnten den Vorlesungen von Dionis im Jardin du roi bei.

Die makroskopische Anatomie des Menschen war mittlerweile fast vollständig erforscht. Neue Erkenntnisse stellten sich nur als Ergänzung dar, waren allerdings von so allgemeinem Interesse, daß sich einige Anatomen einen Namen machen konnten. Der Einfluß Italiens nahm ständig an Bedeutung zu. Hier waren seit dem sechzehnten Jahrhundert die herausragendsten Anatomen tätig, und der Flame Vesal hinterließ berühmte Nachfolger. Das gleiche galt im siebzehnten Jahrhundert auch für Frankreich, Schweden, Dänemark, die Niederlande, Deutschland und England. England sollte im achtzehnten Jahrhundert ein Zentrum besonders aktiver Forschungen werden und in der Folgezeit auch bleiben.

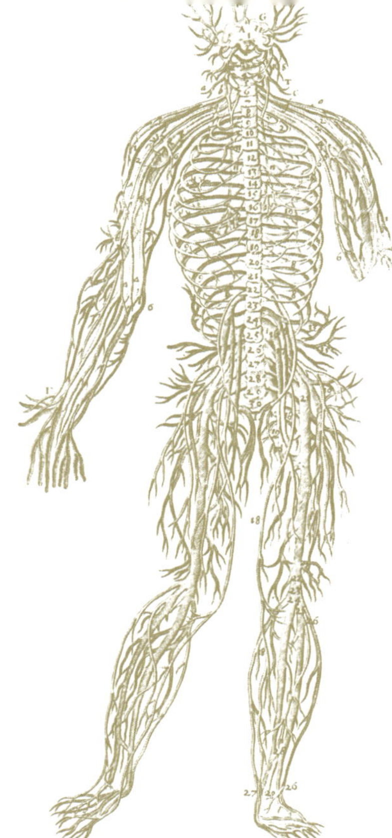

Abbildung 943
Schema des zerebrospinalen Nervensystems nach Vesal. Es entstammt der Neuauflage des Werkes Historia anatomica humani corporis *(Paris 1600) von André du Laurens aus dem achtzehnten Jahrhundert. Die Neuauflage erschien unter dem Titel A. du Laurent (sic),* Die allgemeine Anatomie aller Körperteile des Menschen, *Paris 1748.*

Die Erweiterung der Kenntnisse

Anfangs wurde die hervorragende italienische Schule von Padua durch Morgagni (1682—1771) vertreten, der die Beschreibung des Kehlkopfes, der Drüsen, der Harnröhre, des männlichen Gliedes, des Hymens, des Herzens und der Sinnesorgane vervollständigte. Mit seinen zahlreichen Forschungsarbeiten zur Anatomie erlangte er vor allem durch seine Entdeckungen in der pathologischen Anatomie Berühmtheit. Während Scarpa (1741—1832) das Nervensystem des Ohres beschrieb, widmete sich Rolando (1773—1832) der Morphologie des Hirns und der Nervenzentren und bahnte den Entdeckungen des folgenden Jahrhunderts einen Weg.

Auch Frankreich hat eine Vielzahl von Namen vorzuweisen. Das größte Ansehen gebührt Jacques Benigne Winslow (1669—1760), dem Neffen Stenons. Er veröffentlichte *Die anatomische Darstellung des menschlichen Körpers,* ein Werk, das sich einer solchen Bewunderung erfreute, daß es in alle europäischen Sprachen übersetzt wurde; es zeichnet sich durch Exaktheit, Klarheit und peinliche Genauigkeit aus, führen wir uns seine Beschreibungen des *Sternokleidomastoideus,* der Skalenuslücke, der inneren Halsschlagader und des Hiatus

Abbildung 942 (gegenüber)
F. Ruysch, Thesaurus anatomicus, *Amsterdam 1701. Der berühmte Anatom Ruysch hatte eine Injektionstechnik entwickelt, die eine perfekte Konservierung seiner erstaunlichen Kompositionen ermöglichte. Auf einem Berg von Harn- und Gallensteinen mit arteriellen Verästelungen als Zweigen, befinden sich Skelette von vier Monate alten Föti. Einer wischt sich mit dem Fetzen eines Epiploons die Augen.*

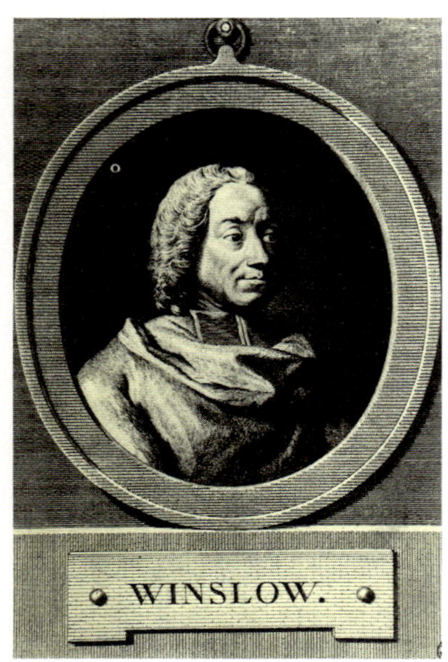

Abbildung 944
Porträt J. B. Winslows, des berühmten dänischen Arztes und Anatomen (1669—1760). Er betrachtete die Anatomie als erster unter funktionellem Blickwinkel. (Stich aus dem 18. Jh.)

peritonealis vor Augen. Auf elegante Weise bringt er zum Ausdruck, was sich der Anatom zum Ziel setzen soll: »Das Falsche und die Phantasie vermeiden, das Wahre und das Wirkliche entdecken, nicht nur, was die Struktur und die Funktionsweise der Körperteile betrifft, sondern auch bezüglich der Durchführung von Sektionen und der Anfertigung anatomischer Abbildungen.«

Bertin (1712—1781), der die Struktur des Magens und des Tränensackes erforschte, machte sich besonders durch seine Beschreibung des Lg. iliofemorale, der Nasenhöhlen, des Sinus sphenoidalis, der Nasennebenhöhle und der Nasenknochenblättchen einen Namen. Lieutaud (1703—1780) beschrieb das Herz und den Herzbeutel und das Dreieck der Harnblase; Tenon (1724—1816) die äußere Lederhaut des Augapfels und ihre Anhängsel; Ferrein (1693—1769) wurde durch seine Beschreibung der Nierenstruktur bekannt; Vicq d'Azyr (1748—1794) schließlich tritt in der Anatomie des Nervensystems die Nachfolge Vieussens' an. Wir schreiben ihm die Vaterschaft des Fasciculus mamillothalamicus und des Sehstreifens der Hinterhauptgegend zu; den Ruhm dieser Entdeckung muß er sich mit dem italienischen Studenten Gennari teilen.

Erwähnt seien außerdem die Franzosen Jean-Louis Petit (1674—1750), Morand (1697—1773), Antoine Petit (1718—1794) und vor allem Desault (1738 bis 1795), die sich weniger der theoretischen als der topographischen und chirurgischen Anatomie widmeten. Man kann hier sicherlich nicht von einem völlig neuen Forschungsgebiet sprechen, stellt doch die Chirurgie eine der Antriebskräfte der Anatomie dar: in allen Jahrhunderten gingen aus den Reihen der Anatomen Chirurgen hervor; nach Ambroise Paré war wohl Desault derjenige, der die Anatomie in aufsehenerregender Weise zur klinischen Praxis hinführte.

In Deutschland machten sich folgende Anatomen einen Namen: Zinn (1717 bis 1759) spezialisierte sich auf die Augenmuskeln. Meckel (1714—1774) war Professor der Anatomie in Berlin und wurde durch seine Beschreibung der

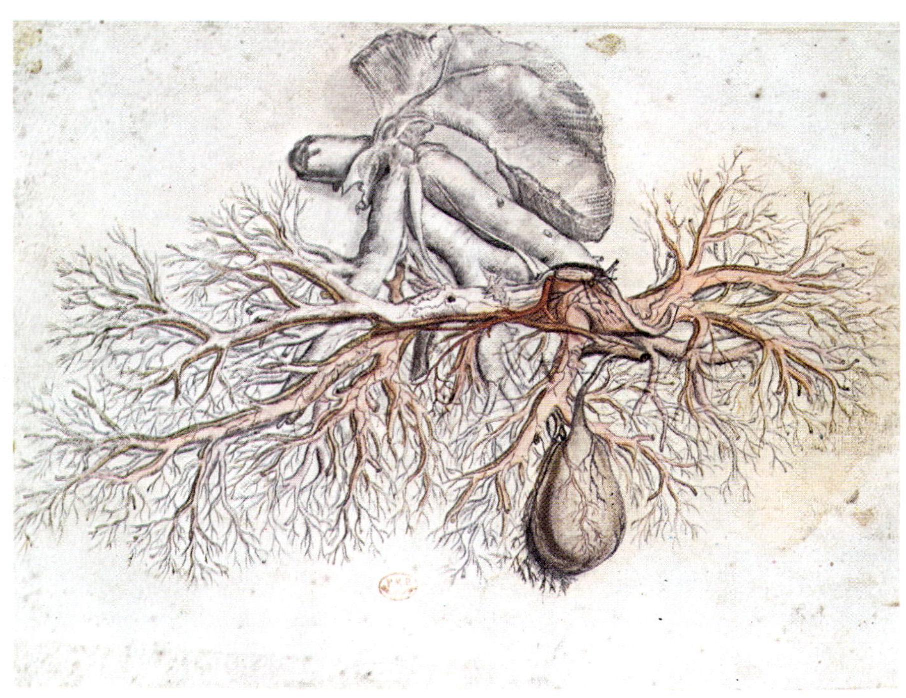

Abbildung 945
Leber- und Harnblase mit ihren Gefäßen. Originaltuschezeichnung von Gérard de Lairesse für die gravierten Bildtafeln aus der Anatomia humani corporis *von Bidloo. Diese einzigartige Sammlung von 106 großartigen Zeichnungen wurde 1795 von der* Schule der Gesundheit *für 3600 Pfund erworben.*

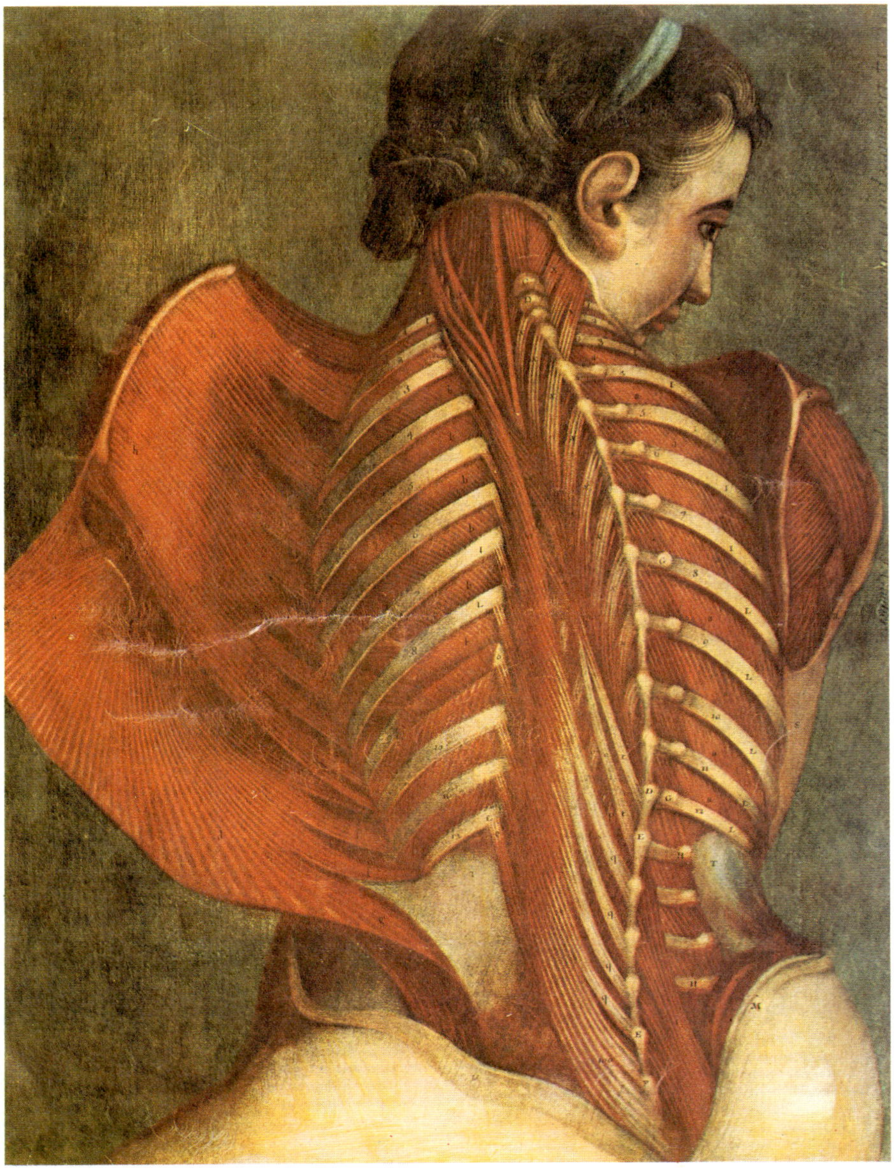

Abbildung 946
Diese sehr berühmte Bildtafel von Jacques Gautier d'Agoty heißt »der anatomische Engel«, weil die aufgedeckten Rückenmuskeln an einen Flügel erinnern. Wie Ladmiral wandte auch Gautier d'Agoty das Verfahren der Farbgravierung von Le Blon an und gab sich als dessen Erfinder aus. Er ergänzte jedoch lediglich die drei Farben, die von Le Blon benutzt wurden, durch das Schwarz, um einen reliefartigen Charakter zu erreichen. Außerdem lackierte er das fertige Bild, um die Leuchtkraft der Farben wiederherzustellen, die durch ihr Aufeinanderschichten verlorengegangen war. Es bleibt noch zu erwähnen, daß die Bildtafeln Gautier d'Agotys zu den schönsten anatomischen Illustrationen des achtzehnten Jahrhunderts gehören. J. Gautier d'Agoty, Vollständige Muskellehre in Farbe und natürlicher Größe..., *Paris 1746.*

Lage des Ganglion Gasseri, des Ganglion sphenopalatinum und des embryonalen Knorpels, der später den Unterkiefer bildet, berühmt. Die Arbeiten Reils (1759—1813) über das zentrale Nervensystem sind bekannt: Die Reilsche Furche, die Reilsche Insel, die Durchkreuzung des Lemniscus medialis, das Band dieses Lemniscus, das Dreieck von Reil usw. Wir erwähnen noch Heister (1683—1758), der die Klappen des Harnblasenkanals beschrieb.

In Großbritannien nahm die Anatomie im achtzehnten Jahrhundert durch drei schottische Anatomen einen neuen Aufschwung. Douglas (1675—1742) beschrieb die Muskelarkaden, den Douglassack und die peritonealen Falten. Monro (1733—1817) gründete eine Dynastie von Anatomen und gab dem intraventrikularen Verbindungsgang seinen Namen. Der bedeutendste von ihnen ist Hunter (1718—1793), ein Schotte, nach dem zahlreiche anatomische Gebilde benannt wurden, so zum Beispiel der Femoralkanal. Hunter schuf auch ein Modellmuseum.

Abbildung 947 (unten)
Gravierte Bildtafel aus der Anatomia humani corporis *von Godfried Bidloo. Amsterdam 1685.*

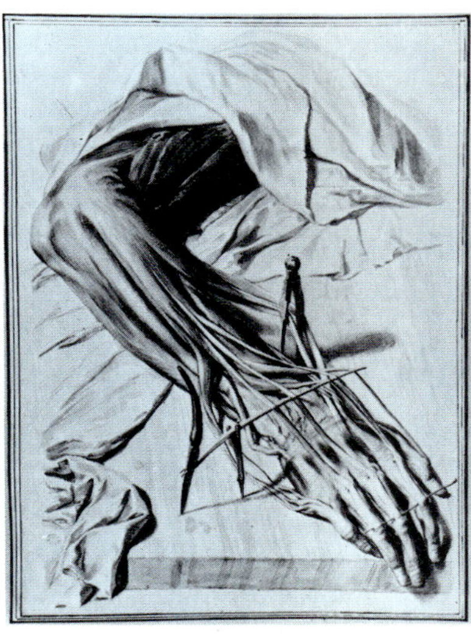

In den Niederlanden ist Ruysch (1638—1731) aus Amsterdam zu nennen. Er entwickelte ein technisches Verfahren zur Konservierung sezierter Körperteile, mit dessen Hilfe er Farbe und Geschmeidigkeit der Organe bewahrte. Ruysch führte Injektionen der Gefäße bis in ihre kleinsten Verästelungen durch — mit solcher Perfektion, daß der ganze Organismus zu einem regelrechten Schwamm von Gefäßen wurde. Als letzter sei Albinus (1697—1770) erwähnt; er konkurrierte mit Winslow in der Beschreibung der Skalenus-Muskeln.

Der Anatom Albrecht von Haller (1708—1777) war ein Kosmopolit; von Berlin ging er nach Paris, dann nach Leyden in Holland und anschließend nach Göttingen und Bern. Er überprüfte mehrere anatomische Fragestellungen. Mit unermüdlichen Fleiß schrieb er sechs Bücher, in denen er Boerhaave kommentierte. Vor allen Dingen ist er als Autor der *Elementa physiologiae corporis humani* zu nennen; auf dieses achtbändige Werk griffen alle Anatomen seiner Zeit und des folgenden Jahrhunderts gern zurück, da es sich durch eine reichhaltige Dokumentation auszeichnet; denn »bevor er das Funktionieren eines Körperteils erklärt, sagt Portal, gibt er eine umfassende Beschreibung und, um

Abbildung 948
P. Berretini de Cortone, Tabulae anatomicae, *Rom 1741. Obwohl diese Bildtafeln bereits 1618 angefertigt wurden, wurden sie erst 1741 veröffentlicht. Der Einfluß Vesals ist nicht zu übersehen. Der Künstler läßt seiner Vorstellungskraft jedoch auf Kosten anatomischer Genauigkeit freien Lauf.*

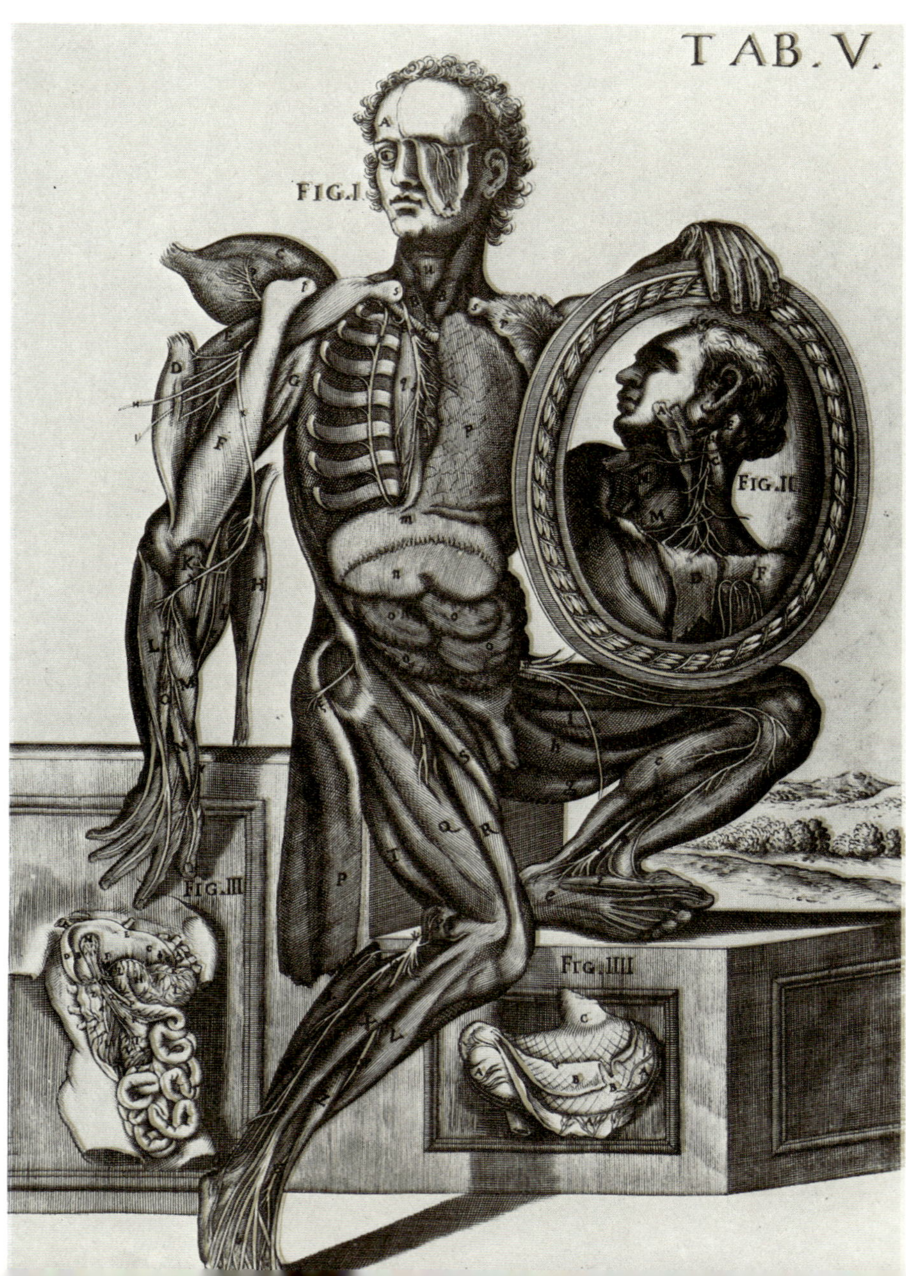

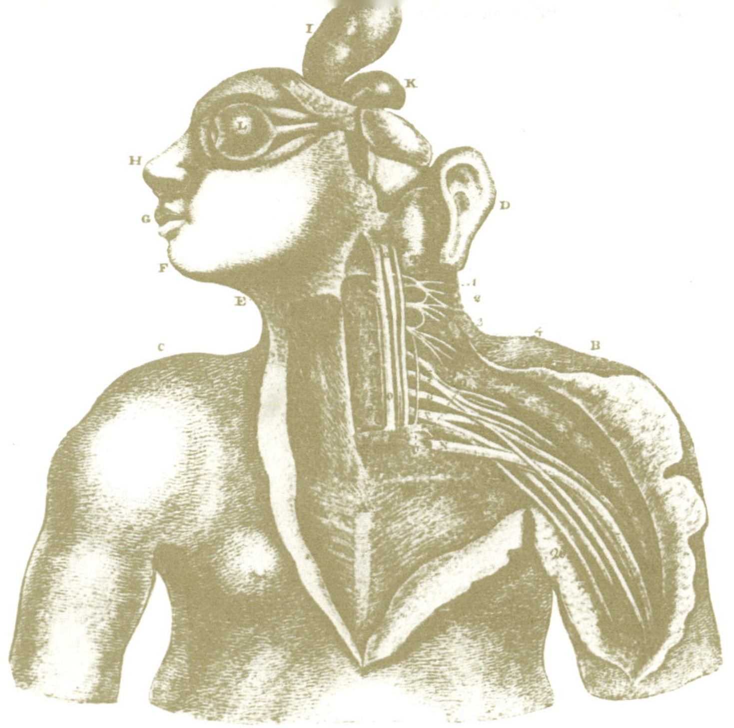

Abbildung 949
Kopf-, Hals- und Armnerven.
Monro (Alexander secundus):
Beobachtungen über Struktur und Funktionen des Nervensystems, *Edinburgh 1783.*
Monro war ein berühmter englischer Anatom und entdeckte die Verbindung zwischen den Nebenhöhlen und der dritten Gehirnkammer.

sie nützlicher und gefälliger zu gestalten, fügt er noch die Geschichte der Entdeckungen hinzu«. Die Zeit für eine von der Anatomie unabhängige Physiologie war noch nicht gekommen, wohl aber für die sinnvolle Verbindung der dargestellten Strukturen mit ihren Funktionen.

Vor Ende des Jahrhunderts trat durch die Französische Revolution und die Napoleonischen Kriege gewissermaßen ein Bruch ein; es war eine Zeit der Vorbereitung und des Wartens, eine Zeit der Stille. Während das Abendland fast ein Vierteljahrhundert lang durch Napoleon erschüttert wurde, erstand eine andere wissenschaftliche Welt. Ihr Einfluß sollte über die Grenzen Europas als klassischem Forschungszentrum hinausreichen und das anatomische Denken umformen. Das neunzehnte Jahrhundert setzte bereits vor 1800 ein.

Man würde allerdings das Erscheinungsbild der Anatomie im achtzehnten Jahrhundert verfälschen, wenn man nicht auf einige bedeutsame Grundzüge dieses Jahrhunderts hinweisen und seine Anatomen erwähnen würde. Diese überschritten sowohl die Grenzen der theoretischen Anatomie des Menschen als auch die der chirurgischen und medizinischen Anwendung der Anatomie. Sie weiteten ihre Forschungen auf die vergleichende Anatomie, die Anthropologie, die strukturelle Anatomie und von da auf die Biologie aus.

Bereits seit Aristoteles führte der Forschungsdrang zahlreiche Anatomen und Ärzte zur vergleichenden Anatomie. In Frankreich gab es schon 1626 Lehrstühle für vergleichende Anatomie im Königlichen Botanischen Garten (Jardin royal des Plantes). Dieser Name stimmte allerdings nicht mehr mit der Wirklichkeit überein, da der Jardin des Plantes einen Tiergarten beherbergte. Cureau de La Chambre, Hunauld, Winslow, Ferrein und Portal lehrten dort gleichzeitig die Anatomie des Menschen und die vergleichende Anatomie; Vicq d'Azyr war der Demonstrator von Portal. Die Unterweisung in der Anatomie des Menschen fand nicht mehr im Jardin statt, als er vom Konvent in ein Museum der Naturgeschichte umgewandelt wurde. Buffon (1707—1788) war mit seinem Assistenten Daubenton Verwalter des Königlichen Gartens gewesen, der seinem Talent manche Anregung verdankte. Die Arbeiten und Schriften Buffons haben durch ihren Stil unvergleichliches Aufsehen erregt.

Am Vorabend der Revolution zählte der Jardin Geoffrey Saint-Hilaire und J.-B. Lamarck zu seinen Mitgliedern; diese sollten der Evolutionstheorie zum Aufschwung verhelfen.

Die Entwicklung der anatomischen Konzeptionen

Das siebzehnte Jahrhundert brachte zahlreiche neue und exakte Beschreibungen der Anatomie hervor, wie beispielsweise die Beschreibung des Blut- und Lymphkreislaufs. Descartes' Konzeption des menschlichen Körpers als Maschine wurde ebenso angenommen wie die Erklärungen de Graafs und Leeuwenhoeks über den Fortpflanzungsmechanismus. Auch die theoretische mikroskopische Anatomie in diesem Jahrhundert nahm ihren Anfang. Eine Vielzahl von Ideen aus dem vorangegangenen Jahrhundert wurde weiterentwickelt. Ebenso bedeutungsvoll sind jene Vorstellungen, die in den nachfolgenden Jahrhunderten Einfluß auf die Meinungen und sogar auf die Politik ausüben sollten.

Descartes hatte durch Deduktion postuliert, daß der menschliche Geist zum großen Teil durch den Körper determiniert ist. Hingegen behauptet La Mettrie (1709—1751) in *Der Mensch als Maschine* (1748 veröffentlicht), daß das Gehirn den Gedanken absondert wie die Leber die Galle. Wenn dem so ist, sammeln sich die abgesonderten Gedanken von Generation zu Generation an und die Summe der Kenntnisse wird zunehmend größer. Der geistige Fortschritt der Menschheit läßt sich somit als Evolution des Denkens und der Menschheit abzeichnen. Es waren also zwei neue, ziemlich unerwartete Begriffe innerhalb der Naturwissenschaften herausgebildet worden: die Idee des Fortschritts und die der Evolution.

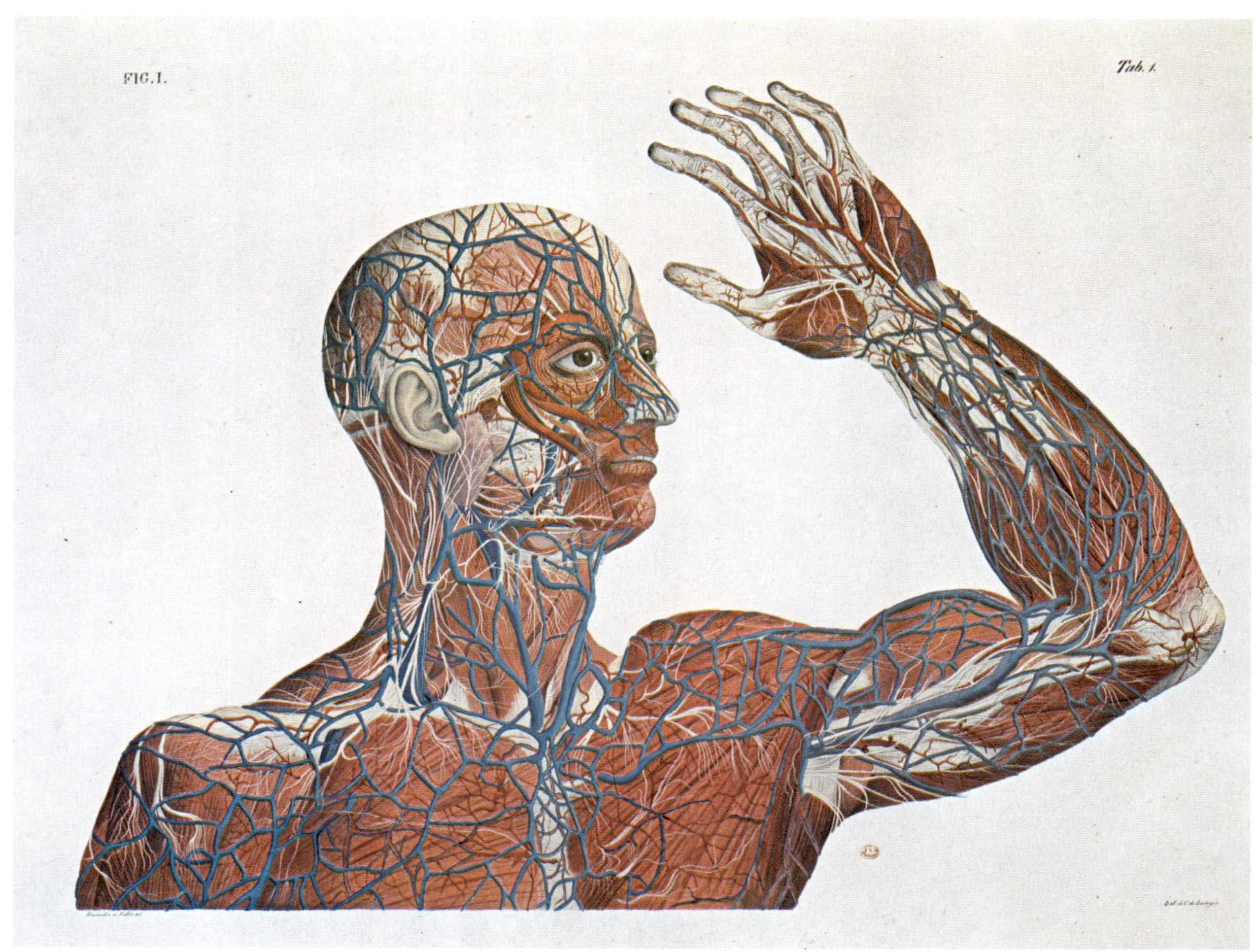

Abbildung 950
F. Antommarchi: »Anatomische Bildtafeln des menschlichen Körpers gemäß der natürlichen Größe«, *Paris 1823—1826. Diese ausgezeichneten Bildtafeln waren die ersten in der Geschichte der anatomischen Ikonographie, die nach dem neuen Verfahren der Lithographie hergestellt wurden. Sie orientieren sich an den gravierten Bildtafeln von Mascagni.*

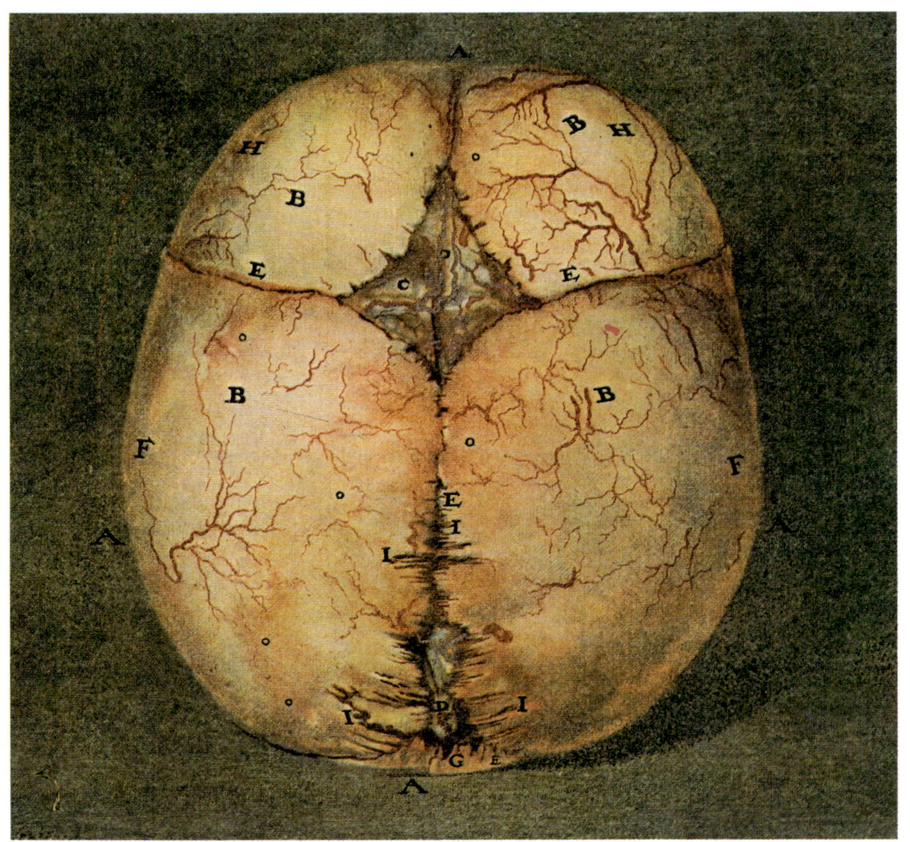

Abbildung 951
»Äußere oder konvexe Oberfläche« eines Schädels, der von F. Ruysch injiziert und präpariert wurde. Er stammt von einem acht Monate alten Fötus. Icon membranae vasculosae, *F. Ruysch, Amsterdam und Leyden 1738. Diese Abbildung ist Teil einer Serie von sechs Bildtafeln. Sie ist die erste anatomische Darstellung, die von J. Ladmiral, dem Schüler J. C. Leblons und Erfinders dieses Verfahrens, in Farbe auf Leder graviert wurde. Ladmiral fertigte nur noch eine weitere hiervon an. Die Feinheit der Farben und die Raffinesse der Ausführung sind in dieser Abbildung zu bewundern.*

J.-B. Lamarck (1757—1808) wurde als letzter der Enzyklopädisten bezeichnet. Er vertrat die Meinung, daß sich Organismus und Intelligenz der Tiere nach dem Gesetz des Fortschritts aus niederen zu höheren Formen entwickelt haben. Die Antriebskräfte von Mensch und Tier formen sich nach Lamarck durch Sinneseindrücke, die sie aus ihrem Lebensmilieu erhalten. Sie passen sich an und formen sich um. Diese Auffassung bekräftigt die Bedeutung des Milieus für die Evolution der Lebewesen. Eine andere wichtige Erkenntnis Lamarcks ist seine Theorie von der Weitergabe erworbener Eigenschaften durch Vererbung. Lamarck betrachtet das Funktionieren dieses Prozesses als Voraussetzung für die Erhaltung jener Eigenschaften, ja sogar für den Fortschritt.

Die Ideen über die Fortpflanzung entwickelten sich ebenfalls weiter: der Deutsche Wolf (1738—1794) zeigte, daß der Embryo aus einem ursprünglich einfachen und einförmigen Stoff durch fortschreitende Differenzierung komplexere und heterogenere Strukturen heranbildet. Es handelt sich also um Epigenese und nicht um Präformation, wie man noch im vorhergehenden Jahrhundert gedacht hatte, als man die Anschauung vertrat, jedes Individuum sei vorgeformt und habe vom Augenblick der Befruchtung an schon die Gestalt eines Homunculus.

Gegen Ende des Jahrhunderts differenzierte Xaver Bichat, Schüler Desaults, die Zellgewebe des menschlichen Körpers, von denen er einundzwanzig Arten isolierte. Wenn jedes Organ in der menschlichen Maschine seine eigene Funktion besitzt, haben auch die Gewebe, aus denen dieses Organ gebildet ist, ihr eigenständiges Leben. Die Bestandteile der Gewebe, die Zellen, waren allerdings noch nicht bekannt; erst das folgende Jahrhundert sollte sich dieser Aufgabe annehmen.

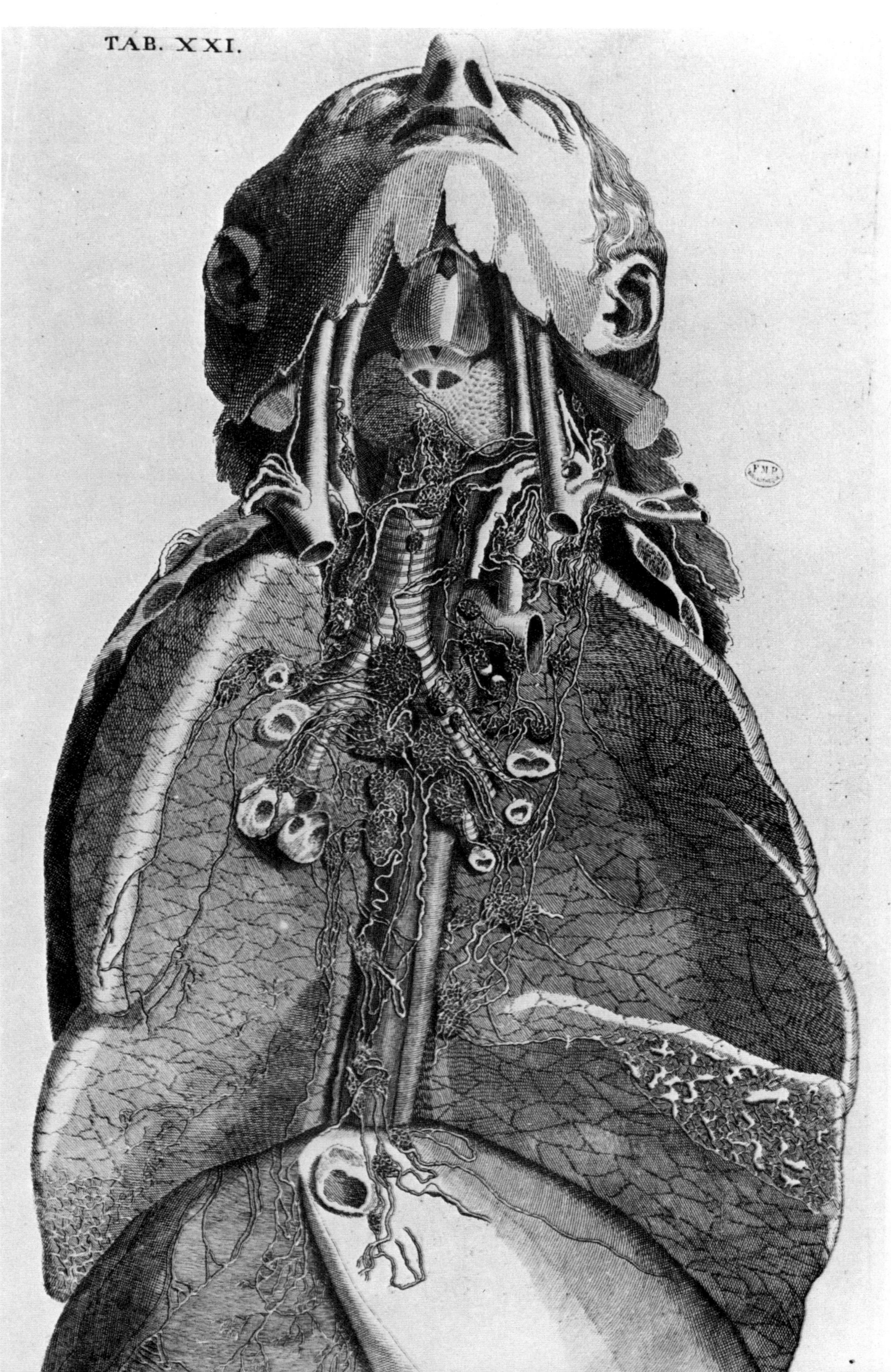
TAB. XXI.

Die Anatomie im 19. Jahrhundert

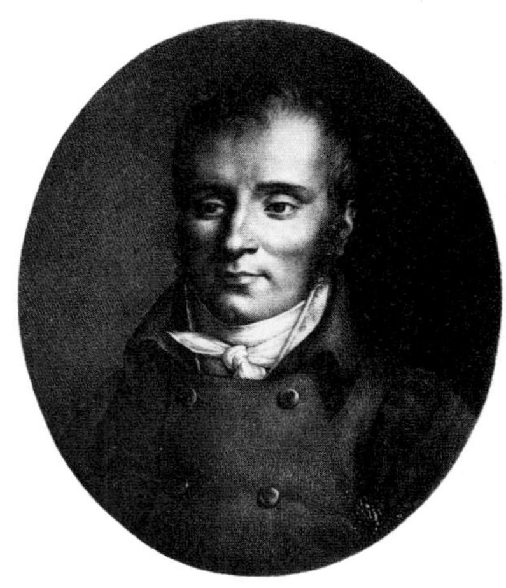

Abbildung 953
Bichat. Stich von Sudre, 19. Jh.

Das Aufblühen der großen Ideen des achtzehnten Jahrhunderts setzte jener anatomischen Forschung ein Ende, die lediglich auf die Beschreibung der Organe ausgerichtet und für das sechzehnte und siebzehnte Jahrhundert kennzeichnend war. Im Rahmen der Organbeschreibung war es letztlich eher um die Praktik der Anatomie als um reines Wissen gegangen. In Wirklichkeit begann das neunzehnte Jahrhundert bereits mit Xaver Bichat (1771—1802). Da er schon im Alter von einunddreißig Jahren starb, konnte er sein Werk nicht vollenden. Es wurde von seinen Schülern Roux und Béclard veröffentlicht. Es eröffnet den Blick auf eine neue Wissenschaft, die Wissenschaft der Gewebe. Tatsächlich bezeugen weniger die Beschreibungen »der Wangenfettkörper, der Fissura transversa cerebri oder der Ligg. sacroischiadica« das Genie Bichats (sie beweisen lediglich, daß er auch ein Anatom klassischen Typs war), sondern vielmehr seine *Abhandlung über die Membranen* und seine *Abhandlung über die Allgemeine Anatomie.* Diese Werke führten zu einer Revolution in den anatomischen Wissenschaften, ähnlich wie bei Vesal. Nach Bichat sollte man die Strukturen des menschlichen Körpers mit anderen Augen ansehen. Seine *Abhandlung über die Membranen* bahnte nicht nur der Histologie, sondern auch der modernen physiologischen Anatomie und der Physiopathologie den Weg.

Im Dienste der Physiologie

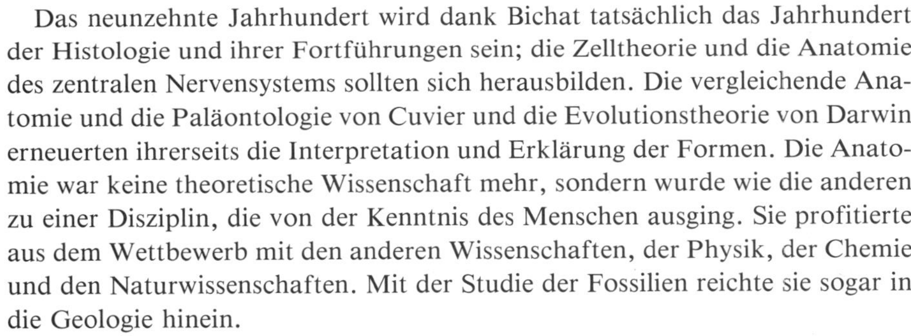

Das neunzehnte Jahrhundert wird dank Bichat tatsächlich das Jahrhundert der Histologie und ihrer Fortführungen sein; die Zelltheorie und die Anatomie des zentralen Nervensystems sollten sich herausbilden. Die vergleichende Anatomie und die Paläontologie von Cuvier und die Evolutionstheorie von Darwin erneuerten ihrerseits die Interpretation und Erklärung der Formen. Die Anatomie war keine theoretische Wissenschaft mehr, sondern wurde wie die anderen zu einer Disziplin, die von der Kenntnis des Menschen ausging. Sie profitierte aus dem Wettbewerb mit den anderen Wissenschaften, der Physik, der Chemie und den Naturwissenschaften. Mit der Studie der Fossilien reichte sie sogar in die Geologie hinein.

Abbildung 952 (gegenüber)
Darstellung des Lymphsystems und des Lungenbereichs. P. Mascagni, Vasorum lymphaticorum historia et iconographia, *Siena 1787. Diese großartige Abhandlung Mascagnis über das anatomische Studium der Lymphgefäße ist sowohl vom wissenschaftlichen als auch vom künstlerischen Standpunkt her epochemachend.*

In der Zeit nach der Französischen Revolution von 1789 gab es vorübergehend keine Fakultäten mehr. Professoren und Schüler kamen in Paris in der Ecole pratique zusammen. Wie in den Anfängen der Schule von Salerno instruierten sie sich gegenseitig, nicht mit Kommentaren aus Büchern, sondern mit Hilfe dessen, was sie in den Sektionshallen vorgefunden hatten. Auf diese Weise vollzog sich die Gründung der anatomischen Gesellschaft von Paris durch Laennec, Dupuytren und Cruveilhier im Jahre 1803. Sie ist heute die älteste anatomische Gesellschaft der Welt. Die Entdeckungen der normalen Anatomie waren weniger zahlreich als die der Veränderungen der Organe und Gewebe. Cruveilhier (1791—1874) war von 1825 bis 1835 Professor der Anatomie. Mit Hilfe von Dokumentensammlungen zur Anatomie der Organ- und Gewebsveränderungen führte er die Lehre der pathologischen Anatomie in Frankreich ein.

Die topographische Anatomie

Bedeutet dies nun, daß die Sektion des menschlichen Körpers diesen Anatomen außerhalb der Pathologie keine neuen Erkenntnisse mehr brachte? Vor allem französische Chirurgen suchten, je nach Neigung und Temperament, Anwendungsbereiche der Anatomie für die chirurgische Praxis. Sie erkannten, daß nicht mehr die systematische theoretische Anatomie von Nutzen war, son-

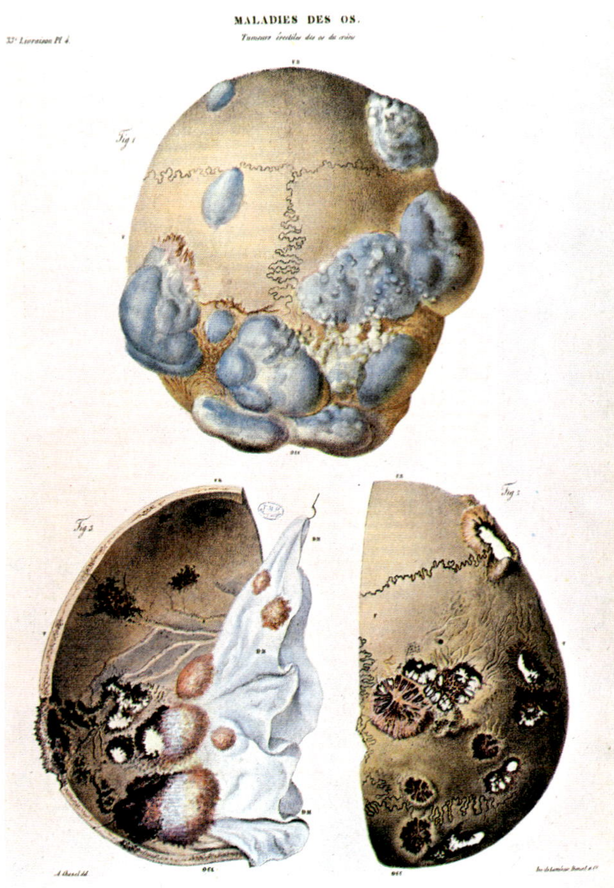

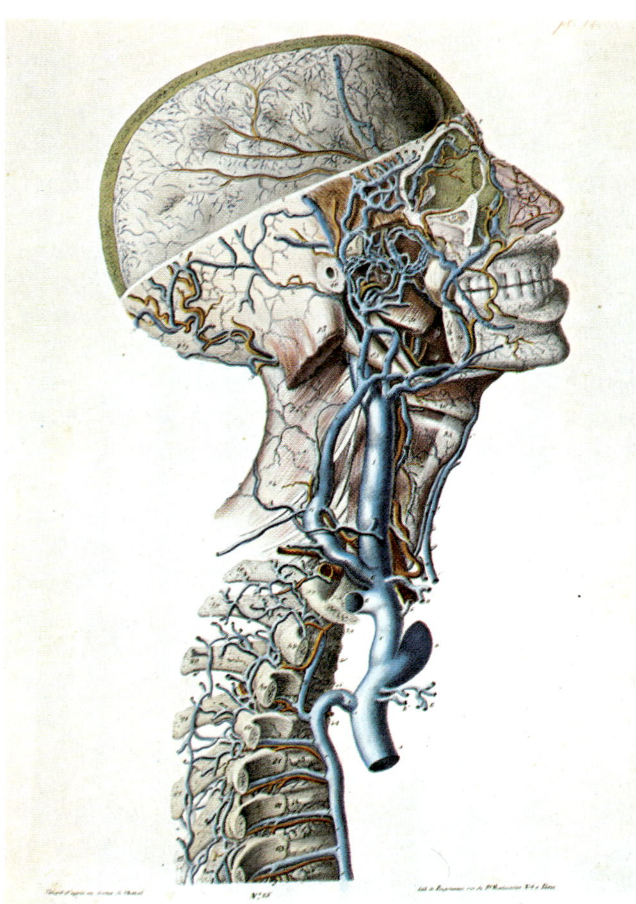

Abbildung 954 (oben links) Hervortretende Tumore der Schädelknochen. J. Cruveilhier, Pathologische Anatomie des menschlichen Körpers . . ., *Paris 1828—1842. Dieses großartige Werk, das mehr als 200 lithographische Abbildungen enthält, ist eines der schönsten Exemplare der medizinischen Ikonographie des neunzehnten Jahrhunderts. Es zeugt vom Triumph der pathologischen Anatomie, die die medizinische Hauptdisziplin der Jahrhundertmitte war.*

Abbildung 955 (oben rechts) Darstellung des tiefliegenden Venengeflechts des Hinterkopfes, des Halses und des Rückens. G. Breschet, Anatomische, physiologische und pathologische Forschungen zum Venensystem, *Paris 1829. Wir verdanken Breschet völlig neue Forschungen zur Phlebitis (Venenentzündung; der Begriff stammt von ihm), zu den Venen des Rückgrates und des Schädels.*

dern die Anatomie der menschlichen Körperregionen, die weniger spekulativ und ihrer täglichen Arbeit angemessener war. Jede Körperregion wurde noch einmal in sekundäre Regionen unterteilt. Der obere Körperbereich besteht demnach aus zwölf Regionen; jede gilt als Einheit, deren Teile in ihren wechselseitigen Beziehungen gesehen werden. Durch die bildhaften Benennungen der topographischen Anatomie kann sich der Chirurg besser orientieren; er braucht keine minutiöse Sektion vorzunehmen, die am lebenden Menschen ohne Anästhesie unmöglich wäre. Die Kriege haben die Notwendigkeit schnellen Vorgehens bei einer Amputation gezeigt. Man muß wissen, wo die Gefäße zu unterbinden und wo sie im Gelenk abzutrennen sind; man muß die Spalten kennen, an denen das Messer entlang zu führen ist. Die Fissuren, die Kanäle, die Membranen und die Falten trennen die Regionen voneinander. Jede Region hat ihre Wandungen, ihren Inhalt, ihre Gefäße und ist von Nerven durchzogen. Auf diesem Gebiet machten sich Béclard (1785—1825), Schüler Bichats, Dupuytren (1777—1835), Denonvilliers (1808—1872), Tillaux und Faraboeuf (1886—1910) einen Namen. Sie folgten Ambroise Paré und Desault (1738 bis 1795) damit nach.

Andere Anatomen widmeten sich allerdings weiterhin der systematischen anatomischen Forschung: Breschet (1784—1845), Cruveilhier (1791—1874) und Bourgery (1797—1849), Autor eines von Jacob illustrierten Atlas (man sagt übrigens »der Bourgery und Jacob«); die beiden Ausgaben von 1830 und 1844 stellen wegen ihrer schönen und naturgetreuen Lithographien das bemerkenswerteste Werk der Anatomie des Jahrhunderts dar.

Besondere Erwähnung gebührt Sappey (1810—1890), dem Autor einer besonders guten Abhandlung der Anatomie. Diese Abhandlung fasziniert den

Leser auch heute noch durch ihre Darstellungen der allgemeinen Anatomie und die Breite und Tiefe des Wissens sowohl über die Organe als auch über die Gewebe. Vor allem seine Forschungen über die systematisch mit Quecksilber injizierten Lymphgefäße rechtfertigen seinen Ruhm. Sappey studierte ihren Verlauf in allen Geweben und Organen des Menschen und zahlreicher Tiere. Diese Arbeiten der Lymphologie sollten in Paris von Paul Poirier fortgeführt werden; er bediente sich der bequemeren Techniken von Gerota und von Cuneo, eines seiner Schüler, und zuletzt von Henri Rouvière (1876—1952). Seine *Anatomie der Lymphgefäße des Menschen,* die 1932 erschien, wurde die klassische Abhandlung, auf die man in allen Ländern zurückgreift. So setzt, von Sappey bis Rouvière, die Pariser Schule der Lymphologie heute das vor einem Jahrhundert begonnene Werk fort. Poirier (1853—1907) veröffentlichte zusammen mit Nicolas und Charpy eine Abhandlung der Anatomie des Menschen. Sie zeichnet sich durch einen klaren und verständlichen Stil aus und ist mit einer so reichhaltigen Dokumentation versehen, daß sie noch immer das wesentliche Nachschlagewerk darstellt. Testut aus Lyon (1849—1925) schrieb zusammen mit Latarjet eine Abhandlung, die eine internationale Leserschaft fand. Wir werden diesem französischen Anatomen im zwanzigsten Jahrhundert wieder begegnen.

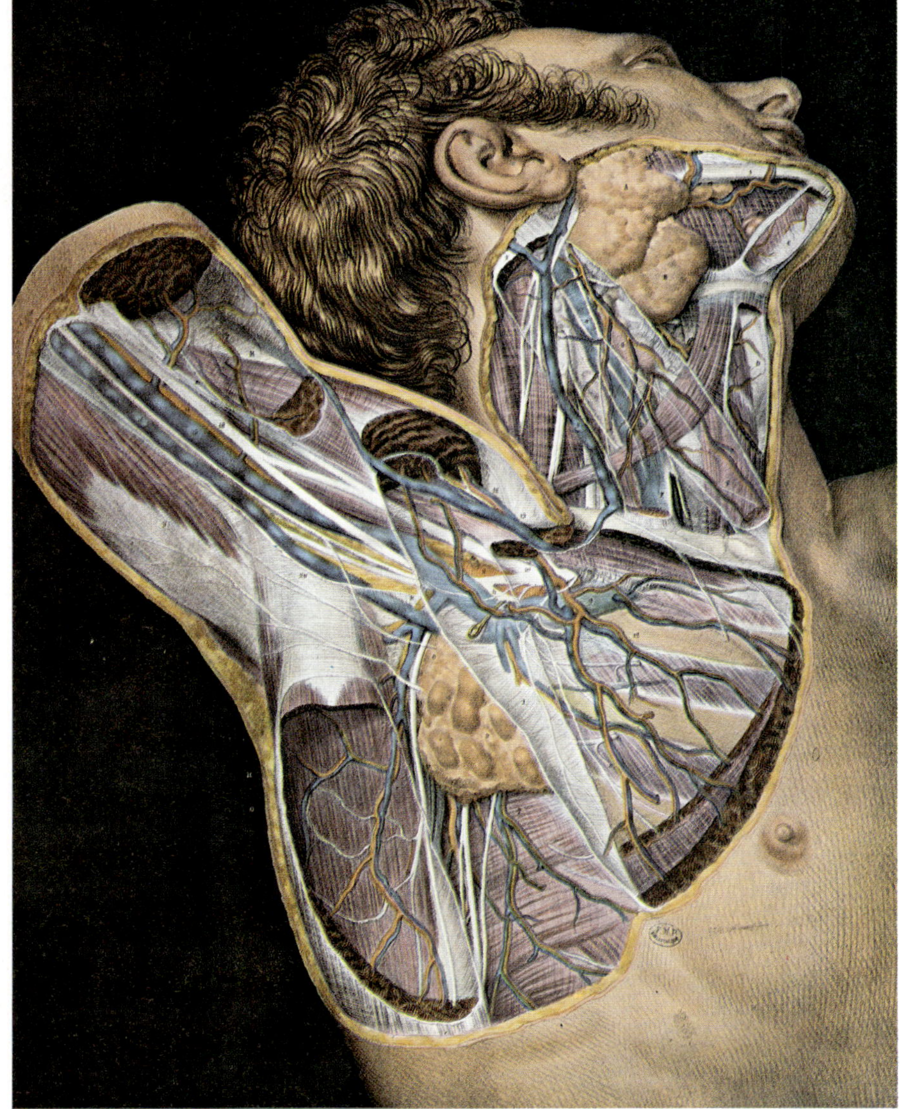

Abbildung 956
»Lage der Muskeln, der Sehnenhäute, der Gefäße und Nerven des Halses und der Achselhöhle«. J. B. M. Bourgery und Claude Bernard, Vollständige Abhandlung der Anatomie des Menschen, *Paris 1866—1867, Band VI. Sie stellt die schönste Abhandlung der Anatomie des neunzehnten Jahrhunderts dar. Die Bildtafel entstammt der zweiten Ausgabe dieses berühmten Werkes.*

Abbildung 957
Originalzeichnung von N. H. Jacob für die Vollständige Abhandlung der Anatomie des Menschen. *Sie zeigt den Verlauf des rechten Hirnnervs.*

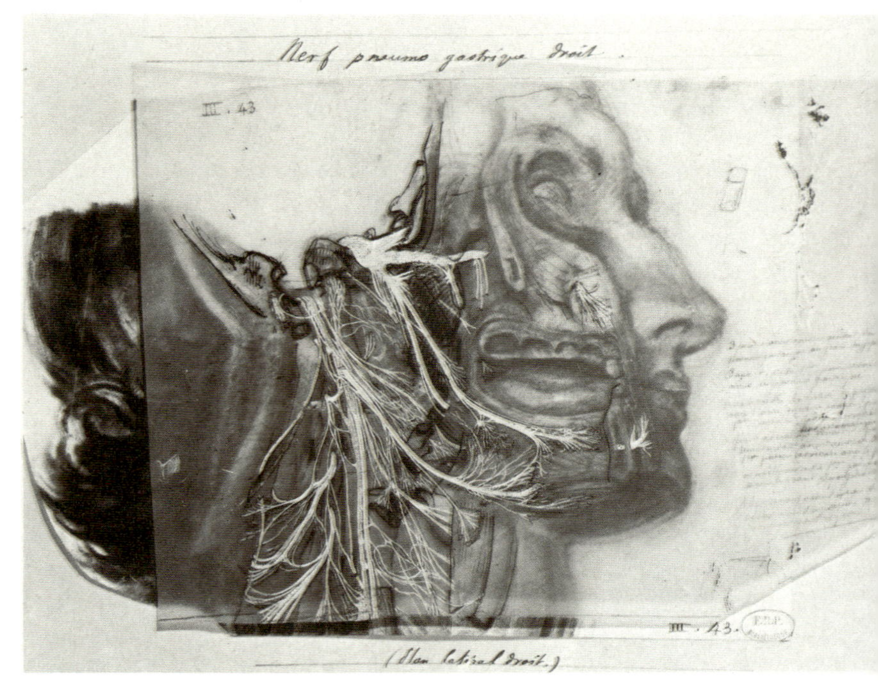

Abbildung 958 (unten links)
Bildtafel, die die Nerven der Eingeweide, des Brustkorbs und des Unterleibs darstellt.
Ch. Bell, Eine Serie von Stichen zur Veranschaulichung des Nervenverlaufs, *London 1803.*

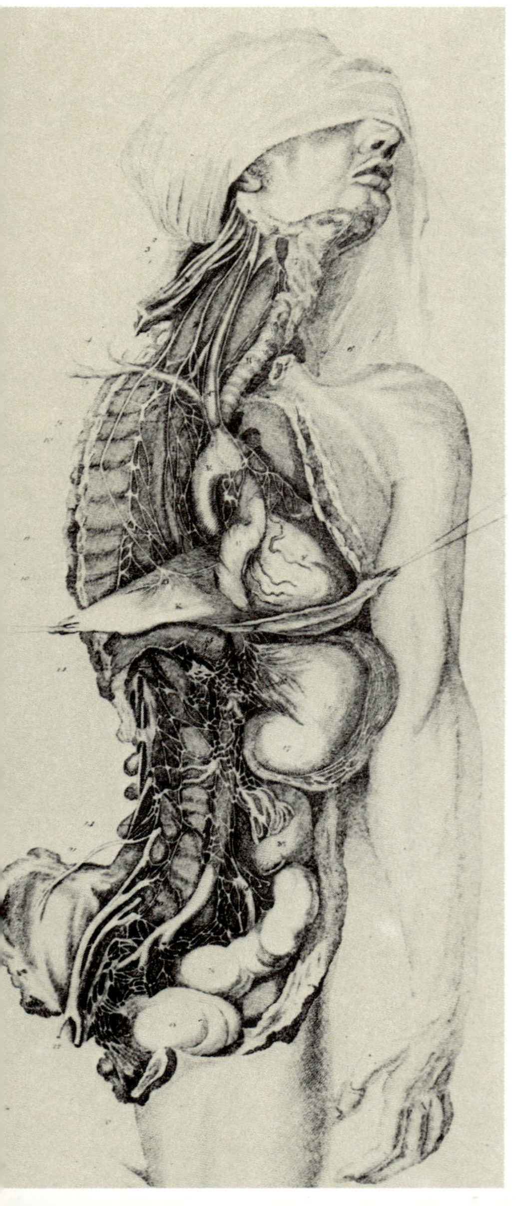

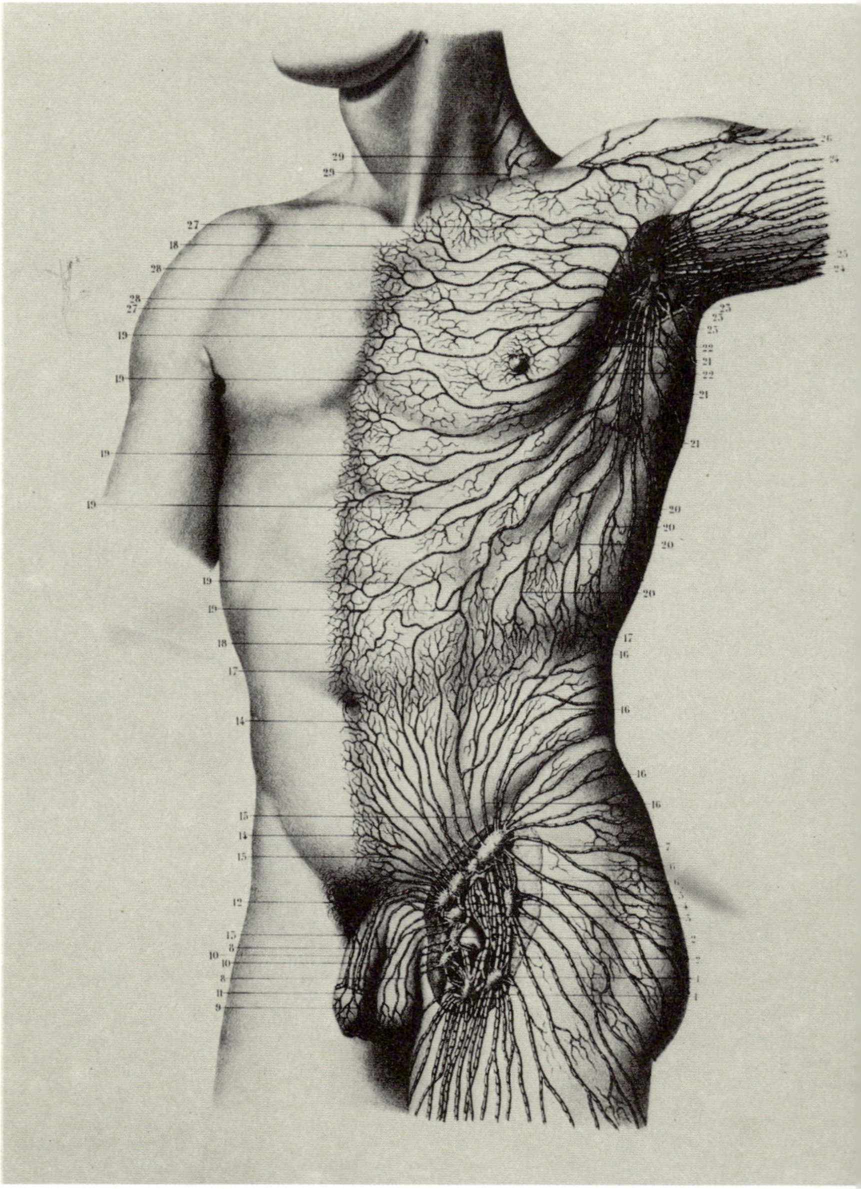

In Europa

Vier namhafte deutsche Anatomen seien hier erwähnt. Henle (1809—1885) ist der bedeutendste: Seine *Theoretische Anatomie* wurde häufig kopiert. Man bezieht sich oft auf die Arbeiten des Biomechanikers von Henke (1834—1896). Wilhelm Hiss (1831—1904) wurde durch seine Arbeiten zur Embryologie des Menschen berühmt und seine Anschauungsmodelle finden sich in allen Laboren. Der Abhandlung Gegenbaurs (1806—1903) über die vergleichende Anatomie kommt nur das Werk *Morphologie der Wirbeltiere* von Vialleton (1861 bis 1930) gleich. Es wurde in unserer Zeit von der Abhandlung über die Zoologie von P.-P. Grassé übertroffen.

Abgesehen von Scarpa, der eher ein Mann des achtzehnten als des neunzehnten Jahrhunderts war, tauchen die Namen der meisten Anatomen in einer recht beeindruckenden Liste von Neuro-Anatomen auf. Wir haben bereits Rolando angeführt, der 1830 starb. Es sind auch noch Corti (1822—1876), Pacici (1812 bis 1853), Giacomini (1840—1880), Calori (1807—1896) und vor allem Golgi (1843—1926) zu nennen. Wir werden auf sie zurückkommen, wenn wir die Entwicklung des anatomischen Gebietes ins Auge fassen, das sie begründet haben.

Das achtzehnte Jahrhundert hatte das Entstehen einer schottischen und englischen Schule der Anatomie erlebt. Das neunzehnte Jahrhundert brachte Quain (1795—1852) und insbesondere J. D. Cunningham hervor, die bemerkenswerte Abhandlungen schrieben. Bald sollte sich die englische Anatomie jedoch im Zuge darwinistischer Theorien zum Studium neuro-anatomischer Probleme hin entwickeln, der Primatologie und der Entstehung des Menschen.

Wir werden noch ausführlich auf die Stellung der Neuro-Anatomie eingehen müssen, wenn wir ihre Entwicklung im zwanzigsten Jahrhundert behandeln. Doch nun können wir die Entwicklung der Vorstellungen über das Gehirn nicht mehr unerwähnt lassen. Schon jetzt sind die Namen Gall (1758—1828), Broca (1824—1888), Leuret (1797—1851) und Gratiolet (1815—1865) anzuführen; sie eröffneten das Feld für ein echtes Fachgebiet im Zentrum der Anatomie. Dank ihnen sollte das Ablesen des Gehirns erleichtert werden, da sie Spalten und Gyri definierten. Wir haben inzwischen die hippokratische Vorstellung über das Gehirn — »ein erquickender Ort für die belebten Geister« — überwunden.

Die Beziehung zu den anderen Disziplinen

Die Anatomie schöpft zweifellos aus den zunehmenden Kenntnissen in den Bereichen der Wissenschaften des Lebens, die dazu tendieren, sich eigenständig zu entwickeln. Die Biologie, die Embryologie und die vergleichende Anatomie können lediglich dazu beisteuern, den menschlichen Organismus besser zu verstehen; die funktionelle Anatomie profitiert von den Arbeiten der anatomischen Physiologie und begünstigt Forschungen der experimentellen Chirurgie. Vergessen wir nicht, daß der ständige Austausch zwischen den verschiedenen Disziplinen der Biologie und der Anatomie des Menschen von Nutzen wäre. Ebenso könnten uns Werk und Denken der Pioniere und Erbauer des neunzehnten Jahrhunderts, die keine starren Grenzen kannten, ohne Schwierigkeiten in den Bereich der zeitgenössischen Anatomie führen.

Die Wissenschaftler des neunzehnten Jahrhunderts waren tatsächlich keine engstirnigen Spezialisten: der Botaniker Lamarck hatte sich mit Insekten beschäftigt, bevor er seine Evolutionstheorie begründete; von ihm stammt auch der im Jahre 1802 geprägte Begriff »Biologie«; von einer Wissenschaft konnte man damals aber noch nicht sprechen. Bichat veröffentlichte 1800 seine physiologischen Forschungen über Leben und Tod, 1801 seine *Allgemeine Anato-*

Abbildung 959 (gegenüber rechts) Lymphgefäße der vorderen und hinteren Wandung des Rumpfes, mit den Ganglien der Leistenbeuge und der Achselhöhle. Ph. Sappey, Beschreibung und Ikonographie der Lymphgefäße..., *Paris 1885.*

mie und 1802 seine *Theoretische Anatomie.* Antoine Portal war Professor im Naturwissenschaftlichen Museum von Paris, bevor er 1820 die Medizinische Akademie gründete. Er schrieb eine Geschichte der Anatomie, die noch immer zitiert wird. Cuvier hatte einen Lehrstuhl für Physiologie im Naturwissenschaftlichen Museum inne. Der Physiologe Flourens wurde zunächst auf einen Lehrstuhl für Anatomie berufen.

In einer Geschichte der Anatomie des Menschen können wir nur auf ihre wichtigsten Beziehungen zu den anderen morphologischen Disziplinen hinweisen. Tatsächlich dürfen wir bestimmte große Entdeckungen nicht verschweigen, die in anderen Bänden dieser *Geschichte der Medizin* abgehandelt werden, wegen ihrer Auswirkung auf die Anatomie des Menschen und der Bedeutung, die sie für das Verständnis dieser Wissenschaft einnehmen. Bichat hatte der Histologie den Weg gebahnt, indem er Techniken anwandte, die der Anatomie angehören (Austrocknung, Verwesung, Auslaugung, Abkochen, Experimentieren); mit ihrer Hilfe gelang es ihm, Gewebe zu isolieren, »Einzelmechanismen eines Gesamtmechanismus«; ohne Mikroskop konnte er jedoch nicht viel weiter kommen. Leeuwenhoek und Malpighi hatten sich allerdings schon vor ihm dieses unerläßlichen und wunderbaren Instruments bedient. Die Botaniker und später auch die Zoologen des neunzehnten Jahrhunderts sollten mit Hilfe des Mikroskops die Gewebeelemente, die Zellen und ihre Bestandteile differenzieren. Koellicker (1817—1905) und Schwann (1810—1902) verallgemeinerten die Vorstellung, und Virchow (1821—1902) rief aus: »*Omnis cellulae e cellula*«. Die Histologie und die Cytologie sollten nun ihren Forschungsbereich auf sämtliche Strukturen der lebenden Welt ausdehnen. Aus der Cytologie ging die Entdeckung der Chromosomen durch Flemming (1843—1905) und Van Bene-

Abbildung 960
Eine Vorlesung der Anatomie im 19. Jh. Stich, etwa 1826.

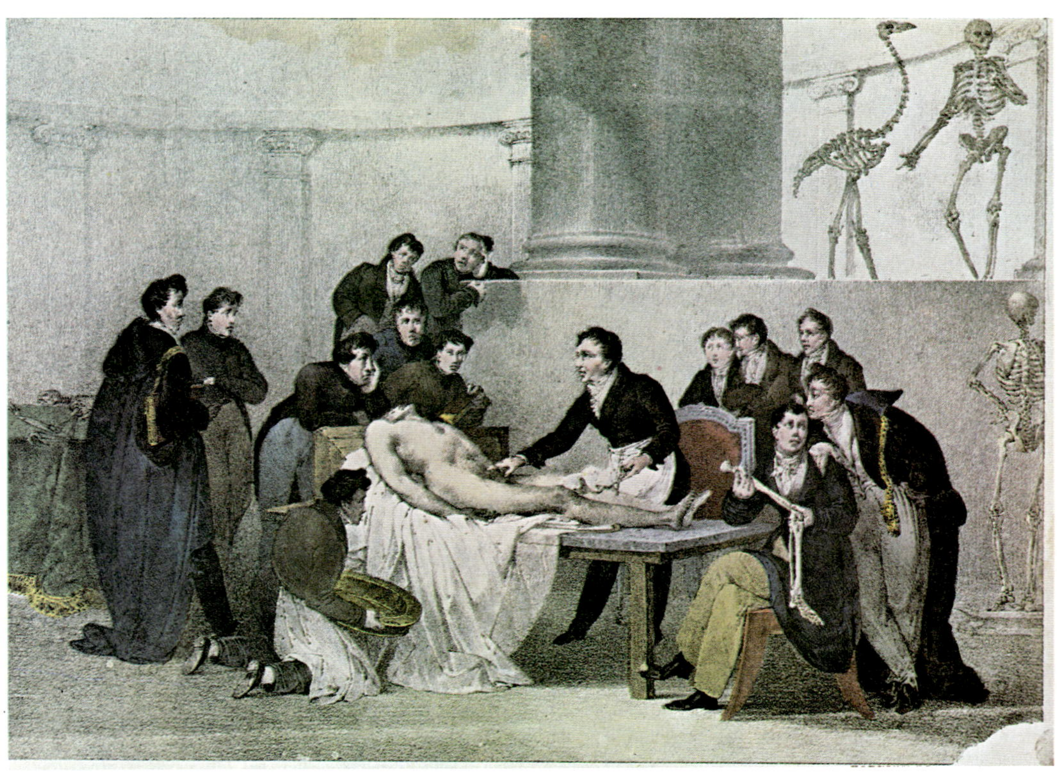

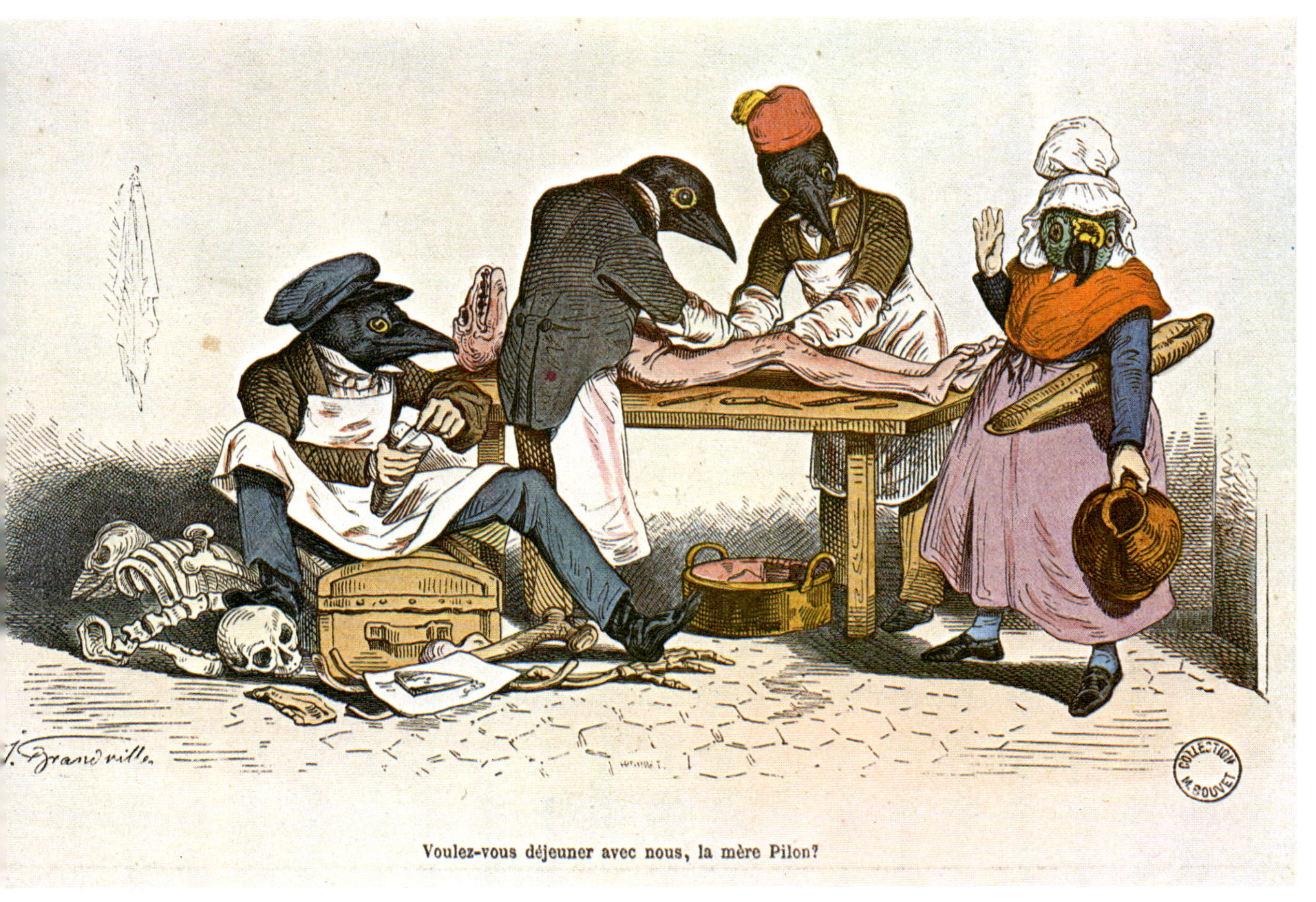
J. Grandville
COLLECTION M. BOUVET
Voulez-vous déjeuner avec nous, la mère Pilon?

Abbildung 961
Karikatur von Granville, 19. Jh.

den (1846—1910) hervor; jene erwiesen sich als Stützen konstitutioneller und erblicher Eigenschaften jeder Tierart und der Geschlechtsmerkmale.

Die Embryologie nahm ihren Ausgang: von Baer (1792—1876) bestätigte die tatsächliche Rolle des Eierstocks, seine Befruchtung durch das Spermatozoid und die Entwicklung des Eis. Er formulierte die Gesetze der Aufeinanderfolge der Entwicklungsstadien; hierbei handelt es sich zunächst um allgemeine Stadien, dann um die vielfältige Ausbildung der Formen. Haeckel (1834—1919) modifizierte die Bedeutung dieser Gesetze, indem er nicht ohne Dogmatismus behauptete, daß »die Ontogenese eine verkürzte Rekapitulation der Phylogenese darstelle«; in den von Baer verfaßten Abhandlungen war diese Idee nicht enthalten. Der Erfolg der Haeckelschen Formel war beträchtlich, da sie die Bestätigung der Embryologie in die Evolutionstheorie einzubringen schien. Weniger dogmatisch lieferten die theoretische, die kausale und die experimentelle Embryologie und die Lehre von den Mißbildungen und Mißgeburten, die von Geoffrey Saint-Hilaire (1805—1861) begründet worden war, der Organentstehung ihre wissenschaftlichen Grundlagen. Diese Studien sollten im zwanzigsten Jahrhundert von Etienne Wolf und Antoine Giroud fortgeführt werden. So setzten sich die Anatomen ständig mit der Organentstehung auseinander und trugen zu ihrem Fortschritt bei, indem sie Zusammenhänge, Abwandlungen, Verbindungen zwischen Organen und Systemen klarer zu erkennen vermochten. Wir wir noch sehen, werden diese durch Angaben der vergleichenden Anatomie erhellt.

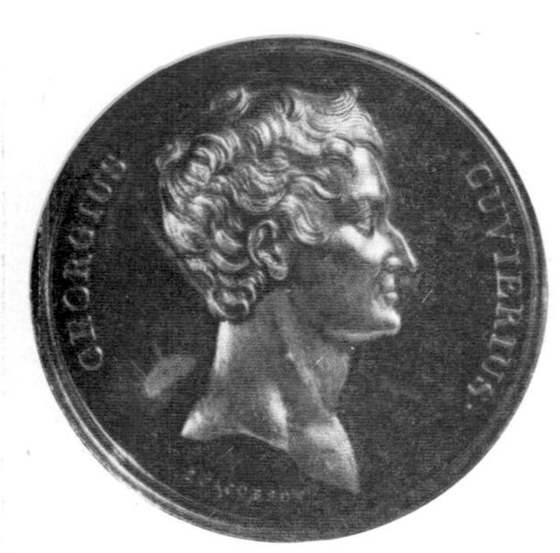

Abbildung 962
George Cuvier, Münze von Jacobsen.

Seit dem achtzehnten Jahrhundert zeigten die Anatomen des Menschen immer ein besonderes Interesse für die beiden Disziplinen Organogenese und vergleichende Anatomie. Sie erlaubten eine zutreffendere Interpretation der Organisationsprinzipien des menschlichen Körpers, sowohl auf funktioneller Ebene als auch im Bereich der wissenschaftlichen Philosophie. Die Evolutionstheorie der tierischen Formen, die Stellung und der Ursprung des Menschen unter den Primaten sind nicht nur spekulative Ansichten; sie gestatten eine oft befriedigende Interpretation anatomischer Variationen. Auch hier können wir nur die Ideengeschichte über die Kenntnisse der Anatomie des Menschen zusammenfassen.

Die Abhandlung *Die Körperteile der Tiere* von Aristoteles hatte den Grundstein für eine vergleichende Anatomie der Organe gelegt: Daubenton (1716 bis 1800), Mitarbeiter Buffons im Jardin du roi, hatte die Nützlichkeit der Vergleiche von tierischen Formen aufgezeigt. Vicq d'Azyr (1748—1794) begründete nicht nur vorbehaltlos ihren Nutzen, sondern sogar ihre Notwendigkeit. Doch erst Cuvier (1773—1836) formulierte das eindeutige Naturgesetz. Allerdings blieben die organischen Zusammenhänge noch nachzuweisen.

Nach Cuvier stellt der Körper eine funktionelle Organisation dar, die zwangsläufig eine Ausgewogenheit der Körperteile zur Folge hat. Jegliche Zerstörung dieser natürlichen Harmonie führt unweigerlich zur Zerstörung jeder funktionellen Wechselbeziehung zwischen den Körperteilen und daher zur Vernichtung aller Lebensgrundlagen. Cuvier betont dieses Prinzip in seinen *Vorlesungen der vergleichenden Anatomie.* Die Entdeckung der Knochenreste von Fossilien und dank ihrer die Rekonstruktion vollständiger Organismen erbringen die Bestätigung dafür, daß das Prinzip der Entsprechungen der Formen zutrifft. Die Paläontologie der Tiere hat hier ihre entscheidenden Grundlagen und begründet den Ruhm Cuviers. Dieser steht allerdings im Gegensatz zum Vater Isidores, Etienne Geoffroy Saint-Hilaire (1772—1844), der sich mit seinen Vorstellungen von den Verbindungen der Strukturen und der Einheit ihres Organisationsplans gegen die Idee von den Entsprechungen funktioneller Strukturen äußert. Es handelt sich um zwei Konzeptionen, in Wahrheit um zwei Sehweisen, die einander gegenüberstehen: die Anatomie der Funktionen und die Anatomie der Organisation.

Wie wir gerade festgestellt haben, liegen die Organe für Cuvier nicht nebeneinander, sondern sie wirken in einer gemeinsamen Aktion zusammen; die Natur ist rationell und daher funktionell. Wir finden hier den Leitfaden des Cartesianischen Denkens wieder, allerdings in der wissenschaftlichen Sprache des neunzehnten Jahrhunderts formuliert. Nach Meinung Geoffroy Saint-Hilaires veranschaulichen die Beziehungen zwischen den Organen nur die Analogien des Gesamtplans. Wie es J. Piveteau ausgezeichnet formuliert, »verleiht Cuviers Prinzip der Korrelationen selbst dem Tier Einheit und Harmonie; Geoffroy Saint-Hilaires Prinzip der Verbindungen verleiht der Folge der Tiere Einheit und Harmonie«. Tatsächlich ergänzen diese Doktrinen einander und paradoxerweise sind sie durch ihre Nähe getrennt.

Die Ideen der beiden französischen Anatomen sollten in Deutschland und England einen beträchtlichen Widerhall finden. Ab 1800 hatten sie entscheidenden Anteil an der Ausarbeitung der vertebralen Theorie des Schädels, dann zu der des Archetyps, die von Oken (1779—1851), Goethe (1749—1832) und vor allem Owen (1804—1892) formuliert wurde. Die Theorie des Archetyps führte zu der Vorstellung der Homologie der Strukturen. Sie schlossen sich an die vorhergehenden Vorstellungen der Korrelationen und der Analogien an: die analogen Organe haben die gleiche Funktion, während die homologen Organe verschiedene Formen und Funktionen haben können. Diese Organisationsprinzipien der Wirbeltiere sollten ihren Niederschlag finden sowohl in den Grundlagen der vergleichenden Anatomie als auch in der Entwicklungslehre von Lamarck und im Darwinismus. Mit diesen beiden Theorien läßt sich der Abwechslungsreichtum der tierischen Formen und ihre Verschiedenartigkeit erklären. Die Probleme der Evolution zeigten einen besonders günstigen Einfluß auf die Leitgedanken der Anatomen über den menschlichen Körper, als Tornal (1805—1872) 1827 in Bize, dann Bouchet de Perthes (1788—1868) 1841 in Abbeville und der Neandertaler im Jahre 1856 Aufschlüsse über das paläontologische Alter des Menschen lieferten.

Wenn man sich mit menschlichen oder tierischen Formen befaßt, so scheint es auch, daß jede von ihnen eine eigene Sprache besitzt: sie erklärt ihre Funktionen, ihre Gesetzmäßigkeiten und ebenso ihre Geschichte.

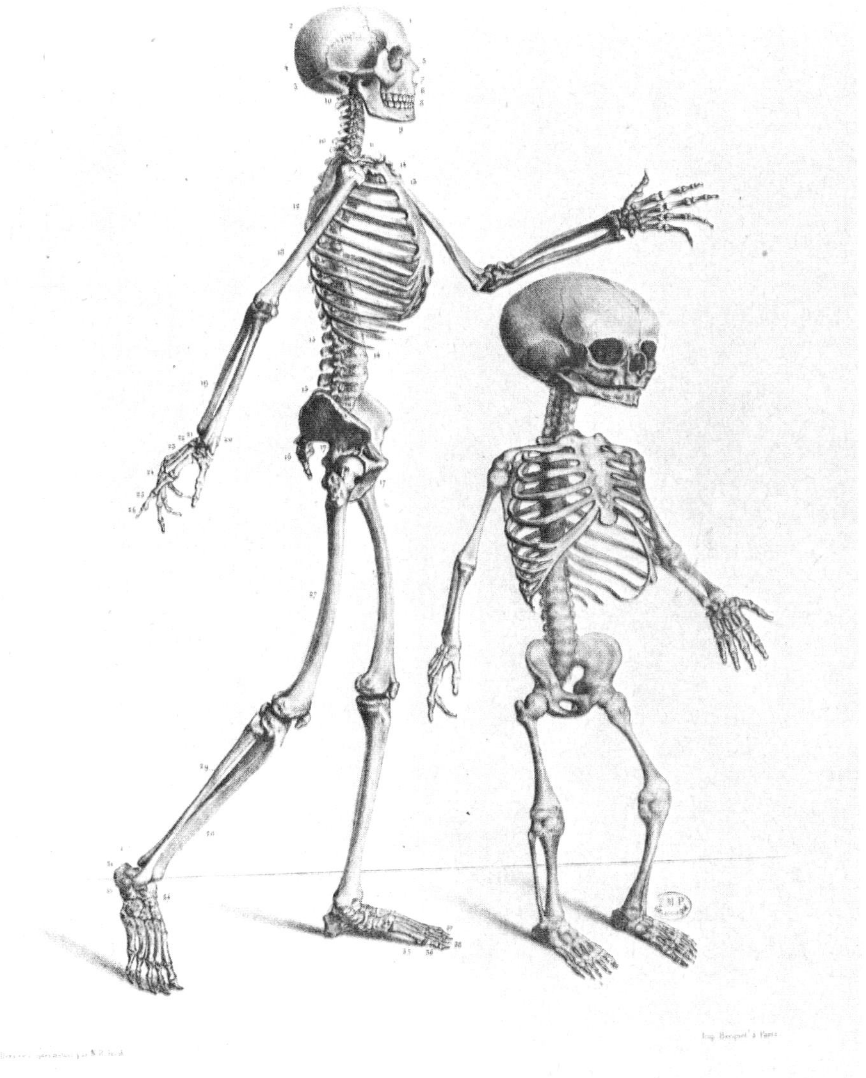

Abbildung 963
»Seitenansicht des Skeletts eines Erwachsenen. Dreiseitige Ansicht des Skeletts eines Fötus (Drittel der natürlichen Größe)«. J. B. M. Bourgery und Claude Bernard, Vollständige Abhandlung der Anatomie des Menschen, *Paris 1866—1867, Band I. Die gedruckten farbigen Bildtafeln dieser zweiten Ausgabe sind nach dem Verfahren der Farblithographie hergestellt.*

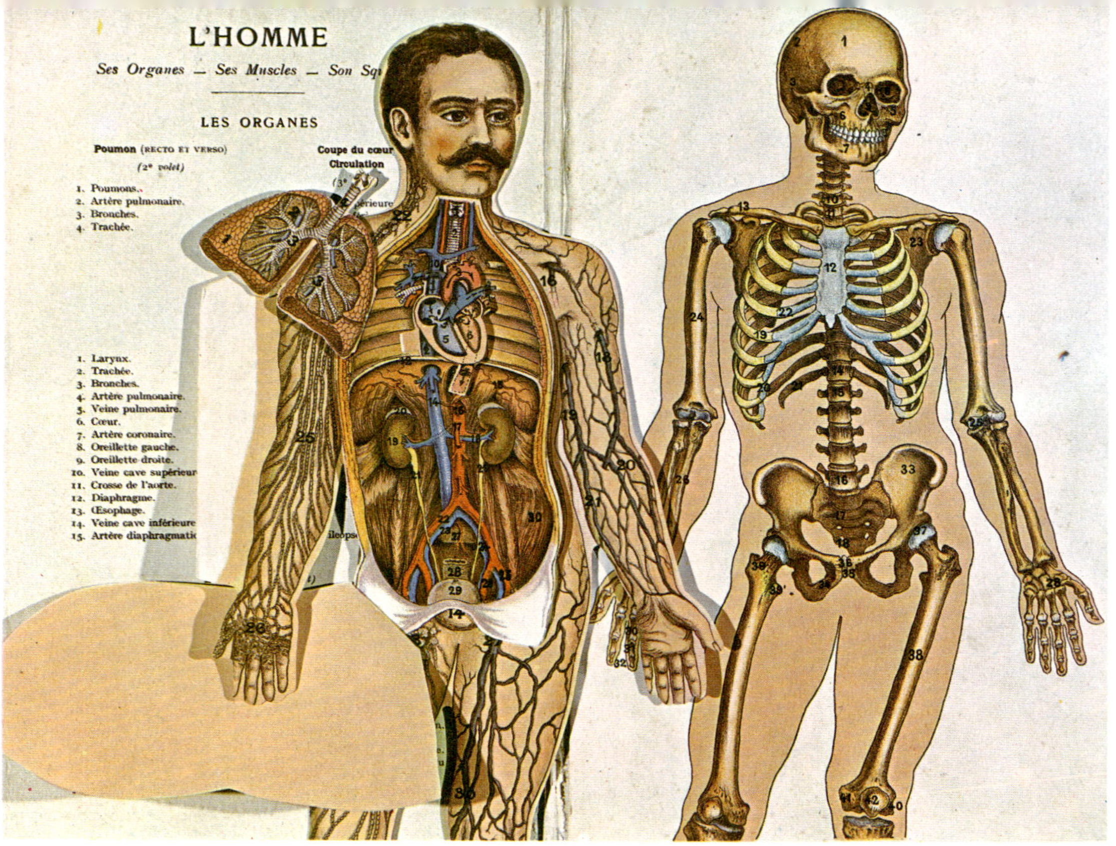

Abbildung 964 (oben)
Der Mensch. Dr. Lelievre, Elementare Anatomie, *Ende 19. Jh. Diese Bildtafel ist ein Beispiel für die didaktische Anatomie, so wie sie in den Handbüchern für Schüler dargestellt wurde.*

Abbildung 965 (unten)
Die Gesichtsmuskeln. Zeichnung von L. H. Faraboeuf, die von seinem Schüler Gérard veröffentlicht wurde. G. Gérard, Handbuch der Anatomie des Menschen, *Paris 1921.*

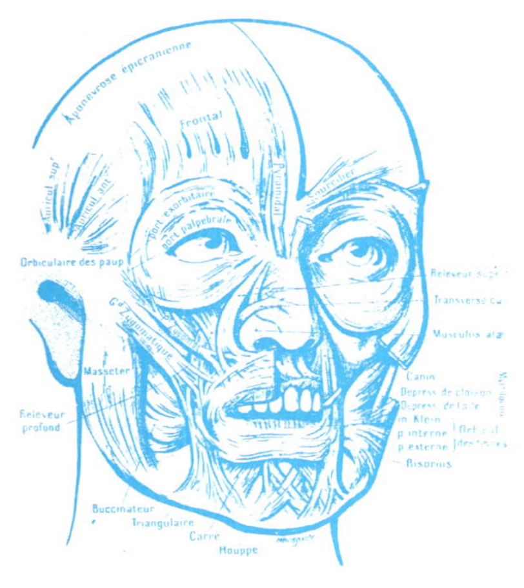

Die Anatomie im 20. Jahrhundert

Nach den letzten Ausführungen gestaltet sich der Übergang vom neunzehnten ins zwanzigste Jahrhundert fließend. In unserem Jahrhundert können sich verschiedene anatomische Richtungen behaupten und in einer Weise durchsetzen, daß einige von ihnen allem Anschein nach die traditionellen Bindungen zwischen der Anatomie des Menschen und der Medizin zu lockern vermögen. Andere Verbindungen hingegen entwickeln eine noch engere Abhängigkeit. Die Anatomen verstehen es, Ärzte zu bleiben. Sie verlieren den Gedanken einer möglichen Anwendung ihres Wissens auf diagnostische und therapeutische Techniken und Handlungsweisen nicht aus dem Blick. Ihre Forschungen richten sich zumeist auf den Bereich der angewandten oder der medizinisch-chirurgischen Anatomie oder aber auf die funktionelle Anatomie und die Biomechanik. Sie wenden dabei moderne Forschungsmethoden wie die Radiologie an. Die Neuro-Anatomie, die allgemeine Anatomie, die Anatomie der Variationen führen zur Anthropologie; die Kenntnisse der vergleichenden Anatomie lassen die Anatomen an der Lösung der großen Probleme des Ursprungs und der Evolution des Menschen partizipieren. Die Bedeutung der Anatomie ist bis heute ständig gewachsen. Wir können lediglich ihre Hauptaspekte resümieren. Die Namen vieler Mediziner, die sich bei den Errungenschaften der Anatomie in den letzten fünfzig Jahren verdient gemacht haben, können leider nicht erwähnt werden; das geschieht jedoch unfreiwillig und ist gewiß nicht gerecht. Von den großen französischen Abhandlungen wollen wir allerdings den Rouvière und den Paturet nennen, die auch heute noch zu Rate gezogen werden. Sie stehen in der Nachfolge der Abhandlungen von Poirier, Nicolas und Charpy, Testut und Latarjet. In Deutschland erfüllen diese Funktion die Arbeiten von Waldeyer, Sobotta und Becher.

Die angewandte Anatomie

Die angewandte Anatomie ist eng mit der ärztlichen Praxis verbunden; man kann sie noch klinisch nennen, da sie sowohl die Sprache des Arztes als auch die des Spezialisten und des Chirurgen benutzt. Sie beschreibt die Bereiche der Organe, mit denen der Praktiker im weitesten Sinne zu tun hat, daher ist sie Bestandteil der klinischen Unterweisung. Sie schlägt Anweisungen und Techniken vor, die für die Ausübung des ärztlichen Berufes und die Rückführung des Kranken in sein normales Leben von größtem Nutzen sind. Merkwürdigerweise findet diese Richtung der Anatomie ausgerechnet in Frankreich, wo allgemeine Denkvorstellungen sehr beliebt sind, vollkommene Zustimmung von offizieller Seite. Wahrscheinlich rührt dieses von einer alten Tradition her, die von den »chirurgischen Barbieren« übernommen wurde; ihnen war seit La Peyronie der Adelstitel verliehen worden. Sie führten ihre Instrumente mit sicherer Hand und zogen das Handeln den manchmal flüchtigen Theorien vor, die auf den Lehrstühlen ihrer Meister gelehrt wurden. Wir erinnern an Raymond Grégoire (1875—1942), der auf hervorragende Weise über den Unterleib schrieb, an J. Delmas (1882—1954) und G. Laux (1902—1960), die Schriften über das sympathische Nervensystem verfaßten, sowie an M. Augier (1889—1954), G. Cordier (1906—1965) und seine Schüler, ganz zu schweigen von den vielen anderen Anatomen, die noch heute tätig sind. Wir wollen über diesem so anregenden Thema jedoch nicht vergessen, auf einige wichtige Werke hinzuweisen: die monumentale *Abhandlung der praktischen Anatomie* von T. von Lanz und W. Wachsmuth, die seit 1934 in Deutschland erscheint, die *Anatomie der Chirurgen* von Holinshead (1958), die *Angewandte Anatomie* von Bowen, die *Chirurgische Anatomie* von Anson und Maddock usw. Wie viele Bücher und Arbeiten wären noch aus einer letztlich unerschöpflichen Liste zu nennen! Zum Nutzen der Kliniker und der Anatomen sollen hier die großen Atlanten von Pernkoff (1963), von Sobotta (1904), der klassische Spalteholz (1896—1958) und der bescheidenere Rouvière genannt werden.

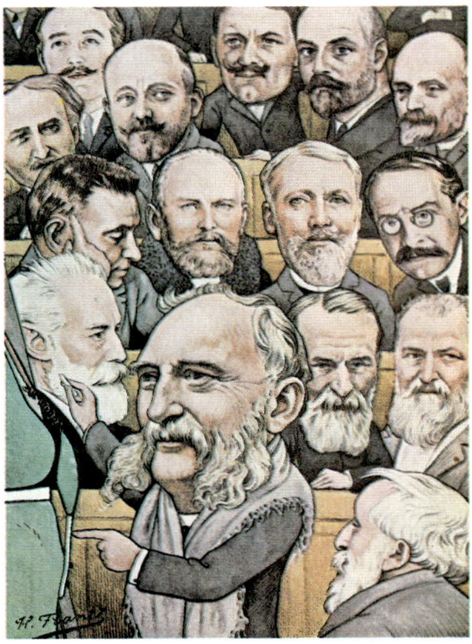

Abbildung 966
»Professor Faraboeuf inmitten seiner Schüler«. Zeichnung von Frantz für Chanteclair. *Faraboeuf war ein bemerkenswerter Zeichner. Seine anatomischen Bildtafeln sind kraftvoll und sorgfältig ausgearbeitet.*

Die Röntgenologie im Dienste der Anatomie

Die angewandte Anatomie zeigt sich heutzutage, ihrem äußeren Erscheinungsbild nach, gegenüber neuen Methoden und Techniken aufgeschlossen. Das Auge, die Lupe und das Skalpell eröffnen der Forschung keine neuen Möglichkeiten mehr. Seit Röntgens Entdeckung der nach ihm benannten Strahlen im Jahre 1895 lassen sich Strukturen und Organe besser beim Lebewesen beobachten und beschreiben als durch unmittelbare Untersuchung an einer Leiche. Von den Abhandlungen der radiologischen Anatomie, die in den letzten zwanzig Jahren wie Pilze aus dem Boden schossen, wollen wir nur einige nennen: die von Desgrez und Ledoux-Lebard (1962), die beeindruckende Abhandlung Fischgolds und seiner Mitarbeiter, seine achtzehn Bände der Radiodiagnostik und der Radioanatomie; auch die neueren Werke der präzisen Radioanatomie sollen an dieser Stelle erwähnt werden: die Mikroradiographie von Juster und die Leber-Radioanatomie von J. L. Lamarque.

Die Verbindungen der Organe werden mit Hilfe totaler anatomischer Schnitte des Körpers oder des Kopfes veranschaulicht, wie sie in dem Atlanten von Hovelacque, Monod und Evrard und in denen ihrer Nachfolger dargestellt sind. Die Anwendung der Methoden der Densiometrie (Messung der Stoffdichtigkeit) dank Scanner (1977) und der jüngeren Echographie (Körpergewebedichteprüfung mit Echograph) befinden sich zwar noch in ihrem Anfangsstadium, sind jedoch für den Kliniker vielversprechend. Wie bei der Arteriographie (Röntgendarstellung von Arterien und Venen) und der Phlebographien (Röntgendarstellung der Venen) handelt es sich um spezielle Methoden der Radioanatomie. Ihr täglicher Gebrauch erweist sich heute als unerläßlich. Radiologen, Kliniker und Anatomen werden mit ihrer Hilfe zu häufigen und fruchtbaren Vergleichen geführt. Anatomie und Medizin nehmen bei dieser Gelegenheit wieder einen Dialog auf, der durch ein gewisses Übermaß der theoretischen Analyse während des letzten Teils des Jahrhunderts nahezu verstummt war. Man warf der Anatomie ihre scheinbare Unergiebigkeit und Nutzlosigkeit vor, ja sogar ihren Anspruch auf minutiöse Genauigkeit, den die spezialisierten Kliniker heute mit großem Bemühen zu erfüllen suchen.

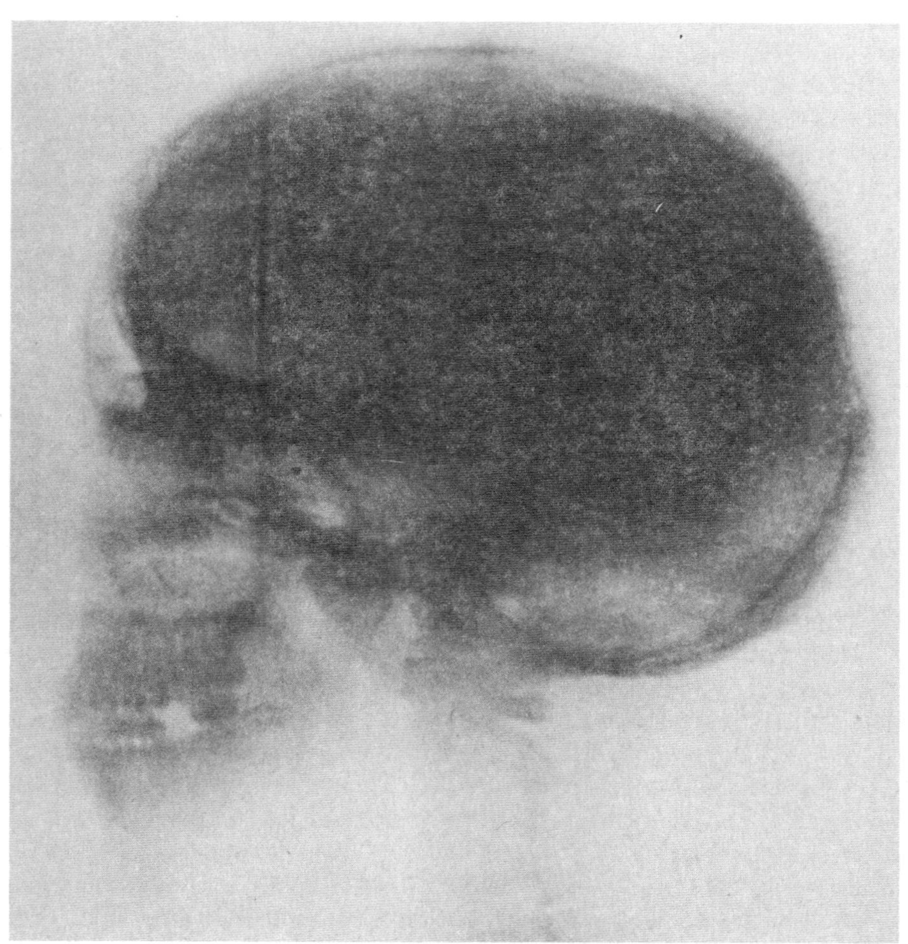

Abbildung 967
Eine der ersten Röntgenaufnahmen des menschlichen Schädels. H. Hübler, Röntgenatlas, *Dresden 1897. Die Entdeckung der Röntgendurchleuchtung markiert den Beginn einer Anatomie des Lebenden, die die traditionelle anatomische Ikonographie umgestaltete.*

Die funktionelle Anatomie

Der Anatomie gebührt das Verdienst, eine wirkliche und nicht theoretische Wissenschaft des Menschen zu sein. Sie hat Eingang in die Klinik und in das Leben gefunden. Daher wurde die Konzeption der funktionellen anatomischen Strukturen in unseren Tagen wieder aktuell. Seit Lavoisier waren die organischen Funktionen zur bevorzugten Domäne der Physiologen geworden. Da sich die Physiologie jedoch mehr und mehr zum Studium physikalischer und chemischer Phänomene hin orientiert hat, benutzt sie mathematische Modelle, die es gestatten, die Funktionen zu theoretisieren; sie zeigt daher einen abstrakten Charakter. Eine Anatomie funktioneller Strukturen des menschlichen Organismus nimmt hierdurch natürlich den Platz ein, den die Physiologie aufgegeben hat. Das geschieht, indem sie bei Bedarf auf theoretische und empirische Forschungen zurückgreift. Neben Arbeiten, die der Anatomie eines Organs gewidmet sind — Leber, Niere, Hand, Fuß, Knie oder Gelenk —, haben sich Mediziner und Ingenieure mit dem Ziel zusammengefunden, eine bessere Anwendung von Apparaten, Handwerkszeug und Konstruktionen zu erforschen, die der Mensch benutzt. Der Beitrag der funktionellen Anatomie stellt die Grundlage für diese Studien dar. Die *Kinesiologie* von Arthur Steindler (1955), die *Angewandte Anatomie* von Bowen und Anson stehen zum Beispiel in der Nachfolge der fundamentalen *Physiologie der Bewegungen* von Duchenne und Boulogne (1867). So wird die Kontinuität einer Anatomie der Bewegungsorgane garantiert. Sie wurde durch das Buch *De motu animalium* von Borelli in Gang gesetzt und 1891 durch Braune und Fischer, Fick (1829 bis 1901) und Vallois (1926) weiterentwickelt. Forschergruppen entstanden, die sich das Ziel setzten, die Hand, das Knie und den Gang zu untersuchen. Der Name *Die animalische Maschine,* den Marey seiner Abhandlung (1873) gab, zeigt, daß immer noch der Weg verfolgt wurde, der durch René Descartes eröffnet und von La Mettrie, Lamarck und Cuvier fortgesetzt worden war, nämlich jener funktionellen anatomischen Maschinen der Menschen in ihrem Lebensmilieu. Film und Fernsehen zeugen von diesem Interesse der zeitgenössischen Anatomie des Menschen, das sich dank der Forschungsmittel unserer Zeit herausgebildet hat.

Abbildung 968
Eadweard Muybridge. Der menschliche Körper in Bewegung. *Ausgabe von 1904. Durch die Möglichkeit, Bewegungsabläufe festzuhalten, erlaubt die Photographie einen dynamischen Zugang zur Anatomie.*

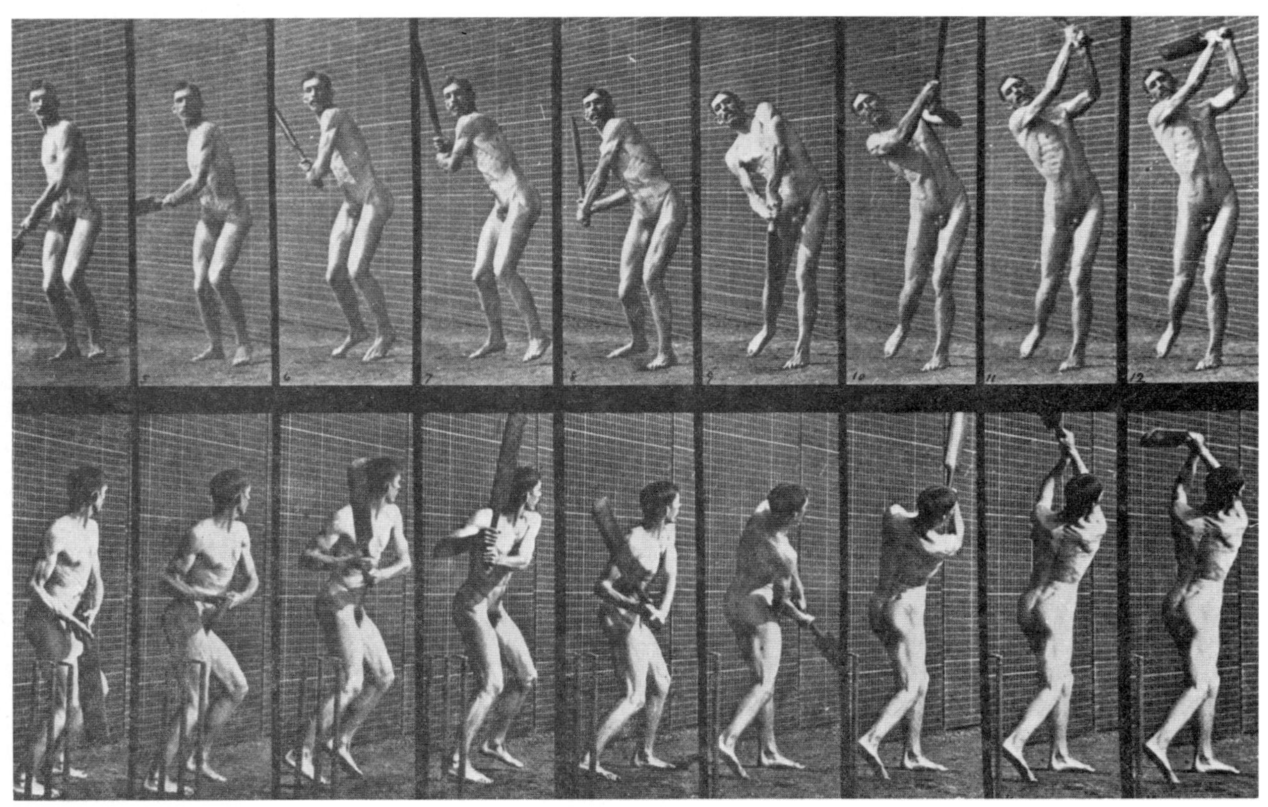

Die allgemeine Anatomie

Von der Zielsetzung bestimmt, ein Verständnis der Formen zu erlangen, untersucht die allgemeine Anatomie die Eigenschaften der Gewebe, der Knochen, der Gelenke, der Muskeln, der Gefäße und sogar der Eingeweide. Sie tendiert dazu, Gesetze aufzustellen. Hierdurch strebt sie den Status der fundamentalen Wissenschaft an, den man ihr bei der Beobachtung oder der praktischen Anwendung ihrer Grundideen nicht zugestehen will. Die allgemeine Anatomie ist wohl die höchste, aber auch die schwierigste Ambition, die sich alle Anatomen zum Ziel setzen. Bichat, Henle (1843), Sappey *(Abhandlung der allgemeinen Anatomie* von 1894), Cruveilhier (1877), Benninghoff (1924) und Demoor (1904) waren von diesem Ehrgeiz besessen; 1929 folgte Rouvière diesem Weg. Dieses Streben kommt in fast idealer Weise in dem Buch von Sir Arthur d'Arcy Thompson, *Über Wachstum und Form* (1948), zum Ausdruck. In einer einheitlichen Vision der Form werden großenteils die Entsprechungen lebender und natürlicher Formen behandelt. Die Anatomie des Kindes (Lambertini), des Wachstums und des Alterns und zudem die der rassischen Variationen: der quantitative Aspekt der Anatomie, der Rückgriff auf die Biometrie sind bestimmte Erscheinungen, die ebenso typisch für die Anatomie unserer Zeit sind wie ihre mathematische und statistische Ausdrucksweise, deren anatomische und morphologische Merkmale in die Elektronenrechner eingegeben werden.

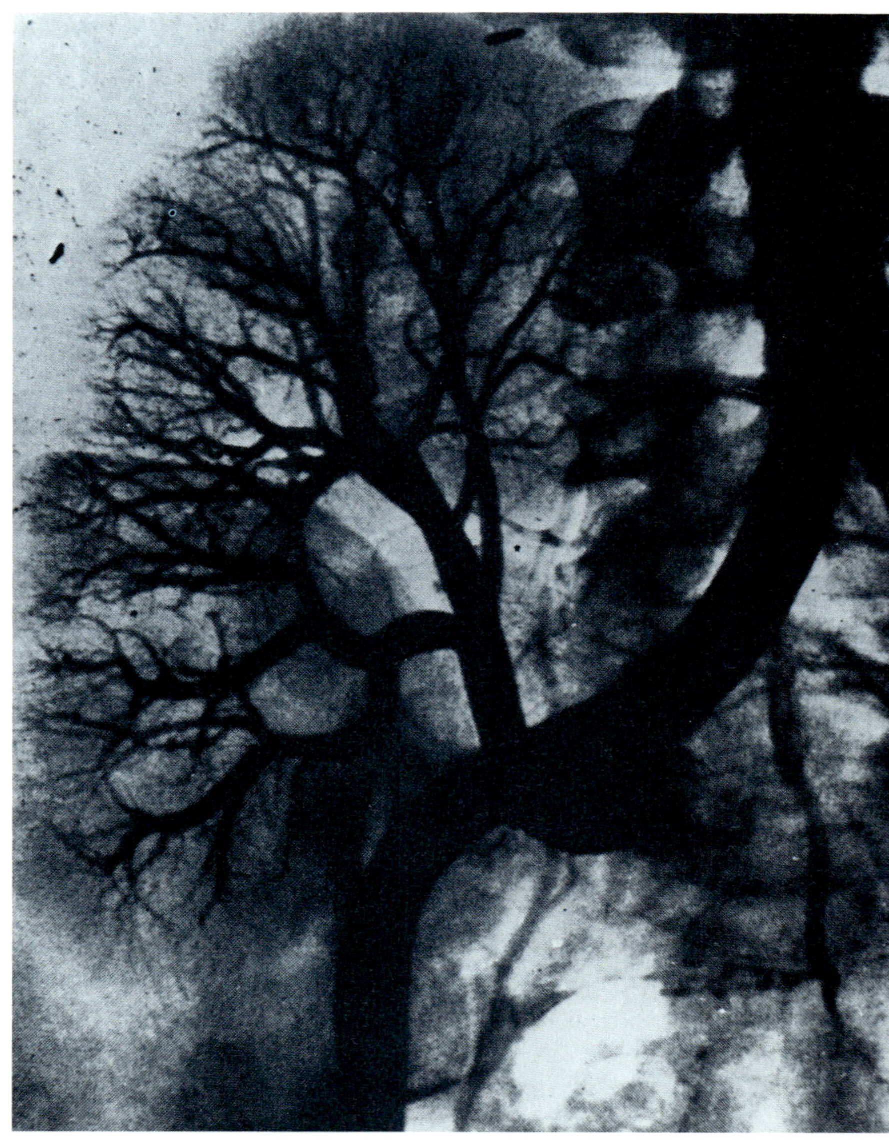

Abbildung 969
Angiographie einer transplantierten Niere (Arterien und Zellgewebe). End-zu-End-Verbindung zwischen der Nierenschlagader und der rechten Unterbaucharterie. Die Abhandlung über die Radiodiagnostik *wurde 1975 in Paris unter Leitung H. Fischgolds veröffentlicht.*

Unter den so zahlreichen Aspekten und Anwendungen der zeitgenössischen Anatomie muß der Neuroanatomie ein ganzes Kapitel gewidmet werden. Sie ist heute zu einem Hauptzweig der anatomischen Wissenschaften geworden. Aufgrund ihrer Arbeitsmethoden und der speziellen topographischen Situation des Nervensystems im Organismus kann sie als eigenständige Wissenschaft angesehen werden. Sie ist jedoch vor allem eine morphologische Wissenschaft. Ohne die Neuroanatomie ließe sich kein Organismus verstehen. Ihre Funktionen berühren die wesentlichen Mechanismen des organischen und individuellen Lebens des Menschen; daher hat sie einen beachtlichen Rang erworben.

Das Studium des Gehirns war seit Hippokrates wenig fortgeschritten, obwohl seine Bedeutung unablässig bestätigt worden war. Die Tatsache, daß das Gehirn eine kompakte und fast homogene Masse bildet, stand seiner Erforschung im Wege. Sektionen erbrachten zudem keine besonderen Ergebnisse über seine Struktur. Das Gehirn ist wohl »das in seiner Knochenhöhle verborgene Monstrum«, von dem Valéry spricht. Gewöhnliche Methoden erbringen keine Aufschlüsse über das Gehirn; nur seine Fähigkeiten und die schrecklichen Folgen von Verletzungen und seine Reaktionen sind bekannt.

Die Neuroanatomie hat allmählich das Interesse der Anatomen auf sich gezogen. Sie beschäftigen sich mit seinen vergleichenden Studien und der mikroskopischen Untersuchung der Nervenstrukturen; diese weisen die Existenz von Zentren und Bahnen selbst in ihrem Inneren auf. Paradoxerweise, und dieses Mal sogar gegen die Meinung Descartes', sehen wir uns mit der Konzeption einer besonderen Art von Elektronenrechner konfrontiert. Heutzutage konkurrieren die Anatomie, die Histologie, die Physiologie, die Chemie und die klinische Medizin um die Erforschung des Gehirns.

Die moderne Geschichte des Gehirns ist es wert, in Erinnerung gebracht zu werden: ihr Ausgangspunkt liegt zwischen 1810 und 1819, als Gall (1758 bis 1828) mit Spurtzheim (1776—1832) seine *Anatomie und Physiologie des Nervensystems im allgemeinen und des Gehirns im besonderen* veröffentlichte. In diesem Werk legt er dar, daß das Gehirn aus mehreren nebeneinander liegenden Organen besteht. Jedem von diesen ist ein Leiden, ein Instinkt, eine besondere Eigenschaft zugeordnet. Das Gehirn verfügt über Sprach-, Verständnis- und Gedächtnisfunktionen.

Erwähnenswert ist auch die Phrenologie (Schädellehre). Sie hatte in ihrer Blütezeit während der Restauration einen so außergewöhnlichen Erfolg, daß sich die Mode und die Karikatur ihrer bedienten. Flourens (1794—1867) glaubte nicht an die Gehirnlokalisationen (Lage der Zentren); das Gehirn ist der Sitz der Intelligenz, das Kleinhirn der Sitz der Motorik und der Bulbus enthält die Lebensfunktionen; Bouillaud (1796—1875) nahm jedoch an, daß die Stirnlappen des Pallium eine Rolle für die Sprache spielen. Er griff die Ideen Galls wegen ihrer heuristischen Sicht auf. Auburtin (1825—1893), Dax und Gratiolet (1815—1865) bekräftigten diese Ideen auf dem Sektor der klinischen Medizin. Die Zukunft sollte beiden Seiten recht geben. Nach der Erkenntnis Flourens' können, vorausgesetzt, daß das ganze Gehirn denkt, seine Hauptfunktionen lokalisiert werden: Hughlings Jackson (1834—1911), Fritsch und Hitzig (1838—1927 und 1838—1907) und Ferrier (1843—1928) sollten nach und nach Beweise dafür erbringen. Im zwanzigsten Jahrhundert präzisierte Sherrington (1857—1952) die Lage der motorischen Bereiche, Henschen (1847 bis 1952) die der visuellen, Schäper (1850—1953) und Brown (1852—1928) die der auditiven und frontalen Bereiche. Flechsig (1847—1929) unterschied die

Die Neuroanatomie

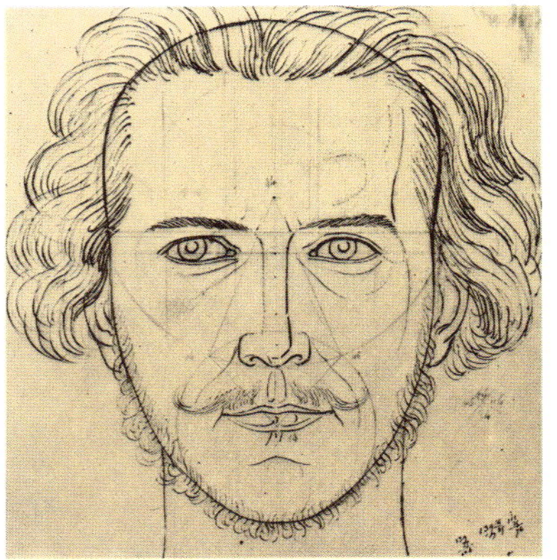

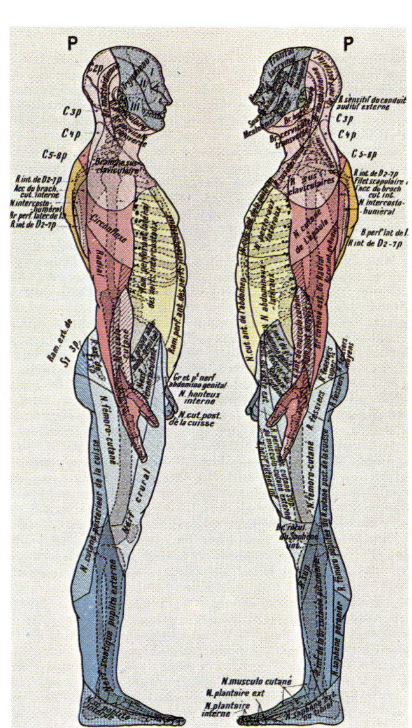

Abbildung 970 (ganz oben) Studie der Phrenologie von einem Schüler Galls. Zeichnung aus dem 19. Jh.

Abbildung 971 (oben) Beschreibung der sensitiv-peripheren Nervenversorgung von der Körperseite aus. Das rechte Profil stellt die kutane Verteilung der dicken peripheren Nervenstämme dar. Das linke Profil zeigt die Bereiche jedes seiner kutanen Nervenäste. J. Déjerine, Symptomatologie der Krankheiten des Nervensystems, *Paris 1914.*

Projektionszentren der Hirnrinde und die Zentren der Assoziation. Brodmann (1868—1918) beschrieb den Zellaufbau des Gehirns und trug zur Lehre von den Gehirnlokalisationen die Grundstrukturen bei, die durch die Myeloarchitektur ergänzt und durch die neuronalen Beziehungen bestätigt werden konnten. Vor allem Economo und Koskinas ist in der ersten Hälfte dieses Jahrhunderts die genauere Kenntnis der Nervenzentren zu verdanken.

Malpighi, Leeuwenhoek und Ruysch, die sich des Mikroskops bedienten, hatten bereits vor ihnen die mikroskopische Struktur des zentralen Nervensystems angedeutet. Sie wurde jedoch erst im achtzehnten Jahrhundert durch Gennari (1732—1797) und Vicq d'Azyr konkretisiert, die den *Streifen* entdeckten, der nach ihnen benannt wurde. Später präzisierten Sommering und Baillarger (1809—1890) den Zellaufbau der Gehirnwindungen und seiner gestuften Schichten im Isokortex (Teil der Großhirnrinde) (1840). Remal und Koelliker bereicherten diese Studie durch ihre Erkenntnisse. Die Zellbestandteile der Großhirnrinde wurden von Betz (1834—1894) erkannt. Er beschrieb ihre Pyramidenzellen.

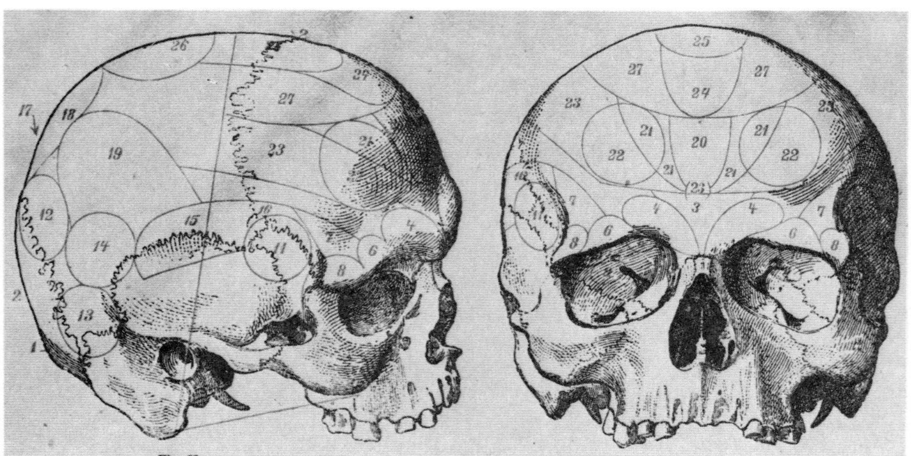

Abbildung 972
Abbildung der Kehlkopfnerven durch Faraboeuf. Anatomisches Schema aus dem bereits genannten Buch seines Schülers Gérard. Faraboeuf war durch und durch Pädagoge und der erste Professor der Fakultät, der die Tafelzeichnung nebst mündlichen Erläuterungen in den Unterricht der Anatomie einführte.

Ramon y Cajal (1852—1934) benutzte die Methode Nissls, um die Nervenzellen zu färben, und die Methode Weigerts, um den Verlauf der Nervenfasern zu verfolgen. *Die Histologie des Nervensystems des Menschen und der Wirbeltiere* von 1911 und *Neuronismo y reticularismo* von 1933 sind die Krönung des Werkes von Cajal. Ihre Bedeutung ist unbestritten. Cajal trat für die Theorie der Nervenzelle von Waldeyer (1836—1921) ein — gegen die Theorie des Netzes von Gerlach (1820—1896). Die Bücher Cajals, der ein tadelloser Anatom war, werden noch heute von allen, die das zentrale Nervensystem erforschen, zu Rate gezogen. Legt man Cajals Konzeption zugrunde, kann man eine Architektur des zentralen Nervensystems konstruieren und gelangt allmählich zum Verständnis seiner Funktion.

Cécile und Oscar Vogt, Economo und Koskinas, Mac Cullog und Pitts, Ariens Kappers, Huber und Crosby, Edinger und Herrick — alle erläuterten die Gliederung des Gehirns und die Verbindungen jedes seiner Teile aus einer allgemeinen funktionellen Sicht. In einer ganzheitlichen Betrachtung des Lebewesens nimmt ein System wie das zentrale Nervensystem sowohl segmentäre als auch vegetative und sensomotorische Funktionen der Regulation, der Koordination, des Gedächtnisses, des Verhaltens usw. an.

Durch die vergleichende Anatomie ist heute ein besseres Verständnis der Aufbaustufen des Gehirns mit dem Urhirn oder Rhinenzephalon möglich. Ebenso werden das Neenzephalon, die Bedeutung des Hirnstamms und seiner Schichten, das Kleinhirn, das Knochenmark und das peripherische und vegetative Nervensystem besser verstanden. Seit Bergamann, Le Gros Clarck, Brodal und Szentagothai, die so oft erwähnt werden, daß sie hier nicht fehlen dürfen, müßten noch zahlreiche Namen von Neuroanatomen aus der zweiten Hälfte des zwanzigsten Jahrhunderts genannt werden. Hinzu kämen die Namen neuroanatomischer und neurochirurgischer Werke und ihrer Autoren. Man möge uns nicht verübeln, wenn wir auf die Aufzählung von Namen aus der neueren Zeit verzichten. Die reiche Ausbeute unserer Epoche ist umso bemerkenswerter, wenn man bedenkt, daß an ihrem Aufbau — dies gilt für jeden Anatomen und auch für jeden Menschen — jeweils sechzehn Milliarden Nervenzellen beteiligt waren. Nach der Theorie der Nervenzelle und der Informatik funktionieren sie wie sechzehn Milliarden Mikroelektronenrechner.

Heute halten in Frankreich mehr als dreißig nationale anatomische Gesellschaften regelmäßig ihre Sitzungen ab und veröffentlichen ihre Zeitschriften. Die in den verschiedenen Bereichen der morphologischen Wissenschaften spezialisierten anatomischen Gesellschaften sind dabei nicht mitgezählt. Die meisten dieser Gesellschaften sind dem Internationalen Verband der anatomischen Vereinigungen angegliedert. Er wurde 1903 auf Initiative von Professor Nicolas gegründet. Seit 1955 gibt es eine gemeinsame Sprache der Anatomie, die *Nomina anatomica,* die darauf abzielt, den Gebrauch landessprachlicher Idiome zu vermeiden. Diese Fachsprache wird regelmäßig revidiert und durch die *Nomina veterinaria, histologica* und *embryologica* vervollständigt.

Man würde ganz sicher nicht verstehen, wenn wir an diesem Punkt der Geschichte der Anatomie zum Abschluß nicht auf ihren Ausgangspunkt zurückkämen: die Geschichte der Anatomie ist auch die Geschichte des Menschen. Die Paläontologie versucht, den tatsächlichen Verlauf der Entwicklungsgeschichte zu entdecken und zu rekonstruieren. Die Embryologie versucht, ihren biologischen Werdegang aufzuzeigen. Die Geschichte des Menschen ist aber auch die seines Denkens, des sokratischen »kenne dich selbst«, des methodischen Zweifels an den Aussagen der Anatomie über den Menschen. Die Anatomie ist auch der Versuch, bis zu den theoretischen und praktischen Folgen des Wissens über den menschlichen Körper vorzudringen, welches in seinen Dienst gestellt wird. Die Anatomie ist par excellence die Wissenschaft, die von der Intelligenz gefordert wird. In diesem Bemühen wird sie seit Jahrhunderten durch das Werk des Arztes unterstützt.

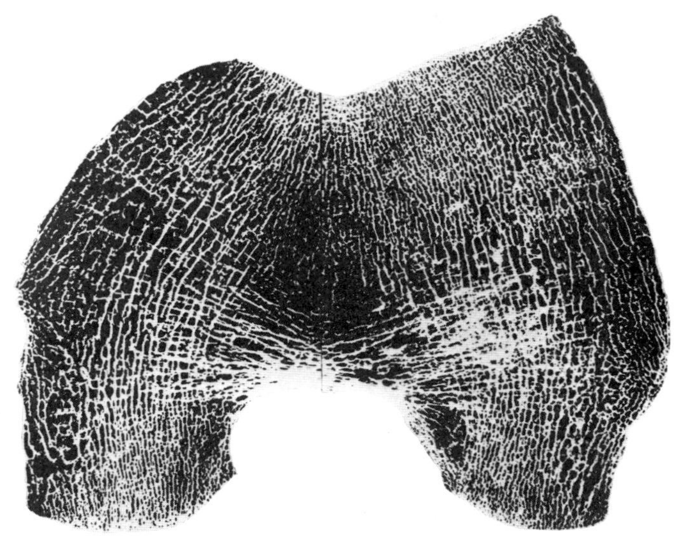

Abbildung 973
Normaler Längsknochen. Röntgenaufnahme einer Querscheibe des metaphysisch-epiphysischen Bereichs.
M. Juster, H. Fischgold und M. Laval-Jeantet, Erste Elemente der klinischen Mikroradiographie, *Paris 1963.*

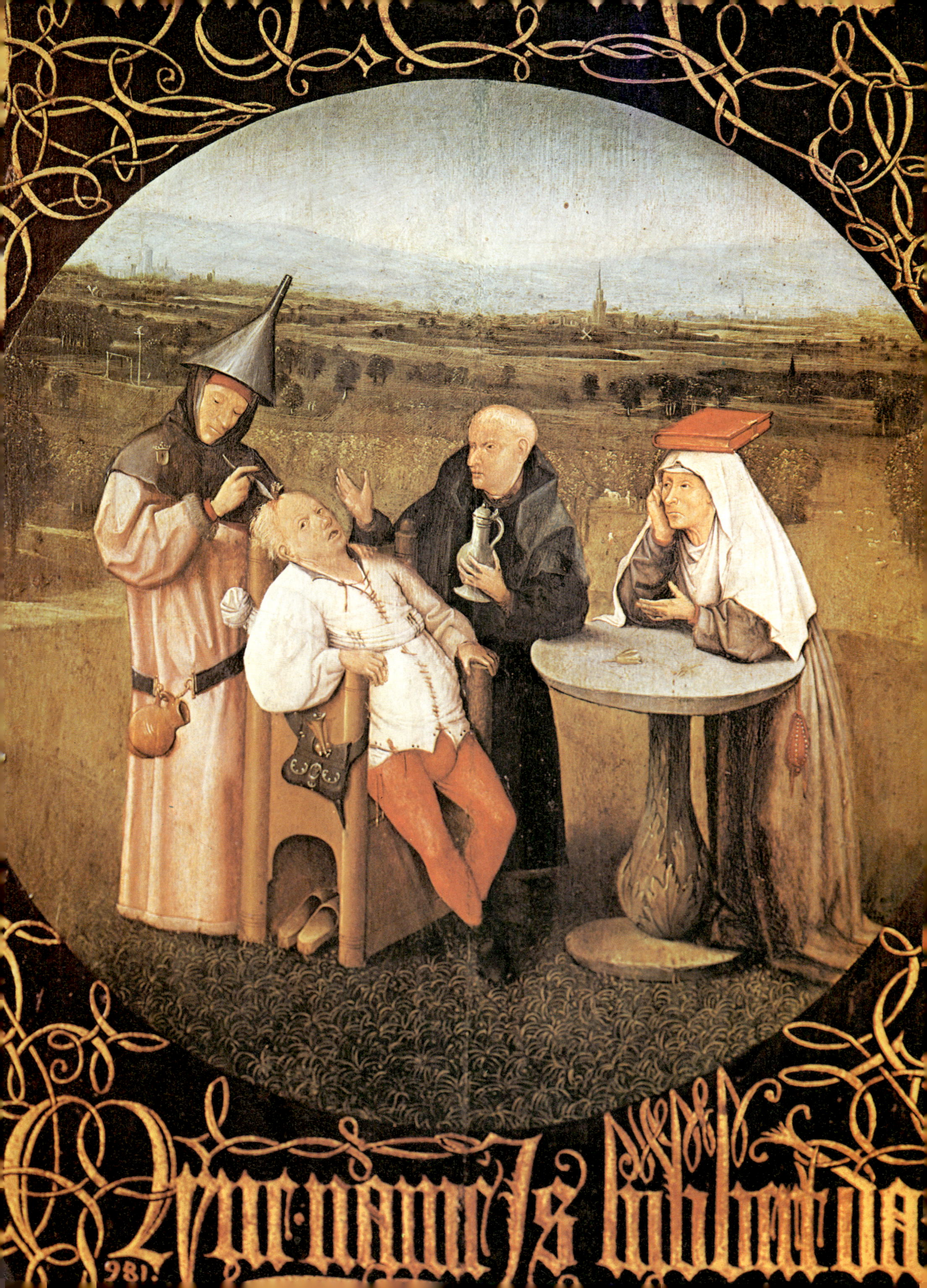
981.

Die Chirurgie bis zum Ende des 18. Jahrhunderts

von Emile Forgue und Alain Bouchet

Vorbemerkung

Der Begriff *Chirurgie* setzt sich aus den griechischen Wörtern *xeir* und *ergov* zusammen (zu deutsch: Hand bzw. Arbeit) und bedeutet daher im eigentlichen etymologischen Sinne die Lehre vom Heilen durch den alleinigen Gebrauch der Hände. Diese Gleichsetzung der chirurgischen Tätigkeit mit der eines Handwerkers wirkte sich Jahrhunderte hindurch nachteilig aus, denn die Ärzte leiteten hieraus einen Alleinanspruch auf Wissenschaftlichkeit her. Als einfacher Handarbeiter hatte der Chirurg sich mit einer untergeordneten Rolle zu bescheiden und peinlich genau die Anweisungen seiner Vorgesetzten zu befolgen.

Gewiß, in der Antike war die Chirurgenkunst nicht sehr fortgeschritten und mußte sich mit den undankbareren Aufgaben begnügen. Dieser Zustand hatte zur Folge, daß die Chirurgen als Handlanger ohne jede eigene Entscheidungsgewalt das Monopol der Ärzte lange nicht durchbrechen konnten.

Fünf Jahrhunderte rang die Chirurgie ständig um ihre Anerkennung. Ihre Entwicklung erfolgte in drei Abschnitten:

1. Vom 13. bis zum 15. Jahrhundert suchten die Chirurgen zunächst, sich von den einfachen Barbieren zu distanzieren, deren vornehmliche Aufgabe das Scheren und Rasieren war, unter Umständen aber auch der Aderlaß.

2. Im 16. Jahrhundert meldeten die Chirurgen höhere Ansprüche an. Gegen den Widerstand der Ärzte erhoben sie ihre Gilden in den Rang einer Gelehrtengesellschaft.

3. Am Ende des 17. Jahrhunderts gelang es den Chirurgen in Frankreich, den Sieg über ihre Rivalen davonzutragen. Sie schlossen sich in einer »Bruderschaft« zusammen, die noch häufig mit der medizinischen Fakultät in Zwist geraten sollte. Lange Jahre hindurch hielten die Ärzte die Behauptung aufrecht, man dürfe dem Chirurgen als reinem Handarbeiter keinen Zugang zur Wissenschaft gewähren, denn sie sei für ihn schwer begreiflich, wenn nicht gar völlig unverständlich und somit nutzlos und gefährlich. »Sich den Chirurgen dem Arzt gleichgestellt vorzustellen«, sei »heller Wahnsinn« (1743).

In der gegenwärtigen Zeit besteht zwischen den einstigen Widersachern natürlich gutes Einvernehmen: Arzt und Chirurg achten sich und lassen sich gegenseitig Hilfe und Unterstützung zuteil werden. Den jetzigen Partnern wird es nicht mehr in den Sinn kommen, das Wissen des einen gegen das handwerkliche Können des anderen auszuspielen.

Die Worte, die Paul Valéry 1938 bei der Eröffnung des französischen Chirurgenkongresses an die Teilnehmer richtete, werden manche selbstgefällige

Abbildung 974 (gegenüber) Die Extraktion des »Kopfsteins«, von Hieronymus Bosch (um 1450/1460—1516). Nach dem damaligen Volksglauben wurden hartnäckige Kopfschmerzen durch einen Stein im Kopf verursacht; skrupellose »Ausreißer« gaben vor, ihn aus dem eröffneten Schädel des bedauernswerten Patienten herauszuziehen.

Kollegen vielleicht noch gern auf sich beziehen: »Ihre segensreiche Begabung, mit Bedacht verwegen sein zu können, beruht auf der Vereinigung der vielfältigsten und nur selten gemeinsam anzutreffenden Tugenden in einer Person. Der Chirurg verkörpert somit einen höchst seltenen Ausnahmefall, gegen dessen Möglichkeit man jede Wette eingehen würde.«

Die meisten Chirurgen sind sich jedoch darüber klar, daß ihr operatives Können und ihre persönliche Urteilsfähigkeit heute den Fortschritt der Chirurgie nicht direkt beeinflussen, sondern daß dieser zumeist auf Errungenschaften der industriellen Forschung beruht. Sie wissen, daß Verbesserungen der Operationstechnik und des postoperativen Komforts sowie die Heilungschancen des Patienten künftig hauptsächlich durch den Zusammenschluß vieler sorgfältig geschulter Spezialisten in einer homogenen Arbeitsgruppe erreicht werden können.

Die Chirurgie entwickelte sich bis heute zu so ungeahnter Blüte, daß sie in spezialisierte Disziplinen gegliedert werden mußte, die zum Teil außergewöhnliche Erfolge erzielten.

Welch einen langen Weg hatte sie jedoch von den ersten zaghaften Anfängen bis in unsere Tage zurückzulegen! Um den gegenwärtigen Stand der Chirurgie gebührend würdigen zu können, muß man sich daher zunächst einmal mit den Ursprüngen dieser Kunst und ihren verschiedenen Entwicklungsstufen vertraut machen.

Professor Alain Bouchet

Abbildung 975
Von einer Pfeilspitze durchbohrtes Hüftbein.

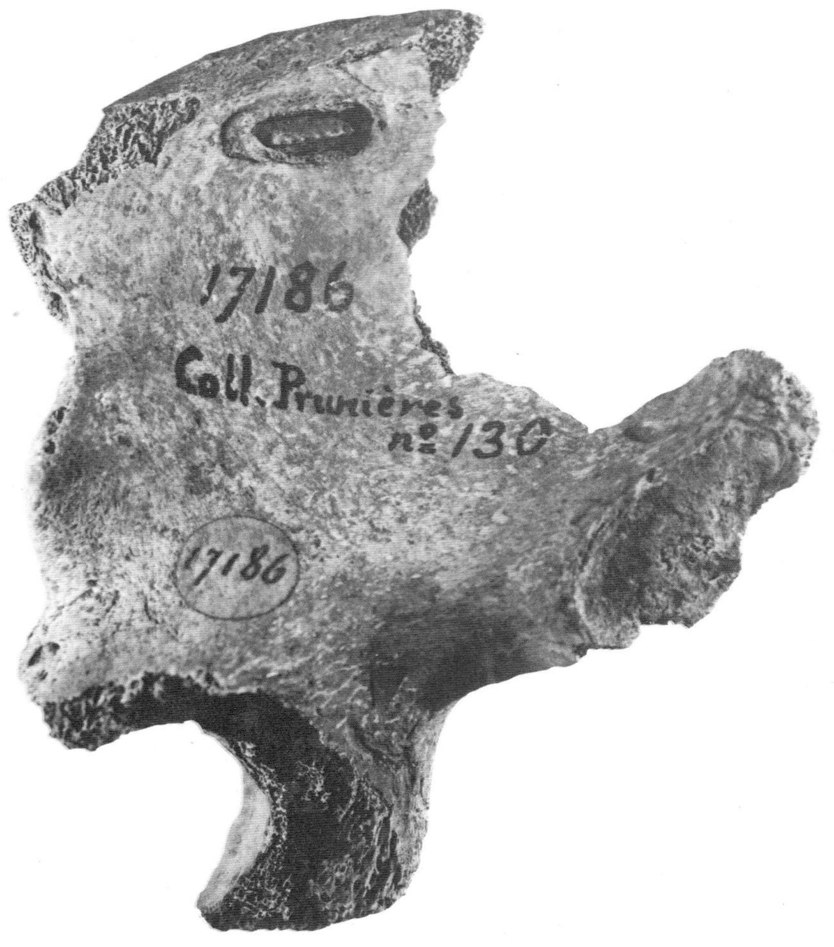

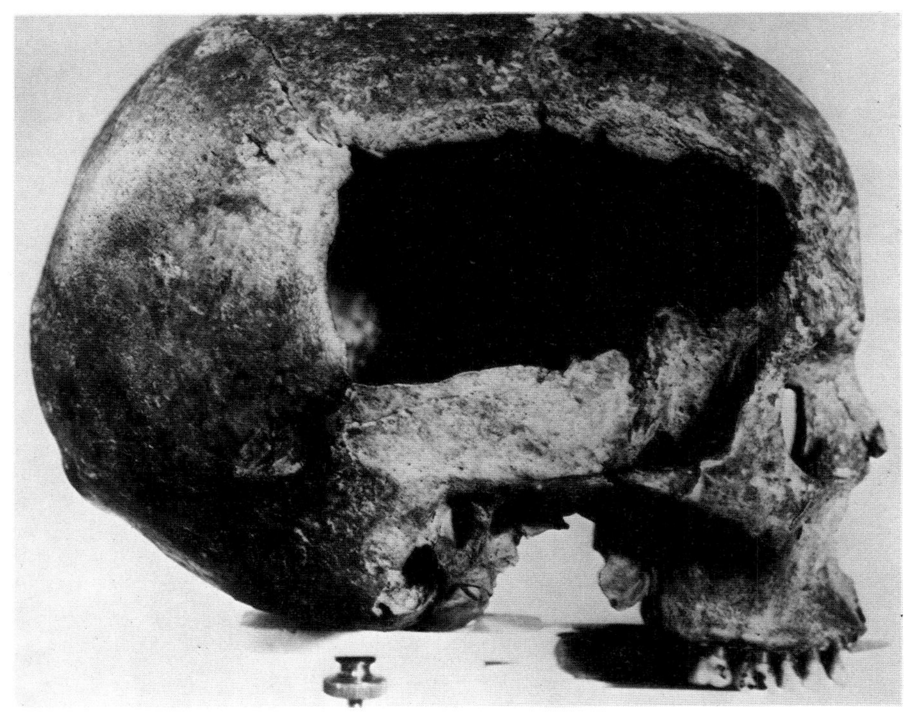

Abbildung 976
Zweifache Trepanation des rechten Stirn- und Schläfenbeins mit der Raspel. Frankreich, Lozère, Causse Méjean, »Höhle des toten Mannes«.

Die vorgeschichtliche Ära

Bemerkenswert und in der Geschichte der Chirurgie zweifellos einmalig ist die Tatsache, daß der erste vom Menschen vorgenommene operative Eingriff, den man durch Funde belegen konnte, ein schwerer war, nämlich die *Schädeltrepanation.* Die Indikationen und Techniken dieser Operation prägten die großen Etappen der Chirurgenkunst. Heute hat man diesen Eingriff so glänzend vervollkommnet, daß er zu den Meisterstücken der modernen Chirurgie zählt.

Unser Wissen um diese prähistorischen Operationen besitzen wir jedoch erst seit relativ kurzer Zeit, denn die betreffenden archäologischen Funde und ihre Auswertung liegen nicht länger als ein Jahrhundert zurück. Wir verdanken sie den beiden Franzosen Prunières, einem bescheidenen Landarzt aus Marjevols, und Broca, der nicht nur ein großer Chirurg, sondern auch ein gelehrter und kritischer Anthropologe war.

Im Jahre 1874 legte Prunières der französischen Gelehrtenvereinigung »Association française pour l'avancement des sciences« in Lille ein Dutzend durchbohrter Schädel vor, auf die man zunächst mit »Überraschung und selbst Ungläubigkeit« reagierte. Seine Fundstücke erwiesen sich als geeignet, von der Denkweise, den religiösen Anschauungen und sogar den primitiven chirurgischen Versuchen unserer steinzeitlichen Vorfahren Zeugnis abzulegen. Die Authentizität dieser Belege wurde inzwischen zwar bestätigt, ihre genaue Bedeutung bleibt aber dennoch umstritten. Wie Prunières und Broca bereits damals erkannten, muß man zwei Arten von Trepanationen unterscheiden: die sehr vielfältig geformten Durchbrüche in den prähistorischen Schädeln konnten nämlich entweder nach dem Tode beigebracht worden sein (posthume Trepanationen) oder sie entstanden bereits *zu Lebzeiten* — einen unbestreitbaren Hinweis dafür besitzen wir in den glatten Rändern und den Spuren eines Heilungsprozesses im Knochengewebe. Wenn wir rückschauend gemäß dem Zustand der Kallusbildung unsere Diagnose stellen, erkennen wir sogar, daß

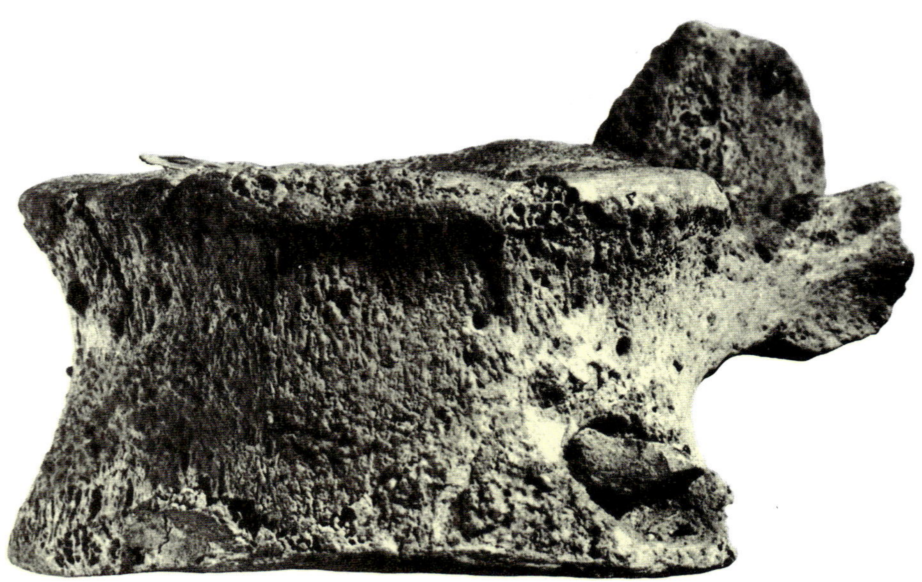

Abbildung 977 (rechts)
Von einem Pfeil getroffener Lendenwirbel. Die Feuersteinspitze blieb in situ. Frankreich, Lozère.

Abbildung 978 (unten)
Oberarmknochen eines Erwachsenen mit schlecht verheilter Frakturnarbe am Schenkelhals, Frankreich, Oise, Neolithikum.

einige unserer Vorfahren die Trepanation noch lange überlebten. Anscheinend umgab man die nach einer Trepanation geheilten Probanden nach ihrem Tode mit abergläubischer Verehrung. Im Bereich des alten Bohrloches entnahm man Proben vom Schädeldach, um sie als Reliquien zu benutzen.

Die prähistorischen Trepanationen konnten an allen beliebigen Stellen des Schädeldaches vorgenommen werden. Wie auch Prunières betonte, hat diese Feststellung große Bedeutung, weil sie ausschließt, daß es sich dabei um eine Art religiöses Einweihungsritual handelte. Dann hätte sich nämlich in der üblichen dogmatischen Strenge ein besonderer geheiligter Beziehungspunkt ausgebildet, wie dies zum Beispiel auch bei der Beschneidung der Fall ist. Am häufigsten trepanierte man das Scheitelbein und dabei vorzugsweise das linke. Das Loch bildet fast immer eine Ellipse, deren Hauptachse in der Richtung vom Gesichtsschädel zum Hinterkopf liegt. Es kann aber auch einen unregelmäßigen Kreis beschreiben.

Auch Schädel mit mehreren Trepanationen kommen unter den Fundstücken vor; hier bereitet es jedoch große Schwierigkeiten, die posthumen und die bei Lebzeiten vorgenommenen Bohrungen zu unterscheiden. Selbst zwischen sehr erfahrenen Anthropologen wie Manouvrier und Mortillet kam es darüber zu Auseinandersetzungen. Den Rekord der Mehrfachtrepanation *in vivo* scheint der von Mac Curdy beschriebene Schädel aufzustellen: er weist fünf Bohrlöcher auf, die sämtlich verheilten. Der von Montegazza untersuchte Schädel aus Peru zeigt zwei Trepanationen, die noch Zeit hatten auszuheilen. Dies beweist nicht nur, daß die Primitiven ihre Eingriffe am Schädel durchaus erfolgreich zuwege bringen konnten, sondern auch, daß sie selbst genügend Vertrauen besaßen, diese zu wiederholen.

Berücksichtigen muß man vor allem auch die Abmessungen der Trepanationen, denn wenn es sich nur darum gehandelt hätte, ein »Prinzip des Bösen« aus dem Schädel herauszulassen, wäre den Primitiven ein einfaches Bohrloch sicher ausreichend erschienen. Durchschnittlich beträgt die Länge der kleinen Achse der elliptischen Öffnungen drei bis vier Zentimeter, die der Hauptachse vier bis fünf Zentimeter. Wenn man allerdings manche riesigen Durchbrüche zu sehen bekommt (fünf mal sieben Zentimeter am Schädel aus der Höhle von

Rousson, neun mal sechs Zentimeter am Schädel von Congy, dreizehn mal zehn Zentimeter am Fundstück Prunières'), muß man zugeben, daß es sich in diesen Fällen nur um großflächige Einbrüche der Schädeldecke mit einer anschließenden Egalisierung durch den Operateur handeln kann. Jedenfalls werden wir in diesem Eindruck durch den Schädel bestärkt, den Squier in einem sehr alten peruanischen Grab entdeckte: die Trepanation dürfte hier durch eine Fraktur des Schädels mit nachfolgendem Bluterguß nötig geworden sein.

Wir wollen versuchen, uns den primitiven Operateur und seinen Patienten in ihrer damaligen Umgebung vorzustellen. Die Prähistoriker ordnen die ersten Schädeltrepanationen einmütig der Steinschliff-Periode gegen Ende des Paläolithikums bzw. der Zeit der Klingengeräte zu. Wie viele Jahrtausende müssen wir uns also in die Vorgeschichte zurückdenken? Guiard meint: fünf. Sind es vielleicht sogar zehn? Nun, wahrscheinlich müßten wir noch etwas weiter zurückgehen, aber jede genaue Zahlangabe läge im Bereich der Hypothese. Seit dem Ende des Quartärs hinterließ der neolithische Mensch überall, wo er siedelte, aber vor allem in den Begräbnishöhlen, seine eigenhändig angefertigten Feuersteingeräte. Sie ähnelten nicht mehr den roh zubehauenen Werkzeugen des quartären Menschen: ab jetzt wurden sie auf einem Quarzitblock glattgeschliffen. Dieses Verfahren liegt der Bezeichnung »Steinschliff-Periode« zugrunde. Drei Werkzeugarten kannte der neolithische Mensch: das Messer, den Bohrer und die Steinsäge. Sie ermöglichten ihm, zu schaben, zu bohren und zu sägen, und dieser Techniken bediente er sich zum Eröffnen der Schädelhöhle.

Bemerkenswert erscheint in diesem Zusammenhang, daß der neolithische Operateur vornehmlich, wenn nicht gar ausschließlich, die Schädel von Kindern und Jugendlichen trepanierte. Die Häufigkeit kindlicher Konvulsionen

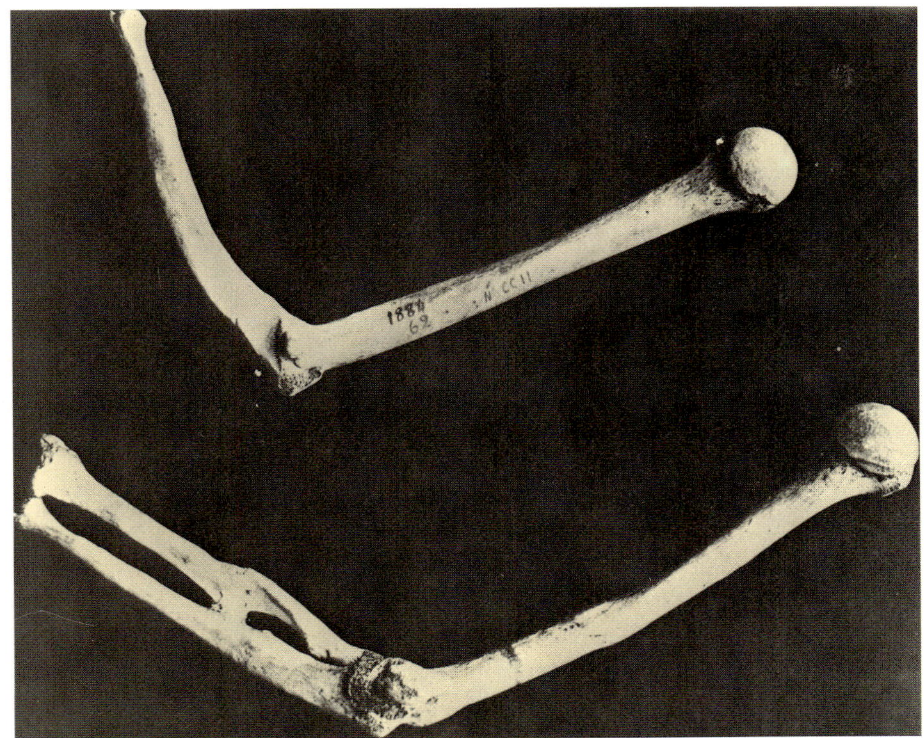

Abbildung 979
Ein anderes Beispiel eines schlecht geheilten Bruchs. Frankreich, Oise, Neolithikum.

mag diese Erscheinung erklären. Wir können ferner annehmen, daß der neolithische Mensch in seinem Leben viele Ängste auszustehen hatte, daß er unter derselben Urangst litt, die schon den Menschen des Quartärs heimsuchte. Ständig sah er sich mit gefährlichen Raubtieren und beeindruckenden kosmischen Vorgängen konfrontiert, ständig mußte er um seine Sicherheit bangen und Hungerqualen ertragen.

Bei diesem triebhaft handelnden Wesen dürften epileptische Anfälle, Delirien und Wahnvorstellungen häufig vorgekommen sein. Als Verursacher dieser unverständlichen, mörderischen Erregungszustände vermutete er böse Geister, die sich des Körpers bemächtigt hatten. Ihm kam daher der Gedanke, am Schädeldach eine Pforte für die darin steckenden Dämonen anzufertigen, damit ihr Entweichen dem Kranken die Gesundheit zurückgäbe. Wir müssen eingestehen, daß der Mensch des Neolithikums einen Hang zum Aberglauben hatte. Er benutzte Amulette — Knochenscheiben aus posthumen Trepanationen dienten als Talismane gegen die Dämonen — und verehrte die Trepanierten als »tabu«. Zweifellos trieb er auch Zauberei. Dennoch sollten wir uns aber nicht dazu verleiten lassen, ihm jede empirische Lernfähigkeit abzusprechen und ihm unüberlegtes Handeln zu unterstellen.

Die Chirurgie der Primitiven

Überall auf der Welt entwickelt sich die Menschheit gleich: Schritt für Schritt erklimmt der Mensch die Stufen der Leiter, die vom untersten Stadium der Unwissenheit und Unerfahrenheit bis zur höchsten Vollkommenheit führt. Wie Le Double anmerkte, entspricht in der Biologie der Raum der Zeit, und »man braucht heute nur um den Erdball zu reisen, um überall lebendige Zeugen aller Jahrhunderte der Menschheitsgeschichte vorzufinden: das eine Volk lebt noch im Mittelalter, ein anderes auf der Stufe der antiken Dorier, wieder ein anderes im primitiven Stadium«. Gerade dieser Umstand verleiht der vergleichenden Untersuchung der chirurgischen Praktiken der heutigen Primitiven die große Bedeutung. Nebenbei bemerkt, sollte man richtiger den Ausdruck »Unzivilisierte« verwenden, weil es sich keinesfalls um Wilde handelt, wie man früher glaubte. Über die Operationstechniken der heutigen Primitiven — ein Erbe mehrerer Jahrtausende alter Bräuche — lieferten uns die Ethnologen und Forschungsreisenden wertvolles Material. Unter anderem stellte sich heraus, daß der traditionelle Glaube an die Wirksamkeit der Trepanation — oder auch einer tiefen Ausbrennung — bei Kopfschmerzen, Krämpfen, Fallsucht und Delirien fortbesteht. Als Beispiel mögen die Eingeborenen des Bismarck-Archipels, die Torahumara-Indianer und die Bergbewohner von Daghestan dienen.

Die Thebib-Kabylen aus dem Aurès-Gebirge bilden die wichtigste und am besten untersuchte primitive Volksgruppe, bei der man eine empirische Chirurgie feststellen kann. Wir kennen sie seit den Berichten der französischen Militärärzte Paris, Martin und Védrènes. Die Dörfer dieser wahren Trepanationskünstler liegen auf den Ausläufern des Aurès, im Dschebel Scherschar. Hier leben nicht weniger als 20, offensichtlich vielbeschäftigte Trepaneure; elf von ihnen gaben in der Umfrage Védrènes' bereits einhundertdreiundfünfzig Schädeleröffnungen an!

Die Thebib aus dem Aurès pflegen somit noch die Bräuche unserer prähistorischen Ahnen. Sie praktizieren die Trepanation hauptsächlich bei Verletzungen des Schädels, einfachen Brüchen und Splitterbrüchen, Fissurbrüchen und Quetschungen, aber auch bei nervlich bedingten Störungen. Während Hippokrates bereits den Kronentrepan kannte (eine Art Drillbohrer), eröffnen die

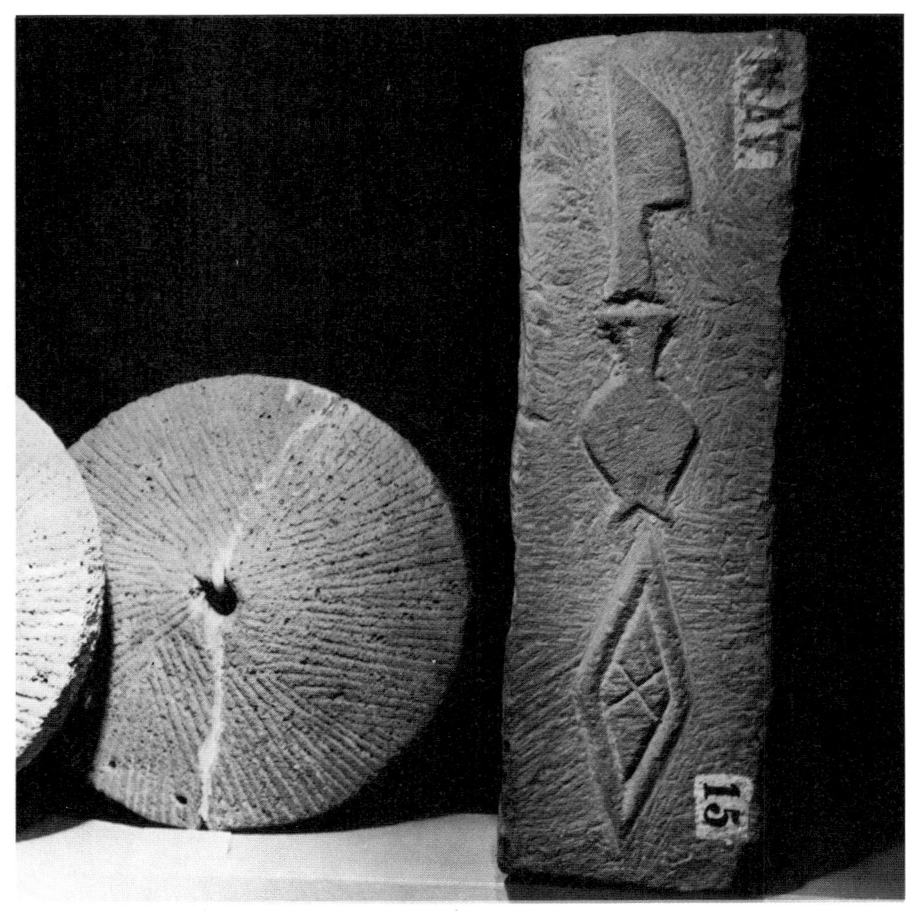

Abbildung 980 (links)
Opfermesser und Wetzstein. Keltische Epoche. (Deutschland, Mannheim.)

Abbildung 981 (unten)
»Tumi« aus Kupfer (Trepanationsmesser). Peru, Vicus-Zivilisation.

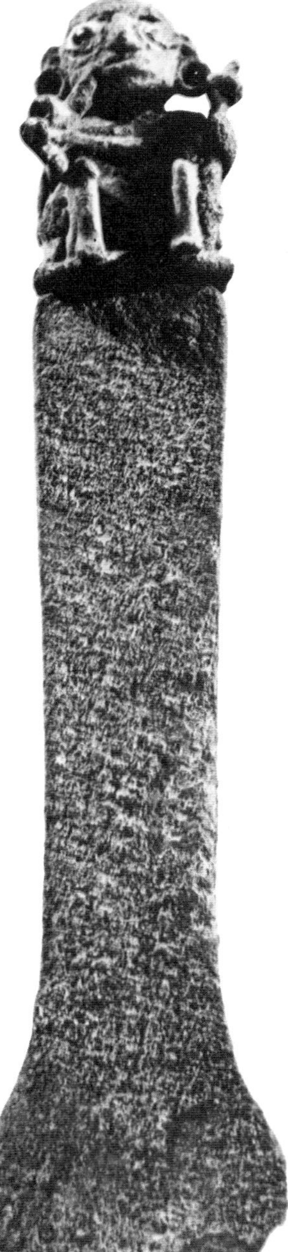

Thebib den Schädel noch mit Hilfe eines großen Bohrmeißels, der seitlich zwei Zähne aufweist. In anderen Fällen bedienen sie sich eines geraden Sägeblattes aus gehärtetem Eisen; es steckt in einem dicken Griff aus Tamarindenholz. Wenn man den Thebib Glauben schenken darf, gesunden alle ihre Operierten, und auch Védrènes erkennt an, daß Mißerfolge selten vorkommen.

Über einen Geistesgestörten pflegen wir in der Umgangssprache zu sagen: »Er hat Grillen im Kopf; es spukt in seinem Kopf.« Im 15. und 16. Jahrhundert behauptete man: »Er hat einen Stein im Kopf.« In dieser Auffassung ging man sogar so weit, sich den Schädel eröffnen zu lassen, um den vermeintlichen »Kopfstein« zu entfernen. Dazu wandte man sich an Scharlatane, wahre Spezialisten auf diesem Gebiet. Die scharf beobachtenden flämischen und holländischen Maler verewigten sie auf ihren Gemälden. Henri Meige hat geschildert, welche Szene sich dabei abspielen mußte: der Patient sitzt auf einem Sessel, den Oberkörper mit Stricken und Fesseln festgezurrt. Dem Operateur wendet er entweder die Stirn, die Kopfoberseite oder das Gebiet des Wurzelfortsatzes am Hinterhaupt zu. In den Praxen mit viel Zulauf — eine davon hielt Pieter Breughel der Ältere fest — werden bis zu vier Kunden auf einmal »operiert«. »Der Operateur nimmt eine riesige Beißzange in die rechte Hand und macht Miene, sie in die Wunde zu stoßen. Dabei nähert er unauffällig seine halbgeschlossene linke Hand und läßt mit der Gewandtheit eines erfahrenen Zauberkünstlers den Stein aus seinen Fingern hervor in das Zangengebiß gleiten. Der Trick hat geklappt, der Kopfstein ist heraus!«

Die erste empirische chirurgische Handlung war natürlich das Verbinden einer Wunde. Vielleicht war diese durch die Pranke eines der mächtigen Raubtiere entstanden, gegen die sich der quartäre Mensch zur Wehr setzen mußte? Oder eine Rauferei hatte sie verursacht, denn der Krieg ist so alt wie der Mensch. Die Hand eines Menschen, bewaffnet mit einem Feuersteinkeil, schlug die große, tiefe Wunde am Kopf der Troglodyten-Frau von Cro-Magnon, die Broca untersuchte. Obwohl wir über die Wundbehandlung in den ersten Anfängen der Menschheit keine Belege besitzen, können wir uns analog an die

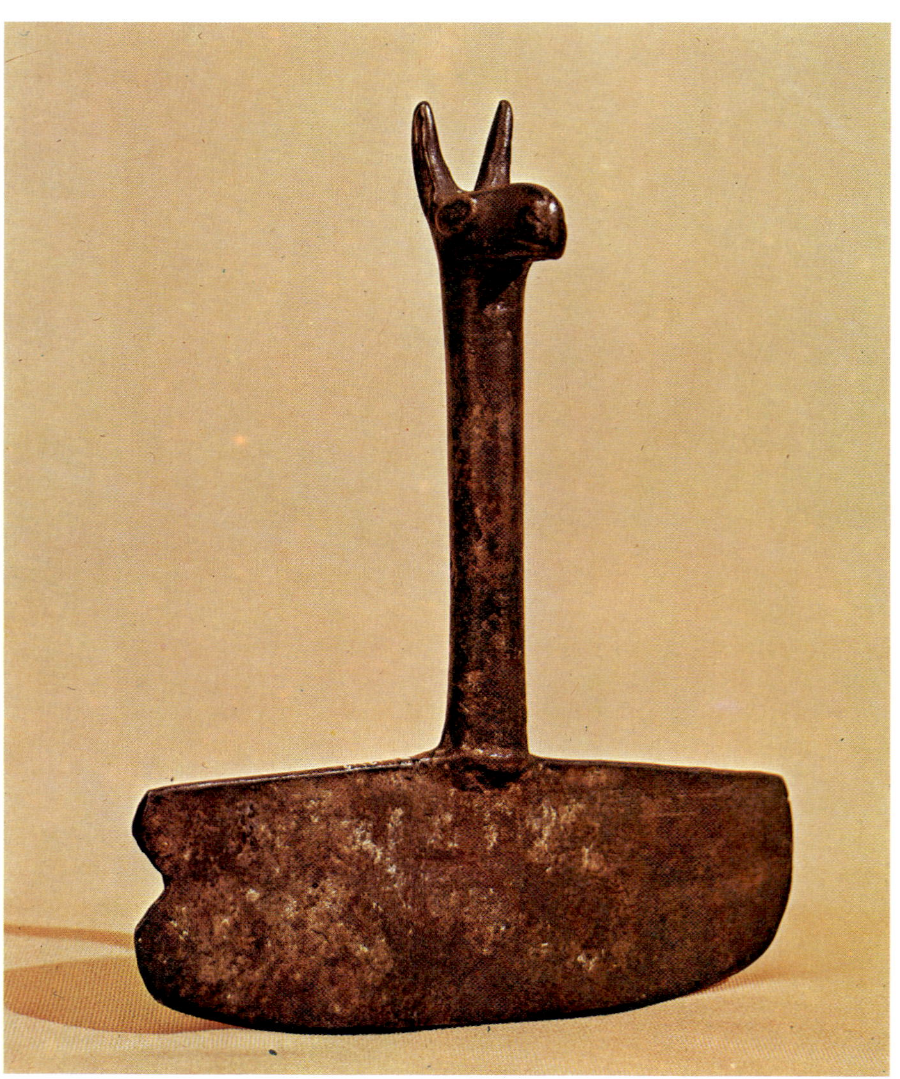

Abbildung 982
Trepanationsmesser. Peru.

heutigen Naturvölker halten, indem wir sozusagen »Neuere Vorgeschichte« betreiben. Eher stilvoll als präzis beschrieb Chateaubriand die Wundbehandlung bei den Primitiven: »Der Wilde trägt im Kampf ein kleines Stück Pflaster bei sich, um es einem verletzten Waffenbruder auf die Wunde zu legen; ein Seerosenblatt dient als Kompresse, Birkenrinde als Wickel.«

Einige Völker wenden intuitiv ein echtes aseptisches Pflaster an, zum Beispiel bepudern die brasilianischen Karaya-Indianer die Wunde mit Kohlepulver; die Engano-Insulaner bedecken sie mit heißer Asche. In Alaska wußte man früher ein Pflaster aus Zedernharz aufzustreichen. Die Bewohner von Annam bedienen sich der Asche von Räucherstäbchen und erreichen durch diese abergläubische Handlung wiederum intuitiv die Keimfreiheit. Die Stäbchen enthalten nämlich ätherische Öle. Seltsamerweise hat die geniale Beobachtungsgabe der Naturvölker nicht vor der Wunddrainage haltgemacht. Zum Beispiel ziehen die Dakota-Indianer den Eiter mit Hilfe saugfähiger Tampons aus feiner, weicher Baumrinde ab. Sie besitzen sogar eine Spritze, die aus einer Blase und einem Federkiel besteht, und machen mit ihr Injektionen in den Eiterherd.

»Ein gebrochenes Glied mit Stützen zu umgeben, damit die eingerichteten Knochenfragmente Halt bekommen und ruhig liegen, bis der Bruch geheilt ist«, erscheint so einfach, so logisch, »daß man es für instinktiv halten würde«. Schon in seinen ersten Anfängen konnte der Mensch auf diesen Gedanken kommen und ihn in die Tat umsetzen. Unser ältestes Zeugnis hierfür wurde in Frankreich gefunden: Im Departement Lozère, auf der Hochebene von Chanac, machte Prunières im Jahre 1875 beim Durchsuchen eines Steingrabes bei L'Aumède einen denkwürdigen Fund. Es handelte sich um ein Schienbein, das in grauer Vorzeit verschüttet wurde. Der Knochen wies die Spuren eines offenen Bruches auf, der mit Eiterbildung und Ausstoß mehrerer Knochensplitter einhergegangen sein mußte. Solche komplizierten Beinbrüche stellen ein ernstes Problem dar; ihre Einrichtung macht Schwierigkeiten, und sie verheilen selten ohne Mißgestaltungen. Dieser Knochen zeigte jedoch eine vorzüglich ausgebildete Narbe. Broca äußerte dazu, es gebe keinen modernen Chirurgen, der nicht befriedigt sein würde, in einem ähnlichen Fall solch ein gutes Ergebnis zu erzielen. Von den zweiundzwanzig prähistorischen Frakturen, die Nicaise, Topinard und Le Baron beschrieben, waren nur fünf mangelhaft vernarbt. Ein ähnlich praktisches Genie zeigen unsere modernen Primitiven, zum Beispiel die Indianer Nordamerikas: Sie legen die gebrochene Extremität zwischen Holzstücken und Baumrinde still. Der Eingeborene Südaustraliens praktiziert sogar eine noch etwas fortschrittlichere Chirurgie: Er fixiert die Extremität mit einer dicken Lehmpackung. Auch wir machen es so, allerdings mit Gips. Die ersten Anfänge des abnehmbaren Stützverbandes lassen sich hier bereits erkennen.

Noch vor einem Jahrhundert hielten die Meister der offiziellen Chirurgie die Ausräumung der Eierstöcke ohne tödlichen Ausgang für unmöglich. Gleichwohl wagten sich damals manche Primitiven an dieses kühne Unterfangen. 1843 traf Roberts auf eine fünfundzwanzigjährige Indianerin, der empirische Chirurgen die Eierstöcke entfernt hatten. Am Kap York in Australien beobachtete Mac Callivray eine stumme Frau, welcher die Eingeborenen die Ovarien herausoperiert hatten, damit sie ihre Behinderung nicht vererben konnte. Rotsh berichtete, daß die Australier ihren Prostituierten oft die Eierstöcke entfernten, um sie am Gebären zu hindern. Die unglaublichste Beobachtung machte jedoch Felkin in Uganda, mitten im Herzen Afrikas. Es handelte sich um eine Eröffnung der Bauchhöhle, die der Autor mit Zeichnungen belegte: nichts fehlt an dieser Operation. Sie beginnt mit der Anästhesie, das heißt, die Patientin wird zunächst mit Bananenwein in einen schläfrigen Rauschzustand versetzt. Dann öffnet der Operateur die Bauchdecke und die Gebärmutter, denn man ist dabei, einen *Kaiserschnitt* zu praktizieren. Der Assistent hält währenddessen mit seinen Händen sorgfältig die Eingeweide zurück. Zum Schluß wird mit Hilfe kleiner Eisenstifte eine umschlungene Naht hergestellt!

Abbildung 983
»Tumi«, Bronzeknauf. Peru, Nordküste, Chimu (?).

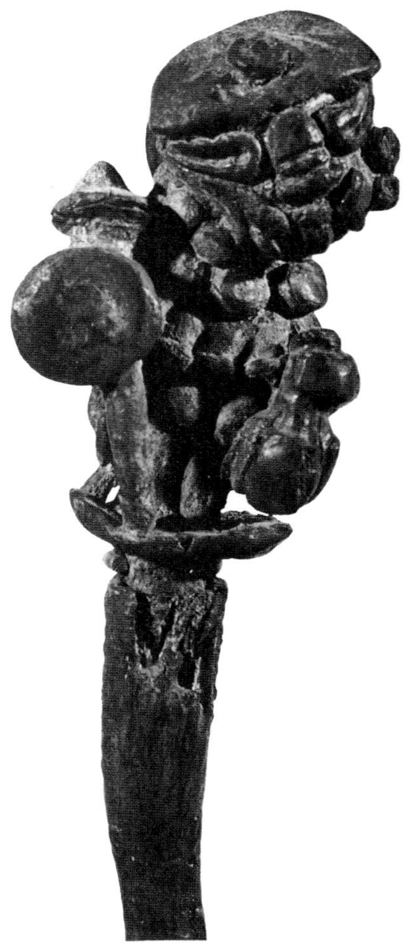

In Ägypten

Unsere Informationen über die Medizin und die Chirurgie des Alten Ägypten beziehen wir vornehmlich aus den drei kostbaren Papyri *Ebers, Brugsch* und *Edwin Smith.* Der letztere vermittelt fast ausschließlich chirurgisches Wissen und interessiert uns hier ganz besonders.

Dreihundertsiebenundsiebzig Zeilen des fünf Meter langen Papyrus *Edwin Smith* beschreiben achtundvierzig Fälle aus der chirurgischen Pathologie. Er stellt ein echtes klinisches Nachschlagewerk und somit das älteste Heilkundebuch dar. Darüber hinaus verkörpert er aber noch mehr, nämlich den ersten Versuch einer koordinierenden und klassifizierenden Systematik der chirurgischen Pathologie und Therapeutik. Professor Long, Chicago, nennt ihn daher ohne zu zögern *a surgical treatise.*

Auf unserer Suche nach den Ursprüngen der Chirurgie bietet sich noch eine andere Quelle an. Während man nämlich bezüglich der inneren Krankheiten auf die Auskünfte in den Papyri angewiesen ist, kann man die chirurgischen Kenntnisse der Ägypter auch an den Standbildern, Gemälden und Gravuren ablesen, welche die Mauern und Säulen der Tempel und Grabkammern schmücken. In ihrer Eindringlichkeit und Lebensnähe bieten sich diese Abbildungen dem Auge des Betrachters dar wie ein vor vier Jahrtausenden gedrehter Film über das tägliche Leben im Alten Ägypten.

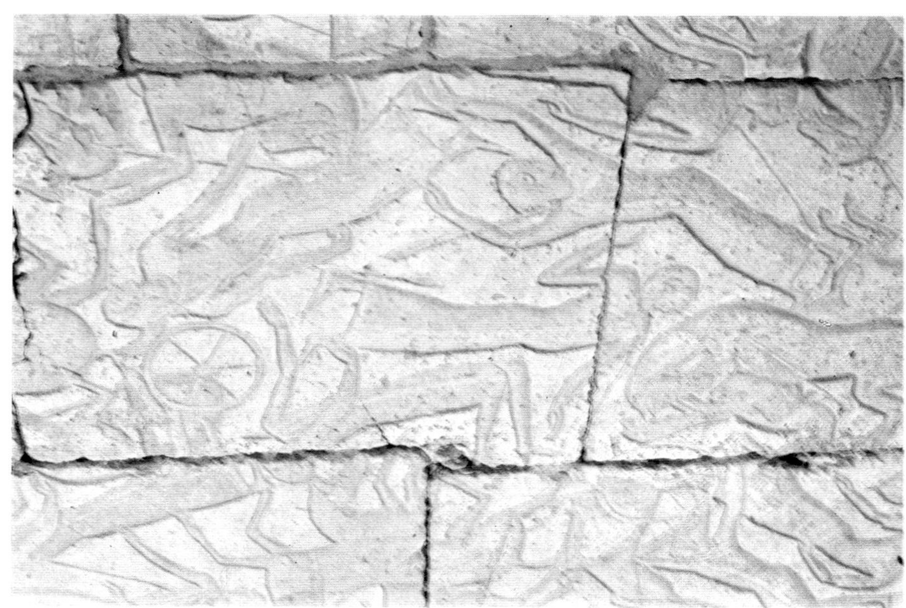

Abbildung 984
Kampfszene aus der Schlacht um Kadesch (Ramses II.). Tempel des Ramesseum, Ägypten, Luxor. Kadesch, eine Stadt des Hethiterreichs, spielte im zweiten Jahrtausend v. Chr. eine wichtige Rolle in den Kriegen zwischen Hethitern und Ägyptern.

Die Wundversorgung wird im Papyrus *Ebers* ausführlich beschrieben. Auch der Papyrus *Edwin Smith* empfiehlt zahlreiche örtlich anzuwendende Mittel gegen Verbrennungen. Besonders interessant ist dabei, daß gewisse intuitiv zusammengestellte Rezepturen aseptisch wirken. Gewöhnlich dienen Öl und Honig als Salbengrundlage, ätherische Öle wie Myrrhen oder Weihrauch als desinfizierende Bestandteile. Gemäß dem Papyrus sollen die aus Leinentuch zu schneidenden Bandagen sauber und rein sein. Sogar als Watte benutzte Baumwolle wird eindeutig wegen ihrer absorbierenden Eigenschaften erwähnt. Für brandige Wunden empfiehlt man das Auftragen eines kupfersalzhaltigen Streichpflasters.

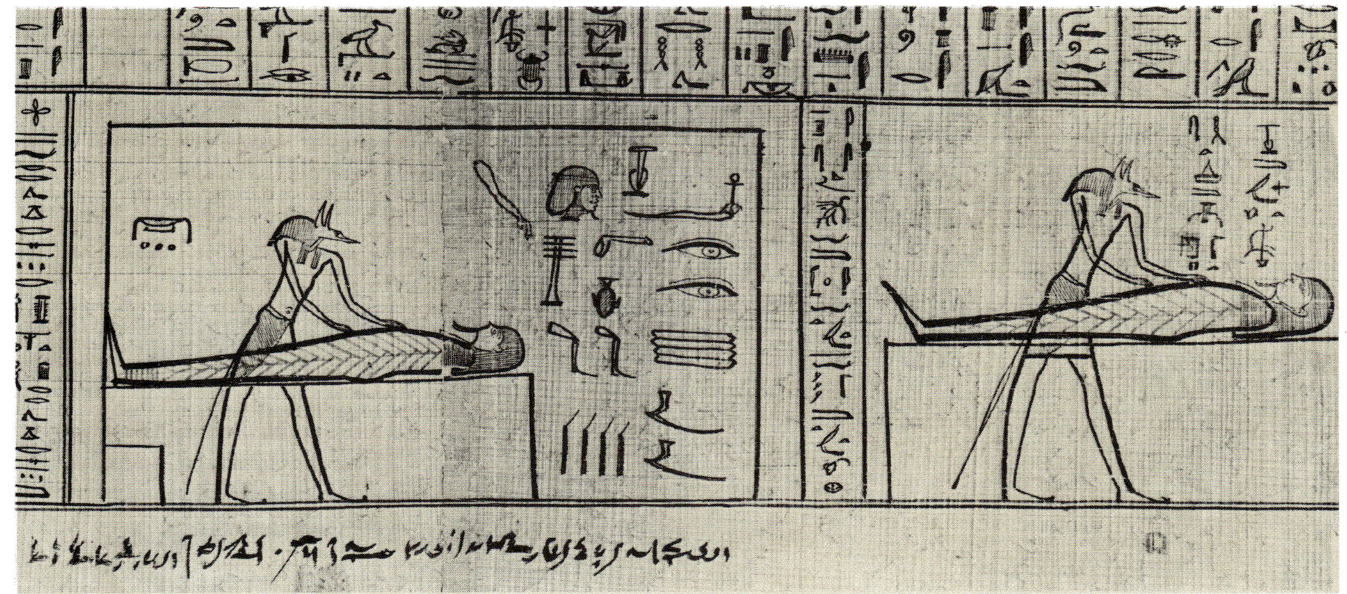

Abbildung 985
Einbalsamierung. Papyrus von Jumilliac.

Der praktische Arzt des Alten Ägypten scheute sich nicht, eine Geschwulst am Hals zu operieren: die Papyri *Ebers* und *Edwin Smith* bezeugen es. Wie auch Gurlt meint, kann man den Texten jedoch nicht genau entnehmen, um welche Indikationen es sich dabei handelte: Fett- oder Lymphdrüsengeschwulste? Kropf? Jedenfalls pflegte man den Tumor im allgemeinen mit dem Messer herauszuschneiden; die Exzision besserte man mit einem rotglühenden Eisen nach. Manchmal nahm man auch nur das Brenneisen zur Hilfe. »Brenne die Wunde mit Feuer, *auf daß sie nicht blute*«. Zur Behandlung eines Nackentumors gibt der Papyrus Ebers folgenden wertvollen Hinweis: »Entferne ihn mit dem Messer, aber gib acht, die Blutgefäße nicht zu verletzen.« Folglich vernachlässigte man keinesfalls die Blutstillung!

Zur Zeit der Alten Ägypter, als man gewaltige Baugerüste zu errichten und riesige Steinblöcke zu versetzen hatte, muß die Behandlung von Frakturen an vorrangiger Stelle gestanden haben. Elliot Smith und Jones Wood berichteten in ihrem Artikel im *British Medical Journal,* wie die ägyptischen Wundärzte gebrochenen Gliedern ohne erheblichen Verschub der Knochen Halt gaben: sie legten einen Stützapparat aus zahlreichen Palmblattrippen und verbindenden Bändchen an. Solche Vorrichtungen benutzen übrigens heute noch die empirischen Heiler in Südalgerien.

Innerhalb der Chirurgie des Alten Ägypten scheint die Gynäkologie in allen Ehren gestanden zu haben. Diese Disziplin ist im Papyrus *Ebers* durch zahlreiche für möglich erachtete Eingriffe vertreten: Reposition einer verlagerten Gebärmutter, Entfernung von Geschwulsten an den äußeren Geschlechtsorganen und die Behandlung von Leiden der großen Schamlippen und der Scheide. Sogar der Eingriff im Falle eines Brustkrebses mit Ausbreitung auf die Achseldrüsen wird erwogen; der Chirurg kann hier jedoch nichts ausrichten: »Du kannst dir sagen, daß der Tod hereinkommt; also gib dem Kranken ein Abführmittel aus Kräutern.«

Archäologische Grabungen förderten eine Reihe von Instrumenten zutage, die sicherlich chirurgischen Zwecken dienten. Die darunter befindlichen kupfernen und bronzenen Messer erinnern noch an die Feuersteinwerkzeuge aus der vorhergehenden Epoche. Mook und Dümichen bezeichneten diese als die »prämetallische«. Das gefundene Chirurgenbesteck besteht außerdem aus bronzenen Scheren, Sägeblättern, geraden und gebogenen Messern und Rasiermessern.

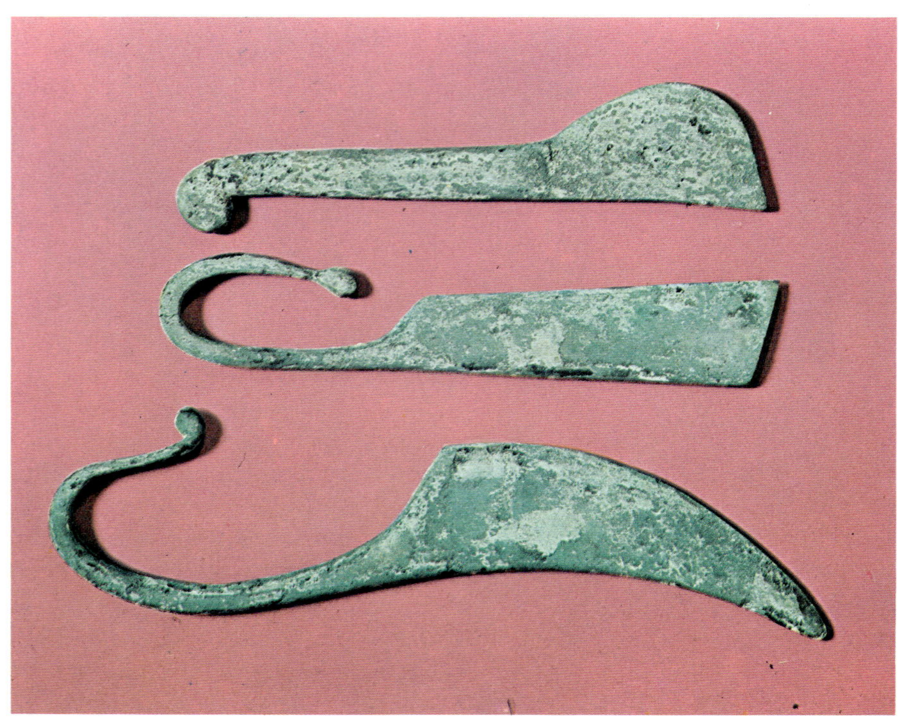

Abbildung 986
Chirurgische Instrumente aus Ägypten. (Rom, Museum für Geschichte der Medizin.)

In Chaldäa und in Assyrien

Bei den sumerischen Völkern Südmesopotamiens begannen sich die ersten Ansätze einer medizinischen Denkweise im Laufe des dritten Jahrtausends v. Chr. auszubilden. Sie war der Ausgangspunkt der gesamten assyrisch-babylonischen Medizin, welche wahrscheinlich der ältesten ägyptischen Pathologie noch voranging. Wie bei allen primitiven Völkern liegt auch hier dem Ursprung der neuen Anschauungsweise die Vorstellung zugrunde, etwas Fremdes sei in den Körper des Kranken eingedrungen, ein böser Geist säße darin. Auch hier haben wir es mit den üblichen Dämonen zu tun: die Medizin steht noch auf der Stufe der magischen Beschwörungen und Austreibungszeremonien. Spuren einer chirurgischen Tätigkeit entdeckte man jedoch nicht. Wir besitzen noch nicht einmal Belegstücke für eine primitive Trepanation, obwohl sie uns naheliegend erscheint, da auch diese Primitiven wie unsere neolithischen Vorfahren eine Befreiung böser Geister versucht haben können. Von Oefele machte lediglich Anweisungen zur Geburtshilfe auf den sumerischen Tontafeln aus.

In Assyrien und Babylonien wurde die Ausübung der Chirurgie trotz der fortbestehenden engen Bindung der Medizin an das Priesteramt einer Art ärztlicher Standesvereinigung übertragen. Man kann dies den Aufschriften der Amtssiegel praktischer Ärzte aus dem dritten Jahrtausend v. Chr. entnehmen. Das der Epoche König Gudeas zugeschriebene Siegel zeigt den Gesundheitsgott mit einem Schröpfkopf in der Hand; neben ihm liegen zwei andere Schröpfköpfe auf einer Säule. Der erste im Siegel eingravierte Name ist der eines Arztes, der zweite der eines Operateurs, der sich als Sklave des Arztes bezeichnet. Castiglioni sieht darin den Beweis, daß der Chirurg schon damals im Vergleich zum Arzt einer geringer geachteten Kaste angehörte.

Die berühmten Schulen von Babylon und Ninive erreichten im Laufe des zweiten Jahrtausends ihren Höhepunkt. Man führte dort die ersten anatomischen Untersuchungen an Tieren durch, und die Chirurgie dürfte somit eine große Rolle gespielt haben. In bestimmten — allerdings etwas jüngeren — Dokumenten wird der Operateur durch die Bezeichnung »A-su« deutlich vom Arzt als dem »A-sipu« unterschieden. Letzterer gehörte der Priesterschaft an.

Professor Meyer-Steinegg besitzt eine Sammlung babylonischer Chirurgenbestecke. Bei diesen Instrumenten handelt es sich in der Mehrzahl um Messer aus Bronze. Einige interessante Hinweise erhalten wir auch durch das *Gesetzbuch Hammurabis.* Dieser babylonische König regierte etwa zweitausend Jahre vor Christus. Sein Gesetzbuch erwägt als erster juristischer Text die Verantwortlichkeit des Chirurgen. Es schreibt folgendes vor: »Wenn ein Arzt einen Patienten mit dem Bronzemesser operiert und ihn dadurch rettet, darf er zehn Silbersekel fordern, aber nur fünf, wenn es ein Freigelassener ist, und zwei für einen Sklaven.« Dies war also der gesetzliche Gebührensatz für chirurgische Bemühungen. Anschließend folgt gleich das Strafmaß für fahrlässige Tötung: »Wenn ein Arzt einen Patienten mit dem Bronzemesser operiert und ihn dadurch tötet, soll man ihm beide Hände abschlagen.« Demnach schloß die Berufung zum Chirurgen damals gewisse Risiken ein!

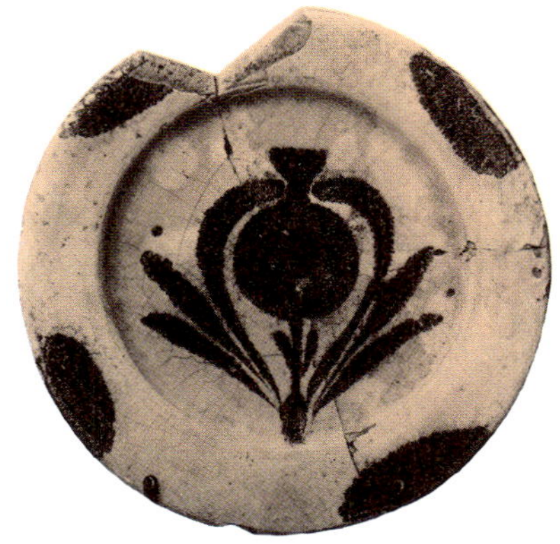

Abbildung 987
Teller, dekoriert mit einer Mohnkapsel. Susa, Grabung Morgan. (Paris, Louvre.)

Die Chirurgie in Indien

Wenn man die Chirurgie Indiens im Altertum ergründen will, stehen zwei Quellen zur Verfügung: Sagen und Schriftstücke medizinischen Inhalts. Unter dem chirurgischen Gesichtspunkt ist die Sage von Dschivaka die eigenartigste. Ihren Wortlaut können wir Customs Buch entnehmen. Die darin erzählten Vorfälle beweisen, daß man damals in Indien schon Operationen im Maßstab der großen Chirurgie kannte und auch tatsächlich durchzuführen pflegte.

Als Dschivakas Mutter von einem König schwanger ging, gebar sie einen Sohn von außergewöhnlicher Schönheit. Als er auf die Welt kam, hielt er einen Beutel mit Akupunkturnadeln in der Hand. Der zu Rate gezogene Brahmane gab kund, dies sei das Zeichen für die Berufung des Jungen zum Chirurgen! Sobald Dschivaka herangewachsen war, erklärte er seinem Vater, er verzichte auf den Thron und ziehe es vor, sich dem Studium der Medizin zu widmen. Der König gab ihm darauf die berühmtesten Heilpraktiker des Königreiches zu Lehrern; ihr rudimentäres Wissen konnte Dschivaka jedoch nicht befriedigen. Als sie ihm seinen mangelnden Studieneifer vorwarfen, gab Dschivaka ihnen folgende, ein wenig überhebliche Antwort: »Mit eurem Wissen ist es nicht weit her, und nichts könnt ihr mir beibringen, was ich nicht schon weiß.« Nun aber folgt in der Sage ein erstaunlicher Vorgriff auf die Röntgen-Strahlen und die Magen-Darm-Radioskopie: Als Dschivaka begann, als Arzt zu wirken, traf er einmal einen kleinen Jungen, der zwei Reisigbündel trug. Indem Dschivaka ihn aufmerksam betrachtete, drangen seine Blicke bis in das Innere des Jungenkörpers, und er erkannte darin den Darm und den Magen. Er dachte bei sich: »Das Kräuterbuch erwähnt einen Baum, der das Innere des Körpers durchleuchtet und die Eingeweide im Unterleib sehen läßt.« Er untersuchte daraufhin die Reisigbündel und entdeckte zwei Zauberzweiglein, die den ganzen Unterleib des Kindes ausleuchteten. Die Sage schreibt Dschivaka außerdem noch drei andere, ans Wunderbare grenzende Heilverfahren zu: einen Volvulus (Achsendrehung des Darms), eine Kraniektomie (Entfernung von Schädelstücken) und eine Hepatopexie (Befestigung der Wanderleber).

Waren die indischen Ärzte vielleicht bei den Griechen in die chirurgische Lehre gegangen? Oder stammte das Wissen der Griechen im Gegenteil aus Indien? Diese Frage können wir nicht beantworten, aber es scheint jedenfalls gesichert zu sein, daß die indischen Chirurgen bereits vor Alexanders Feldzug für ihre umfangreichen Kenntnisse und ihre geschickte Operationstechnik berühmt waren. Wie Gurlt gezeigt hat, geben die indischen Texte den Beweis dafür, daß die Chirurgie der brahmanischen Epoche den hippokratischen Verfahren weit überlegen war. Die Texte beschreiben Operationen, zu denen in Indien die ersten Anregungen gegeben wurden, zum Beispiel die des grauen Stars und plastische Operationen. Der hohe Stand der Chirurgie wurde dadurch möglich, daß die Inder sie sehr intensiv erforschten und in großen Ehren hielten. Im *Ayurvéda* (zu deutsch: *Buch des langen Lebens)* wird sogar versichert, die Chirurgenkunst sei »die erste und größte aller Heilkünste«.

Die medizinisch-chirurgische Geschichte Indiens vermitteln uns vor allem das Buch des Tscharaka aus dem ersten Jahrhundert n. Chr. und das Buch des Suçruta aus dem fünften Jahrhundert unserer Zeitrechnung. Letzterem Autor gebührt das Verdienst, die Einheit des medizinisch-chirurgischen Wissens betont zu haben: »Derjenige, welcher nur einen Zweig dieser Kunst kennt, ist wie ein Vogel mit nur einem Flügel.« Vor zuviel Belesenheit warnt Suçruta seine Schüler mit einem sehr bildhaften Ausspruch: »Der Student, der sein Wissen nur aus Büchern hat, ist wie ein Esel, der eine Ladung Sandelholz auf dem Rücken trägt: er fühlt ihr Gewicht, aber er kennt nicht ihren Wert.«

Bei Suçruta besteht das ärztliche Rüstzeug aus einhunderteinundzwanzig Instrumenten aller denkbaren Formen. Short bildete sie in seinem Buch ab; es sind Skalpelle, Sichelmesser, Sägen, Nadeln, Sonden, Trokare, Spritzen, und sogar ein Rektalspiegel ist dabei! Sehr feinsinnig merkt Suçruta jedoch an: »Das beste Instrument ist die Hand des Chirurgen.« Die Vielfalt dieser Ausrüstung läßt ahnen, wie ausgedehnt das Arbeitsgebiet der indischen Operateure war. Für ihre Ausbildung sah man bereits praktische Übungen in operativer Medizin vor. Ein besonders interessantes Detail besteht darin, daß die Chirurgen-Lehrlinge das Operieren an Tieren lernten. Wir Modernen haben also keineswegs die experimentelle Chirurgie erfunden. Um die Fingerfertigkeit der Studenten zu entwickeln, übte man sie an Pflanzen ein. Die Schüler machten Einschnitte in die hohlen Stengel der Iris oder in Blattrippen. Man legte ihnen wassergefüllte Tierblasen und Gurken vor, um sie in simulierten Operationen auf die Eröffnung von Wasserbrüchen oder geschlossenen Körperhöhlen vorzubereiten. An Puppen wurde die Kunst des Verbindens gelernt. Ein Kapitel in Suçrutas Buch hat die Frakturen zum Thema: Der Apparat, mit dem sie ruhiggestellt werden, besteht aus Bambusschienen und Flechtwerk als Verbindung. Es werden ausführliche Anweisungen zum Einrichten von Verrenkungen im allgemeinen und des Schultergelenks im besonderen gegeben. Mit größter Genauigkeit beschreibt Suçruta den Eingriff zur Entfernung von Steinen aus der Harnblase. Dasselbe Verfahren wandte man auch noch gegen Ende des 16. Jahrhunderts in Europa an. In seinen Werken erwähnt Suçruta außerdem die Durchtrennung des *Nervus infraorbitalis* bei hartnäckigen Neuralgien, die Eröffnung der Bauchhöhle bei Darmverschluß, Nahttechniken für die Darmoperation und die Entfernung der Mandeln, die er mit einer gezahnten chirurgischen Zange beiseite schiebt, bevor er sie mit einem Rundmesser herausschält. Sein Verfahren bedeutet bereits einen ersten Schritt auf dem Wege zur modernen Mandeloperation. Suçrutas eigentliches Fachgebiet wąr jedoch die Rhinoplastik, d. h. die künstliche Wiederherstellung der Nase. Es lag ihr damals eine grausame Notwendigkeit zugrunde: die Amputation der Nase stellte nämlich bei den Indern eine übliche Strafmaßnahme dar. Der Autor rät dem Chirurgen, zunächst aus dem Blatt eines Baumes ein Muster zu schneiden, das genau den Maßen der Nase entspricht. Der Chirurg legt es auf die Stirn des Patienten, schneidet die Haut den Konturen folgend ein und läßt dabei einen Stiel übrig. Anschließend klappt er das Transplantat herum und vernäht es mit dem Nasenstumpf. Dabei fügt er auch noch zwei Röhren als Ersatz für die Nasenlöcher ein. Sogar in der Anästhesie scheinen die Operationsärzte des Alten Indien Avantgardisten gewesen zu sein. Wenn man nämlich Burton Glauben schenken darf, machten sie sich bereits die narkotische Wirkung des Bilsenkrauts und des indischen Hanfs zunutze.

Die griechische Chirurgie

Als Besitzer der hippokratischen Schriftensammlung waren die Griechen das erste europäische Volk, das seine chirurgische Doktrin auf die Beobachtung gründete, rationelle Gesichtspunkte berücksichtigte und eine methodische Technik besaß. Der Vorsprung und die Überlegenheit der griechischen Chirurgie wurde nur dadurch möglich, daß die Forschung unabhängig blieb und die Wissenschaftler wie alle ihre Landsleute eine kritische und praktische Geisteshaltung besaßen. Homers Dichtungen beweisen, daß die chirurgische Tätigkeit seit den frühesten Epochen der griechischen Kultur die Angelegenheit von Nichtklerikern war und nicht etwa die einer Priesterkaste. In den Schlachten der *Ilias* wird die Chirurgie bereits als eine unabhängige Kunst dargestellt, die nur erfahrene Wundärzte ausübten; sie konnten, wie Homer schrieb, »Pfeile herausziehen und das richtige Wundmittel verordnen«.

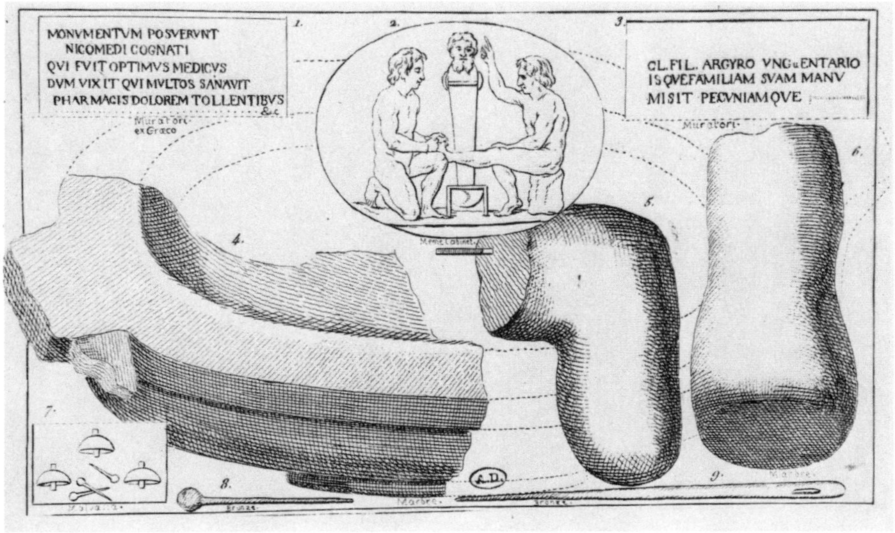

Abbildung 989
Patientengespräch beim antiken Chirurgen. Stich aus dem 18. Jh.

Wie mochten diese Kriegsverletzungen wohl beschaffen sein? In den homerischen Gesängen nach sensationellen traumatischen Fällen zu suchen, wäre eine Arbeit von mittelmäßiger Instruktivität, denn schon bei Gurlt und Malgaigne

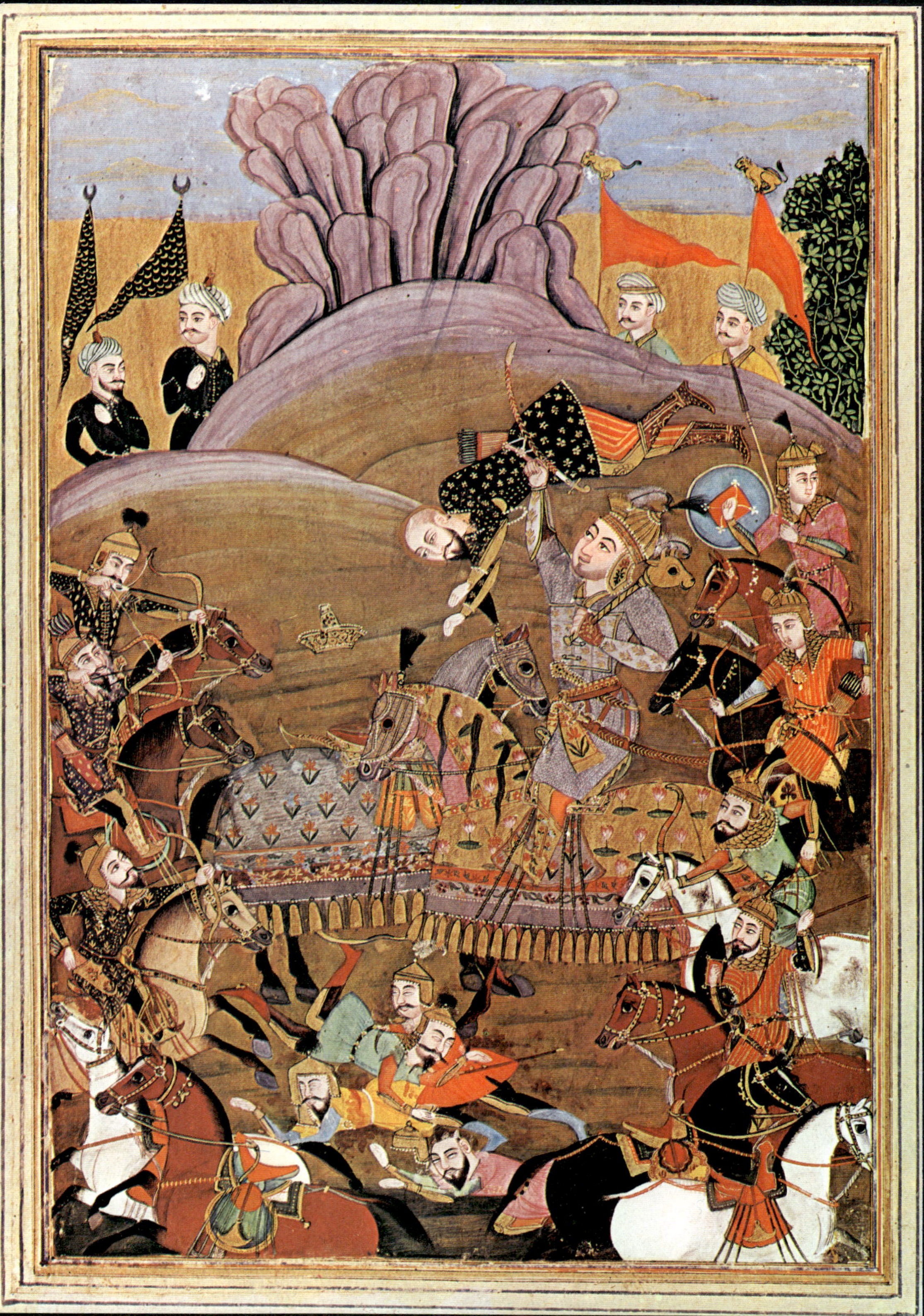

sowie in Floquets Dissertation finden wir davon eine ausführliche Liste; insgesamt berichtet die *Ilias* über etwa einhunderteinundvierzig Wunden durch Lanzenstich, Pfeile und Steinwurf. Ein wahres Feldlazarett bietet sich hier dem Leser! Gewisse Autoren, zum Beispiel Daremberg, wollen in diesen Beschreibungen einen Beleg für fortgeschrittene Anatomiekenntnisse der Griechen sehen. Bei aller Bewunderung für die alten Griechen: das halten wir für übertrieben!

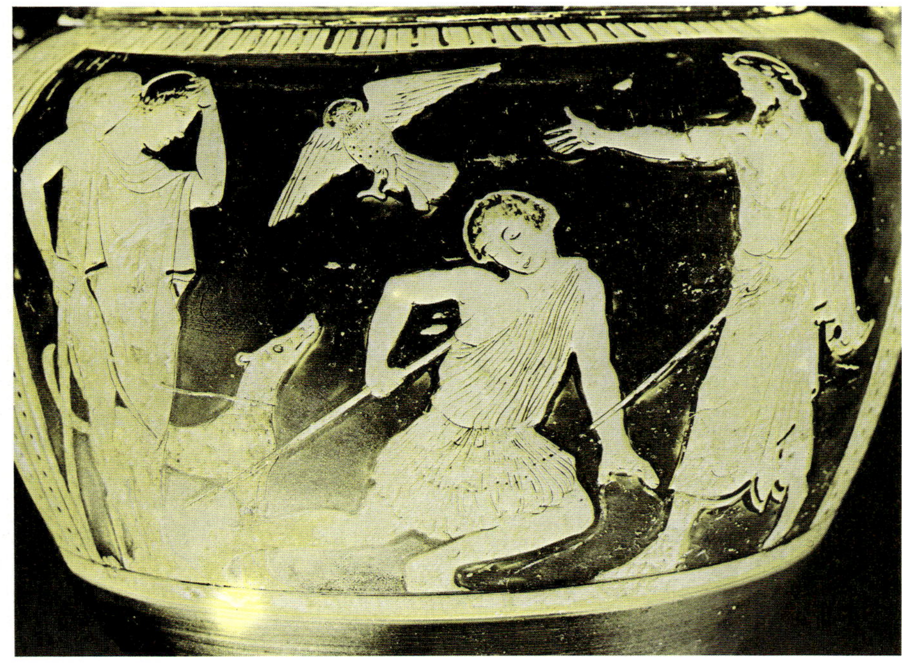

Abbildung 990
Durch eine Lanze verwundeter Krieger. (London, British Museum.)

Wie hat man sich den Feldscher der homerischen Schlachten an seinem Arbeitsplatz vorzustellen? Als eine besondere Art Militärarzt, als ärztlicher Soldat sozusagen, nahm er an den Kämpfen aktiv teil, so wie auch heute Bataillonsärzte mit den Soldaten an die Front ziehen. Machaon und Podalires, die beiden Söhne des Asklepios, waren die berühmtesten. Der bessere Chirurg war anscheinend Machaon, und er besaß deshalb auch das größte Ansehen. Beide folgten Agamemnon in den Kampf um Troja. Als Menelaos eine Wunde erhielt, ließ Agamemnon ohne Aufschub nach Machaon schicken; man traf ihn an der Spitze seiner Heerscharen an. Die chirurgischen Maßnahmen auf den Schlachtfeldern blieben summarisch. Um das Herausziehen der Pfeile oder Speere zu erleichtern, erweiterte man die Wunde chirurgisch; danach beträufelte man sie mit pflanzlichen Säften, wusch das Blut mit warmem Wasser ab und legte schließlich den Verband an. Wie auch Lecène äußerte, gehen diese Fertigkeiten zweifellos kaum über diejenigen mancher Naturvölker hinaus und rechtfertigen nicht den Aufwand, den man früher um die homerische Chirurgie machte. Trotzdem waren die Verwundeten den Chirurgen für ihre Dienste — vor allem auf Kriegszügen in ferne Länder — natürlich sehr dankbar. Zum Beispiel rief *Idomenäos* beim Anblick des verwundeten Machaon aus: »Ein einziger Arzt wiegt eine große Zahl Krieger auf.« Dreitausend Jahre später bekam Lyautey Gelegenheit, diesen Aphorismus zu wiederholen.

Abbildung 988 (gegenüber)
Kampf Rustems gegen Afrasiab. Miniatur aus dem Schahname *(»Das Buch der Könige«) des persischen Dichters Ferdousi (um 930—1020). Schule des indischen Mogulreiches, Ende des 16. Jh.s.*

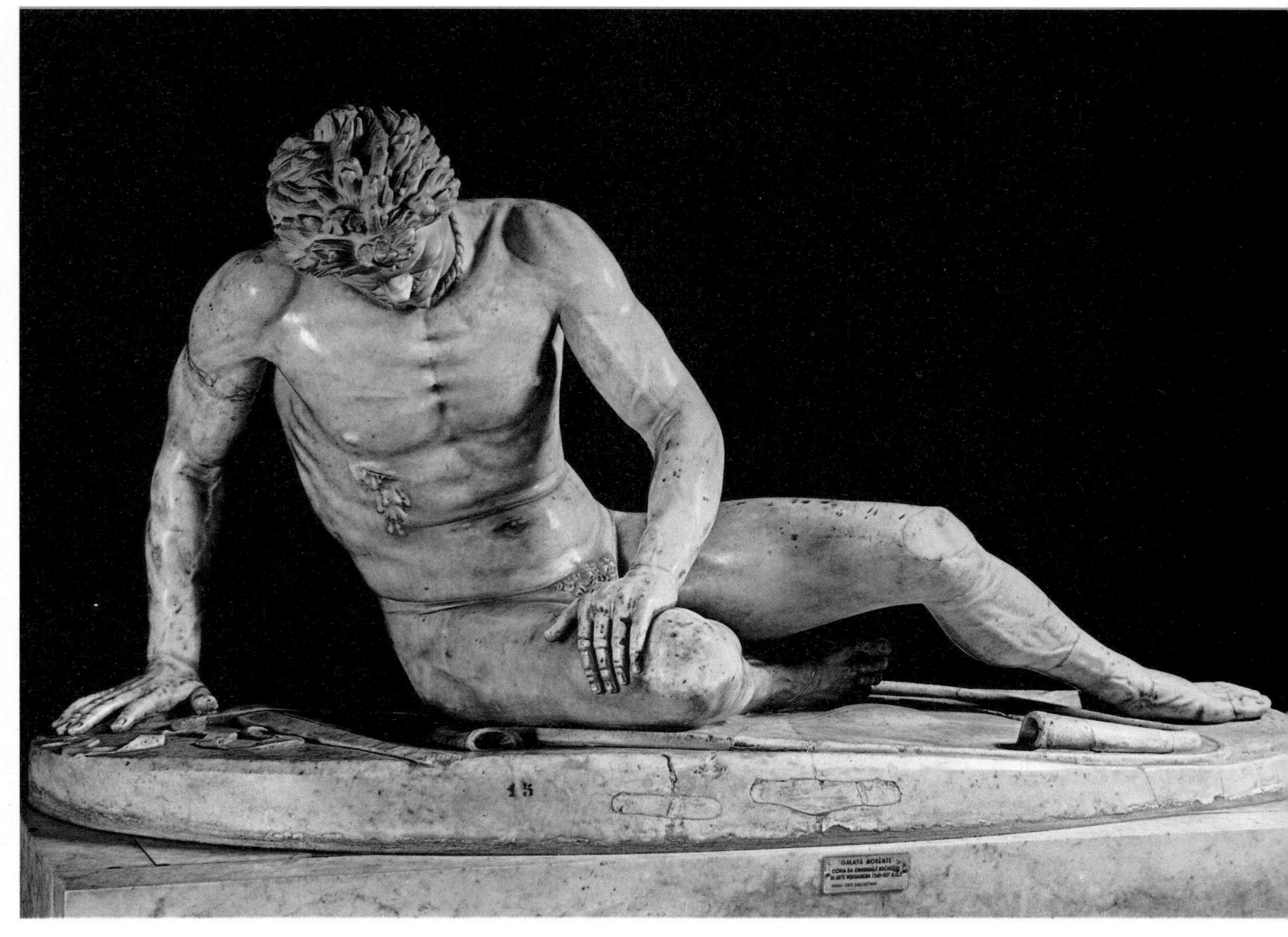

Die Zeit vor Hippokrates

Abbildung 991 (oben) Sterbender Gallier. (Rom, Museum des Kapitols.)

Zwischen Homer und Hippokrates, d. h. ungefähr von 960 bis 460 v. Chr., liegen fünf Jahrhunderte einer für die Geschichte der griechischen Chirurgie bedeutsamen Epoche. Gurlt stellte bereits zutreffend fest, daß wir aus ihr nur bruchstückhafte Dokumente besitzen. Wir wissen aber, daß sich in dieser Periode eine Vielzahl von Schulen bildete, freie Zusammenschlüsse von Lehrmeistern und ihren Jüngern. Sie zogen als Gruppen im Lande umher, um an den Sammelpunkten des Verkehrs das philosophische Gedankengut und die medizinisch-chirurgischen Kenntnisse Griechenlands zu vermitteln. In dieser Epoche nahm die Zahl der Chirurgen in ganz Griechenland ständig zu. Sie trugen ihre Kunst von Stadt zu Stadt und waren sicher schon fortschrittlicher als ihre Kollegen aus Homers Zeiten, meint Malgaigne. Man nannte sie die *periodeutai,* und man kann sie als Vorläufer unserer *Vaganten* aus dem Mittelalter ansehen. Als Nomaden der Wissenschaft führten sie sicher ein recht abenteuerliches Leben. Demokedes von Kroton war ein gutes Beispiel dafür. Er kam zu großem Ruhm, weil er eine Verstauchung des Königs Darius behandelte. Seine Methode kann man als sehr interessanten Vorgriff auf die moderne »schmerzfreie« Behandlung betrachten.

Mit Alkmaion brachte die berühmte Schule von Kroton noch eine andere bekannte Persönlichkeit hervor. Seine Arbeiten betrafen vornehmlich das Gebiet der Anatomie und der Chirurgie. Wir halten es heute für gesichert, daß Alkmaion anatomische Sektionen am Tier durchführte, und zwar hauptsächlich an Ziegen. Die von ihm aufgestellte Doktrin von der *Isonomie* kam jüngst wieder zu Ehren. Sie besagt, daß alle Bestandteile des menschlichen Körpers in einem harmonischen Einklang stehen und Gesundheit folglich einen Gleichgewichtszustand der Vorgänge im Körper voraussetzt. Obwohl die Bedeutung der Texte zum Teil im unklaren bleibt, meinen wir, in ihnen den ersten Ansatz für das Gesetz von der *Konstanz des inneren Mediums,* formuliert von Claude Bernard, zu erkennen. Dieses Prinzip gehört heute zu den Grundanschauungen der Biologie. Nach unserer eigenen Auslegung stellt die *Homöostase* Professor Cannons nur eine zweitausendfünfhundert Jahre jüngere Neufassung der *Isonomie* des gefühlsmäßig richtig folgernden Alkmaion dar. Dieser geniale Schüler Pythagoras' zählte im übrigen zu den Männern, welche Plato beeinflußten. In den fünfhundert Jahren von Homer bis Hippokrates wurde die anfangs weltliche und freie Medizin Griechenlands vom orientalischen Mystizismus durchdrungen und geriet in den Einflußbereich der Priesterschaft. Die Entwicklung vollzog sich jedoch nur unvollständig, und so konnten die gewerbsmäßigen praktischen Ärzte ihre Kunst auch weiterhin in aller Unabhängigkeit ausüben.

Erst um 429 v. Chr. führte man in Athen den Kult des Asklepios ein, der sich mit der üblichen Intensität und Popularität einer neuen religiösen Bewegung in ganz Hellas ausbreitete. Spielte nun die dem Asklepios (dem Äskulap der Lateiner) dargebrachte Verehrung eine Rolle für den Fortschritt der griechischen Chirurgie? Allein in ihrer mystischen Form als heilige Handlung hätte die Medizin wohl nicht viel Förderung erfahren. Die Umstände brachten es aber mit sich, daß die Priester sich zwar anfangs ausschließlich den Riten hingaben und in den Tempeln von der Welt abgesondert blieben, aber mit der Zeit wohl oder übel gewisse Fachkenntnisse gewannen. Dies beruhte auf der mannigfaltigen Klientel, die mit den Pilgerströmen herbeikam. Das lebendige klinische Material und auch die medizinischen Befunde, welche auf den Votivstelen eingegraben waren, zeugen für ihr Wissen.

Die hippokratische Chirurgie

Das *Corpus hippocraticum,* eine Sammlung, die sich aus sechzig Büchern zusammensetzt, wurde im dritten Jahrhundert v. Chr. auf Befehl des Ptolemäus von einer Gruppe alexandrinischer Bibliothekare erstellt. Die Darlegung der chirurgischen Lehren folgt einer ausführlichen systematischen Einteilung. Das Werk ist in sechs Abhandlungen gegliedert, darunter enthält das Traktat über die Gelenke die meisten dokumentarischen Nachweise. Der »Mochlikos« (von *mochlos,* zu deutsch: Hebel) handelt von den Frakturen. Die anderen Traktate betreffen jeweils die Kopfverletzungen, die Verletzungen im allgemeinen, die Hämorrhoiden und die Fisteln sowie den Arzt und seine Offizin.

Ob das Chirurgiebuch oder Teile davon wirklich Hippokrates zugeschrieben werden müssen, das ist eine Frage, die schon Soranos und Galen vergeblich zu beantworten versuchten. Die moderne Kritik nahm das strittige Thema wieder auf und prüfte die Texte unter anderem auf ihre stilistischen Eigenarten. Wo liegt also die Wahrheit? Haben die überkritischen Philologen recht mit ihrer Annahme, daß der Name Hippokrates wie der Homers einzig als Sinnbild, als Personifizierung des genialen Geistes eines kollektiven Werkes ins Spiel kam?

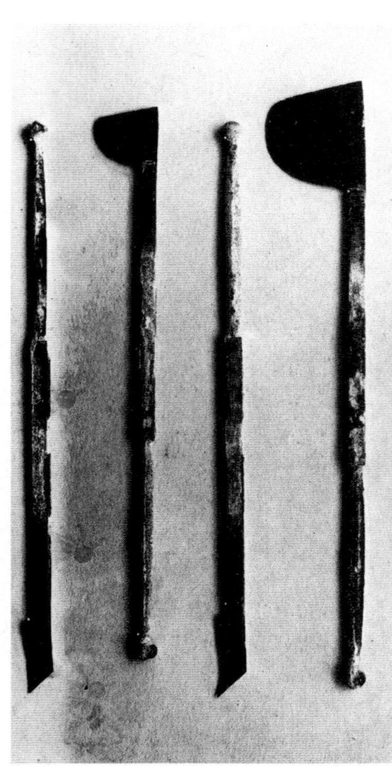

Abbildung 992 (oben) Chirurgische Lanzettmesser zum Skarifizieren. Alexandrinische Epoche. (Paris, Louvre.)

Abbildung 993 (gegenüber) Einrichten eines verrenkten Schultergelenks. Diese Handschrift ist mit wundervollen Tuschzeichnungen in Sepia versehen; man schreibt sie Primaticcio oder Francisco Rossi zu. Es handelt sich um die lateinische Übersetzung einer griechischen Handschrift aus dem 9. Jh. von Vidus Vidius. Der Autor war der byzantinische Arzt Nicetas, der es aus mehreren antiken Traktaten zusammenstellte. Die in der Laurentischen Bibliothek in Florenz aufbewahrte Handschrift wurde schon in früheren Zeiten allgemein bewundert. In der Renaissance wurde sie mehrfach abgeschrieben und übersetzt. Vidus Vidius brachte Franz I. seine Übersetzung, die Christoph Auer kalligraphisch gestaltet hatte, als Geschenk dar.

Diese These der Philologen erscheint auf den ersten Blick recht verführerisch und auch glaubhaft. Indem sie aber Hippokrates' Urheberschaft völlig ausschließt, berücksichtigt sie nicht ausreichend, daß in dem Chirurgiewerk, in erster Linie in den Büchern über die Luxationen und Frakturen, eine brillante Beobachtungsgabe und ein rationales Denken zum Ausdruck kommen und den Einfluß eines Lehrmeisters nahelegen. Wir persönlich neigen mehr der Ansicht Littrés und Pétrequins zu. Über die mit dem Namen Hippokrates versehenen Traktate über die Gelenke, die Frakturen und die ärztliche Offizin meinen diese Autoren, es seien die »mit Sicherheit authentischsten des großen Meisters«. Auch Gurlt vertritt diese Überzeugung.

Um ein genaues Bild von der griechischen Chirurgie vom ausgehenden fünften Jahrhundert bis zur Mitte des vierten Jahrhunderts v. Chr. zu gewinnen, muß man sich einmal in die Lage des praktischen Arztes der hippokratischen Periode hineinversetzen. Zunächst gilt eines als sicher: zur Zeit des Hippokrates bestand keine Trennung zwischen der Medizin und der Chirurgie. Die Asklepiaden (d. h. die Schüler der klerikalen medizinischen Schulen) nahmen selbst alle nötigen Operationen vor. Eine zweite Bemerkung sollte man vorausschicken, nämlich, daß der Bereich der hippokratischen Medizin im Grunde genommen auf Verletzungen, Brüche und Verrenkungen beschränkt war. Die Häufigkeit derartiger Unfälle erklärt sich natürlich durch die sportlichen Gewohnheiten und die Kraftübungen, mit denen die jungen Männer damals gedrillt wurden. Der Chirurg dieser Epoche war eigentlich ein *Notarzt.* Seine Praxis nannte man *iatron,* ein Wort, das die Übersetzer mit »Offizin« wiederzugeben pflegen. Dieses »iatron« war aber noch mehr als eine Offizin, nämlich eine Erste-Hilfe-Station. Im Raum, der als Operationssaal diente, standen die Apparate zum Einrichten der Verrenkungen und Knochenbrüche. Die Ausstattung ging bei weitem über den Rahmen eines mittelalterlichen Barbierladens hinaus und nahm bereits die Ausmaße einer echten Poliklinik an. Alles war vorhanden: Krankenzimmer, ein Laboratorium für die Zubereitung der Heilmittel und die Privatwohnung des »Krankenhausarztes«.

In der Abhandlung *Über die Kopfverletzungen* werden die schweren Eingriffe der hippokratischen Chirurgie beschrieben. Die Indikationen für die Trepanation sind sehr ausführlich dargelegt, zum Beispiel soll nach einer Quetschung des Schädels innerhalb von drei Tagen eine *primäre Trepanation* erfolgen. Mit wieviel Einsicht hat die hippokratische Chirurgie hier die Gefährlichkeit einer Läsion einzuschätzen gewußt, die bei oberflächlicher Betrachtung leicht erscheinen könnte. Die *sekundäre Trepanation* soll bei posttraumatischen Superinfektionen einer Schädelverletzung vorgenommen werden; man erkennt sie »winters vor dem vierzehnten Tag und sommers vor dem siebten Tag«. In diesem Fall ist der Schädel schnell bis auf die Hirnhäute zu eröffnen. Wie sehr die alten Griechen zu dieser Maßnahme berechtigt waren, hat uns der Erste Weltkrieg gelehrt. In der hippokratischen Zeit gelangten die chirurgischen Instrumente offensichtlich zu einer bewundernswerten Vollendung; unter anderem bediente man sich einer Knochenraspel, *xyster* genannt, zum Auffinden von Fissuren; der sogenannte *perforator* ähnelte einem großen Bohrer bzw. einem Drillbohrer.

Hat nun Hippokrates in seiner berühmten Eidformel die Steinoperation verboten oder die Kastration? Beide Thesen sind mit großem Aufwand an Gelehrsamkeit verfochten worden, und Pétrequin versuchte, eine Synthese daraus zu schaffen. Die Lösung scheint jedoch viel näher zu liegen, wenn man sich streng

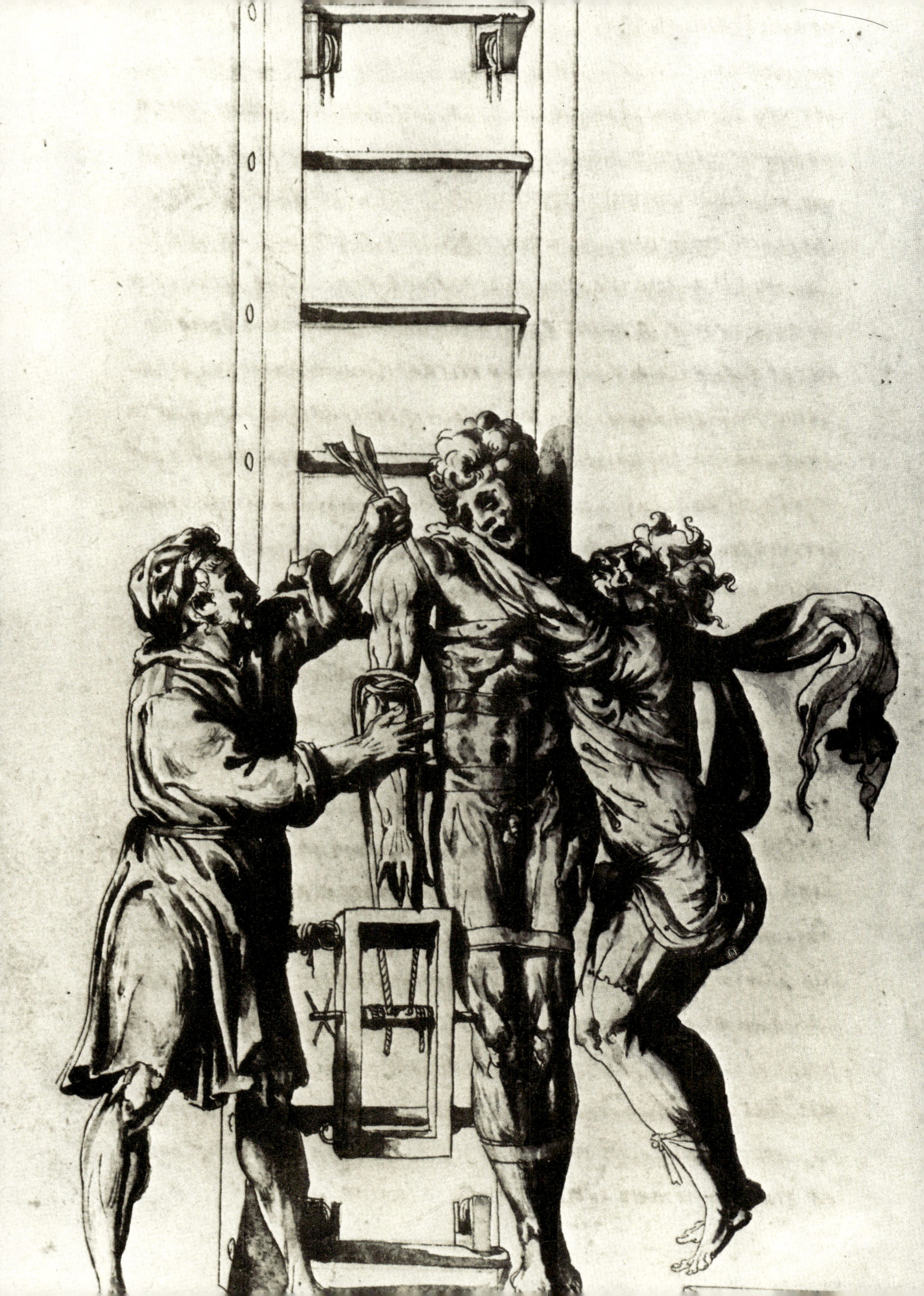

ϲκε

ἐμμολὴ μηροῦ
ἡ διὰ κεφαλῆς καὶ
πτώσεως, χ[illegible]ου ἰα-
τροῦ τοῦ [illegible]
ρισμοῦ γινομένη
ἢ ὥσπερ [illegible]
μηρὸς ὀ-
λισθῇ:·

an die Formulierung des *Eides* hält. Er lautet: »Ich verpflichte mich, Steinkranke nicht zu operieren, sondern sie denen zu übergeben, die es zu tun pflegen.« Unsere freie Übersetzung ergibt: »Ich werde diese Operation nicht selbst ausführen, sondern meinen Patienten zu einem Spezialisten schicken.« Es dürfte sich also einfach um Berufsethik handeln, entsprechend dieser anderen Regel: »Ich werde in die Wohnungen meiner Patienten nur dann kommen, wenn es zu ihrem Wohle ist.« Wir legen dies als Eingeständnis einer begrenzten Kompetenz aus. Der moderne Arzt handelt nicht anders, wenn er einen Eingriff, der ein gewisses Training verlangt, einem erfahrenen Techniker überläßt.

Außer im Falle der Schädelverletzungen gibt die hippokratische Chirurgie einen gewissen Mangel an Selbstvertrauen zu erkennen. Nur auf die Leiden des Afters, die Fisteln und Hämorrhoiden wagt das *Corpus* etwas genauer einzugehen. Die beiden betreffenden Traktate weisen wenig Methodik auf. Die meisten modernen Kritiker rechnen sie zu den apokryphen Werken. Gleichwohl beschreiben diese Bücher sehr anschaulich das Herausoperieren der Hämorrhoiden, ihre Kauterisation mit Hilfe eines zur Weißglut erhitzten Brenneisens und ihre Komplikationen, nämlich Harnverhaltung, Mastdarmentzündung und Darmvorfall. Auch erfahren wir, daß die Hippokrates-Jünger Afterfisteln »mit rohem Leinengarn, verflochten mit einem Pferdehaar«, unterbanden oder operativ behandelten. Zudem geht aus den Texten hervor, daß man das Analspeculum oder Proktoskop schon in der Schule von Kos anzuwenden pflegte, obwohl es manche für eine moderne Erfindung halten.

Wie wir bereits erwähnten, bilden die beiden Abhandlungen *Über die Gelenke* (griechisch: *Peri Arthron)* und *Über die Frakturen (Peri Agmon)* die beiden Meisterstücke der hippokratischen Sammlung; nach Littré stellen sie »das große chirurgische Monument der Antike« dar. Die Beobachtungsgabe, der praktische Sinn und die Erfahrung eines großen Lehrmeisters kommen darin unter anderem auch durch die kritische Beurteilung von Kunstfehlern sehr deutlich zum Ausdruck. Darüber hinaus verdient noch ein anderer Umstand unsere Aufmerksamkeit, nämlich die aufwendige Maschinerie, mit der man Verrenkungen einrichtete. Das vollständigste Kapitel des Traktats *Über die Gelenke* ist den Verrenkungen des Schultergelenks gewidmet. Nichts fehlt: die Diagnose stellt man zunächst durch Vergleich der beiden Seiten; zum Einrichten rammt man die Ferse oder die geballte Faust in die Achselhöhle und erreicht eine Hebelwirkung auf den Oberarmknochen, der wieder in die Gelenkspfanne zurückspringt. Ein anderes Verfahren besteht darin, den Verletzten über die Schulter des Operateurs zu legen oder ihn an eine Leitersprosse zu hängen. Hippokrates hat schon die alleinige Verrenkung der Speiche gekannt, eine Läsion, die noch nicht einmal in Boyers umfangreichem Lehrbuch erwähnt wird. Das von Nèlaton vorgeschlagene Verfahren zur Einrichtung der Verrenkungen des Unterkiefers hat Hippokrates bereits ausgiebig erörtert. Schon vor Galen erwähnt er die Luxation des Schlüsselbeins im Bereich der Schulter. Obgleich die Verrenkungen des Ellenbogens und der Hüfte weniger gut untersucht werden, zeigt sich das intuitive Wissen des großen Meisters an anderen Stellen der Abhandlung *Über die Gelenke*. Dem Klumpfuß widmet er darin ein so zutreffendes Kapitel, daß wir Scarpa abwarten müssen, um eine Arbeit vergleichbarer Qualität vorzufinden. Mehr als zweitausend Jahre vor Percival Pott weist er auf den Zusammenhang zwischen Buckligkeit und Lungentuberkulose hin!

Abbildung 994 (gegenüber) Einrichten eines verrenkten Knies. Illustration aus dem Kommentar *des Apollonius von Kition zu Hippokrates' Traktat* De articulis. *Dieser Kommentar und einige andere chirurgische Abhandlungen von acht griechischen Autoren bilden die Originalhandschrift des oben erwähnten Arztes Niketas. Die Illustrationen dieses Buches lehnen sich an griechische Abbildungen an, die aus derselben Epoche stammen wie der Text des Apollonius, denn die Körper sind nackt. Das farbenfreudige Portal hat jedoch Niketas hinzufügen lassen, um eine ganze Seite der Handschrift ausfüllen zu können.*

Im Traktat *Über die Frakturen* erfahren wir, daß man Brüche des Oberarmknochens durch Strecken des Arms einrichtete. Dabei brachte man am Unterarm ein Gewicht an und erzielte den Gegenzug mit Hilfe eines Riemens, den man über dem Kopf des Patienten an einem Balken befestigte. Nach demselben Grundsatz handeln wir heute, wenn wir das Hennequinsche Verfahren anwenden. Lange vor Scultet beschrieb Hippokrates eine Streckvorrichtung aus Gurten. Darüber hinaus wußte er bei Beinbrüchen bereits die Extremität durch ständigen Zug gestreckt zu halten. Auch hier erkennen wir wieder das Prinzip einer Methode, der unsere modernen Chirurgen den Vorzug geben.

Die alexandrinische Schule

Nach Hippokrates kamen die griechische Medizin und Chirurgie vorübergehend zum Stillstand. Erst durch die Förderung der Ptolemäer gelangten diese Wissenschaften wieder zu Ruhm und Ehre. In der Chirurgie taten sich in der alexandrinischen Periode zwei Männer hervor: Herophilos und Erasistratos. Sie lebten im dritten Jahrhundert v. Chr. in Alexandria. Herophilos beschäftigte sich hauptsächlich mit anatomischen Studien, Erasistratos mit der Physiologie. Vor ihnen hatte genaugenommen noch niemand einen menschlichen Körper seziert, aber diese beiden begnügten sich nicht einmal damit, eine große Zahl menschlicher Leichen zu autopsieren. Wenn man Celsus Glauben schenken kann, nahmen sie auch Vivisektionen an Verurteilten vor, die ihnen der König von Ägypten lieferte, »um die Lage der Organe, ihre Farbe und ihre Zusammensetzung in aller Lebensnähe festzustellen«. Coelius Aurelianus versichert, daß Erasistratos, bestärkt durch diese Untersuchungen und Experimente, genügend Unverfrorenheit aufbrachte, um Leberkranke zu operieren. Er eröffnete ihre Bauchhöhle, »um die Medikamente direkt auf das Organ zu applizieren«. Ziel und Technik dieser Hepatochirurgie bleiben allerdings im dunkeln. Erasistratos praktizierte außerdem die Parazentese bei Bauchwassersucht und erfand einen S-förmigen Katheter zur Entleerung der Harnblase.

Im vorchristlichen Rom

Um 220 v. Chr. hielt die griechische Chirurgie ihren Einzug in Rom. Importiert wurde sie durch einen Bürger Spartas mit Namen Archagatos. Es traf sich, daß der Neuankömmling, wie Plinius uns mitteilt, außerordentlich erfolgreich praktizierte. Er war kein Gelehrter, geschweige denn ein Chirurg im eigentlichen Sinne, sondern ein Wunderdoktor, ein fingerfertiger Heiler. Soviel Feinfühligkeit besaß er, daß er zumeist nur Minderbemittelte behandelte, und er hatte dabei das Glück, seine ersten Kuren erfolgreich zuwege zu bringen. Schon trugen ihn die Wogen der öffentlichen Gunst davon! Die vox populi nannte ihn den *vulnerarius* (den Wundheiler). Um bei der Wahrheit zu bleiben können wir allerdings nicht übergehen, daß sie ihm später — wankelmütig wie eh und je — den Beinamen *carnifex* (der Henker) verpaßte. Wahrscheinlich trat dieser Meinungswechsel ein, als man ihn mit Brenneisen und Messer zu Werke gehen sah. Seine Heilerfolge wurden dennoch dermaßen gelobt, daß der Senat seinen Leumund offiziell durch zwei ganz besondere Auszeichnungen festigte, der Verleihung des römischen Bürgerrechtes und der Bewilligung eines Ladenfonds auf Staatskosten.

Diese Offizin des ersten in Rom angesiedelten griechischen Chirurgen lag günstig an der Straßenkreuzung Acilius. Die Einrichtung der Praxis erinnerte an die *iatreia* der hellenischen Städte und wahrscheinlich auch an die Offizin von Pompeji, deren Ruinen heute noch am Weg der Gräber zu besichtigen sind. Jedermann hatte zur Praxis Zutritt, mit der Einschränkung, daß die

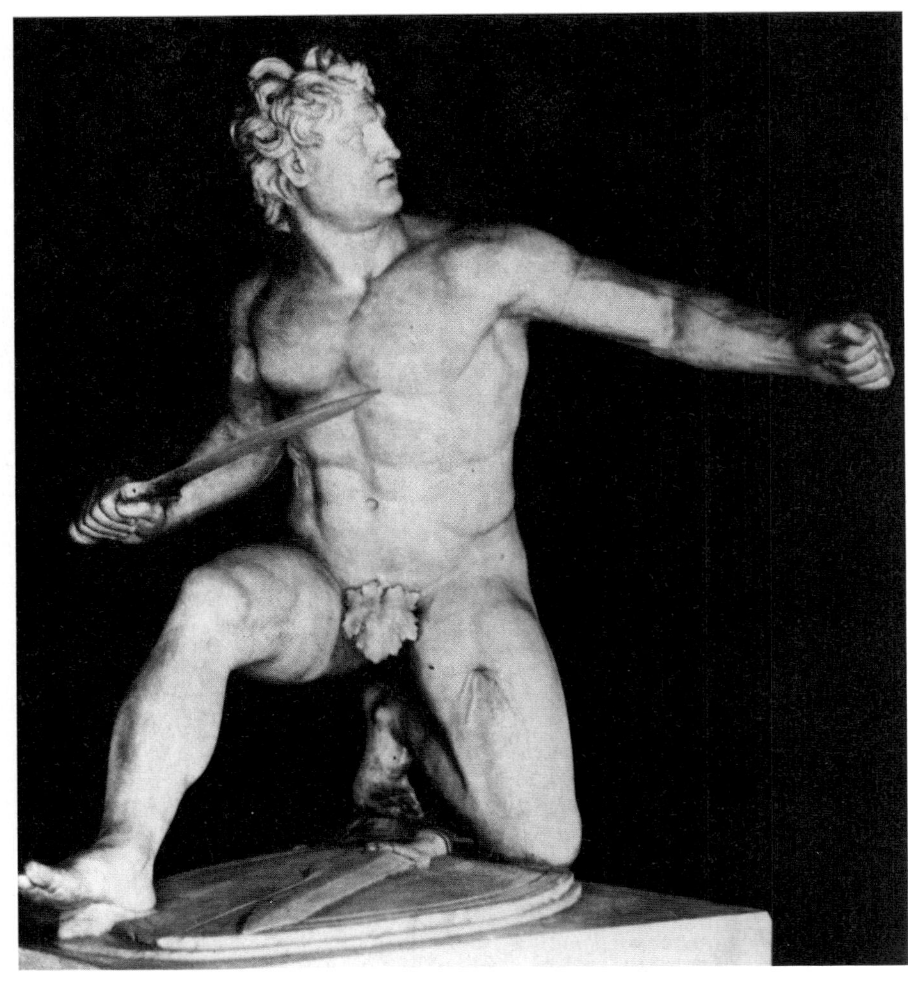

Abbildung 995
Verwundeter Gallier (Abguß).

Behandlung zu bezahlen war. Mit ein wenig Vorstellungskraft und viel Gelehrsamkeit kann man sie rekonstruieren. Das griechische Vorbild ist bekannt, und die im Museum von Neapel aufbewahrten chirurgischen Instrumente — Skalpelle, Klappmesser und Brenneisen — geben einen guten Eindruck von der dort entfalteten Tätigkeit.

Gegen Anfang des ersten Jahrhunderts v. Chr. traf in Rom ein hochbegabter Mediziner ein; es war Asklepiades aus Bithynien, der als Chirurg zweifellos nur mittelmäßigen Wagemut zeigte. Galen urteilt äußerst streng über ihn. Er meint, Asklepiades verstehe nichts von Chirurgie und hätte bei den Schlächtern Stunden nehmen sollen. Zwar war in der Tat der Aderlaß seine Hauptmaßnahme, aber er wußte immerhin den Kehlkopfschnitt bei Erstickungsgefahr und die Parazentese bei Bauchwassersucht einzusetzen. Wie es scheint, war Asklepiades der Urheber der bekannten Forderung, auf die sich die Chirurgie so oft berufen hat: man soll sicher, ohne Zeitverlust und möglichst schmerzfrei operieren *(tuto, cito, jucunde)*.

Cäsar hatte die griechischen Ärzte per Dekret eingebürgert. Kaiser Augustus, ein schwächlicher und oft kränkelnder Mensch, ernannte sie zu Beamten und erlaubte ihnen den Zusammenschluß in einer Korporation. Meges, der seine Ausbildung in Alexandria erhalten hatte, war einer der berühmtesten griechi-

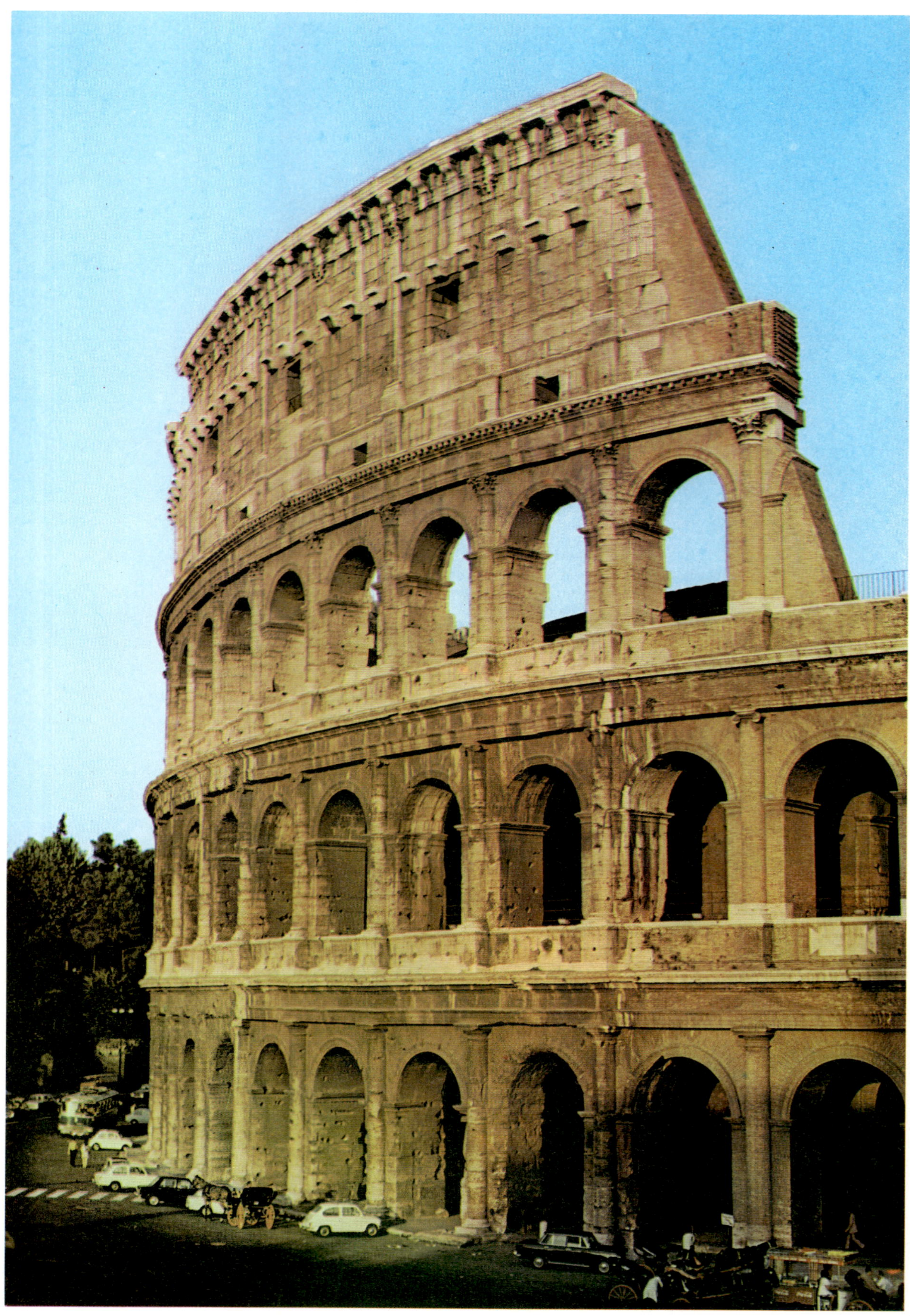

schen Chirurgen zur Zeit des Augustus. Er soll als erster die Verrenkungen des Knies einzurichten gewußt haben und war ein Fachmann auf dem Gebiet der Behandlung von Afterfisteln. Außerdem erfand er ein Lithotom, ein Instrument zum Entfernen der Harnblasensteine. Celsus sagte ihm nach, von allen der Gelehrteste gewesen zu sein.

In dieser Epoche teilte man die Chirurgen den Spielen im Zirkus und den Gladiatorenschulen zu. Man stellte auch Truppenchirurgen für die Arbeit in Feldlagern oder auf Schiffen ein. Die Reliefs auf der Trajan-Säule zeigen uns die Kohortenärzte in Aktion, zum Beispiel beim Verbinden der Verletzten im *valetudinarium,* dem Lazarett.

Abbildung 996
Rom: Das Kolosseum.

Celsus

Die Bücher VII und VIII des Werkes *De re medica* des Celsus, eine Zusammenfassung des medizinischen Wissens der Epochen vor Galen, handeln von »der Disziplin der Medizin, die sich die Heilung mit Hilfe der Hände zur Aufgabe gemacht hat«. Indes war Celsus kein Arzt und erst recht kein Chirurg, sondern ganz einfach ein hervorragender enzyklopädischer Denker. Sowohl in Chirurgen- als auch in Ärztekreisen erfreute sich sein Werk allgemeiner Hochachtung; insbesondere riet später Fabrizio von Acquapendente, »den Text Tag und Nacht zu studieren«.

Die Vielfalt des chirurgischen Rüstzeugs dieser Epoche (Der Atlas Vulpes aus dem Jahre 1847 beschrieb allein einhundertneunundneunzig Instrumente aus Grabungen in Pompeji!) läßt bereits vorausahnen, in welchem Maße die operative Tätigkeit sich inzwischen entwickelt hatte. Das recht ausführliche Handbuch des Celsus war im übrigen nur eine leichtverständliche Bearbeitung vorhandenen Schrifttums. (In Dujardins Erörterungen über diesen Autor nimmt das Kapitel über die Chirurgie allein einhundertsechsundsechzig Seiten ein.) Welches sind nun die wichtigsten Mitteilungen in diesem Werk? Die technischen Einzelheiten der Behandlung durchgehender Unterleibsverletzungen schildert Celsus so ausführlich, daß man einen modernen Verfasser vermuten würde. Er erwähnt unter anderem, wie man das brandig gewordene Bauchnetz herausoperiert, nachdem man die zuletzt ausgetretenen Darmschlingen in die richtige Lage zurückgebracht hat. Die Blutung aus einer verletzten Ader wird durch Ligaturen ober- und unterhalb der Läsion unterbunden. Wunden werden durch Einschnitt und Gegenschnitt gesäubert, Pfeile und Fremdkörper herausgeholt. Brandige Gliedmaßen amputiert man (bei Hippokrates war davon noch nicht die Rede), und Krampfadern entfernt man operativ. Bei Bauchwassersucht macht man eine Parazentese. Leider können wir die vorgeschriebenen Kuren für Eingeweide- und Wasserbrüche wegen der Ungenauigkeit der anatomischen Ausdrücke nur schwer verstehen. Sehr unzutreffend schreibt Celsus Harnblasensteine ausschließlich Kindern im Alter von neun bis vierzehn Jahren zu, aber er erwägt bereits die Möglichkeit, zu große Steine noch im Organ zu zerdrücken. Als Technik für die Steinoperation empfiehlt er einen halbkreisförmigen Einschnitt, der den späteren bilateralen Verfahren zugrunde liegt. Das Kapitel über die Trepanation bei Schädelverletzungen teilt uns nichts Neues mit; immerhin wird aber in allen Einzelheiten beschrieben, wie eine Kraniektomie, d. h. die Entfernung von Schädelstücken, auszuführen ist: man bohrt mehrere nebeneinander liegende Löcher und schneidet die restlichen Knochenbrücken heraus. Celsus betont sogar ausdrücklich die Indikation für diese Operation: »Ruptur einer Ader in der Dura mater (der äußersten Hülle des Gehirns) mit nachfolgendem Bluterguß innerhalb des Schädels.« In bezug auf Knochenbrüche und Verrenkungen wiederholt Celsus lediglich in kürzerer Form die Lehren Hippokrates'.

Den größten Teil seines Werkes widmete Celsus den plastischen Operationen, insbesondere der Nase und des Gesichts. Ein Verfahren, nach dem das Transplantat dem eigenen Körper des Patienten entnommen wird, trägt noch heute als Zusatz den Namen des Celsus. Er schreibt hierzu folgendes: »Die Wiederherstellung erfolgt auf Kosten der benachbarten Gewebe, aus denen man beiderseits durch zwei quer verlaufende Schnitte Lappen formt, die man miteinander in Kontakt bringt.« Es handelt sich um das Prinzip der autoplastischen Verpflanzung durch Verschiebung, genannt *Methode des Celsus.* Im Mittelalter in Vergessenheit geraten, wurde das Verfahren später von französischen Chirurgen wiederentdeckt und erhielt daher auch die Bezeichnung *französische Methode.* »Multa renascuntur«!

Im Rom der frühchristlichen Ära

Die dekadenten Zustände im ersten Jahrhundert unserer Zeitrechnung waren nicht geeignet, eine Elite hervorragender Persönlichkeiten der Chirurgie herauszubilden. In der Tat müssen wir den Anfang des zweiten Jahrhunderts, die Epoche der »guten Kaiser«, abwarten, um erneut eine Reihe vortrefflicher Mediziner anzutreffen. Die meisten großen Ärzte lebten zur Zeit Trajans, des Freundes der Wissenschaften. Diesem Kreis gehörte unter anderem Soranos von Ephesus an, den wir als Wegbereiter der Frauenheilkunde und der Geburtshilfe betrachten dürfen; er beobachtete die Bindegewebsgeschwulst und den Gebärmutterkrebs, den Eingeweidebruch im Bereich der großen Schamlippen und die Hymenal-Atresie. Der Syrer Archigenes, einer der wagemutigsten Chirurgen seiner Zeit, untersuchte den Brust- und Gebärmutterkrebs und beschrieb die Darmverschlingung. Die Schriften des Rufus von Ephesus sind nur fragmentarisch erhalten geblieben, aber wir besitzen von ihm eine *Abhandlung über die Nieren- und Harnblasenleiden* und den *Anatomischen Aufsatz über die Benennung der Teile des menschlichen Körpers.* Der renommierteste Chirurg war Heliodoros, und wie es scheint, muß man ihm das Erstrecht an der Unterbindung und Abknickung der Schlagadern als blutstillende Maßnahmen zusprechen. Er operierte Empyeme (Eiteransammlungen in Körperhöhlen) und brachte auch die Entfernung von Rippen zustande. Heliodor soll außerdem einer der ersten Chirurgen gewesen sein, die bei Harnröhrenverengung die Wand der Urethra von innen nach außen durchtrennten, d. h. eine *Urethrotomia interna* durchführten. Sehr gründlich erörterte er Indikationen für die Trepanation bei Schädelverletzungen. Er nahm gangränöse Hände und Füße ab und legte dabei über der Amputationsstelle einen Knebel an. Die zeitweilige Unterbrechung der Blutzufuhr durch Kompression der Extremität ist ein bemerkenswerter Vorgriff auf Esmarch, als dessen Vorläufer man Heliodor demnach betrachten darf.

Galen (138—201)

Obwohl Galen ein außergewöhnlicher Gelehrter war, müssen wir gestehen, daß er als Chirurg nicht viel Neues schuf. Bei näherer Untersuchung der von ihm benutzten Quellen entdeckt man, daß er lediglich wiederholte, was andere bereits vor ihm geschrieben oder getan hatten. Indessen gebührt ihm das Verdienst, nachdrücklich die Notwendigkeit anatomischer und physiologischer Kenntnisse betont zu haben. Unter diesem Aspekt beleuchtete er die Pathogenese der Wunden, Geschwüre, Fisteln, Tumore, Hernien, Frakturen und Luxationen. Er zeigte, wie wichtig sie für die Erkennung der Krankheitszeichen, die

Beurteilung des Verlaufs der Leiden und die Behandlung der Operationswunden sind. Galen wies außerdem nach, daß die Schlagadern Blut enthalten, und beobachtete die Unterbrechung des Pulsschlags unterhalb der Ligatur einer Arterie. Rufus hatte bereits den Bluterguß durch Verletzung der Gefäßwand (Aneurysma spurium) beschrieben; Galen stellte den genauen Vorgang und die möglichen Varianten dieser Läsion dar. Diese Feststellungen bilden Galens wichtigste Beiträge zur Behandlung traumatisch bedingter Blutungen. Darüber hinaus praktizierte er die Unterbindung der Gefäße mit Hilfe eines Leinen- oder Seidenfadens bzw. einer Darmsaite, genannt *kordè* (die alten Ägypter hatten sie schon vor ihm benutzt); aber erst nach der Erfindung des Lister-Verbands führte man dieses ausgezeichnete Nahtmaterial generell unter der Bezeichnung *Catgut* ein. Aus dem Handbuch Galens könnte der heutige Student noch die Kunst des Bandagierens lernen. Das diesem Thema gewidmete Traktat

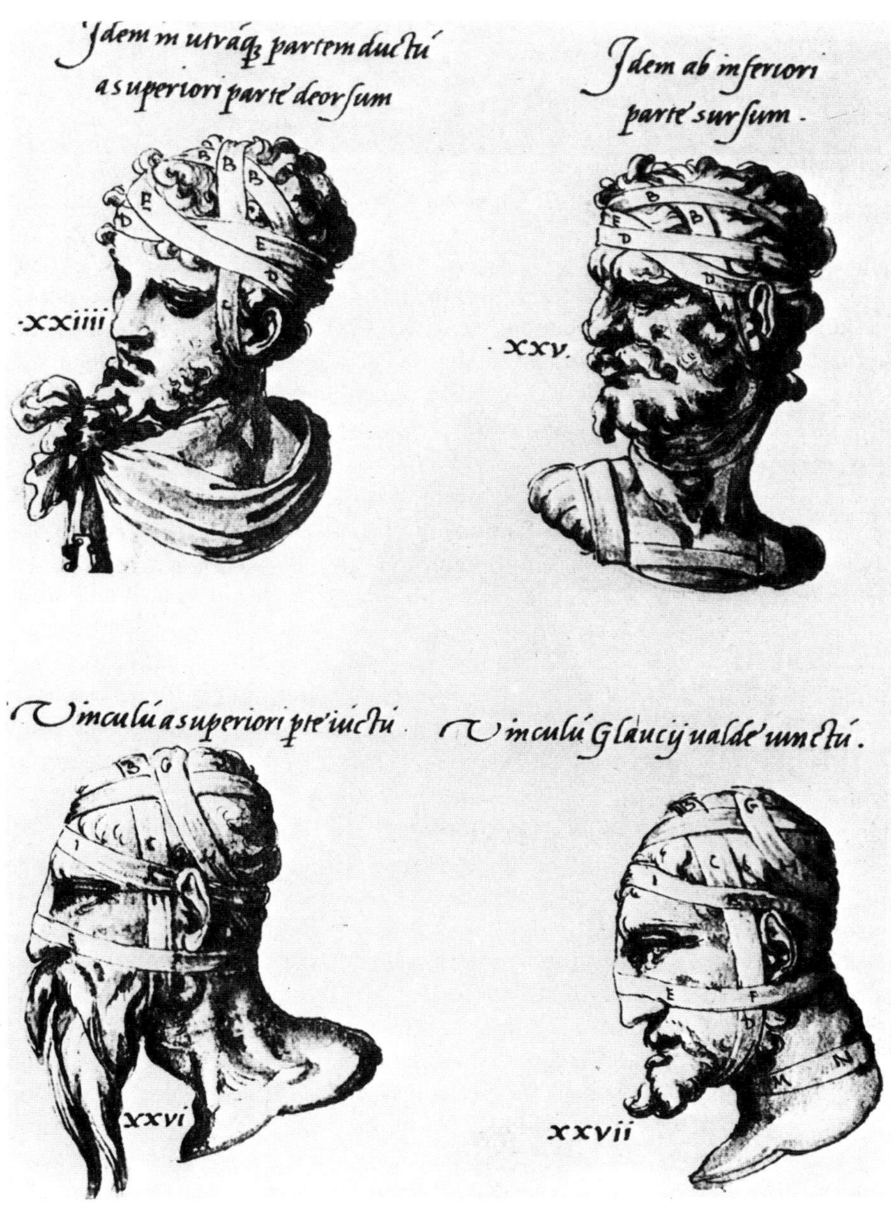

Abbildung 997
Verschiedene Kopfverbände. Dieser Stich ist die Kopie von Zeichnungen aus der Schule des Primaticcio. Sie waren für die lateinische Übersetzung und den Kommentar des Vidus Vidius zum Liber Galeni de fasciis *vorgesehen. Die Vorlage bildete die griechische Handschrift des Niketas.*

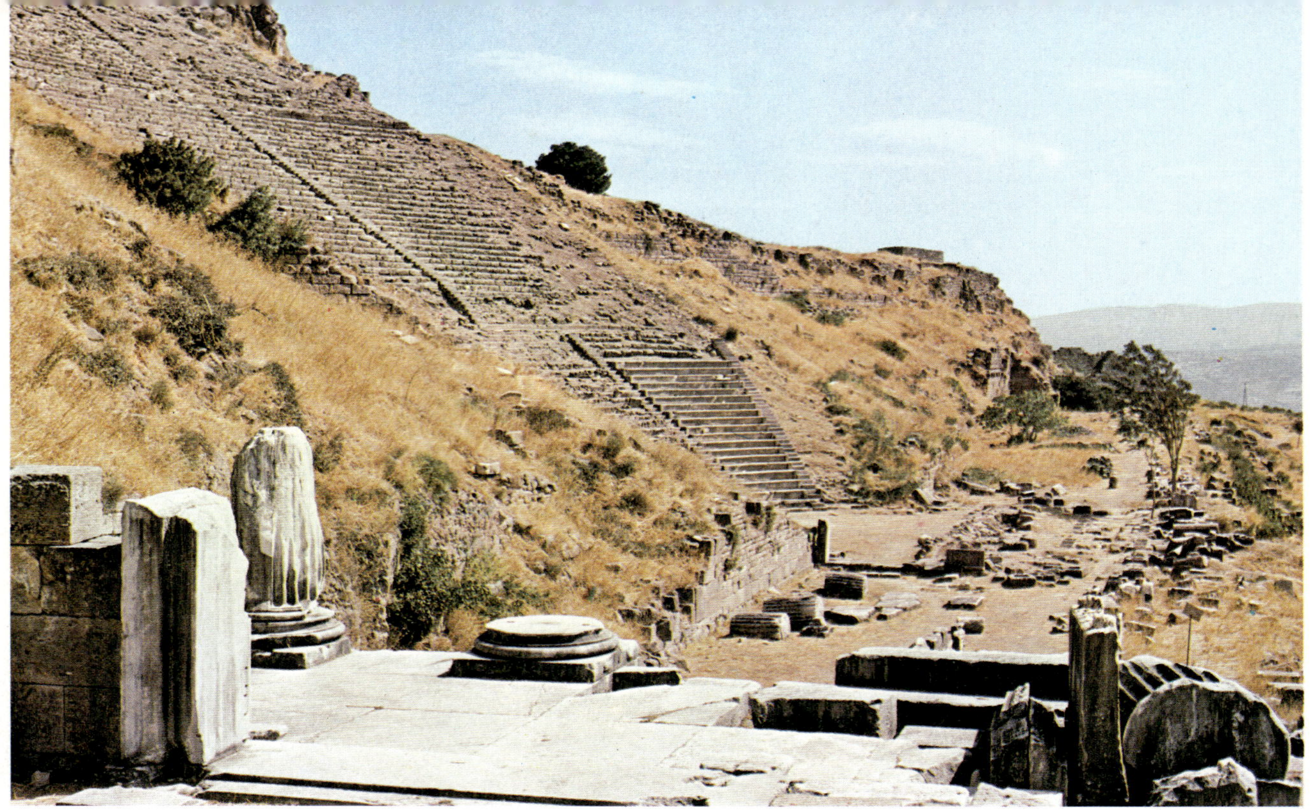

Abbildung 998
Pergamon (heute in der Türkei): Theater und Gymnasium.

trägt den Titel *De fasciis.* Den Kopfverband nach Galen verlangte man noch vor kurzem im Examen. Galens Vorschriften illustrierte Primaticcio im Buch des Vidus Vidius mit großartigen Zeichnungen. Wenn wir außer diesem Traktat noch Bücher des Hippokrates zu Rate ziehen, nämlich *De fracturis* und *De articulis,* können wir daraus das gesamte Armamentarium, d. h. das chirurgische Rüstzeug, dieser Epoche rekonstruieren.

Hinsichtlich der Trepanation hat uns Galen nichts Neues zu bieten: alles war schon vor ihm bekannt. In der Chirurgie des Brustkorbs zeigte er als Operateur mehr Unternehmungsgeist; unter anderem beherrschte er die Ausschneidung der vom Knochenfraß befallenen Rippen. Einem jungen Sklaven durchbohrte er das Brustbein, um den Herzbeutel freizulegen. Seine Darstellungen über die Knochenbrüche und -verrenkungen reichen jedoch nicht über die Beiträge des hippokratischen Schrifttums hinaus. Sein Name blieb mit einer besonderen Verlagerung des Schlüsselbeins verbunden, weil er sich selbst einmal beim Sporttreiben im Gymnasium das äußere Ende dieses Knochens ausgerenkt hatte.

Nach Galen verdienen in den beiden folgenden Jahrhunderten nur zwei Namen genannt zu werden: Leonidas von Alexandria und Antyllos. Leonidas griff oft und gern zum Brenneisen und ging dabei so weit, Brustkrebs, Mastdarmvorfall und selbst das Empyem zu kauterisieren. Antyllos, der im dritten Jahrhundert lebte, unterschied die zylindrischen und die sackförmigen Schlagadergeschwulste; er traute sich sogar zu, ein Aneurysma aufzufinden, es ober- und unterhalb abzubinden und dazwischen einen Einschnitt zu machen, um den Inhalt zu entleeren. Diese äußerst kühne Technik, die man noch heute unter der Bezeichung »Methode des Antyllos« kennt, wagten unsere modernen Chirurgen erst nach den großen Fortschritten auf dem Gebiet der Blutstillung nachzuahmen! Antyllos pflegte außerdem den Wasserbruch zu inzisieren und den grauen Star durch Entfernung der Linse zu kurieren. Er war ein Fachmann der Steinoperation und machte Luftröhrenschnitte bei Erstickungsgefahr, wenn die Ursache dafür oberhalb des Kehlkopfes lag. Alles in allem war Antyllos ein geschickter und erfahrener Chirurg.

Die byzantinische Periode

Wie Clifford Abbut schreibt, speicherte das byzantinische Kaiserreich fast alle griechischen Werke »wie eine große Bibliothek, in der man die Denkmäler des antiken Geistes hütete, bis das westliche Europa fähig geworden war, sie zu verstehen und aus ihnen Nutzen zu ziehen«. Aus dieser Epoche haben wir über keine besonderen Fortschritte in der Chirurgie zu berichten. Die wenigen auffallenden Persönlichkeiten wie Oribasios und Aetios waren in erster Linie emsige Kompilatoren, nützliche aber farblose Kopisten, an denen man einmal mehr den beherrschenden Einfluß Galens erkennt.

Eine Ausnahme bildete Paulus Aegineta, der in der ersten Hälfte des siebten Jahrhunderts lebte. Das sechste Buch seines siebenteiligen Werkes widmete er der Chirurgie. Dieses Buch, von dem Dr. Briau eine hervorragende französische Übersetzung lieferte, stellte im Mittelalter eines der am meisten zu Rate gezogenen Lehrbücher dar. Paulus Aegineta spielte nicht nur die Rolle eines einfachen Zusammenträgers, sondern wirkte offensichtlich selbst als Operateur. Diese Meinung vertreten jedenfalls Garrison und Lecène, die ihm nachsagen: »... was er über die Chirurgie schreibt, offenbart einen Mann, der aus eigener Erfahrung spricht.« Paulus Aegineta nahm den Ausdruck »Cancer« (zu deutsch: Krebs) wieder auf; Galen hatte ihn in Anlehnung an die Form des Taschenkrebses aufgebracht. Über den Gebärmutterkrebs schrieb er, man könne ihn nur durch einen operativen Eingriff heilen; bei Brustdrüsenkrebs schrieb er die Operation vor und verurteilte das Kauterisieren mit dem Brenneisen, was bereits einen Fortschritt bedeutete. Der Autor schilderte sehr genau das Einführen eines Katheters in die Harnröhre und die Entfernung von Blasensteinen. Weniger exakt skizzierte er die Radikaloperationen der Leisten- und Hodensackbrüche und ordnete ihnen sehr zu Unrecht auch die Kastration zu. Dieser Irrtum hatte schwerwiegende Folgen, denn mit dem arabischen Schrifttum gelangte diese Unart später nach Europa, wo die fahrenden Ärzte noch das ganze Mittelalter hindurch diese Verstümmelung durchzuführen pflegten. Paulus Aeginetas Talent als Operationsarzt und seine sorgfältige Technik erkennt man an zahlreichen Einzelheiten seiner Texte, zum Beispiel, wenn er rät, vor dem Herausziehen eines Pfeils aus einem sehr gefäßreichen Körperteil wie dem Hals zunächst die Eintrittsöffnung großzügig zu erweitern, die Gefäße freizulegen und sie beiderseits des Fremdkörpers zu unterbinden. Seine eigenen Erfahrungen erlaubten es ihm, von den alten Lehrmeistern kritischen Abstand zu nehmen. Wenn er Hippokrates' Meinung zu diesem oder jenem Problem mitteilt, fügt er oftmals hinzu: »Aber mit der Zeit haben wir festgestellt, daß das Verfahren nicht empfehlenswert war.«

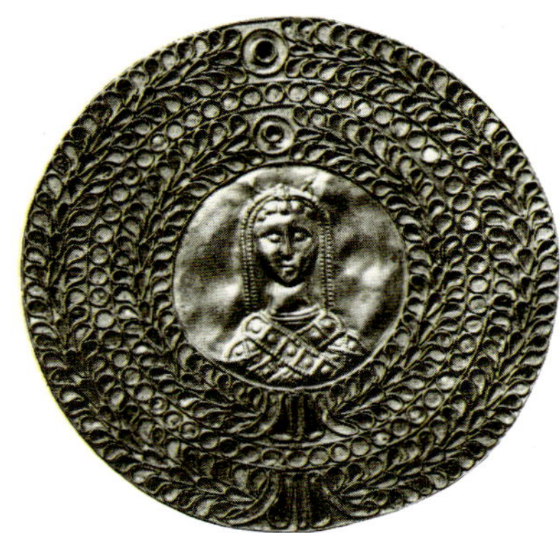

Abbildung 999
Büste der Kaiserin Theodora. Byzantinisches Goldschild aus dem 6. Jh. n. Chr.

Die islamische Periode

Die islamische Zivilisation gründet sich in wichtigen Teilbereichen auf die byzantinische. Auf ihren Eroberungsfeldzügen nach Syrien und Persien entdeckten die Araber die einheimischen Schulen mit ihren Schätzen an griechischen Manuskripten. Die neuen Herren, die sehr schnell fast ganz Nordafrika und Südspanien unter ihre Gewalt brachten, erwiesen sich bald als Förderer der arabischen Schulen. Die erworbenen Manuskripte ließen sie übersetzen und allgemeinverständlich umschreiben. Auf diese Weise gewannen sie allmählich das gesamte Wissen Griechenlands, bevor sie es schließlich auch nach Europa brachten. Überall ließen die Araber neue Universitäten errichten: in Damaskus, Isfahan, Samarkand, Kairo und Bagdad. Man stattete sie mit Sprechzimmern, Krankensälen, Laboratorien und Bibliotheken aus. Das mit einem gesunden Urteil begabte Kriegervolk machte sich die hippokratische Medizin mit Leichtigkeit zu eigen und formte sie durch Beobachtung, Erfahrung und Logik für den eigenen Gebrauch um. »Das neunte Jahrhundert war noch nicht vollendet«, schreibt Lecène dazu in seinem hochgebildeten Werk, »als die Araber schon die gesamte griechische Wissenschaft beherrschten.« Drei Jahrhunderte später hatte sich das geistige Zentrum nach Toledo verlagert, und die Ausbreitung des Wissens verlief sodann in die entgegengesetzte Richtung. Die islamische Zivilisation gab nun dem Abendland die Anregungen, die sie einst von den Christen des Orients empfangen hatten, zurück. Mitten in der unsicheren Epoche der Kreuzzüge übertrugen die Übersetzer aus Toledo die arabischen Texte ins Lateinische, und so wurden die Araber Spaniens zu Vermittlern der griechischen Wissenschaften. Der Kreis schloß sich, und das hellenische Gedankengut kehrte über einen zweifachen Umweg nach Europa zurück.

Im zehnten Jahrhundert stand die spanisch-muselmanische Zivilisation auf ihrem Höhepunkt. Spanien hatte sich von Bagdad losgesagt, und das unabhängig gewordene Kalifat von Cordoba erlebte seine brillanteste Epoche. Eine wesentliche Entwicklungsstufe war erreicht: die muselmanischen Autoren lösten sich vom reinen Übersetzen und wurden nun selbst schöpferisch tätig. Zu ihnen gehörten einige der überragendsten Gestalten der Epoche, darunter auch zwei Mediziner: Rhazes (860—932), der einen Band seiner umfangreichen Enzyklopädie mit dem Titel *el-hawi* (zu deutsch: *Continens)* der Behandlung der Wunden, Geschwüre und Abszesse widmete, und Avicenna (960—1036), der die Filaria beschrieb und einen Kunstgriff zum Einrichten verlagerter Rückenwirbel kannte.

Der Mann aber, dessen Werk einen entscheidenden Einfluß auf die Entwicklung der europäischen Chirurgie nahm, war Albucassis (oder Abu'l Kasim). Sein Verdienst besteht darin, die chirurgischen Kenntnisse seiner Zeit mit viel Einsicht gesammelt und zusammengefaßt zu haben. Albucassis war ein sehr fruchtbarer Schriftsteller; sein Hauptwerk blieb jedoch das *Lehrbuch der Chirurgie.* Obwohl das Werk in seinen Grundzügen mehr oder weniger vom

Abbildung 1000
Ausbrennen der durch Skrofulose hervorgerufenen Beulen. Türkische chirurgische Handschrift von Charaf ed-Din, 1465.

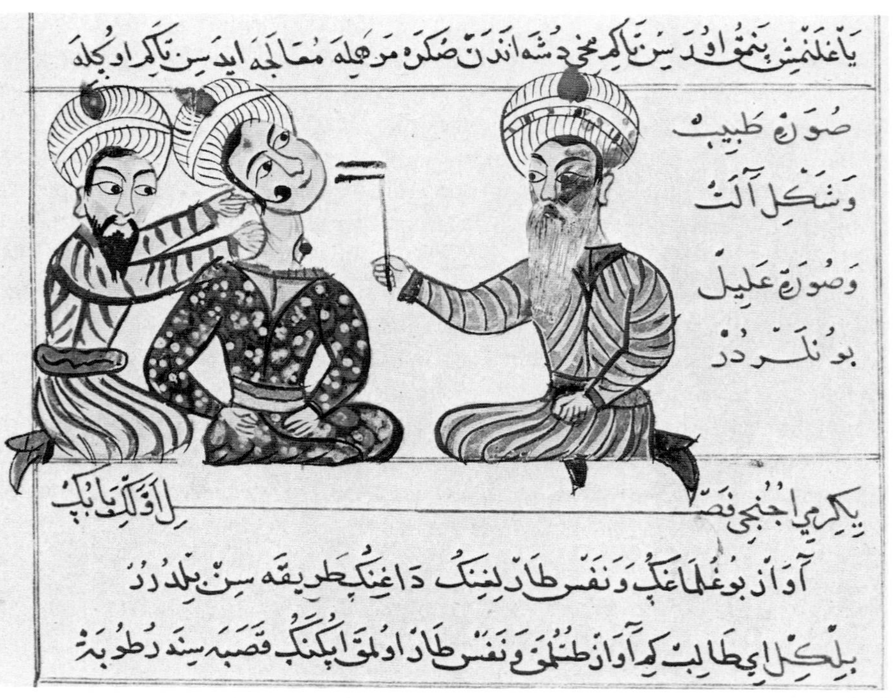

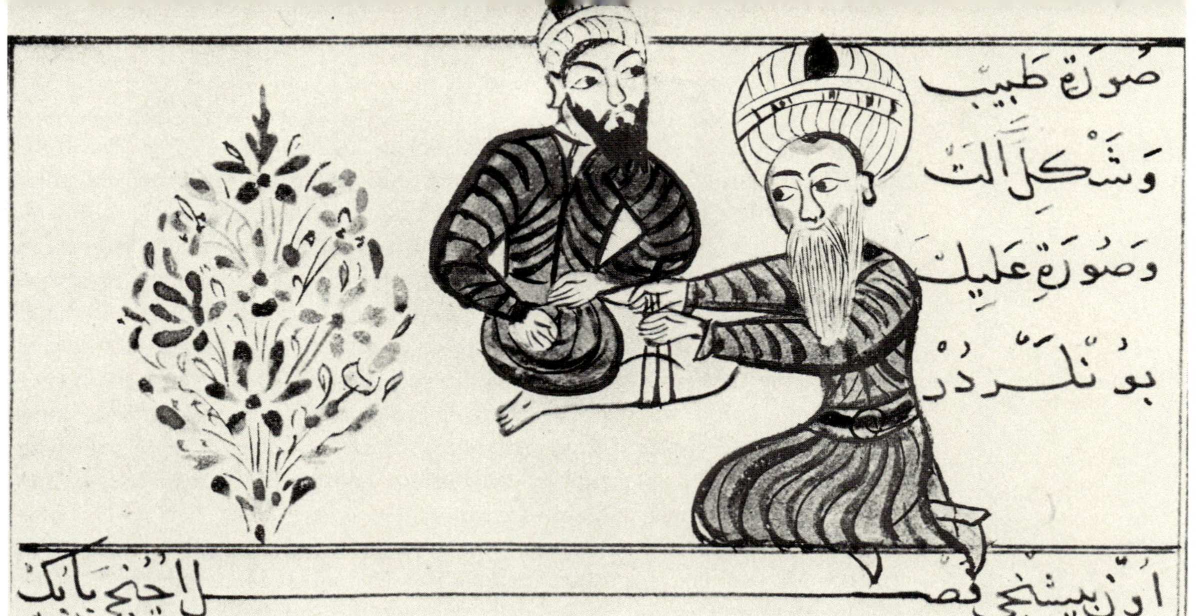

sechsten Buch des Paulus Aegineta abgeschrieben wurde, ging es als die erste Darstellung einer selbständigen, auf der Kenntnis der Anatomie gründenden chirurgischen Wissenschaft in die Geschichte ein. »Wenn man die Anatomie nicht kennt«, schrieb er, »begeht man Fehler und tötet seinen Patienten. Ich sah einmal, wie ein unwissender Arzt beim Operieren einer Geschwulst am Hals die Schlagader seiner Patientin anschnitt und sie verbluten ließ.« Die wichtigste Neuerung besteht jedoch darin, daß die Chirurgie in diesem Buch anhand von Abbildungen näher erläutert wird. Über zweihundert Bilder fügte der Autor zur Verdeutlichung bei; hieraus erklärt sich der langanhaltende Erfolg des Werkes als Leitfaden der Chirurgie, nachdem es um 1150 in einer lateinischen Übersetzung von Gerhard von Cremona breiteren Kreisen zugänglich gemacht worden war. Seine Bedeutung als Wegweiser bestätigt auch die Tatsache, daß der große geistige Vater der französischen Chirurgie, Guy de Chauliac, ihn später fast zweihundertmal zitierte.

Abbildung 1001
Einrichten einer Oberschenkelfraktur.

Albucassis war mehr als ein Kompilator; daß er selbst praktisch als Operateur arbeitete, zeigen seine persönlichen Anmerkungen und Gefahrenhinweise. Er führte den transversalen Luftröhrenschnitt zwischen dem dritten und vierten Ring der Trachea durch; er unterschied den Kropf vom Schilddrüsenkrebs und beschrieb sehr ausführlich den Knochenfraß im Bereich der Rückenwirbel. Die Schädeltrepanation, die Abnahme von Gliedmaßen zwischen zwei unterbindenden Ligaturen und die Behandlung der Schlagadererweiterung schilderte er sehr zutreffend. Manche betrachten ihn auch als einen der Vorväter der Lithotritie, d. h. des Verfahrens, Harnblasensteine noch im Organ zu zertrümmern. Bei durchgehenden Verletzungen am Unterbauch empfahl er, »die Beine höher als den Kopf zu legen« und tat damit einen Vorgriff auf die Trendelenburgsche Lagerung. Die damals üblichen Bronzesonden ersetzte Albucassis durch Katheter aus Silber. In seinem zweiten Buch erwähnte er die gleichwohl etwas quacksalberisch wirkende Möglichkeit, Wundränder mit starken Ameisenkiefern zu vereinigen, und hatte somit bereits eine Vorstellung von der Wundklammer! Ohne jeden Zweifel übertrafen die arabischen Chirurgen bei weitem ihre abendländischen Zeitgenossen. Lanfranchi, der in Italien die Werke Albucassis' studiert hatte, schrieb deshalb auch sehr abfällig über seine Pariser Kollegen: »Sie sind wahre Knochenschuster und so ungebildet, daß man Mühe hat, unter ihnen einen einzigen vernünftig denkenden Chirurgen zu entdecken.«

Abbildung 1002
Chirurgische Instrumente. Tafel aus einer Handschrift der Chirurgie *des Albucassis, aus dem 16. Jh.*

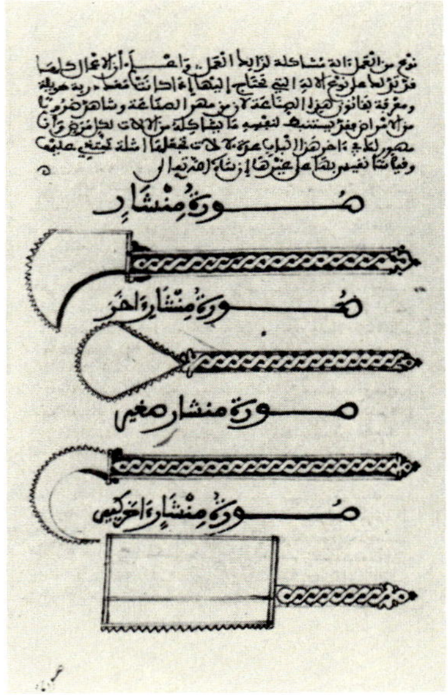

Im frühen Mittelalter

Nach dem Zusammenbruch des Römischen Reiches gegen Ende des fünften Jahrhunderts folgte zunächst die Zeit der Völkerwanderungen, die schließlich in die feudale Epoche überging. Bis zum elften Jahrhundert vernachlässigte man daher die Chirurgie in Theorie und Praxis. Dennoch waren die Zustände nicht so katastrophal, wie es durch die Schwarzmalerei der früheren Historiker erscheinen könnte. Kritische, aufmerksamere und auf mehr Beweismaterial gestützte Untersuchungen ergaben, daß trotz der tiefzerrütteten Verhältnisse Bruchstücke des alten Wissens und der technischen Traditionen überkamen. Viele Manuskripte wurden von den Klöstern gerettet, und es existierten immer noch Nichtkleriker, die eine empirische Chirurgie ausübten. Welche politischen Ereignisse die Welt auch immer erschüttern mochten: immer gab es Kranke und immer nahm sich jemand ihrer an.

Auf welchem Stand befand sich die Chirurgie in diesen Jahrhunderten des frühen Mittelalters, als man sie in Klöstern lehrte und studierte? Welche Befähigung besaßen die Heiler? Diese Fragen lassen sich wegen fehlender einschlägiger Texte nur schwer beantworten. Eindeutig konnte man jedoch für Italien nachweisen, daß die Überreste der kostbaren Manuskripte die schlimmsten Augenblicke dieser unruhigen Zeiten unter dem Schutz der Kirche überstanden. Im beginnenden sechsten Jahrhundert hatte der heilige Benedikt auf dem Monte Cassino ein Kloster mit einem angegliederten Krankenhaus gegründet. Es gedieh zum ersten blühenden Zentrum mönchischer Medizin und übertrug seine Lehrsätze und sein praktisches Wissen auch auf die anderen Klöster. Gegen Ende des neunten Jahrhunderts stand die Schule von Monte Cassino in vollem Glanz; aus allen Teilen Europas kam man zur Konsultation angereist. Nach einer Legende soll sich der Herzog von Bayern zu einer Blasensteinoperation dorthin begeben haben. Einen so wichtigen Gast wollte der Gründer des Klosters eigenhändig versorgen. Er operierte den eingeschläferten Prinzen (war es vielleicht die erste Narkose mit dem salernitanischen Schwamm, den man mit einem pflanzlichen Schlafmittel zu tränken pflegte?), und nachdem er ihn wieder geweckt hatte, drückte er ihm den Stein in die Hand.

Abbildung 1003
Beda Venerabilis (673—735). Stich aus dem Buch Vrais Pourtraits et vies des hommes illustres grecs, latins et payens *von André Thevet, Paris 1584. Der Mönch Beda Venerabilis war eine der führenden Persönlichkeiten der angelsächsischen Kirche zu Beginn des 8. Jh.s.*

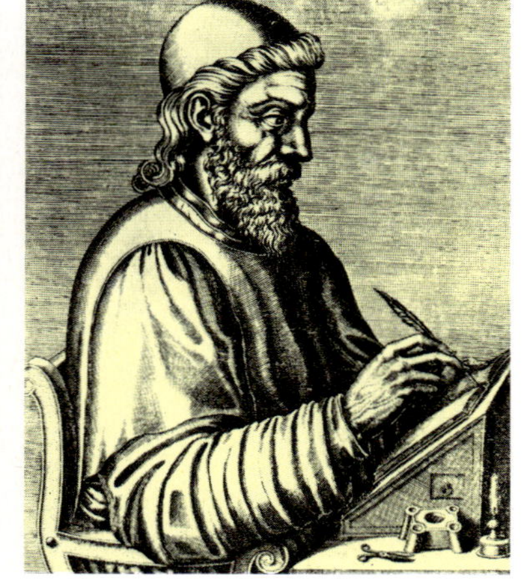

Festzustehen scheint — auch die größten Kenner wie Sprengel, Malgaigne und Dezeimeris sind sich darüber einig —, daß die Medizin in dieser Epoche hauptsächlich vom Klerus ausgeübt wurde, während die Chirurgie die Sache von Laien blieb. Diese Aufteilung mußte aber nicht unbedingt beachtet werden. Die Mönche vergaßen gern ihre Ordensregeln, um in die Welt zu ziehen und dort sowohl die Medizin als auch die Chirurgie zu praktizieren. Die mönchischen Ärzte nahmen sogar derart überhand, daß es im zwölften Jahrhundert dreier Konzile bedurfte, um ihnen die operative Tätigkeit zu verbieten. Da die Chirurgie ihrerseits jedermann offenstand, bildeten die weltlichen Operateure eine sehr gemischte Gesellschaft aus Christen und Juden, Wundärzten, Gliedereinrenkern, Badern und bestens qualifizierten Chirurgen. Es soll darunter selbst weibliche gegeben haben, unter anderem im elften Jahrhundert die rätselhafte Trotula, welcher die Historiker aller Zeiten immer wieder größtes Interesse entgegenbrachten. Die meisten dieser Operateure waren völlig unwissend; davon zeugen auch die seit dem siebten Jahrhundert vorgeschriebenen Strafen, die man für tödliche Kunstfehler erteilte (Gesetzbücher der Goten und Lombarden). Einige der Talentierteren oder diejenigen, die durch Überlieferung gewisse empirische Verfahren übernommen hatten, setzten die Tradition als Wanderheiler fort und wirkten so als Bindeglied zwischen den griechischen *periodeutai* und den fahrenden Wundärzten, die bis zum Ende des 17. Jahrhunderts über Stadt und Land zogen, um den Star, Steine und Hernien zu operieren.

Neben dem Fortbestand des Studiums in den Klosterschulen scheint uns die historische Kontinuität der freien weltlichen Chirurgie das wichtigste Ergebnis dieser Epoche zu sein. Hier bewährte sich wieder einmal die Anpassungsfähigkeit und die kritische Begabung des lateinischen Geistes.

Die italienischen Chirurgenschulen

Die Gründung der Schule von Salerno im neunten Jahrhundert stellt einen eindrucksvollen Modellfall dar. An einer lieblichen Bucht gelegen, an der schon die Römer ihren Kuraufenthalt genommen hatten, war die Stadt Salerno durch ihre Seeverbindung mit Sizilien und dem Orient für die Aufnahme einer griechischen Kulturströmung geradezu vorherbestimmt. Wie die Arbeiten von De Renzi, Sudhoff und Castiglioni ergaben, blieb die Chirurgie in der Schule von Salerno anfangs ausschließlich dem Laientum vorbehalten, so daß sie also vom Klerus unabhängig war. Ein dem Kloster angegliedertes Krankenhaus zog die Patienten an; Studenten aller Nationen, vor allem aber mehrsprachige Juden kamen von allen Seiten herbei. In dieser ersten Periode lehrte man nur die griechisch-römischen Kenntnisse ohne die arabischen Beiträge. Zu Beginn des elften Jahrhunderts tat sich in Salerno Gariopontus als Lehrmeister hervor. Außer zwei bekannten medizinischen Abhandlungen soll er auch eine *Chirurgie* verfaßt haben, auf die er sich mehrfach in anderen Schriften berief. Leider ging das Werk jedoch verloren.

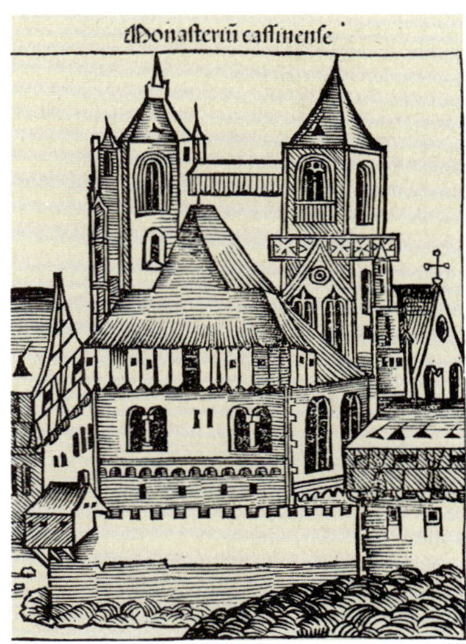

Abbildung 1004
Die Abtei von Monte Cassino. Illustration aus dem Liber chronicarum *von H. Schedel (der sog. Schedelschen* Weltchronik), *Nürnberg 1493.*

Im ausgehenden elften Jahrhundert drangen die arabischen Texte auch bis nach Salerno vor und gewannen allmählich einen entscheidenden Einfluß auf die Geschichte der italienischen Chirurgie des Mittelalters. Um 1060 kam in Salerno Konstantin der Afrikaner an, der seinen Zunamen seiner karthagischen Abstammung verdankte. Er entwickelte sich zu einem der hervorragendsten Denker dieser Schule. Der vielgereiste Mann, der Syrien, Indien, Äthiopien und Ägypten durchquert hatte, besaß ein großes Talent für orientalische Sprachen und wurde ein eminenter Übersetzer. Um die Chirurgie machte er sich durch die Übertragung der Kommentare Galens über Hippokrates aus dem Arabischen ins Lateinische verdient; außerdem schrieb er kleinere Büchlein über die Krankheiten der Augen und die Frauenkrankheiten sowie ein kleines Chirurgiebuch. Bis zu seinem Tod hörte er niemals auf, zu kompilieren und zu übersetzen. Diesem großen Gelehrten, der in seinen letzten Lebensjahren ins Kloster Monte Cassino eintrat und als Benediktinermönch starb, verdankte die Schule von Salerno ihre Bereicherung um das medizinisch-chirurgische Wissen der Araber. Den Wert dieser Kenntnisse erfuhr man zur Zeit der Kreuzzüge, als die Stadt Salerno wegen ihrer gesunden Lage vor allem die Rückkehrer aus Palästina anzog. Ein Beispiel dafür war Herzog Robert, der dort ein hartnäckiges Geschwür an seinem Arm behandeln ließ.

Die Chirurgie Salernos im 13. Jahrhundert

Der Einfluß der großen Strömungen des arabischen Gedankenguts prägte Salernos ruhmreichste Periode und gab im 13. Jahrhundert Anlaß für die Entstehung einer eigenständigen Chirurgie unter der Leitung eines Stabs vorzüglicher Chirurgen, angeführt von Roger von Parma. Quesnay behauptet von ihm, er habe »alle Lehrsätze seiner Schriften den Werken des Albucassis entlehnt, in der Meinung, unentdeckt im Trüben fischen zu können«. Dieses Urteil über Roger von Parma erscheint uns zu streng, da er, wie auch Malgaigne anerkennt, »sich nicht als Urheber ausgibt« und erklärt, lediglich die Lehrsätze seines *egregius doctor* neu geordnet zu haben. Den Namen des Lehrers teilt er uns jedoch nicht mit.

Seine *Chirurgie* (eine französische Übersetzung stammt aus dem Jahre 1288) beginnt mit folgenden Worten: »Am Anfang dieses Buches wollen wir beten!«. Er erläutert dort ausführlich die Verletzungen des Schädels und versucht eine differentielle Diagnostik der Läsionen. Er beschreibt eine Trepanationstechnik, nach der man mit dem Trepan zunächst eine Reihe von Löchern bohrt, um die Knochensplitter schließlich ohne Beschädigung der Hirnhäute ablösen zu können. Das Manuskript aus dem British Museum enthält einige naive Abbildungen, die das Einrichten der Verrenkungen illustrieren. Im Kapitel über die Unterleibsverletzungen schildert Roger manche eigentümlichen Praktiken, darunter die folgende: wenn der ausgetretene Darm kalt geworden ist, stülpt man über die verletzten Schlingen den frisch eröffneten Bauch eines Tieres, bis sie ihre Wärme und Spannkraft zurückerlangt haben; anschließend wird der Darm vorsichtig mit einem feuchtwarmen Schwamm gewaschen und abgetupft. Die Operationen der Hernien, Steine und Hydrozelen werden dagegen wie bei den Alten beschrieben.

Meister Roland stammte ebenfalls aus Parma. Anscheinend hatte er in Salerno bei Roger von Parma studiert. Sein Chirurgiebuch mit dem Titel *La*

Abbildung 1005 und 1006 (rechts und gegenüber) Chirurgische Eingriffe am Arm und an der Brust. Miniaturen aus der Chirurgie *Rolands von Parma. Handschrift aus dem 14. Jh. Während seiner Tätigkeit als Arzt in Bologna schrieb Roland von Parma um 1240 seine* Chirurgia Rolandina, *bei der es sich um einen Kommentar zur* Chirurgie *Rogers von Salerno handelt.*

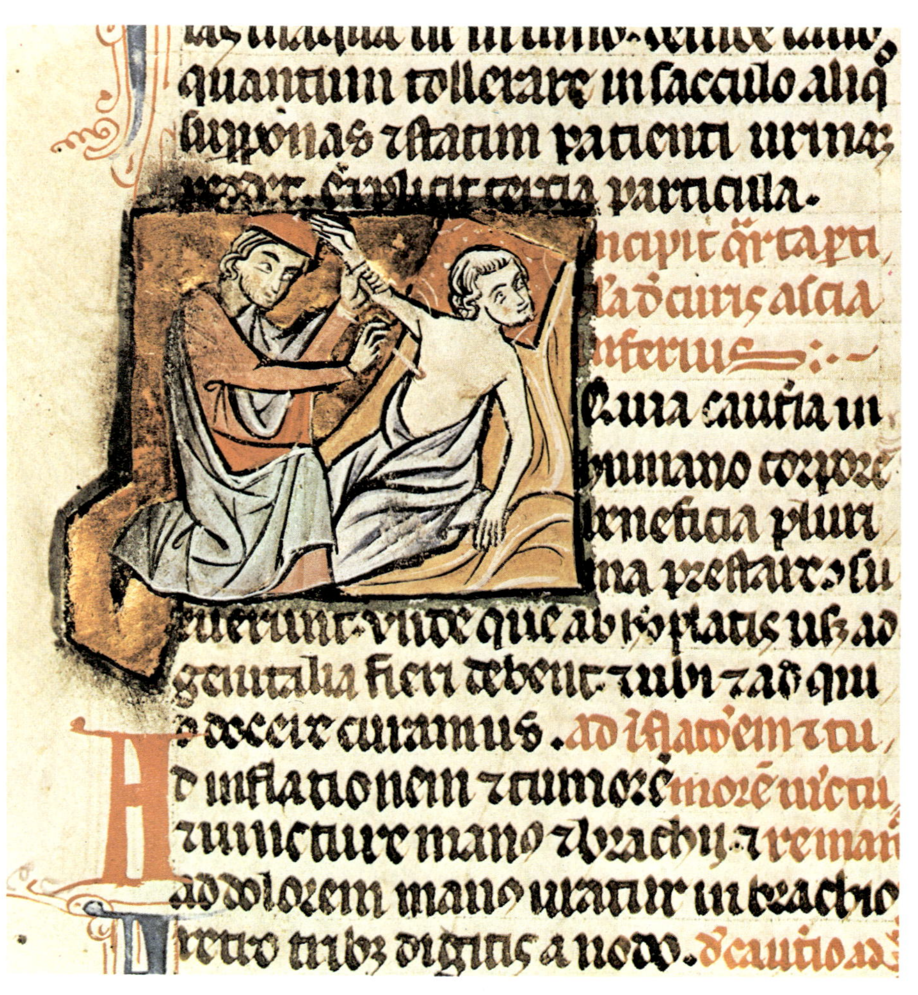

chirurgia di M° Rolando, da Parma, detto dei Capezzuti soll er 1264 in Bologna geschrieben haben, als er dort als Professor tätig war. In Italien erschien 1927 ein wundervoller Nachdruck der lateinischen Version aus der Casanatense-Bibliothek in Rom. Die Drucktechnik und die Feinheit der Miniaturen sind hier wahrhaft vortrefflich geraten. Carbonelli übertrug das Buch ins Italienische. Die bewundernswerten Illustrationen stellen unter anderem dar, wie der Meister einen Schädelbruch untersucht, einen nach Verletzung ausgetretenen Darm in die richtige Lage zurückbringt, eine Hernie in der *invertierten Lage* operiert (mehr als sechs Jahrhunderte vor Trendelenburg) und einen Harnblasenstein durch Darmschnitt herausoperiert. Roland soll auch als erster einen Lungenlappen erfolgreich entfernt haben. Angeblich operierte er nämlich einen Verwundeten, bei dem seit sechs Tagen ein Teil der Lunge freilag. Das brandige und mit Würmern durchsetzte Stück schnitt Roland heraus, und der Patient gesundete. Allerdings behauptete Theoderich, ein Zeuge dieser Operation, Roland rühme sich fälschlich dieser Kur; in Wirklichkeit habe Hugo diese erste Pneumektomie durchgeführt.

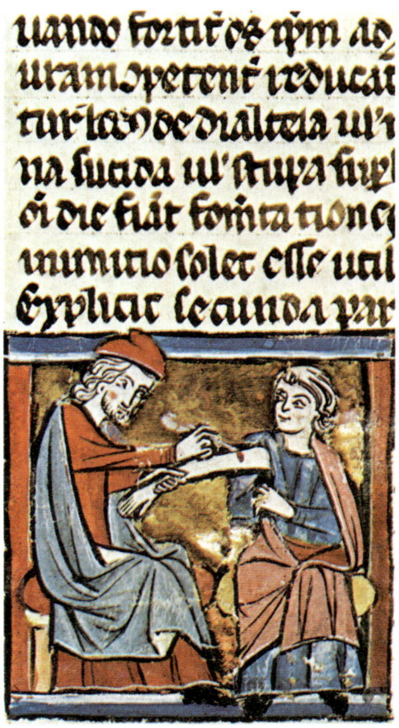

Im 13. Jahrhundert, dem »großen Jahrhundert« des hohen Mittelalters, dem Zeitalter der Könige Philipp August und Ludwig des Heiligen von Frankreich, baute man die Universität weiter aus. Diese Epoche trug bereits die Züge einer Vor-Renaissance. Überall schritt die Chirurgie schneller fort als die Medizin. Während die Ärzte sich mit der Kunst des Räsonierens aufhielten, gelang es den Chirurgen fast überall, sich von der Scholastik zu emanzipieren.

Die Chirurgenschule von Bologna

In Italien erreichte die Bologneser Schule ihren Höhepunkt: Roland war gekommen, an ihr zu lehren. Doch vor allem bewährte sich Hugo (Ugo Borgognone) von Lucca als Leiter der Schule. Seine Anregungen verdankte er Galen und Avicenna, doch besaß er mehr praktische Begabung als Gelehrsamkeit.

Auch ein Schüler Hugos von Lucca, Theoderich, trat nun in den Mittelpunkt des Interesses; vor ihm lagen eine große Zukunft und eine steile Karriere. Zu Beginn des 13. Jahrhunderts, nämlich um 1214, war er noch Student in Bologna. Fünfzig Jahre später bekleidete er das Amt eines Bischofs von Cervia, nachdem er als Mitglied des Ordens der Predigermönche zunächst zum Kaplan ernannt worden und später zum Bußprediger des Papstes aufgestiegen war. Darüber hinaus hatte er es verstanden, durch eine lange Praxis als Arzt und Chirurg in Bologna und Rom ein erhebliches Vermögen anzuhäufen. Erst unter seinem Einfluß entwickelten sich die Gegensätze zwischen den beiden großen Schulen von Salerno und Bologna. Ihre Lehren bezogen sie zwar aus denselben Texten, nämlich den Schriften Galens und Hippokrates', aber ihr Konkurrenzdenken veranlaßte sie zu gegensätzlichen Folgerungen. Die Salerner Schule dozierte, daß jede Wunde »nässen« solle; sie vertrat die Lehre vom notwendigen »Schwären«, vom »förderlichen Eiter«. Folglich mußte man mit Breiumschlägen und fetten Substanzen behandeln (»Schaumschlägerei«, schrieb Chauliac dazu), gemäß dem Wahlspruch: »Die glatten sind gut, die ungekochten sollst du meiden.« »Irrtum!«, versicherte Bologna, »dem gesunden Zustand kommt die Trockenheit näher als die Nässe.« Und nur mit Wein »trocknen« Theoderich und Brunus »alle Wunden«. Da zeigte sich endlich eine richtige Doktrin, die mit dem unseligen Dogma vom unerläßlichen Schwären der Wunden Schluß machte und sieben Jahrhunderte vor Lister den ersten Versuch einer aseptischen Chirurgie darstellte. Theoderich nimmt daher auch den Rang einer der schöpferischsten Gestalten in der Geschichte der Chirurgie ein.

Wunden soll man vorsichtig und schonend behandeln: dieses wichtige Prinzip formulierte Wilhelm von Saliceto in seinem 1275 erschienenen Chirurgiebuch. Guy de Chauliac achtete den Autor als »einen Mann von Wert«. Sein Lob erscheint besonders interessant, wenn man bedenkt, wie streng er über die anderen Chirurgen der italienischen Schulen urteilte: »Sie folgen einander wie die Schafe, und einer plappert dem anderen nach.« Wahr ist allerdings, daß Roger die Lektionen seines anonymen Lehrmeisters, oder vielmehr Albucassis', kopierte, daß Roland von Roger abschrieb, und Theoderich vieles von Brunus und Hugo entlehnte. Konnte es aber anders sein? Gingen sie nicht von denselben Texten aus, nämlich den hippokratischen und galenischen Schriften sowie den arabischen Beiträgen Avicennas und Albucassis'? Man muß jedenfalls zugeben, daß Theoderich und Wilhelm von Saliceto Persönlichkeiten eigener Prägung darstellten. Vor allem letzterer war ein erfahrener Chirurg, der wußte, worüber er schrieb. Als Feldscher erhielt er seine erste Ausbildung; später ließ er sich in Piacenza nieder und ging von dort als Consiliarius (beratender Arzt) in alle größeren Städte der Lombardei. Er operierte in Hospitälern und Gefängnissen, und als er seine Kunst tadellos beherrschte, lehrte er vier Jahre in der Schule von Bologna, die inzwischen zur ersten der Welt aufgestiegen war. Wilhelm gehörte dem Klerus an, hatte sich aber sehr emanzipiert. Mehr als ein Jahrhundert nach den Verboten durch das Laterankonzil und das Konzil von Tours übte er selbstbewußt und mit einer soliden Berufserfahrung seine operative Tätigkeit aus.

Abbildung 1007
Demonstration an der Leiche. Illustration aus einer französischen Ausgabe Mundino dei Luzzis mit dem Titel Cy est l'anathomie de maistre Mundin boullonoys, *Paris 1532. Mundino dei Luzzi kann man als einen der ersten echten Anatomen betrachten. Er brachte die Sektion wieder zu Ehren; seine anatomischen Beschreibungen sind von einer für die Epoche ungewöhnlichen Genauigkeit.*

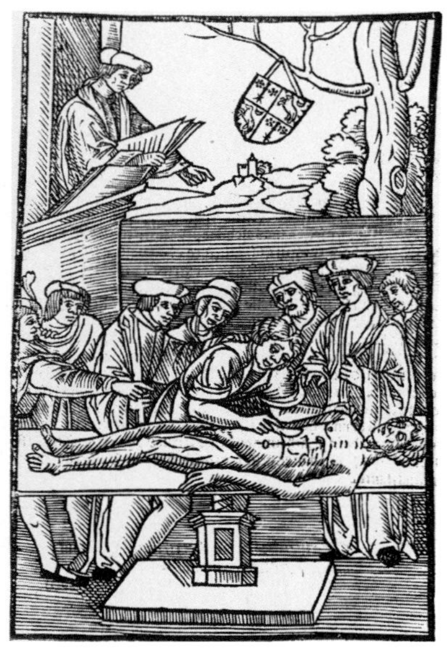

Für die Geschichte der Anästhesie ist von besonderem Interesse, daß in den Büchern Theoderichs zum ersten Mal eindeutig eine Narkose durch Inhalation erwähnt wird. Es handelt sich um den sogenannten *schlafspendenden Schwamm,* der bereits an eine Äthernarkose erinnert. Schwämme wurden dabei mit narkotisierenden Pflanzensäften getränkt, zum Beispiel Mandragora-Öl (welches auch Nikolaus von Salerno erwähnte) und Säfte aus Bilsenkraut, Opium oder indischem Hanf. Danach trocknete man die Schwämme und bewahrte sie auf. Vor dem Gebrauch legte man sie eine Stunde in Wasser. Nachdem sie durchgezogen hatten, applizierte man sie dem Patienten auf die Nase und empfahl ihm, tief durchzuatmen. Die Operation begann, wenn der Proband schlief, oder vielmehr benommen war. Hier muß man anmerken, daß die *confectio somnifera* Hugos und Theoderichs auf den Schlaftrank des Dioskurides zurückgeht, wenn nicht gar auf den Brauch der antiken Priester, den Schlaf in der *heiligen Nacht* durch die Auflage narkotischer Mittel herbeizurufen. Die Bologneser Schule leistete jedenfalls einen bedeutenden Beitrag zum Wiederaufblühen der abendländischen Chirurgie.

Die Stadt Bologna stattete ihre Universität so reich aus, daß im Jahre 1300 die Hälfte der städtischen Einnahmen für ihren Unterhalt ausgegeben wurde. Zu diesem Zeitpunkt studierten in Bologna über zehntausend Studenten aus allen Teilen der christlichen Welt. Am Beginn des 13. Jahrhunderts führte man die ersten menschlichen Sektionen ein — es war ein entscheidender Schritt auf dem Weg zu einer fortschrittlicheren Chirurgie. In der Antike hatte man zwar zu Zeiten des Herophilos und des Erasistratos in Alexandria bereits menschliche Körper seziert, aber die Schule von Salerno kannte nur die tierische Anatomie, die sie, wie Copho mitteilt, anscheinend ausschließlich am Schwein studierte. In Bologna sezierte Mundino dei Luzzi 1316 zwei Frauenleichen.

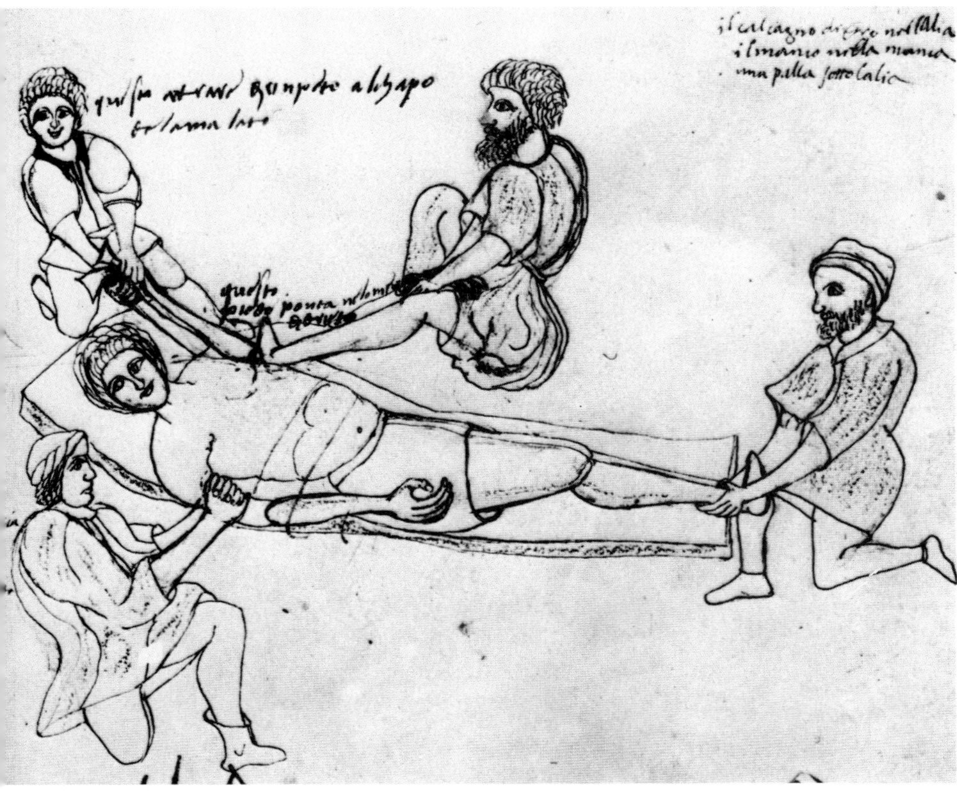

Abbildung 1008
Federzeichnung aus einer griechischen Handschrift über die Medizin des 15. Jh.s. Diese Handschrift soll ebenfalls eine Kopie der bereits erwähnten Handschrift des Niketas sein.

»Januar und März 1316, diese Daten müssen wir uns merken«, so schreibt dazu Wickersheimer; ältere Daten kann die Geschichte der menschlichen Sektionen im Abendland nicht vorweisen.

Mundino dei Luzzi wurde um 1270, also im letzten Drittel des 13. Jahrhunderts, in Bologna geboren. Man bestellte ihn zum Dozenten an der Universität seiner Geburtsstadt. Sein Buch, die *Anatomia mundini,* war von einem beispiellosen Erfolg gekrönt. Noch über zweihundert Jahre blieb es ein Klassiker, und zwar selbst nach der Veröffentlichung der sieben Bücher *De humani corporis fabrica* von Andreas Vesalius im Jahre 1543. Wickersheimer, der uns eine wundervolle Reproduktion des Werkes zugänglich machte, nannte es »das Buch eines Prosektors« (eines Vorsezierers). Die Darlegungen entsprechen nämlich der Reihenfolge einer Leichensektion; angefangen vom Unterleib, der zuerst verwest, wird planmäßig der anatomische Aufbau von außen nach innen untersucht. Keines der zweiunddreißig erhalten gebliebenen Manuskripte Mundinis enthält Abbildungen. Um einen Eindruck von den Originalzeichnungen in der Anatomie Mundinis zu bekommen, müssen wir uns an die *Anatomia designata per figuras* des Lombarden Guido von Vigevano halten. Dieses Werk eignete der Autor im Jahre 1345 Philipp von Valois zu. Dank Wickersheimer können wir die sechzehn Bildtafeln des kostbaren Manuskripts in all ihrer ursprünglichen Schlichtheit im Condé-Museum in Chantilly bewundern.

Die Chirurgenschule von Montpellier

Vom 12. Jahrhundert an existierte in Montpellier ein medizinisch-chirurgisches Zentrum, an dem man praktisch arbeitete und lehrte, das aber noch keiner Regel unterworfen war. An seinem Aufbau hatte das arabische und jüdische Kulturgut in starkem Maße teilgehabt. Die Erklärung hierfür liefert uns

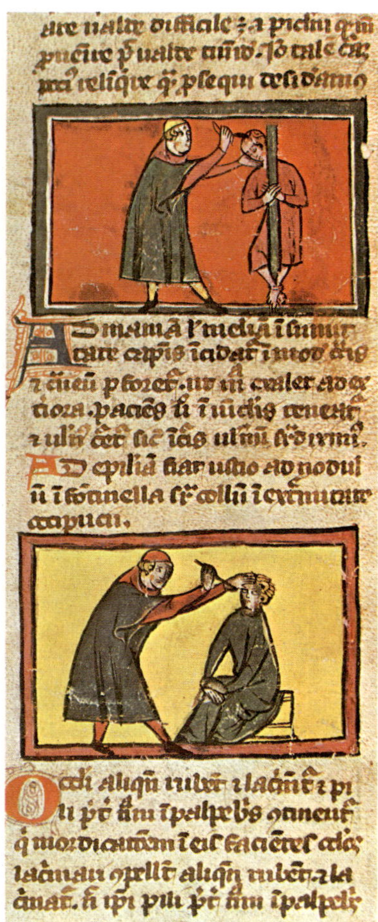

Abbildung 1009
Eingriffe am Kopf und am Auge. Kolorierungen aus einer Handschrift der Chirurgie *des Albucassis, 14. Jh. (Frankreich, Montpellier, Bibl. der Medizinischen Fakultät.)*

Abbildung 1010 (gegenüber) Eröffnung des Schädels. Illustration aus dem anatomischen Traktat des Guido von Vigevano.

die Geschichte. Im zehnten, elften und zwölften Jahrhundert waren die Araber und Juden die einzigen Treuhänder der medizinischen Kenntnisse; die muselmanischen Schulen Spaniens gediehen ebensogut wie die Schulen Asiens. Im elften Jahrhundert lebte in Cordoba Albucassis, dessen Chirurgie die im Entstehen begriffene Schule von Montpellier sicher entscheidend beeinflußte, da Guy de Chauliac ihn über zweihundertmal zitierte. Außerdem hatte sich im 12. und 13. Jahrhundert Toledo zu einer Gelehrtenstadt entwickelt. Sie war die Bewahrerin und Behüterin der arabischen Manuskripte und besaß ein Übersetzerzentrum, mit dem nur das dreihundert Jahre zuvor in Bagdad angesiedelte emsige Übersetzerkolleg hätte konkurrieren können.

Leclerc stellte mit viel spitzfindiger Fachkenntnis ein Verzeichnis der dreihundert hispano-arabischen Übersetzungen zusammen. Es befinden sich unter ihnen neunzig medizinische Texte. Die griechische Heilkunde ist durch vier Werke des Hippokrates und zwanzig Schriften Galens vertreten. Die übersetzten muselmanischen Autoren sind: Rhazes, Albucassis, Avicenna und Avenzoar. Der fleißigste dieser gelehrten Übersetzer war Gerhard von Cremona, einer der intelligentesten Männer des Mittelalters. Innerhalb eines halben Jahrhunderts vollbrachte er die enzyklopädische Glanzleistung, dreiundsiebzig Übersetzungen zu liefern; die meisten (mehr als zwanzig) handeln von Medizin und Chirurgie.

Die aus Spanien vertriebenen Juden ließen sich im Languedoc nieder und wurden zu wertvollen Verbindungsmännern zwischen Muselmanen und Christen. Es waren einfallsreiche Unterhändler für ideelles und materielles Gut. Sie importierten die wichtigsten Bücher der spanischen Araber und übertrugen sie ins Hebräische.

In der ersten Phase der noch freien Montpellienser Schule war die Lehre von der Medizin und der Chirurgie noch unteilbar. Erst im ausgehenden 14. Jahrhundert trennten sich die Wege der beiden Abteilungen ein und derselben Kunst. Die Schule von Montpellier bewies damit von vornherein ihre hohe Auffassung von der chirurgischen Ausbildung. Die Einheit dieser beiden Richtungen vertrat sie sogar noch länger als die Pariser Schule. Während nämlich 1298 in Paris der berühmte Lanfranchi die erfolgte Trennung bedauerte, forderte in Montpellier noch 1373 Guy de Chauliac, der Chirurg solle auch Mediziner sein: »Deshalb steht fest, daß der künstlich eingreifende Chirurg die Prinzipien der Medizin kennen soll.«

Hier stellt sich nun die Frage: wie konnten in Montpellier Kleriker die Chirurgie studieren und ausüben, obwohl eineinhalb Jahrhunderte zuvor das Veto des Laterankonzils 1215 den Priestern und Mönchen die Ausübung der Chirurgie verboten hatte, entsprechend dem Grundsatz: »Die Kirche verabscheut das Blut!«? Malgaigne äußerte dazu, die Geschichte der religiösen Einrichtungen zeige, daß der Norden von jeher unnachsichtiger gewesen sei als der Süden; dies gelte ganz besonders für den Katholizismus, denn nirgends habe man soviel Toleranz angetroffen wie am Heiligen Stuhl und in engster Nähe des päpstlichen Hofes.

Diese Beobachtung trifft insbesondere auf Italien zu. Wilhelm von Saliceto, dessen 1275 verfaßtes *Traktat über die Chirurgie* einen beträchtlichen Einfluß auf die Montpellienser Schule ausübte, gehörte als Prediger dem Klerus an. Theoderich arbeitete nach seiner Ernennung zum Bischof trotzdem als Chirurg weiter; Lanfranchi war Kleriker und praktizierender Arzt wie der vorige, bevor er im Jahre 1295 infolge seiner Ausbürgerung aus Mailand die Kenntnisse der

hec v est undeci
ma figura ano
thomie in qua a
movetur os ca
pitis causa facie[n]
di amotionem p[er]
ipsius ossis et du
re pellicule s[cilicet] de
matris et pie ma
tris et cerebri.

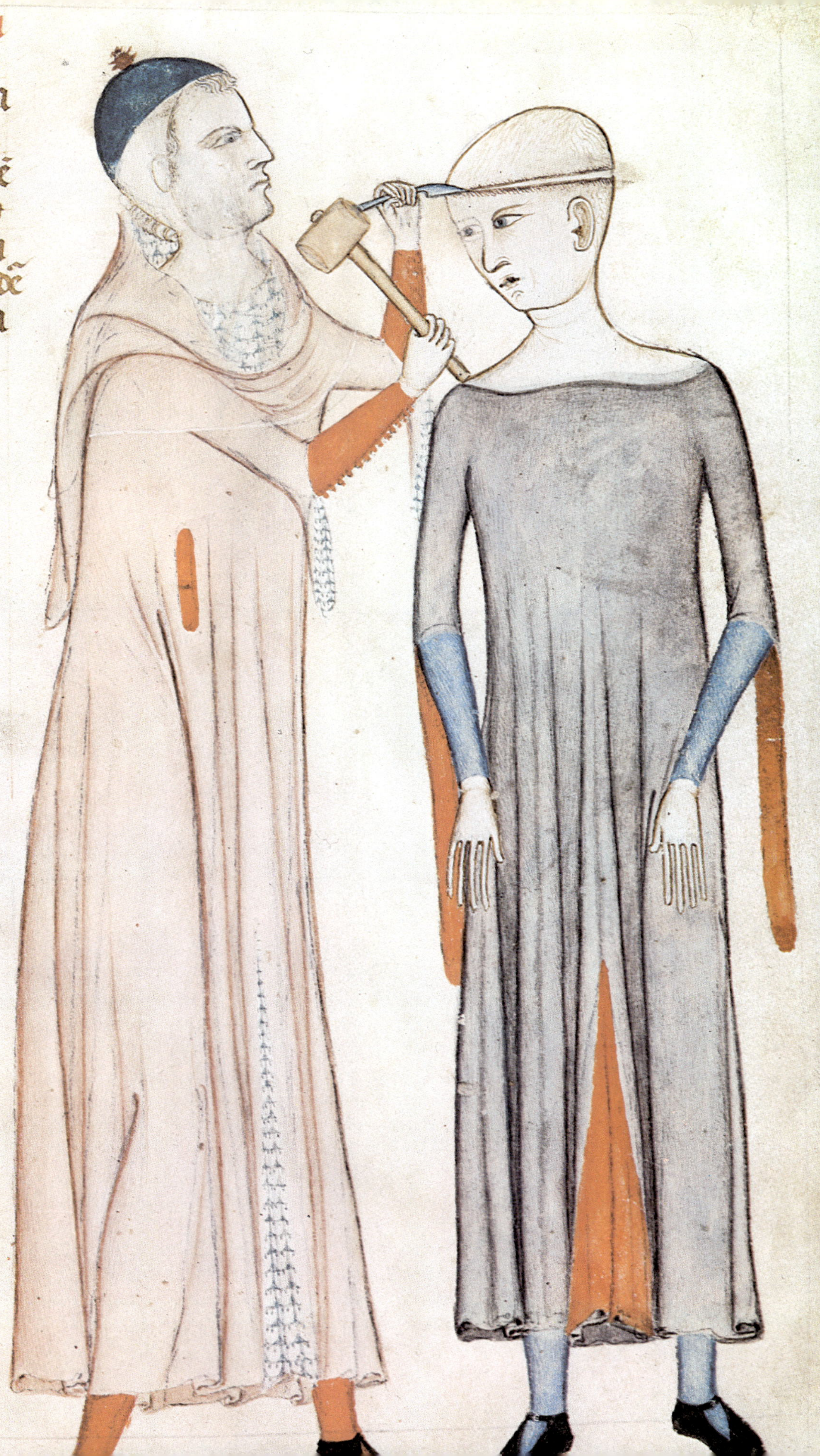

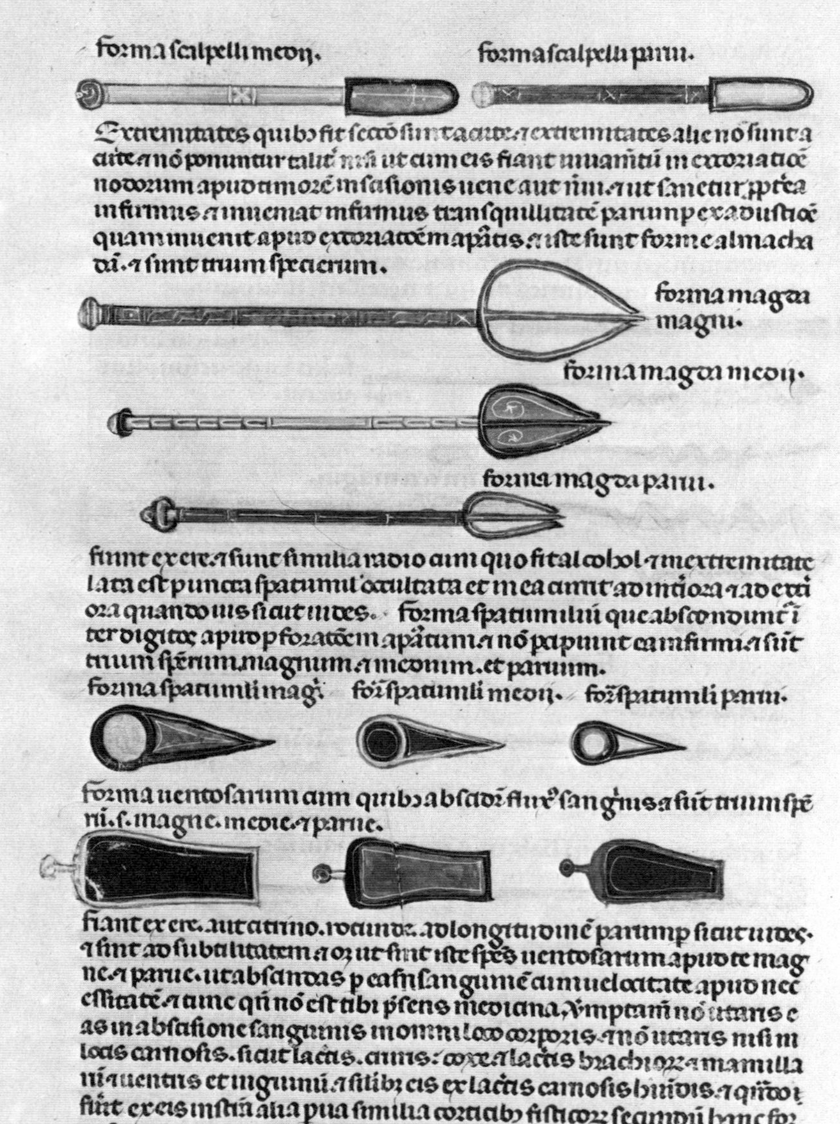

Abbildung 1011
Chirurgische Instrumente. Tafel aus einer Handschrift der Chirurgie *des Albucassis aus dem 14. Jh.*

Bologneser Schule nach Paris brachte. Der Geistliche und Literat Heinrich von Mondeville lehrte in Montpellier das Fach Chirurgie und ging später als Dozent nach Paris. In Wahrheit stellte ihre Zugehörigkeit zur Kirche kein ernstes Hindernis dar. Wilhelm von Saliceto behandelte Frauenkrankheiten und war Vater eines Kindes, das er gegen die Vorschriften der Universität und der Kirche öffentlich anerkannt hatte. Auch Lanfranchi war eidbrüchig geworden: er hatte nämlich einen Sohn, der sich in Montpellier unter dem Namen Meister Bonnet als Chirurg auszeichnete. Guy de Chauliac war nicht nur Prediger, sondern sogar Kaplan am Heiligen Stuhl. Als Gregor XI. jedoch 1376 die Residenz der Päpste nach Rom verlegte, ging mit ihm auch die tolerante Regierungsform. Die Geduld hatte jetzt ein Ende; die Universität von Montpellier untersagte ihren Doktoren die Ausübung der Chirurgie und stellte den chirurgischen Unterricht ein.

Die auf der Universität ausgebildeten chirurgisch tätigen Ärzte, die das Fach Chirurgie nur als Ergänzung oder Spezialisation im Rahmen ihres Medizinstudiums absolviert hatten, blieben im 13. und 14. Jahrhundert eine Minderheit, im Gegensatz zu den nichtakademischen Chirurgie-Lehrern und Operateuren. Außerdem gab es noch die über Land fahrenden Heiler und Heilpraktiker, die Steine und Hernien operierten und den Star stachen. Den Knocheneinrenkern überließ man das Einrichten verrenkter Gliedmaßen und die Behandlung der Frakturen. Vor allem konnte man aber auf die Wundärzte zählen, die aus dem Barbiersstand hervorgingen. Von ihrem mühevollen sozialen Aufstieg wird im folgenden noch die Rede sein.

Das 14. Jahrhundert: Guy de Chauliac

Inzwischen war die Zeit vorbereitet für den Auftritt einer jener Persönlichkeiten, die eine Epoche oder einen Abschnitt der Wissenschaft zu prägen fähig sind. Die Schule von Montpellier besaß die gesamten Übersetzungen aus Italien und hatte ihre eigenen Arbeiten an neuen Versionen der arabischen Texte abgeschlossen. Ein intensiver geistiger Aufbruch machte sich bemerkbar; die großen Denker der Zeit suchten nach neuen Wegen. Unter anderem tat sich der geniale Arnold von Villeneuve hervor. Er wirkte bis 1308 als Ordinarius an der Universität und war nach Angaben Guy de Chauliacs »in zwei Fächern fruchtbar«, nämlich in der Medizin und in der Chirurgie. Die große Vorarbeit war im 13. Jahrhundert geleistet worden; das Material lag jetzt bereit für den, der die Synthese zu schaffen vermochte: Guy de Chauliac.

Guy de Chauliac wurde in den letzten Jahren des 13. Jahrhunderts in Chauliac in der Diözese von Mende geboren. Er begann als einfacher Kleinknecht auf einem Bauernhof im Gévaudan. Der Legende nach fühlte er seine Berufung zum Chirurgen in sich, als er einmal einen schweren Beinbruch kurierte, den kein Fachmann hatte heilen können. Er erhielt seinen Unterricht von der Kirche, wurde Geistlicher und ging nach ersten medizinischen Studien in Toulouse als Student nach Montpellier. Von dort zog er nach Bologna, um bei Bertuccio, dem Nachfolger des 1326 verstorbenen Mundini, die Anatomie und bei Meister Alberto die Chirurgie zu studieren. Nach dem Tode Pitards, Lanfranchis und Heinrichs von Mondeville begab er sich nach Paris, um zu guter Letzt nach Montpellier zurückzukehren. Dort trat er dann wahrscheinlich in den akademischen Dienst. Während die »Schwarze Pest« 1348 in der Stadt wütete und nach seinen eigenen Worten »die Barmherzigkeit tot und alle Hoffnung zerschlagen« war, erfüllte er treu seine ärztlichen Pflichten. Nachdem er jahrelang geduldig sein Material zusammengetragen hatte, schrieb er in Avignon sein bedeutendes Chirurgiebuch, um, wie er in seinem Vorwort mitteilt, »sein Alter zu vergessen« und »seinen Geist zu trainieren«.

1363 — das ist ein wichtiges Datum, denn in diesem Jahr erscheint Chauliacs Buch, das fast vier Jahrhunderte ein Klassiker bleiben sollte. Es löste eine Lawine von Plagiaten, gedruckten und gekürzten Ausgaben und Kommentaren aus. (Nicaise stellte mit viel Mühe und geistigem Aufwand eine Liste davon auf.)

In seiner schlichten und bescheidenen Weise — seine Einführung endet mit der Bitte »um Verzeihung für sein armseliges Wissen« — nennt Guy de Chauliac sein Werk *Inventar*. Bei seiner Ankunft in Montpellier hatte er alle Schriften Konstantins und Gerhards von Cremona, das *Continens* des Rhazes und zwei Versionen vom Avenzoar und vom Averroes vorgefunden. Am Hofe von Avignon konnte er einen großen Teil der Bücher Galens studieren, die dem

Abbildung 1012
Kleines anatomisches Bild aus einer Handschrift der Chirurgie *Henri de Mondevilles, Anfang des 14. Jh.s. Henri de Mondeville schrieb 1306 seine* Cyrurgia, *aber aufgrund einer Erkrankung konnte er sie nicht vollenden. Eine ungeschickte und unvollständige französische Übersetzung erschien 1314. Sie ist der älteste bekannte chirurgische Text in französischer Sprache.*

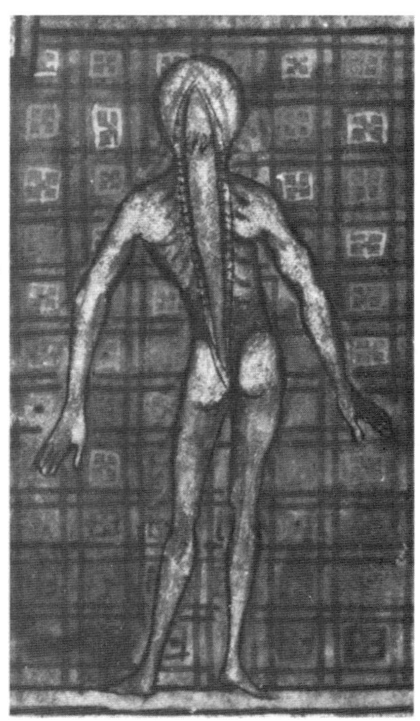

Papst als Geschenk übersandt worden waren. Auch besorgte er sich den sechsten Band des Buches von Paulus Aegineta. Diese Werke bildeten eine stattliche Bibliothek, eine unerschöpfliche Quelle des Wissens, die seinem Denken, seiner Erfahrung und auch seiner kritischen Unabhängigkeit wertvolle Unterstützung zuteil werden ließ.

Die *Große Chirurgie* besteht aus sieben Traktaten. Das erste handelt von der Anatomie, das siebente von einer Art medizinischer Chirurgie (Medikamente, Schröpfköpfe, Aderlaß) und die fünf übrigen von der Chirurgie. Niemals zuvor war diese Wissenschaft mit soviel Ordnungssinn, Klarheit und theoretischen und praktischen Kenntnissen dargestellt worden. Malgaignes Urteil sollte man festhalten: »Ich scheue mich nicht zu sagen, daß es außer Hippokrates' Schriften kein einziges griechisches, lateinisches oder arabisches Chirurgiebuch gibt, welches ich diesem wundervollen Werk gleichsetzen würde.«

»Jeder Handwerker«, schrieb Chauliac, »muß den Gegenstand seiner Arbeit genau kennen, sonst macht er Fehler. Wie Galen sagte, sind manche Chirurgen wie schlechte Köche; sie schneiden nicht entlang den Nähten, sondern sie zerstören, zerbrechen und zerreißen. Folglich muß der Chirurg die Anatomie kennen.« Dreizehn Jahre nach Erscheinen der *Großen Chirurgie* Guy de Chauliacs begab sich ein einschneidendes Ereignis. Das Edikt des Herzogs Ludwig von Anjou, eines Leutnants Karls V. im Languedoc, verbriefte 1376 den Ärzten das Recht, jedes Jahr die Leiche eines Hingerichteten zu sezieren. Als Guy de Chauliac noch studierte, hatten bereits öffentliche Anatomie-Vorführungen stattgefunden. Unter anderem belegt dies die eigenartige Miniatur, die er seiner Anatomie voranstellte. Es handelt sich dabei um die erste Anatomielektion in Bildern. Das neue Privileg erschien damals so ungewöhnlich, daß der Herzog von Anjou seinen sämtlichen Justizangestellten im Languedoc eine Note zukommen ließ, in der er eine lange Erklärung über die wissenschaftliche und soziale Bedeutung dieser Maßnahme abgab. Noch ein ganzes Jahrhundert mußte dieser Bescheid mehrfach vom König bestätigt werden. Als Ergebnis dieses Vorrechts führte man an der Schule von Montpellier zum ersten Mal Anatomiestunden ein. Sie war damit der Pariser Fakultät um mehr als hundert Jahre voraus, da man dort erst 1498 vor Barbieren und Chirurgen Vorführungen an Leichen einzurichten begann.

Guy war nicht nur eine hervorragender Lehrer; außer der Steinoperation praktizierte er sämtliche Eingriffe. Zweifellos besaß seine Kunst auch einige Schwächen, zum Beispiel die Behandlung der Hernien mit dem Brenneisen, die Nichtoperation des Krebses und die Unterlegenheit seines Kapitels über die Frakturen und Luxationen im Vergleich zu den hippokratischen Schriften. Trotz allem erfüllte er als praktizierender Operateur die vier Forderungen, die er selbst an den Chirurgen stellte, nämlich gebildet, sachkundig, einfallsreich und sittlich einwandfrei zu sein. Gerade diese letztere Forderung spiegelt den Charakter Guy de Chauliacs am besten wider. Er besaß eine hohe Auffassung von der Aufgabe des Chirurgen, über den er schreibt: »Dem Kranken soll er freundlich und seinem Kollegen wohlwollend gegenübertreten, auch treffe er seine Vorhersagen mit Weisheit; er soll mitleidig und barmherzig sein und niemand Geld abnötigen, doch darf er einen Lohn verlangen, der seiner Arbeit, den Mitteln des Kranken, dem erzielten Ergebnis und seiner Würde entspricht.« Mit wenigen Worten wird hier eine ganze Berufsethik zusammengefaßt. Der Autor schreibt einen klaren, knappen Stil und drückt sich oft in Aphorismen aus. Die Vorstellung von der Kontinuität des wissenschaftlichen

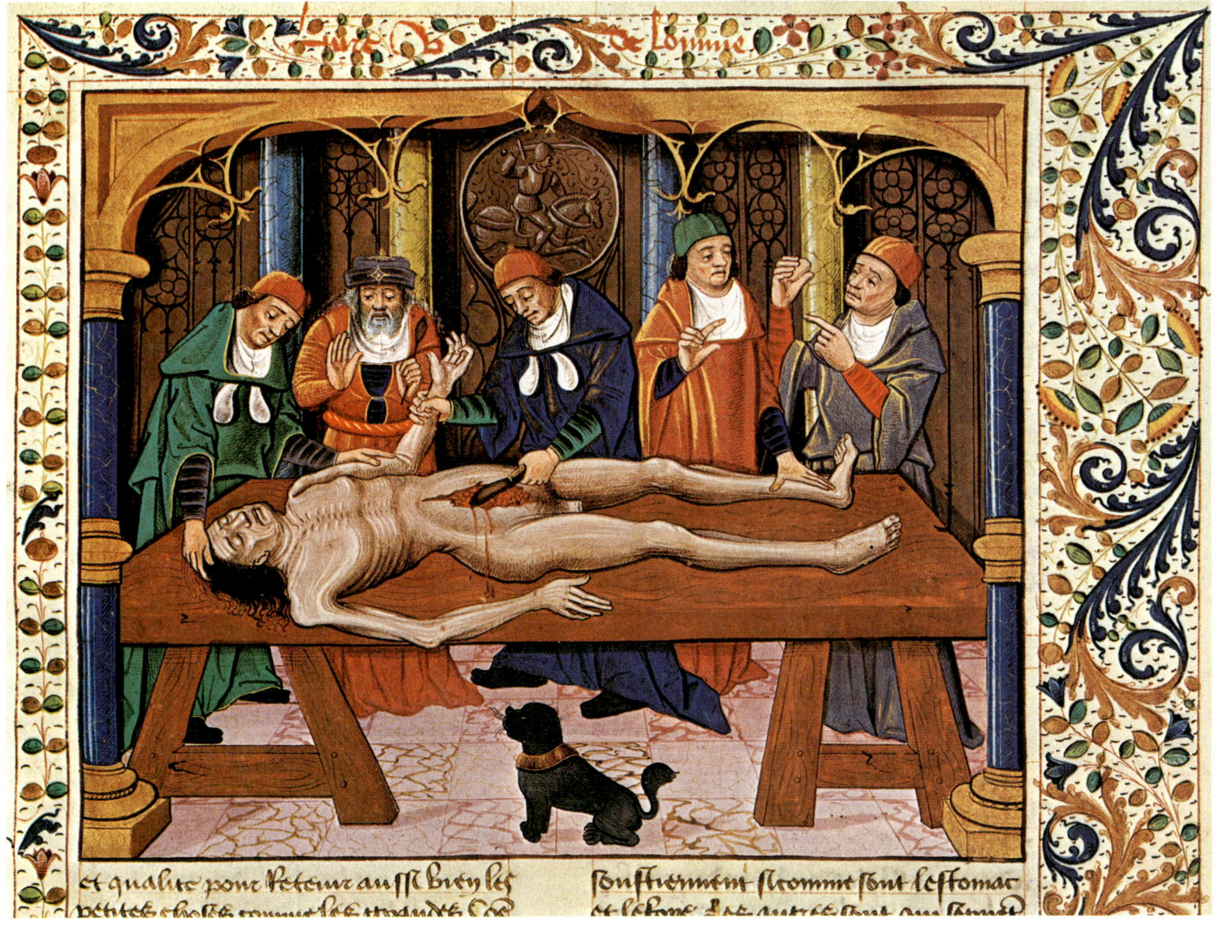

Wirkens über alle Generationen hinaus wurde in keiner anderen Sprache oder Epoche durch ein so ergreifendes Gleichnis ausgedrückt, wie er es in der Einführung zu seinem Werk gebrauchte: »Wir sind wie Kinder am Halse eines Riesen; alles, was der Riese sieht, können wir auch sehen, ja sogar noch etwas mehr.« Nachdem die italienischen Chirurgenschulen im 13. Jahrhundert in voller Blüte gestanden hatten, begann im 14. Jahrhundert ihr unaufhaltsamer Niedergang. Im von Zwistigkeiten erschütterten Italien erlosch die Chirurgie Salernos. Innere Wirren vertrieben die Lehrer und Schüler aus Bologna, obwohl ihre Universität durch die Sektionen Mundinis eine Zeitlang in hohem Ansehen gestanden hatte. Auch hier führten die Bürgerkriege dazu, daß die Auswanderer ihr Können den Einwanderungsländern zutrugen. Vor allem war es die Universität von Paris, die im 14. Jahrhundert wegen ihres hohen Ansehens der Hauptanziehungspunkt für die emigrierte geistige Elite wurde.

Abbildung 1013
Eine Sektion. Kolorierung aus dem Buch von den Eigenschaften der Dinge *von Bartholomäus dem Engländer, 15. Jh.*

Lanfranchi (frz. Lanfranc)

Die herausragende Persönlichkeit dieses Exodus war Lanfranchi, genannt auch Lanfranc. Nachdem er wegen der Kämpfe zwischen Welfen und Hohenstaufen aus Mailand geflohen war, nahm er einen kurzen Aufenthalt in Lyon, bevor er sich 1295 in Paris niederließ. Dort drängte ihn der Dekan Johann von Passavent, Vorlesungen zu halten und ein Chirurgiebuch zu verfassen. Seine Vorträge wurden ein voller Erfolg, und auch sein Projekt eines Lehrbuches wurde 1296 glücklich abgeschlossen.

Lanfranchi verdient, als Gründer der Pariser Chirurgenschule betrachtet zu werden, da er ihr das gesamte italienische Wissen zur Verfügung stellte. Er hatte seine Ausbildung bei Wilhelm von Saliceto erhalten, den er seinen »unvergessenen Lehrmeister« zu nennen pflegte. Wie Wilhelm hatte er in Italien dem Klerus angehört, aber wie auch sein Lehrer hatte er eine weitgehende Befreiung von den geistlichen Regeln genossen. Technisch war Lanfranchi seinem Meister unterlegen, in der Bildung übertraf er ihn jedoch. Unseres Erachtens beurteilte ihn Guy de Chauliac zu streng, als er schrieb: »Lanfranc ist auch Autor eines Buches, dessen sämtlichen Inhalt er von Wilhelm abschrieb; nur den Aufbau hat er verändert.« Einige Kapitel dieses Werkes erscheinen dennoch bemerkenswert; sie lassen erkennen, daß er nicht ausschließlich ein Kompilator war, sondern ebenfalls ein erfahrener Beobachter und Operationsarzt. Seine Darlegungen über die Frakturen des Schädels und ihre Symptome, seine Indikationen für die Trepanation und seine Vorschriften für die Bandagierung von Hernien verfaßte er mit viel geistiger Eigenständigkeit.

Zu Zeiten Lanfranchis arbeiteten in Paris vier Flüchtlinge aus der Schule von Salerno, die sogenannten *vier Meister*. Ihre genauen Lebensgeschichten bleiben im dunkeln, sie spielten auch nur eine zweitrangige Rolle. Nach Devaux handelte es sich um vier Junggesellen, die unter einem Dach zusammenlebten und als Chirurgen tätig waren. Alle vier zeichneten sich durch ihr reiches Wissen und ihre Gottesfurcht aus. Mit großer Aufopferungsbereitschaft widmeten sie sich dem Beistand der Verwundeten und Siechen; ihr Haus hatten sie in eine wahre Ambulanz verwandelt. Die vorbildliche Mildtätigkeit dieses Quartetts geriet allerdings durch den Kommentar Malgaignes in ein schiefes Licht. Er

Abbildung 1014
Chirurgische Instrumente. Zeichnungen aus einer lateinischen Handschrift des 15. Jh.s.

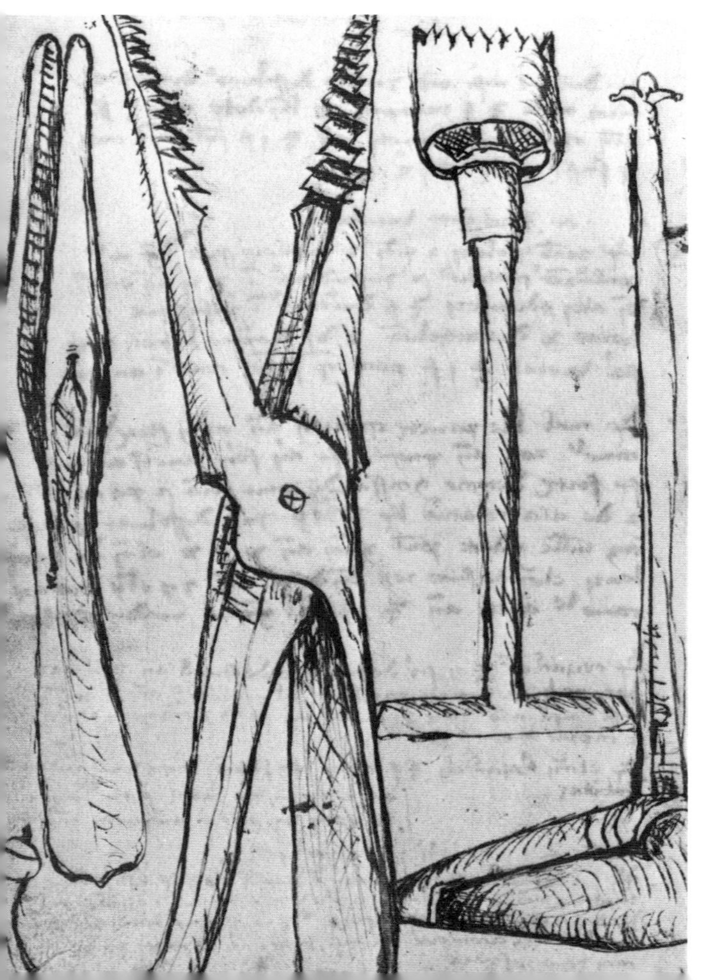

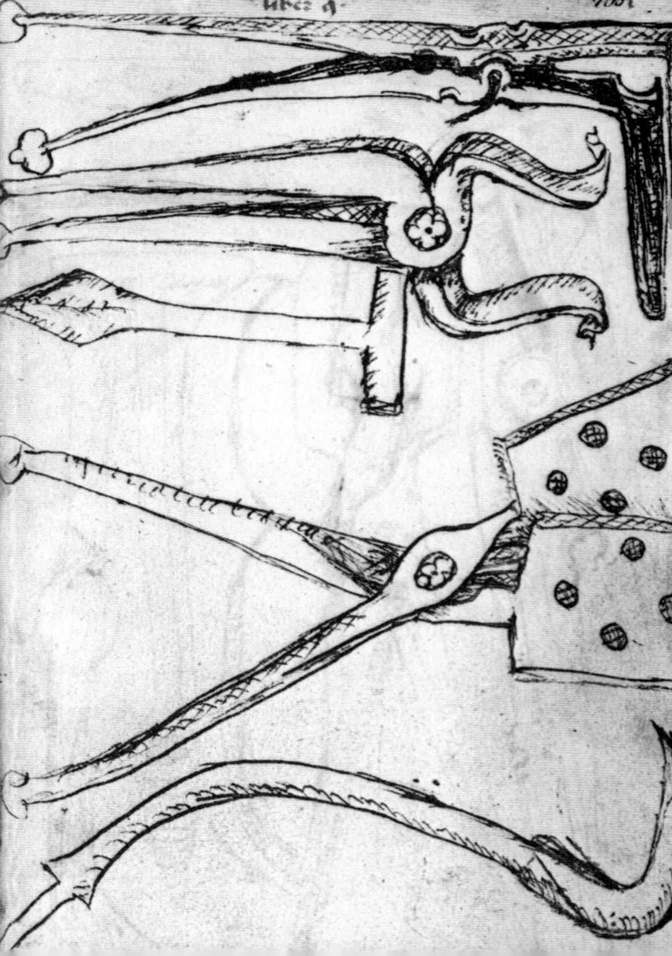

schrieb: »Vor den Überlieferungen der Pariser Chirurgen muß man sich hüten; zum Teil erfanden sie sie, um den Ruf ihres Kollegiums aufzubessern.« Auf Wahrheit beruht jedoch die Tatsache, daß die vier Meister »nach einer empirischen Methode« ihre Erfahrungen in einem Chirurgiebuch mitteilten. Achtzig Jahre später diente dieses Werk Guy de Chauliac (der es fünfundzwanzigmal zitierte) als eine hilfreiche Quelle, »deren Vorschriften ihm oftmals Gesetz waren«. Leider ging das Buch später in Frankreich verloren. »Vor einigen Jahren«, versicherte Quesnay, »lagen seine Überreste verblichen, abgegriffen und von Holzwürmern zerfressen in der Bibliothek des Collège de Navarre herum.« Noch heute, nach fünf Jahrhunderten, hält die sogenannte »Naht der vier Meister« die Erinnerung an sie wach. Es handelt sich um ein sinnreiches Verfahren zur Reparatur eines durchtrennten Darms. Die beiden zu verbindenden Enden werden dabei auf das Luftröhrenstück eines Tieres gezogen. Diese Methode erinnert bereits an Murphys »amerikanischen Knopf«.

Im 14. Jahrhundert trat ein folgenschweres Ereignis ein, nämlich das »Schisma« zwischen Medizin und der Chirurgie. Lanfranchi, der als Chirurg weder die Bauchwassersucht noch Hernien, Star und Steine selbst operierte, bedauerte diese Entwicklung mit folgenden Worten: »Mein Gott, wie kam es denn zu diesem Unterschied zwischen dem Physikus und dem Chirurgen? Die Physiker überließen das Operieren den Laien, und das gemeine Volk hält es nun für unmöglich, daß ein Mann sowohl die Medizin als auch die Chirurgie beherrschen kann.« Wie auch Sir Clifford Albutt sehr streng, aber zutreffend urteilte, stellte diese Trennung den grundlegenden Irrtum der mittelalterlichen Medizin dar. Vor fast sechshundert Jahren vertrat Guy de Chauliac dieselbe Meinung, als er bedauernd äußerte: »Aus Dünkel oder Überlastung der Ärzte trennte man die Chirurgie ab und überließ sie den handwerklich Tätigen.«

Den Stand der Pariser Chirurgie im 14. Jahrhundert reflektierten sehr gut die Biographien zweier Vertreter verschiedener Chirurgentypen: Jean Pitard und Henri de Mondeville.

Jean Pitard

Die seltsame Lebensgeschichte Jean Pitards gehört zu einem großen Teil dem Bereich der Sage an und läßt sich nur schwer entwirren. Sie kann als Beispiel dafür dienen, daß man von jeher um große Gestalten viel »dichtete« und ihren Lebenslauf mit Anachronismen und literarischen Phantasmagorien verflocht. Dezeimeris behauptete, Pitard sei Chirurg Ludwigs IX. gewesen, wäre dem König ins Heilige Land gefolgt und hätte die Statuten des Chirurgenkollegs durch Philipp den Schönen billigen lassen. Das sind alles Irrtümer. Trotz der Versicherungen Quesnays konnte Pitard Ludwig den Heiligen niemals nach Palästina begleiten, weil er erst sechzehn Jahre alt war, als der König 1254 von seinem ersten Kreuzzug zurückkehrte. Hätte er in diesem jugendlichen Alter königlicher Chirurg sein können? Daß die Gründungsstatuten des Pariser Chirurgenkollegs auf Veranlassung Pitards zustande kamen, erscheint ebenfalls sehr unwahrscheinlich. Gegen 1260 oder 1268 schlossen sich einige chirurgisch tätige Barbiere in einer Bruderschaft oder Gilde zusammen, die sie unter den Schutz der Heiligen Kosmas und Damian stellten. Ihre Statuten wurden dem Statthalter von Paris zur Bestätigung vorgelegt und gemäß dem damaligen Brauch ins Zunftbuch eingetragen. Der zu diesem Zeitpunkt dreißigjährige Pitard wäre noch zu jung gewesen, um eine solche Maßnahme zu veranlassen. Auf der Liste der sechs für die Gilde zeichnenden Eidgenossen steht sein Name jedenfalls nicht.

Abbildung 1015
Jean Pitard.

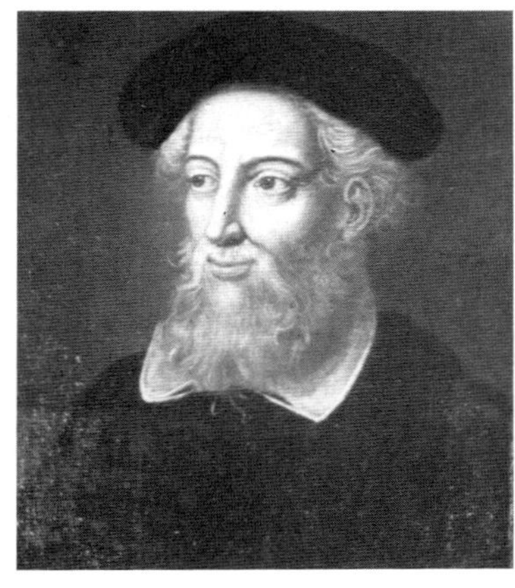

Abbildung 1016 (unten) *Henri de Mondeville beim Unterricht. Henri de Mondeville war vielleicht der erste Anatom, der im Unterricht Bildtafeln benutzte. Leider sind sie verlorengegangen.*

Fest steht jedoch, daß Pitard Geistlicher war, aber auch ein praktizierender Chirurg, dem vor allem die Reformierung und das Emporkommen seiner Kunst am Herzen lagen. Der gescheite Operateur empfahl sich besonders durch seine Redlichkeit und verstand es, sich die königliche Gunst sowohl Philipps des Kühnen als auch Philipps des Schönen zu erhalten. Am Ende seines Lebens gewann er dem König durch seinen persönlichen Einsatz den Erlaß von 1311 ab. Laut dieser Verordnung wurde den Barbieren jeder chirurgische Eingriff untersagt, es sei denn, sie ließen ihre Befähigung durch Jean Pitard oder seine Nachfolger vor der versammelten Chirurgengilde von St. Côme (des Heiligen Kosmas) prüfen. Damit erhielt die neue Zunft ihre ersten Privilegien und Garantien; sie war in diesem Augenblick jedoch noch weit davon entfernt, eine chirurgische Lehrstätte zu werden und akademische Titel zu verleihen. Jean Pitard schätzte man im übrigen wegen seiner praktischen Tätigkeit und seiner Vorlesungen. Auch an ihm erwies sich die These von der »Vergänglichkeit« des Chirurgenruhms; Schriftstücke hinterließ er nämlich nicht, und wir besitzen von ihm nur zwei Rezepte für Streichpflaster.

Mondeville

Henri de Mondeville war nicht nur Kleriker, Literat und Magister der Medizin, sondern auch eine hochgestellte Persönlichkeit als Chirurg Philipps des Schönen und Ludwigs des Zänkers. Er absolvierte seine ersten Studien in Montpellier, wo er nach seiner Ernennung zum königlichen Leibchirurgen als Dozent für Chirurgie und Anatomie wirkte. Seine Ausbildung war sehr gründlich und abwechslungsreich gewesen. Während seines Aufenthalts in Italien hatte er bei Theoderich studiert. Als er im Dienste des Königs zum Heer ging, konnte er dort die Wundheilmethoden seines Lehrmeisters auf die Probe stellen. Theoderichs Prinzipien bedeuteten einen ungeheuren Fortschritt, da sie sich gegen das passive Dogma vom notwendigen »Schwären« wandten. Die neue Schule empfahl die Vereinigung der Wundränder per primam intentionem, d. h. ohne die Eiterung abzuwarten. Sie forderte außerdem die Unterbindung der Schlagadern vor Amputationen.

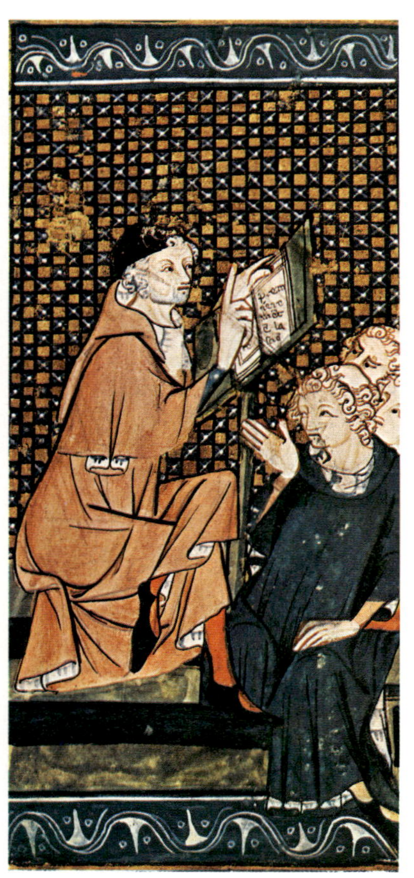

Wie viele Reformen leitete die neue Lehre ein! Sie verbot, die Wunden auszuloten, Mulleinlagen zu machen und »Supporativa« (d. h. eiterfördernde Mittel) aufzulegen. Sie schrieb dagegen »Sikkativa« (austrocknende Mittel) vor, außerdem seltenes und schmerzloses Wechseln der Verbände und Entfernung der Fremdkörper. Auf die genähte Wunde war zur örtlichen Behandlung Leinenwerg aufzulegen, das zuvor »mit gutem, starkem Wein, so heiß, wie der Patient es erträgt«, getränkt wurde. Die oberflächlichen Wunden, deren Ränder man nicht zu vereinigen brauchte, sollten mit einer »grünen ätzenden Salbe« bestrichen werden. Das verwandte Kupfersalz, der Grünspan, wirkt in der Tat keimtötend.

Mondevilles Buch enthält einige sehr interessante Abschnitte. Im Kapitel über die Frakturen des Schädels lassen seine Gedanken über die operative Entfernung von Bruchstücken des Schädeldaches einen erstaunlichen Erfahrungsschatz erkennen: »Die Knochensplitter können leben und sich wieder vereinigen, *außer wenn sie in Kontakt mit der Luft kommen, wodurch sie verderben und sich zersetzen;* man kann dies auch an den Frakturen des Oberschenkelknochens beobachten.« Beeindruckend ist auch das Kapitel über die *Verschönerung* der Männer und Frauen. Es handelt sich dabei im Grunde genommen um eine Einführung in die kosmetische Chirurgie. Die Themen sind die folgenden: die Entfernung von Haaren, die plastische Brustkorrektur, die

Haar- und Gesichtspflege und die Verjüngung der alten Frauen. Hätte Mondeville genügend Zeit zur Verfügung gehabt, seinen Band über die Knochenbrüche und -verrenkungen zu verfassen, so wäre die komplette Abhandlung als absolutes Meisterstück in die Geschichte eingegangen und hätte sogar noch Guy de Chauliacs Werk übertroffen. Letzterer zitierte ihn übrigens sechsundachtzigmal und versicherte, er rechne ihn »zu den größten Meistern der Chirurgie«. Eine Krankheit machte jedoch Mondevilles Pläne zunichte. Er bat Gott um Aufschub, damit er sein Chirurgiebuch beenden könne. »Ich glaube«, schrieb er, »daß der Tod mich einholt; nichts ist sicherer als der Tod, aber nichts ist unsicherer als seine Stunde.« Tatsächlich nahm ihm der Tod die Feder aus der Hand, bevor sein Werk vollendet war.

Abbildung 1017
Die Medizin zwischen der Chirurgie und der Pharmazie. Bernhard von Gordon: Antidotarium. *Als Professor in Montpellier war Bernhard von Gordon eine europäische Berühmtheit.*

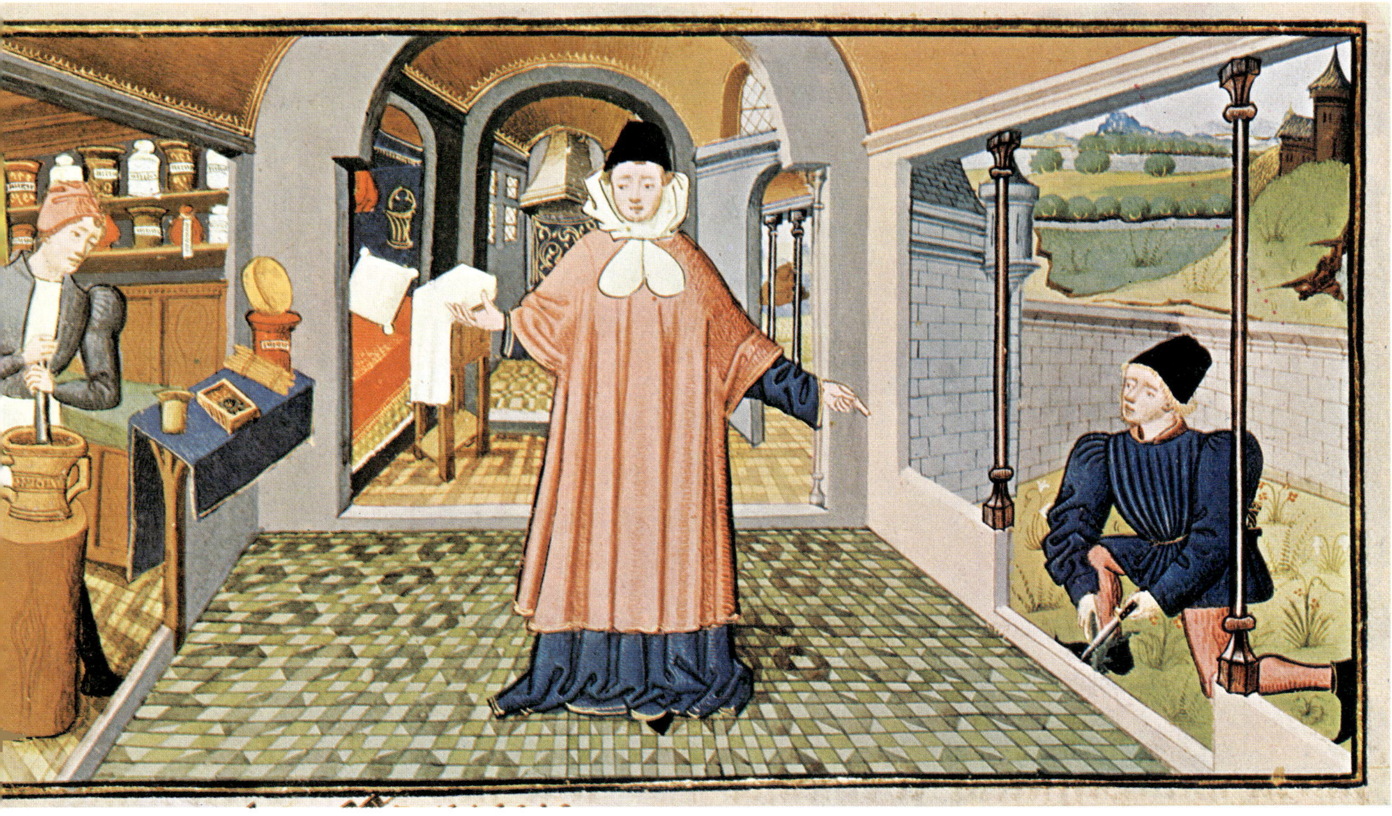

Die chirurgische Welt im 15. Jahrhundert

Wie setzten sich die medizinisch-chirurgischen Kreise im 15. Jahrhundert zusammen und welche moralische und soziale Stellung nahmen sie ein? Der Arzt hatte das Sagen; er war akademisch ausgebildet, trug den eckigen Doktorhut und eine lange, schwarze Robe. Handarbeit betrachtete er als unedel; einen Kranken zur Ader zu lassen war unter seiner Würde. Noch mitten im 18. Jahrhundert zeigten die Statuten der medizinischen Fakultät eine ähnliche Gesinnung: wenn ein Chirurg einen höheren akademischen Grad, nämlich den eines Arztes, erlangen wollte, mußte er sich zunächst in einem notariell beglaubigten Vertrag verpflichten, künftig nicht mehr chirurgisch tätig zu sein. Die Statuten erklärten, es ginge darum, »die Würde des Ärztestandes rein und fleckenlos zu erhalten«.

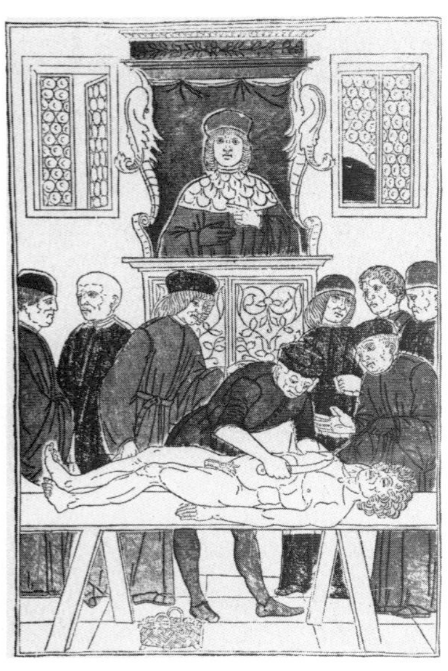

Abbildung 1018
Sektionskurs. Abbildung aus der dritten Ausgabe des Fasciculus Medecinae *von Hans von Ketham. Venedig 1495. Unter dem Vorsitz eines Professors, den man für Mundino dei Luzzi hält, beginnt ein Gehilfe, eine Leiche zu eröffnen.*

Wie verhielt es sich nun mit dem Proletarier des Chirurgenstandes, dem Barbier? Er war ein einfacher ungebildeter Arbeitsmann. Als Lehrling lernte er zuerst das Rasieren und Kämmen, dann brachte man ihm auch den Aderlaß und das Verbinden von »Furunkeln, Karbunkeln, Beulen und Geschwüren« bei. Er verstand weder Griechisch noch Latein. Als die Fakultät sich gegen Ende des 15. Jahrhunderts herabließ, ihn zu unterrichten, beauftragte sie einen ihrer Doktoren, ihm die lateinischen Anatomen »in französischer, leicht verständlicher Sprache« näherzubringen. Wenn der Barbier-Lehrling nach Absolvierung der üblichen Rangordung der Handwerkerinnungen Meister geworden war, ließ er sich nieder, eröffnete einen Laden und hing über seine Eingangstür drei Barbierbecken, denn es waren die Abzeichen seines Berufs. Er liebte seine Arbeit, verbesserte ständig seine manuelle Fertigkeit und suchte unermüdlich, sich weiterzubilden. Sein Eifer übertraf dabei den mancher moderner Studenten. Um Sektionen machen zu können, scheute er sich nicht, gelegentlich die Wache des Grèveplatzes niederzuschlagen und die Leichen der Hingerichteten mit Gewalt zu entführen. Die Autorität der Klassiker hatte keine Macht über ihn; er war frei von aller Bücherweisheit. Er nahm die Dinge selbst in Augenschein und gründete sein Verhalten allein auf konkrete Sachverhalte.

Der städtische Barbier, ein kleiner Geschäftsmann, der neben seinem Perückenhandel auch kleinere Operationen durchführte, unterstand der Kontrolle durch den Zunftmeister und blieb sein Leben lang seßhaft. Daneben existierten aber auch noch die Irregulären der Chirurgie, nämlich die Einschneider und Wanderoperateure; sie operierten Hernien und stachen den Star. Wenn es unter ihnen auch einige schwarze Schafe gab, die ohne Bedenken den Kunden die Wäsche aus den Häusern stahlen, so muß man doch nachdrücklich betonen, daß die Barbiere und fahrenden Wundärzte sich zu den eigentlichen Neuerern der französischen Chirurgie entwickelten. Bereits Malgaigne vertrat diese Meinung.

Die berühmtesten italienischen Heilpraktikerfamilien des 15. Jahrhunderts waren die Brancas und die Norsinis. Vater und Sohn Branca begründeten die plastische Wiederherstellung der Nase. Der Vater nahm die Transplantate von der Gesichtshaut, der Sohn schnitt sie am Arm heraus und entdeckte damit die italienische Methode im eigentlichen Sinne. Fast zwei Jahrhunderte lang stand eine andere Heilerfamilie in Ruhm und Ehren, nämlich die auf Herniekuren spezialisierten Norsinis. Einer von ihnen, Horatio de Norsia, kastrierte dabei durchschnittlich nicht weniger als zweihundert Patienten im Jahr, da seine Technik — entweder mit dem Brenneisen oder mit Ätzmitteln — unweigerlich zur Zerstörung entweder der Samenstränge oder gar der Hoden führte.

Eine weitere wichtige Verbesserung, diesmal auf dem Gebiet der Blasensteinoperation, wurde im 15. Jahrhundert durch einen Wanderarzt erreicht. Den Namen des Heilpraktikers, dem als erstem der Gedanke kam, das Skalpell mit Hilfe eines Leitkatheters in die Blase einzuführen, kennen wir jedoch nicht. Jean des Romains und Mario Sancto überlieferten uns das Verfahren nur aus zweiter Hand.

Zwischen das Proletariat aus Barbieren und Wundärzten, guten chirurgischen Handarbeitern, und die überhebliche Ärztekaste schob sich Mitte des 13. Jahrhunderts eine dritte Klasse. Sie bestand aus einer Elite erstrangiger Barbiere, die sich zum Ziel setzten, ihrer Tätigkeit mehr Ansehen zu verschaffen. Sie gaben das Rasieren und Scheren auf und gedachten, sich nur noch der chirurgischen Seite ihres Berufes zu widmen. Folglich teilte sich der Barbiers-

Stand in Frankreich ab 1268 in zwei Klassen auf: in die *einfachen Bartscherer,* die unbelesenen Handwerker, deren Niederlassung von einer Gewerbeerlaubnis abhing, und in die ausschließlich *chirurgisch tätigen Barbiere.* Letztere gründeten in Paris eine Gilde unter dem Patronat des Heiligen Kosmas und des Heiligen Damian, zweier Seliggesprochener, die zu ihren Lebzeiten in Syrien als Chirurgen gewirkt hatten. Als Folge dieses Zusammenschlusses wuchsen wiederum die Ansprüche. Damit man ihn vom einfachen Bartscherer unterscheide, wies sich der Chirurg von »St. Côme« (frz.: Bezeichnung des Heiligen Kosmas) mit einem besonderen Erkennungszeichen aus: Anstatt der drei Aderlaßbecken der Barbiere brachte er vor seinem Hause das Banner der Heiligen Kosmas und Damian an, bestickt mit seinem Wappen, nämlich drei Salbenbüchsen. Seit dem 14. Jahrhundert ahmte er die Fakultät nach und forderte von seinen Lehrlingen, »gelehrte Philologen« zu sein und Latein zu sprechen. Er entlieh den Ärzten ihre Uniform, d. h. den eckigen Hut und die lange Robe. Das älteste Gesetz, durch welches wir mit Sicherheit erfahren, daß die Chirurgenprüfungen vom 14. Jahrhundert an ausschließlich von den Meistern von St. Côme abgehalten wurden, ist die bekannte Verfügung Philipps des Schönen aus dem Jahre 1311. Sie lautete: »Wir haben erfahren, daß sich eine Menge Leute der verschiedensten Stände in Paris in die Chirurgie einmischen; wir ordnen hiermit an, daß niemand die Chirurgie ausüben darf, bevor er vor den geschworenen Chirurgen-Meistern eine Prüfung abgelegt hat.« Das Edikt König Johanns von 1352 und der Parlamentsbeschluß von 1355 bestätigten der Chirurgenvereinigung vom Châtelet das Kontrollrecht über die Barbiere, ihre Kollegen von der kleinen Chirurgie.

Im 16. Jahrhundert entbrannte der Streit um die Kompetenzen: die medizinische Fakultät versuchte, die einfachen »Bartscherer« den chirurgischen Prüfungen der Gilde vom Heiligen Kosmas zu entziehen und nahm sie unter ihren Schutz. Der Konflikt dauerte noch länger als zwei Jahrhunderte!

Es lohnt sich, die Geschichte des Zwists einmal in groben Umrissen zu skizzieren. Man kann daraus gewisse Lehren ziehen, die auch für die Gegenwart gelten. Wir bekommen hier vorgeführt, wie eine Oberschicht sich dadurch zugrunde richten kann, daß sie allein auf die Macht ihrer Privilegien vertraut, anstatt sich durch Reformen, Arbeit an sich selbst und die notwendigen Zugeständnisse abzusichern. Dies traf nämlich für die alte medizinische Fakultät zu. Sie erstarrte in Schulpedanterie, Schönrednereien und Standesdünkel, verschloß sich jeder neuen Idee und verachtete die Barbiere und die Chirurgen von St. Côme, obwohl diese mit ihrer bescheidenen Arbeit nicht nur den Grundstein zu unserem Stand legten, sondern auch den großartigen Werdegang der modernen Chirurgie einleiteten.

Im Gegensatz zum sinkenden Niveau der Fakultät zeichnete sich bereits ein allmählicher sozialer Aufstieg des Proletariats und des Kleinbürgertums der Chirurgie ab, nämlich der einfachen Barbiere und der Gildenbrüder von St. Côme. Diese Entwicklung vollzog sich natürlich nicht über Nacht; erst fünf Jahrhunderte später war das Ziel endgültig erreicht.

Seit der Gründung der Gilde von St. Côme als erstem Emanzipationsversuch der Chirurgen waren keine hundert Jahre vergangen, als 1371 eine königliche Anordnung die Einheit zwischen den beiden Barbiersklassen wiederherstellte. Sie verwies die belesenen Chirurgen wieder in ihre Grenzen und unterstellte die vereinigte zweifache Korporation der demütigenden Kontrolle des Ersten Leibbarbiers und -kammerdieners des Königs.

Abbildung 1019
Medaille eines Wundarztes, Fundort Paris, wahrscheinlich aus dem Mittelalter.

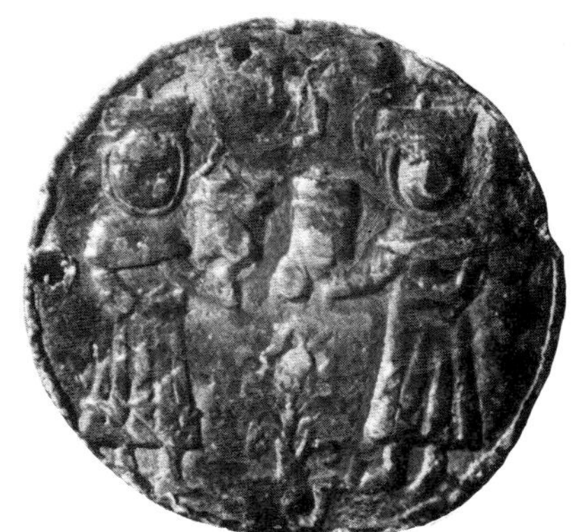

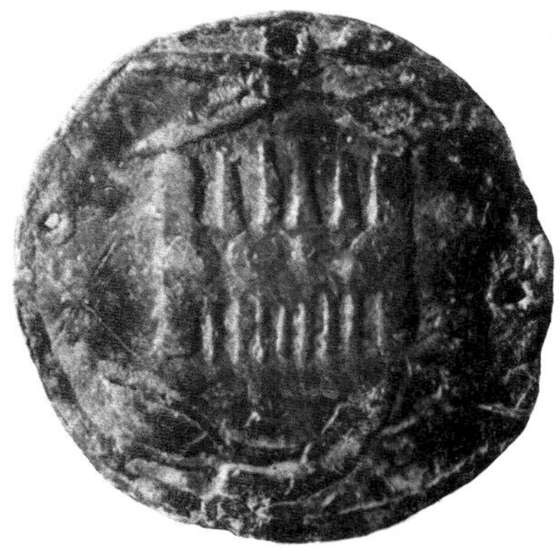

Künftig wurden die einfachen Bartscherer, deren Zunft nun mit der Gilde der Operateure vom Heiligen Kosmas verbunden war, zu chirurgischen Gehilfen der Ärzte. Bescheiden, gelehrig und ohne Neid auf die ärztliche Tätigkeit — »wie es einem Schüler ziemt« — nahmen sie am rudimentären Unterricht teil, den die Fakultät ihnen zu geben geruhte. Indessen sahen sich die Chirurgen mit der langen Robe vor die Wahl gestellt, sich zu unterwerfen oder ihren Beruf aufzugeben. Ihr Gesinnungswandel erscheint deshalb auch nicht sehr ungewöhnlich: sie wählten die erste Möglichkeit und erklärten sich in einem notariell beglaubigten Bußakt zu untertänigen Schülern der Fakultät.

Das geschah 1436. Die Chirurgen mit der langen Robe erhielten seitdem Unterricht bei den Professoren der Fakultät, aber sie fuhren trotzdem fort, ihre eigenen Schüler zu Magistern der Chirurgie auszubilden. Gegen Ende des 15. Jahrhunderts versuchte die Fakultät, ihnen ihr Privileg zu nehmen und sich in die Prüfungen einzumischen, auf deren Grundlage die Gilde von St. Côme ihren Mitgliedern den Magistergrad und den einfachen Barbieren das Recht zur Ausübung der Chirurgie verlieh. Es entstand ein langes Hin und Her, genährt durch Debatten und Prozesse. Des Streitens überdrüssig, begaben sich die Chirurgen schließlich 1515 ins Büro der Fakultät und baten um Frieden. Die Fakultät ging auf ihr Angebot ein und erneuerte ihre Sendschreiben von 1436.

Während der vorläufigen Ruhepause kamen sich die drei Klassen näher. Schon wenig später konnte man erleben, daß Barbiere, die nun Anatomie- und Chirurgievorlesungen hörten, dank ihrer Leistungen in den Rang der Chirurgen von St. Côme aufstiegen. Es entwickelte sich eine Eliteschicht, die ihre theoretischen Kenntnisse ständig vertiefte. Sie lernte das chirurgische Schrifttum kennen und bekam schließlich sogar Zugang zu den höchsten Ämtern der Fakultät. Auf diese Weise gelang es talentierten Angehörigen der unteren Gesellschaftsschichten, die sozialen Hindernisse zu überwinden und sich in der Chirurgie hervorzutun.

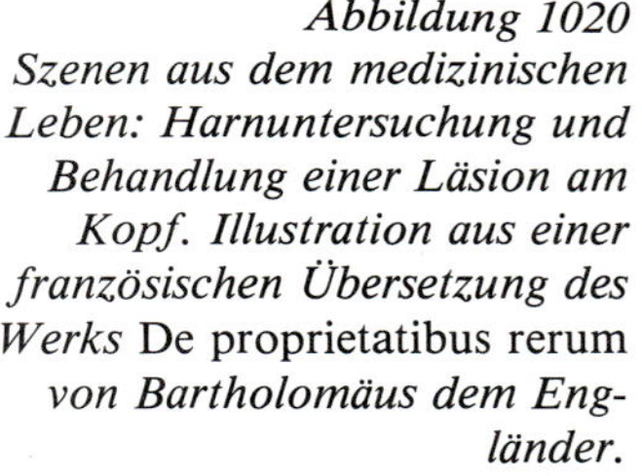

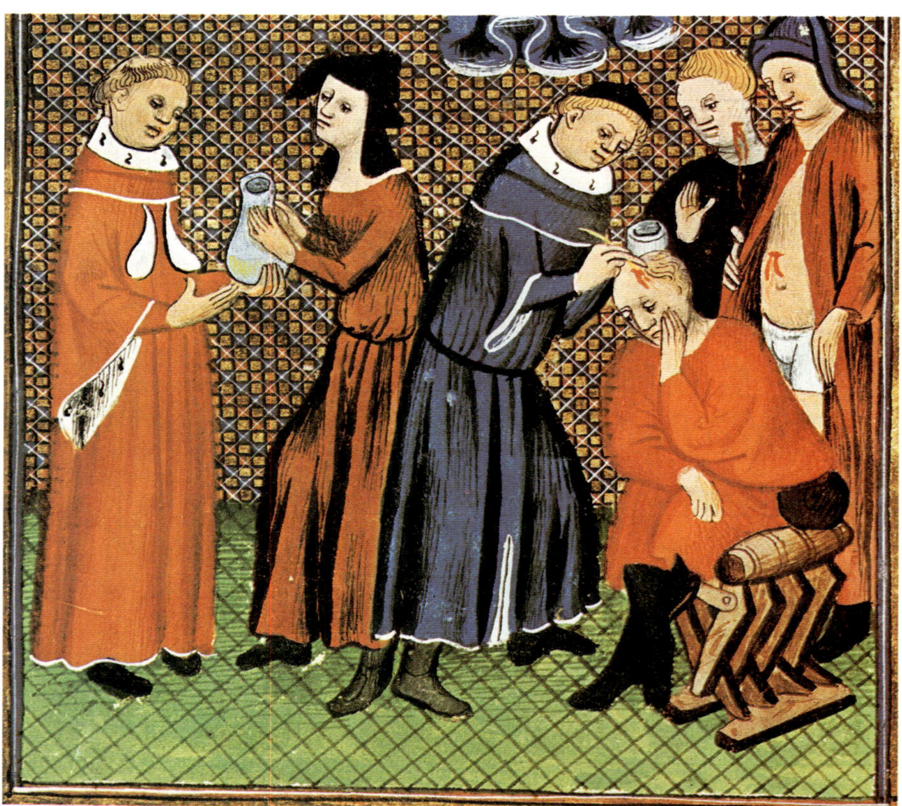

Abbildung 1020
Szenen aus dem medizinischen Leben: Harnuntersuchung und Behandlung einer Läsion am Kopf. Illustration aus einer französischen Übersetzung des Werks De proprietatibus rerum *von Bartholomäus dem Engländer.*

Aus den bescheidenen Unterschichten des Chirurgenstandes gingen im 16. Jahrhundert zwei eigenwillige Persönlichkeiten hervor. Pierre Franco, ein armer Steinschneider, entdeckte in einer genialen Eingebung den Unterbauchschnitt. Zu seiner Zeit stellte diese Operation eine ebenso unerhörte Neuheit dar wie heute zum Beispiel die Einführung der suprapubischen Prostatektomie, d. h. der Entfernung der Vorsteherdrüse mit operativem Zugang oberhalb der Schambeinfuge. Daneben zeichnete sich der gelernte Barbier und Chirurg Ambroise Paré aus, den man in allen Ländern einmütig als »Vater der modernen Chirurgie« anerkennt.

Die Medizinhistoriker pflegen die Wiedergeburt der Chirurgenkunst der Tatsache zuzuschreiben, daß die Voraussetzungen für die Entstehung und Ausbreitung einer wissenschaftlichen Bewegung in dieser Epoche günstig waren. Die Chirurgie gab die überholten Anschauungen der Araber (Albucassis und Avicenna) auf und wandte sich wieder der griechisch-lateinischen Lehre zu. Der erste Grundstein wurde Mitte des 15. Jahrhunderts durch die Erfindung der Buchdruckerkunst gelegt, die genau mit der Rückkehr der hippokratischen und galenischen Schriften nach Europa zusammenfiel. Das Hanfpapier ersetzte nun das teure Pergament und machte die Bücher breiteren Kreisen zugänglich. Die Erfindung von Pulver und Feuerwaffen führte zu neuen Verwundungsarten und erforderte eine Revision der Behandlungsmethoden. Die griechischen Handschriften, die nach der Eroberung Konstantinopels durch die Türken mit den flüchtenden byzantinischen Gelehrten nach Europa gelangten, trafen somit gerade rechtzeitig ein.

Zweifellos haben sowohl die Medizin als auch die Chirurgie von den neuen geistigen Quellen profitiert. Vor allem schuf das hellenische Genie in Florenz und Rom die ersten Ansätze für modernes Denken. Mehr noch als die materielle Bereicherung durch die großen Werke der Antike wirkte sich in der Renaissance der neue Zeitgeist auf die Chirurgie aus. Entsprechend dem unabhängigen Temperament des Chirurgen und seiner Gewohnheit, die Dinge kritisch zu beobachten, gipfelte die neue Denkweise in seiner Forderung nach einer freien Forschung. Vergegenwärtigen wir uns nur einmal, daß Luther 1483 geboren wurde, Paracelsus 1493 und Ambroise Paré 1517, als Paracelsus gerade durch Europa zog. Welch vielsagende Daten! Das Italien des 15. Jahrhunderts kann im übrigen als Beispiel dafür dienen, daß neue Kenntnisse zwar die Entwicklung gelehrter Kreise fördern, aber nicht unbedingt ausreichen, um einen Chirurgen von Genie hervorzubringen.

Franco und Paré, die beide ihr Wissen nicht aus Büchern schöpften, waren solche erstklassigen Chirurgen. Daß sie zu Neuerern wurden, lag an der Güte ihres Denkens und Handelns, an der Genauigkeit ihres Beobachtens, ihrer Entschlossenheit und ihrem technischen Erfindungsgeist. Insbesondere Franco war ein echter Autodidakt; während seiner dreißigjährigen Laufbahn als praktischer Chirurg lernte er ständig an seinem eigenen Patientenmaterial. In der ersten Ausgabe seines *Traktats über die Hernien* von 1556 gab er daher auch als einzige Literaturhinweise dreimal Guy de Chauliac, einmal Albucassis und einmal Avicenna an. Francos bedeutendes Werk beruhte allein auf seinem persönlichen gestalterischen Genie.

Auch Ambroise Parés harte Lehrjahre als Barbiergeselle waren nicht geeignet, ihm eine gründliche wissenschaftliche Ausbildung zu verschaffen. Sein wichtigster Ratgeber war das Buch Guy de Chauliacs. Zu seinem rudimentären Grundwissen kamen jedoch eine überragende Beobachtungsgabe und eine

Abbildung 1021
Vorsatzblatt des berühmten Werks von Hieronymus Brunschwig: Dis ist das Buch der Cirurgia, *Straßburg 1497. Diese Figur, ein typischer Wundenmann der Zeit, der an den heiligen Sebastian erinnert, ist eines der Lieblingsmotive medizinischer Stiche im ausgehenden 15. Jh. und im 16. Jh.*

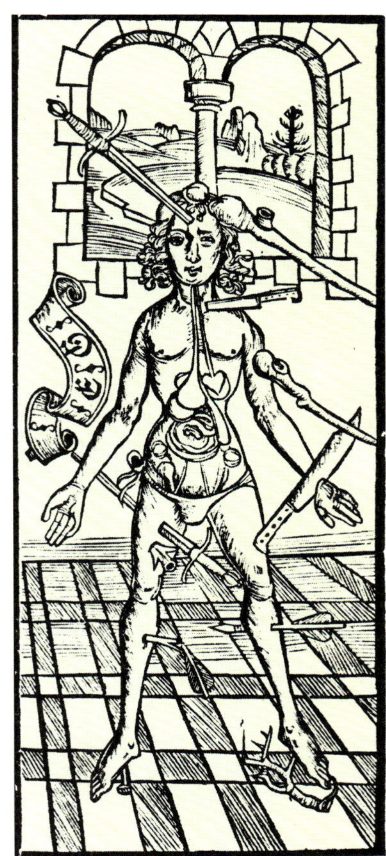

große Leistungsfähigkeit, zwei Eigenschaften, die er in den drei Jahren seiner Tätigkeit am Hospiz von Paris voll entfaltete. Er bekam dort Gelegenheit, »dank der Vielzahl der eingelieferten Patienten sämtliche Veränderungen und Krankheiten des menschlichen Körpers in Augenschein zu nehmen und kennen zu lernen«. Nachdem ihm später mehr Zeit zur Verfügung gestanden hatte, sein prüfend-kritisches Genie durch Literaturstudium zu vervollkommnen, war er noch fester von der Überlegenheit der praktischen Arbeit gegenüber der Gelehrsamkeit überzeugt und versicherte: »Jegliches Wissen ohne eigene Erfahrung steht auf tönernen Füßen.«

Franco, der es im Leben immer sehr schwer gehabt hatte, leitete sein Buch über die Hernien mit folgender Devise ein: »Ausdauern, um zu überdauern.« Der Wahlspruch Parés lautete: »*Labor improbus omnia vincit.*« Diese Sinnsprüche unterstreichen die hervorstechenden Eigenschaften der beiden Männer als Chirurgen: Liebe zum Beruf, Entschlußkraft, Einfallsreichtum, Ausdauer und Erfahrung, klinisches Urteilsvermögen und freiheitliche Gesinnung.

Pierre Franco

Die beiden Zeit- und Glaubensgenossen, deren Lebensläufe nur um einige Jahre verschoben waren, hatte die Natur mit demselben reichen Talent ausgestattet. Das Schicksal behandelte sie jedoch ungleich. Während man, wie auch Dr. Olivier zutreffend äußerte, Paré mit Ehren überschüttete und er Frankreich für mehrere Jahrhunderte den ersten Platz auf dem Gebiet der Chirurgie sicherte, führte Franco das unstete Leben eines Verbannten. Seine Verhältnisse hinderten ihn daran, sich voll zu verwirklichen. Erst dreihundert Jahre später erkannte man seinen Wert. 1546 wurde er durch die Wirren der Religionskriege aus seiner provençalischen Heimat vertrieben; er flüchtete ins Berner Land. Seine *Kleine Abhandlung* widmete er »untertänigst den hochwohlgeborenen Prinzen und Senatoren von Bern«; der Autor signierte mit: »Pierre Franco, Chirurg zu Lausanne«. 1559 wurde ihm von den »Herrschaften« zu Bern und Lausanne ein Ruhegehalt bewilligt. Im selben Jahr wandte er sich nach Genf; von dort kehrte er vorübergehend nach Frankreich zurück und hielt sich während einer kurzen Waffenruhe in Lyon und Orange auf. Da die Stadt Orange aber schon 1562 durch die katholischen Truppen geplündert wurde, flüchtete er erneut nach Lausanne, wo er entgegen der Meinung Nicaises, der als Todesdatum 1561 angab, schließlich im Jahre 1579 starb. Die »Herrschaften von Bern« hatten ihn sehr dürftig entlohnt: Sein Gehalt betrug 40 Gulden und 12 Schnitt (Holz) oder ein Mud Weizen. Obwohl ihn auch der Rat von Lausanne kaum besserstellte, hörte er ungeachtet aller Schwierigkeiten niemals auf, sich für seine Kunst zu begeistern.

Abbildung 1022
Eine Trepanation. Illustration aus dem Feldtbuch der Wundartzney *von Hans von Gersdorff, Straßburg 1517.*

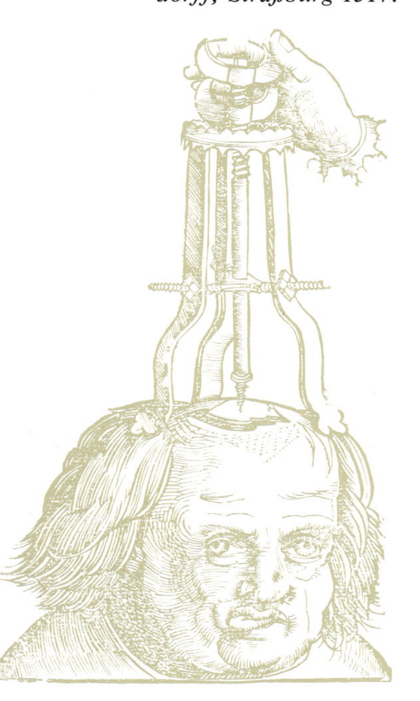

Gemäß dem Wortlaut des Gewerbescheins, der ihm das Praktizieren in Lausanne erlaubte, war Pierre Franco zum »Operateur von Blasensteinen, Hernien und grauem Star« zugelassen. Da er aus Bescheidenheit seinem ursprünglichen Fachgebiet treu bleiben und nur verbreiten wollte, was er dreißig Jahre lang selbst erprobt hatte, beschränkte er sich in der ersten Ausgabe seines *Kleinen Traktats* (1556) auf das Arbeitsgebiet der »Hernienchirurgen, Steinschneider und Starstecher«. Sein Buch dient uns heute als Standardwerk für die Erforschung der Chirurgie im 16. Jahrhundert. Nur wenige Exemplare dieses äußerlich anspruchslosen Büchleins stehen noch in unseren Bibliotheken. Dennoch ist es wegen seiner Spontaneität, Ursprünglichkeit und persönlichen Prägung weitaus interessanter als die ergänzte und überarbeitete Ausgabe von 1561. Von vielen Zitaten überladen büßte sie viel an Originalität ein.

Sicherlich war der Autor vor allem ein meisterlicher Hernienchirurg; die Beschreibung seiner Behandlungsmethode entbehrt nicht einiger auffallender technischer Einzelheiten: zur Erleichterung der Reposition des Darms empfahl er die Hochlagerung des Unterleibs, »denn je höher man aufgerichtet ist, desto tiefer senkt sich der Darm wegen seines Gewichts; und je höher die Füße liegen, desto leichter zieht sich der Darm in den Leib zurück«. Er erwähnte in seinem Buch auch bereits »die Heilbehandlung der Hernien ohne Entfernung der Genitalien«. Das war ein großer Fortschritt, der die Vermeidung der Kastration bedeutete.

Es gibt in der modernen Chirurgie nicht viele technische Neuerungen, in denen ein solches Maß an Initiative zum Ausdruck kommt, wie Franco es bewies, als er einmal ein Kind an einem »hühnereigroßen« Harnblasenstein operierte. Weil er den Stein nicht über den Damm entfernen konnte, entschloß er sich, »das Kind über dem Schambein zu operieren« und erfand so den Unterbauchschnitt, der den Dammschnitt heute endgültig verdrängt hat. Im Hinblick darauf, daß Franco in seinem Büchlein nur dreißig Zeilen der Anatomie der Harnblase widmete, muß man seinen Mut bewundern, mit dem er trotz seiner elementaren Kenntnisse ein so kühnes Vorhaben auszuführen wagte.

Die Gewissenhaftigkeit, mit der sich Franco seinem Beruf hingab, veranlaßte ihn, über die unwissenden Chirurgen (»Streuner und Betrüger«) streng zu richten. Es erschien ihm ein großes Unglück, daß man diese Leute gewähren ließ, und er betonte: »Es ist nicht Holz, was der Chirurg bearbeitet.« Hatte Gott nicht den Menschen nach seinem Bilde geschaffen? »Wir aber achten ihn für gering, wenn wir leichtfertig Hand an ihn legen.«

Für den gläubigen Franco mußte die Sittlichkeit des Chirurgen ebenso einwandfrei wie seine technische Befähigung sein. Nachdrücklich forderte er eine gründliche und lange Ausbildung: »Da selbst ein Tischler eine lange Lehre durchmachen muß, dürfen wir denn Hand an einen Menschen legen, ohne zuvor ausgiebig in unserer Kunst unterrichtet worden zu sein?« An anderer

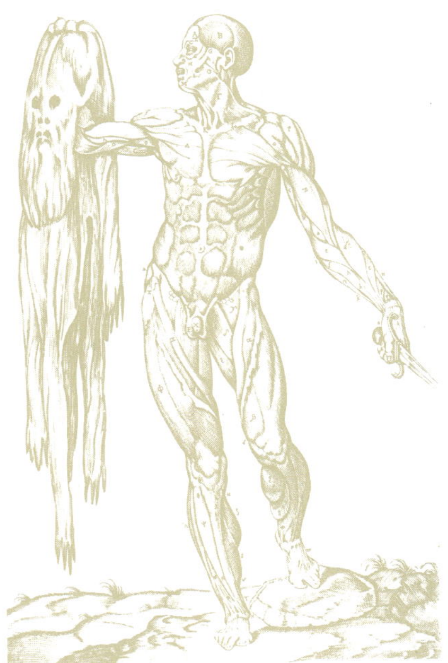

Abbildung 1024 (oben)
Ein Mann schwenkt triumphierend seine Haut, die er sich selbst abgezogen hat. In der anderen Hand hält er noch das Messer.
Dieses beinahe surrealistische Bild schmückt die Anatomia del corpo humano *von Valverde, erschienen 1560 in Rom. Anscheinend ließ sich der Zeichner Bercerra, der bei Michelangelo gearbeitet hatte, vom St. Bartholomäus des Jüngsten Gerichts in der Sixtinischen Kapelle inspirieren.*

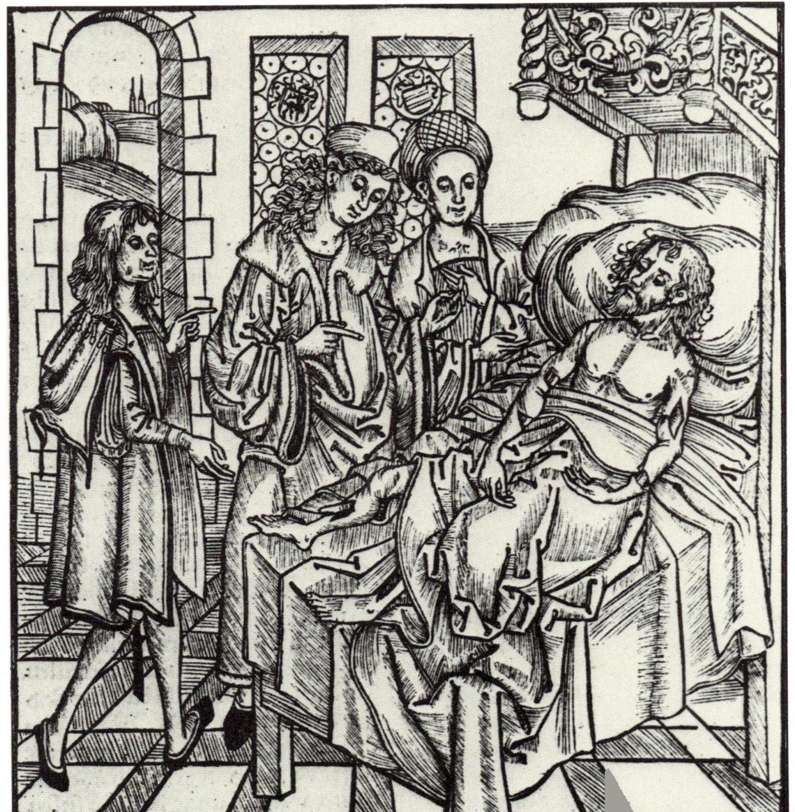

Abbildung 1023 (links)
Eine Krankenvisite. Stich aus dem Werk Dis ist das Buch der Cirurgia *von H. Brunschwig, Straßburg 1497.*

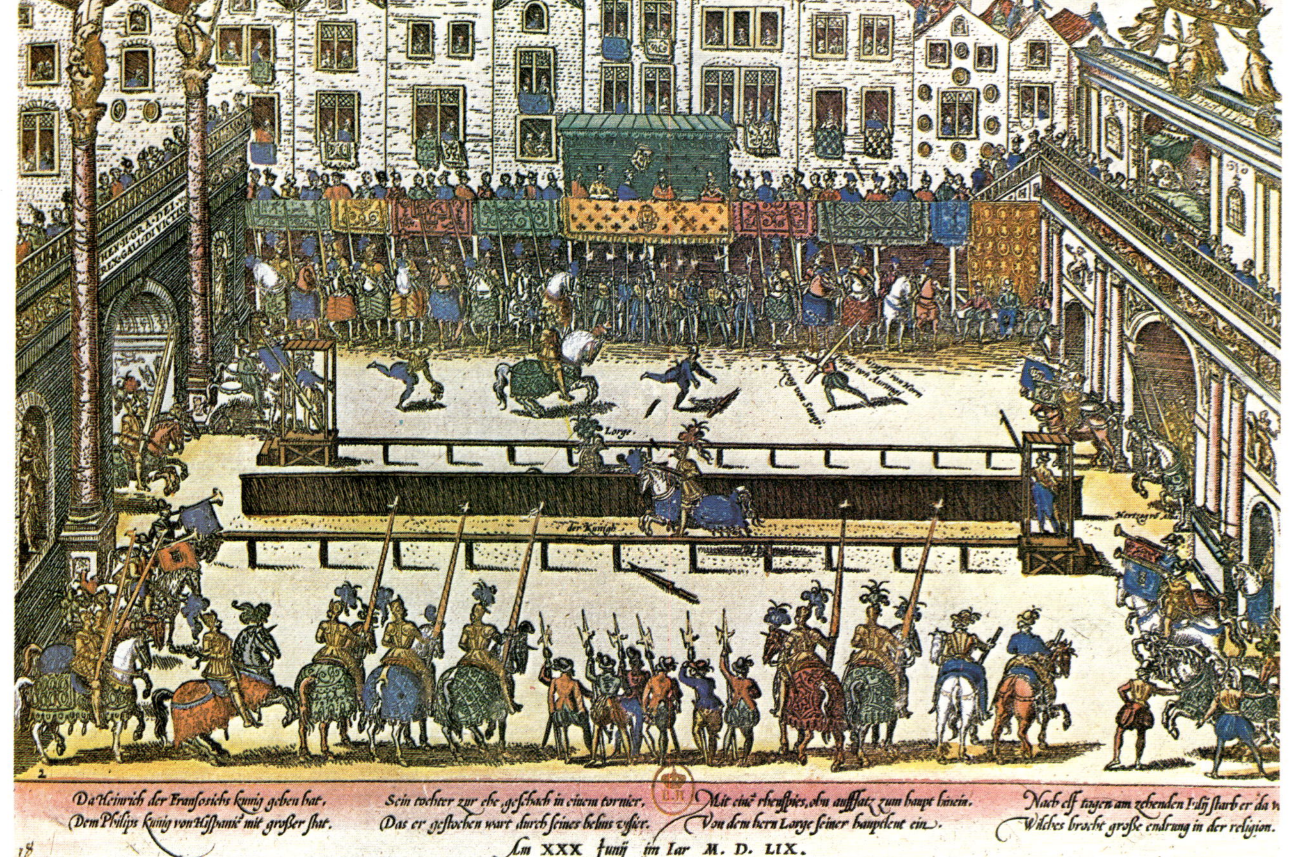

Stelle erklärte er: »Man muß achtgeben, so wichtige Handgriffe nicht unüberlegt zu tun, damit man seinen Patienten nicht gefährdet.«

Ambroise Paré (1510—1590)

Mehr als hundert Seiten seiner vorbildlichen historischen Übersicht widmete Malgaigne der Biographie Ambroise Parés. Dieser Umstand läßt bereits ahnen, wie viele Schwierigkeiten es uns bereiten würde, den langen Lebensweg des Forschers, der fast das ganze 15. Jahrhundert miterlebte, in kurzen Worten nachzuzeichnen. Seine Teilnahme an zahlreichen Kriegszügen trug ihm ein unstetes Leben ein; sensationelle Heilungen prägten seine mit Würden und Ehrungen überhäufte Karriere. Seine Erfolge erkaufte er jedoch mit viel aufopfernder Arbeit. Dem bescheidenen Wundarzt und Barbier, der 1536 für »geeignet und ausreichend zum Heilen von Furunkeln, Karbunkeln, Beulen und Geschwüren« befunden wurde, gelang ein schwindelerregender Aufstieg. Er brachte es bis zum Leibchirurgen von vier Königen von Frankreich und zum Reformator der französischen Chirurgie. Anstatt seine Biographie chronologisch in allen Einzelheiten durchzugehen, erscheint es uns ratsamer und lehrreicher, anhand einiger charakteristischer Ereignisse zu verdeutlichen, welche geistigen und sittlichen Eigenschaften Paré als Mensch, Truppenarzt und Bahnbrecher der Chirurgie besaß und welche Bedeutung seinem klinischen und technischen Werk beizumessen ist.

Abbildung 1025 (oben) Das Turnier vom 30. Juni 1559, auf dem Heinrich II. durch den schottischen Kapitän Montgomery einen Lanzenstich ins Auge erhielt. Er starb am 10. Juli 1559 an den Folgen dieser Verletzung. Ambroise Paré, der an sein Lager gerufen wurde, riet zu einer Operation, aber die anderen Ärzte lehnten sie ab. Stich von Hogenberg, Anfang des 17. Jh.s.

Zu Parés Zeiten verfügten die Heere über kein festes Sanitätswesen. Jeder Feldherr, Fürst oder Söldnergeneral stellte für sich — nicht für die Truppe — einen besoldeten zivilen Chirurgen ein, meistens war es ein einfacher Barbier oder Wundarzt. Die Pariser Chirurgen von St. Côme beabsichtigten nämlich keineswegs, ihre feste Kundschaft gegen das unruhige Leben im Feldlager einzutauschen. Die kleinen Barbiere fanden mehr Geschmack am Abenteuer.

So kam es, daß Meister Paré 1536 als frischgebackener Barbier und Wundarzt im Dienste des Generalfeldmarschalls Montjean, des Befehlshabers der französischen Infanterie, mit dem Heer nach Italien zog. Damit begann für Ambroise Paré eine dreißig Jahre währende gefahrvolle und unstete Karriere, abwechselnd als Feldscher und als niedergelassener Chirurg. Da er als Ziviler nur in Kriegszeiten eingezogen wurde, blieb ihm bei seiner Rückkehr aus dem Piemont eine kurze Pause, um für sich selbst zu arbeiten und zu heiraten. Kaum zur Ruhe gekommen, mußte er jedoch wieder in den Krieg ziehen: mit Rohan nach Perpignan und Boulogne und anschließend ins »Lager der Deutschen«, nach Vendôme in der Picardie. Nach seiner Ernennung zum Chirurgen Heinrichs II. erhielt er eines Tages den Befehl, sich in aller Eile nach Metz zu begeben. Unter vielen Gefahren erreichte er den Kriegsschauplatz bei Nacht; unter dem Feuer der tobenden Schlacht wurde er jubelnd von Guise und seinen Offizieren begrüßt. Erleichtert vertrauten sie ihm an, »sie brauchten nun den Tod nicht mehr zu fürchten, wenn sie eine Wunde erhielten«. Bei der Belagerung Hesdins geriet Paré in die Gefangenschaft der Spanier. Nach seiner Ernennung zum Ersten Leibchirurgen Franz' II. nahm er an der Belagerung Rouens teil. Er begleitete Karl IX. auf seiner langen Rundreise durch die Provinzen Frankreichs, einem Unternehmen, das fast zwei Jahre dauerte.

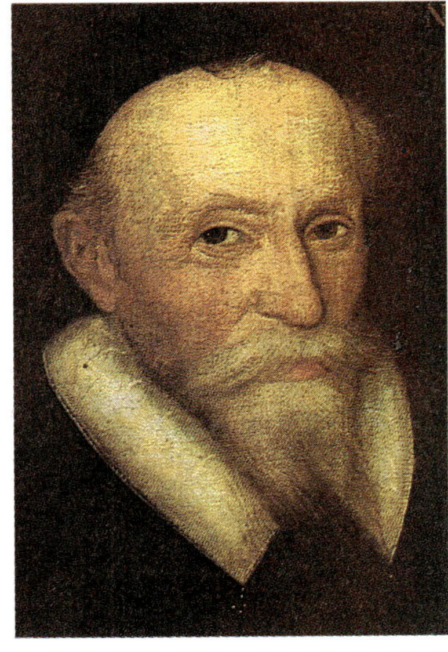

Abbildung 1026
Ambroise Paré. Anonymes Porträt aus dem 16. Jh.

Das Leben als Feldscher an allen Fronten Frankreichs brachte manche Gefahren mit sich und nahm Paré sehr in Anspruch. In den kurzen Friedenszeiten kehrte er deshalb auch gern in sein Haus in der Rue de l'Hyrondelle zurück, wie er selbst schrieb, »glücklich, der Schlacht mit ihrem Gewühl und dem Donnergetöse der teuflischen Kanonen entronnen zu sein und die fluchenden, Gott lästernden Soldaten fern zu wissen«. Er nahm dann sein Familienleben wieder auf und widmete sich seinem Beruf. Die kurze Ruhe nutzte er dazu, seine Notizen zusammenzustellen und seine Beobachtungen zu ordnen. Zwischen zwei Feldzügen veröffentlichte er 1545 sein erstes Werk, die *Methode zur Behandlung von Wunden durch Arkebusen und andere Feuerstöcke.* 1550 korrigierte er vor seiner Abreise zum Feldlager von Boulogne noch in aller Eile die Abzüge seiner *Kurzen Zusammenfassung des anatomischen Aufbaus.* Nach seiner Rückkehr vom Feldzug nach Le Havre vollendete er 1563 die Neuausgabe seiner *Zehn Bücher der Chirurgie.* Bis zum Alter von 73 Jahren gab er dann die Feder nicht mehr aus der Hand.

Daß Paré nacheinander Chirurg auf Lebenszeit von vier Königen von Frankreich wurde, beweist nur einmal mehr, wie hoch man seine Dienste schätzte. Während seiner Amtszeit als Chirurg Heinrichs II. und Franz' II. und als Erster Leibchirurg Karls IX. und Heinrichs III. bekam er im Felde Gelegenheit, zu beobachten und Material zu sammeln. Auf den Kriegsschauplätzen wurde sein Lebenswerk erst möglich, konnten sich sein Gespür für klinische Tatbestände und sein technischer Erfindungsgeist bis zur Genialität entfalten. Seine Erfahrung, seine Urteilskraft und die Verständigkeit seiner Ratschläge fanden ihren Ausdruck in einer neuen Anschauung über die Behandlung der Schußwunden und die Schlagaderligatur bei Amputationen. Seine Eigenschaften prädestinierten ihn geradezu zum »Vater der modernen Chirurgie«. Einige nichtfranzösische Historiker, unter anderem Sprengel, hätten einen Ambroise Paré vorgezogen, der sich auf seine lebensnahe und anschauliche Kriegsberichterstattung beschränkte, ohne sie, wie es in seinen späteren Ausgaben der Fall war, durch Kompilationen, entlehnten Lesestoff und Erörterungen über Monstren, Mumienbalsam und das Einhorn zu verwässern.

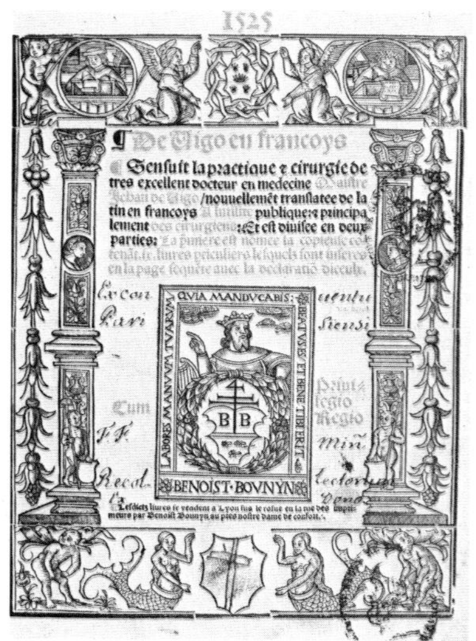

Abbildung 1027
Titelblatt einer Lyoner Ausgabe der Werke des Jean de Vigo, 1525.
Zu Beginn des 16. Jh.s begann man, die medizinischen Werke für diejenigen zu übertragen, die die lateinische Sprache nicht oder nur ungenügend verstanden, unter anderem für die Chirurgen. Diese Ausgabe des Jean de Vigo ist ein Beispiel dafür.

Abbildung 1028
Ambroise Paré im Alter von ungefähr 72 Jahren. Stich aus dem 16. Jh.

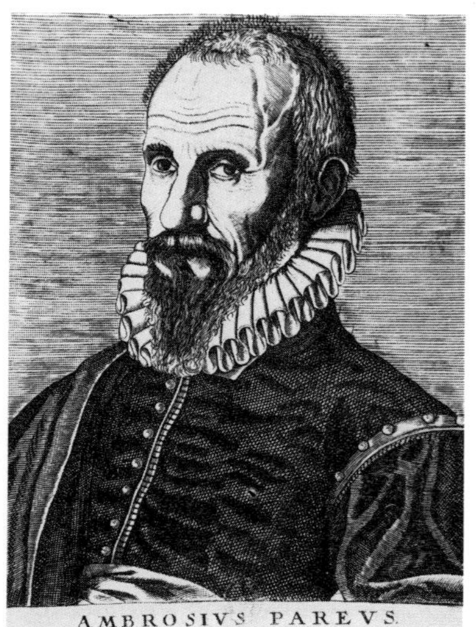

Gewiß, die Erfahrungen aus seiner praktischen Tätigkeit hätten bei weitem hingereicht, einen Abriß der wichtigsten Aspekte der Chirurgie zu verfassen. Sie allein überdauerten im übrigen die Zeiten, so daß sie noch heute gelten. Parés Meisterstück bildete zweifellos sein Jugendwerk über die Arkebusen-Wunden. Er verspürte jedoch das Bedürfnis, sich schreibend mitzuteilen. Vor allem wollte er ein vollständiges Lehrbuch der Chirurgie schaffen, das auch die kleinen Barbiere verstehen konnten, und das deshalb in französischer Sprache zu verfassen war. Es sollte dem neuen Zeitgeist entsprechen und die inzwischen überholten Bücher Guy von Chauliacs und Vigos ablösen. Paré mutete sich dabei allerdings zu viel zu, denn er verstand kein Latein und besaß daher nicht die nötigen Grundlagen. Trotzdem bewährte er sich auch hier durch seine fortschrittlichen Ansichten und seinen unermüdlichen Kampf gegen die Routine.

Seine erste Entdeckung machte er auf seinem ersten Feldzug. Er war sechsundzwanzig Jahre alt und hatte gerade seine Prüfung als Barbier und Wundarzt bestanden. Ganz zufällig kam es, daß er die Wundbehandlung revolutionierte und die Doktrin von der primären Vergiftung der Arkebusenwunden zerstörte, mitsamt dem Brauch, die Verletzungen mit kochendem Öl auszubrennen. Nach den Ereignissen am Paß von Susa ging ihm eines Tages das Öl aus. Da er nichts anderes zur Hand hatte, applizierte er stattdessen einen Magenbitter aus Eigelb, Rosenöl und Terpentin. In der folgenden Nacht konnte er nicht schlafen, weil er fürchtete, die nicht kauterisierten Verwundeten am nächsten Morgen »vergiftet« vorzufinden. »Deshalb«, schrieb er, »stand ich früh auf. Da fand ich die mit Magenbitter behandelten Wunden ohne Entzündung und wenig Schmerz bereitend; die Soldaten aber, denen ich das Öl appliziert hatte, lagen im Fieber und litten große Schmerzen. Daher schwor ich mir, die armen Arkebusenopfer nie wieder so grausam zu brennen.«

Auf seinem zweiten Feldzug nach Perpignan kam Paré die logische und einfache Idee, zum Auffinden eines Geschosses den Verletzten in die Lage zu bringen, die er im Augenblick der Verwundung eingenommen hatte. Als Marschall Brissac eine Schußwunde an der rechten Schulter erhielt, konnten die Chirurgen die Kugel nicht entdecken. Scharfsinnig ließ Paré den Patienten die Haltung einnehmen, in der er verletzt worden war, und tatsächlich verriet sich die Kugel durch eine leichte Schwellung unter der Haut. Zum Auffinden feststeckender Geschosse war diese Methode noch lange dienlich. Seit der Erfindung der modernen Sprenggeschosse mit ihrer hohen Geschwindigkeit und ihrem kleinen Kaliber hat sie jedoch an Wert eingebüßt. Heute wird sie natürlich durch die weitaus präzisere Röntgentechnik ersetzt.

Ambroise Parés wichtigste Entdeckung, aufgrund der selbst die breite Öffentlichkeit seinen Namen mit Legenden verklärte, war jedoch die Schlagaderunterbindung bei Amputationen. Nachdem Paré alle Seiten des Problems erwogen und auch einige Kollegen zu Rate gezogen hatte, entschloß er sich zu einem Versuch. Für den Fall des Mißlingens hielt man dabei, wie er schrieb, »die Brenneisen bereit«. Seine Technik hatte er lange vorausgeplant. Die Gefäße sollten mit der »Rabenschnabel«-Zange herausgezogen und mit einem doppelten Faden unterbunden werden. Es handelte sich um die *unmittelbare Ligatur,* die wir noch heute praktizieren. In denjenigen Fällen, in denen diese Methode nicht in Frage kam, zum Beispiel bei sekundären Blutungen, machte er eine mittelbare Ligatur. Hierbei führte er die Nadel um die Schlagader und die umgebenden Gewebe herum, indem er eine Hautbrücke stehen ließ. Es handelte sich bereits um eine echte *ansa haemostatica,* die sogenannte *Um-*

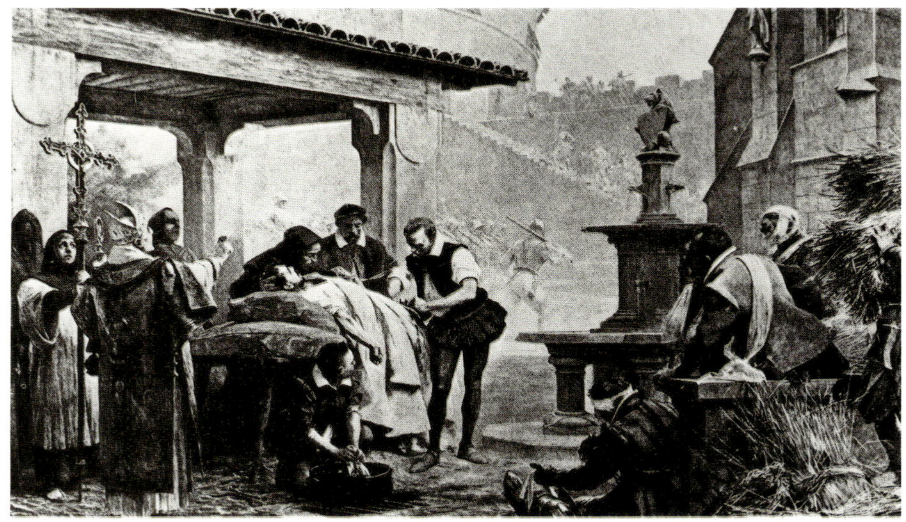

Abbildung 1029 (links)
Ambroise Paré bei der Belagerung von Metz. Er unterbindet die Schlagader eines Gewehrschützen. Reproduktion des Gemäldes von T. Chartran (1849—1907), das sich in der Sorbonne befindet.

Abbildung 1030 (unten)
Rundmesser für Einschnitte. Instrumentenbilder aus dem Werk Dix livres de la chirurgie avec le magasin des instruments nécessaires à icelle *von Ambroise Paré. Paris 1564.*

stechung der Deutschen. Gewiß hatte man schon lange vor Paré erwogen, die Schlagadern direkt zu unterbinden, doch gelang es ihm als erstem, den Gedanken in die Tat umzusetzen. Die technische Seite des Verfahrens bleibt sein alleiniges Verdienst und reicht bereits aus, seinen Namen zu verewigen.

Im Gegensatz zu früheren Epochen, als man noch mit »Pfeil und Bogen, Lanzen und Steinschleudern« übereinander herfiel, bildete die Amputation zu Parés Zeiten eine häufige Notmaßnahme. Die Artillerie, über die Rabelais schrieb, »der Teufel« habe sie erfunden »im Gegensatz zur Buchdruckerkunst, welche eine Eingebung des Himmels« sei, verdammte auch Paré »als eine schädliche, bösartige Erfindung«. Früher stillte man eine Blutung, indem man die Wunde mit einem dicken weißglühenden Eisen überbrannte. Das Verfahren war eine Quälerei für den Verletzten und hatte ausgedehnte Wundgeschwüre zur Folge; die Wunde konnte zudem jederzeit wieder aufbrechen. »Ohne daß ich es vorher gesehen, gehört oder gelesen hätte«, schrieb Paré, »gab mir Gott die Eingebung, mit einem Faden die freigelegte Schlagader der Amputierten zuzuschnüren«. Dies geschah 1552 während der Belagerung der Stadt Damvillers, ein Ereignis, das man vom chirurgischen Standpunkt aus denkwürdig nennen muß, obwohl dies vielleicht nicht für seine militärische Bedeutung zutrifft. Paré amputierte damals das Bein eines Edelmannes aus dem Gefolge Rohans und unterband dabei zum ersten Mal die Schlagadern, »ohne die glühenden Eisen anzuwenden«.

Der Beruf des Feldschers entsprach vollkommen Ambroise Parés Veranlagung. Kein Chirurg der Welt hat jemals den Chirurgenstand und vor allem die Tätigkeit des Wundarztes im Krieg von einem so hohen ethischen Standpunkt aus betrachtet. Nichts ging ihm über die Arbeit im Feld, »wo man die Verwundeten im Gegensatz zur Stadt ohne Schminke, ohne Zärteleien versorgt; denn ich habe alles miterlebt: Kriegszüge, Schlachten, Scharmützel, Sturmangriffe, Belagerungen von Städten und Festungen . . ., und Gott weiß, wie der harte Drill die Urteilskraft eines Mannes vervollkommnet, wenn jeder Gewinn ausgeschlossen ist und als einziger Lohn die Ehre und die Freundschaft so vieler geretteter tapferer Soldaten in Aussicht steht«.

Sein Mitempfinden muß man Ambroise Paré um so höher anrechnen, als es im scharfen Gegensatz zu der Brutalität seiner Epoche stand. Bei der Lektüre

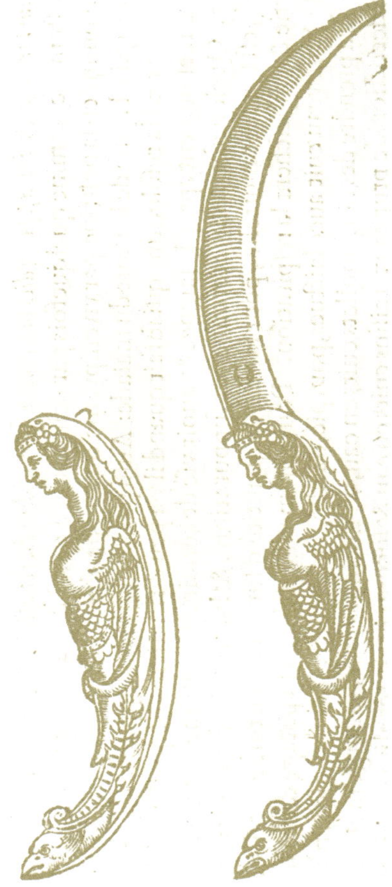

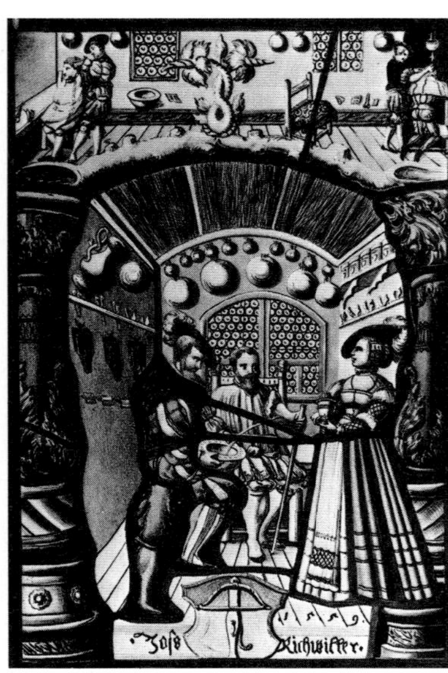

Abbildung 1031
Barbierladen 1559. Lithographie des 19. Jh.s nach einem Kirchenfenster, wahrscheinlich elsässisch.
Die Darstellung zeigt, welche Aufgaben man den Barbieren überließ. Sie waren »Bartscherer« und übten zugleich die kleine Chirurgie aus (Aderlaß, Eröffnung von Abszessen, Schröpfen), die von den Ärzten und Chirurgen-Meistern verachtet wurde.

seiner Schriften ergreifen besonders seine Schilderungen miterlebter tragischer Vorfälle. Ein Mann, der so viele harte Abenteuer bestanden hatte, der in einer Zeit lebte, in der ein Menschenleben nicht viel wert war, konnte noch Mitleid empfinden und es in dieser schlichten, einfachen Weise darstellen! Folgende Schilderung zeigt, auf welche Maßnahmen sich die Behandlung der Schwerverwundeten (heute würden wir sie als »Nichttransportierbare« bezeichnen) im 16. Jahrhundert beschränkte: »Als ich [auf einer Reise nach Turin] in die Stadt kam, trat ich in einen Stall, um dort mein Pferd und das meines Burschen unterzustellen; ich fand darin vier tote Soldaten und daneben drei andere, die an der Mauer lehnten. Ihre Gesichter waren völlig entstellt, sie konnten weder sehen noch hören noch sprechen und in ihrer Kleidung brannten Reste des Kanonenpulvers, welches sie verbrannt hatte. Während ich sie noch mitleidig betrachtete, kam ein alter Soldat und fragte, ob es möglich sei, sie zu heilen... Ich verneinte... Da trat der Soldat an sie heran und schnitt ihnen den Hals durch, ohne Zorn. Als ich diese Grausamkeit sah, sagte ich zu ihm, er sei ein schlechter Mensch... Er antwortete, er bete zu Gott, ihm jemand zu senden, der dasselbe für ihn täte, wenn auch er einmal so zugerichtet sein sollte, um nicht qualvoll dahinzusiechen!«

In einem anderen Fall versorgte Ambroise Paré seinen Patienten mit einer Aufopferung, die weit über seine Pflichten als Chirurg hinausging. Es handelte sich um einen Diener des Kompaniechefs Rohan. Er hatte mit einem Säbel sieben Kopfwunden erhalten, und sein Herr hatte ihn bereits aufgegeben. Da man beabsichtigte, am folgenden Tag abzumarschieren, wollte er den Verwundeten ohne Aufschub in die fertige Grube werfen. »Da ich tiefes Mitleid fühlte«, schrieb Paré, »sagte ich, er könne noch gesund werden, wenn man seine Wunden gut versorge; das wurde mir erlaubt. Man bereitete ihm ein gutes Lager auf einem Karren. Ich bediente ihn als Arzt, Apotheker, Chirurg und Koch; ich wechselte seine Verbände bis zum Ende der Behandlung, und Gott ließ ihn gesunden!« Die Kameraden des Soldaten legten zusammen, um Ambroise Paré zu danken: jeder Füsilier gab einen Taler, jeder Bogenschütze einen halben.

Die Einmütigkeit, mit der man Paré in allen Ländern als den »Vater der modernen Chirurgie« anerkennt, wird leichter verständlich, wenn man die hochherzige Gesinnung bedenkt, die immer wieder in seinen Büchern zum Ausdruck kommt. Ohne Vorbehalte läßt er den Leser von seiner langjährigen Erfahrung profitieren. »Ich wollte«, äußerte er einmal, »daß ich alles so gut wie nur möglich getan hätte, sodaß niemand durch meine Schriften geschickter werden könnte als ich; jedoch wünsche ich es nicht etwa, weil ich fürchte, Hungers sterben zu müssen, da man mich nicht mehr braucht.« »Die Kerzenflamme wird nicht dadurch schwächer, daß andere ihr Licht daran anzünden.« Welch ein Vergleich! Und welch eine schlagfertige Antwort auf die Vorhaltungen eigennütziger Kollegen, er ebne den Uneingeweihten den Weg zur Chirurgie! »Wer aufrichtig ist«, kommentierte er, »wird die Ehre, die mir zusteht, anerkennen; wer aber ärgerlich reagiert, zeigt damit den Neid, der sein Herz zerfrißt wie der Rost das Eisen und der Wurm das Holz!«

Sein sittlicher Wert war ebenso außergewöhnlich wie seine berufliche Überlegenheit. Obwohl er den größten Teil seines Lebens auf Schlachtfeldern zubrachte, war er vor allem ein Mann des Friedens und der Mildtätigkeit. »Ich hoffe«, sagte zu ihm der erkrankte Karl IX., »daß du deinen König besser versorgen wirst als die Armen im Hospiz.« »Nein, Majestät, das ist unmöglich!« »Und warum?« »Weil ich sie behandle wie Könige.« Paré trat mutig für das

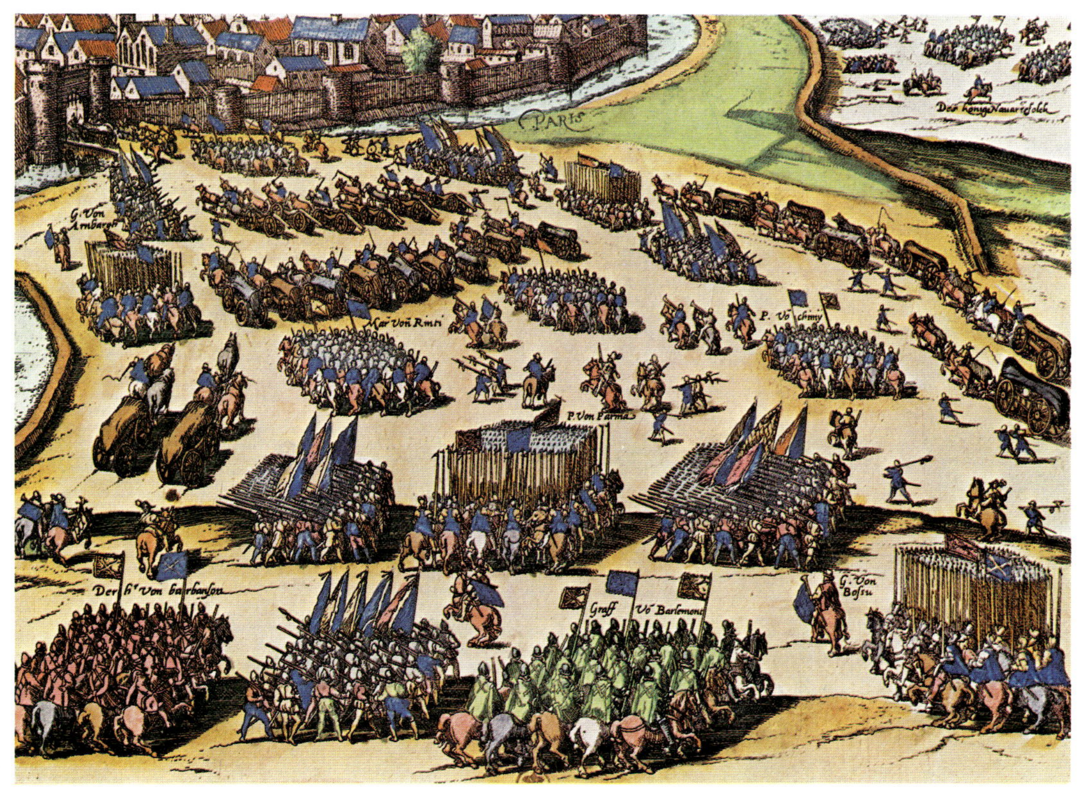

kriegsmüde Volk ein, als es verlangte, man solle jedem seinen Glauben lassen und Frieden geben. »Schließt endlich Frieden und gebt uns zu essen, denn das arme Volk ist am Ende!« Mit diesen Worten wagte er in seinen letzten Lebensjahren den Erzbischof von Lyon, einen fanatischen Anhänger der Liga, zu tadeln, und der Mächtige blieb dem ehrwürdigen alten Mann die Antwort schuldig!

Abbildung 1032
Die Belagerung von Paris durch Heinrich IV. im August 1590, dem Todesjahr Ambroise Parés. Stich aus dem 17. Jh., von Hogenberg.

Wie sehr seine altruistische Grundhaltung sein Leben und sein Werk bestimmte, mag folgende Äußerung zeigen: »Da der Mensch weder für sich allein noch zu seinem eigenen Wohle geschaffen wurde, gab ihm die Natur den Instinkt und die Neigung, seinen Nächsten zu lieben und ihm aus dieser Nächstenliebe in der Not beizustehen; in unseren Herzen ist ein ungeschriebenes Gesetz eingegraben, welches lautet: Behandle deinen Nächsten, wie er dich behandeln soll.« Und noch heute, vierhundert Jahre später, gilt dem Chirurgen dieser Grundsatz des Evangeliums als Richtlinie für sein Verhalten.

Der Beitrag der italienischen Schulen

Ohne die Bedeutung der chirurgischen Bewegung im Italien der zweiten Hälfte des 15. Jahrhunderts und vor allem des 16. Jahrhunderts schmälern zu wollen, dürfen wir davon ausgehen, daß der unvergleichliche Beitrag der italienischen Schulen zur Chirurgie indirekt, nämlich vermittels des außergewöhnlich hohen Standes ihrer anatomischen Forschung zustande kam. Niemals wieder wird es in einer Epoche so viele bekannte Anatomen geben, deren Namen mit den von ihnen beschriebenen Merkmalen unauflöslich verbunden bleiben. Kein Anatom wird jemals zur Illustration seiner Werke auf einen Kreis solch talentierter Maler und Zeichner zählen können. Diese Begegnung wird einmalig bleiben. Mit wieviel Eifer wurden im 16. Jahrhundert in Padua, Pavia, Florenz

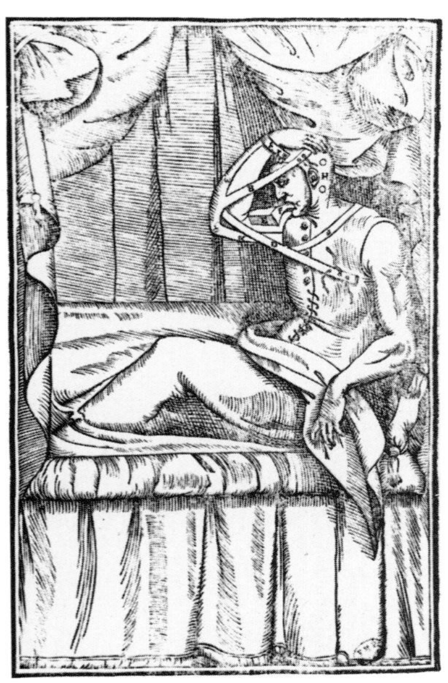

Abbildung 1033
Plastische Wiederherstellung einer Unterlippe. Gaspare Tagliacozzi: De curtorum chirurgia per insitionem libris duo, *Venedig 1597. Tagliacozzi, ein Pionier der Autoplastik, war der erste Europäer, der die plastische Wiederherstellung der Nase praktizierte und ein Verfahren entwickelte, das er später auch auf die Lippen anwandte. Einen solchen Eingriff zeigt der Stich. Zwanzig Tage lang behielt der Patient ein Stück Haut vom Arm auf seiner Lippe, gehalten von einem Verband. Obwohl die Duelle damals häufig Gesichtsverletzungen zur Folge hatten, hatten diese Versuche keine Zukunft.*

Abbildung 1034 (gegenüber)
Das Muskelsystem. Abbildung aus einem posthum erschienenen Buch Vidus Vidius': De anatome humani libri VII, *veröffentlicht 1611 durch seinen Neffen. Die im 16. Jh. gezeichneten Tafeln lehnen sich unmittelbar an Vesal an.*

und Venedig anatomische Studien getrieben! Wie sehr beeinflußten sie den technischen Fortschritt der Chirurgie!

An der Universität von Padua, die sich im vollen Glanz ihres Ruhmes sonnte, tat sich unter anderem der kaum fünfundzwanzigjährige Vesalius (1514 bis 1564) hervor. Er wagte es, die anatomischen Irrtümer Galens zu korrigieren. Das Italien der Renaissance, welches sich in einem unglaublichen geistigen Aufbruch befand, bot ihm den günstigen Nährboden für seine Emanzipation. Der eifrige Neuerer Falloppio (1523—1562) vollendete die »Entthronung des Abgotts Galen«. Er entdeckte die Venenklappen und gründete einen Hörsaal für Anatomie. In Bologna zeichneten sich Aranzio, Varole und Berengar Da Carpi aus. Letzterer machte sich vor allem als Operateur von Schädelbrüchen verdient. Er rühmte sich, »mehrere hundert Leichen seziert« zu haben und beschrieb als erster den Wurmfortsatz. Einige dieser erstklassigen Anatomen waren ebenfalls in der Chirurgie sehr bewandert.

Mitten aus der kunstbegeisterten Stimmung der Renaissance wurden die unübertroffenen anatomischen Ikonographien geschaffen. Ein universaler Geist beseelte die großen italienischen Illustratoren, und ihre schöpferische Phantasie reichte weit über ihre angestammte Kunst hinaus. Der unermüdliche Forscher Leonardo da Vinci stand sowohl in der Anatomie als auch in der Operationstechnik den besten Fachleuten in nichts nach; er sezierte dreißig Leichen, viel mehr als seine fleißigsten Zeitgenossen. William Hunter konnte deshalb zutreffend schreiben, daß der geniale Maler »der größte Anatom seiner Epoche« war. Ein Schüler Tizians zeichnete die Bildtafeln für Vesal; Michelangelo war ein Schüler Realdo Colombos, des Nachfolgers Vesals auf dem Lehrstuhl für Anatomie in Padua und Entdeckers des kleinen Kreislaufs noch vor Serveto. Das Titelbild von Colombos Buch schuf wahrscheinlich Paul Veronese.

Die erste und auch renommierteste »Größe« der italienischen Chirurgie war Johann von Vigo. 1514 erschien in Rom sein bedeutendes Chirurgiebuch mit dem Titel *Practica copiosa*. Seinen Erfolg (zwanzig Ausgaben in weniger als dreißig Jahren) kann man nur unglaublich und selbst übermäßig nennen, da er in keinem Verhältnis zu der wahren schöpferischen Leistung des Autors stand. Weder seine Lehren noch die Anordnung des Stoffes waren neu. Obwohl wir noch heute sein Rezept für ein Streichpflaster verwenden, stellt es natürlich keine überragende chirurgische Entdeckung dar. Warum Vigo so gut einschlug, liegt in Wahrheit daran, daß er zwei Themen bearbeitete, mit denen die Chirurgen vorher noch keine Bekanntschaft machen konnten: die Schußwunden und die Syphilis. Seine anderen Texte sind reine Kompilation und enthalten keine praktischen chirurgischen Hinweise. Das Operieren der Steine, der Hernien und des grauen Stars überließ Vigo nämlich den ambulanten Wundärzten, und auch die Trepanation gehörte nicht zu seinen Gebieten. Seine beiden Berichte über einen gequetschten Kinderschädel ohne Fraktur und den Bruch einer inneren Schädeldachplatte bei einem Erwachsenen lassen immerhin einen gelehrten und beobachtungsfähigen Autor erkennen. Er lieferte eine hervorragende Untersuchung über die Gangrän; er unterschied dabei den trockenen und den Altersbrand sowie den Brand durch Kompressionsverbände, ätzende örtliche Mittel oder Erfrierung.

Zur selben Zeit zeichnete sich in Bologna Berengar Da Carpi aus, der später auch nach Rom ging. Er war Anatom und Chirurg aus Leidenschaft, unternehmend, honorarsüchtig, heftig und nicht sehr kollegial, wie man an seinem schonungslosen Urteil über die »Hirngespinste und das Geschwätz der Genueser«

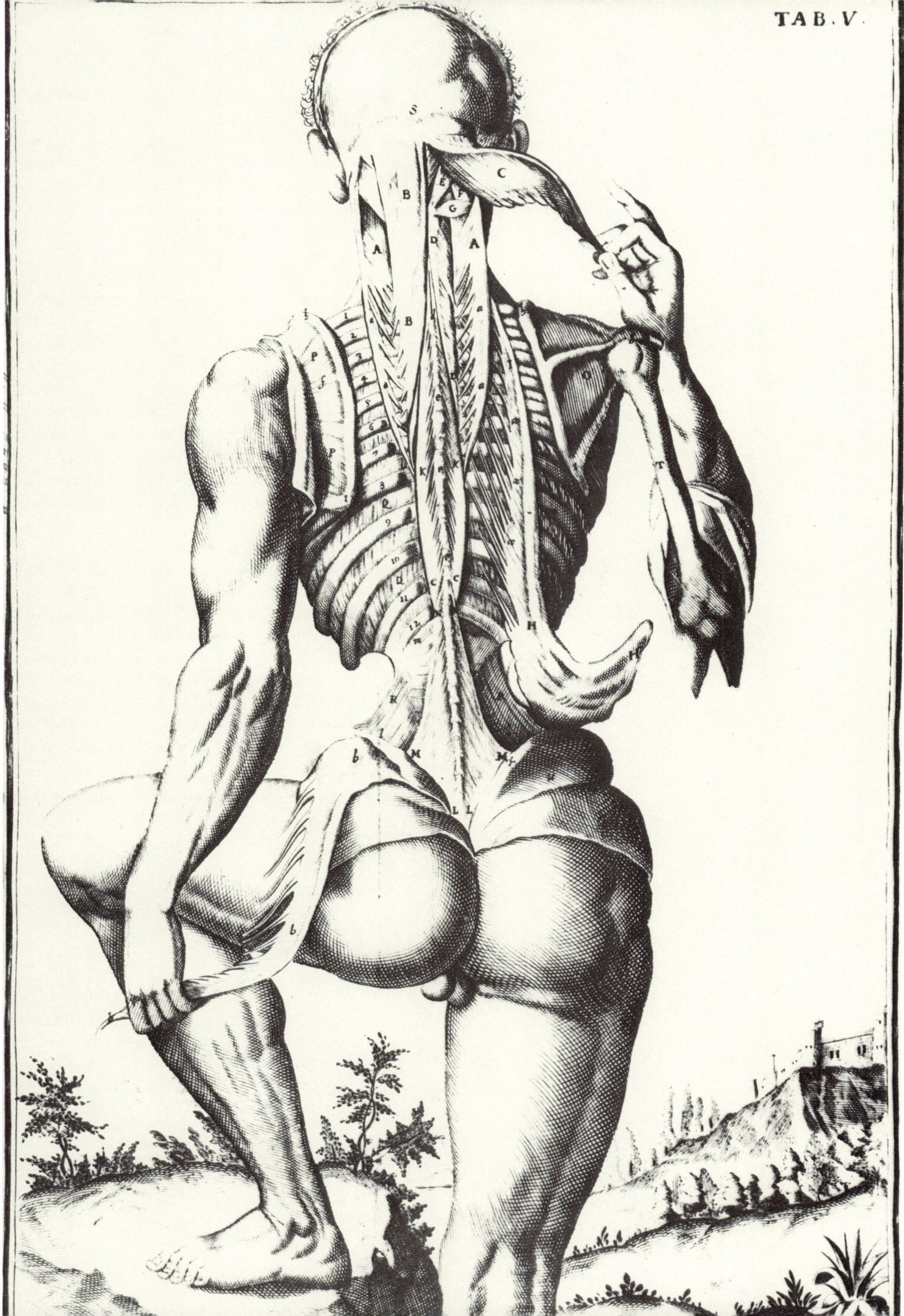
TAB. V.

(gemeint war Vigo) erkennen kann; er kritisierte damit ihre Lehren über die Schädelbrüche. Als eifriger Verfechter des Trepans machte sich Berengar über Vigos Zurückhaltung lustig. Knochenfraß und -nekrosen behandelte er mit Auskratzen oder Ausschneiden der Knochen. Nach eigenen Angaben operierte er dreimal erfolgreich einen brandigen Gebärmuttervorfall; es scheint jedoch der Wahrheit näherzukommen, daß es sich dabei, wie auch bereits Malgaigne vermutete, um die Entfernung brandiger Gebärmutterpolypen handelte.

Als Vigo seine Chirurgie veröffentlichte, studierte bei ihm ein junger Neapolitaner: Mariano Sancto, ein fleißiger, aber auch ein überaus ehrgeiziger Mensch. Malgaigne hielt ihn für eine dieser Naturen, »die sich an den Schürzenzipfel eines berühmten Professors hängen und dann hingehen, um der Welt alles brühwarm aufzutischen«. Auf diese Weise mißbrauchte er nämlich seine beiden Chefs. Johann von Vigos Lehren faßte er in seinem *Compendium* zusammen, und Jean des Romains, ein bekannter Steinoperateur, vertraute ihm unter anderem seine Technik des Leitkatheters an. Diese Methode schrieb man fortan dem Schüler zu, und sie heißt noch heute *Methode des Marianus Sanctus* oder *Große Steinoperation.* Sehr zu Unrecht verübelte ihm Vigo seine Konkurrenz so sehr, daß er versuchte, sein Ansehen durch die Veröffentlichung einer gekürzten Ausgabe des Buches aufzubessern, weil, wie er meinte, »die Kürze den modernen Chirurgen so gut gefällt«.

In mehr als einer Hinsicht verdient Guido Guidi, genannt auch Vidus Vidius (1500—1565), erwähnt zu werden. Zunächst erscheint interessant, daß er vom König von Frankreich nach Paris geholt und zum ersten Professor der Medizin am Collège de France berufen wurde (1542—1548). Wichtiger ist jedoch, daß er 1544 dank der Freigebigkeit Franz' I. eine vorzügliche lateinische Ausgabe seiner Anthologie der griechischen Chirurgiebücher liefern konnte (Kommentare Galens zu den hippokratischen Abhandlungen über die Frakturen und Luxationen, Galens eigene Chirurgiebücher und die Schriften des Oribasius). Ihre große Bedeutung gewann diese illustrierte Ausgabe vor allem durch die Zeichnungen Santerinos' und Primaticcios'. Nicht nur die Genauigkeit der

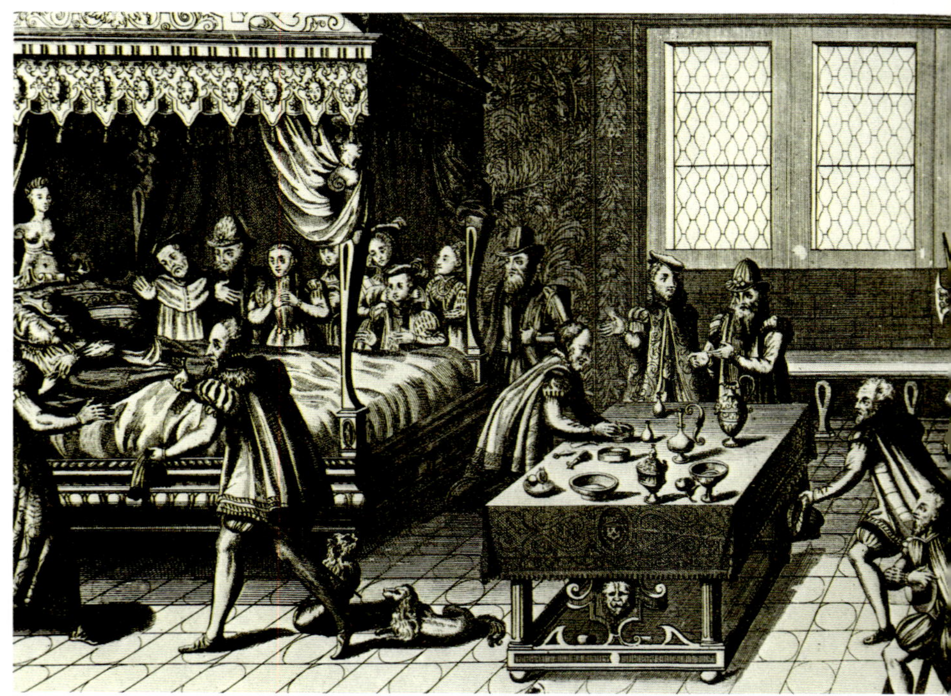

Abbildung 1035
Der Tod Heinrichs II. am 10. Juli 1559. Stich von Périssin aus dem 17. Jh. Gemäß der Überlieferung sollen die beiden Männer am Tisch die als Ärzte hinzugezogenen Ambroise Paré und Andreas Vesal sein.

Linienführung der Ikonographie, sondern vor allem auch ihre dokumentarische Aussage erfüllt noch heute den Betrachter mit Bewunderung.

Auch das 1573 erschienene Buch des Andrea della Croce wird wegen seiner Illustrationen niemals an Interesse verlieren. Dem Forscher der kommenden Jahrhunderte wird über unsere jetzige Epoche eine Unmenge von Abbildungen zur Verfügung stehen; alle Entwicklungsabschnitte und Techniken wird er sich genau veranschaulichen können. Wenn wir uns jedoch auf die Reise in die Vergangenheit begeben, um die damaligen Chirurgen in flagranti zu überraschen, steht uns eine mühsame Kleinarbeit bevor, denn nur wenige authentische Dokumente sind uns erhalten geblieben. Die meisten der voluminösen Bände, deren Papier so dauerhaft erscheint, enthalten einen dichten, wenig unterteilten Text ohne jegliche erklärende Bilder. Hier und da wurde ein Holzschnitt eingefügt, aber er gibt uns kaum Aufschluß über die Operationszeiten oder die Techniken. Meistens sieht man auf diesen Abbildungen nur den Operierten, halb verdeckt und festgehalten von einer Gruppe von Gehilfen. Einige für die Geschichte der Chirurgie weniger interessante Einzelheiten wie Zuschauer und Hunde geben eine heitere, aber durchaus realistische Note. Nur Instrumente stehen uns als Beispiele für das damalige Chirurgenbesteck zur Verfügung. Die künstlerische Qualität der wenigen Abbildungen ersetzt die Quantität. In der Gegenwart werden die Meister des Skalpells nicht mehr durch Meister des Zeichenstiftes interpretiert; uns genügt heute eine einfache Skizze.

Professor Giordano bezeichnete den venezianischen Chirurgen Della Croce einmal als »il Pareo della laguna« (den Paré der Lagune). Der Vergleich erscheint indes etwas gewagt. Man muß jedoch zugeben, daß die einfache und klare Ausdrucksweise sowie die praktischen Ratschläge Della Croces in seinem Buch *Chirurgiae universalis opus absolutum* (Ausgabe von 1596) sehr an Paré erinnern. Dem Autor gelang eine bemerkenswerte Abhandlung über die Kriegsverletzungen. Auch das chirurgische Rüstzeug der damaligen Epoche, unter anderem ein Vaginal-Speculum, wird sehr anschaulich beschrieben und mit Abbildungen erläutert. Das Buch enthält außerdem drei interessante Bildtafeln zum Thema Trepanation und zwei Stiche, welche Eingriffe der Kriegschirurgie darstellen, nämlich das Herausoperieren eines Geschosses und eine Notkauterisation. »Wer ein guter Chirurg werden will«, erklärte Della Croce, »muß den Armeen folgen.«

Ein typisches Beispiel für die sowohl als Anatomen als auch chirurgisch tätigen großen Männer, denen das Italien des 16. Jahrhunderts seinen Glanz verdankte, war Fabrizio d'Acquapendente (1537—1619). In Padua wurde er 1565 Professor der Chirurgie und 1571 Professor der Anatomie. Gurlt widmete seiner *Großen Chirurgie* fünfunddreißig sehr eng beschriebene Seiten seines Exposés und äußerte sehr zutreffend, daß sich der Musterschüler Falloppios um die Anatomie verdienter machte als um die Chirurgie. Daß der Italiener als erster das Unterbinden der Schlagadern bei Amputationen empfahl, ist entgegen der Meinung mancher Autoren unrichtig. Paré war ihm damit bereits 1552 zuvorgekommen. Als gewissenhafter Chirurg zeigte Della Croce keinen Hang zu gefährlichen Operationen. Ihn inspirierten die Arbeiten der Alten, vor allem die Galens und des Paulus Aegineta. Seine Erfahrung und Umsicht verhalfen ihm zu der angesehenen Position eines mit Ehrungen und Geschenken überhäuften Arztes, dem man vertraute. Die als Dankbezeugungen und Honorar erhaltenen Goldsachen und Silbergeräte ermöglichten es ihm, eine eigene Praxis zu eröffnen, über deren Schwelle er folgenden Wahlspruch anbrachte:

Abbildung 1036
Die verschiedenen Aderlaßstellen. Illustration von Adamo Ghisi für das Buch P. P. Magnis: Discorsi intorno al sanguinar i corpi humani, *2. Ausg., Rom 1586. Die wundervollen Stiche fallen durch ihre Schlichtheit auf, die für die Epoche ungewöhnlich war.*

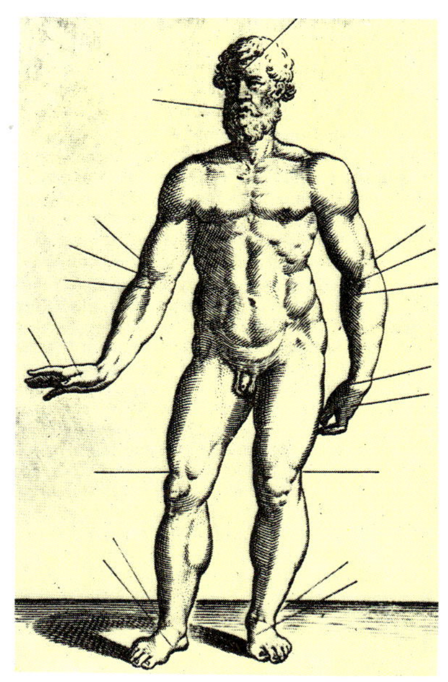

Abbildung 1037 (gegenüber) Die Beinamputation. Holzschnitt von J. Wetchlin für das Feldtbuch der Wundartzney *von Hans von Gersdorff. Straßburg 1540. (Vereinigte Staaten, Philadelphia, Museum of Arts.) Es handelt sich um die erste Abbildung von einer Beinamputation. Der Verletzte, dessen Gesicht mit einem Schleier verhüllt ist, scheint unter dem Einfluß eines pflanzlichen Narkotikums zu stehen. Gersdorff hatte die hier gezeigte Amputationsmethode selbst erfunden.*

Lucri neglecti lucrum. Das hinderte ihn keineswegs daran, seiner Nichte ein Vermögen von schätzungsweise 200.000 Dukaten zu vermachen, als er im Alter von zweiundachtzig Jahren starb.

Zum Abschluß unserer Aufzählung italienischer Chirurgen der Renaissance dürfen wir nicht Tagliacozzi vergessen (1546—1599). Er wirkte als Professor an der Universität Bologna und verdient einen ehrenvollen Platz in unserer Rangordnung. Sein Name ging in die Geschichte der plastischen Gesichtschirurgie ein, und zwar arbeitete er hauptsächlich auf dem Gebiet der Rhinoplastik. Sie wurde damals wegen der weiten Verbreitung der Syphilis und dem häufigen Verlust der Nase infolge von gewaltsamen Verstümmelungen nötig. Die Heilpraktiker aus der Familie Branca hatten den Nasenersatz bereits im 15. Jahrhundert praktiziert. Tagliacozzi schuf jedoch die echte italienische Methode, indem er das Transplantat von der Armhaut entnahm und es bis zur seiner Anheilung fixierte. Mehrere verdienstvolle Chirurgen, darunter Falloppio, kritisierten seinen Eingriff. Der Klerus verurteilte ihn als »verwerfliche Einmischung in das Werk des Schöpfers«, und man ging später sogar so weit, Tagliacozzis sterbliche Überreste aus seinem Grab auf Klostergelände exhumieren zu lassen, um sie in ungeweihter Erde zu begraben. Erst im 19. Jahrhundert wurde die plastische Chirurgie rehabilitiert.

Die Straßburger Schule

Um die Wende des 16. Jahrhunderts entstand in Straßburg, das damals zum Deutschen Reich gehörte, ein Zentrum der Chirurgie. Es überdauerte nur ein halbes Jahrhundert, brachte aber in dieser kurzen Zeitspanne drei vorzügliche Chirurgen hervor. Hans von Dockenburg heilte 1468 eine Armwunde Mathias Corvins, des Königs von Ungarn, nachdem sämtliche anderen Behandlungen gescheitert waren. Daneben zeichnete sich Hieronymus Brunschwig aus. Sein 1497 veröffentlichtes Chirurgiebuch erlangte vor allem für die Geschichte des Buchdrucks Bedeutung, da es die ersten Zeichnungen von Chirurgiebestecken enthält. Erwähnung verdient auch noch Gersdorff, der sich wie Paré in Feldlagern ausbildete und nach Angaben Puschmanns mehr als zweihundert Amputationen durchführte. Als erster ersetzte er dabei den »Rundschnitt« durch eine Art Vorläufer des Stumpflappenverfahrens, indem er die Haut zusammenzog. Sein 1517 veröffentlichtes Buch mit dem Titel *Feldtbuch der Wundartzney* enthält viele Abbildungen und darunter einen interessanten Holzschnitt, bei dem es sich wahrscheinlich um die erste Darstellung einer Beinamputation handelt. Wir schätzen sie vor allem wegen ihres großen dokumentarischen Werts.

Die Schweizer Schule

Nach der kurzen Blüte der Straßburger Schule begann sich die Nachbarstadt Basel zu einem brillanten Mittelpunkt der chirurgischen »Wiedergeburt« zu entwickeln. In dieser wirren Epoche religiöser Verfolgungen wurde die reichsfreie Stadt Basel zahlreichen freiheitsliebenden Zeitgenossen Zufluchtsort und Bleibe. Sie gedieh zu einem Zentrum intellektueller Bewegungen: Holbein lebte dort, und auch der vorsichtige Erasmus hatte sie als Schlupfwinkel ausersehen. Vor diesem Hintergrund prägten zwei sehr unterschiedlich veranlagte Männer die Chirurgie nach einem gemeinsamen Leitsatz: Emanzipation von den alten Lehren, Beobachtung und Glaube an die Überlegenheit der Erfahrung. Eine dieser Persönlichkeiten war der große Paracelsus, ein Rebell gegen jede Art von Beherrschung; er besaß den begabtesten Intellekt, den es wohl je gegeben hat. Die andere war Felix Würtz, auch Wurzius genannt, ein Mann der Praxis, jedoch nicht sehr belesen.

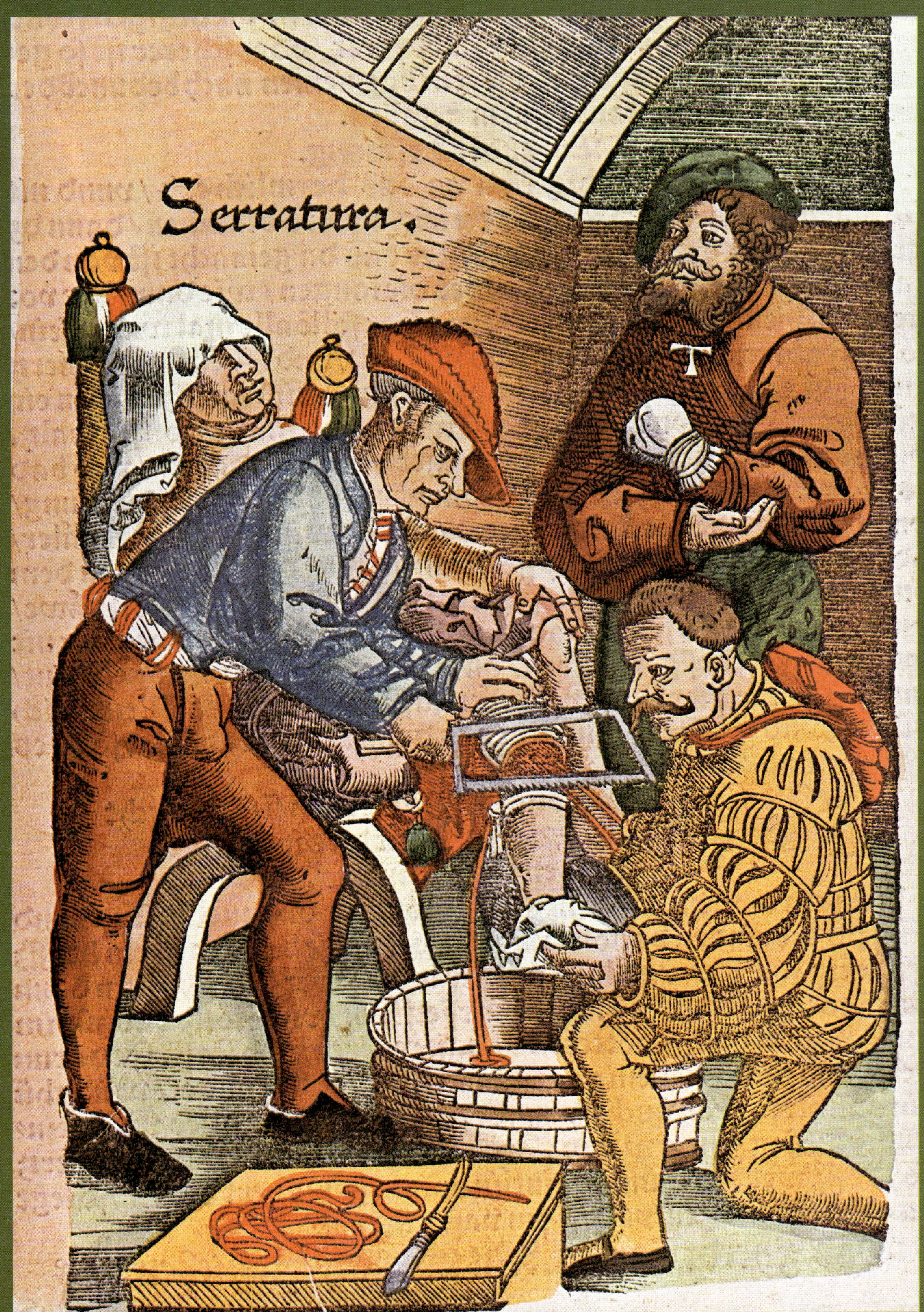
Serratura.

Paracelsus (1493—1541)

Nachdem Theophrastus Bombastus von Hohenheim, genannt Paracelsus, zehn Jahre lang als Pilger der Wissenschaft ganz Europa bereist und einige Jahre Universitäten besucht hatte, »um ihre Lehrsätze kennenzulernen«, wurde er 1527 in Basel zum städtischen Arzt und ordentlichen Professor am Kollegium ernannt. Am 20. Juni desselben Jahres warf Paracelsus als symbolische Handlung Avicennas *Kanon der Medizin* ins Basler Johannisfeuer und rief dabei aus: »Ins Feuer mit dir, auf daß alles Schlechte sich mit dir in Rauch auflöse!« Dieser Protestakt erinnert stark an die Szene, als Luther zehn Jahre zuvor die Bulle und die Statuten Roms auf dem Marktplatz von Wittenberg in die Flammen warf. Paracelsus' Geste muß man als Herausforderung an die alte Schule verstehen, als Appell an die Vernunft und an die Erfahrung — noch hundert Jahre vor Descartes. Auf einem lateinischen Flugblatt, das er als Vorlesungsverzeichnis verteilte, stand ein Aufruf an seine Hörer, vom »toten Wissen« abzulassen und die Natur zu studieren. Sein autoritätsfeindlicher streitbarer Charakter, sein Kult der Erfahrung als einzige Erkenntnisquelle und sein Stolz auf die Überlegenheit seines Geistes drückten sich in seiner Devise aus: *Alterius non sit, qui suus esse potest.* (Keinem anderen soll gehören, wer sein eigener Herr sein kann.) Der Mensch verwirklicht sich im Denken und Handeln!

Sein tumultartig verlaufenes Jahr als Professor in Basel war der Höhepunkt seines abenteuerlichen und prekären Vagantenlebens. Paracelsus ging wieder als Wanderchirurg auf die Reise durch Mitteleuropa; unterwegs setzte er seine chemischen Experimente und seine Heilbehandlungen fort und schrieb an seinen Büchern. »Eine gute Fassungskraft«, pflegte er zu äußern, »ist das Schatzkästlein der Medizin; aber der Schatz, den es verbergen sollte, wurde im Feuer der Erfahrung geschmiedet.« Eine andere Maxime lautete: »Ein ruhiges Leben ist angenehmer als ein bewegtes, aber letzteres ist nützlicher.« Als er 1536 seine berühmte *Chirurgia magna* in Augsburg drucken ließ, hatte er in den neun Jahren seit seiner Flucht aus Basel neue Erfahrungen sammeln können. Entsprechend den Ankündigungen seines revolutionären Programms würde der Leser beim Aufschlagen des voluminösen, an empirischen Erkenntnissen reichen Bandes ein komplettes, neues und fachmännisches Chirurgietraktat erwarten; mehr als sieben Jahre lang hatte Paracelsus als Wundarzt auf den Schlachtfeldern gearbeitet! Überdies hatte er keine Gelegenheit ausgelassen, sein chirurgisches Rezeptbuch ständig zu erweitern; überall hatte er sich umgehört, nicht nur bei den anderen Wundärzten, sondern auch bei Veterinären, Badern, alten Frauen, Henkern, Juden und Zigeunern. Daher ist der Leser enttäuscht, feststellen zu müssen, daß in der *Chirurgia magna* von keiner einzigen chirurgischen Operation die Rede ist. Offensichtlich lag ihm jede chirurgische Einmischung fern, weil ihm die anatomischen Grundlagen fehlten. Er beschrieb vornehmlich Frakturen. Unter anderem lehnte er Schienen und Polster zur Ruhigstellung von Beinbrüchen ab und empfahl eine eigenartige Stützvorrichtung, die schon an bestimmte moderne Streckverbände erinnert: ein Eisenring wurde unter dem Knie und ein anderer über dem Knöchel angelegt; zwei mit Flügelschrauben versehene Eisenstäbe sicherten einen gleichmäßigen Abstand.

Um die Chirurgie machte sich Paracelsus durch seinen Beitrag zur Wundbehandlung verdient. Einige Autoren, insbesondere die deutsche Historikerschule, wollten in ihm den Wegbereiter der modernen Wundversorgung und den Vorläufer der chirurgischen Antisepsis sehen. Die als Beleg für diese Beteuerung vorgelegten Zeilen lauten folgendermaßen: »Halte die Wunden

Abbildung 1038
Chirurgische Instrumente. Tafeln aus dem bereits erwähnten Feldtbuch der Wundartzney.

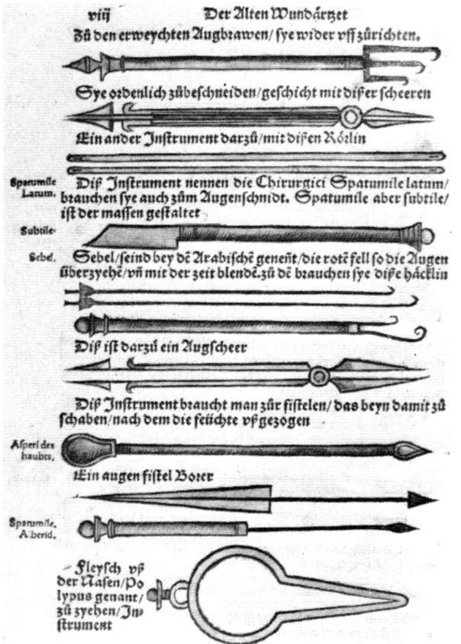

sauber und rein und bewahre sie vor den äußeren Feinden.« Mit diesen *äußeren Feinden* meint Paracelsus natürlich die Komplikationen, die durch den Kontakt mit der Luft oder durch zufällige Berührung entstehen. Darüber hinaus schreibt er: »Im Hinblick auf die Wundbehandlung glaube ich davon ausgehen zu können, daß die Heilmittel den Zweck haben, die durch äußere Einflüsse vergifteten Dinge zu bekämpfen, aber nicht, neue Gewebe künstlich zu erzeugen.« Wie es scheint, hat Paracelsus also tatsächlich die Ansteckung der Wunden vorausgeahnt; auch seine Unterscheidung zwischen offenen und geschlossenen Frakturen bestätigt es. Die Säuberung der Wunde mit Ätzmitteln lehnte Paracelsus ab, wie auch das Kauterisieren mit dem Brenneisen, das er »Henkerskünste« schalt, und das Herausoperieren von Fremdkörpern »mit Eisen«.

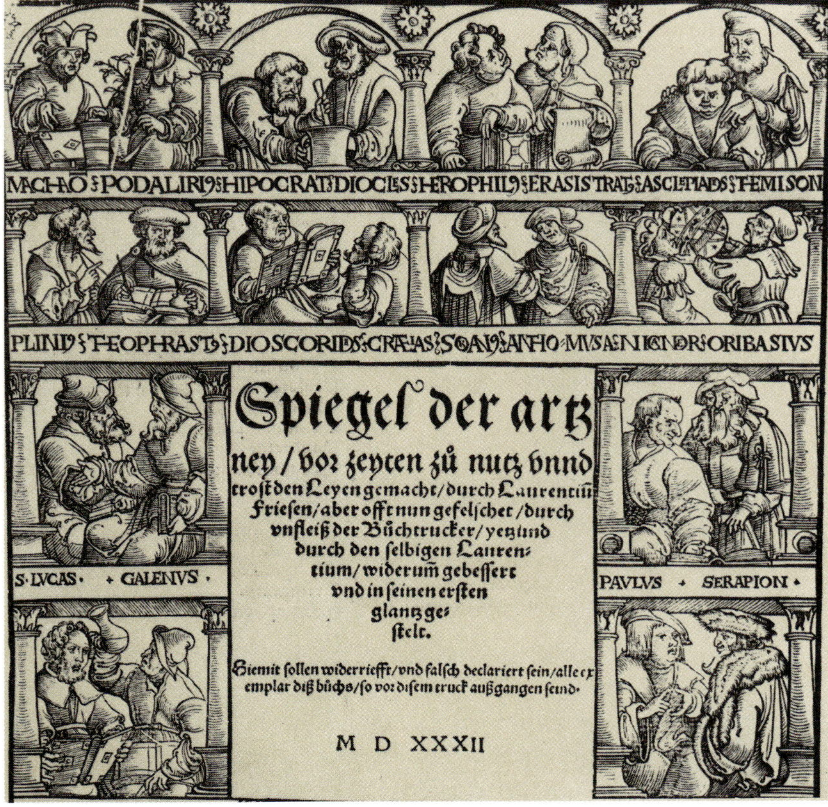
Spiegel der artz
ney / vor zeyten zů nutz vnnd
trost den Leyen gemacht / durch Laurentiũ
Friesen / aber offt nun gefelschet / durch
vnfleiß der Bůchtrucker / yetzund
durch den selbigen Lauren-
tium / widerum gebessert
vnd in seinen ersten
glantz ge-
stelt.

Hiemit sollen widerrüfft / vnd falsch declariert sein / alle ex
emplar diß bůchs / so vor disem truck außgangen seind.

M D XXXII

Abbildung 1039
Porträts berühmter Ärzte der Antike und des Mittelalters auf dem Titelblatt einer Ausgabe von 1532 des Werks Spiegel der Artzney *von Lorenz Fries. Dieses medizinische Traktat hatte großen Erfolg und wurde mehrmals neu aufgelegt.*

Dem *Mumienbalsam* solle man es »überlassen, die Dinge zu läutern«. Einige hingeworfene Gedankensplitter Paracelsus' beruhen unbestreitbar auf einer großen Beobachtungsgabe und gelten noch heute; unter anderem schrieb er: »*Die Heilung der Wunden und Verletzungen geschieht nach bestimmten Gesetzen.*« Und: »*Die Natur folgt nicht dir, sondern du mußt ihr folgen.*« Und: »*Der Arzt ist ein Knecht der Natur.*« Dieses Dogma war allerdings nicht neu; es entstammte dem hippokratischen Gedankengut, das in Montpellier in Ehren stand, als Paracelsus sich dort aufhielt. Zweihundert Jahre zuvor hatte dort auch Arnold von Villanova folgenden Grundsatz gelehrt: »Die Natur bereitet den Untergang der Krankheit vor, und der Arzt dient nur dazu, sie bei ihrer Arbeit zu unterstützen.«

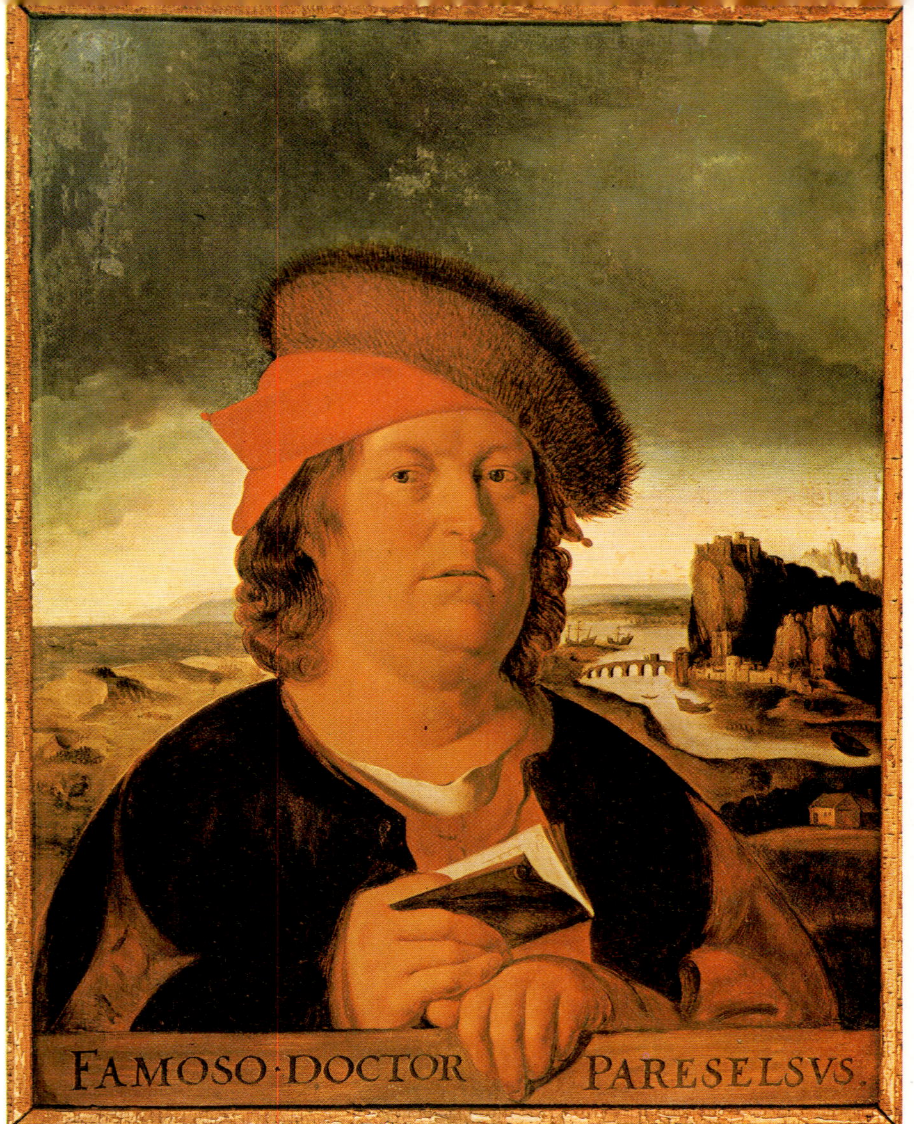

Abbildung 1040
Porträt des Paracelsus, wahrscheinlich von Quentin Metys. (Paris, Louvre.)

Paracelsus versicherte, daß Metalle, Essenzen, Mastix und Gummi »nicht ein einziges Körnchen Fleisch« erzeugen könnten. Im Gegenteil solle man den natürlichen Heilvorgang chirurgisch zu unterstützen versuchen. Wir wissen, daß Paracelsus aufgrund seiner alchimistischen Kenntnisse gewisse mineralische Präparate als örtlich aufzutragende Heilmittel für Wunden und Geschwüre einführte. Ihre Zusammensetzung enthielt Kupfersalze, Sublimat, Silber-, Arsen- und Bleisalze. Er erzielte damit Keimfreiheit, ohne es allerdings zu wissen.

Würtz

Niemand kannte den Schweizer Chirurgen des 16. Jahrhunderts, bis Trélat ihn in einem sehr aufschlußreichen Vortrag ins rechte Licht rückte. Trotz der ergänzenden Untersuchungen Brunners, Wolzendorffs und Courvoisiers konnte man seine Lebensgeschichte noch nicht in allen Einzelheiten aufklären. Bereits sein Name stellt uns Probleme: hieß er nun Würtz, wie Trélat meinte, oder Wirtz, wie Gurlt vorschlug? Der ursprünglich Wirtz lautende Familienname wurde im 16. Jahrhundert jedenfalls Würtz geschrieben. Der Schweizer wurde nicht 1518 in Basel geboren, wie Trélat mitteilte, sondern um 1500 bis 1510 in Zürich, wie auch Gurlt annahm. Sein Vater war nicht Chirurg, sondern

Maler. Aber diese Feststellungen interessieren nur am Rande. Für sein Werk wirkten sich vielmehr seine einfache und aufrichtige Gesinnung, seine realistische Betrachtungsweise und die Unabhängigkeit seines Denkens aus. Seine Eigenschaften bewogen Trélat, über ihn zu schreiben: »Neben Franco und Paré, deren Werke zwar ausführlicher, aber nicht gescheiter verfaßt sind, halte ich ihn für einen Mann, dessen Verhalten von zwei Prämissen bestimmt war: der Gedankenfreiheit und der Vernunft.« Würtz inspirierte sich vor allem an Paracelsus' Kult der Erfahrung und an dem gemäßigteren Gelehrten und Kritiker Gesner.

Würtz hatte sehr harte Lehrjahre durchgemacht. Er begann nicht damit, als Chirurgiestudent von Universität zu Universität zu ziehen, sondern sich als einfacher Barbier sein Brot zu verdienen. Mit fünfzehn Jahren, als er nach einer dreijährigen harten Lehrzeit Geselle geworden war, ging er auf die Wanderschaft, zunächst nach Nürnberg, dann nach Padua und Rom. Mit Sicherheit wissen wir, daß er während dieser Zeit als Feldscher tätig war und seine Erfahrungen auf dem Gebiet der Kriegsverletzungen sammelte. Möglich ist auch, daß er hier und da vorbeiziehenden Schweizergarden als Wundarzt diente und von ihnen sein Studienmaterial bezog. Fast fünf Jahre wanderte er in der Welt umher, getreu seiner Devise: »Es genügt nicht, zu studieren; man muß geschickten Meistern bei der Arbeit zusehen, aber nicht nur in der Stadt, sondern in aller Herren Länder, denn die Wissenschaft ist über die ganze Welt verstreut.« Als er 1536 in seine Heimatstadt zurückkehrte, nahm man ihn in die Gilde der Barbiere auf. Dreiundzwanzig Jahre lang, bis 1559, war er dort hochangesehen als Chirurg tätig. Wie lange er anschließend in Basel lebte, ist nicht sicher bekannt. Er starb dort aber 1575 im Beisein seines Sohnes, der ebenfalls Barbier und Wundarzt war und zuweilen in der Literatur Anlaß zu Verwechslungen gegeben hat.

Siebenunddreißig Jahre hatte Würtz praktiziert, bevor er sich entschloß, zur Feder zu greifen. »Diese Entscheidung fiel zu spät«, schrieb Trélat, »und so mußte sein Werk unvollendet bleiben.« Wenigstens wurden aber zwei Kapitel soweit fertiggestellt, daß sie uns einen Eindruck von der Originalität seiner Ansichten vermitteln können. Sie handeln jeweils von der Wundbehandlung und den einfachen und komplizierten Frakturen. Der Autor tadelt darin die überflüssigen Sondierungen. Manche Chirurgen pflegten nämlich bei jedem Verbandwechsel die Wunde mit dem Stilett abzusuchen »wie Blinde, die den Weg mit dem Stock abtasten«. Die unmittelbare Vereinigung der Wundränder, proklamiert von Paracelsus, beurteilte Würtz vom Standpunkt eines Klinikers: in einigen Fällen hielt er sie für angebracht, bei eitrigen Wunden sollte sie jedoch unterbleiben. Dem Chirurgen empfahl er Sauberkeit; nur mit reinen Händen sollte er die Wunde berühren, und flatternde Kleidungsstücke waren zu vermeiden. Er glaubte nicht an die *Mumiensalbe* der Alchimisten, ein Präparat aus pulverisierten, besonders behandelten Leichen. Diese Zubereitung, die Berengar Da Carpi noch als »Menschenpech« bezeichnete, war eine Mixtur aus pulverisiertem »Mumienkopf« und Frauenmilch: eine der abstoßendsten Scharlatanerien der mittelalterlichen Chirurgie. Für die verschiedenen Arten von Knochenbrüchen erdachte Würtz einen Stützverband, der den Erfordernissen entsprechend abgewandelt werden konnte. Er wußte, daß das Periost den Knochen ernährt und kannte die Defekte der Frakturnarbenbildung. Alles in allem leistete er den Beitrag eines erfahrenen Praktikers mit gesundem Menschenverstand.

Abbildung 1041
Tafel aus dem Buch De corporis humani fabrica epitome *von Vesal, erschienen 1543, wie auch die berühmte* Fabrica. *Beide Werke stammten aus derselben Werkstatt, waren aber für unterschiedliche Zwecke bestimmt. Die* Epitome *sah Vesal für den Anfänger im Medizinstudium vor. Das Buch ist deshalb so aufgebaut, daß es, immer komplexer werdend, Tafel für Tafel einen allgemeinen Überblick über die Anatomie des menschlichen Körpers gibt. Obschon die Abbildungen in diesem Werk als Ergänzung eines Anatomielehrgangs, also didaktischen Zwecken, dienten, besitzen sie einen großen wissenschaftlichen und künstlerischen Wert.*

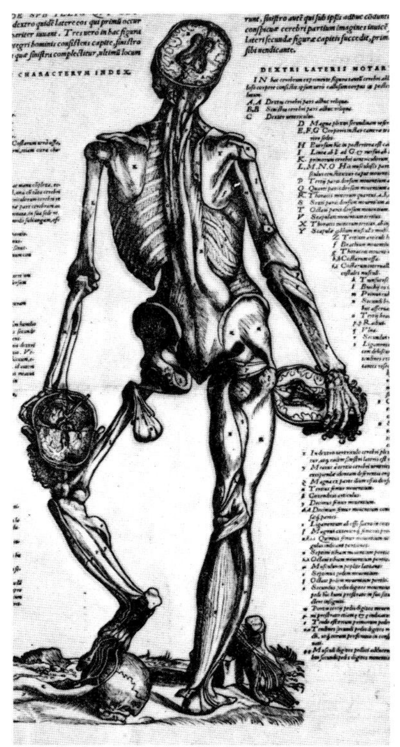

Die deutsche Schule

Im 16. Jahrhundert betrachteten die Historiker aller Länder Ambroise Paré offensichtlich als einen so beispielhaften Chirurgen, daß sie sich bemühten, in ihren Ländern vergleichbare Größen zu entdecken. In Italien wählte man Andrea della Croce, in der Schweiz Würtz und in Deutschland Fabrizius von Hilden. Dem französischen Nationalhelden kommt Hilden am nächsten, allerdings weniger durch eine glanzvolle Laufbahn als durch die didaktische Bedeutung seines Werks. Wie Paré pflegte er als Chirurg sorgsam zu untersuchen, alle Möglichkeiten einzuplanen, seine Operationen gründlich vorzubereiten und sie dann sehr gewissenhaft durchzuführen. Wie Paré legte er seine Ansichten auf eine einfache, biedere Weise dar; wie Paré veröffentlichte er seine Ergebnisse mit großer Aufrichtigkeit. Man muß jedoch berücksichtigen, daß Paré (1510—1590) dem Deutschen (1560—1634) um ein halbes Jahrhundert voraus war, und Hilden sich die Arbeiten seines Vorgängers zunutze machen konnte. Es kostete ihn weniger Mühe, sein chirurgisches Genie zu entfalten, auch brauchte er nicht wie Paré als Chirurg von vier Königen ständig im Feld und in Alarmbereitschaft zu leben. Er erhielt einen gründlicheren theoretischen Unterricht als Paré. Sein erster Lehrmeister, der Rheinländer Slotanus, hatte bei Vesal studiert. Er lebte noch, als die ersten Gerüchte über Harveys Entdeckung des Blutkreislaufes umgingen.

Fabrizius von Hilden stammte aus dem Rheinland, aus der Gegend von Düsseldorf, und war in die Schweiz ausgewandert. Er kam ins Waadtland, als er sechsundzwanzig war, und verbrachte die zwanzig fruchtbarsten Jahre seiner Laufbahn in Lausanne und Payerne. Aber er blieb nicht ständig seßhaft, sondern wechselte durch die vorübergehende Rückkehr nach Hilden und Köln und wiederholte Aufenthalte in Genf des öfteren seinen Wohnsitz, bevor er sich endgültig in Bern niederließ. Die ungünstigen politischen Verhältnisse und sein Wissensdrang standen einer beständigen Lebensführung entgegen. Auch zog man zu seiner Zeit trotz aller Gefahren und Unbequemlichkeiten viel in der Welt umher; unter anderem bestätigt dies der Bericht über die Reise der Platters nach Montpellier. Die Schweiz bot den wegen ihres Glaubens verfolgten Intellektuellen, zum Beispiel Fabrizius von Hilden, Franco und Griffon, ein relativ friedliches Asyl und zog daraus Gewinn.

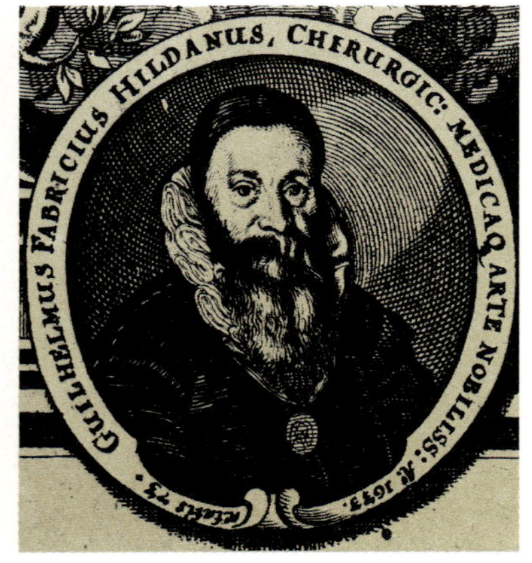

Abbildung 1042
Porträt Fabrizius' von Hilden auf dem Titelblatt seines Werkes: Opera observationum et curationum medico-chirurgicarum, *Frankfurt 1646. Fabrizius von Hilden, der als »Vater der deutschen Chirurgie« gilt, stellte keine neuen Theorien auf, führte aber praktische Neuerungen ein. Er wagte als erster eine Oberschenkel-Amputation. Außerdem erfand er zahlreiche neue chirurgische Instrumente.*

Wie auch Franco zeigt sich Hilden in seinen Schriften als ein gläubiger, sittenstrenger Mensch: »Der Chirurg soll rechtschaffen sein und ein aufrechtes Leben führen. Er darf weder in seinen Worten noch in seinen Taten verwegen sein, wie es für so viele zutrifft, die sich Hals über Kopf in undurchführbare Unternehmungen stürzen. Ich habe Chirurgen gekannt, die bei Hernien die gesunde Seite zerstörten.« Fabrizius konnte sich auf solide anatomische Grundlagen stützen. Er veranstaltete öffentliche Demonstrationen und führte zahlreiche Sektionen durch. Seine sechs *Zenturien klinischer Befunde* lassen die vorzügliche Beobachtungsgabe des Autors erkennen. Sein Kapitel über die Gangrän im allgemeinen und den Brand der Gliedmaßen und Organe im besonderen (mors fiens, mors facta) enthält eine bemerkenswerte Untersuchung über die Amputation. Er wußte die Haut und die Muskeln durch einen scharf angezogenen Knebel oberhalb der Schnittfläche einzuschnüren, wodurch er einerseits eine Blutung verhinderte und andererseits die Schmerzempfindlichkeit der Extremität herabsetzte.

Seine Operationstechnik hatte er bis in alle Einzelheiten durchdacht. Eine Steinoperation, die damit begann, daß man den Kranken gut anschnallte oder festhielt, beschrieb er folgendermaßen: »Ein *Famulus* steht zur Rechten des

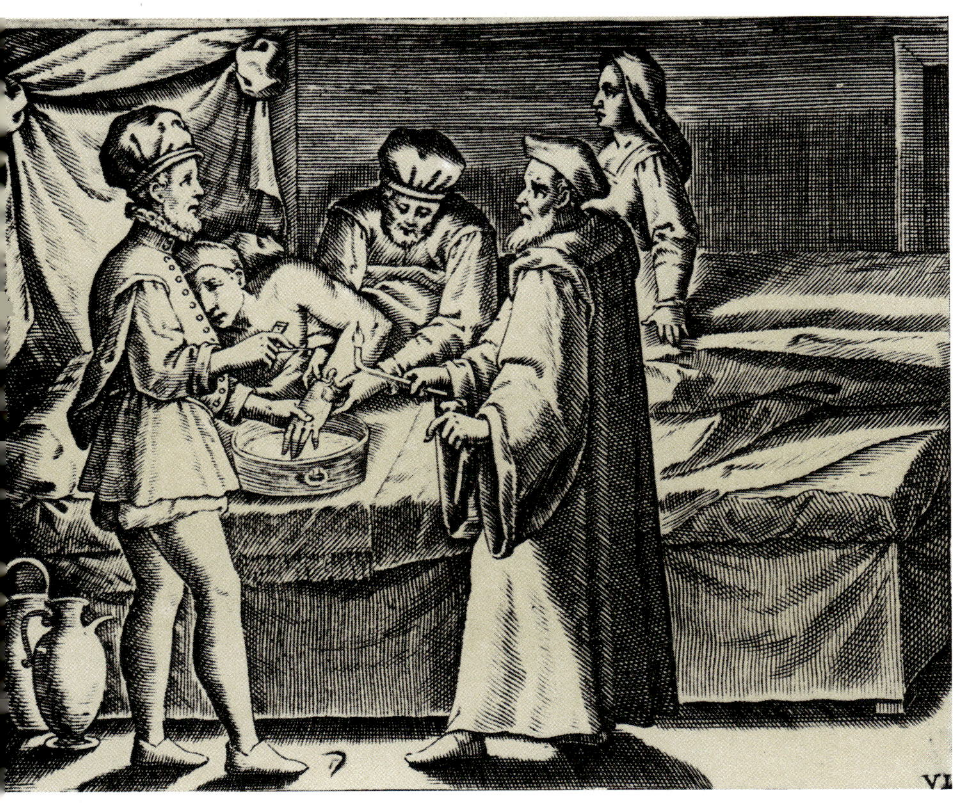

Abbildung 1043
Aderlaß am Handgelenk. Stich nach P. P. Magni aus dem Buch Discorsi ... intorno a sanguinar i corpi humani, *Rom 1584. Die beiden Gehilfen tragen Kniehosen, der Chirurg eine lange Robe.*

Operateurs. Er trägt ein großes Tablett, auf dem alle nötigen Instrumente in der Reihenfolge ihrer Anwendung liegen. Während der Operation soll man nämlich nicht hin- und hergehen müssen, um etwas zu suchen. Vor der Operation ist für Diät, Entleerung und, falls nötig, Aderlaß zu sorgen. Der Kranke bereitet sich innerlich durch ein Gebet um Vergebung seiner Sünden vor.« Fabrizius operierte sehr schnell. Das bestätigt auch der erste Bericht in den *Zenturien* über die Operation eines riesigen Augentumors: »Ohne mich loben zu wollen, operierte ich so geschickt, daß man noch nicht zehn Schritte hätte machen können, als die verkrebste Feigwarze, welche die ganze Augenhöhle ausfüllte und sogar über die Gesichtsfläche hervorstand, bereits vollkommen herausgeschnitten war.« Das war natürlich äußerst fix, und seine Frau stand ihm an Beherztheit nicht nach. Als eines Tages mitten in einer Beinamputation der Patient zu schreien und um sich zu schlagen begann, geschah folgendes: »Alle ergriffen die Flucht, außer meinem jungen Sohn, dem ich das Bein zu halten gegeben hatte. Glücklicherweise befand sich meine schwangere Frau gerade im Nebenzimmer. Sie lief herbei und packte den Patienten am Oberkörper, sonst hätte es für ihn und mich eine Katastrophe gegeben.« Diese ergreifende Schilderung stellt zugleich eines der seltenen Dokumente dar, aus denen wir entnehmen können, welche Szenen sich bei den damaligen Amputationen ohne Anästhesie abspielen mochten.

Die Chirurgie im 17. Jahrhundert

Das 17. Jahrhundert war das *Große Jahrhundert* aller geistigen Bewegungen. Es war das Zeitalter der Vernunft, der großen Denker Descartes und Bacon, Galilei und Kopernikus. Ein ausgeprägter intellektueller Individualismus kennzeichnete diese Epoche. Auf dem Gebiet der Chirurgie jedoch, bisher eine typische Kunst für Einzelgänger, brachte dieses Jahrhundert keine einzige überragende Persönlichkeit, keine einzige bahnbrechende Entdeckung hervor

Abbildung 1044 (gegenüber) Die Fußoperation. Gemälde von David Teniers. (Spanien, Madrid, Prado.)

(außer den ersten Blutübertragungsversuchen). Diese Tatsache erstaunt umso mehr, als die anatomische Forschung zur gleichen Zeit in voller Blüte stand.

Die Ursache für den vorübergehenden Stillstand der Chirurgie bildete in Frankreich die grundsätzlich feindliche Haltung der Pariser Medizinischen Fakultät gegenüber der Chirurgenschule von St. Côme. Bildete sie bereits einen reaktionären Widerstandskern gegen Harveys revolutionäre Lehren über den Blutkreislauf, so erlistete sie überdies durch kleinliche Intrigen den Parlamentsbeschluß von 1660, auf Grund dessen die Barbiere mit den Chirurgen vereinigt wurden. Man verbot den Gildenbrüdern daraufhin, »Baccalaureus, Lizentiat oder Doktor« zu werden. Sie mußten die Robe und den Doktorhut ablegen, und ihre Gilde besaß nun nicht mehr Rechte als die bescheidenste Handwerkerinnung. Die Arroganz des hohen Hauses läßt sich sehr deutlich in den mit beleidigenden Beiwörtern gespickten Briefen Guy Patins erkennen. Er bezeichnete die Chirurgen als »gestiefelte Lakaien« oder als »Rasse extravaganter, schnauzbärtiger und rasiermesserschwingender Spitzbuben«; er hielt sie für »erbärmliches Gesindel«, dem man Unterwürfigkeit beibringen werde.

Als Vertretern einer aufstrebenden Bürgerschicht, welche der Chirurgie mehr Ansehen verschaffen wollte, bedeutete den Chirurgen von St. Côme der Ausschluß aus der Universität eine schwere moralische Herabsetzung. Indem man ihr Kolleg entwürdigte (Quesnay nannte es einmal »das Werk zweier großer Könige«), fügte man der französischen Chirurgie einen beträchtlichen Schaden zu. Obwohl die hervorragendsten Denker aller Zeiten immer wieder darauf hingewiesen hatten, daß künftige Fortschritte der Heilkunde von der Vereinigung der Medizin mit der Chirurgie abhängen würden, diskriminierte man die Chirurgie. Trotzdem dauerte unter den geschworenen Chirurgenmeistern eine geistige Elite fort. Sie pflegte die alten Arbeits- und Fortbildungsmethoden weiter und schuf so die Grundlagen für die Rehabilitierung ihres Standes im folgenden Jahrhundert.

In Europa

Auch im Fortschritt der italienischen Chirurgie trat im 17. Jahrhundert ein Stillstand ein. Ihre Entwicklung stand unter dem Einfluß der sozialen und geistigen Verhältnisse der Epoche. Die Ursachen für die Rückständigkeit der italienischen Chirurgie gegenüber der Anatomie waren: die Wirtschaftskrise nach dem Niedergang des italienischen Seehandels, die Kriege, die inneren Spannungen und die Schwäche der Universitäten. In der Anatomie zeichneten sich mehrere große Forscher aus, unter anderem Malpighi, der sich allerdings mehr mit histologisch-embryologischen Problemen beschäftigte als mit chirurgisch-anatomischen Studien. Dennoch wies auch dieses Jahrhundert einige wenige gute Chirurgen auf, zum Beispiel Magati (1579—1647). Er war ein Vorläufer der modernen Wundversorgung. Sein Buch mit dem Titel *De rara medicatione vulnerum* ist deshalb für die Geschichte der Chirurgie interessant, weil in ihm zum ersten Mal das *seltene Wechseln der Verbände* gefordert wird. Magati erklärte, es sei nutzlos, örtliche Wundheilmittel aufzutragen und sie zwei- oder dreimal am Tag zu erneuern. Die Wunde solle man ihrer natürlichen Heilung überlassen und sie nicht mit Scharpie-Einlagen reizen. Bei normaler Entwicklung solle man sie fünf bis sechs Tage lang nicht anrühren.

Erwähnung verdient auch Marc Aurel Severin, der in Neapel in hohen Ehren stand. Er wandte sich gegen die zaghafte Chirurgie seiner Zeit und führte während einer Diphtherie-Epidemie zahlreiche Luftröhrenschnitte durch. Zur Ehre der italienischen Chirurgie des 17. Jahrhunderts gereichen außerdem die Stu-

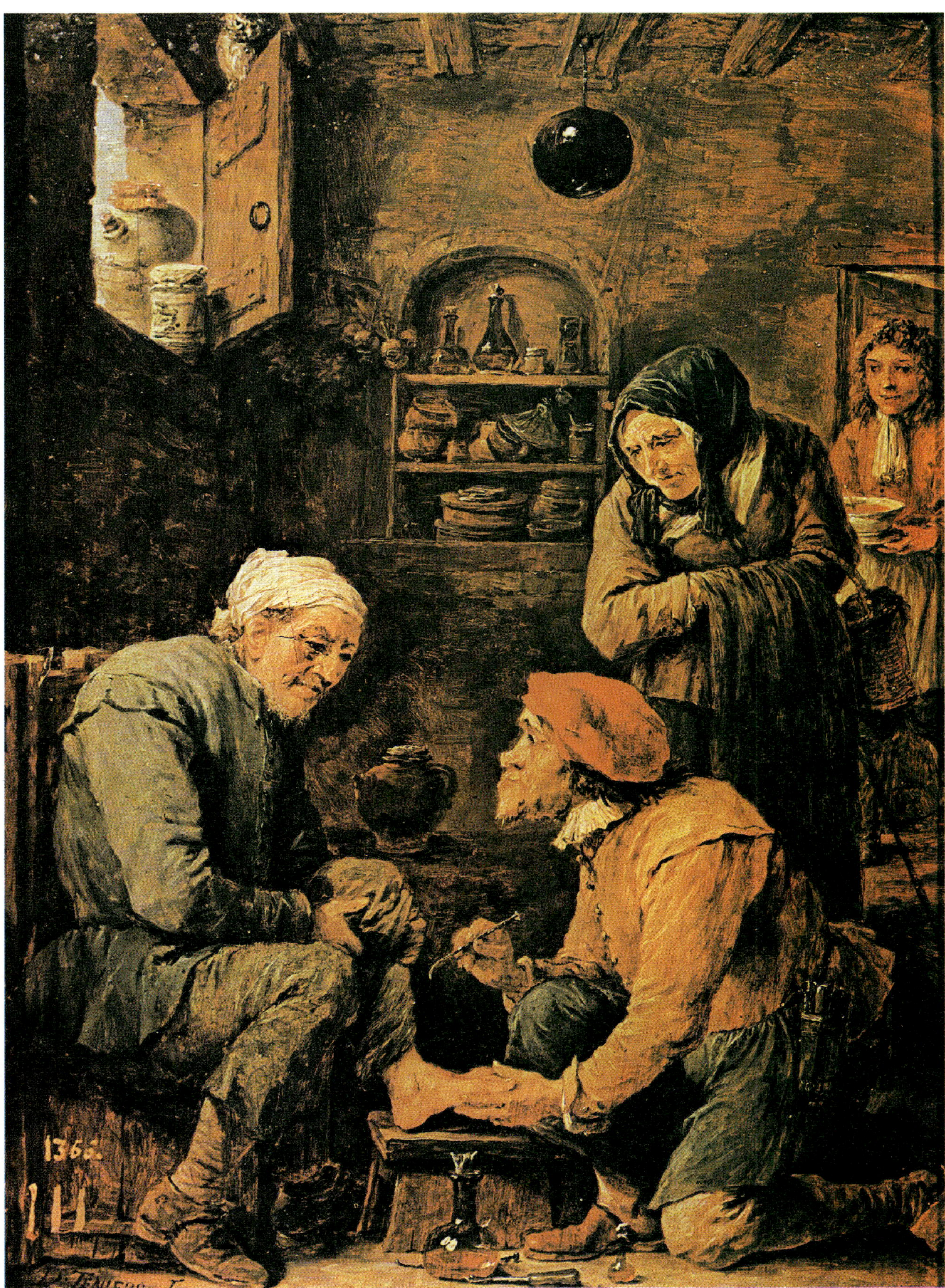

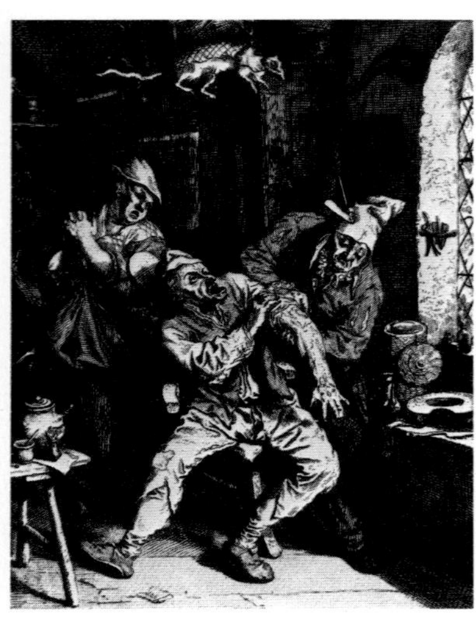

Abbildung 1045
Der Dorfchirurg, von Cornelius Dusart. Holland 1695. (Vereinigte Staaten, Philadelphia, Museum of Arts.)

dien Lancisis über die Schlagadergeschwulste und die Blutübertragungsversuche Francesco Follis von 1654; er kam mit ihnen den Experimenten Lowers und Denys' noch zuvor. Auch muß man die Arbeiten Valsavas über die Anatomie des Ohres nennen, da sie den ersten Schritt auf dem Wege zur modernen Otologie bedeuteten.

Im Gegensatz zu Italien und Frankreich erreichten im 17. Jahrhundert England und Holland die Höhe ihrer maritimen Macht und ihres wirtschaftlichen Wohlstands. Besonders das reiche und freie Holland, das Zentrum einer hohen Kultur, hatte sich dank seiner Buchdruckerkunst zu einem wahren Buchladen Europas entwickelt und bildete ein günstiges Umfeld für wissenschaftliche Arbeiten. Nicht nur spezialisierte Operateure, sondern auch die Ärzte, deren Ausbildung alle Abteilungen der Heilkunde umfaßte, sowie anatomisch interessierte Forscher übten dort die Chirurgie aus. Mehrere Namen erscheinen uns in diesem Zusammenhang erwähnenswert, zum Beispiel Thomas Vienus, der sein Chirurgiestudium in Italien absolviert und Tagliacozzis autoplastischen Operationen beigewohnt hatte. Die Anatomen Ruysch und Nuck leisteten wichtige Beiträge. Roonhuysen begründete die Operation der Hasenscharte. Fonteyn amputierte einen Gebärmuttervorfall, und Meckren ermöglichte als erster die Unterscheidung der vorgefallenen Gebärmutter und bestimmter umfangreicher Polypen im Bereich der Gebärmutter und der Scheide.

Eine andere Folge des Wohlstandes war die Entfaltung der holländischen Malerei. Die bis ins kleinste Detail beobachtenden großen Künstler befleißigten sich, Szenen aus dem Familienleben abzubilden. Zur Darstellung von Operateuren und Operationen war der Weg nicht mehr weit, und wir verfügen daher über eine unübertroffene Fülle wertvoller Dokumente.

England brachte im 17. Jahrhundert die genialsten Wissenschaftler und Philosophen der Menschheitsgeschichte hervor, und doch hatte die Chirurgie dort in dieser Epoche nur einige zweitrangige Persönlichkeiten vorzuweisen. Es begann sich jedoch die universale Überlegenheit der englischen Klinik abzuzeichnen. Viele Namen englischer Forscher sind noch heute mit den von ihnen beschriebenen Symptomen verbunden, weil sie es verstanden, exakt zu beobachten. Dies war auch ein Grund dafür, daß Glissons Studie von 1650 über die Rachitis ein Klassiker werden konnte. Willis' (1621—1675) Beschreibung der Anatomie des Hirns stellte den vollständigsten Abriß dar, den man zu diesem Thema je veröffentlicht hatte. Er beschrieb als erster den elften Gehirnnerv (auch Willis-Nerv genannt) und schilderte mit bemerkenswerter Genauigkeit das paradoxe Symptom der abnormen Feinhörigkeit. Richard Wiseman (1622 bis 1676) nahm in der Chirurgie den gleichen Rang ein wie Sydenham in der Medizin. Er formulierte die Indikationen für die primäre Amputation bei Verletzungen durch Feuerwaffen und gab der Gelenktuberkulose die Bezeichnung »Tumor albus«.

Überdies entwickelte man im England des 17. Jahrhunderts zwei hämotherapeutische Methoden, die in der Gegenwart eine einzigartige Verbreitung gefunden haben: die intravenöse Injektion und die Bluttransfusion. Es entspricht der Logik, daß sich das Interesse der englischen Forscher nach Harveys Entdeckung vor allem auf die Möglichkeiten einer Heilbehandlung über den Weg der Blutgefäße richtete.

Man darf vermuten, daß intravenöse Infusionen, das heißt Einflößungen von Heilmitteln über die Venen, als empirische Versuche schon vor 1650 an Tieren stattgefunden hatten. Unter anderem berichtete Schottus, daß man sich am Hofe des pfälzischen Prinzen Ruppert daran zu erbauen pflegte, Hunden spanischen Wein oder Abführmittel in die Venen zu spritzen, um sie zu berauschen beziehungsweise zu entleeren. Aber erst dem enzyklopädisch begabten Astronomen und Architekten Christopher Wren gelang es Mitte des 17. Jahrhunderts, aus den Ergebnissen dieser ersten Versuche eine wissenschaftliche Synthese zu schaffen. Eine der ersten in die Venen gespritzten Flüssigkeiten war die Milch (Clark); später injizierte Boyle Opiate und Brechmittel. Währenddessen machte auch Mayor in Hamburg Versuche mit der intravenösen Infusion. Elsholtz, der Leibarzt des Kurfürsten von Brandenburg, injizierte als erster Medikamente in menschliche Venen. Schmidt soll 1655 die erste Syphilisbehandlung über den intravenösen Weg versucht haben. Dies waren die bescheidenen Anfänge einer Methode, der eine außerordentliche Zukunft bevorstand, da sie den Medikamenten direkten Zugang zu den Organen verschaffte. Unterstützt durch die verbesserten pharmazeutischen Auszugsverfahren, revolutionierte die intravenöse Infusion zwei Jahrhunderte später die gesamte Heilbehandlung.

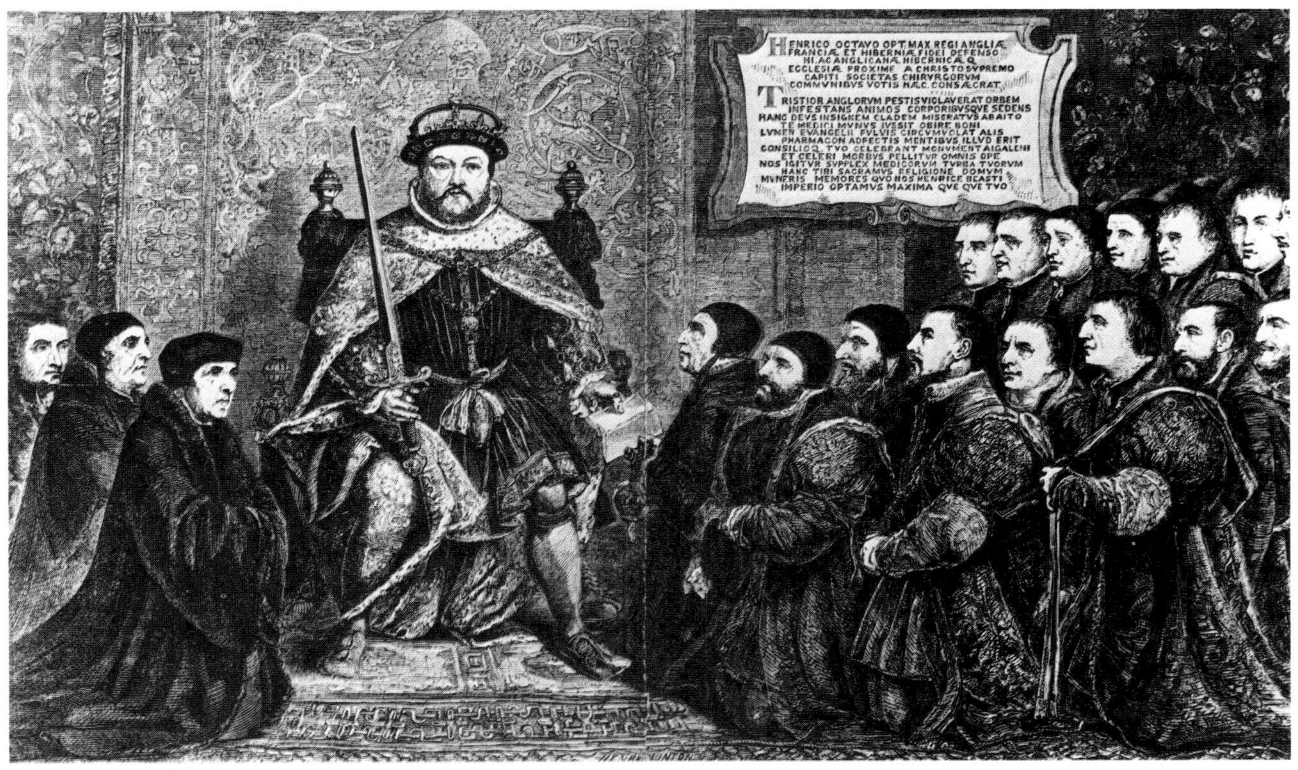

Abbildung 1046
Heinrich VIII. bei der Verleihung von Privilegien an die Londoner Chirurgengesellschaft. Stich aus dem 19. Jh., nach einem Gemälde Holbeins, welches in der Königlichen Chirurgengesellschaft aufbewahrt wird.

Wem ist nun die Entdeckung der Blutübertragung zuzuschreiben: dem Engländer Richard Lower, dem Franzosen Denys, dem Deutschen Mayor oder dem Italiener Folli? Die Entscheidung fällt schwer. Sicher wissen wir nur, daß Lower der Urheber der experimentellen Blutübertragung am Tier war und daß Denys als erster Versuche am Menschen durchführte. 1655 veröffentlichte Lower sein Verfahren »zur Übertragung des Bluts von einem Tier in das andere«. Der Professor der Philosophie und der Mathematik Denys, der über Elloys schrieb, er wäre »dem Glücksspiel mehr ergeben als dem Spiel mit der menschlichen Maschine«, wagte 1655 den gefährlichen Übergang vom Tier zum Menschen. Mit Erfolg führte er seine erste Blutübertragung an einem jungen Mann durch: nachdem er ihm drei Unzen Blut abgenommen hatte, spritzte er ihm neun Unzen arterielles Blut vom Lamm ein. Bemerkenswert erscheint in diesem Zusammenhang, daß wir diese kühnen Initiativen nicht Chirurgen, sondern Amateuren zu verdanken haben, nämlich einem Mathematiker und einem Architekten. Ungeachtet ihrer anfänglichen Mangelhaftigkeit muß man diese Versuche zu den wichtigsten technischen Fortschritten der Heilkunde rechnen.

Im 17. Jahrhundert wurde das Schicksal der Welt von der Entstehung der preußischen Militärmacht bestimmt. Die deutsche, vielmehr preußische Feldchirurgie nahm dank des Großen Kurfürsten eine erstaunliche Entwicklung. Er teilte seinen Truppen einen Sanitätsdienst zu und legte die Entlohnung und die hierarchische Stellung seiner Chirurgen fest. Pürmann war einer von ihnen. Auf den Kriegszügen bewies er ein technisches Können und eine Entschlußkraft, die den Beifall der modernen deutschen Historiker fand. In der Schädeltrepanation brachte er es zu einer außergewöhnlichen Meisterschaft. Er praktizierte den Luftröhrenschnitt, operierte Schlagadergeschwulste und nähte verletzte Darmschlingen. Als Chirurgen zeichneten sich außerdem Minderer, ein Veteran des Dreißigjährigen Kriegs und der im Bauchschnitt bewanderte Florian Mathis aus. Zu den unternehmenden Operateuren gehörten auch Minnius, der unter offenem Himmel an einem Schiefhals den Warzenfortsatz durchtrennte, und Schonkoff, der sich ab 1685 am Herausoperieren der Eierstöcke versuchte.

Abbildung 1047
Tafel aus der 2. Ausgabe des Arcenal de chirurgie, *einer französischen Übersetzung des* Armamentarium chirurgicum *von Johann Schultes (Scultet), erschienen 1675 in Lyon. Die Bildtafeln aus dem Buch Johann Schultes', eines renommierten Chirurgen aus Ulm, wurden wegen ihres dokumentarischen Werts berühmt. Sie legen beredtes Zeugnis ab von der Chirurgie dieser Epoche, ihren Instrumenten und dem sonstigen Material, welches ihr zur Verfügung stand.*

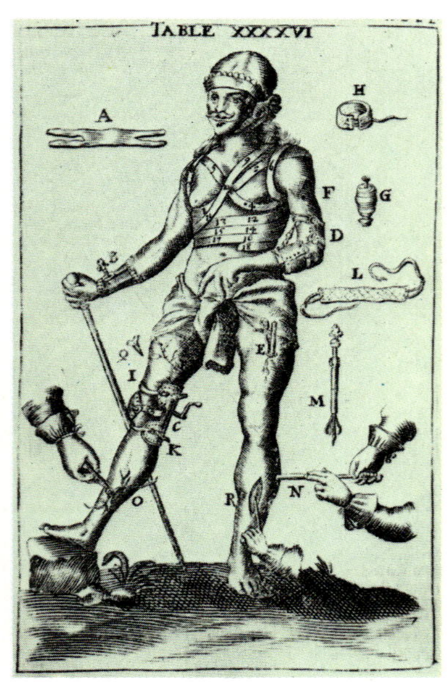

Scultet aus Ulm (eigentlicher Name: Johann Schultes, 1595—1645) schrieb das berühmte *Armamentarium chirurgicum.* Sein Buch erfreute sich in Deutschland anhaltender Beliebtheit, und auch nach Frankreich gelangten seine Lehren dank einer französischen Übersetzung. Da er sieben Jahre in Padua bei Spigel als Präparator gearbeitet hatte, besaß Scultet eine sehr solide Grundlage als Anatom. Bei demselben Lehrmeister bildete er sich zehn Jahre lang praktisch in der großen Chirurgie aus. Zwanzig Jahre lang war er Truppenarzt in den deutschen Kriegen. »Das ist die richtige Art, Kunstfertigkeit zu erlangen«, kommentierte sein französischer Übersetzer. Sein Werk heißt zwar zu deutsch *Chirurgische Waffenkammer,* aber es handelt sich nicht etwa um den Katalog eines chirurgischen Messerschmieds. Für jedes Instrument gibt er das Anwendungsgebiet und die Umstände der jeweiligen Operation an; insbesondere geht er näher auf Kopfwunden, Frakturen und Verrenkungen ein. Da, wie er schrieb, »man durch nichts besser unterrichtet wird als die Erfahrung«, versuchte er, dem Leser zu erklären, »wie [er] es machte und welches Resultat [er] erzielte«. Das Buch enthält sehr viele Abbildungen: sechsundvierzig Kupferstiche zeigen die Instrumente, ihren Gebrauch und die typischen Operationen. Der Bildatlas hat für uns im übrigen einen größeren dokumentarischen Wert als der Text.

Gegen Ende des 17. Jahrhunderts, ein Vierteljahrhundert nach dem demütigenden Erlaß aus dem Jahre 1660, der die Lage der Chirurgen von St. Côme so sehr verschlechterte, trat ein Ereignis ein, welches in der Folge die soziale und moralische Stellung der französischen Chirurgie wiederherstellte: 1686 erkrankte Ludwig XIV. an einer Afterfistel. Nach vielen Experimenten mit Salben und anderen Heilmitteln operierte Félix, der Erste Leibchirurg, den König mit Erfolg. Und der einfache, von der Fakultät als Hilfsarbeiter eingeschätzte Barbier und Wundarzt erhielt daraufhin als Honorar dreihunderttausend

Pfund; man »honorierte« ihn somit dreimal so hoch wie die Ärzte des Königs. Sofort wurde er geadelt, Truchseß und Herr von Stains. Welch eine Revanche für die Chirurgie! Ludwig XIV. überhäufte künftig seine persönlichen Chirurgen Bienaise, Clément, Félix und Mareschal und deren Familien mit Reichtum und Gunst. Die großen Fürsten folgten seinem Beispiel, sodaß sich die Begünstigung von hoher Stelle auf den gesamten Stand niederschlug und einen allgemeinen Stimmungswechsel zugunsten der Chirurgen bewirkte.

Wenn man die dunkle Zeit kleinlicher Schikanen seitens der Ärzte näher beleuchtet, stellt man fest, daß der Erlaß von 1660 zwar die Chirurgen aus der Universität ausschloß, aber nicht den Lehreifer ihrer führenden Kräfte beeinträchtigen konnte. Ihre Schule behielt ihren Glanz, denn dem Parlament gelang es nicht, die Chirurgen daran zu hindern, weiter Schüler auszubilden und

Abbildung 1048 (links Mitte) Chirurgische Lanzettmesser. Die Nummer 2 gehörte Charles Félix.

Abbildung 1049 (unten) Porträt Charles Félix de Tassys (1669—1703). Charles Félix de Tassy, der Leibchirurg Ludwigs XIV., operierte seinen König erfolgreich an einer Afterfistel und wurde dadurch zu einer angesehenen Persönlichkeit.

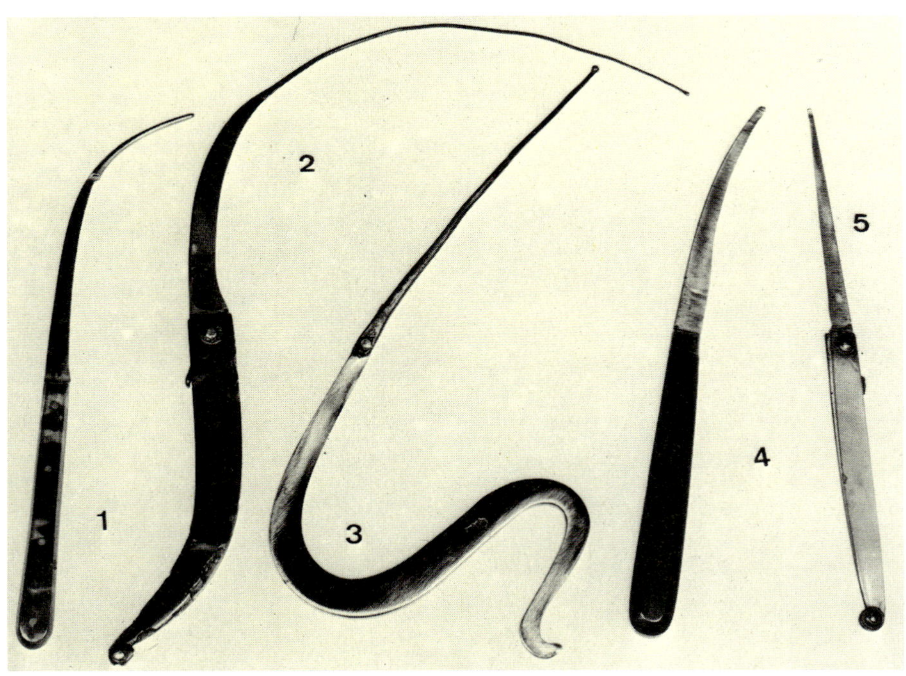

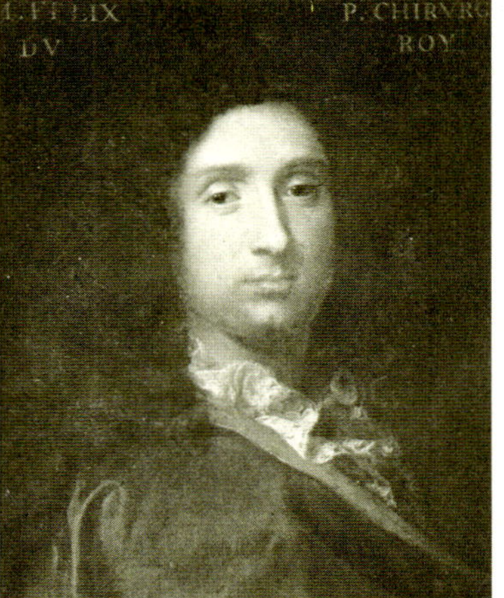

»besondere Übungen zur Vorbereitung ihrer Kandidaten auf die Prüfung« durchzuführen. Dies schloß ein, daß sie immer noch eine höchsten Ansprüchen genügende Lehre besaßen. Der Fakultät blieb nur die ehemalige Domäne der einfachen Barbiere, nämlich das Verarzten von »Furunkeln, Wunden und Beulen« als Lehrstoff übrig, und für vierzig Jahre schloß sie deshalb auch ihre Abteilung für primäre Chirurgie. Inzwischen gaben die Mitglieder der Gilde von St. Côme, gestützt auf die alten Traditionen ihres Kollegs, dem chirurgischen Unterricht frischen Elan und erhöhten das Ansehen ihrer Kunst.

Auch Dionis, der Erste Leibchirurg der Herzogin von Burgund, war Mitglied der Chirurgengesellschaft und nahm dort eine bevorzugte Stellung ein. 1672 wählte man ihn zum Demonstrator »der anatomischen Wahrheiten und der chirurgischen Operationen«. Acht Jahre lang veranstaltete er im »Jardin royal« seine Vorführungen mit riesigem Erfolg, »sodaß man an die jungen Gehilfen der Operateure versiegelte Erkennungsschildchen austeilen mußte«. Bescheiden erklärte Dionis, daß das Verdienst daran allein der Gilde von

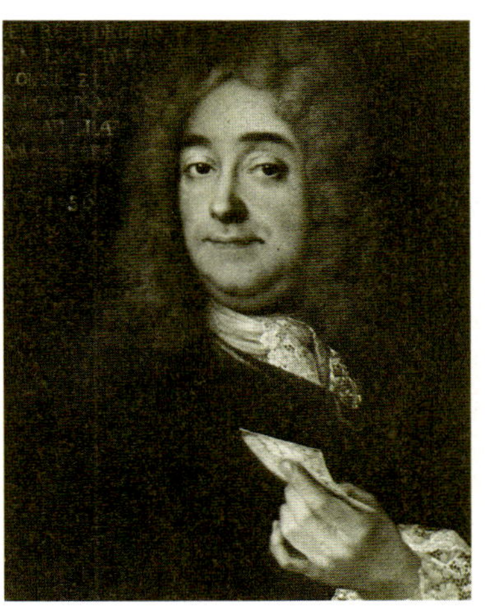

Abbildung 1050 (oben) Porträt Georges Mareschal de Bièvres (1658—1736). Georges Mareschal, Leibchirurg Ludwigs XV. und bekannter Steinoperateur, gründete mit Lapeyronie die Königliche Akademie für Chirurgie.

St. Côme gebühre: »Ich habe nur die Lehren der Schule weitergegeben.« Der von Dionis verfaßte Operationskursus ist unterteilt in zehn Abschnitte, die jeweils das Pensum für einen Tag angeben. Vor jeder beschriebenen Operation zeigt eine Bildtafel die Lage der zu präparierenden Organe. Es sind über sechzig Abbildungen. Man versteht deshalb, warum dieses methodische und kluge Buch zahlreiche Generationen von Kandidaten der Chirurgie ausgebildet hat. Der Leser dieses Buches kann sich davon überzeugen, welch eine solide schulische Ausbildung ein Chirurgenlehrling Ende des 17. Jahrhunderts besaß, nachdem er die fünfundzwanzig vorgeschriebenen Eingriffe seines »Meisterstücks« peinlich genau abgeleistet hatte. Die Leibchirurgen Ludwigs XIV., Félix und Mareschal, bestimmten, daß auch ihre Söhne sich dieser Disziplin zu unterwerfen hatten; auch Dionis' Söhne mußten, sobald sie Chirurgen zu werden wünschten, zunächst einmal die Schulbank drücken.

Abbildung 1051
Dieser Stich auf dem Vorsatzblatt des Cours d'opération de chirurgie *von Dionis (erste Ausgabe 1707) zeigt den Autor bei einer anatomischen Demonstration im Amphitheater des »Collège de chirurgie«. Das Werk war ein beispielloser Erfolg und wurde im 18. Jh. regelmäßig neu aufgelegt.*

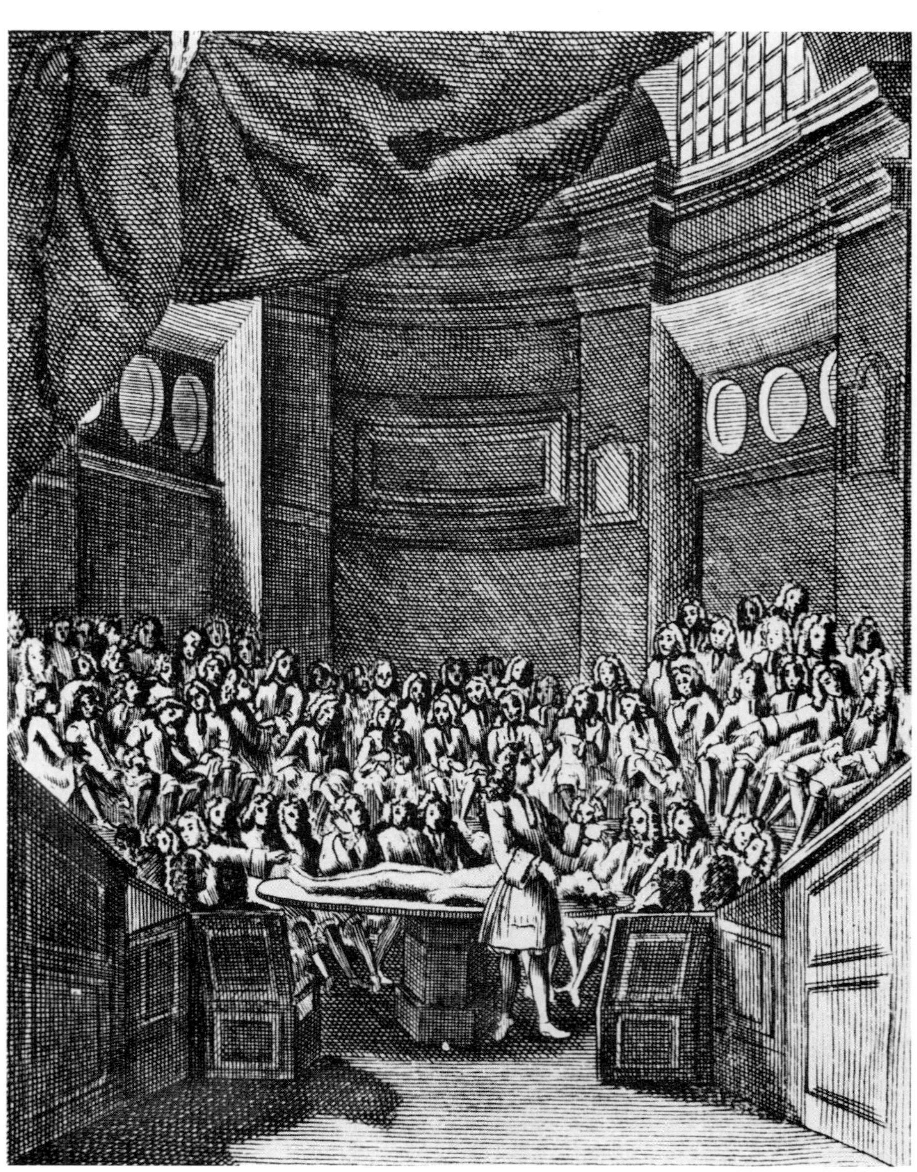

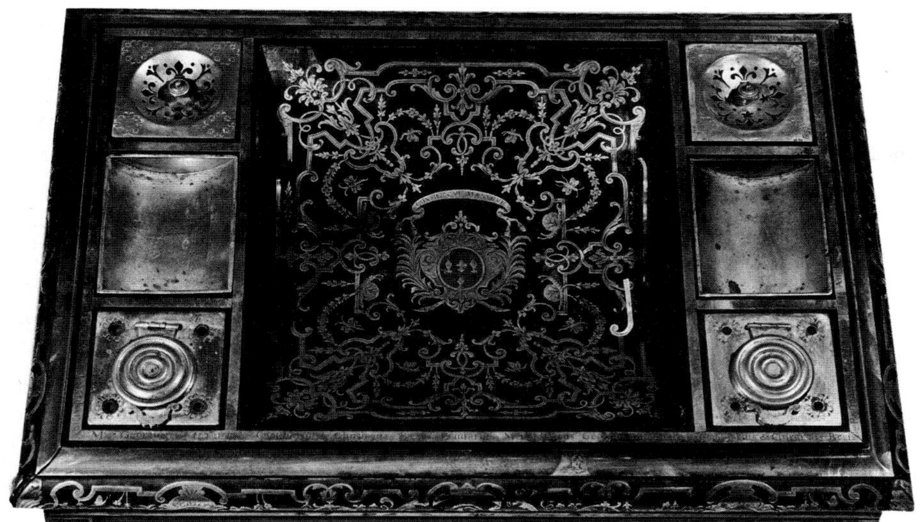

Abbildung 1052
Schreibnecessaire aus dem »Collège de chirurgie«, angefertigt von Boulle zu Beginn des 18. Jh.s. In der Mitte erkennt man das Wappen des Kollegiums. Auf dem Rand sind die Namen der Mitglieder eingraviert.

Die Königliche Akademie für Chirurgie

Im 18. Jahrhundert wurde die Geschichte der Chirurgie von zwei entscheidenden Ereignissen bestimmt: 1. Die Gründung der »Académie royale de chirurgie« gab der chirurgischen Forschung neuen Elan und verhalf der französischen Chirurgie auf lange Jahre zu einer überlegenen Stellung in Europa. 2. Die königliche Proklamation von 1743 stellte das soziale und moralische Ansehen des Chirurgenstandes wieder her und hob die Chirurgen in den gleichen Rang wie die Ärzte. Die Emanzipation der Chirurgie in Frankreich war vollzogen.

Am 18. Dezember 1731 fand die Einweihungssitzung der Königlichen Chirurgenakademie in einem Saal des Louvre statt, in den Mareschal, der Erste Leibchirurg des Königs, achtundsechzig Pariser Chirurgenmeister einberufen hatte. Am 8. August 1793 wurde die Akademie auf Dekret der Nationalversammlung aufgelöst. Das Protokoll der letzten Sitzung läßt noch die betrübte Stimmung erkennen, unter deren Eindruck sich der Direktor darauf beschränkte, die Unterwerfung der Chirurgen unter das Gesetz bekanntzugeben. Es sind wahrhaft denkwürdige Daten! Zweiundsechzig Jahre bestand die große Gesellschaft. Während dieser Zeit vollbrachte sie es, die besten Pariser Chirurgen zu vereinigen, die Bedeutung gemeinschaftlichen Arbeitens zu zeigen, Tatsachen zu sammeln und Ideen zum Keimen zu bringen. Die Forderungen Quesnays, »die Chirurgie auf der Beobachtung, auf der Untersuchung des Körpers und auf Experimenten aufzubauen«, hat sie gewissenhaft erfüllt.

Im Laufe eines Jahrhunderts, von 1703 bis 1783, lösten sich am Hof Ludwigs XV. und Ludwigs XVI. drei Oberste Königliche Leibchirurgen mit dem Titel »Haupt der Chirurgie des Königreichs« ab. Sie standen der Gilde als Berater zur Verfügung und setzten sich mutig für sie ein. Die drei Männer schilderte Lenormant als »energisch und ihres Wertes bewußt, aufrecht und unabhängig, ihrem Stand leidenschaftlich ergeben und beständig in ihrem Trachten«. Es handelte sich um Mareschal, Lapeyronie und La Martinière.

Ihnen verdanken wir die Reformen und Verbesserungen, welche die Chirurgie veränderten. Nacheinander nahmen sie den Rang eines Präsidenten der Akademie ein: Mareschal für fünf Jahre und Lapeyronie für elf Jahre. Den Rekord hielt jedoch La Martinière mit sechsunddreißig Jahren, obwohl er eine weitaus geringere persönliche Ausstrahlungskraft hatte als seine Kollegen. Wir sind durchaus berechtigt, Lapeyronie den ersten Platz in diesem großartigen

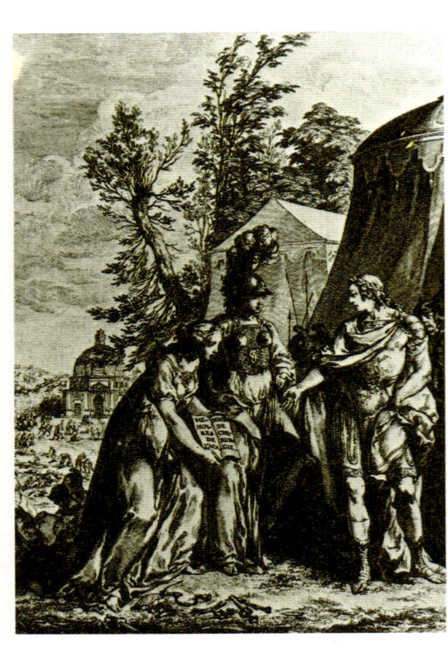

Abbildung 1053
Stich auf dem Vorsatzblatt der ersten Ausgabe der Mémoires de l'Académie royale de chirurgie, *Band I, 1743. Es handelt sich um eine Allegorie im antiken Geschmack. Ludwig XV., als römischer Feldherr dargestellt, nimmt einen Band der* Memoiren *in Empfang. Im Hintergrund erkennt man das 1697 errichtete »Collège de chirurgie«. Diese Szene bedeutete einen Triumph für die Chirurgie. Die mit der Billigung des Königs gegründete »Académie royale de chirurgie« war die Krönung des sozialen und wissenschaftlichen Aufstiegs der Chirurgen. Hinter dieser Entwicklung blieb die überhebliche und verknöcherte Medizinische Fakultät von Paris weit zurück.*

Trio zuzusprechen. In beispielhafter Weise war er ständig bestrebt, den Fortschritt der Wissenschaft, das Ansehen der Chirurgie, eine angemessene Entlohnung des Personals und eine bessere Ausstattung der Akademie zu sichern. So groß auch sein eigenes Verdienst war, es bedurfte doch vor allem des allmächtigen Schutzes und des guten Willens des Königs, und so erwies sich Lapeyronies Einfluß auf Ludwig XV. als ausschlaggebend. War Lapeyronie wirklich der einzige Gründer der Königlichen Akademie für Chirurgie? Bouisson behauptete es, und Verneuil wiederholte seine Äußerungen. Man sollte sich an die historische Anmerkung Ludwigs halten, die er dem zweiten Band der *Memoiren* der Gesellschaft als Vorwort voranstellte: »Die erste Anregung für die Königliche Akademie für Chirurgie ist dem Eifer und den Bemühungen Herrn Mareschals, seines Zeichens Erster Chirurg des Königs, und Herrn Lapeyronies, seines designierten Nachfolgers, zu verdanken.« In Wahrheit liegt dieser Gründung ein Gespann sich ergänzender Charaktere zugrunde. Mareschal war ein Mann der Tat, ein Veteran des Großen Jahrhunderts. Elf Jahre lang hatte er das Amt des Ersten Leibchirurgen Ludwigs XIV. bekleidet, und seine Zuneigung zu dem jungen König hatte ein so enges Verhältnis hergestellt, daß er mit ihm »wie ein Vater zu seinem Sohn« sprach. Der methodische Lapeyronie wurde 1719 von Mareschal, der zu diesem Zeitpunkt 61 Jahre alt war, in weiser Vorsorge zu seinem Amtsgehilfen berufen. Damit bewies Mareschal, daß er die Interessen der Chirurgie über alles andere stellte und keine Konkurrenz zu fürchten hatte.

Lapeyronie bereitete den Entwurf der Statuten für die neue Einrichtung vor, und Mareschal erreichte gegen den Widerstand einiger Chirurgenmeister von St. Côme seine Paraphierung durch den König. Der erste Band der *Memoiren der Akademie* erschien erst zwölf Jahre nach ihrer Gründung, nämlich 1743. Zu diesem Zeitpunkt war Lapeyronie dem 1736 verstorbenen Mareschal in das Amt eines Obersten Leibchirurgen und Präsidenten der Akademie gefolgt. Daher war er es, der die hochtrabende Widmung für den König verfaßte: »Majestät, ich erlaube mir untertänigst, zu Eurer Königlichen Hoheit Füßen die *Memoiren der Akademie für Chirurgie* niederzulegen.«

Zu Lebzeiten Mareschals und in den ersten zwei Jahren nach seinem Tod lebte die Akademie gemäß ihren Statuten und in Frieden. Unter Vorbehalt der Billigung durch den König bestimmte sie ihre sechzig ordentlichen und außerordentlichen Akademiker selbst. Warum wollte Lapeyronie die Rekrutierung der Professoren von einer demokratischen Abstimmung durch die versammelten Chirurgenmeister der Gesellschaft von St. Côme abhängig machen? Vielleicht aus einer liberalen Grundhaltung, um allen Mitgliedern der Gemeinschaft abwechselnd den Eintritt in die Akademie zu ermöglichen und damit den Wettbewerb unter ihnen anzuspornen? War es der Einfluß des Gleichheitsgedankens, der bereits die Volksmassen in Bewegung brachte? Welches auch sein Motiv gewesen sein mag: dieser Versuch eines »allgemeinen Wahlrechts« erwies sich weder als ein angemessenes Auswahlkriterium noch als Schlichtungsmittel. Die jährlichen Wahlen erhitzten die Gemüter. »Die Societas des Heiligen Kosmas zerstritt sich in lärmende Parteien, und die größten Intriganten setzten sich durch.« Man war genötigt, den Versuch mit den abwählbaren Posten abzubrechen und wieder die Anstellung auf Lebenszeit einzuführen.
Am Dienstag, dem 25. April 1747, fand in der Königlichen Akademie für Chirurgie keine Sitzung statt: »Man wohnte der Beisetzung Herrn Lapeyronies in Versailles bei.« So starb also Lapeyronie noch vor der feierlichen Bestätigung

dieser Einrichtung durch die Patentbriefe vom 2. Juli 1748. Aber die verspätete Formalität war jetzt auch nicht mehr sehr wichtig, denn die Chirurgenakademie befand sich schon seit siebzehn Jahren in Betrieb. Dank der testamentarischen Freigebigkeit Lapeyronies wurde sie wohlhabend. Er vermachte ihr die Einkünfte aus seiner bei Château-Tierry gelegenen Besitzung Monsigny und bestimmte sie für folgenden Gebrauch: 1. Verleihung eines jährlichen Preises, 2. Verteilung von Silbermedaillen an die vierzig Komitee-Mitglieder anläßlich jeder Sitzung, 3. Aufbesserung der Bezüge des Sekretärs auf Lebenszeit um 3000 Pfund.

Die Proklamation von 1743

Am dreiundzwanzigsten Tag des Monats April, im Jahre des Herrn 1743, unterzeichnete Ludwig XV. in Versailles den berühmten Erlaß, den man als »Proklamation der Chirurgenrechte« ansehen kann: ein denkwürdiges Datum, das wir uns merken sollten! Der Text aus der Feder Aguesseaus stellt eine echte Charta des Chirurgenstandes dar. Er trennte die Chirurgen für immer von der Barbiersgilde und forderte für die Schüler eine literarische Basis, gegründet auf das Studium der lateinischen Sprache und der Philosophie und abgeschlossen mit dem Titel eines Magisters der Künste. Er verpflichtete die Chirurgen, ihren Beruf ohne Beimischung unselbständiger Tätigkeiten auszuüben. Die Rechte, Würden und Privilegien, welche die Gesellschaft von St. Côme vor ihrer erniedrigenden Vereinigung mit den Barbieren besessen hatte, gab er ihnen zurück. Schließlich verbesserte er auch die Fachkenntnisse der Chirurgen, indem er erhöhte Prüfungsanforderungen festlegte.

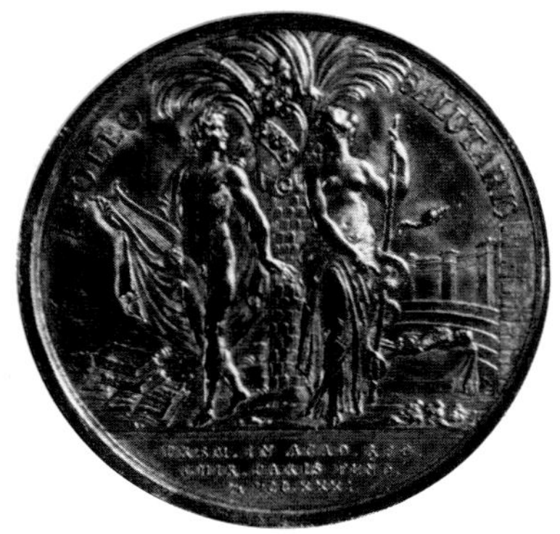

Abbildung 1054
Medaille der Akademie für Chirurgie von 1731, dem Gründungsjahr.

Welch ein Gegensatz bestand zwischen den bescheidenen Anfängen und dem glänzenden Erfolg! Der Mann, der vom Beruf der Chirurgen eine so hohe Auffassung hatte, daß er ihnen zu sozialem Aufstieg verhelfen wollte, der Mann, der am Hofe so viel Geltung besaß, daß er einem König diese Entscheidung abgewinnen konnte: es war dies François de Lapeyronie, »Erster Leibchirurg seiner Majestät, Haupt der Chirurgie des Königreiches«. Als Sohn eines Barbiers war er achtundvierzig Jahre zuvor selbst Anwärter auf den Titel eines »Chirurgen- und Barbiermeisters« gewesen. Am 19. Februar 1695 hatte er in seiner Geburtsstadt Montpellier die Erlaubnis erhalten, »die Kunst der Chirurgie und des Bartscherens« auszuüben, mit dem Recht, die »Becken zu führen und einen Laden zu eröffnen«.

Die Unabhängigkeit der chirurgischen Lehre

Der Chirurgengesellschaft einen eigenen, unabhängigen Lehrkörper zu geben: das bedeutete gleichzeitig die endgültige Lossagung von der Oberherrschaft der Medizin und die Garantie des Rechts auf eine Schule. Lapeyronie hatte die Vorrangigkeit dieses Teils der chirurgischen Organisation begriffen, und wenn er auch gemeinsam mit Mareschal die Anregung zur Akademie gegeben hatte, war die personelle und finanzielle Gestaltung allein sein Werk.

Im September des Jahres 1724 unterzeichnete Ludwig XV. in Fontainebleau die berühmten, von Mareschal ausgearbeiteten Patentbriefe, welche fünf Arbeitsplätze für Demonstratoren schufen, mit der Auflage, »im Hörsaal von St. Côme die verschiedenen Teile der Chirurgie zu erklären«. Nach zwei Jahrhunderten des Niedergangs konnte man endlich die fünf Lehrstühle Franz' I. zurückgewinnen!

Das empörte die Fakultät. Die königlichen Befehle konnten ihrem streitbaren Eifer nichts anhaben; sie läutete zum Sturm auf das Kollegium von St. Côme. Es kam zu einem spaßhaften Demonstrationszug, dessen Komik uns

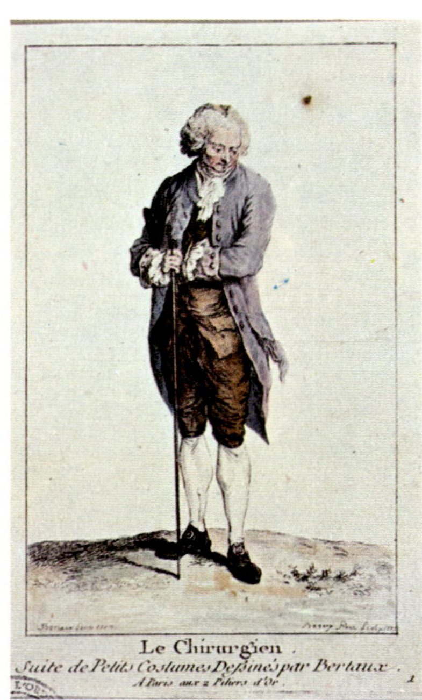

Abbildung 1055
Der Chirurg. Stich nach Bertaux, 1774.
Im ausgehenden 18. Jh. ist der Chirurg nicht mehr der unwissende, verachtete Bartscherer. Er ist jetzt gebildet und angesehen und kleidet sich wie ein »besserer Herr«.

die Chronik überliefert hat. Alle Doktoren waren aufgeboten, der Dekan ging voran. Trotz des kalten Winters marschierten die weißbeschneiten roten Roben auf St. Côme. Die Menge der Maulaffen feilhaltenden Pariser folgte ihnen und verstärkte ihre Reihen. Vor St. Côme angekommen, stellten sich die Doktoren entlang dem Gebäude auf. Der Dekan trat vor das Tor, der Fakultätsanatom blieb ihm zur Seite — mit einem Skelett in der Hand. Man klopfte, man rief; man drohte, das Tor einzuschlagen. Aber die im Gebäude eingeschlossenen Studenten antworteten nur mit Hohngeschrei. Aus dem Tumult erhob sich die Stimme eines Gerichtsdieners: »Hier sind eure Herren und Meister von der Fakultät«, rief er den Chirurgen zu, »sie sind gekommen, euren Hörsaal in Besitz zu nehmen, den ihr nur für sie habt bauen können; sie bringen euch das gesamte Wissen ihrer Bücher!« Aber da begann das Volk, das bisher dem Gehabe wie einer religiösen Zeremonie respektvoll beigewohnt hatte, zu johlen und zu schreien. Es beschimpfte die Doktoren und jagte sie ungeachtet ihrer Pelze davon.

Von diesem Augenblick an war die Lehre im Hause der Chirurgengesellschaft unabhängig. Die große Reform hatte zum Ergebnis, daß die Chirurgen nicht mehr ausschließlich Auszüge aus überholten lateinischen Büchern vorlasen, sondern künftig als königliche Demonstratoren richtige wissenschaftliche und praktische Kurse abhalten konnten. Ihren Lehrstoff stellten sie gemäß ihrem eigenen Können und ihrer persönlichen Erfahrung zusammen.

Das *Collège de chirurgie,* das unter dieser Bezeichnung bis zur Revolution bestand, gab *theoretischen* und *praktischen* Unterricht. Die Theorie erhielt man in drei Schulen: im »Jardin royal«, wo Dionis lehrte, in der Medizinischen Schule St. Côme und im Amphitheater von St. Côme. Die praktischen Arbeiten fanden in den städtischen Krankenhäusern statt, und zwar nach einem Plan, der dem heutigen Praktikantensystem zugrunde liegt.

Gegen Ende des 17. Jahrhunderts hatten die Chirurgen von St. Côme erkannt, daß sie ein neues Gebäude brauchten. Mit dem Erlös aus freiwilligen Spenden und der Schenkung des geschworenen Chirurgen Roberdeau kauften sie auf dem damaligen Gebiet des Franziskanerklosters ein Grundstück. Am 2. August 1691 wurde der erste Stein zum neuen Amphitheater St. Côme gelegt, und 1694 fand die Einweihung statt. Das Gebäude steht noch heute, aber ohne seine Schornsteinhaube mit den königlichen Wappenlilien. Man brachte darin die Pariser Kunstgewerbeschule unter; sie befindet sich in der Rue de l'Ecole de Médecine. Die Freigebigkeit Lapeyronies wollte es, daß Montpellier eine Kopie des Pariser Hörsaals bekommen sollte, und so wurde dort 1757 das Hôtel Saint-Côme errichtet. Das elegante, schlichte und gut proportionierte Gebäude blieb ein Schmuckstück der Stadt. Nur sein Verwendungszweck hat sich geändert, denn seit der Revolution dient es dem Gericht und der Handelskammer als Sitz.

Eine hohe soziale Stellung, ein akademisches Zentrum gemeinschaftlicher Arbeit, Schulen und Hörsäle: das alles stand den Chirurgen künftig auf ihrem Weg zum Fortschritt zur Verfügung. Um diese Grundausstattung zur Geltung zu bringen, bedurfte es natürlich fähiger Männer, und an diesen mangelte es nicht im glänzendsten halben Jahrhundert der französischen Chirurgie. Zu den hervorragendsten Gestalten muß man außer Mareschal, Lapeyronie und La Martinière ihre unmittelbaren Mitarbeiter rechnen, nämlich die *Sekretäre auf Lebenszeit,* die aufgrund der Dauer ihres Amtes den meisten Einfluß auf den Betrieb der Akademie nehmen konnten. Innerhalb von sechzig Jahren beklei-

Abbildung 1056 (gegenüber)
Allegorisches Chirurgenkostüm. Stich vom Anfang des 18. Jh.s.

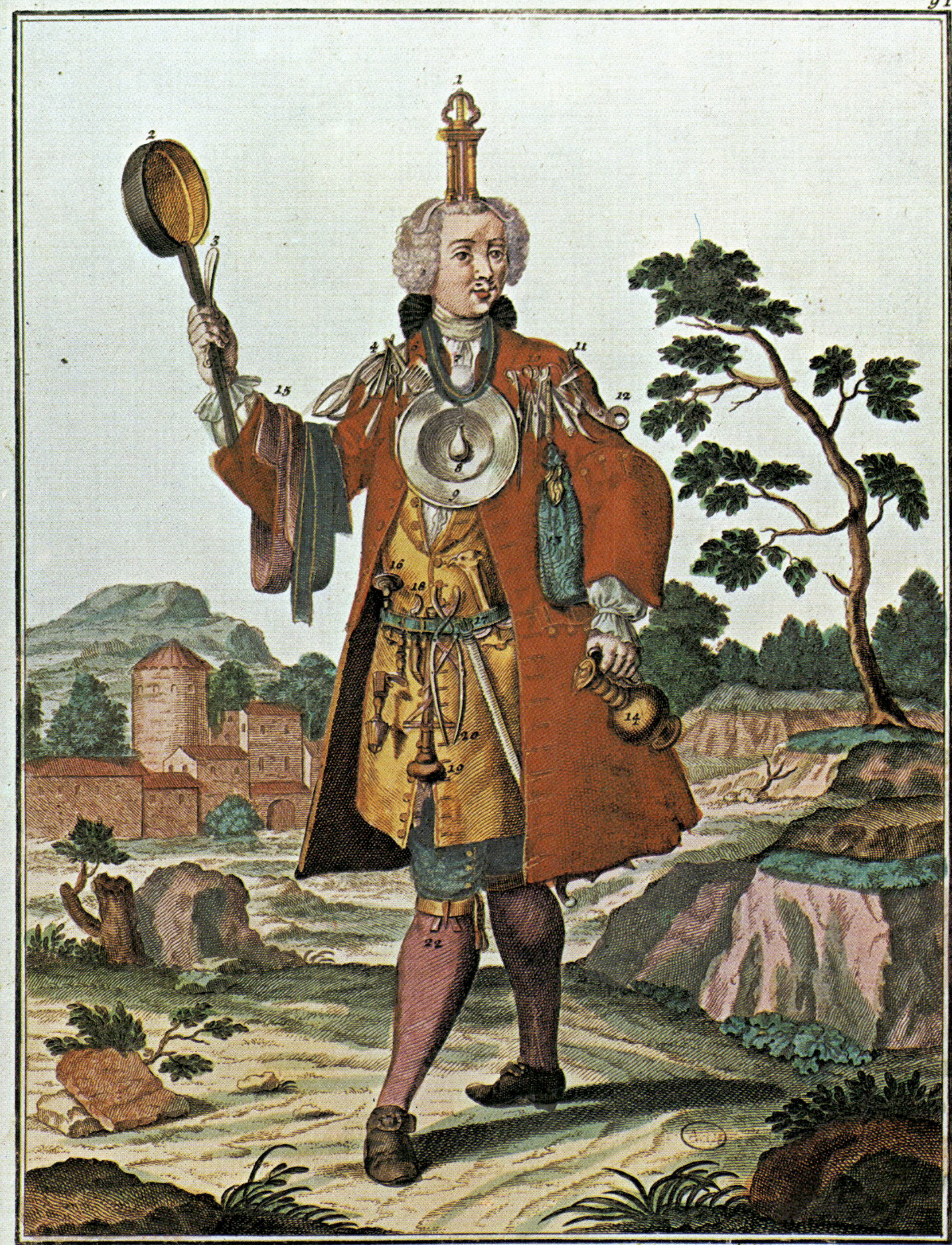

Chirurgien. Ein Wund-Arzt oder Barbierer.

1. *Elevatoire pour la tete.* 1. Bock oder elevatoriũ. 2. *Poele à faire emplatre.* 2. Pflaster Pfanne. 3. *patule à emplatre.* 3. Pflaster Spatl. 4. *tenette.* 4. Stain Zangen. 5. *patule pour la bouche.* 5. Mund Spatel. 6. *ciseaux et peignes.* 6. Scheer und Kamm. 7. *Savonnettes.* 7. Saif-Kugel. 8. *verre à jetter de l'eau.* 8. Spritz Wasser Glässlein. 9. *plat de barbier.* 9. Balbier Schüssel. 10. *ciseaux.* 10. Scheer. 11. *rasoir* 11. Scheer-Messer. 12. *Daviez.* 12. Zahn Zangen. 13. *sac de barbier.* 13. Balbier Sack. 14. *un Pot.* 14. ein Kriegel. 15. *ligature.* 15. Aderlass Binder. 16. *Trepan.* 16. ein Trepan. 17. *Scie pour les os.* 17. Bein Segen. 18. *elevatoire après être trepané.* 18. elevatorium nach der trepanation. 19. *un foret pour les os.* 19. Bein Bohrer. 20. *tenette.* 20. Zünglein des Wundt Arzt. 21. *bandage pour rupture.* 21. Bruch-Band. 22. *rotule ou palette.* 22. Knie-Scheiben.

C. Pr. S. C. Maj. *Mart. Engelbrecht excud. Aug. Vind.*

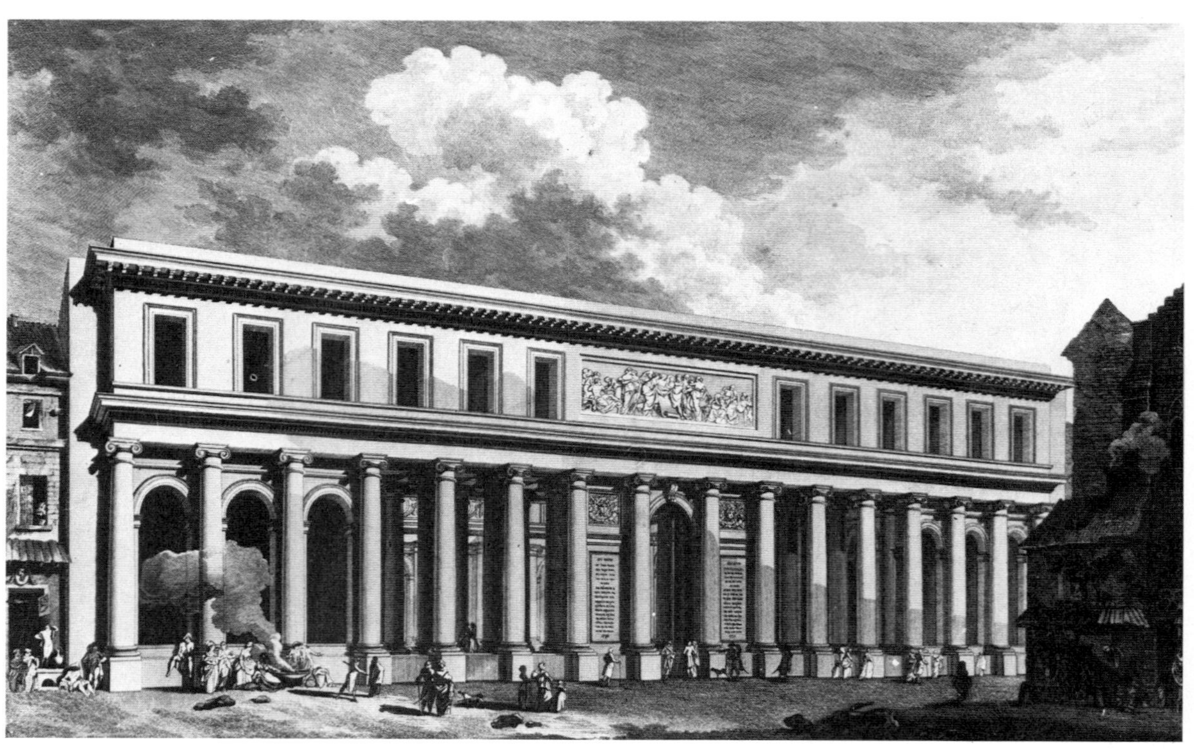

Abbildung 1057
Fassade der »Académie royale de chirurgie«, Abbildung aus dem Buch Description des écoles de chirurgie, *Paris 1780, herausgegeben von Jacques Gondoin, dem Architekten des Gebäudes.*
Dieses wundervolle Bauwerk wurde am 14. Dezember 1774 von Ludwig XV. eingeweiht. Es symbolisiert den Sieg der Chirurgen über die Mediziner. Nach jahrhundertelangen Demütigungen sind sie zu Wissenschaftlern aufgestiegen, denen selbst ein König Gehör schenkt. Stolz richten sie sich in den prunkvollen Räumen der Akademie ein, deren Pracht die alte, herabgekommene Medizinische Fakultät noch ärmer erscheinen läßt.

deten nur drei Männer diesen hohen Posten. Auf die drei Präsidenten kamen somit drei Sekretäre. Stabilität, Kontinuität und Fortschritt: ein Rädchen greift in das andere!

Indes gab es natürlich Wertunterschiede. Die beherrschende Persönlichkeit in diesem Trio der Sekretäre auf Lebenszeit war Antoine Louis. Dank günstiger Umstände und geschickten Lavierens hatte Morand 1731, als er auf dem Höhepunkt seines guten Rufes stand, seine Ernennung zum Sekretär durchsetzen können. Seine Unzulänglichkeit stellte sich jedoch schon bald heraus: er blieb mit dem ersten Band der *Memoiren der Akademie* in Verzug und Quesnay mußte ihn deshalb verfassen. Die beiden folgenden Bände konnten nur mit Hilfe Louis' zustande kommen. Auch den vierten Band mußte Louis beenden, obwohl er es zunächst abgelehnt hatte. Der Chroniker Dubois hat Morands Unfähigkeit allerdings übertrieben, als er schrieb: »Niemals zuvor hatte ein mittelmäßigerer Mensch auf dem Thron der Akademie gesessen.« In seinem Nachruf auf Morand bewies Antoine Louis jedenfalls mehr Diplomatie.

Quesnay bekleidete elf Jahre das Amt eines Sekretärs auf Lebenszeit. Er war ein typischer Vertreter der Bourgeoisie seiner Epoche, die sich lebhaft für Wissenschaften und Ideen interessierte. Er schrieb über die Kunst des Heilens durch Aderlaß, über die Gangrän und ihre Formen und über den Stand der Chirurgie in verschiedenen Epochen. Sein Name wird jedoch nicht wegen dieser Werke oder des von ihm verfaßten Bandes der »Memoiren« fortbestehen. Berühmt wurde er aufgrund seiner nichtchirurgischen Schriften, nämlich seiner wirtschafts- und agrarpolitischen Arbeiten, seiner Artikel über »Bauern und Saaten« im *Dictionnaire encyclopédique* und der Gründung der Sekte der »Physiokraten«. Vor allem aber kannte man ihn wegen seiner Gewohnheit, frei zu denken und zu sprechen. Mitten im Schloß von Versailles wurden in der Zwischenetage der Marquise von Pompadour, deren Arzt er geworden war, seltsame Versammlungen von Denkern abgehalten, die in ihren Gesprächen sehr kühne reformatorische Ideen verfochten; auch der Arzt der Marquise gehörte zu ihnen. Eines Tages sprach Le Mercier de la Rivière folgende Warnung vor ihnen aus: »Das Königreich kann nur durch einen radikalen Umsturz erneuert werden; aber wehe denen, die sich darin aufhalten! Das französische Volk wird alles zerschlagen.«

1746 war Antoine Louis in die Akademie eingetreten. Dubois schrieb dazu: »Man kann sagen, daß er von 1764 bis 1792 die Seele dieser großen Gesellschaft war; mehr als jeder andere hat er zu ihrem Ruhm gewirkt. Was hätte er noch alles schaffen können, wenn er nicht ständig angegriffen, verfolgt und belangt worden wäre!« Als Sekretär wurde er der Sklave seines Amtes. Er war maßgebend an der Herausgabe von vier Bänden der *Memoiren der Akademie* beteiligt. Die von ihm verfaßten Biographien einiger Kollegen sind zurückhaltend. Er war nicht nur ein anerkennenswerter Schriftsteller, sondern auch ein großer Chirurg. Daß seine Gegner ihn des »Despotismus«, der Nachlässigkeit und der Unfähigkeit bezichtigten, ist weniger erstaunlich als typisch für kollegialen Futterneid. Dem großen Denker Des Genettes hinterließ die Begegnung, die er 1792 mit dem alten, enttäuschten Meister hatte, einen unauslöschlichen Eindruck. Dabei äußerte Louis: »Ich war nur in meiner Jugend glücklich, als meine Erfolge noch keinen Neid erweckten.«

Wer die fünf Bände der *Memoiren der Akademie* einmal durchblättert, wird erstaunt sein, wie interessant ihr Inhalt heute noch ist. Einige Abschnitte erscheinen zwar ein wenig veraltet, aber sie sind es weniger als bestimmte überholte Debatten der Chirurgengesellschaft aus der Mitte des 19. Jahrhunderts. Die Autoren, die mit ihren Erfahrungen zu den *Memoiren* beitrugen, waren nämlich klar und einfach denkende Praktiker. Es belastete sie keine unnütze Gelehrsamkeit, sondern sie hatten durch die harte, disziplinierte Schule des Chirurgenkollegiums gehen müssen. Es waren Männer, die mit größter Genauigkeit zu beobachten wußten, und daher kam es, daß fast das gesamte Werk der Akademie auf klinischen Befunden aufbaute.

Jean-Louis Petit war der bedeutendste Chirurg des 18. Jahrhunderts. Seine Berufung zeigte sich sehr früh; mit sieben Jahren, als er mit dem Anatom Littré unter einem Dach wohnte, hatte er versucht, ein Kaninchen zu sezieren. Seinen Namen hat er dadurch verewigt, daß er das charakteristische Merkmal traumatisch bedingter Blutergüsse im Schädel unter der äußeren Hirnhaut erkannte und seine Bedeutung einzuschätzen wußte. Es handelt sich um das »freie Intervall« bei Gehirnquetschungen (Compressio cerebri). Ein Bluterguß, der durch das Zerreißen der mittleren Hirnhautarterie entsteht, löst allmählich die äußere Hirnhaut ab und verstärkt sich so sehr, daß er schließlich einen Druck auf das Gehirn ausübt; die Symptome lassen sich jedoch erst verspätet erkennen. Im Gegensatz hierzu ist es ein typisches Kennzeichen der Gehirnerschütterung (Commotio cerebri), daß die äußere Einwirkung sofortige Folgen hat. Dabei war Petit aber auch schon bekannt, daß *Compressio* und *Commotio* auch nacheinander oder gleichzeitig auftreten können.

Müssen wir noch weitere Beispiele für Petits geniale Beobachtungsgabe anführen? Derselbe Petit erkannte sehr scharfsichtig »die durch Stauung des Gallenflusses in der Gallenblase hervorgerufenen Tumoren, die man oft für Leberabszesse gehalten hat«; er begriff die Rolle der Verwachsungen in den Beschreibungen der sogenannten Gallenblasenabszesse und erwog die Möglichkeiten der Cholezystektomie, d. h. der Eröffnung oder Resektion der Gallen-

Abbildung 1058
Knochensäge für Amputationen. 13. Jh.

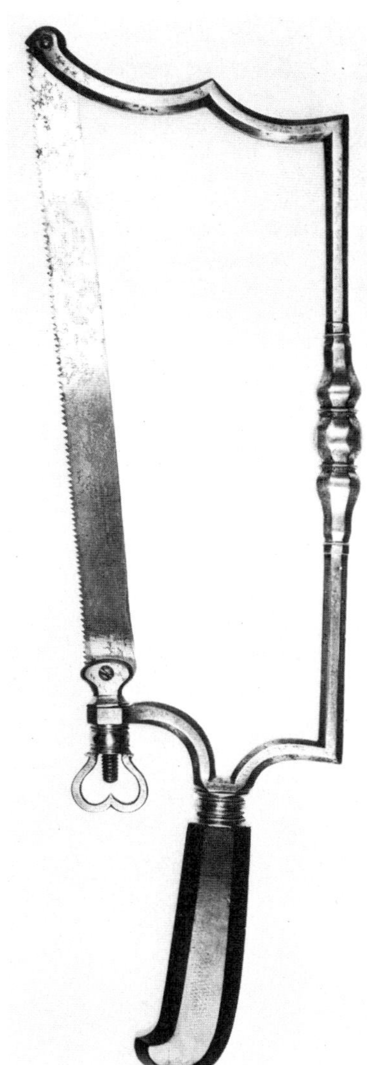

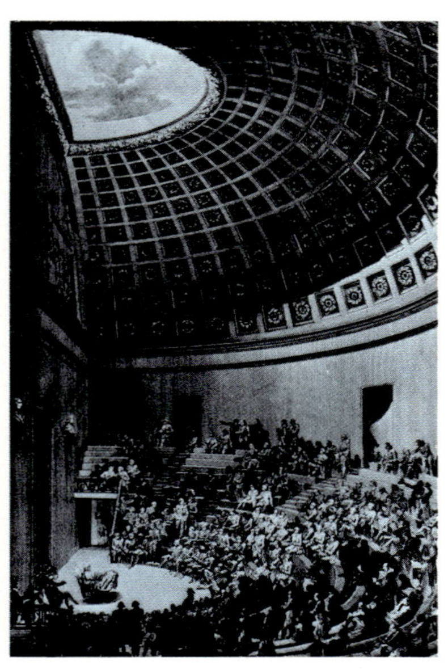

Abbildung 1059
Das große Amphitheater der Königlichen Akademie für Chirurgie. Abbildung aus dem Werk Description des écoles de chirurgie *von Jacques Gondoin, Paris 1780.*
Dieser Hörsaal, der noch heute besteht, wurde während der Revolution stark beschädigt. Die Fresken und Büsten gingen verloren, aber die Kassettendecke blieb erhalten.

blase zur Entfernung von Steinen. In seinen knappen Mitteilungen gibt er einen Abriß der gesamten Problematik der eitrigen Gallensteinleiden. Wie auch Jean-Louis Faure schrieb, »fehlt darin nur noch das Wort Gallenblasenentzündung«. Dank dieser entscheidenden Beobachtungen bleibt der Name Jean-Louis Petit unsterblich. Aber auch in seinem Fall bewahrheitete sich die These, daß das Werk großer Männer von ihren Zeitgenossen oft falsch eingeschätzt wird. Sein Apologet Antoine Louis erwähnte keine einzige dieser Beobachtungen, sondern würdigte vielmehr eingehend seine Aderpresse für Amputationen und seine Arbeiten über die »Durchtrennung des Frenulum linguae« (des Zungenbändchens) beim Neugeborenen!

In derselben Epoche tat sich ein einfacher Provinzchirurg hervor: David, Professor der Chirurgie in Rouen. Der begabte Mann, der seiner schöpferischen Phantasie bei der Erfindung mechanischer Apparaturen freien Lauf ließ, war ein Wegbereiter der Therapie der Wirbelsäulen-Tuberkulose. In seiner Lobrede ging Antoine Louis mit keinem Wort auf eine andere bahnbrechende Leistung dieses Chirurgen ein, nämlich seine Doktorarbeit über die Auswirkungen von Ruhe und Bewegung auf die chirurgischen Krankheiten. 1779 veröffentlichten zwei Autoren unabhängig voneinander ihre Abhandlungen über die Rückenwirbel-Tuberkulose. Der eine war der große Pott, der in der europäischen Chirurgie eine erstrangige Position innehatte; der andere war der bescheidene Chirurg aus Rouen. Die Geschichte hat nur den Namen Potts überliefert und bringt ihn mit seinem Bericht über den Befall der Rückenwirbel und die Symptomen-Trias aus Querschnittslähmung, Buckligkeit und kaltem Abszeß in Zusammenhang. Der Name David blieb fast unbekannt. Dennoch war es der kleine normannische Chirurg, den seine Beobachtungen veranlaßten, Verfahren zur Heilung der Wirbelsäulen-Tuberkulose zu erproben (als »Werk der Natur, der Zeit und der Ruhe«).

Noch eine Reihe anderer klinischer Beobachtungen aus dieser Zeit gingen in das klassische Repertoire der Chirurgie ein. Fouberts Zeichen (Auswärtsdrehung des Beins) bei Oberschenkelhalsbruch stellte ein Symptom dar, dessen Bedeutung auch Sabattier bekannt war. Der Letztgenannte unterschied zwischen der primären und der sekundären Verkürzung der Knochen als Folge dieser Fraktur und wies auf die Gefahr einer Pseudarthrosenbildung hin. Die eitrige Komplikation des Schädelbruchs infolge von Gewalteinwirkung war eine Beobachtung Quesnays. Schließlich erkannte man auch schon den heilenden Einfluß des Sonnenlichts auf Geschwüre. Bereits Jean-Louis Faure folgerte daraus: »Es gibt nichts Neues unter der Sonne, nicht einmal die Heliotherapie!«

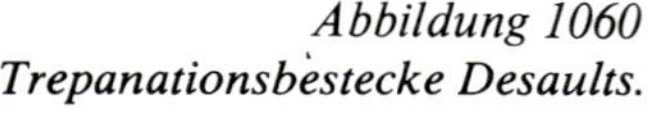

Abbildung 1060
Trepanationsbestecke Desaults.

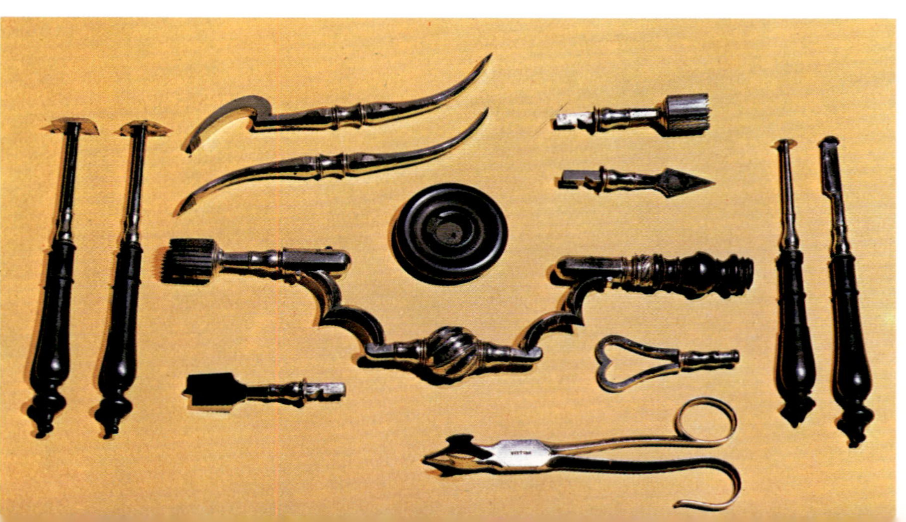

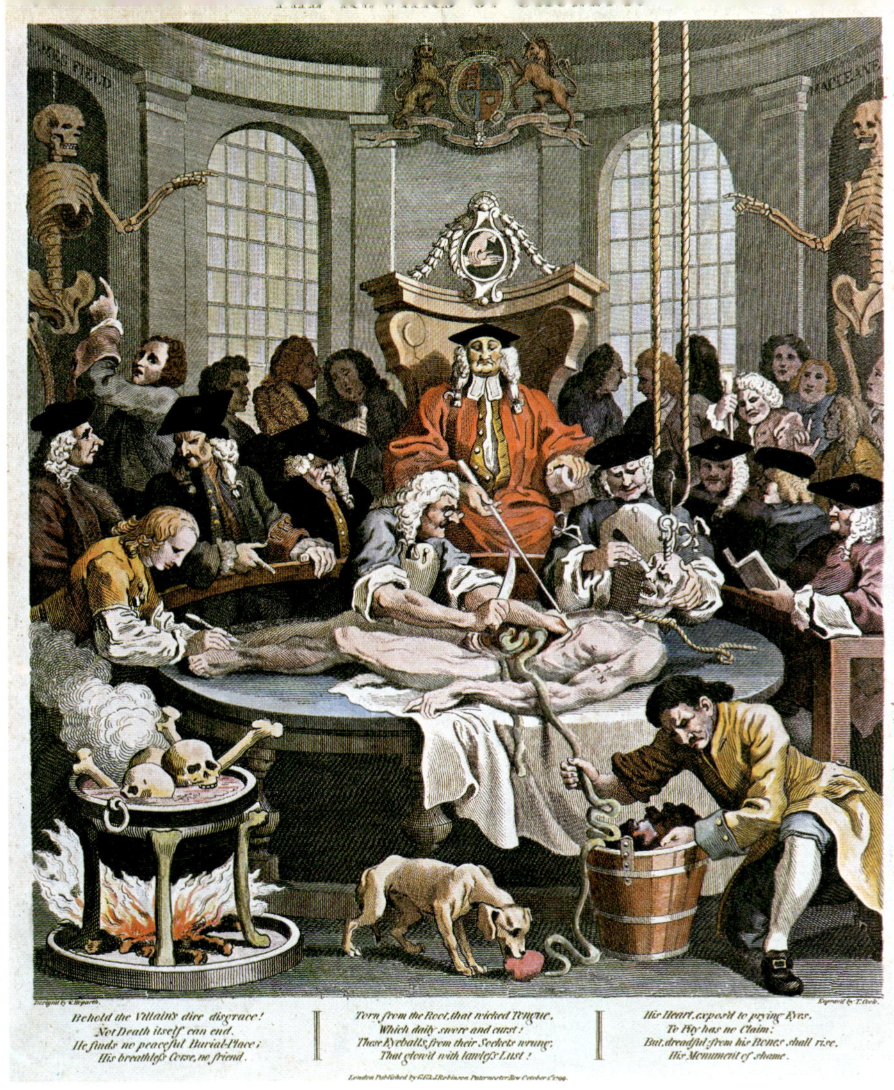

Abbildung 1061
Karikatur einer Sektion, von W. Hoggarth, 18. Jh.

Wie viele Neuerungen brachten diese sechzig Jahre für die Operationstechnik! »Die Chirurgie machte so schnelle Fortschritte«, kommentierte Voltaire, »daß man aus allen Gegenden Europas nach Paris kam, wenn besonders heikle Operationen nötig wurden.« Quesnay zog bereits die Operation bestimmter Gehirntumore in Betracht. Lange vor Dupuytrens berühmtem Einschnitt mit dem Skalpell wagten Jean-Louis Petit, Lapeyronie und Pigray, Hirnabszesse zu öffnen. Hévin empfahl die Entfernung von Fremdkörpern in der Speiseröhre durch einen Einschnitt in das Organ, und Goursaud veröffentlichte den ersten Bericht über einen erfolgreichen Speiseröhrenschnitt. Bordenave reglementierte die Technik der Oberkieferhöhlen-Punktion. Vor Bretonneau und Trousseau schrieb Louis bei Diphtherie den Luftröhrenschnitt vor, und Bauchot erfand dafür ein Spezialmesser, das dem Hohlnadel-Trokar Butlins zuvorkam. Die Operation des eingeklemmten Bruchs ähnelte schon sehr unseren heutigen Verfahren, und bei Hernienbrand wußten Ramdhor und Duverger die abgestorbene Schlinge durchzutrennen und die Enden stumpf zu verbinden. Bei entzündlichen Nierensteinleiden riskierte man schon die ersten Nierenoperationen, auch diskutierte man über die Berechtigung einer operativen Entfernung der Nierensteine, wenn keine Eiterung vorlag; genau dies pflegen wir heute zu tun! Eierstockzysten getraute man sich zwar noch nicht zu entfernen,

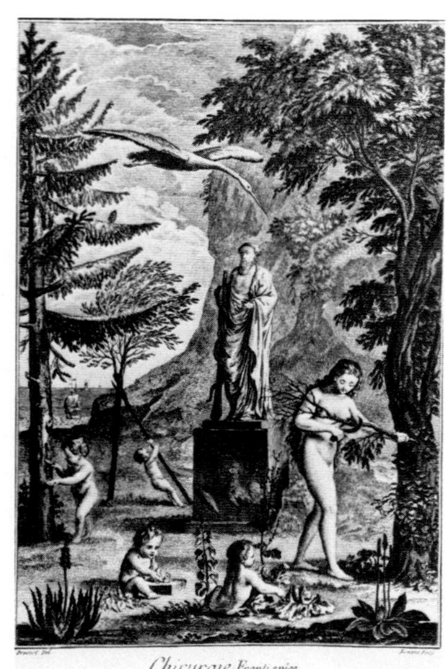

Abbildung 1062
Vorsatzblatt der Bildtafelserie über die Chirurgie aus dem Lexikon Encyclopédie ou dictionnaire raisonné des sciences, des arts et des métiers *(1751—1780), herausgegeben von Diderot und D'Alembert.*

Abbildung 1063
Porträt P. J. Desault (1738 bis 1795), Medaille aus dem 19. Jh.

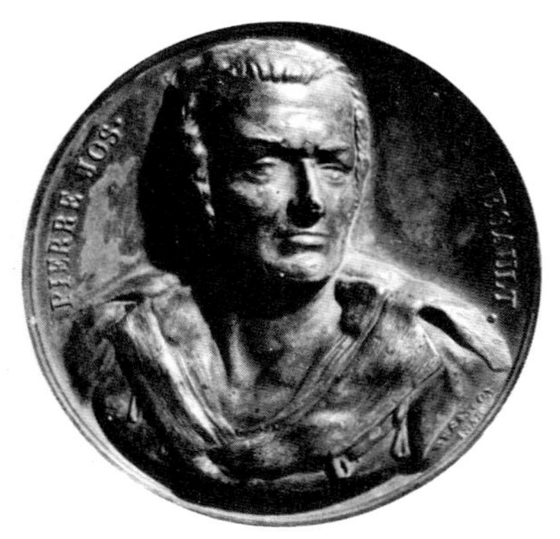

aber La Porte und Morand erkannten immerhin die logische Möglichkeit. Erwähnen wir schließlich Jacques Daniel, dem die Heilung des grauen Stars durch Entfernung der Augenlinse gelang. Seine Methode war eines der besten Produkte der »Académie royale de chirurgie«: mehrere hunderttausend Blinde erlangten durch sie ihr Augenlicht zurück.

Das Ende der Akademie war nicht so ruhmreich wie ihre Anfänge: 1774 erschien der letzte Band der *Memoiren der Akademie.* Die Veröffentlichung des sechsten scheiterte an Meinungsverschiedenheiten. Im selben Jahr starb Ludwig XV. — fünfzehn Jahre vor dem Ausbruch der Revolution von 1789.

Die Wogen des geistigen Umbruchs erreichten auch die Akademie für Chirurgie. Es kam zu Auftritten, die in lächerlicher Weise den ersten Gründerversammlungen ähnelten. 1790 wurde in einem Entwurf neuer Statuten festgestellt, daß der Posten und der Titel eines Präsidenten auf Lebenszeit, der traditionsgemäß dem Ersten Leibchirurgen des Königs vorbehalten war, »das Gleichheitsprinzip« verletzte und »gegen alle Vernunft« war. Der harmlose Andouillé, der Nachfolger Lamartines im Amt des Präsidenten, wurde des »Despotismus« beschuldigt. Im Juli 1793 drangen »eifrige Patrioten« in das Gebäude der Akademie ein und zerschlugen das weiße Marmorstandbild Ludwigs XV.

Zwei Wochen später war die Akademie per Dekret der Nationalversammlung abgeschafft. Zweiundsechzig Jahre lang hatte sie der französischen Chirurgie einen unübertroffenen Glanz verliehen. Daß der theoretische und praktische Unterricht des Chirurgenkollegiums immer korrekt vonstatten gegangen war, beweist das spätere Verhalten der Nationalversammlung. Als ein Komitee die Neugestaltung des Unterrichts in der Heilkunde und der praktischen Ausbildung der Studenten im Krankenhaus in Angriff nahm, richtete es sich nämlich nach der Akademie. Man übernahm ihre Methoden, ihre Organisation und den Aufbau ihrer Praktika im Krankenhaus. Überdies befanden sich unter den neuen Professoren sechs ehemalige Lehrstuhlinhaber des Chirurgenkollegiums.

In Frankreich legte Desault die Grundlagen für den Unterricht in klinischer Chirurgie. 1785, als der Unternehmungsgeist und das Ansehen der Königlichen Akademie für Chirurgie ihrem Ende zugingen, wurde er auf dem Höhepunkt seines Talents vom Pariser Hospiz eingestellt. Sieben Jahre lang nahm er dort die Bürde einer anstrengenden Lehrtätigkeit auf sich. Krankenvisiten, Sprechstunden, Operationen, Kontrollsektionen und Vorlesungen waren seine Aufgabe; alles in allem handelt es sich um den Lehrplan der heutigen großen chirurgischen Kliniken Frankreichs. Wie so viele meisterliche Chirurgen, die ihre ganze Zeit mit harter technischer Arbeit verbringen, kam er nicht zum Schreiben. Seine Ideen und Werke wurden uns jedoch durch seine Schüler vermittelt, unter anderem durch Chopart und Xavier Bichat, dem größten von allen.

Die vom darniederliegenden offiziellen Unterricht im Stich gelassene Jugend führte der exakt beobachtende und gewissenhaft arbeitende Desault auf den richtigen Weg. Die meisten der Chirurgen, die sich später in der Armee der Republik auszeichneten, waren unter seiner Leitung ausgebildet worden. Seine Nachfolger Pelletan, Sabattier und Dubois entwickelten weniger Initiative. Nach seinem Tod im Jahre 1795 wurden in den Krankenhäusern nur die Traditionen der Vergangenheit weitergepflegt. Die späteren Generationen großer Militärchirurgen, angeführt von Percy und Larrey, bildeten sich deshalb fern der Lehrstätten und zivilen Hospitäler heran, nämlich an der Front, in der harten Schule der Schlachtfelder.

Zwei Jahre nach der Auflösung der Medizinischen Fakultäten mangelte es den Armeen der Republik an Chirurgen: in achtzehn Monaten hatten sechshundert von ihnen im Kampf oder in den Hospitälern den Tod gefunden. Am 4. Dezember 1794 wurden die Medizinischen Hochschulen von Paris, Montpellier und Straßburg gegründet. Ihre Aufgabe war es, schnell neue Schüler auszubilden, »sie im Operieren zu üben und sie zur Vervollständigung ihrer Schulung auf die Schlachtfelder zu schicken«, wie sich Rochard ausdrückte.

Während des Niedergangs der Königlichen Akademie für Chirurgie verlagerte sich der Fortschritt auf die andere Seite des Ärmelkanals: Hunter gründete seine Schule. Das war der verheißungsvolle Anfang der englischen Chirurgie, aus der sich vor allem die Namen Home, Abernethy und Astley-Cooper hervorhoben. John Hunter machte sich durch die Einrichtung der experimentellen Chirurgie verdient. Lawrence schrieb über ihn: »Vergeblich würde man in der gesamten Geschichte der Medizin nach einem anderen Mann suchen, der in einem so hohen Grad das Genie eines Physiologen mit dem eines Chirurgen vereinte.« Das Werk John Hunters würdigte Drewry Ottley in einer Biographie. Seine bevorzugten Forschungsgegenstände waren: die natürliche Wundheilung, die Rolle der Verwachsungen, die Komplikationen durch Eiterbildung und die Entwicklung der Wundwärzchen. Er hatte erkannt, daß eine gute chirurgische Ausbildung auf diesen Grundlagen aufbauen mußte.

Der hippokratische Begriff des natürlichen Wundheilungsprozesses stellte ein altes Dogma der Schule von Montpellier dar, und Barthez rief in einem Gespräch über die Arbeiten Hunters aus: »Großer Gott, dieser Mann bestiehlt uns doch!« Hauptsächlich bemühte sich Hunter, zu erfahren, durch welchen Vorgang sich die Enden einer durchtrennten Sehne wieder vereinigen, wie gebrochene Knochen heilen, wie ein Magengeschwür entsteht und welche physiologischen Vorgänge sich bei der Unterbindung einer Schlagader abspielen. Aber auch viele andere Fragen reizten seine Neugier. Von seiner Leidenschaft für seltene anatomische Präparate ließ er sich bisweilen zu Affekthandlungen hinreißen: als er eines Tages Clarke das Präparat einer Eileiterschwangerschaft abzuhandeln versuchte, verstieg er sich zu der Drohung, er werde »ihn umbringen, um es an sich zu nehmen«. Seine Schriften und sein Museum blieben uns als bewundernswerte Zeugnisse seiner Forschungen erhalten. Im Hinblick darauf, daß die moderne Chirurgie dem experimentellen Arbeiten immer mehr Gewicht beilegt, sind wir berechtigt, John Hunter als den ersten modernen Chirurgen zu bezeichnen.

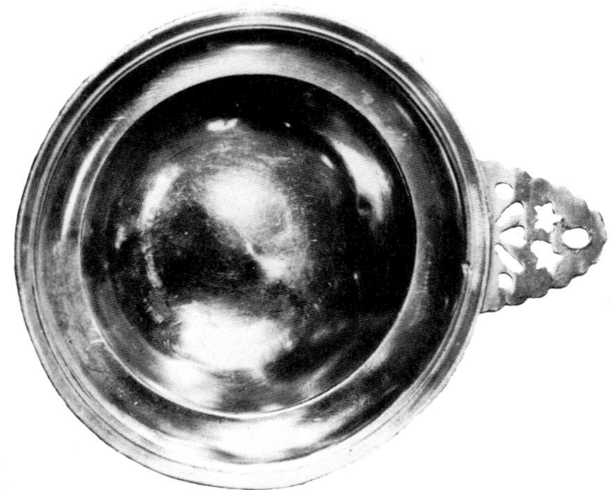

Abbildung 1064
Aderlaßbecken. 17. Jh.

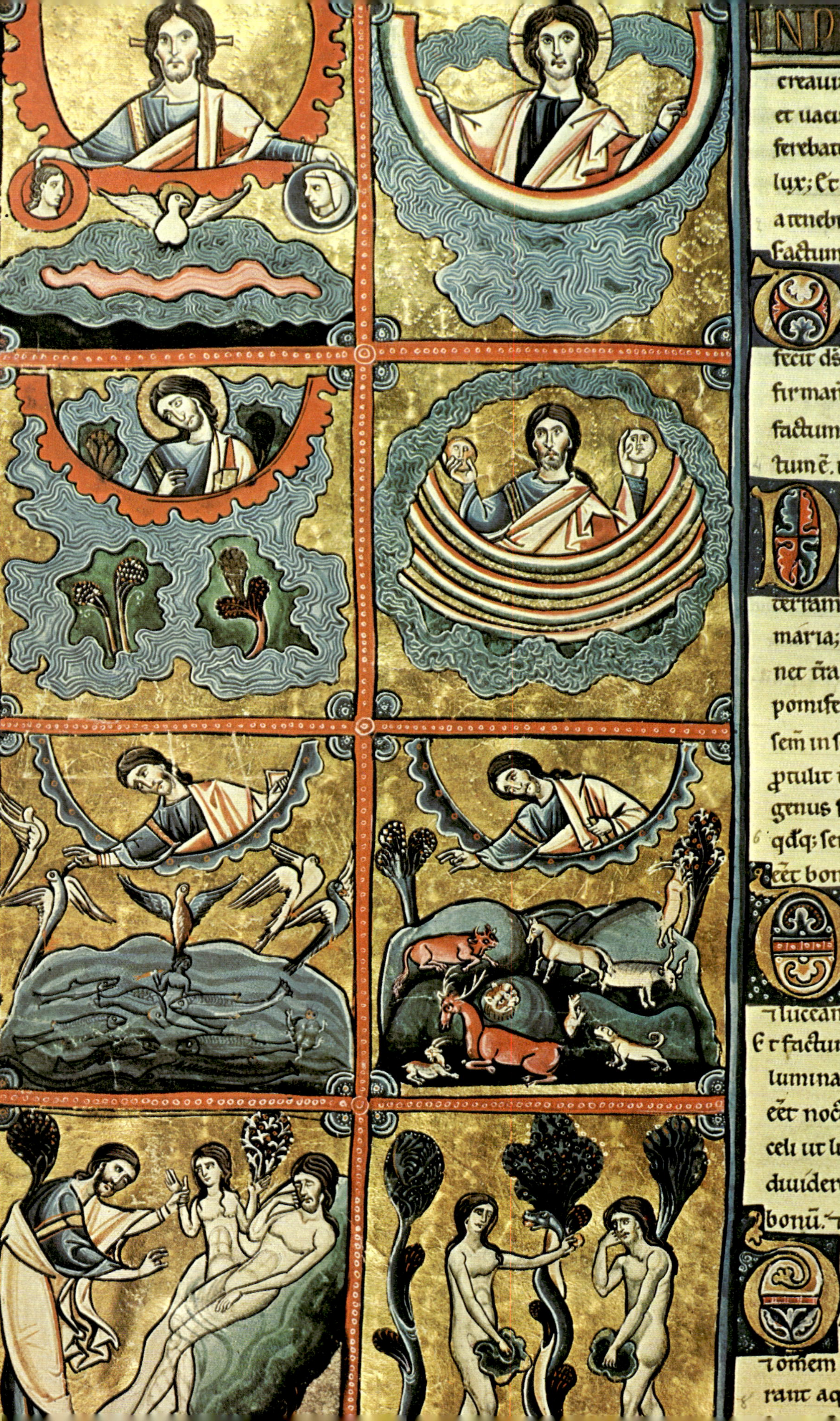
INPRINC
creauit ds celum 7 tra
et uacua. 7 tenebre eran
ferebatur sup aquas; D
lux; Et uidit deus lucem
a tenebris. apellauitq; l
factumq; e. uespe 7 man
Dixit quoq; ds; F
aquaru. et diui
fecit ds firmamentu. di
firmamto. ab his que e
factum e. ita; Uocauitq
tum e. uespere 7 mane
Dixit uero deus;
celo sunt in locu
factumq; e. ita;
terram. congregatione
maria; Et uidit ds qd e
net tra herbam uirente
pomiferu faciens fruct
sem in semet ipso sit sup
ptulit tra herbam uire
genus suu. lignumq; fa
qdq; sementem scdm speci
eet bonu. factuq; est u
Dix aute ds; F
mento celi. ut
et sint in signa
7 luceant in firmamto
Et factum e. ita; fecitq; ds
luminare mai ut p eet d
eet nocti. 7 stellas. et p
celi ut lucerent sup tram
diuiderent luce ac teneb
bonu. 7 factu est uespe
Dixit etiam ds;
anime uiuentis
firmamto celi;
7 omem anima uiuent
rant aque in species sua

Gynäkologie und Geburtshilfe vom Altertum bis zum Anfang des 18. Jahrhunderts

von André Pecker

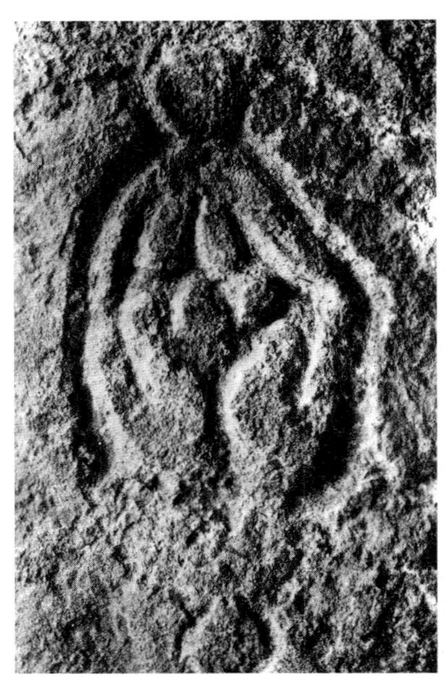

Abbildung 1066 (oben)
Geburtsszene aus der Eiszeit. Relief, das 1911 in Laussel (Dordogne) gefunden wurde. 32 000 bis 15 000 v. Chr. Es ist die älteste bekannte Darstellung einer Geburt. Kopf und Schultern des Kindes sind bereits zu sehen; die Frau preßt ihre angewinkelten Beine gegen den Leib, um den Geburtsvorgang zu erleichtern.

Von allen natürlichen Funktionen des Menschen stellt sich der Geburtsvorgang mit seinen Aufregungen und Ängsten am eindruckvollsten dar. Kein Wunder, wenn der Mensch von den Uranfängen der Menschheitsgeschichte an die Mysterien der Fortpflanzung zu durchdringen suchte.

Betrachten wir nur einzelne Beispiele von Geburten, die sich in den Mythologien der verschiedensten Kulturen überliefert finden: Eva wurde aus der Rippe Adams geschaffen; Brahma, die Seele des Universums, entschlüpfte einem Ei, das Aditi fünfhundert Jahre lang bebrütet hatte; Hanouman, der Sohn des Windes, kroch aus dem Ohr Andjamas; Adonis ging aus einem Myrrhenbaum hervor, in den seine Mutter Myrrha verwandelt worden war, da sie für Inzest bestraft werden mußte; aus dem Mund des Gottes Toum wurden zwei Zwillinge verschiedenen Geschlechts geboren, nachdem er sich durch Masturbation selbst befruchtet hatte; Dionysos schließlich ging aus der Lende Jupiters hervor.

All diese Geburten entstammen der Religionsgeschichte oder der Mythologie. Auf unserer Reise durch die Länder, die keinem festen Plan folgt, wollen wir auf Götter oder Göttinnen hinweisen, die die Schwangeren beschützten. Wenn sie auch nicht viele Frauen im Wochenbett retten konnten, so haben sie vielleicht doch ihre Ängste gemildert. Auf jeden Fall regten sie die Entstehung von Kunstwerken an, die uns noch heute erfreuen. Wir sollten uns nicht allzu sehr über die Mythen, Legenden und den Aberglauben lustig machen; sie existieren nicht nur in primitiven Kulturen oder Völkern exotischer Länder.

Wenn man sich mit den Bedingungen der Schwangerschaft beschäftigte, richtete man sein Augenmerk gleichzeitig auf Störungen der Regel, wie allgemein auf alles, was die Geschlechtsorgane betraf. Gynäkologie und Geburtshilfe wurden in engem Zusammenhang gesehen und weitaus häufiger unter sexologischen Gesichtspunkten betrachtet als in unseren zeitgenössischen Handbüchern.

Abbildung 1065 (gegenüber)
Geburt Evas. Handschrift aus dem 14. Jh.

Das ägyptische Altertum

Abbildung 1067
Die Priesterin Toui. Ägyptische Holzstatue aus der achtzehnten Dynastie.

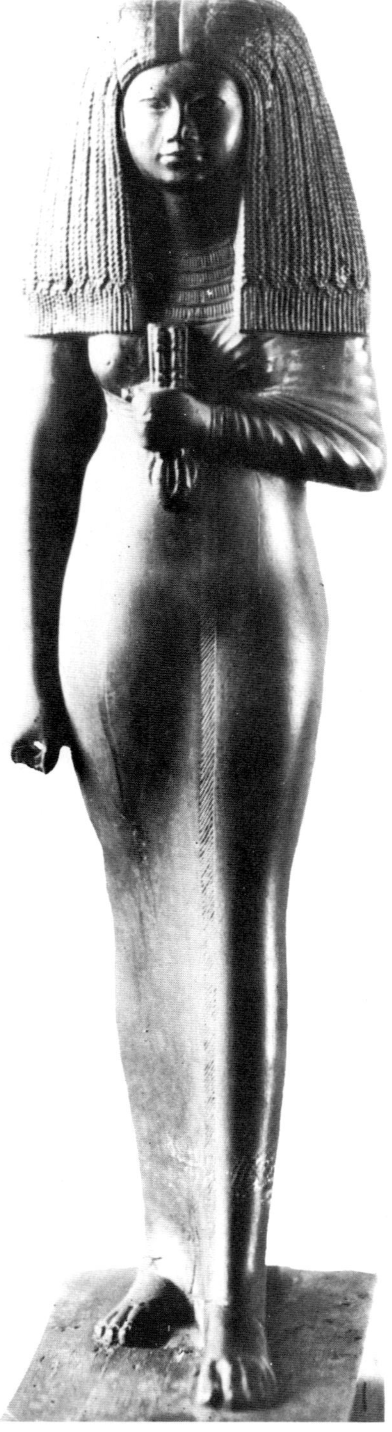

Man kann sich gut vorstellen, daß zu allen Zeiten bei Entbindungen Geburtshilfe auf unterschiedliche Weise praktiziert wurde. Die Gewißheit darüber entnehmen wir jedoch ausschließlich schriftlichen Dokumenten, die allerdings nur einige Jahrtausende zurückgehen. Eines der ältesten und für uns interessantesten Zeugnisse ist der Papyrus von Kahun, der nach dem Ort benannt ist, an dem er 1888 von Sir Flinders Petrie gefunden wurde. Wir datieren ihn im allgemeinen auf das Jahr 2000 vor Christus. In der Tat wurde die Stadt Kahun im Jahre 2200 vor Christus erbaut und ein Jahrhundert später zerstört; der Papyrus wurde also zwischen 2200 und 2100 vor der christlichen Zeitrechnung verfaßt, das heißt, nur ein Jahrhundert nach der sumerischen Schriftplatte von Nippur, jedoch viel früher als das chinesische Buch von Tso-tchouan (540 v. Chr.). Er ist übrigens Teil einer Abschrift älterer Texte und enthält ein Fragment zur Tiermedizin. Ein anderes Fragment des Kahun-Papyrus gibt fünfunddreißig ärztliche Rezepte gegen gynäkologische Leiden und erläutert die pränatale Bestimmung des kindlichen Geschlechts. Siebzehn Anweisungen beginnen mit dem gleichen Satz: »Rezept für eine Frau, die an . . . leidet.«

Wie Leca in seiner *Ägyptischen Medizin* ausführt, konnte der Ägypter auf die »homöopathische Magie« zurückgreifen. Er zitiert ein Beispiel aus dem Papyrus von Kahun für ein Leiden, bei dem es sich offenbar um Gebärmutterkrebs handelte. Es lautet: »Beräuchere sie mit aller Art verbrannten Fleisches, das genau den gleichen Geruch hat wie der, den sie ausströmt.« Für die Ägypter ist Thoueris die Göttin der Geburt und der Gott Bes, von dem zahlreiche Abbildungen existieren, der Beschützer der Schwangeren.

Ohne auf alle Angaben über Gynäkologie und Geburtshilfe einzugehen, die im ersten Band des Werkes von Leca zu finden sind, wollen wir uns vor Augen führen, daß die Papyrusschriften über die Wirkungsursachen zwischen Geschlechtsverkehr und Empfängnis berichten, von der Dauer der Schwangerschaft, der Niederkunft und den Mitteln sprechen, die Unfruchtbarkeit — sowohl bei der Frau als auch beim Mann — zu diagnostizieren und zu bekämpfen und Voraussagen über das Geschlecht des Kindes treffen. Im Bereich der Gynäkologie werden untersucht oder vielmehr angeführt: Amenorrhoe (Ausbleiben der Monatsblutung), Dysmenorrhoe (unregelmäßige Monatsblutungen), Monatsblutungen generell, Gebärmuttervorfall, Fibrome, Bindegewebsgeschwulste, Abszesse in der Brust sowie Empfängnisverhütung.

Im allgemeinen enthüllen uns die Papyrusschriften recht merkwürdige Rezepte, doch entbehren diese manchmal nicht einer gewissen Logik.

Betrachten wir einige der Vorschriften.

Diagnose der Unfruchtbarkeit: »Wassermelonen und ungekerbte Früchte der Sykomore zerkleinern und mit der Milch einer Frau mischen, die einen Sohn geboren hat. Trinken. Wenn sie sich übergibt, wird sie niederkommen; wenn sie Blähungen hat, wird sie niemals gebären« (*Berlin,* 193). Eine Variante bestand darin, die Mischung in die Vagina zu injizieren (*Berlin,* 194).

Im Papyrus von Carlsberg findet sich ein Vorgang der Beräucherung, der in abgewandelter Form bei Hippokrates beschrieben wird. Ein viel unglaubhafteres Verfahren, das ich als Geruchsprobe bezeichnen möchte, wird folgendermaßen beschrieben: »Du gibst eine angefeuchtete Knoblauchzehe in ihre Vagina, die dort während der ganzen Nacht bis zum Morgen bleibt. Wenn Knochlauchgeruch aus ihrem Mund dringt, wird sie niederkommen. Andernfalls wird sie nicht gebären.« Da Hippokrates die gleiche Probe empfohlen hatte, werden wir bei der Gynäkologie der Griechen darauf zurückkommen, da sie vielleicht ein Mittel darstellt, die Durchlässigkeit der Tuben nachzuweisen.

Gleichermaßen interessant erscheint der klassische Text über die Prognose des kindlichen Geschlechts: »Du füllst Gerste und Weizen, außerdem Sand und Datteln in zwei Leinenbeutel, die die Frau täglich mit ihrem Urin befeuchtet. Wenn sowohl Gerste als auch Weizen keimen, ist sie schwanger. Wenn zuerst die Gerste keimt, wird es ein Junge, wenn zuerst der Weizen keimt, wird es ein Mädchen. Wenn weder Gerste noch Weizen keimen, ist sie nicht schwanger« (*Berlin,* 199). 1933 bestätigte Julius Manger im pharmakologischen Labor von Würzburg, daß der Urin der Schwangeren bei einem männlichen Fötus Weizen und bei einem weiblichen Gerste keimen läßt. Wir sehen, daß die jeweilige Getreideart nicht mit der im Papyrus übereinstimmt. Handelt es sich um einen Übersetzungsfehler? Was es auch sei, verschiedene Botaniker — darunter Jansen aus Kopenhagen — haben in den Pflanzen ein Wachstumshormon nachgewiesen. Da gewisse Östrogene, wie die Phytohormone, das Pflanzenwachstum begünstigen und der Urin Schwangerer Östrogene enthält, läßt sich vielleicht eine Brücke zwischen der ägyptischen Medizin und modernen Forschungen schlagen.

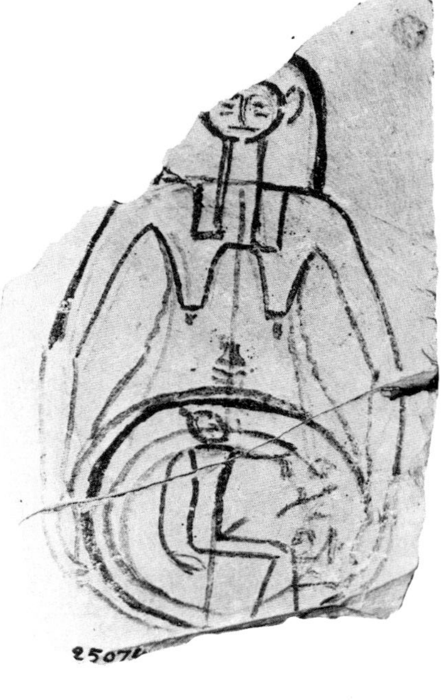

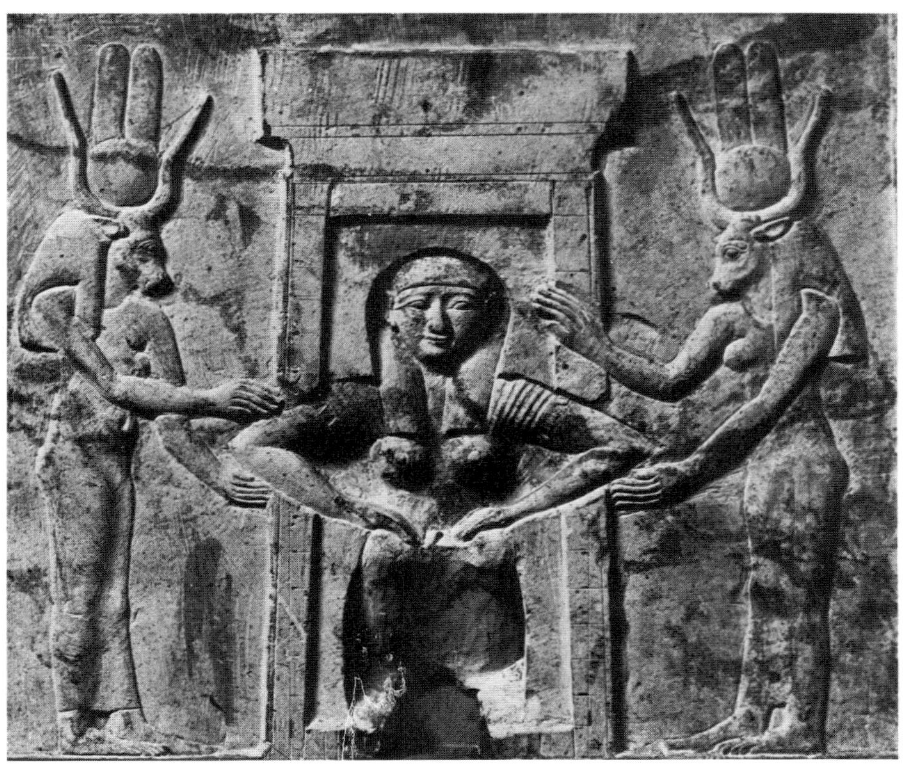

Abbildung 1068 (oben)
Die Königin Ahmes gebiert die Sonne, wobei ihr von zwei Gottheiten mit Kuhköpfen geholfen wird. Relief der ptolemäischen Epoche aus Denderah, einer Stadt in Oberägypten (Ägypten, Museum of Kairo).

Abbildung 1069 (links)
Göttin, die den jungen Sonnengott gebiert. Alte ägyptische Zeichnung.

Die Hieroglyphen stellen die Gebärende auf den Fersen kauernd dar. Außer dieser plebejischen Position sieht man auf einem Relief des Tempels von Luxor eine Gebärende, die auf einem Thron sitzt.

Es heißt auch, daß die ägyptischen Frauen gebaren, indem sie auf Ziegeln oder einzelnen Steinen saßen, um die Entbindung zu erleichtern. Der folgende Text, ein Auszug aus dem Alten Testament (*Exodus,* V, 16), gibt hierfür eine

Bestätigung und zeugt überdies von der Rolle der jüdischen Hebammen und ihrem Mut: »Und der König von Ägypten sprach zu den jüdischen Hebammen und sagte: Wenn ihr die Hebammenarbeit bei den Frauen verrichtet, dann sollt ihr auf die beiden Ziegel sehen: wenn es ein Junge ist, tötet ihn, aber wenn es ein Mädchen ist, dann laßt es leben.«

Der Überlieferung zufolge wahrten die Hebammen ihre Berufsehre und umgingen die Anweisungen des Pharao. Vor allem aber konnten alle Jüdinnen, die im Gegensatz zu den Ägypterinnen stark und hart waren, ohne fremde Hilfe gebären. Der Befehl des Pharaos an die Hebammen zeugt von einer Politik des Völkermords; entsprechend wurden in der gleichen Epoche die männlichen Kinder der Hebräer in den Nil geworfen. Das in Ägypten gefangene Volk der Juden sollte ohne männliche Nachkommenschaft bleiben, damit Erhebungen von vornherein ausgeschlossen waren.

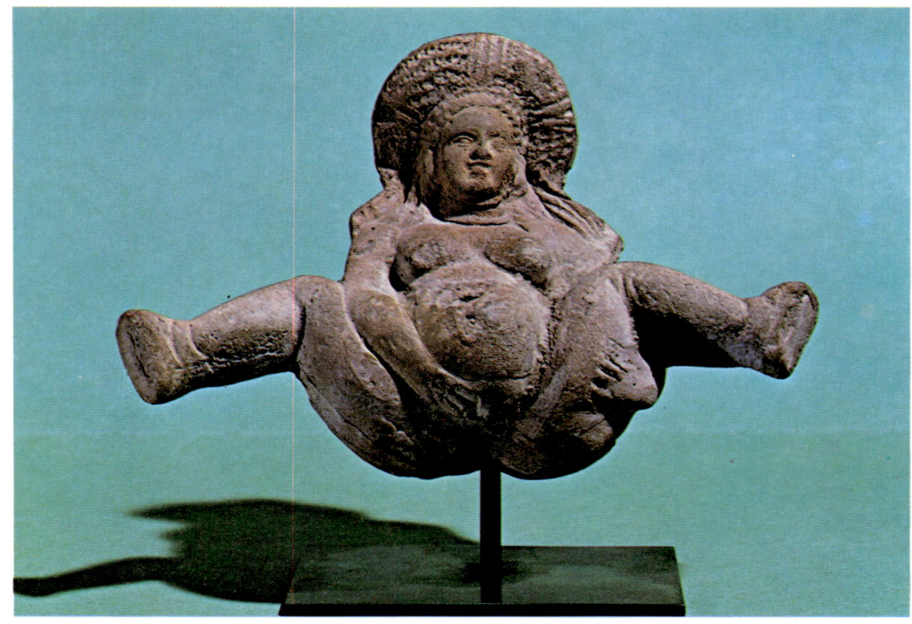

Abbildung 1070
Statuette aus gebranntem Ton, die eine Frau kurz vor der Entbindung darstellt. 3. Jh. v. Chr., Alexandria. Solche Figürchen wurden Schwangeren geschenkt, um ihnen eine glückliche Entbindung zu wünschen oder wurden als Votivgaben in den Tempel gebracht, um für eine Geburt zu danken oder um einen guten Geburtsverlauf zu bitten.

Eine der Hebammen, von denen oben die Rede war, hieß Siphra, die andere Pua. Die Benennung dieser beiden Frauen läßt den Schluß zu, daß ein organisierter Berufsverband existierte. Die Frage, ob die ersten Hebammen Jüdinnen oder Ägypterinnen waren, führte ebenfalls zu unterschiedlichen Forschungsergebnissen. Nach Siebold hatten allerdings diese beiden Völker unabhängig voneinander eigene Hebammen.

Das hebräische Altertum

Es ist schwer zu sagen, welcher Epoche die Indikationen der hebräischen Medizin zuzuschreiben sind, die man im Talmud findet. Dieser geht zwar bis auf das fünfte Jahrhundert nach Christus zurück, doch kannte man Verschreibungen schon in der Zeit Moses'. Moses wurde um 1605 vor Christus von der Schwester des Pharaos im Schilf des Nil gefunden. Man kann daher annehmen, daß seine Schriften genauso alt wie der Papyrus *Ebers* sind.

Im ersten Buch Mose liefert uns der Bericht über die Zwillingsgeburt von Thamar manche Informationen. Als Thamar »gebären sollte, fand man Zwillinge in ihrem Bauch und als sie gebar, kam eine Hand zum Vorschein; die Hebamme band einen roten Faden um diese Hand«.

Bei den Hebräern ist jede Frau, die ihre Regel hat, für sieben Tage unrein, und: »Wer eine solche Frau berührt, ist ebenfalls bis zum Abend unrein.« Die Frau kann durch ihre Berührung nicht nur Wäsche und Sitzplätze verunreinigen, sondern auch Nahrung und Getränke.

Nach Ansicht der Theologen zählen diese sieben Tage von dem Augenblick an, wo der Blutfluß vollständig aufgehört hat. Gaston Cotte fragte sich in diesem Zusammenhang, ob es eine einfache hygienische Maßnahme darstellte, oder ob »die Seelenhirten, die diese primitiven Volksstämme führten, festgestellt hatten, daß dadurch die Empfängnis begünstigt würde«.

Die Menge des Blutes war unbedeutend. Die frommen Frauen untersuchten weiterhin ihre Genitalien, bevor sie wieder sexuelle Beziehungen aufnahmen. Sie benutzten zu diesem Zweck Tampons aus Baumwolle, reiner Wolle oder Mull. Sie durften nicht farbig sein, damit die geringste Blutspur deutlich sichtbar wurde. In Zweifelsfällen führten sie sich durch ein Röhrchen »einen an einem kleinen Stab befestigten Tampon« in die Vagina ein. Das Röhrchen, das zu dieser Untersuchung diente, war eine Art Vaginalspekulum. Es mußte »aus Blei sein und die Ränder der oberen Öffnung nach innen gebogen haben«.

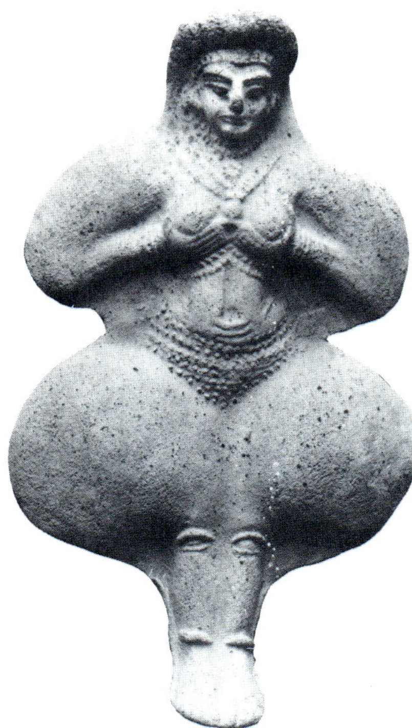

Abbildung 1071
Weibliche Gottheit.
Mesopotamien, Susa.

Sexuelle Beziehungen zu einer Frau während der Regel wurden streng bestraft, jedoch nicht so hart wie in Babylon, wo um 1750 vor Christus König Hammurabi dafür die Todesstrafe anordnete.

Lesen wir, was Juan Ramón Zaragoza in seiner *Mesopotamischen Medizin* über Mütter und Ammen schreibt, die die Kinder schlecht ernährten: »Das assyrische Gesetz bestrafte die vermeintlichen Schuldigen, indem ihnen die Brüste abgeschnitten wurden.« Kann man hierbei von wirklichen Strafamputationen sprechen, die therapeutischen Eingriffen vorausgegangen wären? Vielleicht waren es auch nur lange und tiefe Einschnitte, wie eine russische Sekte sie vor einigen Jahrhunderten an Frauen vornahm, die dadurch geheiligt werden sollten.

Bei den Hebräern lebte die Frau während ihrer Menstruation isoliert und mußte bestimmte Gebote beachten. Sie durfte sich nicht die Wimpern anmalen, weder Karminrot auflegen noch sich mit bunter Kleidung schmücken . . ., zweifelsohne, um nicht das Verlangen ihres Partners zu wecken. Ebenso durfte sie ihm weder Gesicht noch Hände oder Füße waschen. Nach Abklingen ihrer Periode mußte sie sich in klarem Wasser reinigen.

Im Alten Testament heißt es: »Es wird in deinem Land weder eine unfruchtbare Frau geben noch eine, die abtreibt.« Die Hebräer sahen die Abtreibung als Verbrechen an. Die Achtung vor dem Leben des Kindes ließ sie den vielleicht ersten Kaiserschnitt an einer lebenden Frau vornehmen. Darauf werden wir später noch zurückkommen.

Abbildung 1072
Emblem aus der parthischen Epoche, das die Göttin der Fruchtbarkeit darstellt.
Susa, 2. Jh. v. Chr.

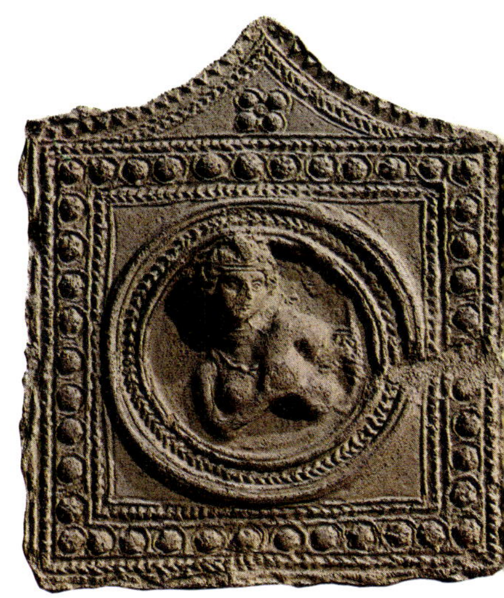

Das griechische Altertum

Nach diesen Beobachtungen zur ägyptischen und hebräischen Gynäkologie und Geburtshilfe, die den Papyrusschriften und dem Alten Testament entnommen sind, wollen wir uns nun dem *Corpus Hippocraticum* zuwenden. Er wird als Grundlage unserer Dokumentation dienen. Wir greifen demnach kaum über das vierte Jahrhundert vor Christus zurück.

Wir versuchen nicht unbedingt auseinanderzuhalten, was von Hippokrates, seinen Söhnen Thessalus und Drakon, seinem Schwiegersohn Polybes, seinen Schülern oder Kommentatoren oder selbst der Schule des Knides stammt. Wir wollen jedoch die Gynäkologie und Geburtshilfe in Griechenland zur Zeit des

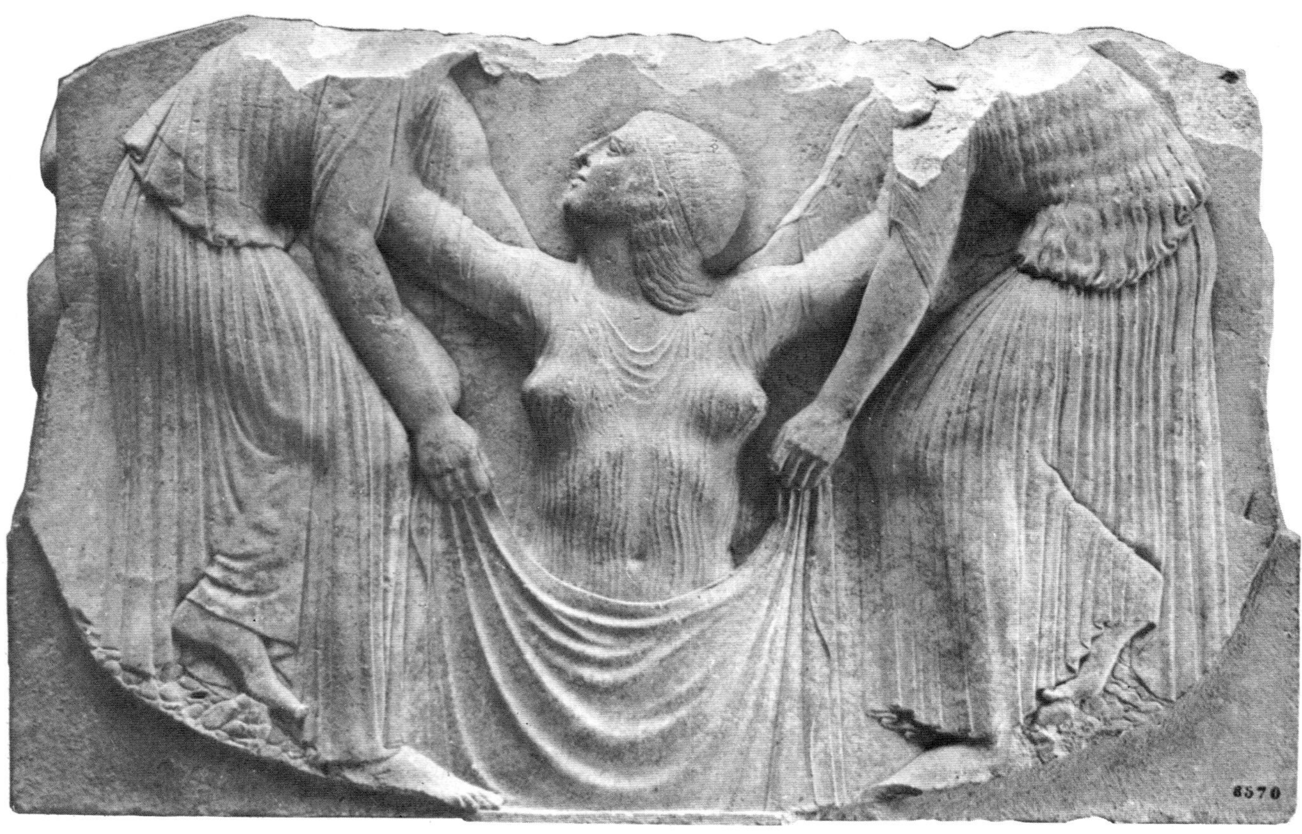

Abbildung 1073
Die Geburt der Venus. Antikes Relief (Rom, Nationalmuseum).

Hippokrates um das fünfte und sechste Jahrhundert vor unserer Zeitrechnung darstellen. Wie in der zeitgenössischen Wissenschaft waren unterschiedliche, wenn nicht gar widersprüchliche Meinungen anzutreffen; dies ist ebenso im *Corpus Hippocraticum* der Fall. Die Erklärung dafür liegt in seinen verschiedenen Ursprüngen, die im ersten Band des *Gesamtwerkes* von Hippokrates (Übersetzung von E. Littré) ausreichend belegt werden. Verschreibungen der Hippokratischen Sammlung werden also zu Unrecht allein Hippokrates zugeschrieben.

Die Verordnungen des Hippokrates

Die Abhandlungen über die *Natur der Frau* und die *Frauenkrankheiten* enthalten zahlreiche Beschreibungen der Gebärmutter in ungünstiger Lage. Hierzu werden komplizierte Therapien angeführt, die mehr oder weniger alle darauf abzielen, die Unfruchtbarkeit zu bekämpfen; übrigens schrieb Hippokrates zu diesem Thema eine kurze Abhandlung.

Hippokrates gilt als »Vater der Medizin«. Unter seinem Einfluß »hörte die Medizin auf, priesterlich zu sein, um ein Priestertum zu werden« (Bariéty/

Coury). Darüber hinaus betreibt er auch als einer der ersten die vaginale Untersuchung. Mehrere Passagen seiner Schriften werden uns neben »erstaunlichen« Verordnungen die Feinheiten seiner Untersuchungen zeigen. In der ersten Schrift werden Krankheiten erwähnt, die wir heute Amenorrhoe, Oligomenorrhoe, Dyspareunie nennen...

»Wenn sich die Öffnung der Gebärmutter um sich selbst stülpt, bekommt die Frau ihre Regel nicht, oder aber das Blut fließt nur spärlich und ist von schlechter Beschaffenheit. Die Annäherungen des Mannes bereiten ihr Schmerzen. Sie hat Beschwerden im Unterleib und im Kreuz. Wenn man den Muttermund mit dem Finger sucht, kann man ihn nicht finden.«

Der Autor gibt folgenden Ratschlag, um den Zeugungsakt zu erleichtern: »Wenn sie ihre Regel bekommt, soll sie ihren Mann sehen, ohne sich zu waschen, mit nüchternem Magen, nachdem sie ihre Geschlechtsteile beräuchert hat.«

Wie wir es noch häufig finden werden, unterliegt auch Hippokrates unglücklicherweise einem Irrtum, was die günstigste Zeitspanne für die Empfängnis betrifft. An anderer Stelle schreibt er: »Wenn sich die Gebärmutter auf den Hüftknochen legt, der sie hervortreten läßt, kommt es nicht zur Regel...«, und weiter: »Wenn die Öffnung der Gebärmutter vollkommen verstopft ist, wird sie hart wie eine grüne Feige. Wenn man den Finger hinführt, findet man die Ränder hart und um sich selbst gestülpt. Die Frau ist außerstande zu empfangen. In diesem Falle müssen viele Waschungen mit warmem Wasser durchgeführt werden, müssen Pessare eingelegt werden, die die Gebärmutter geschmeidig machen, muß der Muttermund mit Hilfe einer Sonde oder des Fingers geöffnet werden; viel befeuchten.«

Abbildung 1074
Hygieia, Tochter des Äskulap, Göttin der Gesundheit. Römisch-griechische Marmorstatue.

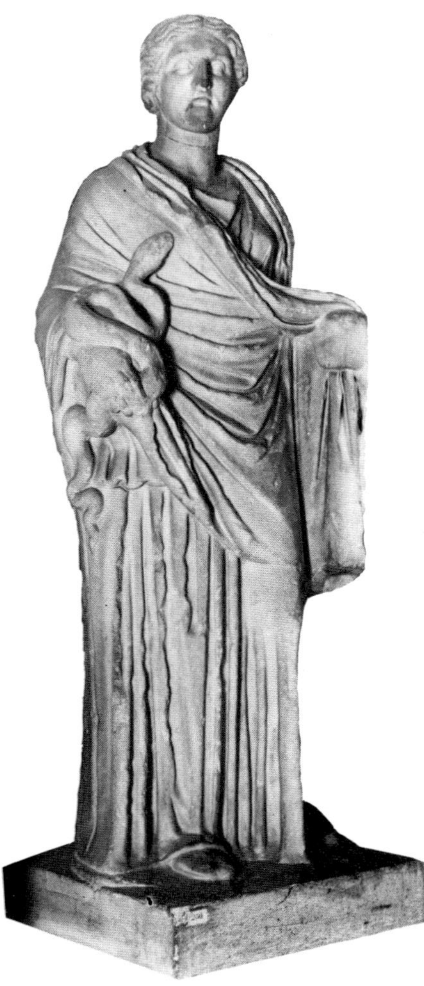

Abgesehen vom einfachen Betasten geht es hier um die Erweiterung des Gebärmutterhalses. In einem anderen Abschnitt beschreibt er den Vaginaltampon: »Wenn die Frau nicht schwanger wird, weil sie ihre Monatsblutungen nicht ordnungsgemäß bekommt, sei es aufgrund einer Membrane, die den Durchfluß hindert, sei es als Folge eines anderen Hindernisses, das sie erkennt, wenn sie den Finger einführt, muß ein Pessar mit Harz, feinem Erzstaub und Honig angefertigt werden, welches sie in Leinen einschlägt und so weit wie möglich einführt; am Ende ist ein Faden zu befestigen, um es wieder herausziehen zu können.«

Das Einführen wurde mit Hilfe einer ausgehöhlten Kalebasse ermöglicht, deren »Hals« sich die Frau in die Vagina schob. Die Beräucherungen werden ganz detailliert im zweiten Buch der *Frauenkrankheiten* (S. 281 bis 303, Band VII, Übersetzung von Littré) aufgeführt. Der gleiche Abschnitt beschreibt auf präzise Weise die Erweiterung des Gebärmutterhalses mit Hilfe von Stäbchen, den Vorläufern der modernen Hegarstifte.

»... Man erhitzt ein Gefäß, bis Dampf entweicht; wenn es noch zu heiß ist, wartet man, andernfalls läßt man die Frau sich auf die Spitze des Schilfrohrs setzen, die in den Muttermund eingeführt wird, und nimmt die Beräucherung vor... Man wird darauf achten, diese Beräucherung bei gutem Wetter ohne Wind durchzuführen. Damit die Frau nicht friert, wickle man sie warm ein... Nach den Beräucherungen versuche man, die Pessare anzulegen, die mit Stöckchen einer dicken Pinie hergestellt worden sind; man reibe sie mit Öl ein; sie sind sechs Finger lang, fünf oder sechs an der Zahl, haben eine konische Form und sind unterschiedlich dick... Diese Stöckchen sollen so glatt und rund wie möglich sein und dürfen keine Splitter aufweisen. Man bedient sich zunächst des dünnen Stäbchens ... man führt erst die Spitze ein, dann schiebt man es immer weiter, indem man es gleichzeitig dreht und stößt ...«

Der Abschnitt »Von der Ausschabung des Fötus« (S. 513, Band VIII, Übersetzung von Littré) gibt die chirurgische Anleitung für diesen Eingriff und enthält nützliche Vorbeugemaßnahmen: »Wickeln Sie zunächst ein Leinenstück um die Frau, verknoten Sie es oberhalb der Brustwarzen und verhüllen Sie damit den Kopf der Patientin, damit sie sich nicht erschreckt, wenn sie sieht was Sie tun ...«

Der Terminus »Pessar«, den wir in zahlreichen Abschnitten der gynäkologischen Schriften des *Corpus Hippocraticum* finden, hatte eine andere als die heutige Bedeutung. Die Pessare aus Wolle oder Seide, die von Hippokrates benutzt wurden, um die Gebärmutter an Ort und Stelle zu halten und verschiedenste Heilstoffe an ihr anzuwenden, ähnelten eher unseren Vaginaltampons.

Die Injektionen waren nicht auf die Vagina beschränkt; für gewisse Fälle wurden wirkliche intra-uterine Injektionen empfohlen. Dies geht aus einem Text des zweiten Buches der *Frauenkrankheiten* hervor, der sich auf einen schwer identifizierbaren Fall bezieht: »Man öffne den Muttermund und injiziere kräftigen Wein.« Auch zahlreiche andere Rezepte bestätigen die »Vinophilie« des Hippokrates.

Die Geruchsprobe

Wir haben im Papyrus von Carlsberg von einer Geruchsprobe gelesen, die Hippokrates folgendermaßen beschreibt: »Kochen Sie eine Knoblauchknolle und machen Sie daraus ein Pessar. Am Tag nach seiner Einführung nehmen Sie es wieder heraus und führen Sie den Finger ein; wenn der Muttermund sich zusammenzieht, wird die Frau schwanger; wenn er sich nicht um den Finger schließt, muß das Pessar von neuem angelegt werden. Sie können am Mundgeruch beurteilen, ob die Frau schwanger wird oder nicht.«

Wie bereits erwähnt, besteht der positive Aspekt dieser Probe vielleicht in der Durchlässigkeit der Tuben; allerdings läßt die Verbreitungsweise des »knoblauchartigen« Geruchs eine nur sehr unsichere Interpretation dieser Technik zu.

Hippokrates beschreibt auch eine andere Geruchsmethode, die später von Aristoteles wieder aufgegriffen wird: »Wenn die Frau nicht schwanger wird und wenn sie wissen will, ob sie fruchtbar ist oder nicht, muß sie ganz in Leinen oder Decken eingewickelt werden. Es ist eine Geruchsquelle unter sie zu geben, und wenn Sie feststellen, daß der Geruch aus Nase und Mund der Frau dringt, können Sie sicher sein, daß die Unfruchtbarkeit nicht von ihr herrührt.«

Diese letzten Worte spielen wohl auf die Unfruchtbarkeit des Mannes an, an die Hippokrates manchmal denkt.

Wir verdanken ihm das Wort Krebs, ohne jedoch zu wissen, warum er es wählte. Vielleicht deshalb, weil die Schmerzen dem Zwicken eines Krebses ähneln? In einem seiner Aphorismen betont er, daß man nicht an den in die Tiefe wachsenden Krebs rühren solle.

Der Natur und den klinischen Symptomen der Krankheit entsprechend, formuliert Hippokrates das berühmte *similia similibus,* wie es bereits im Papyrus von *Kahun* angewandt wurde. Sein Eklektizismus, seine Ablehnung jeglichen Dogmatismus und sein Sinn für Beobachtung führen jedoch dazu, daß er andernorts das gegenteilige Verhalten empfiehlt, die *contraria contrariis.* In der Tat verlangt jede Krankheit ihre besonderen Heilmittel, die ihrem Charakter,

Abbildung 1075
Die Malve. Stich von C. Schlumberger vom Beginn des 20. Jh.s für die Enzyklopädie der künstlerischen Pflanzen *von Grasset. Rhazes schrieb der Malvenwurzel abtreibende Eigenschaften zu.*

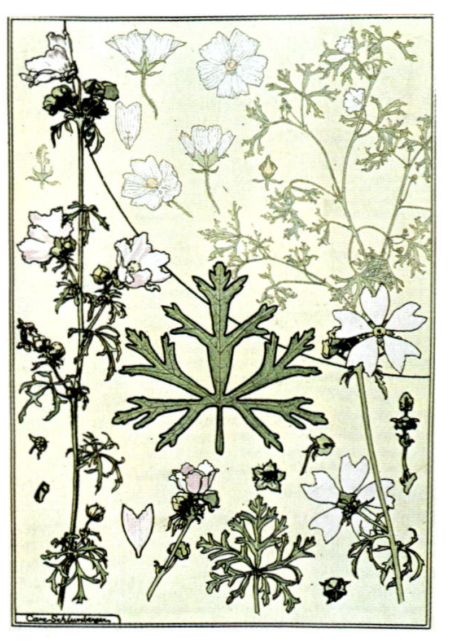

ihrer Heftigkeit, der Konstitution des Kranken und seinen Lebensgewohnheiten gerecht werden.

Wenn wir uns die zahlreichen Diätvorschläge des Hippokrates ansehen, erkennen wir, daß sie nicht so abwegig sind, wie sie auf den ersten Blick erscheinen. Das gilt vor allem für die Regelstörungen: wir brauchen uns nur vor Augen führen, daß zahlreiche Nahrungsmittel Östrogene enthalten, und daß die Leber mehr oder weniger in den Hormonhaushalt eingreift. Schließlich können vielfältige Ursachen psychischer und physischer Erregungen vermittels des Hypothalamus und der Hypophyse die hormonale Ausgeglichenheit beeinflussen.

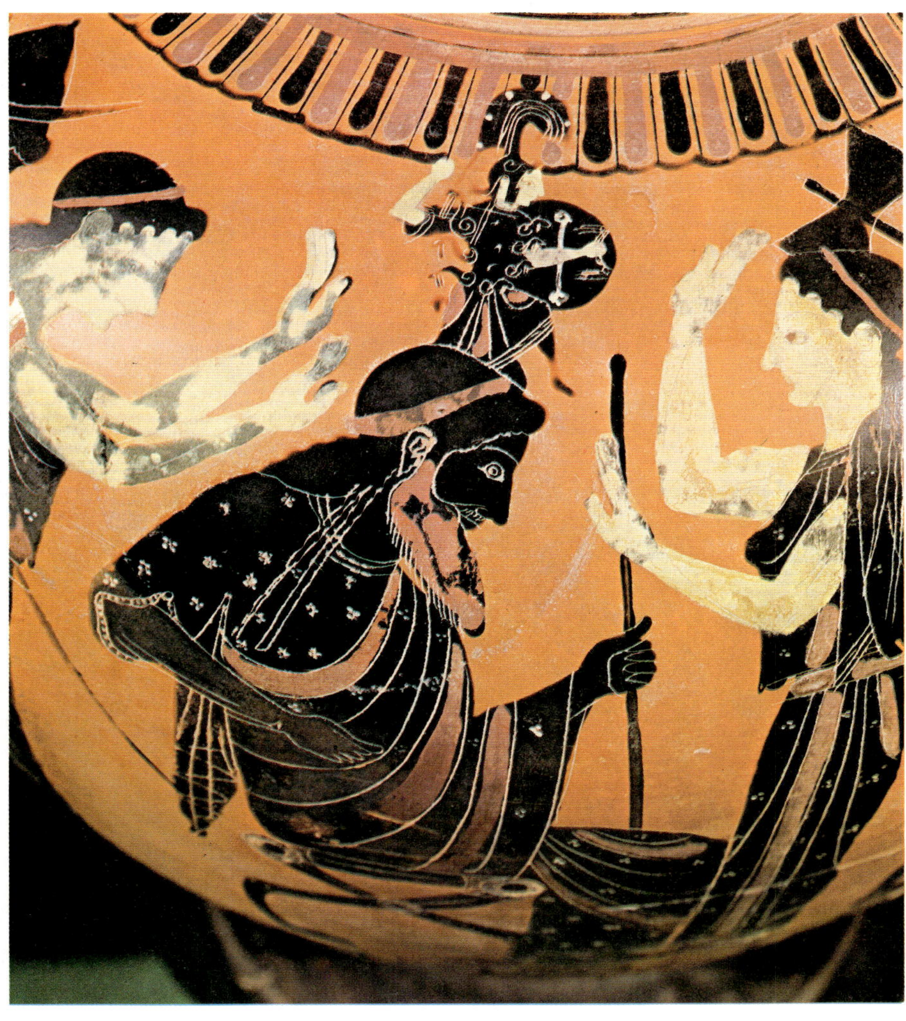

Abbildung 1076
Geburt der Athene. Griechische Vase aus dem 5. Jh. v. Chr.

Hippokrates erwähnt mehrfach das Spekulum zur Untersuchung rektaler Beschwerden, und mit Deneffe, dem Autor eines Buches über die Geschichte des Spekulums, können wir nur staunen, daß die Griechen, die »... manche Dinge in die Vagina ihrer Frauen« einführten, »nicht wagten, zu medizinischen Zwecken das Instrument anzuwenden, dessen sie sich zur Untersuchung des Rektums bedienten«.

Wir halten fest, daß laut Deneffe das Spekulum bestimmt schon vor Hippokrates benutzt wurde. Deneffe bezieht sich auf den Gebrauch des Spekulums durch den hinduistischen Chirurgen Susruta. Wahrscheinlich lebte dieser jedoch nicht, wie Deneffe behauptet, bereits tausend Jahre vor Christus. Seine Arbeiten gehen schwerlich über das vierte oder fünfte Jahrhundert unserer Zeitrechnung hinaus. Indessen schließt Pierre Mazars in der *Klassischen indischen Medizin* die Hypothese nicht aus, daß das *Corpus Hippocraticum* hinduistischen Einflüssen ausgesetzt war.

Da Professor de Wateville der Geschichte der Empfängnisverhütung ein eigenes Kapitel widmet, werden wir nicht auf die Verhütungsvorschriften und die zu diesem Zweck bestimmten verschiedenartigen Pessare eingehen.

Die Hippokratiker und über mehrere Jahrhunderte auch ihre Nachfolger wußten nur wenig über Fortpflanzung und Zeugung. Wir werden uns mit ihren Irrtümern ebenfalls nicht aufhalten. Nach ihrer Meinung bildete sich der männliche Fötus in höchstens dreißig Tagen, während der weibliche Fötus zweiundvierzig Tage braucht. Der männliche Fötus bewegt sich nach drei, der weibliche nach vier Monaten; die Föten entwickeln sich häufiger auf der rechten Seite der Gebärmutter ...

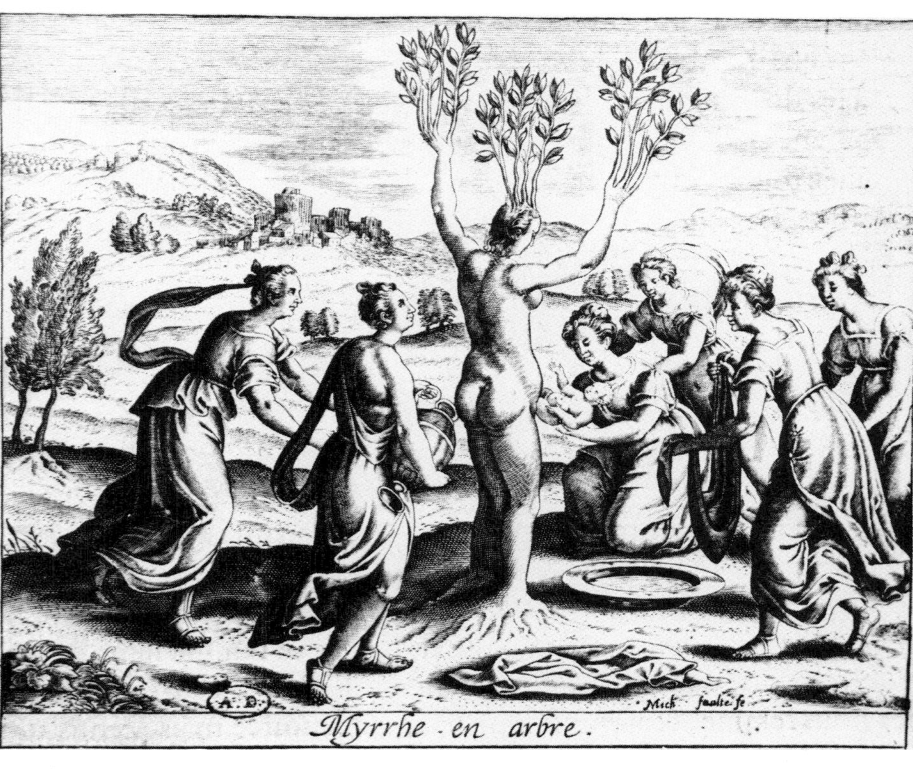

Abbildung 1077
Geburt des Adonis, dem Sohn der Myrrhe. Stich des 17. Jh.s aus einer Ausgabe der Metamorphosen *von Ovid. Die Legende berichtet, daß Myrrhe unter dem Einfluß Aphrodites von ihrem eigenen Vater Cinyras schwanger wurde. Da sie ihre Ehre verloren hatte, wurde sie zum Tode verurteilt. Die Götter, die Mitleid mit ihr hatten, verwandelten sie in einen Baum. Neun Monate später öffnete er sich und gebar Adonis, ein Kind von großer Schönheit.*

Eine der Hauptthesen der Hippokratiker besagt, daß die Kopflage die einzig natürliche sei. Wenn das Kind in der ersten Zeit der Schwangerschaft wie eine Pflanze wächst, das heißt, mit dem Kopf nach oben, wird das Gewicht es im siebten Monat zur Kopflage bringen. Im Normalfall wird der Fötus mit dem Kopf nach vorn geboren, »da die Körperteile des Fötus oberhalb des Bauchnabels die schwersten sind«. Daher mußte jede andere Lage in die Kopflage gebracht werden. Einzig das Kind, das mit den Füßen zuerst erschien, war von dieser Regel ausgenommen. Laut Hippokrates weitet sich das Becken im Verlauf der ersten Schwangerschaftsphase aus.

Die folgende Übersetzung erlaubt die Annahme, daß er bereits den gynäkologischen Stuhl kannte: »Wenn die Nachgeburt nicht herauskommt, lassen Sie sie am Kind und setzen Sie die Mutter auf einen erhöhten Stuhl, der mit einer Öffnung versehen ist.«

Die hippokratische Sukkussion

Abschließend wollen wir aus den zahlreichen anderen Angaben zur Geburtshilfe noch die sogenannte hippokratische Sukkussion hervorheben. Um die Entbindung zu erleichtern, wurde die Schwangere in vertikaler Lage auf einem Brett oder auf dem Bett festgebunden. Zwei Männer, auf jeder Seite einer,

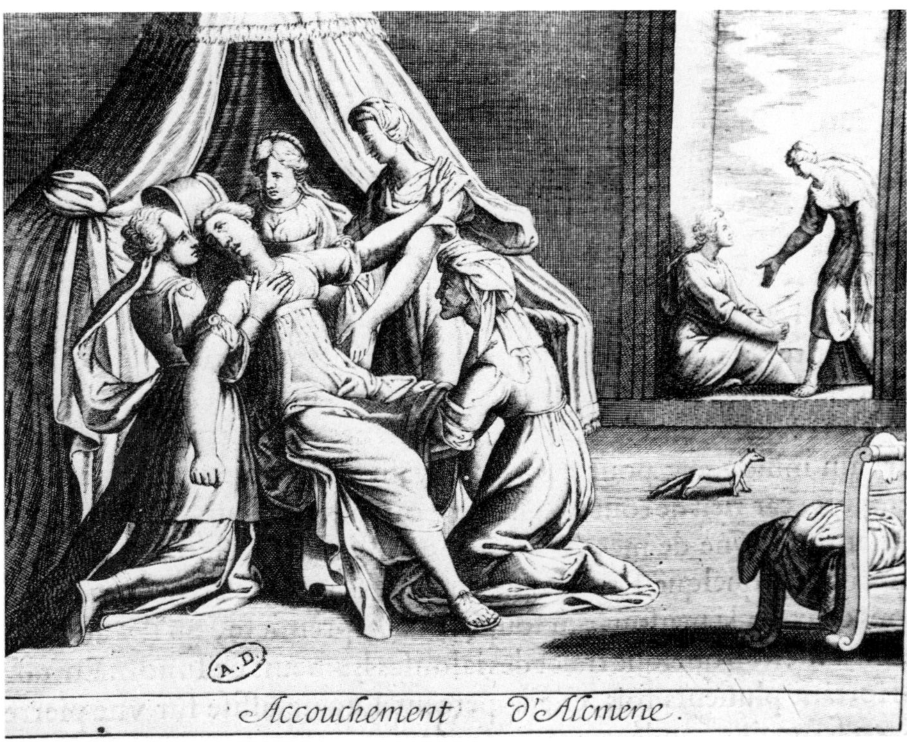

Abbildung 1078
Entbindung der Alkmene, Mutter des Herkules. Stich aus einer Ausgabe der Metamorphosen *von Ovid aus dem 17. Jh. Herkules ging aus einer Liebschaft zwischen Zeus und Alkmene hervor. Zeus hatte sie in der Verkleidung ihres Ehemannes Amphitryon in dessen Abwesenheit besucht.*

hoben das Brett an, wenn die Schmerzen auftraten und ließen es dann wieder auf Reisigbündel zurückgleiten, die den Aufprall abschwächen sollten. Diese Sukkussion, die nur dann angewandt wurde, wenn sich die Entbindung zu lange hinzog, wurde noch vor einigen Jahrzehnten von afrikanischen Volksstämmen praktiziert. Übrigens lassen sich häufig Ähnlichkeiten zwischen den Praktiken im Altertum und denen primitiver Völkerschaften beobachten. Beim Prolaps der Gebärmutter benutzte Hippokrates ebenfalls die oben beschriebene Methode, die Frau wurde dann jedoch mit dem Kopf nach unten gebettet. Ein Jahrhundert vorher hatte Euryphon aus Knidos schon dasselbe Vorgehen gewählt, was beweist, daß Hippokrates nicht als Erfinder der nach ihm benannten Sukkussion angesehen werden kann.

Die Geburtshelferinnen verdanken möglicherweise indirekt Sokrates die Bezeichnung »Hebammen«. Er war stolz darauf, daß seine Mutter Phenarete Hebamme war, und huldigte ihr, indem er zu seinen Mitschülern sagte, daß sie »Geburtshelferin der Seelen« sei.

Offenbar sind weder die Sukkussion noch die verschiedenen Rezepte für Pessare noch die Gesamtheit der gynäkologischen und geburtshilflichen Veröffentlichungen von Hippokrates selbst, sondern knidischen Ursprungs, verhalfen ihm jedoch zu einem unvergleichlichen Ansehen. Der größte Teil unserer Zitate hat lediglich anekdotenhaften Charakter und könnte möglicherweise einen falschen Eindruck von Hippokrates vermitteln. Sein wahrer Geist kommt in seinem *Vorwort,* dem *Gesetz* oder auch in den Schriften *Über die Sittsamkeit* und *Über den Arzt* und in den *Aphorismen* zum Ausdruck . . .

Hippokrates gebührt das enorme Verdienst, die Medizin für den Menschen greifbar gemacht zu haben, indem er sie zum Teil von Aberglauben, Magie und Religion befreite. Er pries die Beobachtung und ging dabei über den Bereich des Kranken selbst hinaus. Er wurde ein Wegbereiter der Ökologie und der zirkadianen Zyklen.

Gewiß, man wird einwenden, daß der *Eid* mit der Anrufung Hygieias und »aller Götter und Göttinnen« beginnt, aber wie viele Kranke erbitten nicht heute noch mit Gebeten und Kerzen die Segnungen der Religion . . . und bedanken sich nach ihrer Heilung mit Votivtafeln?

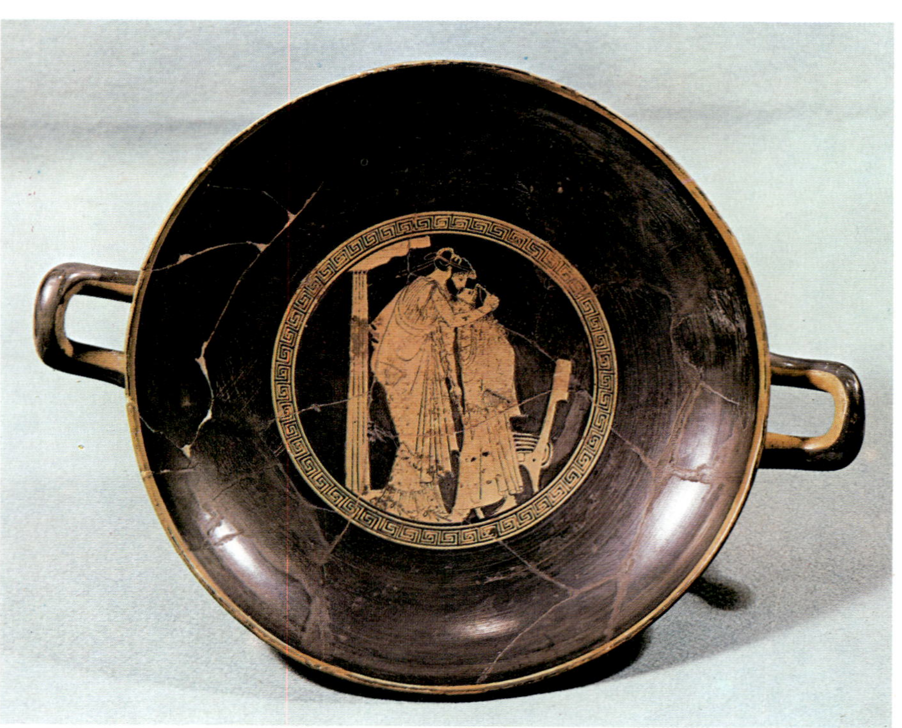

Abbildung 1079
Innenseite einer Schale, die ein Liebespaar darstellt. Griechenland, Attika, 5. Jh. v. Chr.

Abtreibung und Kindesmord im Altertum

Der Spontanabort (Frühgeburt) ist Gegenstand zahlreicher Abhandlungen der Hippokratiker. Unter anderen Ursachen führen sie die wiederholte Frühgeburt ab dem dritten Monat auf die Hypoplasie der Gebärmutter, auf eine angeborene Anomalie, das heißt eine zu glatte Gebärmutterinnenwand oder auf vernarbte Geschwürbildungen der Gebärmutter zurück.

Nach Buess wurden im Altertum die gewollten Frühgeburten (Abtreibungen), die proportional ebensohäufig waren wie heute, von den Hetären durchgeführt. Die benutzten Abtreibungsmittel wurden in Form von Pessaren angewandt oder auf oralem Wege mit Weißwein eingenommen.

Muß der im griechischen Altertum häufige Kindesmord zum Teil dem Versagen kontrazeptiver und abortiver Methoden zugeschrieben werden?

Nach Lykurg, dem Gesetzgeber von Sparta, der 898 vor Christus an die Macht kam, entschieden die Alten über das Los des Neugeborenen: war es mißgestaltet, wurde es in einen Abgrund geworfen; war es robust, diente es öffentlichen Turnübungen und Peitschungen vor dem Opfertisch der Diana. Abtreibung und Kindesmord wurden gestattet und manchmal sogar empfohlen. Plato (429—348 v. Chr.) und Aristoteles (384—322 v. Chr.) sprachen sich für eine gewisse Stabilität der Bevölkerung aus. So schrieb Aristoteles in seiner *Politik:* »Trotz der Geburtenbeschränkung, die der Bevölkerung ausdrücklich auferlegt wird, werden zuviele Ehen fruchtbar. Abtreibungen sind vorzunehmen, bevor das Embryo Gefühl und Leben empfangen hat.«

Euryphon aus Knidos praktizierte Abtreibungen, indem er die Frau auf einer Leiter festband und sie bis zur Ausstoßung des Fötus schüttelte.

Abtreibung und Kindesmord finden sich auch in anderen Ländern außerhalb Griechenlands. So lassen alte chinesische Texte, in denen es besonders schwierig ist, vermutlich kontrazeptive von abortiven Arzneien zu unterscheiden, die sichere Annahme zu, daß »Abtreibung und Kindesmord in China seit der Epoche des Kaisers Chen-nong durchgeführt wurden«. Diesem Kaiser, der von 2737 bis 2696 vor Christus regiert haben soll, wird die Abfassung der ersten medizinischen Textsammlung zugeschrieben. Huard hält es jedoch für wahrscheinlicher, daß der *Chen-nong pen-ts'ao* zur Zeit der Han redigiert wurde. Min Wong präzisiert (Geschichte der Medizin, Band I), daß der *Chen-nong pen-ts'ao* wahrscheinlich »zwischen 32 vor Christus und dem Jahre 10 unserer Zeitrechnung zusammengestellt« wurde. In Indien kommt im *Rig Veda* (1500 v. Chr.) und im *Atharva-Veda* die Furcht zum Ausdruck, daß die Abtreibung, die durch das Gesetz von Manou verboten worden war, durch Dämonen hervorgerufen würde. In der lateinischen Welt spricht Plautus (250—184 v. Chr.) von der Abtreibung wie von einer ganz normalen Sache:

»Was für eine Geschichte erzählst du mir da? Sie ist nie schwanger gewesen. Wie hat sie niederkommen können? Ich habe nie eine Schwangerschaft an ihrem Bauch festgestellt.«

»— Astaphee: Sie versteckte sich, sie befürchtete, daß Ihr sie zwingen würdet, abzutreiben und ihr Kind zu töten.«

Später wird bei Ovid, Seneca, Martial, Sueton und Tacitus ebenso die Abtreibung erwähnt, und Juvenal (42—125 n. Chr.) belehrt uns in einer seiner Satiren über die Sitten gewisser römischer Damen:

»Es verhält sich so, daß sie den verweiblichten Eunuchen und seine weichen Liebkosungen köstlich finden, deswegen, weil sie weder einen Bart fürchten, noch eine Abtreibung vornehmen müssen.«

In Persien hieß es zur Zeit der Sassaniden (225—632 n. Chr.) über den Geschlechtsverkehr: »Wenn sich ein Mädchen, das noch bei den Eltern wohnt, mit einem Mann einläßt und schwanger wird, so soll dieses Mädchen auf keinen Fall aus Schande vor der Welt versuchen, ihre Regel mit Hilfe von Wasser und Pflanzen wieder herbeizuführen. Und wenn sie es dennoch täte, so wäre es eine Sünde, genauso wie ihr erster Fehler.«

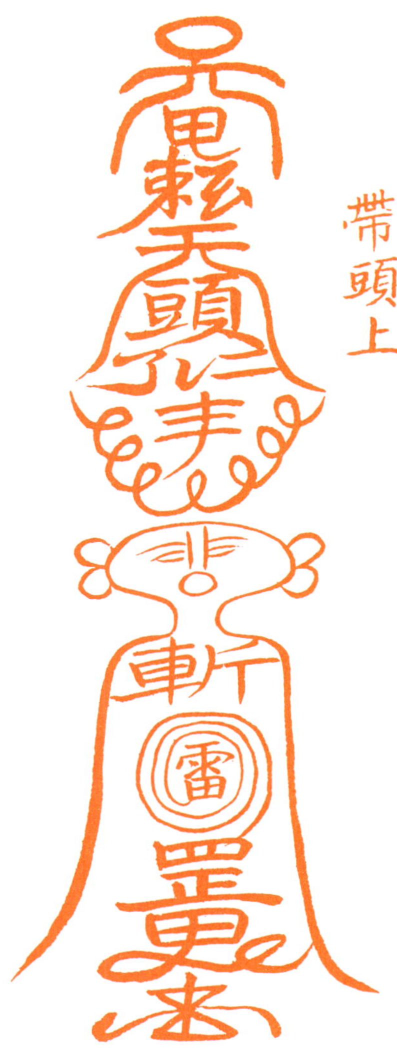

Abbildung 1080
Chinesischer Talisman, den die Schwangeren auf dem Kopf trugen. Nach dem Werk Pater Dorés über den Aberglauben in China (1905—1930).

In einem anderen Text aus der *Avesta* ist nicht mehr davon die Rede, die Regel wiederherzustellen, sondern »ihren Keim« zu zerstören, »und wenn sie es tut, sind ihr Vater und ihre Mutter beide schuldig und haben Anteil an dem Mord«. Die Abtreibung wurde also sowohl in Persien als auch bei den Hebräern streng verurteilt.

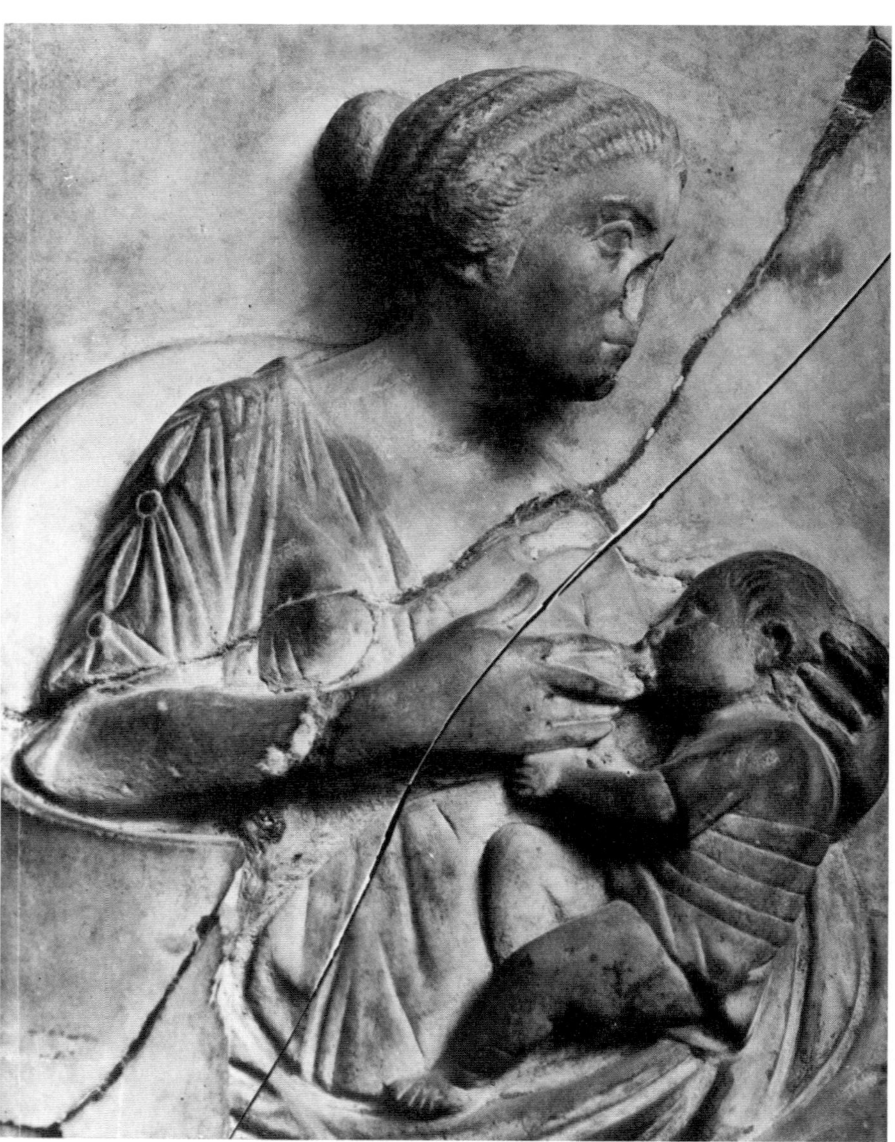

Abbildung 1081
Mutter, die ihr Kind stillt. Detail aus dem Sarkophag von Cornelius Statius. Römische Kunst.

Von Hippokrates bis Soranos

Der Einfluß der Philosophen auf die Medizin war beträchtlich, vor allem bei den Athenern. Ihre Praktiker befreiten sich allmählich davon, indem sie sich zunächst in dem zergliederten Reich Alexanders und einige Jahrhunderte später im kosmopolitischen Rom meist als Sklaven niederließen.

In Alexandria war unter anderen Praxagoras aus Kos tätig. Sein Schüler Herophil (340—300 v. Chr.), der aus Chalkedonien stammte, ist durch den Wert seiner Forschungen in Anatomie und Physiologie bekannt; nach Meinung der Gynäkologen und Geburtshelfer regte sein *Buch der Hebammen* Soranos an, der als Meister der antiken Geburtshilfe gilt. Mit Hippokrates verbindet ihn zudem sein Glaubensbekenntnis, das oft zitiert wird und eine der besten Definitionen ärztlicher Ethik geblieben ist: »Vor allem muß der Arzt die Grenzen seiner Macht kennen, denn nur derjenige ist ein perfekter Arzt, der das Mögliche vom Unmöglichen unterscheiden kann.«

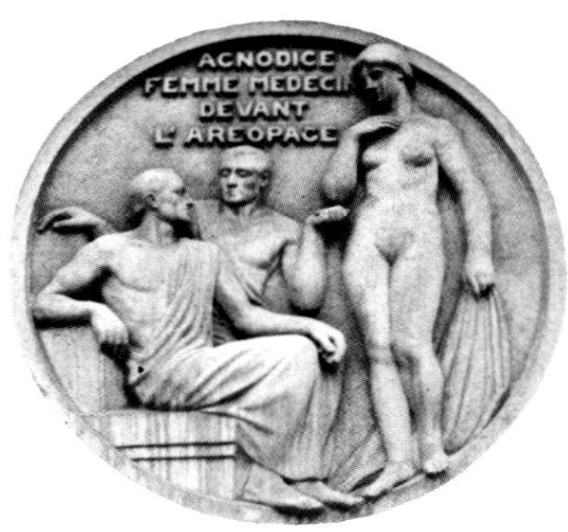

Abbildung 1082
Agnodike, Hebamme aus Alexandria. 4. Jh. v. Chr.

Agnodike, angeblich eine Schülerin des Herophil, wurde durch das folgende, sehr umstrittene Abenteuer bekannt. Sie soll sich als Mann verkleidet haben, um Frauen im Wochenbett beizustehen; die so übergangenen Ärzte sollen vor dem Areopag Beschwerde geführt haben, und Agnodike führte ihren Rechtsstreit, wobei sie sich nackt präsentierte.

In Alexandria zeichnet sich Erasistratos, der gegen 320 auf der Insel Keos geboren wurde, durch zahlreiche Arbeiten aus. Im Bereich der Gynäkologie weist er auf die Lungenblutungen hin, die mit der Regel einhergehen, und in der Geburtshilfe faßt er die Vernichtung des Fötus ins Auge, wenn er eine ungünstige intrauterine Lage aufweist.

Es ist sicherlich nicht angemessen, aber dennoch amüsant, all diesen Gelehrten den Namen der Königin Kleopatra hinzuzufügen, die beinahe drei Jahrhunderte später die *Genesia,* eine Abhandlung der Gynäkologie, schrieb oder von Ärzten ihres Hofes schreiben ließ.

Der Beitrag zweier Enzyklopädisten

Wir verdanken Aulus Cornelius Celsus die umfangreiche Enzyklopädie *De artibus,* die ungefähr fünfunddreißig Jahre nach Christus entstand. Wir wissen nicht, ob er als Arzt praktizierte; er machte sich jedoch in der Geburtshilfe dadurch verdient, daß er die Entbindung mit den Füßen zuerst als möglich bezeichnete. Daher zwang nichts den Geburtshelfer, das Kind unbedingt in die Kopflage zu bringen. Anstelle der Kopflage sollte also die Steißlage praktiziert werden. Unglücklicherweise riet Celsus diese Version nur beim toten Kind. Er empfahl, die Nabelschnur erst nach dem Herausziehen der Placenta zu verknoten und abzuschneiden.

Einem anderen Enzyklopädisten, Plinius dem Älteren, der im Jahre 79 während einer Eruption des Vesuv umkam, verdanken wir eine erste Definition des Kaiserschnitts. Dieser Ausbruch des Vesuv, der Pompeji zerstörte, erinnert uns daran, daß in dieser Stadt die ersten Spekula gefunden wurden. Sie werden heute im Museum von Neapel aufbewahrt. Ihr Aussehen erlaubt die Frage, ob sie mehr dazu benutzt wurden, die Gebärmutter zu erweitern und die Extraktion des toten Fötus zu erleichtern, oder aber um den Gebärmutterhals zu untersuchen.

Wenn wir in bezug auf Hippokrates geschrieben haben, daß die Griechen das Spekulum zweifellos kannten, so wurde jedoch keines aus der damaligen Epoche bei ihnen gefunden.

Plinius gilt noch heute als Klassiker; es ist kein anderer als François Rabelais (ca. 1493—1553), der ihn mit größtem Respekt zitiert. In der Tat schreibt er im Hinblick auf die Geburt des Gargantua aus dem Ohr der Gargamelle: »Ich sage euch, daß bei Gott nichts unmöglich ist und wenn er wollte, würden die Frauen ihre Kinder fortan aus dem Ohr gebären: entstammte Bacchus nicht der Rippe des Jupiter? Wurde Roquetaillade nicht an der Ferse seiner Mutter geboren?

Croquemouche nicht aus dem Pantoffel seiner Amme? Wurde Minerva nicht aus dem Gehirn des Jupiter aus dem Ohr geboren? Adonis aus der Rinde eines Myrrhenbaumes? Castor und Pollux aus der Schale eines Eis, das von Leda gelegt und ausgebrütet wurde? Aber ihr wäret noch erstaunter, wenn ich euch das ganze Kapitel von Plinius vorstellen würde, in dem er von seltsamen und widernatürlichen Geburten spricht.«

Bei den Römern war Juno, die oft unter dem Namen Juno-Lucine angerufen wurde, die Göttin, die »mit dem Dienst bei den Geburten beauftragt« war. Lucine (die ans Licht bringt) war die Tochter des Jupiter und der Hera oder Juno; wenn die Römer Juno-Lucine anbeteten, baten sie also gleichzeitig Mutter und Tochter um Hilfe.

Soranos

Soranos war der erste, der die Geburtshilfe wirklich weiterentwickelte. Er stammte aus Ephesus und studierte in Alexandria. Er lebte in Rom, als Trajan (98—117 n. Chr.) und später dessen Adoptivsohn Hadrian (117—138 n Chr.) regierten. Gilbert Medioni hat in seiner »Griechischen Medizin nach Hippokrates« die Rolle dieses »Prinzen der Methodiker« veranschaulicht.

Ende des 19. Jahrhunderts fertigte F. J. Herrgott eine französische Übersetzung der Abhandlung *Frauenkrankheiten* von Soranos an, die er mit einer interessanten Einleitung und einem Text von Moschion versah, den er als Übersetzer und Kommentator des sechsten Jahrhunderts vorstellt. Wenn Herrgott Moschion auch ins sechste Jahrhundert datiert, so darf nicht unerwähnt bleiben, daß es in der Epoche des Soranos ebenfalls einen Moschion gab. Dieser war vielleicht ein Schüler von Soranos und der Geburtshelfer der Agrippina; sein Name wird übrigens in Kapitel XXXIII der Übersetzung von Herrgott angeführt.

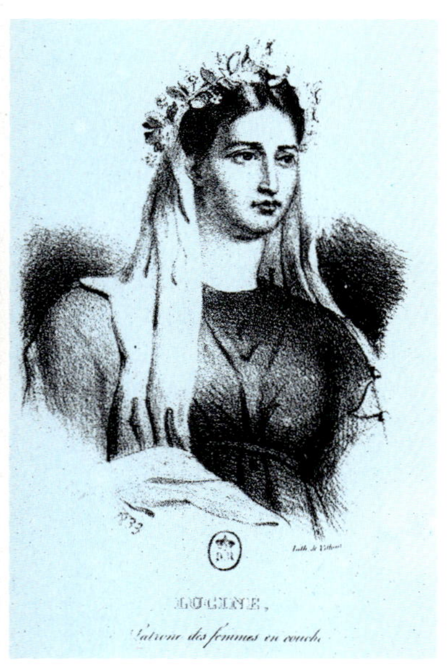

Abbildung 1083 (oben) Lucine, Patronin der Wöchnerinnen in der römischen Epoche. Stich Leclers von 1833 aus einem Album über zwölf berühmte Hebammen.

Abbildung 1084 (gegenüber) Geburt Cäsars. Entgegen dem Volksglauben kam Julius Cäsar nicht durch Kaiserschnitt zur Welt. In Rom wurde der Kaiserschnitt nur an sterbenden oder toten Frauen durchgeführt; Cäsar kannte jedoch seine Mutter.

Soranos wendet sich in seinem Vorwort im wesentlichen an die Hebammen, und sein erstes Kapitel: »Welche sind die für eine Hebamme notwendigen Fähigkeiten?« könnte als erster Kodex der Deontologie angesehen werden. Zur Anwendung derselben heißt es: »... Sie muß diskret sein, da ihr die häuslichen Angelegenheiten und die Geheimnisse des Lebens anvertraut werden ... sie muß geübte Sinne dafür haben, gut zu sehen, zu hören und zu verstehen, was ihr wissenswert scheint und sie muß Taktgefühl besitzen und es auch zeigen ...«

Und im folgenden Kapitel: »Welches ist die beste Hebamme?«: »Die ausgezeichnete Hebamme wird ... sich vernünftiger Mittel zu bedienen wissen, die Schwangeren trösten und Mitleid mit ihnen haben.« Er verlangt, daß Träume, Vorahnungen oder »abergläubische Zeremonien sie nie das vernachlässigen lassen, was sich auf die Geburtshilfe bezieht«.

Während er die Beschaffenheit der Gebärmutter und der Geschlechtsorgane studiert, stellt er fest, daß die Gebärmutter entfernt werden könne, ohne den Tod der Frau nach sich zu ziehen, wie es schon der griechische Arzt Themison (123—43 v. Chr.) beobachtet hatte; er berichtet, daß in Gallien die Mutterschweine nach einer solchen Amputation an Gewicht zugenommen hätten.

Bezüglich der »menstruellen Reinigung« schreibt er: »Alles in allem werden Sie erkennen, daß die Menstruation nicht gegen die Natur ist, insofern, als sie nicht irgendwelche unerfreulichen Nachwirkungen zeitigt.« Ganz richtig meint er, daß man das junge Mädchen ab dem dreizehnten Lebensjahr »... vor dem Verlust der Jungfräulichkeit« auf das Erscheinen der Regel vorbereiten müsse. Die Frau soll Jungfrau bleiben, bis sich »die Menstruation von selbst gut ein-

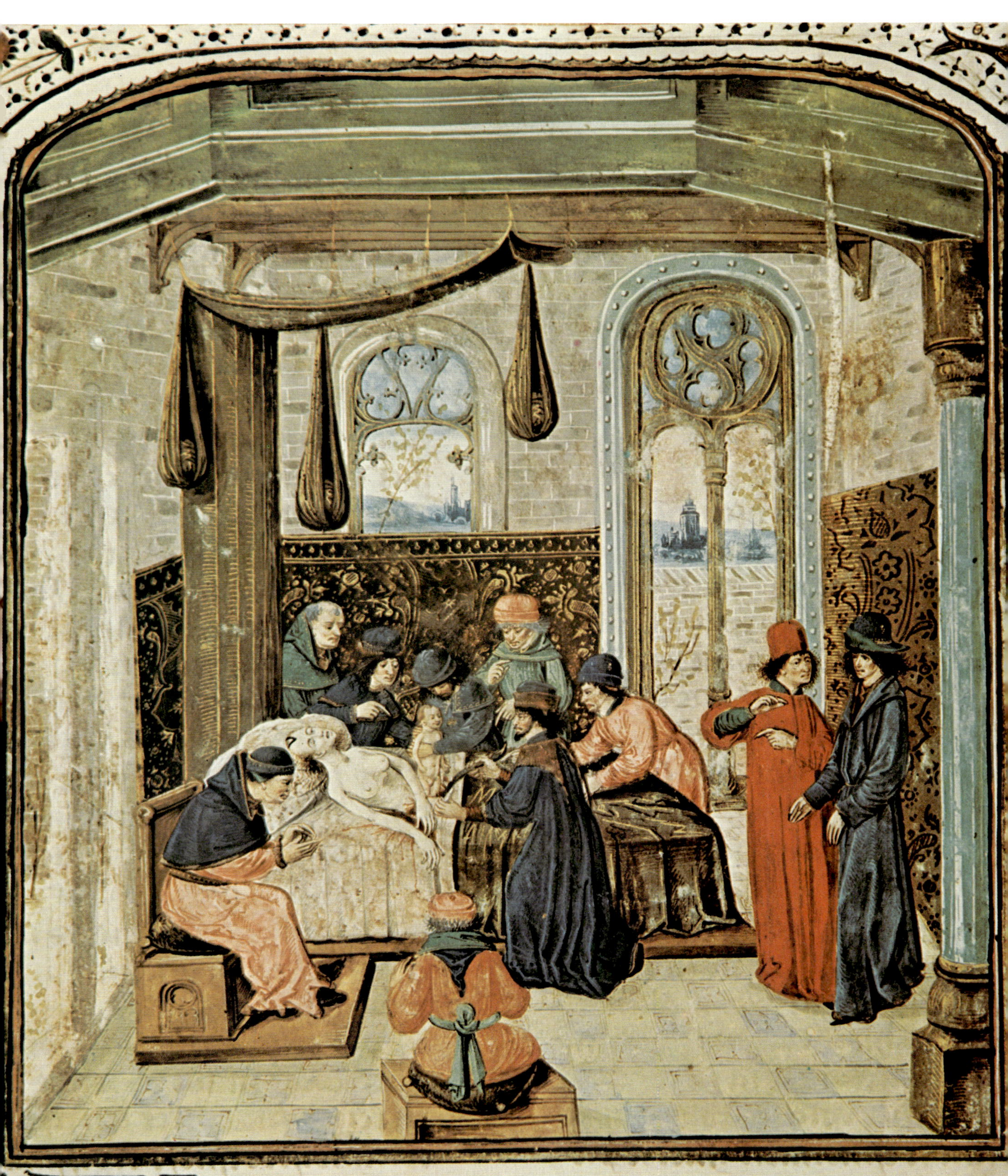

Chascun homme a
qui dieu a donne
raison et enten
dement se doit re

le corps servir et obeir. Car l
me a en soy l'imaige de dieu e
sa samblance pareillement.
le corps est plus commun a

gespielt hat. Dies ist das Zeichen dafür, daß die Gebärmutter aus eigener Kraft ihre Funktionen erfüllen kann, von denen die Empfängnis eine ist.«

Da sogar heutzutage die voreheliche Beratung nicht unbedingt eine Untersuchung des Genitalbereichs umfaßt, könnte man nicht annehmen, daß Soranos bereits eine gynäkologische Untersuchung vor der Ehe empfohlen hatte? Er schreibt: »Es ist vollkommen unsinnig, sich nach dem Adel und Reichtum der Vorväter zu erkundigen und nicht wissen zu wollen, ob eine Frau empfangen kann und ob sie so veranlagt ist, daß sie normal gebären kann.«

Für ihn ist die »Geruchsprobe« nicht absolut sicher, da der Geruch der Suppositorien und der Pessare »durch die Poren aufsteigen« könne, »auch wenn die Frau nicht fruchtbar ist«.

Bezüglich der Geschlechtsmerkmale des Kindes erinnert Soranos daran, daß für Hippokrates »die Frauen, die mit einem Knaben schwanger gehen, aufgeweckter sind, die rechte Brust angeschwollener, die Brustwarze aufgerichteter haben«; nur: »diese Dinge werden gesagt, sie entsprechen jedoch nicht immer den Tatsachen, da wir genau das Gegenteil gesehen haben«. Vergleichen wir diesen Kommentar des Soranos mit dem von Robert Joly, dem wir die

Abbildung 1085
Geburt der Athene. Vase mit schwarzen Figuren. Attisch, Mitte des 6. Jh.s v. Chr.

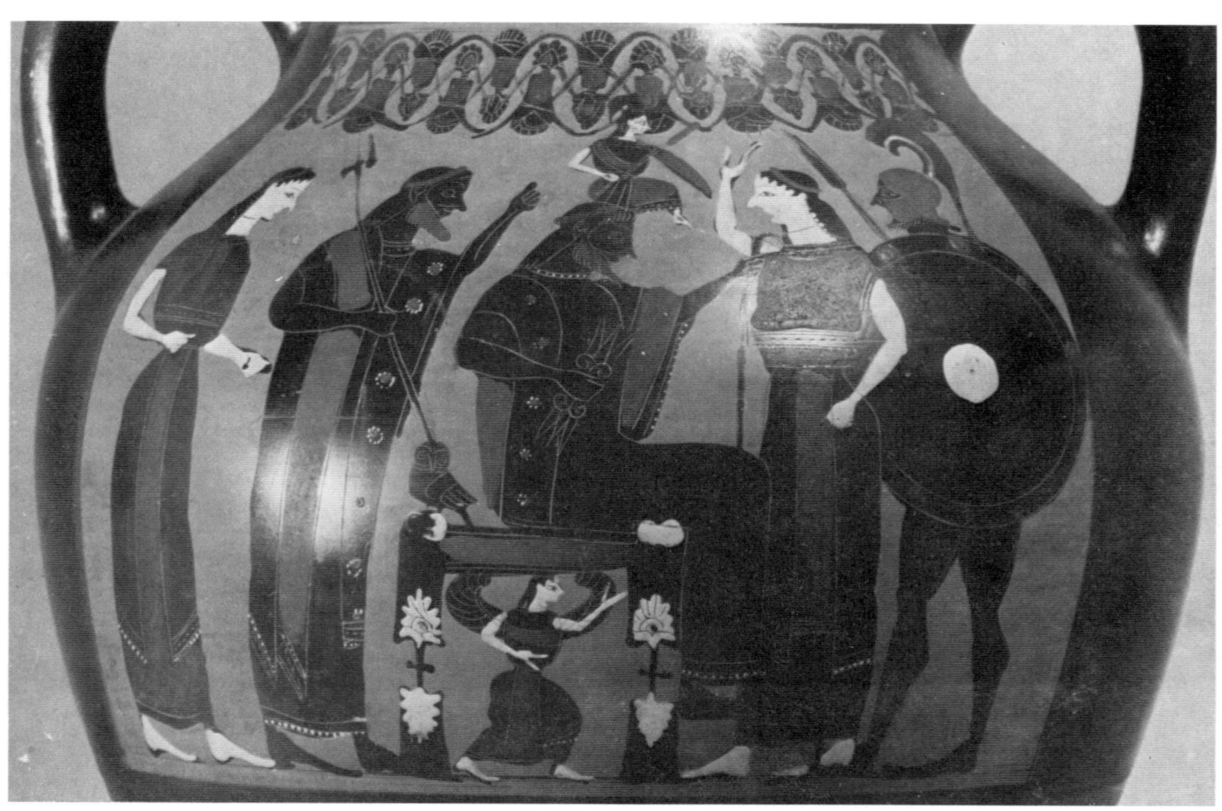

neuesten Übersetzungen des Hippokrates verdanken und für den hier »die Überlegenheit des männlichen Wesens« zum Ausdruck kommt. Robert Joly fragt sich, ob »die nach oben gerichtete Brust nicht als unbewußtes Symbol der Erektion interpretiert werden könne«.

In seinem Kapitel »Über den Pica, die sympathische Verschlechterung der Magenfunktionen« erklärt Soranos, daß dieses Leiden nach dem griechischen

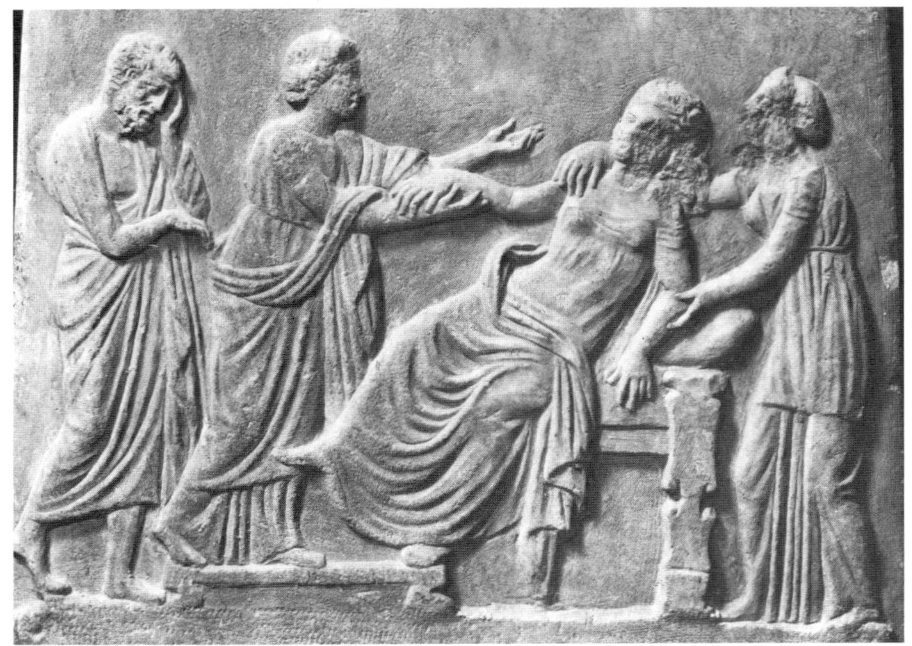

Abbildung 1086
Frau, die bei der Entbindung stirbt. Totenstele, die in Oropos gefunden wurde. Griechenland, 4. Jh. v. Chr. Zwei Frauen umgeben die Sterbende, während der Ehemann, der abseits steht, seinen Schmerz zeigt.

Namen für einen Vogel, den Eichelhäher, benannt wurde. Dessen Federkleid wechselt die Farben und der Gesang die Melodien, ebenso wie diese Krankheit auf verschiedene Weise den Appetit beeinflußt. Der Begriff »Pica« könnte ebenfalls von dem griechischen Namen für Efeu stammen, »wegen der Verschiedenartigkeit der Dinge, die seine Zweige umranken«.

Die Steißlage

Soranos beschreibt die Steißlage sowohl im zweiundsechzigsten Kapitel unter dem Titel: »Die Ursachen der Geburtsstörungen« als auch in den beiden folgenden: »Diagnose dieser Ursachen« und »Behandlung«. Seiner Beschäftigung mit der Steißlage verdankt er es, als der größte Geburtshelfer des Altertums bezeichnet zu werden. Die Notwendigkeit der Kopflage, die als Dogma angesehen wurde, konnte Katastrophen nach sich ziehen, von denen einige seitdem vermieden wurden. Indessen insistiert Herrgott auf dem Einfluß des Celsus und behauptet, daß Soranos diese Kapitel sonst gar nicht oder aber auf andere Weise geschrieben hätte. Übrigens überrascht es, daß Celsus nicht zu den etwa vierzig Autoren gehört, die von Soranos genannt werden; dieser erwähnt nämlich zahlreiche Abhandlungen über Gynäkologie, von denen uns der größte Teil leider unbekannt ist.

In diesen Kapiteln wird auch Diokles von Karystos erwähnt. Er war ein griechischer Arzt aus der Schule von Knidos (gegen 300 v. Chr.) und stellt in seinem zweiten Buch der *Frauenkrankheiten* die Betrachtung an, daß Erstgebärende und sehr junge Frauen eine schwierige Geburt haben. Kleophantos, ein griechischer Arzt aus der Schule von Alexandria (Anfang des ersten Jahrhunderts v. Chr.), nennt in diesem Zusammenhang auch Frauen mit breiten Schultern und schmalen Hüften. Für Herophil und seinen Schüler Demetrius liegen die Ursachen der Geburtsstörungen manchmal bei der Schwangeren, manchmal beim Fötus und manchmal auch bei den Körperpartien, die dieser bei der Geburt passieren muß. Auf seiten der Mutter »kann die Entbindung durch eine grundsätzlich psychische oder körperliche Ursache erschwert wer-

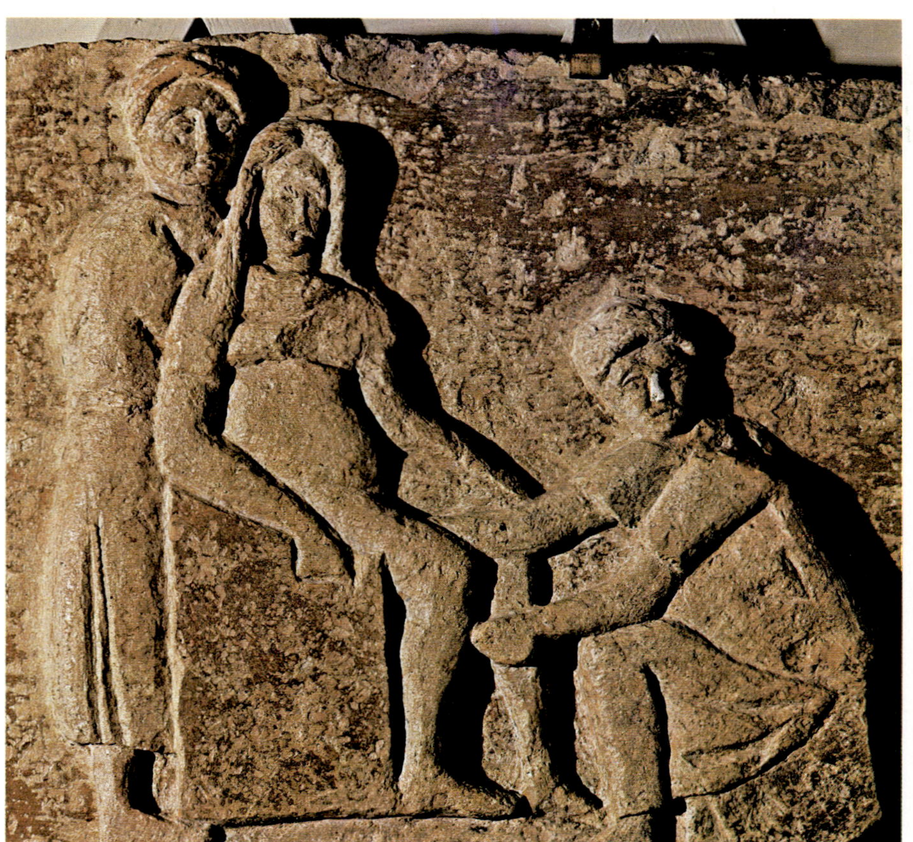

Abbildung 1087
Relief aus der römischen Epoche, das 1932 bei Rom gefunden wurde. Es stellt eine Frau dar, der von einer Hebamme bei der Entbindung geholfen wird (Italien, Ostia, Archäologisches Museum). Die Schwangere sitzt auf einem gynäkologischen Stuhl und wird von einer Helferin festgehalten. Die Hebamme sitzt auf einem Hocker und überwacht den Austritt des Kindes aus dem Geburtskanal.

den ... Gewisse Frauen, die durch das Vergnügen verweichlicht sind, unternehmen keinerlei Anstrengungen«.

Allgemein hat Soranos' Buch für die Epoche großen didaktischen Wert, und der Historiker ebenso wie der Fachmann werden ihm zahlreiche Fallbeispiele entnehmen können. Er beschreibt beispielsweise in dem Kapitel über die Instrumente, die bei einer Entbindung zur Hand sein müssen, ausführlich einen gynäkologischen Stuhl und seinen Gebrauch.

Neben zahlreichen Irrtümern oder sinnlosen Vorschriften bemüht sich Soranos doch immer, der Natur zu folgen und empfiehlt, die verschiedenen Handgriffe der gynäkologischen Untersuchung oder der Entbindung mit größter Sanftheit durchzuführen, nachdem die Geschlechtsteile gut eingeölt wurden. Auch mißbilligt er die hippokratische Sukkussion.

Wie Lacomme bemerkt, kümmerte man sich vor Soranos lediglich um das Leben der Mutter, während es nun auch um die Rettung des Kindes geht. Diese neue Haltung rechtfertigt voll und ganz die Beachtung, die man Soranos zuteil werden läßt.

Von Soranos bis Ambroise Paré und Jacques Guillemeau

Nach diesen unumgänglichen Analysen der Werke des Hippokrates und des Soranos erübrigt es sich, die Schriften der Ärzte und Philosophen, die sich in den ersten Jahrhunderten der christlichen Ära mit Geburtshilfe und Gynäkologie beschäftigten, ebenso genau zu studieren. Im Grunde genommen finden sich bei ihnen ähnliche Konzeptionen. Wir erinnern lediglich an einige Namen, die so berühmt sind, daß sie in einer — wenn auch nicht erschöpfenden — Arbeit nicht fehlen sollten.

Die ersten Jahrhunderte unserer Zeitrechnung

Galen praktizierte kurz nach Soranos in Rom; seine anatomischen Forschungen sind bekannt. Er beging den Irrtum, die durch Tierversuche vor allem an Schweinen und Affen erbrachten Befunde auf die Frau zu übertragen: so beschrieb er zwei Gebärmutterhöhlen bei ihr. Er vergleicht ihren zweigeteilten Uterus mit dem Hodensack und behauptet, daß die weiblichen Geschlechtsorgane denen des Mannes ähnelten, jedoch nach innen gekehrt seien. Die Illustratoren anatomischer Werke bekräftigten diese Idee noch und gaben den weiblichen Organen bis zum siebzehnten Jahrhundert ein phallisches Aussehen.

Angesichts der Berühmtheit Galens ist oft bedauert worden, daß er die Abhandlung des Soranos verkannte, wo er doch die Verbreitung ihrer Ideen »zum Wohle der Menschheit« hätte sichern können.

Wie Hippokrates spricht auch er von der Erweiterung des Beckens während der Entbindung und geht so weit, die Symphyseotomie in Betracht zu ziehen: »Da die enthaltenden Teile (das Becken) nicht so wichtig sind wie der Inhalt (der Uterus), können sie nicht nur erweitert, sondern sogar zu dessen Gunsten aufgeschnitten werden.«

Rufus aus Ephesus nahm zu Beginn des zweiten Jahrhunderts keinen wichtigen Platz in der Geburtshilfe ein, deutete jedoch die Rolle »der Triebe und sexuellen Zwangsvorstellungen und die pathologische Ausgestaltung der Träume« an.

Abbildung 1088
Andere Darstellung der Geburt Cäsars. Obwohl der Kaiserschnitt schon im frühesten Altertum bekannt war, wurde er erst im 20. Jh. regelmäßig mit Erfolg in der Geburtshilfe praktiziert.

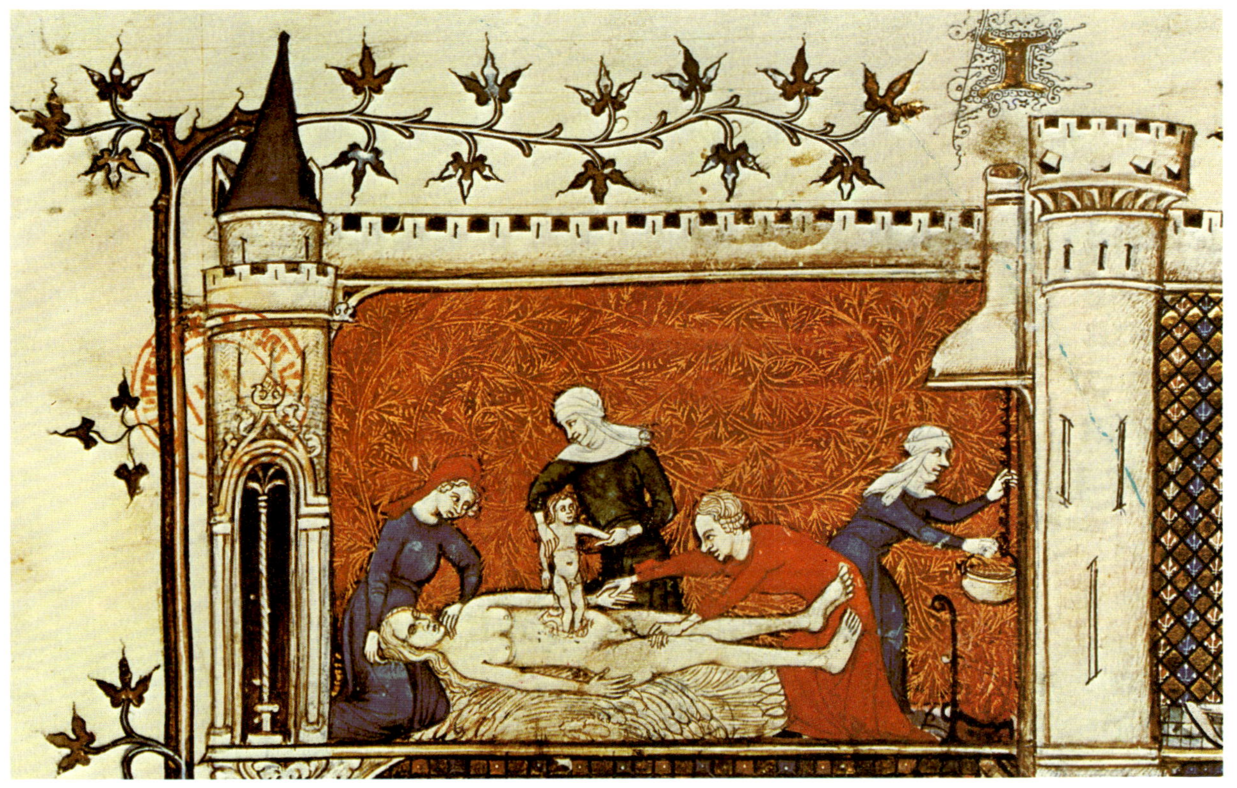

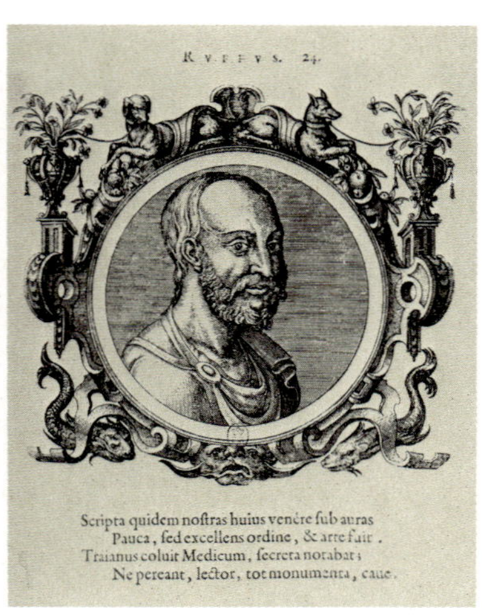

Abbildung 1089
Rufus aus Ephesus. Stich des 16. Jh.s aus dem Werk des ungarischen Gelehrten Sambucus: Icones veterum aliquot ac recentium medicorum, *1574.*

Oribasios aus Pergamon hatte wie Galen in Alexandria studiert; er wurde von Julian dem Abtrünnigen im Jahre 355 an den Hof zu Konstantinopel gerufen. Drei Arten von Pessaren wandte er an: Pessare zum Aufweichen auf Grundlage weißen Wachses, Gänse- oder Hühnerfetts, frischer Butter, Rinder- oder Hirschmarks bei Entzündungen und Gebärmuttergeschwulsten; die aus Honig, Johanniskraut und Kohl bestehenden »Aperitifs« bei Amenorrhoen und Verzögerungen der Regel, »Verengungen des Gebärmutterhalses, der Gebärmutter und der Vagina«; die zusammenziehenden Mittel gegen die Leukorrhöe (Weißfluß) und die Gebärmuttervorfälle. Die Pessare sollten von Fingerlänge sein und die Form eines Rattenschwanzes haben.

Zu Beginn des sechsten Jahrhunderts schöpfte Aetius aus Amida in Mesopotamien sowohl aus den Schriften des Philomenos, einem griechischen Gynäkologen und Geburtshelfer, der sich zu Beginn des ersten Jahrhunderts in Rom niedergelassen hatte, als auch aus den Schriften von Rufus und Soranos. Er wurde manchmal als Erfinder des Spekulums angesehen, zu Unrecht, da wir ja nun festgestellt haben, daß es schon lange vor ihm existierte. Er gibt übrigens keinerlei Beschreibung davon und nennt es »Diopter«, wobei er so tut, als ob es sich um ein allen bekanntes Gerät handelte. Folgendes schreibt er über die Geschwulst des Gebärmutterhalses, dessen Untersuchung durchzuführen sei mit »einem altersangemessenen Diopter, nach Messung der Tiefe der Vagina mit Hilfe einer Sonde, um die Gebärmutter nicht mit einem zu großen Diopter zusammenzudrücken. Und wenn es zu lang ist, legen Sie Wolle vor die Schamlippen und drücken Sie den Diopter darauf«.

Alexander Trallianus, ein Zeitgenosse des Aetius, der Armeearzt gewesen war, schrieb nichts über Gynäkologie und Geburtshilfe; er wies lediglich auf Substanzen hin, die die Regel hervorrufen können. Seiner Meinung nach sollten die Talismane nicht verboten werden. Denn: ». . . auch der göttliche Galen und seine Vorgänger hatten nichts gegen das Tragen der Talismane einzuwenden, wenn das Leiden trotz aller ärztlichen Bemühungen nicht gelindert werden konnte.«

Das Werk Moschions stammt wahrscheinlich aus dem sechsten Jahrhundert. Er war, wie bereits erwähnt, der Übersetzer und »Abreviator« von Soranos. Sein Handbuch für Hebammen wurde von Herrgott Kapitel für Kapitel mit dem Werk von Soranos verglichen. Besonders bemerkenswert sind die Illustrationen der verschiedenen Manuskripte, die von Künstlern des neunten bis fünfzehnten Jahrhunderts angefertigt wurden. Die Föten treiben in den unwahrscheinlichsten Positionen wie Akrobaten im Uterus.

Paulus von Ägina studierte vor der schrecklichen Feuersbrunst von 641 in Alexandria. Bei den Griechen und Arabern erfreute er sich einer großartigen Reputation als Geburtshelfer und trug den Beinamen »die erste männliche Hebamme«. Er fand die Diagnose des Brustkrebses weniger schwierig als die des Gebärmutterkrebses und nahm aufmerksame gynäkologische Untersuchungen vor, sowohl durch Betasten als auch mit dem Spekulum, dessen Gebrauch er beschrieb und festlegte.

Die Schule von Salerno hat der Gynäkologie nichts Neues hinzugefügt. Weder Constantinus Africanus, der sein Werk im Kloster von Monte Cassino verfaßte, noch Trotula, die ebenfalls über Frauenkrankheiten schrieb, lieferten originelle Arbeiten. Trotula ist deshalb in Erinnerung geblieben, weil sie eine der ersten Frauen war, die über die Krankheiten ihrer Geschlechtsgenossinnen schrieb. Sie empfahl, »Meersandbäder in der Sonnenglut« zu nehmen, »damit

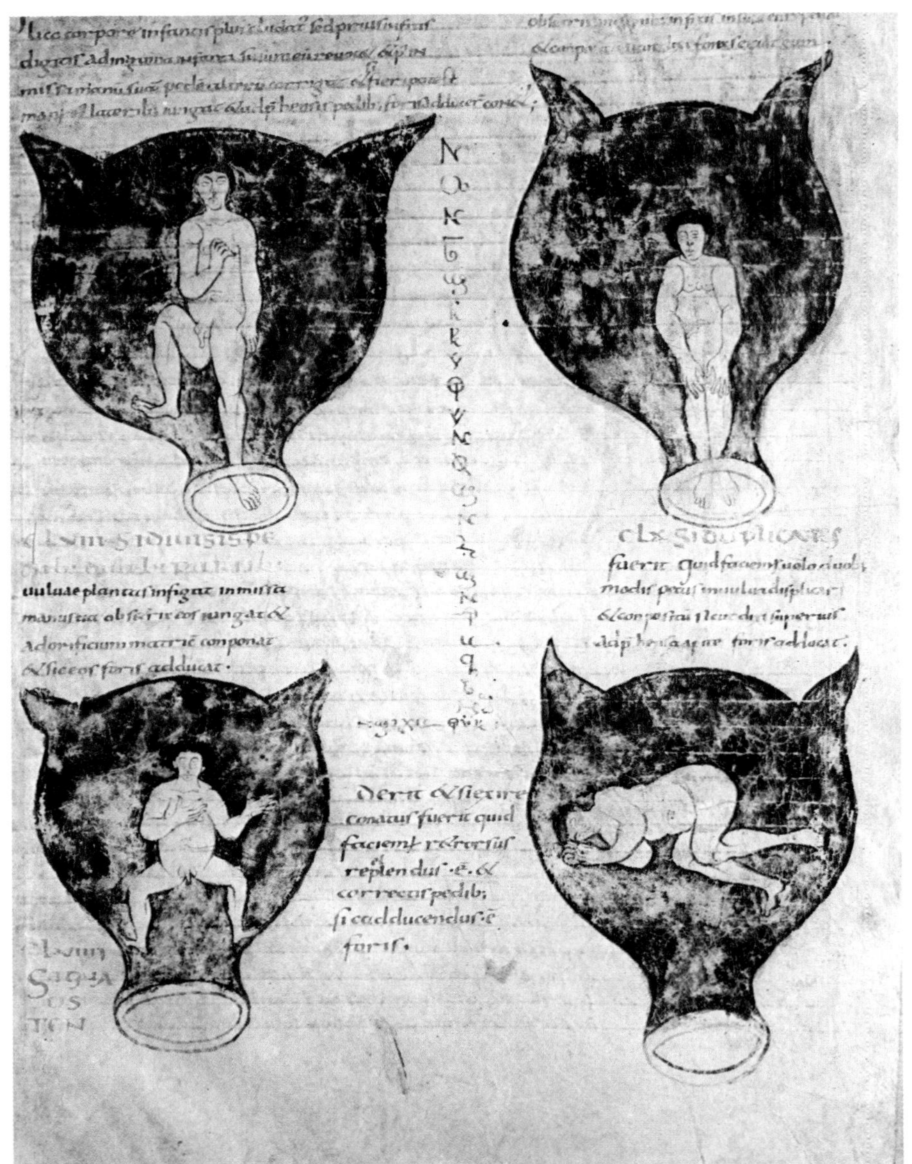

Abbildung 1090
Lage des »foetus in utero«. *Handschrift von Moschion aus dem neunten Jahrhundert. Dies sind die ältesten Abbildungen des* »foetus in utero«. *Er wird in zwölf verschiedenen Positionen in einem* Uterus bicornis *dargestellt, wie es der mittelalterlichen Vorstellung entsprach. Obwohl Leonardo da Vinci im 16. Jh. aufgrund direkter Beobachtung den Fötus in seiner natürlichen Position abgebildet hatte, orientierte man sich bis zum achtzehnten Jahrhundert an den Zeichnungen Moschions.*

die Frauen durch übermäßiges Schwitzen abmagerten«. Daremberg glaubt, daß sie gegen 1059 in Salerno gelehrt und praktiziert hat, und daß sie vielleicht die »Frau von Johannes Platearius, dem Urahn einer berühmten Ärztefamilie« war.

In den medizinischen Schriften der Schule von Salerno finden wir folgende Wirkungen des Johanniskrauts beschrieben, die Meaux von Saint Marc so übersetzt hat:
»Es wirkt harntreibend, es entfernt den Stein;
Es führt unverzüglich zur Abtreibung.«

Die Geburtshilfe bei den Arabern

Alles in allem wurde im römisch-griechischen Altertum die Geburtshilfe im Verlauf des ersten Jahrtausends unserer Zeitrechnung von all diesen berühmten Ärzten, abgesehen von Soranos, nicht weiterentwickelt; auch die arabischen Ärzte und Chirurgen erbrachten kaum neue Erkenntnisse.

Jean-Charles Sournia hob die herausragende Rolle von Rhazes für die arabische Medizin hervor. Hier soll nur erwähnt werden, was Rhazes gegen Ende des neunten Jahrhunderts im vierundzwanzigsten Kapitel der *Quintessenz der Erfahrung* schrieb; dort wird zum ersten Mal eine wirkungsvolle Abtreibungsmethode auf präzise Weise dargestellt. In diesem Kapitel mit der Überschrift »Die Fortpflanzungsorgane und die Brust, ihre Anatomie und ihre Funktion und über die Verhütungsmittel« finden wir Ideen und Vorgehensweisen, die auch Soranos schätzte.

Um den Samen aus dem Uterus zu treiben, empfiehlt Rhazes, sich nach der Ejakulation schnell zu erheben, zu gähnen, mehrmals durch die Nase zu schnauben und mit lauter Stimme zu rufen. Die Frau, die abtreiben will, muß sieben bis neunmal heftig nach hinten springen. Daraufhin nennt er die Arzneien, die auf der Brust angewandt werden können. Wenn diese Methoden nichts fruchten und der Samen sich festgesetzt hat, wird folgende wirksame Abtreibungstechnik empfohlen: »... Es gibt keine andere Lösung, als ein Stilett in die Gebärmutter einzuführen.«

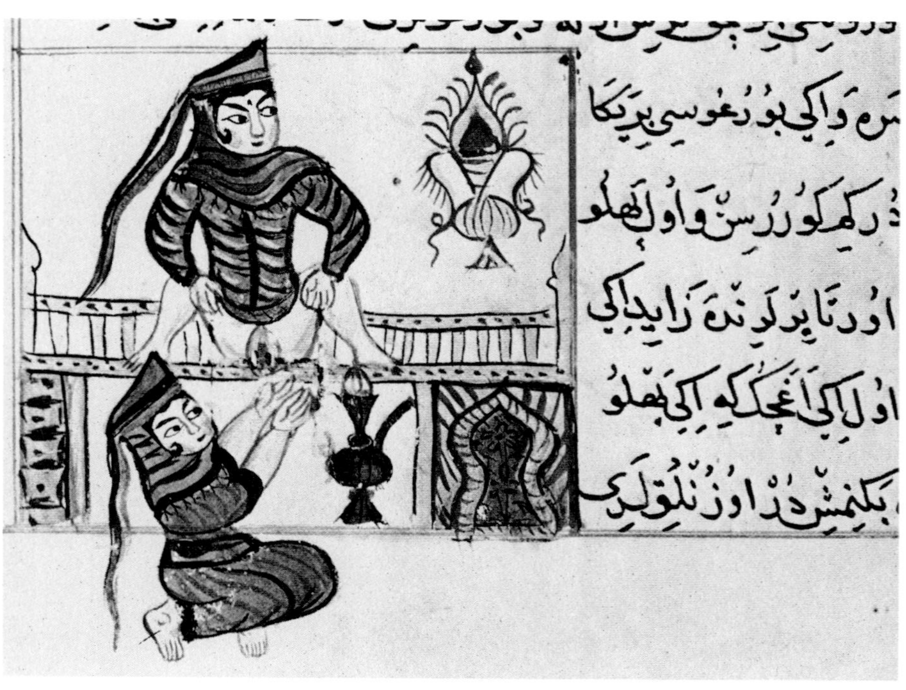

Abbildung 1091
Entbindung. Die Hebamme hält die Hände hin, um das Kind aufzunehmen. Türkische Handschrift der Chirurgie von Charaf ed-Din, 1465.

Für Rhazes leistet die Malvenwurzel dem Zwecke der Abtreibung gute Dienste. Er gibt den weisen Rat, ein Ende des Stiletts mit einem Faden am Oberschenkel zu befestigen, damit es nicht weiter eindringen kann. Er meint: »Einige drehen Papier in Form eines Stiletts und befestigen es dann gut mit einem Seidenfaden, der mit in Wasser gelöstem Ingwer eingefeuchtet wurde. Sie lassen es trocknen und führen es dann in die Gebärmutter ein. Wenn sich kein Erfolg einstellt, ziehen sie es heraus und führen ein neues ein, bis die Menstruation eintritt und die Frau gereinigt ist.«

Diese Technik sei unwirksam, »wenn das Papier zu weit eingedrungen ist; dann wird es schnell weich, wird ausgestoßen und es kommt nicht zur Abtreibung«.

Rhazes fügt dieser Beschreibung hinzu, daß die gleichzeitige Anwendung von Arzneien auf äußerem und innerem Wege oft wirksam ist. Er gibt auch Ratschläge für die Zeit nach dem Eingriff und erlaubt der Patientin heftige Bewegungen und »kraftvollen Verkehr«.

Ein zwischen 961 und 970 in Cordoba von Arib Ibn Said al Katib Al-Kurtubi verfaßtes Buch wird von seinen Übersetzern Henri Jahier und Abdelkader Noureddine als ein »sehr wertvoller Beitrag der arabischen Medizin zur Geburtshilfe« angesehen. Neben zahlreichen Bezugnahmen auf Hippokrates schließt Arib, der die Steißlage kannte, die meisten seiner Vorschriften mit einer Lobpreisung Gottes, die so zum Ausdruck gebracht wird: »Gott, Herr der Welt«, »Nach dem Willen des allmächtigen Gottes« und »Wenn Gott will, wird es helfen«.

Etwa ein halbes Jahrhundert später erklärt Avicenna in Zusammenhang mit der Untersuchung mit dem Spekulum, daß er einen Spiegel vor die Vulva legt und sich hinter die Patientin stellt, um das Spiegelbild betrachten zu können.

Abbildung 1092
Beschneidung einer Hermaphroditin. Türkische Handschrift der Chirurgie von Charaf ed-Din, 1465.

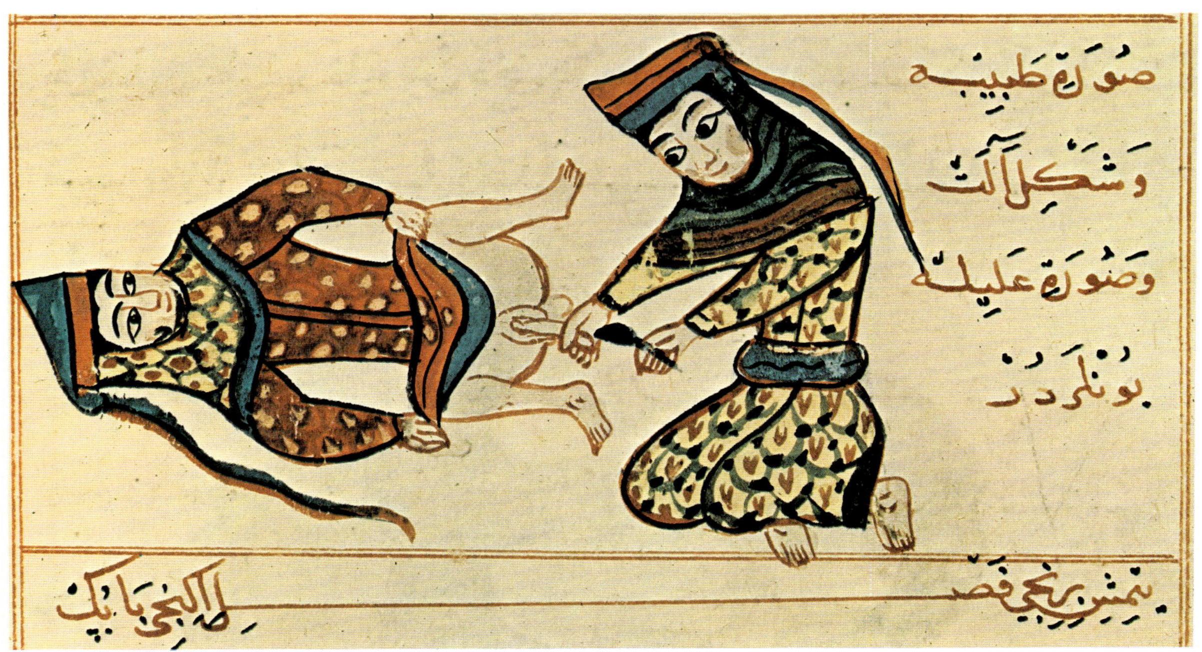

Albucassis und die Embryotomie

Albucassis, arabischer Chirurg aus Cordoba (zwölftes Jahrhundert), beschreibt minutiös das Spekulum, dessen er sich bedient und versieht seinen Text mit Illustrationen, was für jene Epoche eine Besonderheit war. Er präzisiert, daß »zwei aufeinandergelegte Stäbe in den Muttermund eingeführt werden, um ihn dann mit Hilfe von Schrauben auszuweiten«. Aber handelte es sich wirklich um eine Vorrichtung zur Ausweitung des Uterus? Ein anderes Bild zeigt ein Spekulum, das für Beräucherungen gedacht war und einem Trichter ähnelt.

Von jeher gab es unüberwindbare Schwierigkeiten bei der Entbindung, wenn der Kopf des Kindes für das Becken der Mutter zu groß war. Daher die zahlreichen Instrumente, die seit dem Altertum erfunden wurden, um die Gebärende durch Eingriffe wie die Embryotomie, Cephalotomie oder Cephalotripsie zu retten.

Abbildung 1094 (gegenüber) Zeichnung Leonardo da Vincis des foetus in utero. *Wenn man die um 1510—1512 entstandene Zeichnung mit den wirklichkeitsfremden Illustrationen der gleichen Epoche vergleicht, kann man über die Genauigkeit der fötalen Position nur staunen. Leonardo da Vinci stellte den menschlichen Fötus mit Placenta und Eihäuten dar.*

In Wirklichkeit leerte der zu einer Schwangeren gerufene Chirurg den Uterus so, wie er es für richtig hielt, ohne sich vorher eines operativen Handbuches bedient zu haben.

Albucassis hinterließ die ersten Abbildungen der von ihm benutzten Instrumente. Seiner Meinung nach sollte der Praktiker diese Instrumente, und wenn sie noch so zahlreich waren, »immer zur Hand haben; so kann er schneller handeln und diese Demonstration wird sein Andenken bei den Menschen vergrößern«.

Glücklicherweise sollte der Kaiserschnitt, sobald er gefahrlos geworden war, dieses ganze Arsenal unnötig machen.

Ein besserer Zugang zur Anatomie

Der katalonische Arzt Arnoldus de Villanova, der gegen 1240 in Valencia geboren wurde, studierte in Barcelona und Salerno, bevor er eine der Berühmtheiten Montpelliers und Botschafter in Paris wurde (1299). Arnoldus de Villanova hatte als Arzt dreier Päpste freilich keine Gelegenheit, die Geburtshilfe auszuüben. Wir verdanken ihm nur eine Monographie über die Unfruchtbarkeit.

Bernard Gordon, ein schottischer Arzt, der sich in Montpellier niedergelassen hatte (1318 gestorben), beschreibt in dem Kapitel *»Rhagaden und Verletzungen des Gebärmutterhalses«* seines Buches *»Praxis des ausgezeichneten Doktors und Meisters der Medizin, Bernard von Gordon, der sich Lilie der Medizin nennt«,* wie eine Untersuchung vorzunehmen sei: »Man lege die Frau an einen hellen Platz und stelle einen Spiegel vor den Gebärmutterhals; dann sieht man im Spiegel, ob es sich um eine Geschwulst oder eine *Rhagade* handelt.«

Mondino de Luzzi (etwa 1270 bis 1326 in Bologna) ist der »erste Anatom, der dieses Namens wahrhaftig würdig ist«; er verglich den Gebärmutterhals mit einem Schleienmaul.

1363 veröffentlichte Guy de Chauliac seine *Chirurgia magna,* in der einige Angaben zur Geburtshilfe zu finden sind. Sie machen deutlich, daß das Spekulum auch als Geburtszange dienen sollte, »um das Kind herauszuholen«; dies haben wir bereits bezüglich der Spekula von Pompeji und des Albucassis angedeutet.

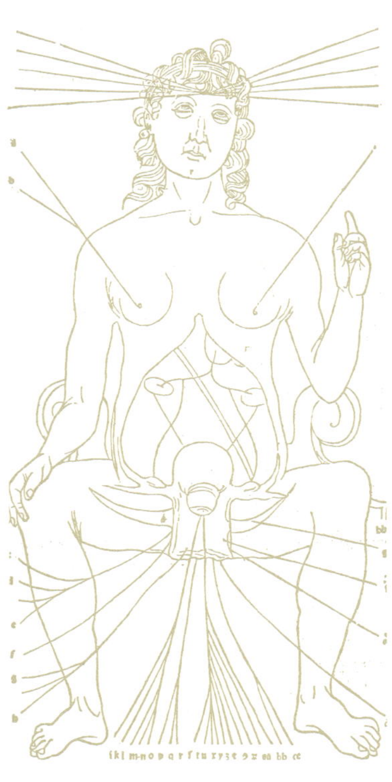

Abbildung 1093 (oben) Der Körper der Frau. Nach Ketham: Fasciculus medicinae, *Venedig 1495. Die Schnitte aus dem* Fasciculus medicinae *sind die ersten gedruckten Abbildungen der Anatomie. Diese Figur zeigt eine der ersten Darstellungen des Uterus; sie ist relativ genau und wurde wahrscheinlich nach einem echten Modell ausgeführt.*

Jean Ferrari (Gianmatteo Ferrari de Grado), eher bekannt unter dem Namen Mathieu de Gradi, erhielt 1446 sein Doktorat in Mailand und lehrte in Padua. Bei seinem Tod, 1472, hinterließ er ein Testament, in dem er seinem Wunsch Ausdruck verlieh, daß ein Hospital zu Padua gegründet werde; sein Haus vermachte er den Studenten als Kolleg. Er benutzte als erster den Begriff Ovarien, die vorher — und noch mehr als zwei Jahrhunderte später — als Hoden der Frau bezeichnet wurden.

In Deutschland veröffentlichte der Geburtshelfer Roesslin oder Eucharius Rhodion (1526 gestorben) 1513 auf Veranlassung von Katharina, Prinzessin von Sachsen, seinen *Rosengarten.* Er schloß das Buch für die Schwangeren und Hebammen mit folgenden beiden Versen:

»Darum wird das Buch
der Rosengarten der Frauen genannt«

Mit Soranos war er ein Vorläufer der schmerzlosen Entbindung; tatsächlich schreibt er, daß sein Buch denen gewidmet sei, denen »es am Herzen liegt, die Schmerzen, die ertragen werden müssen, zu lindern, und die Sorgen und Ängste« während der Geburtswehen »zu verringern«.

Etwa in der gleichen Epoche (1510—1512) fertigte Leonardo da Vinci (1452 bis 1519) Zeichnungen von Föten im Uterus an, die wahrheitsgetreuer als alle

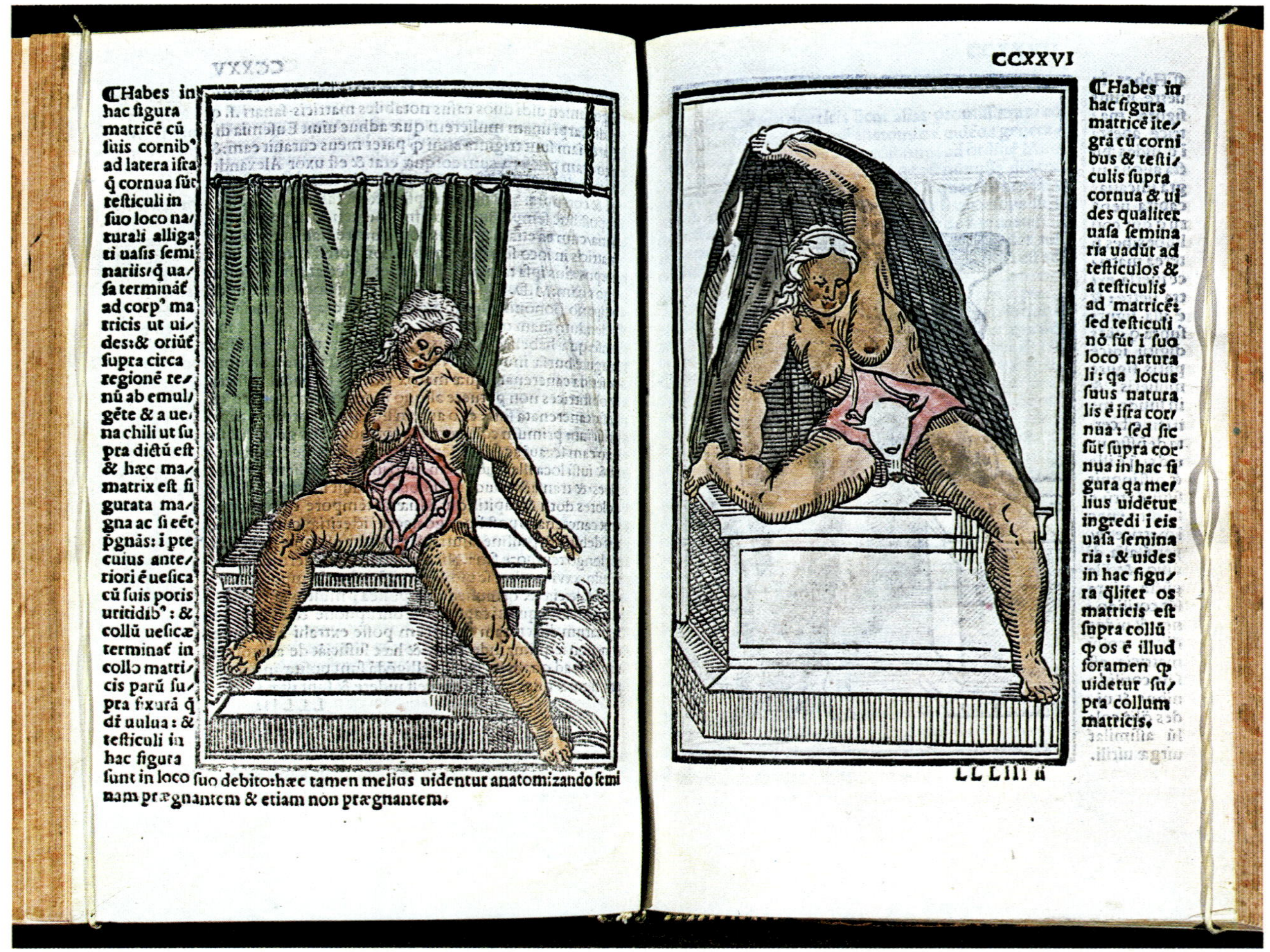

Habes in hac figura matricē cū suis cornib⁹ ad latera ista q cornua sūt testiculi in suo loco naturali alligati uasis seminariis/q uasa termināt ad corp⁹ matricis ut uides:& oriūt supra circa regionē renū ab emulgēte & a uena chili ut supra dictū est & hæc matrix est figurata magna ac si eēt pgnās: i pte cuius anteriori ē uesica cū suis poris uritidib⁹: & collū uesicæ terminat in collo matricis parū supra fixurā q dr uulua: & testiculi in hac figura sunt in loco suo debito: hæc tamen melius uidentur anatomizando feminam prægnantem & etiam non prægnantem.

CCXXVI

Habes in hac figura matricē itegrā cū cornibus & testiculis supra cornua & uides qualiter uasa seminaria uadūt ad testiculos & a testiculis ad matricē: sed testiculi nō sūt i suo loco naturali: qa locus suus naturalis ē ifra cornua: sed sic sūt supra cornua in hac figura qa melius uidētur ingredi i eis uasa seminaria: & uides in hac figura qliter os matricis est supra collū q os ē illud foramen q uidetur supra collum matricis.

LL Liii ii

Abbildung 1095 (oben) Holzschnitt aus den Commentaria... super Anatomia Mundini *von Berengario da Carpi, Bologna 1521. Erstmals erscheinen die in der italienischen Schule des sechzehnten Jahrhunderts beliebten dramatischen Posen in der anatomischen Ikonographie. Die weiblichen Geschlechtsorgane sind noch sehr schematisch dargestellt. Die Hörner des Uterus scheinen Abbildungen der runden Gewebebänder der Gebärmutter zu sein.*

vorhergehenden Abbildungen waren. Vor Vesal (1514—1564) zeigte er, daß die Gebärmutter nur eine Höhle hat, stellte sich jedoch einen Kanal mit einer »lacto-menstruellen« Funktion vor, der die Gebärmutter mit den Brustwarzen verbindet.

Einige Zeit später bestätigte Berengario de Carpi (1530 in Ferrara im Alter von sechzig oder siebzig Jahren gestorben), der Professor in Bologna und Arzt des jungen Benvenuto Cellini war, seinerseits die Einkammrigkeit der Gebärmutter und beschrieb die vaginale Hysterektomie.

Der Straßburger Chirurg Walther Reiff ahmte 1545 Roesslin nach und nannte sein Werk *Neuer Rosengarten.* Jakob Rueff aus Zürich veröffentlichte 1554 ein Buch über die Fortpflanzung des Menschen mit Bildtafeln, die denen von Roesslin ähnelten und mit Darstellungen möglicher Mißbildungen versehen waren.

Ambroise Paré

Ambroise Paré wurde gegen 1509—1517 in der Ortschaft Hersent geboren, die zu der Zeit Laval angegliedert war. Der große Name, der Paré als Chirurg anhaftet, wird seinem tatsächlichen Beitrag zur Gynäkologie und Geburtshilfe nicht gerecht. Paré hielt es nicht für nötig, das Kind in die Kopflage zu bringen, wenn es in der Steißlage war; er merkt jedoch an, daß Pierre Franco, dessen Beschreibung übrigens wenig ausführlich ist, sich mit Paré um die Ehre streitet, als erster eine Steißlage entbunden zu haben. In der Neuauflage der *Abhandlung über Eingeweide* von Franco wird dieser von Kuss und Houdart in der Einleitung als Neuerer bezeichnet; andererseits hatte er jedoch oft Paré nachgeahmt. Dieser hingegen huldigt seinen Zeitgenossen Héry und Lambert, Meisterbarbieren und Chirurgen, deren Namen in Vergessenheit geraten sind.

1573 überarbeitete und ergänzte Ambroise Paré seine Abhandlung über die Entbindung vom Jahre 1551 und nannte sie *Von der Fortpflanzung des Menschen und der Art und Weise, die Kinder aus dem Bauch ihrer Mutter zu holen;* dies brachte ihm den Ruf des »Vaters der französischen Chirurgen der Geburtshilfe« ein.

1570 hatte Jacques d'Amboise in der Schule der Chirurgie von Paris an der Leiche einer vierundzwanzigjährigen Frau, die wegen Mordes an ihrem Neugeborenen hingerichtet worden war, die Erweichung der Symphysen-Knorpel und die Erweiterung des Beckens demonstriert: »Die Haltung Ambroise Parés in diesem Fall ist ein Beispiel für die Unterordnung unter die Wahrheit und sollte nicht verschwiegen werden. Bis dato hatte dieser große Mann immer die Möglichkeit der Erweiterung des Beckens bei der Entbindung geleugnet, beim Anblick der Leiche jener Frau jedoch nachdrücklich zugestanden, sich getäuscht zu haben.«

1597 betont Séverin Pineau (1619 in Chartres gestorben) den Einfluß der Rachitis auf das Becken. Er schlägt »zaghaft« die Symphyseotomie vor, die, wie wir gesehen haben, bereits von Galen angedeutet worden war. Sie wurde jedoch erst 1777, etwa zwei Jahrhunderte später, von Sigault unter Mithilfe Leroys, mit Erfolg durchgeführt.

Jean Liébaut berichtet in seinem Buch, das 1649 in Rouen veröffentlicht wurde, daß die Matronen und Hebammen von Genua, »wenn die Mädchen

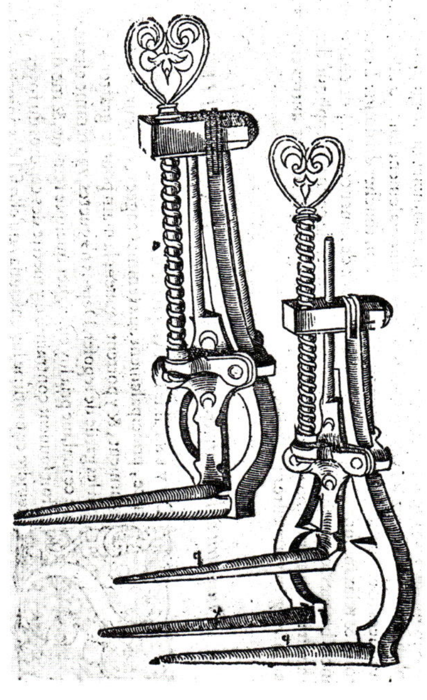

Abbildung 1096
Vaginalspekula. Bildtafel aus den Werken des Ambroise Paré, *Paris 1575.*

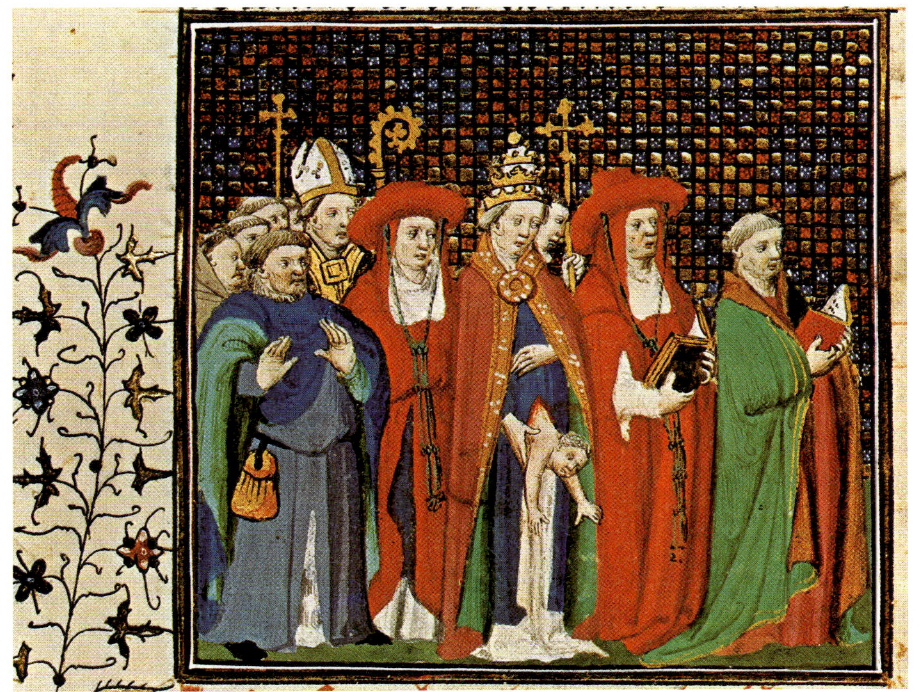

Abbildung 1097
Die Niederkunft der Päpstin Johanna. Miniatur aus dem 15. Jh. aus einer französischen Übersetzung der Handschrift von Boccaccio: De casibus virorum illustrium. *Der Mythos der Päpstin Johanna geht auf das 13. Jh. zurück. Es war dieser überaus gelehrten Frau in Verkleidung eines Mannes gelungen, Kardinal und dann 855 unter dem Namen Johannes VIII. Papst zu werden. Nach der Legende ist sie während einer päpstlichen Prozession in den Wehen gestorben.*

gebären, ihnen die Symphyse aufweichen, damit die Knochen immer getrennt und erweitert bleiben, sodaß die Frauen keine Schmerzen haben, wenn sie ein Kind zur Welt bringen«.

Abbildung 1098
Spekula von Ambroise Paré. Illustration aus den Werken von Ambroise Paré, *Paris 1575.*

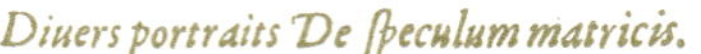

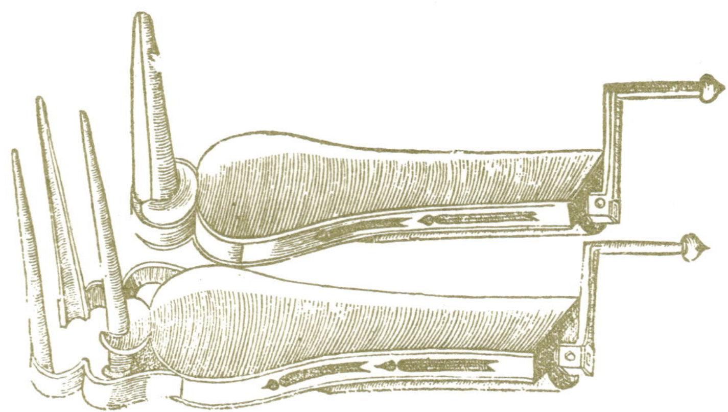

Abbildung 1099 (unten)
Weibliches Situs-Präparat in der Schwangerschaft, nach Jakob Rueff: De conceptu et generatione hominis, *Frankfurt am Main 1580. Interessant ist die kauernde Haltung des Fötus, wie sie in den Werken jener Epoche häufig zu sehen ist.*

Jacques Guillemeau

Jacques Guillemeau (1550—1609) war der Schüler Ambroise Parés und übersetzte dessen Werke ins Lateinische. Die Erstausgabe seines Buches erschien 1606 und wurde 1620 von seinem Sohn Charles Guillemeau, einem ordentlichen Chirurgen des Königs, unter dem Titel *Von der Schwangerschaft und der Entbindung der Frauen* neu herausgegeben.

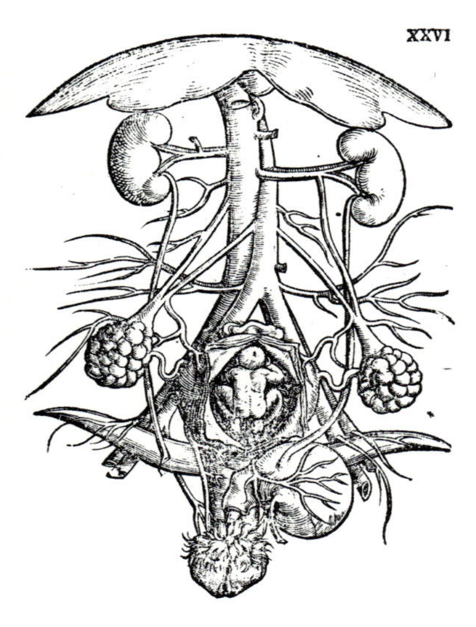

Im achten Kapitel des zweiten Buches wird »ein Mittel« beschrieben, »die Frau in ihren Geburtswehen zu retten, wenn diese von Blutungen und Krämpfen begleitet sind«. In diesem Kapitel berichtet Guillemeau von mehreren Fällen, bei denen ihn ein Blutfluß zwang, die Entbindung zu beschleunigen. Einer dieser Fälle, der auf das Jahr 1599 zurückgeht, betrifft die Tochter Ambroise Parés und beweist, daß dieser die unverzügliche Entbindung beim Auftreten von Blutungen gegen Ende der Schwangerschaft empfahl.

Um den Kopf bei der Steißlage als letztes herauszuholen, schlägt Guillemeau eine Technik vor, die der entspricht, die später von Mauriceau beschrieben wird. Er empfiehlt, das Kind mit einer Hand zu halten und ihm den Zeigefinger der anderen Hand in den Mund zu legen. Es stellt sich also die Frage, ob Mauriceau nicht hiervon angeregt wurde.

Guillemeau, der mit Hebammen zusammenarbeitete, wünschte sich, daß die Chirurgen auf keinen Fall, selbst bei normalen Entbindungen, auf diese Methode verzichteten.

Der Kaiserschnitt

1581 erschien in Paris das Werk von Francois Rousset mit dem Titel *»Neue Abhandlung über die Hysterotomotokie oder cäsarische Entbindung«*. In diesem Werk, das nicht nur von Ambroise Paré geschätzt wurde, taucht zum ersten Mal das Wort Kaiserschnitt auf, das von der legendären Geburt Cäsars abgeleitet wurde.

Die Opferpriester, die bemerkt haben mußten, daß die Jungen der trächtigen Tierweibchen, die auf den Altären geopfert wurden, noch nach dem Tod ihrer Mutter Lebenszeichen von sich gaben, waren vielleicht im Altertum die Initiatoren des Kaiserschnitts, der nach dem Tod der Mutter durchgeführt wurde.

Die Mythologie berichtet davon, sowohl bei der Geburt Dyonisos wie auch des Asklepios, dem griechischen Gott der Medizin, dem Äskulap der Römer. Nach der Überlieferung soll Äskulap dank eines Kaiserschnitts zur Welt gekommen sein, der von seinem eigenen Vater oder von Hermes an seiner toten Mutter vorgenommen wurde. Anklänge davon sind auch bei Pausanias und Ovid zu finden.

Die Geburt von Rustem, der gleichzeitig der Siegfried und der Herkules Persiens ist, wird in dem *Buch der Könige* von Firdouzi (1010) berichtet: »... Der Mobed (Priester) erschien mit geschickter Hand und machte die Schöne bei Mondschein mit Wein betrunken; dann schlitzte er ihr die Seite auf, ohne daß sie es fühlte und, indem er den Kopf des Kindes gegen die Öffnung drehte, ließ er es herauskommen ohne der Mutter weh zu tun.«

In anderen Berichten heißt es, daß der Wein, der der Mutter des Rustem gegeben wurde, Pflanzenextrakte enthielt, unter denen sich nach Petermann (1861) das Bilsenkraut befand, das die alten Perser gut kannten.

Nach diesen legendären Kaiserschnitten wollen wir uns den historischen Tatsachen zuwenden.

Ein römisches Gesetz aus dem siebten Jahrhundert vor Christus verbot, eine tote Schwangere zu beerdigen, ohne vorher den Fötus herausgenommen zu haben. Es handelt sich um die *lex regia* von Numa Pompilius, dem sabinischen König von Rom (717—673 v. Chr.), die vorschrieb, daß dem Land soviele Bürger wie nur möglich zu erhalten seien.

Der erste post-mortale Kaiserschnitt scheint nach Plinius der von Aurelia, der Mutter von Scipio dem Afrikaner, im Jahre 234 vor Christus gewesen zu sein. Der Eingriff war zunächst an der lebenden Aurelia versucht worden, die jedoch daran zugrunde ging.

Mit dem Aufkommen des Katholizismus wurde der post-mortale Kaiserschnitt nicht nur aus politischen Motiven angeordnet, sondern auch aus der Notwendigkeit heraus, das vielleicht noch lebende Kind zu taufen. Da es im wesentlichen darum ging, das Kind *in utero* zu taufen, begnügte man sich häufig mit diesem Sakrament, und es wird sich zeigen, daß dieser Brauch über Jahrhunderte hinweg heftige theologische Kontroversen entfachte.

Parallel zur christlichen Welt, offensichtlich jedoch aus einem anderen Blickwinkel, praktizierten die Hebräer den Kaiserschnitt an der toten Frau. Nach einer intensiven Studie von Texten des Talmud hat Isidore Simon dargelegt, daß die Hebräer zwischen dem zweiten und dem fünften Jahrhundert ebenso lebende Frauen operiert haben. Unter den Kommentatoren des Talmud drückte Maimonides, Arzt und Philosoph aus Cordoba (1135—1204), sein Erstaunen über den Kaiserschnitt an der lebenden Frau aus.

In zahlreichen alten Abbildungen des Kaiserschnitts liegt der Einschnitt an der rechten Seite des Unterleibs. Pietro d'Argellata, der 1513 in Bologna gestorben sein soll, empfahl einen Einschnitt in mittlerer Höhe, während andere Autoren die linke Seite bevorzugten, um die Leber nicht zu verletzen.

Bis dato war man der Meinung gewesen, daß der erste erfolgreich an der lebenden Frau durchgeführte Kaiserschnitt 1500 von dem Schweinekastrator Jakob Nufer im schweizerischen Kanton Thurgau vorgenommen worden sei. Diese abenteuerliche Geschichte verdient erzählt zu werden. Dreizehn Hebammen und Lithotomisten (»Steinschneider«) versuchten vergeblich, seine Frau, die in den Wehen lag, zu entbinden. Jakob Nufer, der sich der Gefahr bewußt wurde, in der sie schwebte, erwirkte vom Präsidenten der Kantons-

Abbildung 1101 (ganz unten) Geburtshilfliche Position, die von Scipio Mercurio empfohlen wurde, um die Entbindung beleibter Frauen zu erleichtern. Aus seinem sehr berühmten Buch La Comare oricoglitrice, *dessen Erstausgabe 1595 erschien.*

Abbildung 1100 (unten) Extraktion eines toten Fötus durch Kaiserschnitt. Stich aus den Erstaunlichen Geschichten *von Boiastien, 1575. Im Falle extra-uteriner Schwangerschaften oder aufgrund eines Operationsfehlers kapselt sich der Embryo häufig ein und schrumpft. Ein versteinerter Fötus hat die Phantasie des Volkes immer lebhaft angeregt.*

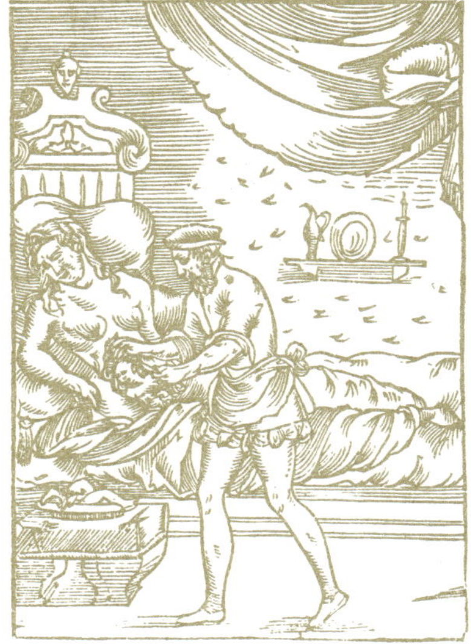

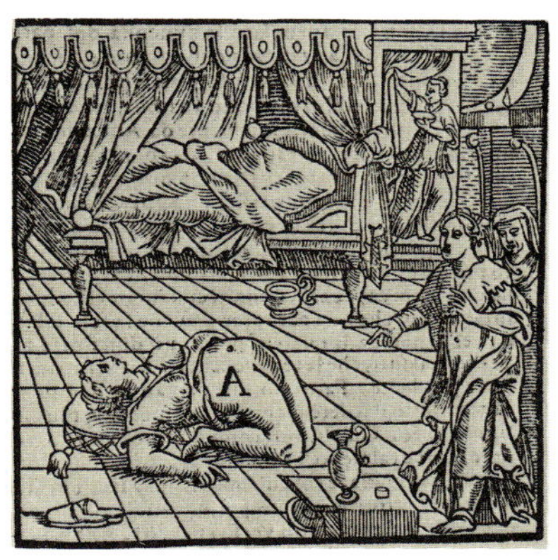

hauptstadt die Erlaubnis, persönlich eingreifen zu dürfen. Anschließend schickte er alle Helfer bis auf zwei Hebammen und die Lithotomisten fort. Dann schloß er die Tür, legte seine Frau auf einen Tisch und öffnete mit einem einzigen Schnitt ihren Unterleib, und zwar so geschickt, daß er das Kind ohne jegliche Verletzung herausholen konnte. Erst nachdem er wie ein Tierarzt die Wunde vernäht hatte, erlaubte er den ungeduldigen Hebammen den Zutritt. Da Frau Nufer noch fünfmal ohne Vorfälle niederkam, vermuten einige Autoren, daß es sich nicht um einen echten Kaiserschnitt gehandelt habe. Folgende Frage erhebt sich bei der nachträglichen Betrachtung all dieser historischen Fälle: Bestand der Eingriff darin, ein Kind aus der Gebärmutter zu holen, wobei diese hätte aufgeschnitten werden müssen, oder handelte es sich nicht vielmehr um einen einfachen Unterleibsschnitt, um ein Kind herauszuholen, das aus einer abgebrochenen extra-uterinen Schwangerschaft stammte?

Abbildung 1102
Gebärende Frau. Holzstatuette, Kamerun, Stamm der Bamileke. Die Frisur besteht aus Menschenhaaren, die Augen sind Muscheln.

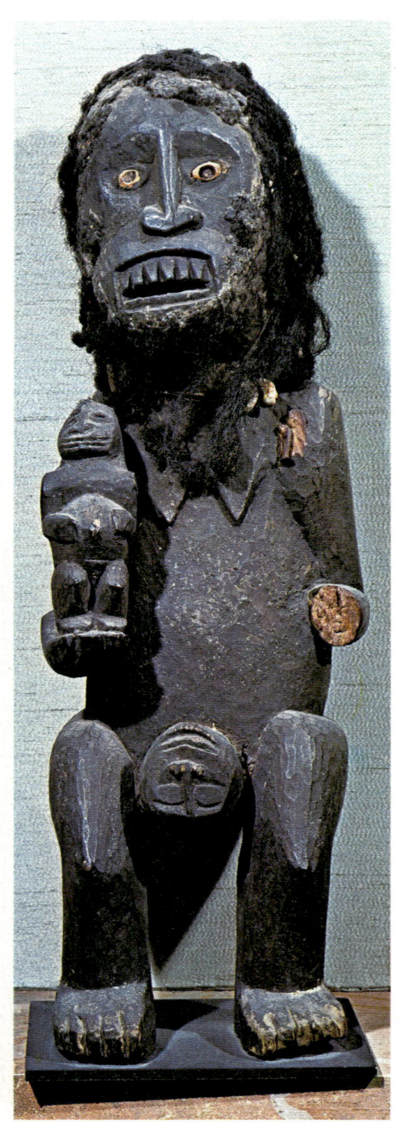

Nach Auffassung J.-P. Pundels, dem Autor einer bemerkenswerten Studie über die Geschichte des Kaiserschnitts, wurde der erste erfolgreiche Kaiserschnitt von Jean Ruleau 1689 in Saintes vorgenommen; alle anderen Berichte sind mehr oder weniger mit Vorsicht zu genießen. Indessen erwähnen einige authentische Berichte über Kaiserschnitte bei primitiven Völkern die manchmal außerordentliche Widerstandskraft der Frau beklagenswerten Operationsbedingungen gegenüber. Sie erlauben die Annahme, daß tiefe Einschnitte der Gebärmutter verheilen würden, selbst wenn sie nicht vernäht worden waren. Einige Fälle, in denen Frauen diesen Eingriff selbst an sich vornahmen, führen zu der gleichen Schlußfolgerung; diese jedoch wurden erst ab dem achtzehnten Jahrhundert bekannt.

Nun berichtet uns aber die Überlieferung von sogenannten »Kaiserschnitten durch eine Verletzung«, die für Mutter und Kind nicht immer einen glücklichen Ausgang nahmen. J.-P. Pundel erwähnt zum Beispiel, daß im zwölften Jahrhundert ein adliger Spanier aus der Bauchwunde einer schwangeren Frau, die »von den Sarazenen niedergemacht« worden war, einen Arm herauskommen sah. Er ergriff den Arm und zog ein Kind hervor, das noch atmete. Dieses Baby war der spätere König Sancho Garcia von Navarra.

Eine andere klassische Geschichte betrifft die Frau eines Bauern aus Zaandam in Holland. Am 22. August 1647 stürzte sich ein Stier, der durch den Flug eines Drachens wild geworden war, auf die schwangere Bäuerin und durchbohrte ihren Uterus in einer Breite von zwölf Fingern. Die Mutter starb, das Baby überlebte jedoch neun Monate.

Wir kommen auf das Werk von Rousset zurück. Es wurde 1592 von Caspar Bauhin ins Lateinische übersetzt und in Basel als Fortsetzung der *Enzyklopädie der Gynäkologie* von Caspar Wolf (1531—1601) in der *Gynaecia* veröffentlicht; es liefert in einer für jene Epoche sehr freizügigen Art Indikationen für den Kaiserschnitt.

Offenbar führte Rousset, der von Pundel als »Vater des Kaiserschnitts« bezeichnet wird, diesen Eingriff nicht selbst durch; die Qualität seiner technischen Empfehlungen ist daher umso erstaunlicher. Er erinnerte daran, daß nach Galen der Schnitt durch die Muskeln der Oberbauchdecke gefahrlos sei, und daß sich die Gebärmutter nach der Geburt des Kindes schnell wieder zusammenziehe. Der Einschnitt sollte »mit Tinte« markiert werden, »auf dem Unterleib zwischen dem Bauchnabel und dem Schoß, drei oder vier Finger in der Leistengegend an dem rechten Muskel entlang« verlaufen, »ohne höher oder tiefer zu gehen ...« Die Gebärmutter sollte geöffnet werden, »indem man sie leicht stützte, um das Kind nicht zu verletzen. Der Einschnitt war mit Hilfe eines Rasiermessers durchzuführen, das einen breiten, mit Blei beschwerten Rücken hatte«. Nachdem das Kind und die Nachgeburt »herausgenommen worden waren«, geschah das Abtrocknen mit einem weichen weingetränkten Tuch; dann »wurde die Gebärmutter vorsichtig an ihren Ort zurückgebracht, ohne etwas zu vernähen; ihr Zusammenziehen ist besser als das Nähen. Die äußere Bauchwunde muß unverzüglich geschlossen werden; man füge eine Seite gegen die andere. Bevor man die Wunde näht, müssen die Darmfalten zurückgedrängt werden, damit man sie nicht durchsticht . . .«

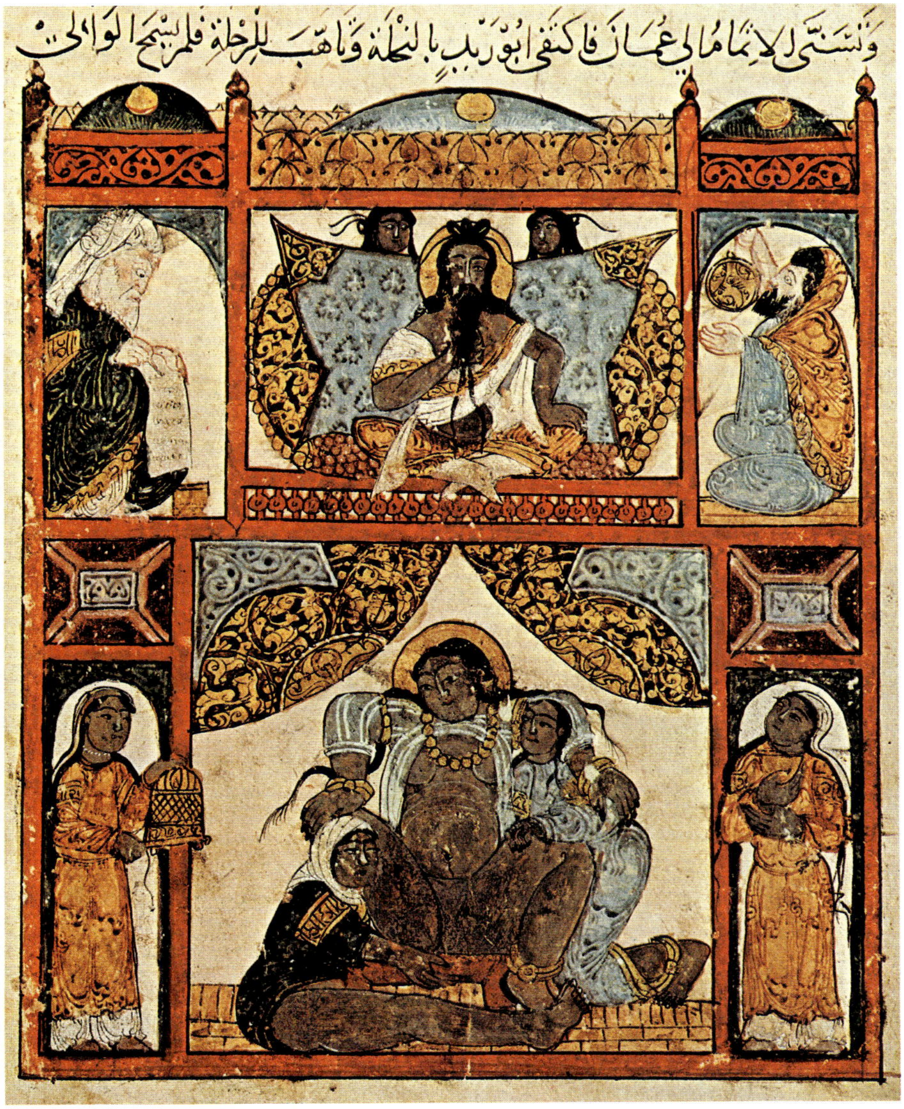

Rousset wurde heftig geschmäht, vor allem von Marchant, einem renommierten Chirurgen und Schwiegersohn Jacques Guillemeaus. Andererseits fand sein Buch in Italien einen glühenden Anhänger in Scipio Mercurio (1595), in den Niederlanden in Balduinus Ronsseus (1590 und 1603) und in Hendrik van Roonhuyze aus Amsterdam; dieser berichtet in seiner Abhandlung über Gynäkologie von 1663 von einem Arzt aus Brügge, »der mit Erfolg sieben Mal nacheinander den Kaiserschnitt an seiner eigenen Frau durchgeführt hatte«.

Abbildung 1103
Arabische Geburtsszene. Miniatur vom Beginn des 13. Jh.s aus der Handschrift Maquamat. *Links oben verzeichnet ein Schreiber die Geburtsstunde. Rechts oben liest ein Astrologe das Horoskop des Neugeborenen.*

Abbildung 1104 (unten)
Die Fehlgeburt. Sinnbildlicher Kupferstich von Barthel Beham (1502—1540). Während der geizige Ehemann sein Geld an sich drückt, betrachtet die Frau traurig den Fötus zu ihren Füßen. Die Inscriptio des Emblems bringt zum Ausdruck, daß eine Fehlgeburt besser sei als die Geburt eines geizigen Menschen.

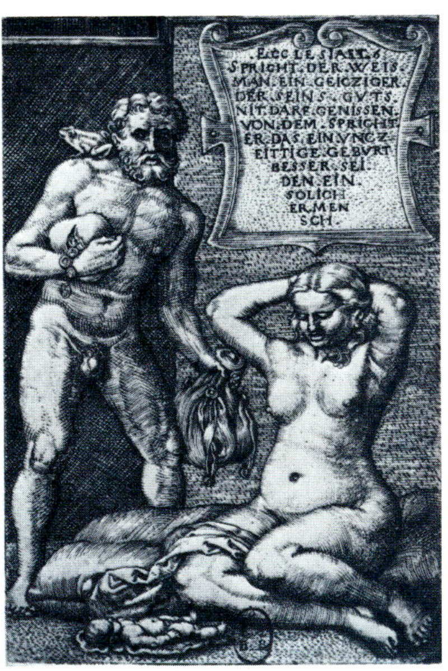

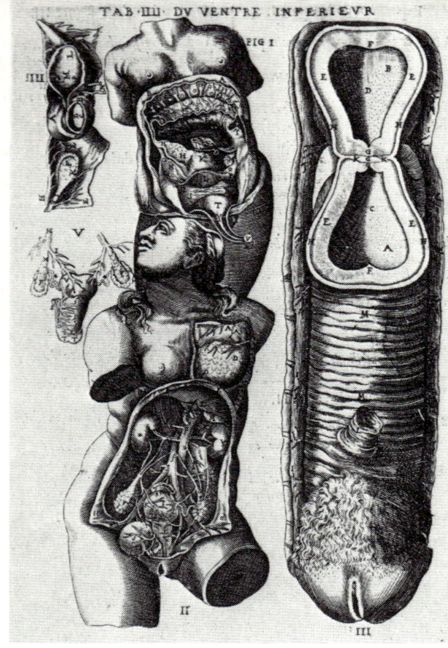

In anderen ärztlichen Kreisen dämpften Kaiserschnittoperationen mit katastrophalem Ausgang die Schwärmerei, die Rousset entfacht hatte. Ambroise Paré, ursprünglich davon eingenommen, war nun anderer Meinung.

Wir werden später noch gelegentlich auf die Meinung gewisser Geburtshelfer über den Kaiserschnitt eingehen. Zunächst wollen wir jedoch die Rechtsgrundlage in Erinnerung bringen, vor deren Hintergrund sich Anhänger und Gegner dieses Eingriffes stritten.

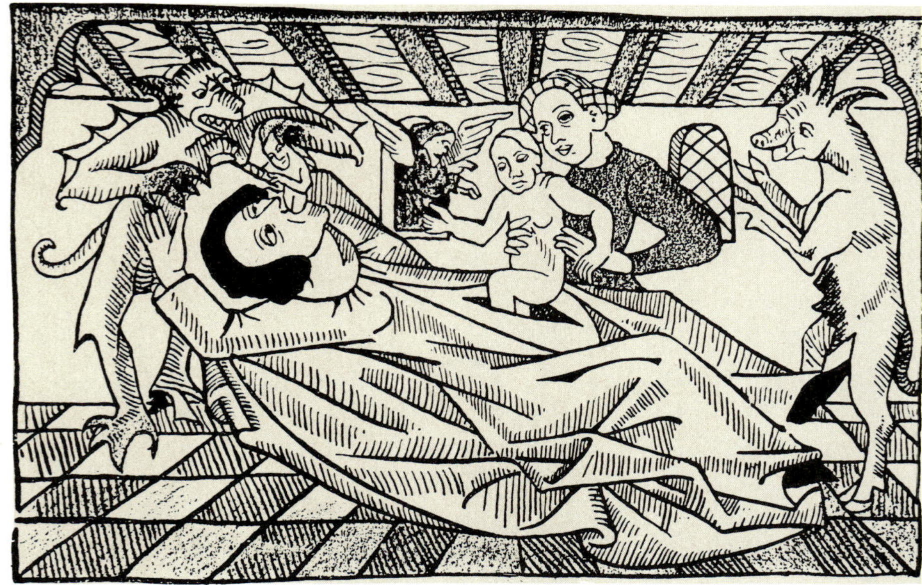

Abbildung 1106 (rechts) Die Geburt des Antichristen durch post-mortalen Kaiserschnitt. Holzschnitt von Kelchner, 1475. Der Teufel steht in Gestalt eines gehörnten Schweines am Fußende des Bettes, während ein anderer Dämon in Gestalt eines kleinen Kindes aus dem Mund der Frau fährt und sich ihrer Seele bemächtigt. Ein Engel versucht, durch das Fenster einzudringen.

Abbildung 1105 (oben) Die weiblichen Geschlechtsorgane. Illustration aus den Opera Omnia *von André du Laurens, Paris 1628. Seit Galen, nach dessen Meinung die weiblichen Geschlechtsorgane denen des Mannes ähnelten, aber nach innen gekehrt wären, bis Guy de Chauliac, der im 14. Jh. den Uterus mit dem Penis und die Ovarien mit den Hoden verglich, war die Entsprechung von weiblichen und männlichen Geschlechtsorganen ein anatomischer Glaube, dessen Einfluß noch bis in die Renaissance reichte.*

Einige Jahrzehnte vor der Veröffentlichung des Buches von Rousset wurde ein Edikt Heinrichs des Zweiten am vierten März 1556 im Parlament niedergelegt. Es verfügte, daß eine Frau, die ihr Kind »dadurch, daß sie es getötet hat, des heiligen Sakraments der Taufe und der öffentlichen Beisetzung« beraubt habe, »mit dem Tode zu bestrafen sei ...«. 1585 forderte Heinrich der Dritte, daß dieses Gesetz »Männern und Frauen häufig vor Augen geführt« werden solle. So gebot er jedem Geistlichen ausdrücklich, »dem Volke alle drei Monate den Inhalt der besagten Anordung während der Messen kundzutun«. 1708 brachte Ludwig der Vierzehnte das Edikt von 1556 wieder zur Anwendung und bestrafte »die Frauen mit dem Tod, die ihre Schwangerschaft und ihre Entbindung geheimgehalten hatten und ihre Kinder sterben ließen, ohne daß diese getauft worden waren«.

Defloration und Kongreß

Zu allen Zeiten und unbesehen ihrer sozialen Stellung halfen zahlreiche Frauen, die gewöhnlich nur aus ihren eigenen Erfahrungen schöpfen konnten, anderen Frauen vor und bei der Entbindung. Im allgemeinen kennen wir nicht die Namen dieser Matronen; es heißt jedoch von einer Prinzessin von Kastilien, daß sie bestätigte, ob die jungen Mädchen fortpflanzungsfähig waren oder nicht.

Die Feststellung der Jungfräulichkeit oblag den »Kongressen«, die bereits im vierzehnten Jahrhundert existierten und am 18. Februar 1677 durch das Parlament von Paris abgeschafft wurden. Sie mußten über die Annullierung der Ehe aus Gründen »unheilbarer und andauernder Frigidität des Ehepartners« urteilen. Ärzte, Chirurgen, Hebammen und Matronen untersuchten bei einer ersten Visite die »Scham- und Geschlechtsteile von Mann und Frau«. Diese wurden jedoch dabei nicht entkleidet. Daraufhin zogen sich die Experten »in irgendeine nahegelegene Kleiderkammer oder in einen Gang zurück, wobei die Tür einen Spalt breit geöffnet blieb«; die Ehepartner begaben sich in ein Bett.

Vincent Tagereau gibt in seinem *Vortrag über die Impotenz bei Mann und Frau* eine anschauliche Beschreibung des Kongresses. Das angewandte Verfahren führte zu Pamphleten und Protesten, vor allem dann, wenn sich Irrtümer der Experten herausstellten. So kam es vor, daß vermeintlich impotente Ehemänner vertrieben wurden und sich im nachhinein zeigte, daß sie ihre Frauen geschwängert hatten. Selbst Boileau beschäftigte sich in einer seiner Satiren mit diesem Thema (1606):

Niemals hat die läufige Hirschkuh
einen impotenten Hirsch aus der Tiefe des
Waldes vor ein Gericht gezogen ...

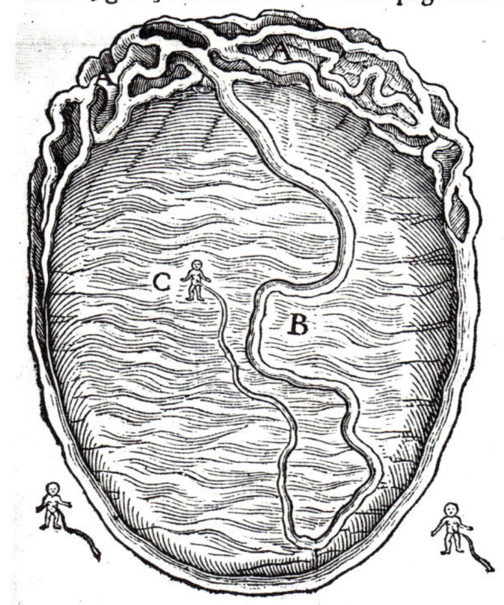

Abbildung 1107 (oben)
Ein zwölf Tage alter Fötus mit Placenta, wie man sich ihn im siebzehnten Jahrhundert vorstellte. Illustration aus dem Buch Severin Pinaus De integritatis et corruptionis virginum notis, *Leyden 1641.*

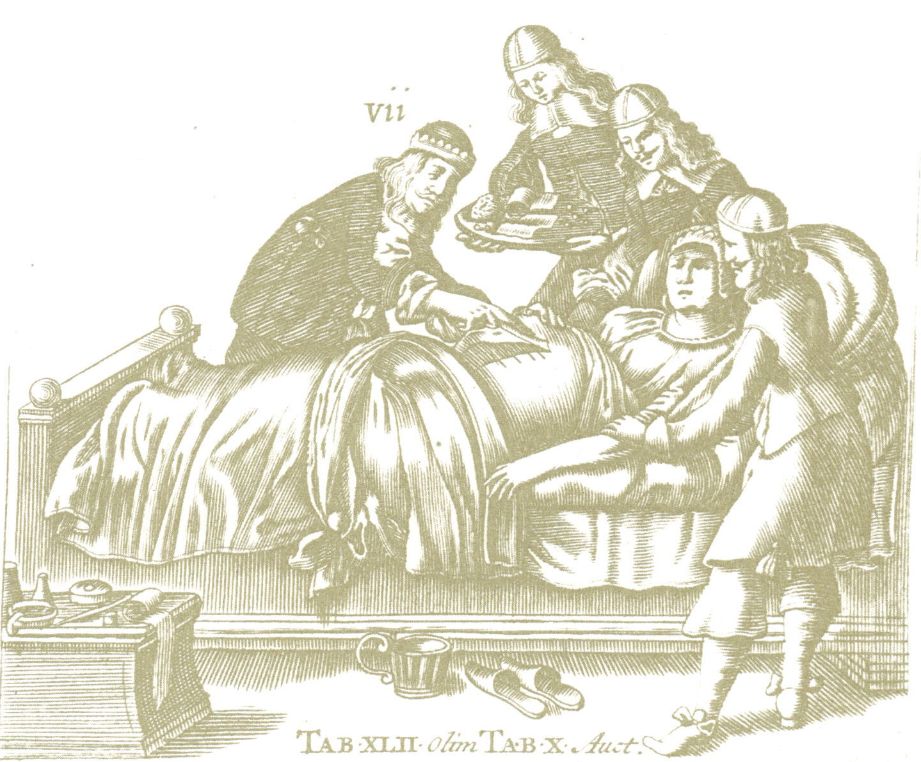

Abbildung 1108
Kaiserschnitt. Stich aus einer französischen Übersetzung des Armamentarium chirurgicum *von Johannes Scultetus, Lyon, 1675. Zwei Helfer halten die Arme der Frau, während der Chirurg den Einschnitt vornimmt. Der Kaiserschnitt wurde aufgrund der überaus hohen Sterblichkeitsrate von den berühmtesten Chirurgen des 16. Jh.s, wie Paré und Guillemeau, heftig geschmäht.*

Die Hebammen

Die berühmten Geburtshelfer, die von uns angeführt wurden, dürfen nicht darüber hinwegtäuschen, daß Entbindungen bis zum sechzehnten und siebzehnten Jahrhundert hauptsächlich von Hebammen praktiziert wurden. Noch bis Mitte des achtzehnten Jahrhunderts wurde es als »unanständig für eine Frau« angesehen, »sich einem Geburtshelfer anzuvertrauen«.

Neben den Matronen, die bei den Entbindungen und *Kongressen* mitwirkten, gab es zahlreiche Hebammen von großer Sachkenntnis. Einige hatten

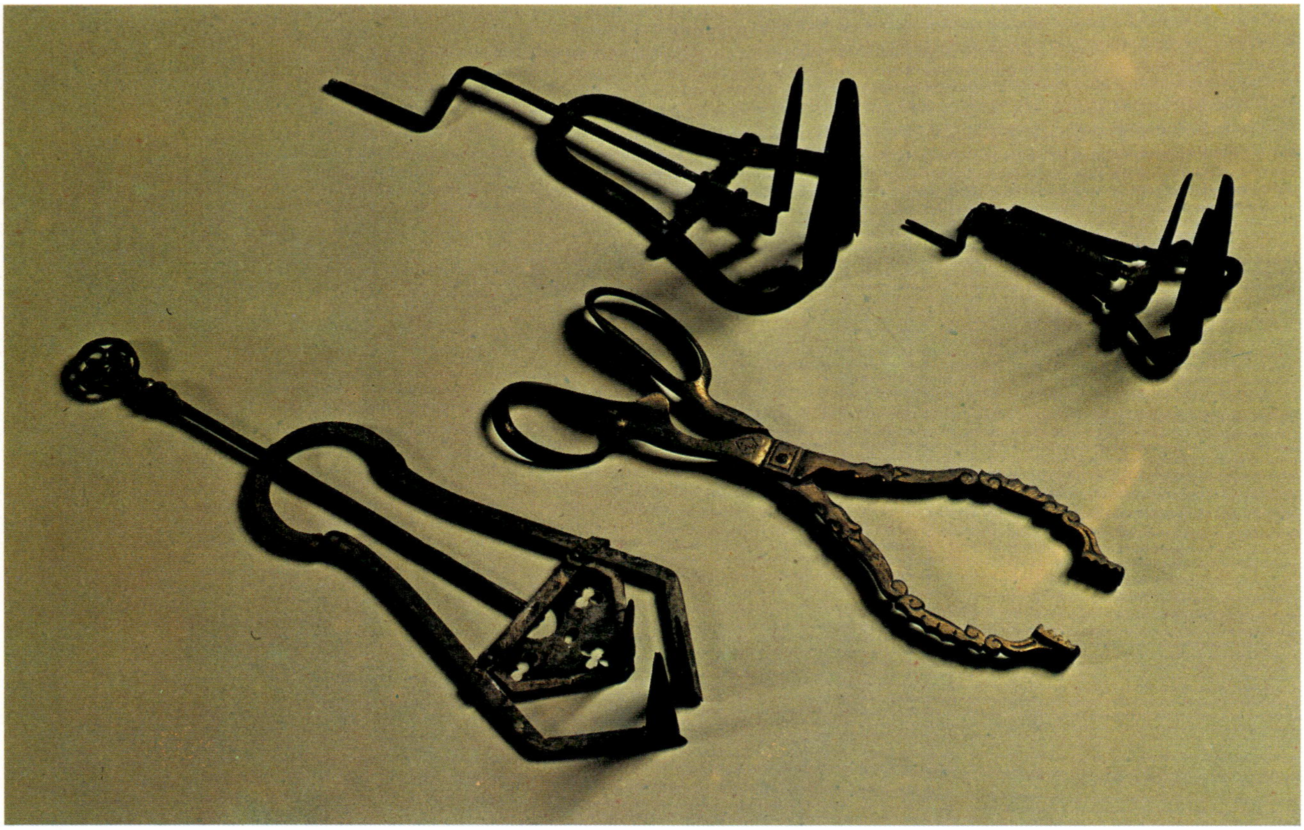

Abbildung 1109 (oben) Gynäkologische Instrumente aus dem 16. Jh. (Spekulum, Ausweiter, Zange, Klammer).

Abbildung 1110 (unten) Porträt der Louise Bourgeois nach dem Porträt auf dem Einband ihres Buches: Verschiedene Beobachtungen über die Unfruchtbarkeit. *1626. Stich von Lecler, 1833.*

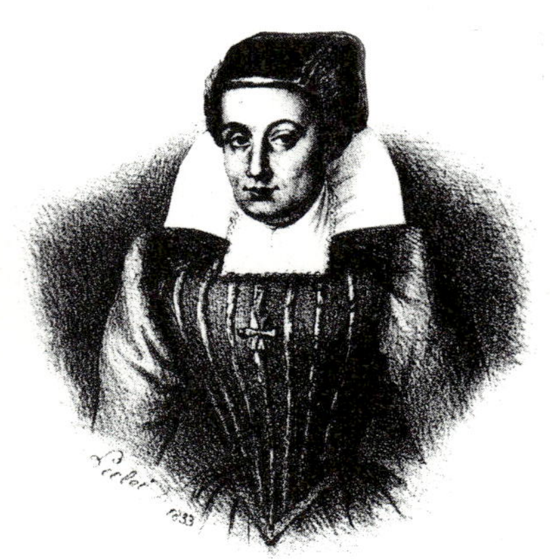

einen Ruf, der durchaus dem der großen Geburtshelfer vergleichbar war. Dies gilt für Louise Bourgeois (1563—1636), Ehefrau von Martin Boursier, einem Schüler Ambroise Parés.

In Paris mußten die Hebammen im Châtelet oder in Saint-Côme eine Prüfung ablegen, um als kompetent anerkannt zu werden. Dabei handelte es sich jedoch oft um eine reine Formalität, da sie »ohne Unterschied für Geld« zugelassen werden konnten. Die Fragen waren in manchen Fällen vorhersagbar, so daß sie sie »wie Papageien lernten«.

Manchmal war die Prüfung allerdings streng. Louise Bourgeois berichtet in ihrem Buch *Sechs Niederkünfte der Maria von Medici,* daß Marguerite Thomas, verehelichte Du Puy, die vereidigte Hebamme des Châtelet war, 1598 gegen ihre Aufnahme Einspruch erhob.

Louise Bourgeois entband Ludwig den Dreizehnten. Sie beschrieb in lebendigem Stil die »sechs Niederkünfte der Maria von Medici« und veröffentlichte auch ein Buch mit dem Titel *»Unterweisung für meine Tochter«*. Hier wird von einer etwa sechzigjährigen Hebamme berichtet, die von (berufsbedingter) Syphilis befallen war. Da sie sich hartnäckig weigerte, nackt vor einem Arzt zu erscheinen, verheiratete ihre Familie sie mit einem Chirurgen, damit dieser sie heilen konnte. Sie hatte jedoch nicht aufgehört, ihrem Beruf nachzugehen und vorher etwa fünfunddreißig Familien angesteckt. Wir verdanken Louise Bourgeois auch die einzigartige *Sammlung von Geheimnissen.*

Bitter beklagte sie die Erfolge Herrn Honorés, den Heinrich der Vierzehnte »den Chirurgen, der die Frauen entbindet« genannt hatte. Sie stellte fest, daß es für eine »Unzahl von Kokotten« Mode geworden war, sich an ihn zu wenden. Die Karriere Louise Bourgeois' endete mit dem Tod der Gräfin von Montpensier (1627), die von ihr während ihrer Schwangerschaft betreut worden war. Auf Betreiben Maria von Medicis wurde die Autopsie vorgenommen und ein Bericht erstellt. Louise Bourgeois war darin nicht erwähnt. Sie veröffentlichte allerdings einige Tage später eine heftige Gegenrede unter dem Titel *Verteidigungsschrift der Louise Bourgeois, verehelichte Boursier, gegen den Bericht der Ärzte.* Dort hieß es: »Sie tun zur Genüge kund, daß Sie weder die Nachgeburt noch die Gebärmutter vor und nach der Entbindung kennen; genauso wenig wie ihr Meister Galen. Obwohl er nie verheiratet war und selten Frauen entbunden hatte, maßte er sich dennoch an, Hebammen in einem Buch zu belehren. Darin offenbarte er, daß er weder die Gebärmutter einer Schwangeren noch ihre Nachgeburt kannte...« Charles Guillemeau, einer der Unterzeichner des Ärzteberichts, antwortete ihr mit einer vierzehnseitigen Schrift. Er führte den Tod eindeutig auf eine Bauchfellentzündung zurück, die die Hebamme mit ihren ungeschickten Versuchen verursacht habe, die Placenta abzubinden.

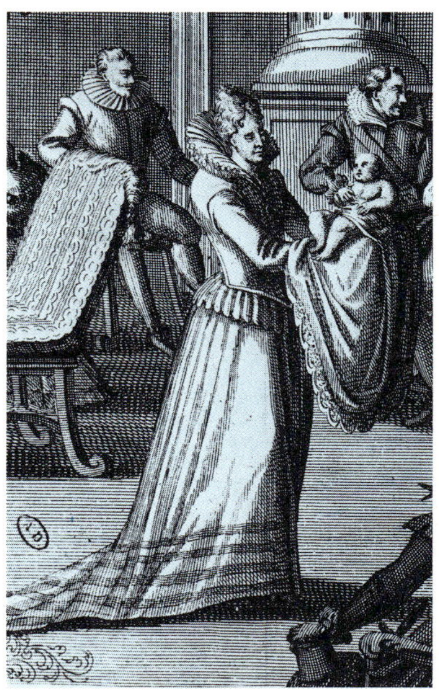

Die Geburtshelferinnen erlernten ihr Handwerk meist bei ehemaligen Hebammen; diese Lehre dauerte drei Jahre. Wenn sie die Gelegenheit hatten, von einer Meisterhebamme des Hôtel-Dieu als »Lehrlinge« angenommen zu werden, war ihre Unterweisung auf drei Monate beschränkt, da es in diesem Hospital täglich mehrere Entbindungen gab. Eine dieser Meisterhebammen, Marguerite du Tertre, verehelichte La Marche, verdanken wir die ausgezeichneten *Vertraulichen Instruktionen für Hebammen* (1674). Sie hatte einen Neffen, der Priester war und dem sie schrieb, daß eine Frau, die sich von einem Mann entbinden ließe, fünf Tugenden verlieren könne: »Die Scham, die Reinheit, die eheliche Treue, das gute Vorbild und die *Kasteiung*« (Lacomme).

Abbildung 1111 (oben)
Die Geburt Ludwigs des Dreizehnten. Stich aus dem 17. Jh.
Abbildung 1112 (unten)
»Von der Schwangeren und der Lage des Kindes in ihr.« Illustration zur Ausgabe des Buches Die Gesammelten Werke des André du Laurens *von 1639.*

Die Meisterhebamme unterrichtete nicht nur Lehrlinge, die einen guten Lebenswandel und gute Sitten aufweisen und römisch-katholischer Konfession sein mußten, sondern auch die wenigen Chirurgen des Hôtel-Dieu, die sich für die Kunst der Entbindung interessierten. Sie wurden in schwierigen Fällen gerufen, arbeiteten aber auch bei den »normalen« Geburten mit. Einige konnten sogar der Arbeit im Kreißsaal zugewiesen werden.

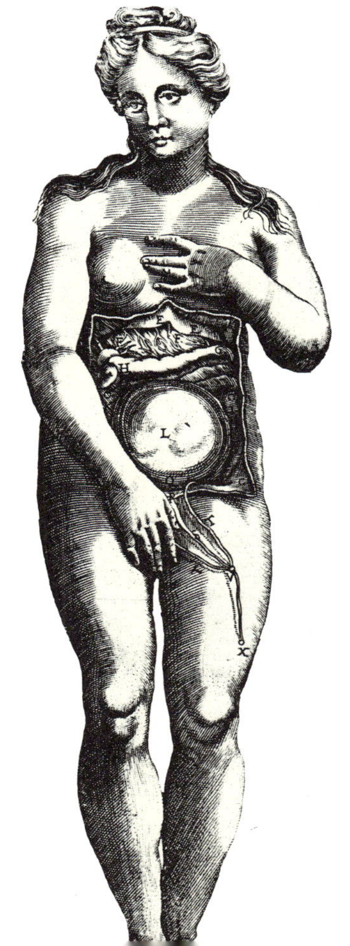

In anderen Ländern erreichten einige Hebammen in der gleichen Epoche ebenfalls Berühmtheit, mehr jedoch durch die soziale Position ihrer Patientinnen als durch ihre Schriften. Wir erinnern an Alice Massy, die Hebamme der Elisabeth von York war, der Frau Heinrichs des Siebten; an Johane Hamulden, die die Frauen Heinrichs des Achten entband, bevor sie in Ungnade fiel, weil sie »die Treue der Königin Anne in Zweifel« gezogen hatte; an Jane Sharp, die 1671 eine Abhandlung über Entbindungen veröffentlichte, zu der sie zum Teil durch die *Sammlung von Geheimnissen* von Louise Bourgeois angeregt worden war.

In den Vereinigten Staaten hatte Anne Hutchinson (1650—1705) einen solchen Ruf, daß im Staate New York der Hutchinson River und einige seiner Kais nach ihr benannt wurden, vielleicht eher aus Gründen ihres sozialen Lebens denn ihrer Qualitäten als Geburtshelferin.

In Deutschland wurde Justine Siegmundin 1701 von Friedrich dem Dritten zur Hebamme des Preußischen Hofes ernannt. Wie Louise Bourgeois, mit der man sie vergleicht, schrieb auch sie ein Buch für Hebammen. Seine Originalität besteht darin, daß es die Form eines Dialogs zwischen ihr und einer ihrer Schülerinnen hat.

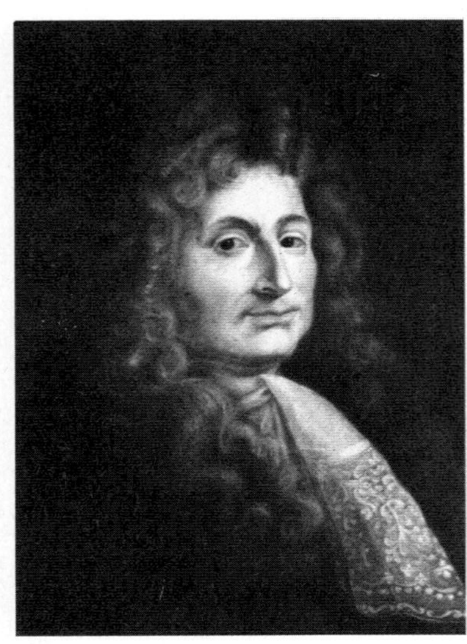

Abbildung 1113
Porträt Mauriceaus, 18. Jh.

François Mauriceau, der Begründer der wirklichen Geburtshilfe

Wir wenden uns nun den Arbeiten desjenigen zu, der von sämtlichen Geburtshelfern als Begründer der wirklichen Geburtshilfe angesehen wird.

Es handelt sich um François Mauriceau, der 1637 in Paris geboren wurde und 1709 gestorben sein soll. 1668 hatte er sein erstes Werk veröffentlicht: *Die Krankheiten der Schwangeren und der Gebärenden.* Aus der Titelseite geht hervor, daß François Mauriceau, »vereidigter Meisterchirurg in Paris«, in der Rue Saint-Séverin, »an der Ecke Rue Zacharie unter dem Zeichen eines guten Arztes« wohnte. Diese Wohnung befand sich zu der Zeit im Besitz seiner Familie.

Sein umfangreiches Werk erschien noch im achtzehnten Jahrhundert in zahlreichen Ausgaben und wurde in mehrere Sprachen übersetzt. Bevor wir näher darauf eingehen, wollen wir den Rahmen darstellen, in dem Mauriceau zur Geburtshilfe fand und die nicht immer glorreichen Kämpfe anführen, die er bestehen mußte.

In Paris überschnitt sich die Lehre der Geburtshilfe zum Teil mit der Organisation der geburtshilflichen Praxis des Hôtel-Dieu. Die medizinische Fakultät von Paris bestand nicht nur aus dem Lehrkörper, sondern auch aus einem Beirat und einer Körperschaft. Sie griff weder in die Unterweisung der Geburtshilfe noch in die der Chirurgie ein.

Das Hôtel-Dieu von Paris war im vierzehnten Jahrhundert von Maurice Sully, dem Erzbischof von Paris, an der Stelle eines Hospitals gegründet worden, das schon unter Karl dem Großen bestanden hatte. Die Verwaltung oblag zunächst dem Bischof von Paris und dem Domkapitel von Notre-Dame.

Im Januar 1661 »liegen die Schwangeren und die Frauen vor der Entbindung derart beengt in den Betten, die sie sich jeweils eines zu viert teilen müssen«, daß man zwei Wochen warten muß, bis eine Bettstelle frei wird.

Der Streit zwischen Peu und Mauriceau

Die französische Geburtshilfe des siebzehnten Jahrhunderts hat nicht nur Mauriceau vorzuweisen. Die Art seiner Beziehungen zu den Kollegen, vor allem zu Peu, gibt uns Aufschlüsse über ihn. Sie wirft nicht nur ein Licht auf seine Persönlichkeit, sondern gibt auch einen Eindruck der leidenschaftlichen Auseinandersetzungen, die durch Probleme der Geburtshilfe hervorgerufen wurden. Als Beispiele seien der Kaiserschnitt oder die Geburtszange genannt, die, da sie sehr umstritten waren, eine gewissen Fortentwicklung innerhalb der Geburtshilfe zur Folge hatten.

Peu, der 1707 starb, veröffentlichte 1694 ein über sechshundertseitiges Werk mit dem Titel *Die Entbindungspraxis.* Es hat ein kleineres Format als das Werk Mauriceaus und ist mit acht Bildtafeln ausgeschmückt, von denen sieben jeweils zwei Positionen des Fötus und die achte Haken und Pessare darstellen. Es existiert jedoch keine anatomische Bildtafel mit der Abbildung der Geschlechtsorgane. Peu erklärt im ersten Kapitel: »Man kann sich auf keinen Fall darüber beklagen, daß ich der Unschuld Fallen und der Scham Fallstricke gelegt hätte, durch Abbildungen, die eher lasziv als nützlich sind.« Vor allem sein Kapitel über den Kopfzieher löste den Zorn Mauriceaus aus.

Abbildung 1115 (gegenüber)
Anatomische Bildtafel des genannten Buches von Mauriceau, der sich dafür entschuldigt, daß diese Abbildung »keuschen Augen vielleicht als unanständige Haltung erscheinen wird«.

Tatsächlich schreibt Peu: »Vor mehr als dreißig Jahren, bevor Herr Mauriceau daran gedacht hatte, Entbindungen vorzunehmen und zu beschreiben, zeigte mir ein sehr betriebsamer Kollege einen Kopfzieher, den er selbst entworfen und angefertigt hatte und wollte meine Meinung dazu hören. Seitdem bin ich der Überzeugung, daß wir auf dieses Instrument verzichten können. Ich glaube nämlich, daß es wichtiger ist, ein lebendes Kind ans Licht zu bringen als ein totes. Ich wehre mich gar nicht dagegen, daß man ihn schätzt, noch, daß man ihn rühmt. Ich selbst gebe zu, daß etwas Geniales in seiner Erfindung ist, aber ich kann seinen Gebrauch nicht billigen.«

An anderer Stelle drückt Peu Zweifel an der Gültigkeit der provisorischen Taufe *in utero* aus. Auch zieht er es vor, ein Kind mit Hilfe der »Geburtszange« auf die Welt zu bringen, sogar auf die Gefahr hin, es gefährlich zu verletzen. Selbst wenn es nur einige Minuten lebt, würden diese doch ausreichen, um seine Seele durch die Taufe zu retten.

Die theologischen Diskussionen um die Gültigkeit der Taufe *in utero* zogen sich fast noch zwei Jahrhunderte hin. Bald bezog man sich auf Tertullian (ca. 160 bis 240), bald auf den Heiligen Thomas von Aquin, der verkündete, daß das Kind »erst für das Leben, dann für die Gnade geboren« werden sollte; deshalb tauften die Praktiker nur unter Vorbehalt.

Was auch die Gründe gewesen sein mögen, die Mauriceau zu seinen Angriffen gegen Peu veranlaßten, sicher wäre es schlauer gewesen, 1694 das Vorwort zur Erstausgabe der *Beobachtungen über die Schwangerschaft und Entbindung der Frauen und über ihre Krankheiten und die der Neugeborenen* nicht zu veröffentlichen. Aus dem Vorwort zitieren wir einige Passagen:

»Ich habe das neue Buch, das gerade unter dem Titel *Die Geburtspraxis*... erschienen ist, aufmerksam gelesen und geprüft... Aber bevor ich der Öffentlichkeit meine speziellen Anmerkungen zu diesem Buch mitteile, um dessen schlechte Lehren und sämtliche gefährlichen Irrtümer, die es enthält, bekannt zu machen, glaube ich, ohne mich zu täuschen sagen zu können, daß ich nie einen Autor mit solch einem trefflichen Namen gekannt habe. Dieser ist ihm seit Anbeginn unter dem Leitspruch *Omen est nomen* auf verhängnisvolle Weise verbunden gewesen (»peu« — wenig) [...] In aller Harmlosigkeit erkläre ich, daß man aus seinem Buch nur dann irgendeinen Nutzen ziehen könnte, würde man den Titel um ein sehr bedeutungsvolles Wort verlängern und es *Die schlechte Geburtspraxis* nennen. Dieses Beiwort würde als Geländer für die jungen Chirurgen und die Hebammen dienen und sie davor bewahren, in viele schädliche Irrtümer zu fallen. Irrtümer, die jene, die sich in der ärztlichen Kunst auskennen, bei der Lektüre ebenso leicht wie ich bemerken. Dabei werden sie herausfinden, ob ich mich im *Sat bene* täusche, das der Autor als seine Devise angenommen hat.«

Folgende Passage aus der geschickten Antwort Peus beleuchtet die Bedeutung der Devisen und Titelblätter der medizinischen Werke für jene Epoche:

»Meine Devise ist absolut nicht das *Sat bene,* wie Sie schreiben. Das könnte nur Ihnen passieren. Sie sind derart von Eitelkeit besessen, daß Sie anderen diese gegen ihren Willen zuschreiben wollen. Der Buchhändler wollte, wie er es gewohnt ist, eine Lücke in seinem Titel ausfüllen, um ihm mehr Anmut zu verleihen. Er wählte nur diese Worte: *nec temere, nec timide.* Vielleicht habe ich dort etwas vermutet, was nach Selbstachtung riecht. Ich habe jene Worte weggelassen, um zwei andere an ihre Stelle zu setzen, die meinem Wesen besser entsprechen: *Sat cito, si sat bene*... Aber da wir nun so großen Wert auf die Devisen legen — was muß man von der Ihrigen denken, diesem hübschen *Me sol nom umbra regit* und erst recht von dem *Me sol, alias umbra regit* in der

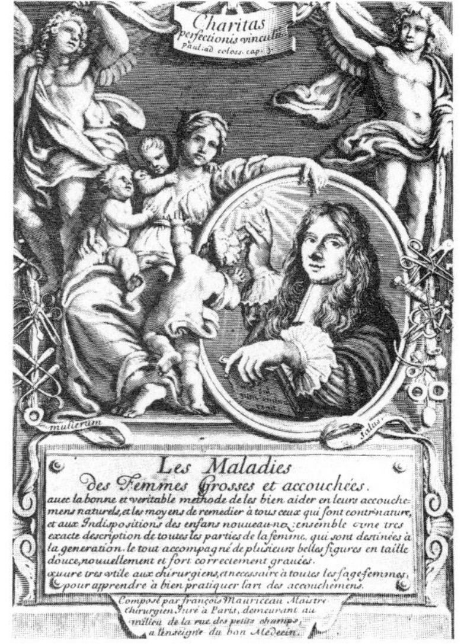

Abbildung 1114 (oben) Titelbild des berühmten Werkes von Mauriceau: Die Krankheiten der Schwangeren und der Gebärenden, *Paris 1668. Es ist das erste wirklich wissenschaftliche Werk der Geburtshilfe. Die dritte Ausgabe von 1681 enthält die Beschreibung des nach Mauriceau benannten Handgriffes bei Steißlage.*

qui servent à la generation. 27

nous doit conduire au dedans de ces autres parties, afin d'en bien considerer l'admirable structure.

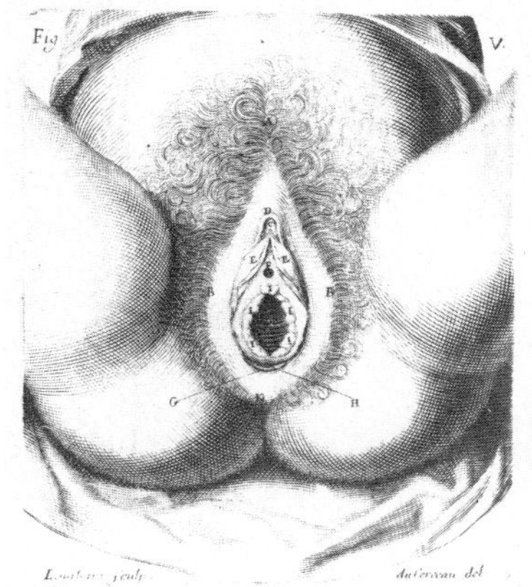

EXPLICATION DE LA CINQVIE'ME FIGVRE, qui represente la Partie honteuse.

Cette figure paroistra peut-estre aux yeux chastes en une posture indecente; mais ils la souffriront s'il leur plaist, puisqu'elle est aussi necessaire qu'elle est commode, pour faire voir plusieurs particules, qui sont cachées sous cette Partie honteuse.

Ne itaque pudeat necessariæ demonstrationis.

A. *montre le pubis, qui est tout garny de poils.*

D ii

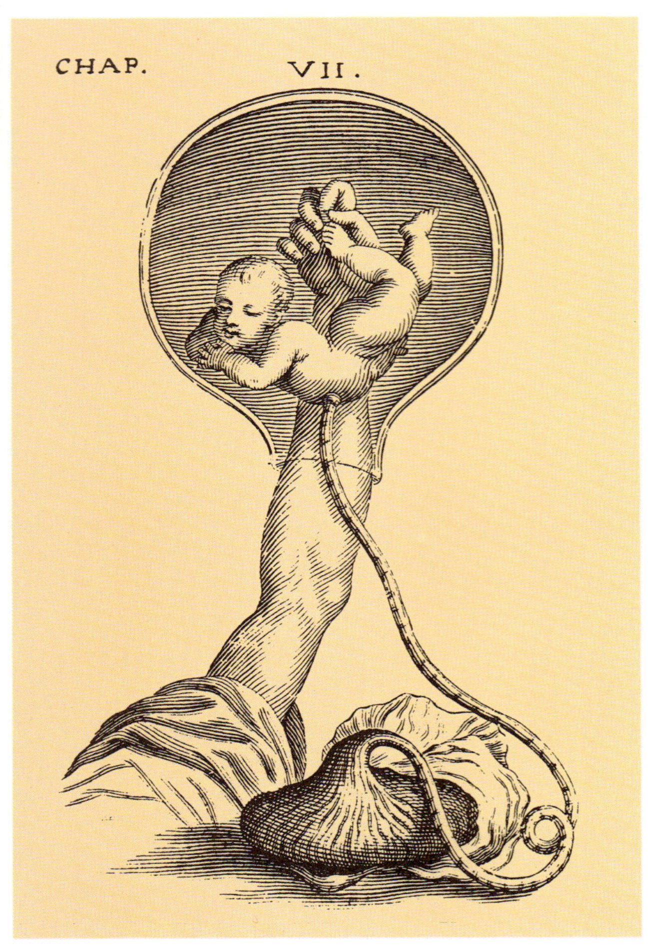

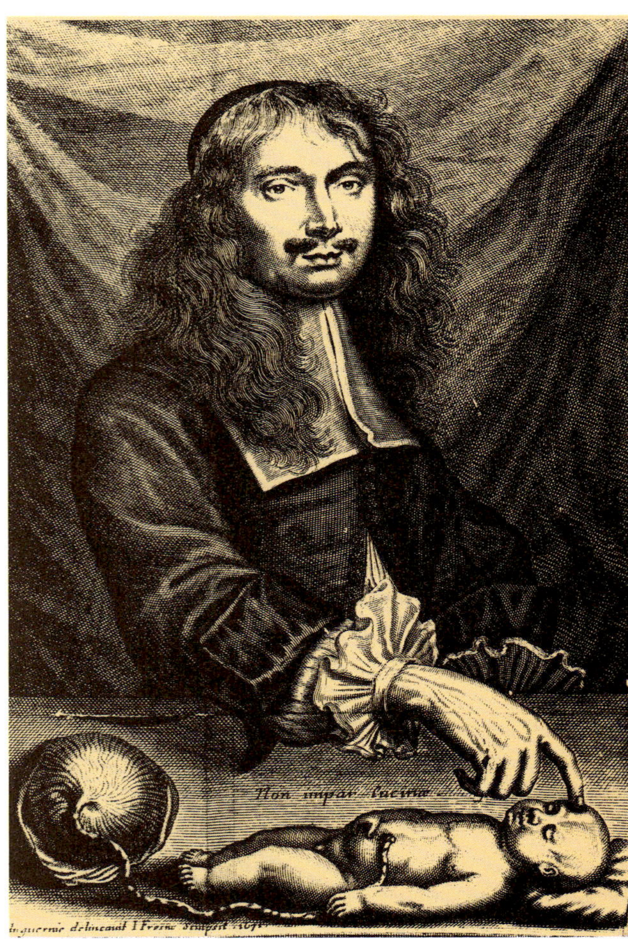

Abbildung 1116 (oben links)
»Über eine Entbindung, bei der zuerst die Plazenta erschien ... und ich die Hand zurückzog, um die Füße herauszuholen; nachdem ich sie gefaßt hatte, zog ich das tote Kind heraus.« Cosme Viardel, Beobachtungen über die Entbindungspraxis ..., *Paris 1674.*

Abbildung 1117 (oben rechts)
Titelbild des bereits genannten Werkes von Cosme Viardel.

Erstausgabe? Oh Wunder an Hochmut. Ein Mann, der sozusagen gerade erst bei den Entbindungen angelangt ist und sich schon allen Ruhm zuschreibt ...!«

Der Gerechtigkeit halber muß angemerkt werden, daß Mauriceaus Devise nicht zu den selbstgefälligsten gehört, die auf den Titelseiten oder den Kupferstichen der Bücher über Entbindungen im siebzehnten Jahrhundert erscheinen. Die Devise Denis Fourniers zeigt, daß Superlative in der Epoche häufig waren, nicht nur in den Widmungen und Briefen, sondern auch in der Selbsteinschätzung der Autoren. Auf dem Titelblatt seines Werkes von 1677: »Der methodische Geburtshelfer, der die Art und Weise lehrt, bei allen natürlichen und künstlichen Entbindungen rechtzeitig, sicher und schmerzlos zu operieren«, ist er tatsächlich in der Pose eines römischen Kaisers abgebildet. Mit dem Zeigefinger seiner rechten Hand weist er auf die Sonne hinter ihm. Die darunterstehende Inschrift lautet: *Hoc ego,* das bin ich.

Viel interessanter ist jedoch die Antwort Peus auf gewisse Verleumdungen Mauriceaus. Sie gibt uns Aufschluß über ihre Studien im Hôtel-Dieu, und wir müssen wohl oder übel eingestehen, daß diese Informationen die Persönlichkeit Mauriceaus nicht gerade vorteilhaft erscheinen lassen.

Die Geburtszange, Hugh Chamberlen und Mauriceau

1670 fand das Treffen zwischen Mauriceau und Chamberlen statt, der nach Paris gekommen war, um dort seine Geburtszange auf den Markt zu bringen. Wir wollen hier weder die Geschichte der Geburtszange wiedergeben, die bis zum Ende des neunzehnten Jahrhunderts reichen würde, noch die der Familie Chamberlen, für die die Engländer besonderes Interesse hegen.

Nach den Angaben J. H. Avelings im *Dictionary of National Biography* (London 1887) kam Hugh Chamberlen zwischen 1630 und 1634 in der Gemeinde Sainte-Anne, in Blackfriars, zur Welt. Aveling liefert keine Bestätigung dafür, daß Chamberlen Arzt gewesen sei, wenn er auch bemerkt, daß er in den staatlichen Dokumenten und in den Listen der Königlichen Gesellschaft als solcher auftaucht.

Er war der älteste Sohn Peter Chamberlens und soll von seinem Vater den Hochmut und ein gewisses Talent geerbt haben, sich durch mehr oder weniger utopische Vorstellungen in der Öffentlichkeit vorteilhaft darzustellen. So initiierte er 1666 ein Projekt mit dem Ziel, die Pest zu bekämpfen; ebenfalls entwickelte er Vorstellungen über einen nationalen Gesundheitsdienst.

Der Urgroßvater Hugh Chamberlens war Franzose und stammte aus Tancarville. Im Juli 1569 war er mit seiner Frau und seinen drei Kindern Peter, Simon und Jane nach England ausgewandert. Jack, das vierte Kind, wurde drei Wochen nach ihrer Ankunft in Southampton geboren. Drei Jahre später wurde ein weiteres Kind ebenfalls auf den Namen Peter (Peter II.) getauft. Die Aufgabe der Biographen der Chamberlen wurde dadurch nicht eben erleichtert, umso mehr, als dieser Peter II. im Jahre 1601 auch einen Sohn Peter nannte (Peter III.).

Wahrscheinlich war Peter I. der Erfinder der Geburtszange. Auf jeden Fall wurde sie von Peter I. und Peter II. benutzt, und ihre Nachkommen entwickelten sie weiter.

Peter III. war zweimal verheiratet und hatte vierzehn Kinder, darunter vier Mädchen. Er weihte seinen Ältesten Hugh und zwei seiner Söhne, Paul und John, in das Geheimnis der Geburtszange ein. Paul wurde ein berühmter Scharlatan.

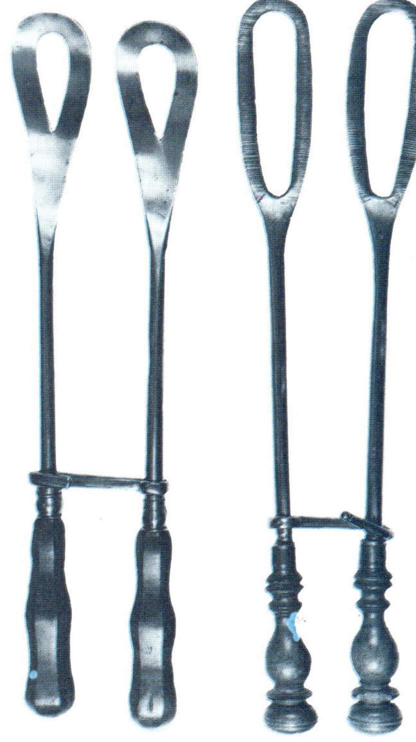

Abbildung 1118 (oben)
Kopfzieher von Palfyn (1650 bis 1730), 17. Jh.
Abbildung 1119 (unten)
Geburtszangen von Chamberlen (17. Jh.) und von Levret (18. Jh.).

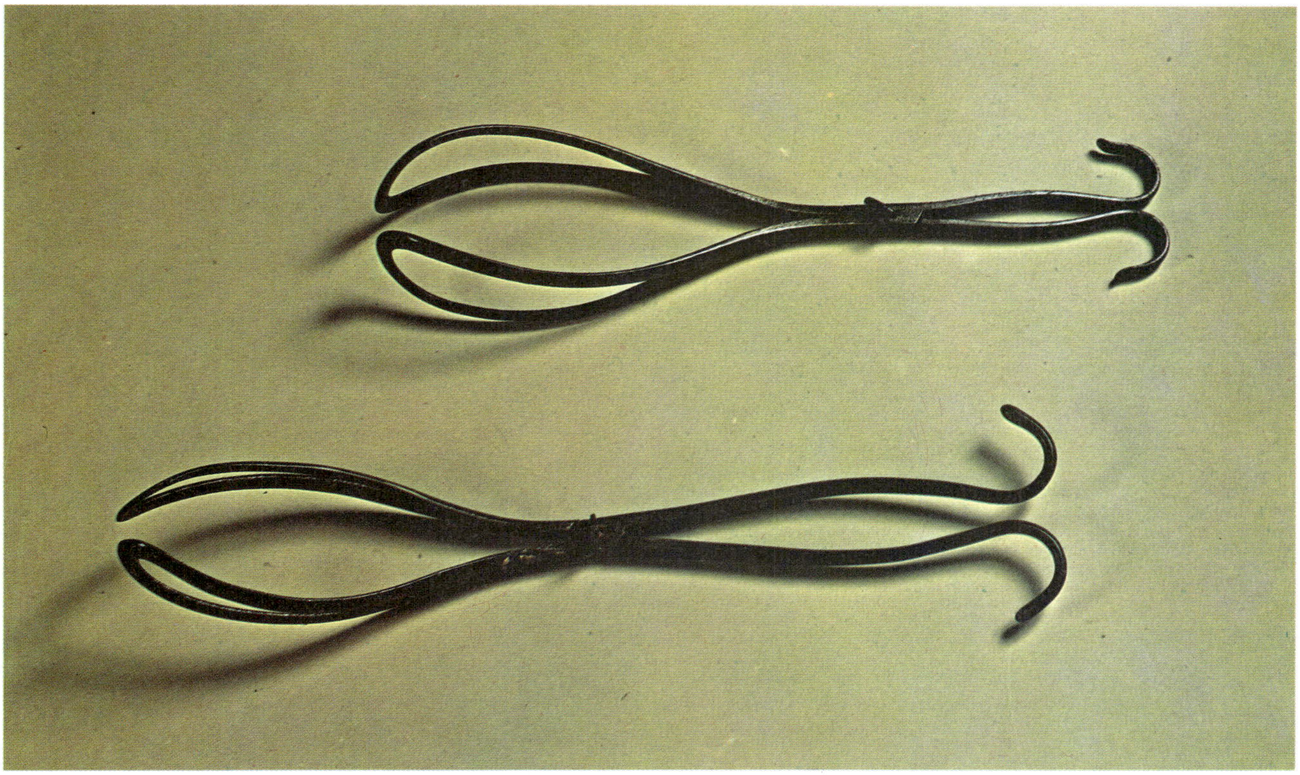

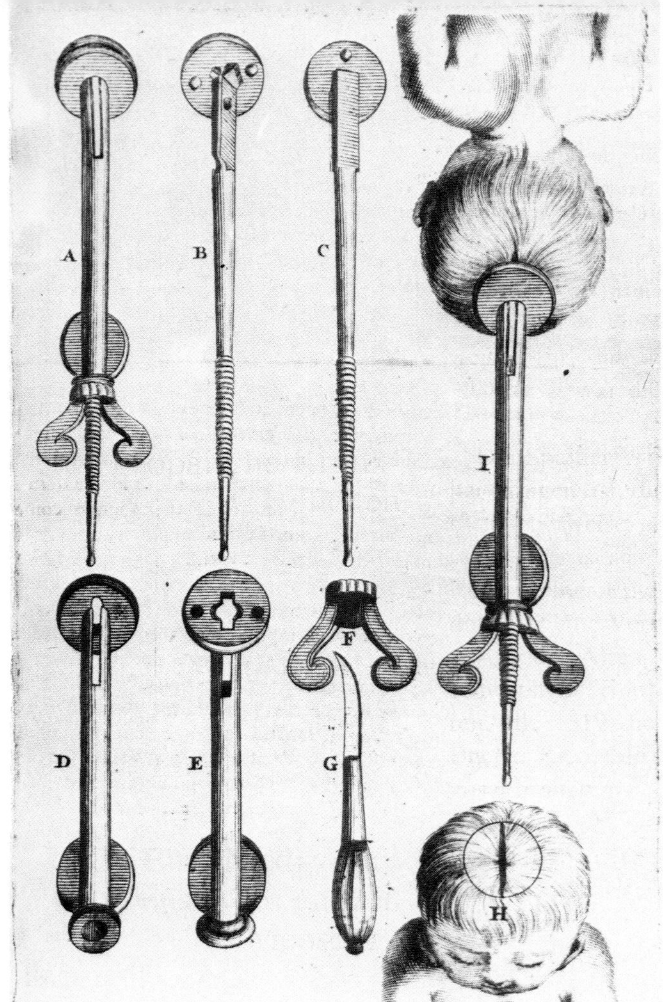

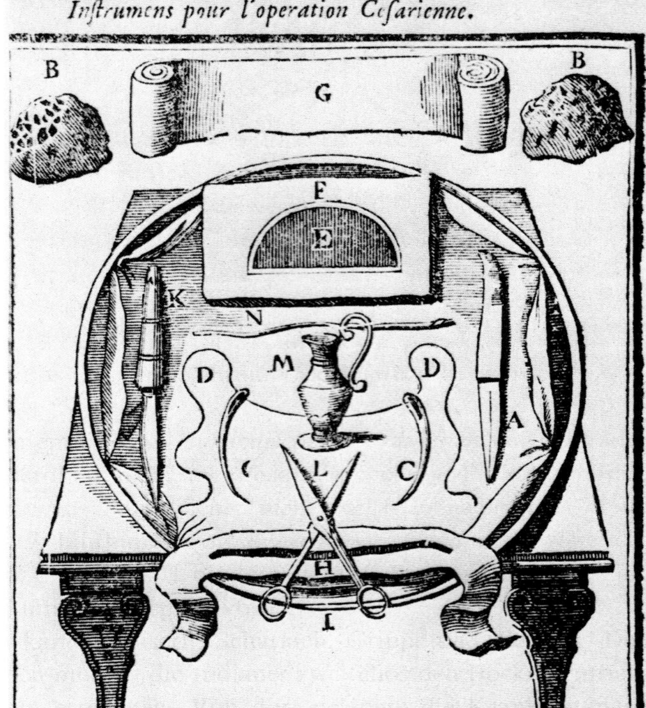
Inſtrumens pour l'operation Ceſarienne.

Ceux qui conſeillent cette operation à une femme vivante, diſent qu'avec ce biſtouri *A*, il faut faire une grande inciſion à la partie laterale du ventre, en traçant la figure d'un croiſſant, & ouvrir tout de ſuite le fond de l'uterus, pour en tirer l'enfant par les ouvertures faites à ce viſcere, & au bas ventre par le même inſtrument; qu'on doit avec ces éponges *B. B.* imbiber tout le ſang

Abbildung 1120 (links oben) Kopfbohrer und Kopfzieher von François Mauriceau. Diese Instrumente dienten dazu, den Schädel zu durchbohren, um ihn zu entleeren und dann herauszuholen. Wenn die Entbindung mit Hilfe des Kaiserschnitts nicht mit Erfolg durchgeführt werden konnte, kam es unvermeidlich zu solchen Verzweiflungstaten. François Mauriceau, Krankheiten der Schwangeren und der Gebärenden, *Paris 1668.*

Abbildung 1121 (rechts oben) Für den Kaiserschnitt erforderliche Instrumente. Nach Pierre Dionis' Kurs chirurgischer Eingriffe, *Paris 1708. Obwohl Pierre Dionis die für den Kaiserschnitt erforderlichen Instrumente vorstellt, meint er, daß »ein Chirurg keinerlei Menschlichkeit besitzen darf, um ihn durchzuführen«.*

Paul und John übten die Geburtshilfe zur gleichen Zeit wie ihr Vater und ihr ältester Bruder Hugh aus. Alle vier benutzten die Geburtszange. Es war jedoch Hugh, der nach Frankreich ging und 1670 mit Mauriceau in Beziehung trat.

Dessen erster Hinweis auf den unglückseligen Eingriff, den Hugh Chamberlen an einer seiner schwangeren Patientinnen vornahm, taucht erst in dem Werk *Beobachtungen über die Schwangerschaft und Entbindung der Frauen* auf. Die Erstausgabe dieses Buches erschien 1694.

Wir wollen das Wesentliche der sechsundzwanzigsten Krankengeschichte anführen, da sie die Entwicklung der Geburtszange und den Widerwillen Mauriceaus, den Kaiserschnitt zu praktizieren, gut veranschaulicht:

»... Allen Helfern, die vom Kaiserschnitt überzeugt waren, erklärte ich, daß es unmöglich sei, jene Frau [deren Kind seit vier Tagen tot war] auf diese Weise zu entbinden. Ich wollte den Kaiserschnitt nicht vornehmen, da ich genau wußte, daß er meist tödlich für die Mutter endet. Aber nachdem ich die Frau in diesem Zustand gelassen hatte, [...] erschien bald ein englischer Arzt namens Chamberlen; dieser hielt sich zufällig damals in Paris auf. Wie der Vater übte auch er in der Stadt London in England die Geburtshilfe aus und genoß die größte Reputation auf diesem Gebiet. Als dieser Arzt nun die Frau in dem Zustand sah, den ich gerade geschildert habe, und als er erfuhr, daß ich keine andere Möglichkeit, sie zu entbinden, gefunden hatte, äußerte er Erstaunen darüber, daß ich keinen Erfolg gehabt hatte, ich, der seiner Meinung nach der fähigste Mann meines Berufes in Paris war: nichtsdestoweniger versprach er, sie ganz bestimmt in weniger als einer Viertelstunde zu entbinden, auch wenn irgendwelche Komplikationen auftreten sollten. Er arbeitete länger als drei volle Stunden und hielt nur an, um Atem zu schöpfen. Als er sah, daß die arme Frau ihm fast unter den Händen starb, mußte er aufgeben und eingestehen, daß es unmöglich sei, damit fertig zu werden, wie ich es bereits vorher gesagt hatte. Die beklagenswerte Frau starb nach dieser äußersten Gewalt, die man ihr angetan hatte, vierundzwanzig Stunden später mit dem Kind in ihrem Bauch: und als ich den Kaiserschnitt, den ich wie gesagt zu ihren Lebzeiten nicht vornehmen wollte, nach ihrem Tod durchführte, fand ich [...], daß die Gebärmutter durch die Instrumente, deren sich dieser Arzt blindlings bedient hatte, an mehreren Stellen vollkommen zerrissen und durchbohrt war. Da seine Hand doppelt so groß war wie meine, konnte er wahrscheinlich nicht weit genug eindringen, um die Gebärmutter zu retten. Trotzdem ließ dieser Arzt, der für sechs Monate aus England nach Paris gekommen war, um dort sein Glück zu machen, das Gerücht umgehen, daß er über ein ganz besonderes Geheimnis bezüglich Entbindungen dieser Art verfüge und rühmte sich, in den verzweifeltsten und aussichtslosesten Fällen in weniger als einer Viertelstunde entbinden zu können. Er hatte sogar dem Ersten Arzt des Königs vorgeschlagen, gegen eine Entschädigung von zehntausend Ecus sein wohlgehütetes Geheimnis preiszugeben. Aber schon die Erfahrung dieser unglückseligen Entbindung machte ihm das Land derart verhaßt, daß er wenige Tage später nach England zurückkehrte. Er hatte wohl erkannt, daß es in Paris fähigere Leute in der Kunst der Entbindung gab als ihn. Aber bevor er nach London abreiste, stattete er mir einen Besuch ab, um mir über das Buch der Entbindungen, das ich vor zwei Jahren veröffentlicht hatte, Komplimente zu machen...«

Chamberlen ließ dieses Buch »im Jahre 1672 ins Englische« übersetzen und »erlangte durch diese Übersetzung in der Stadt London einen solchen Ruf in der Kunst der Entbindungen, daß er sich mehr als dreißig Pfund Rente sicherte... Die außergewöhnliche Schwierigkeit, die er bei dieser Entbindung gehabt hatte, brachte mich auf die Idee, ein Instrument zu erfinden, dem ich den Namen Kopfzieher gegeben habe. Seine Anwendung ist ungleich bequemer und sicherer als die der Geburtszangen...«

Nach Peus Meinung stammt diese Bemerkung von einem »Ungeheuer an Hochmut, Anmaßung und Undankbarkeit, dessen Anblick man nur mit äußerster Empörung ertragen kann«.

Wenn man sich die von Hugh Chamberlen angefertigten Übersetzungen des Buches von Mauriceau ansieht, stellt man mit Überraschung fest, daß Chamberlen sich von seiner liebenswürdigsten Seite zeigt. Man fragt sich schließlich, ob Mauriceau nicht dem Erfolg dieser Ausgabe eine solche Nachsicht verdankt. Aber Chamberlen schrieb im Vorwort der Erstausgabe von 1672, daß er ein Handbuch über Entbindungen veröffentlichen wollte, sein Projekt jedoch aufgegeben habe, um die Abhandlung Mauriceaus zu übersetzen. Diese habe er in Frankreich kennengelernt und seiner Meinung nach überrage sie alle die früherer Autoren bei weitem und enthalte weniger Irrtümer.

Auch als Mauriceau von dem unglückseligen Versuch Chamberlens berichtet hatte, die Geburtszange anzuwenden, änderte dieser nicht sein Vorwort. Er wollte jedoch das Geheimnis um die Chamberlensche Art der Entbindung nicht lüften, nämlich in den Fällen »ohne Haken« auszukommen, »wo andere Gebrauch davon machen«. Er selbst, sein Vater und seine beiden Brüder können tatsächlich, »indem sie diese Kunst praktizieren«, die Frauen »mit größerer Sicherheit retten als die anderen«.

Abbildung 1122
Titelbild des Buches von William Harvey: Exercitationes de generatione animalium, *Amsterdam 1651. Zeus hält ein Ei, aus dem Kreaturen aller Art ausschlüpfen. Harvey bestritt die Rolle des Spermas für die Entwicklung des Embryos und brachte die Theorie über die Epigenese von Aristoteles wieder zu Ehren, wonach der Embryo im Ei allmählich durch fortgesetzte Ausbildung neuer Teile entsteht.*

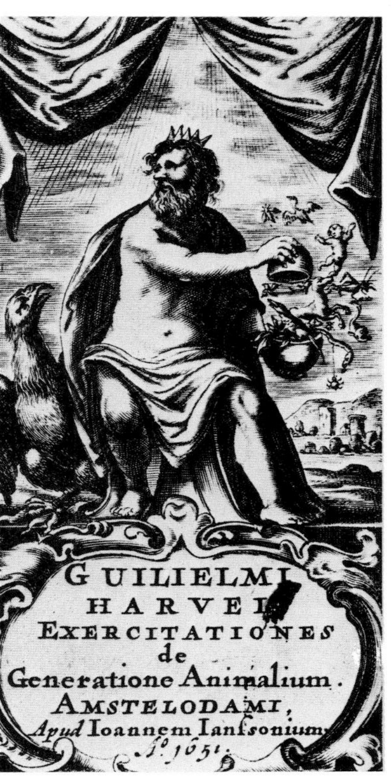

Damit diese Information auch Gewinn bringt, fügt er zudem seine Adresse hinzu: »Aus meinem Haus in Prujeans Court, im Old-Baily, London, am 15. Mai 1672«.

Mauquest de La Motte

Auf dem sechzehnten Internationalen Kongreß der Geschichte der Medizin, der 1958 in Montpellier abgehalten wurde, hatten wir eine Ausgabe der Abhandlung von Mauriceau aus dem Jahre 1694 vorgestellt. Diese war mit zahlreichen Kommentaren des berühmten Geburtshelfers Mauquest de La Motte (1655—1737) versehen, der in Valognes geboren wurde und dort auch starb. In vielen Anmerkungen bezieht er sich auf seine eigene *Abhandlung über Entbindungen.*

Abbildung 1123
Die Hebamme. Stich von Bonnart vom Ende des 17. Jh.s.

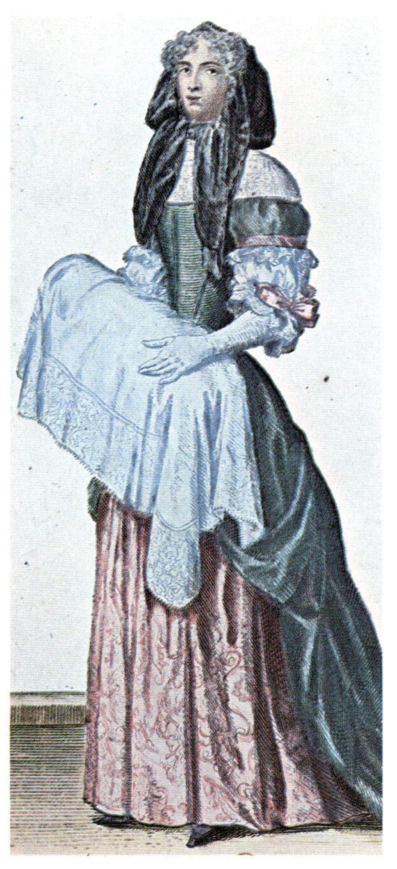

Im dreiundzwanzigsten Kapitel, das Mauriceau dem Kaiserschnitt widmete, merkt de La Motte am Rande an: »Ohne daß ich entscheide, ob es verwegen ist, den Kaiserschnitt durchzuführen, sage ich, daß er nur in einem einzigen Falle angebracht ist: wenn es die unzureichende Ausbildung der Geschlechtsteile nicht erlaubt, mit der Hand einzudringen. Wenn ihn ein Geburtshelfer in einem solchen Fall nicht vornehmen würde, hielte ich ihn für grausam und barbarisch ...«

Mauquest de La Motte, der etwa zwanzig Jahre später als Mauriceau im Hôtel Dieu arbeitete, schreibt hierzu die folgenden Zeilen: »Wenn man die Bücher der Herren Mauriceau und Peu liest, entsteht der Eindruck, daß es unmöglich sei, die Geburtshilfe mit Erfolg zu praktizieren, zumindest wenn man im Kreißsaal des Hôtel-Dieu in Paris gearbeitet hat. Es trifft zu, daß dieses Hospital die beste Chirurgenschule Europas darstellt und daß ich während der fünf Jahre, die ich in diesem Hause gearbeitet habe, sehnlichst gewünscht hätte, zu Entbindungen zugelassen zu werden. Aber da nur ein ordinierter Chirurg mit dieser Funktion betraut wird, und es sich um eine Stelle handelt, die nur nach Gunst vergeben wird, mußte ich mich damit begnügen, in der Eigenschaft eines Gehilfen zu wirken ...«; was soviel heißt, daß er den Arzt begleitete, um dessen Verordnungen zu schreiben.

Mauquest de La Motte versichert uns, daß während der sechs Monate, in denen er diese Funktion innehatte, nur eine außergewöhnliche Entbindung auf dreihundertfünfzig bis vierhundert Entbindungen kam. Diese wurden von den Lehrlingen praktiziert, selten von Frau de La Marche, die zu der Zeit Meisterhebamme im Hôtel-Dieu war. Er schließt, indem er auf Peu und Mauriceau zurückkommt: »Ich bin überzeugt, daß diese Autoren entweder zu einer ganz anderen Zeit als ich dort waren oder daß sie sehr übertrieben, wenn sie die Entbindungen, die sie angeblich durchgeführt haben, in Hunderten angeben ...«

Einige Zeitgenossen von Mauriceau

Von den anderen Zeitgenossen Mauriceaus sind noch Paul Portal und Cosme Viardel zu erwähnen.

Viardel, der weder Arzt noch Chirurg war, wurde von Mauriceau und Peu kritisiert. Mauriceau fand, daß er von »haarsträubender Ignoranz« sei, und daß sein Buch es »verdiene, den Butterverkäufern und Krämern der Markthalle geschickt zu werden, um ihnen als Einwickelpapier für ihre Waren zu dienen«.

Paul Portal (1630—1703) war 1661 im Hôtel-Dieu tätig, wo er sich einer gewissen Beachtung erfreute. Sein Buch *Entbindungspraxis* (1685) ist vornehmlich eine Sammlung von Beobachtungen.

Seit dem vierten Februar 1660 hatte er die Erlaubnis, für drei Monate bei den Operationen im Kreißsaal zu assistieren. Dazu »bemerkte« M. Perreau, »daß solche Bewilligungen für die Gesellschaft höchst schädlich sind, vor allem für das Leben der Frauen, die in den Wehen liegen und von denen einige vor Entsetzen gestorben sind«, weil sie in diesem Zustand von Männern gesehen wurden. Portal erinnerte an den alten Spruch der Hebammen: »Da, wo das Gesäß durchkommt, gelingt es dem Kopf erst recht.« Wie Leonardo da Vinci glaubte auch er an eine Verbindung zwischen Gebärmutter und Brustwarzen.

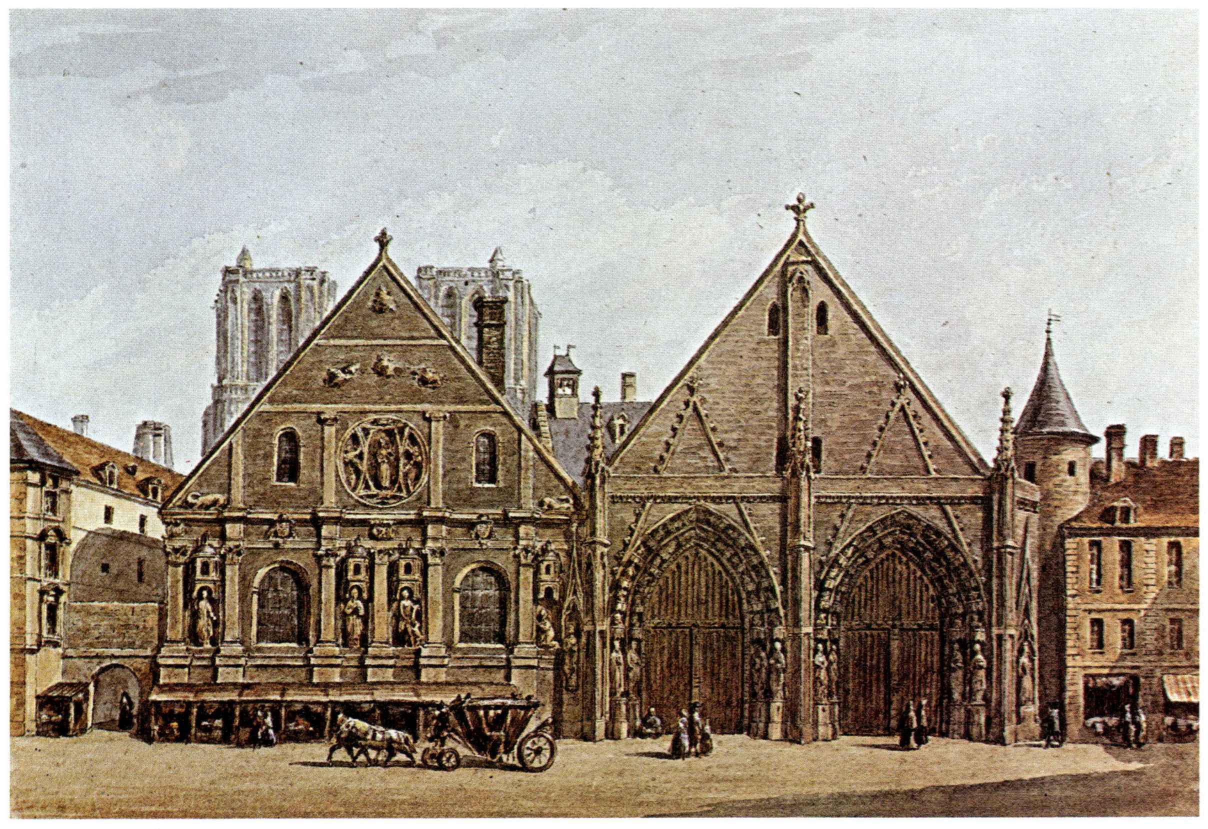

Abbildung 1124
Die Fassade des Hôtel-Dieu im 17. Jh. Anonymes Aquarell aus dem 19. Jh.

Außer diesen Geburtshelfern, die die Verbreitung ihrer Arbeiten durch Bücher anstrebten, wurden andere eher durch ihren Erfolg bei den Patienten bekannt. So zum Beispiel Julien Clément; nachdem er die Favoritin Ludwigs des Vierzehnten, Madame de Montespan, in dessen Anwesenheit entbunden hatte, wurde er von da an zu den legitimen Schwangerschaften gerufen. Am achten Februar 1684 erhielt er zusammen mit einem Diplom als Chirurg und Geburtshelfer »1200 Pfund Gage, wovon die Dame Robinet in ihrer Eigenschaft als Geburtshelferin profitierte«. Im August 1711 wurde er geadelt.

Madame de Montespan brachte nicht nur Julien Clément Glück. Sie verhalf auch den Schneidern zu Vermögen, indem sie ein bauschiges Hemd mit dem Namen »das Unschuldige« erfand, mit dem sich die Schwangerschaft kaschieren ließ, den Vorläufer unseres heutigen Umstandskleides.

Der Handgriff »am nachfolgenden Kopf«

Der sogenannte Handgriff »am nachfolgenden Kopf«, der zweifellos das einzige ist, was die junge Generation von Mauriceau kennt, wird erst in der dritten Ausgabe seines Buches genau beschrieben: »Während irgendjemand vorsichtig den Körper des Kindes zieht, indem er es an beiden Füßen oder oberhalb der Knie hält, wird der Chirurg allmählich den Kopf befreien: dies tut er, indem er behutsam einen oder zwei Finger seiner linken Hand in den Mund des Kindes gleiten läßt, um zuerst das Kinn freizulegen. Mit seiner rechten Hand umfaßt er den hinteren Teil des Halses oberhalb der Schultern, um das Kind weiter herauszuziehen. Zudem legt er einen Finger seiner linken Hand in den Mund des Kindes wie es auch beim Kinn erfolgt ist; denn vor allem dieser Teil erschwert die Passage des Kopfes. An diesem kann man nicht ziehen, bevor nicht das Kinn völlig frei ist . . .«

Abbildung 1125
Position des foetus in utero. *Stich aus dem 17. Jh. Diese Illustrationen orientieren sich an Zeichnungen Moschions und erscheinen mit kleinen Varianten in allen Büchern über Geburtshilfe im 16. und 17. Jh.*

Mauriceaus Handgriff, der die Beugung des Hinterkopfes begünstigen sollte, wurde wahrscheinlich schon vor ihm praktiziert. Er wurde jedoch nicht beschrieben, und Soranos aus Ephesus, der die Steißlage gut kannte, erwähnt ihn nicht. Wir haben gleichwohl gesehen, daß Jacques Guillemeau ihn bereits dargestellt hatte.

1694 veröffentlichte Mauriceau seine zweihundertfünfundachtzig Aphorismen, die im allgemeinen mit seinem *Buch der Beobachtungen* in Zusammenhang gebracht werden.

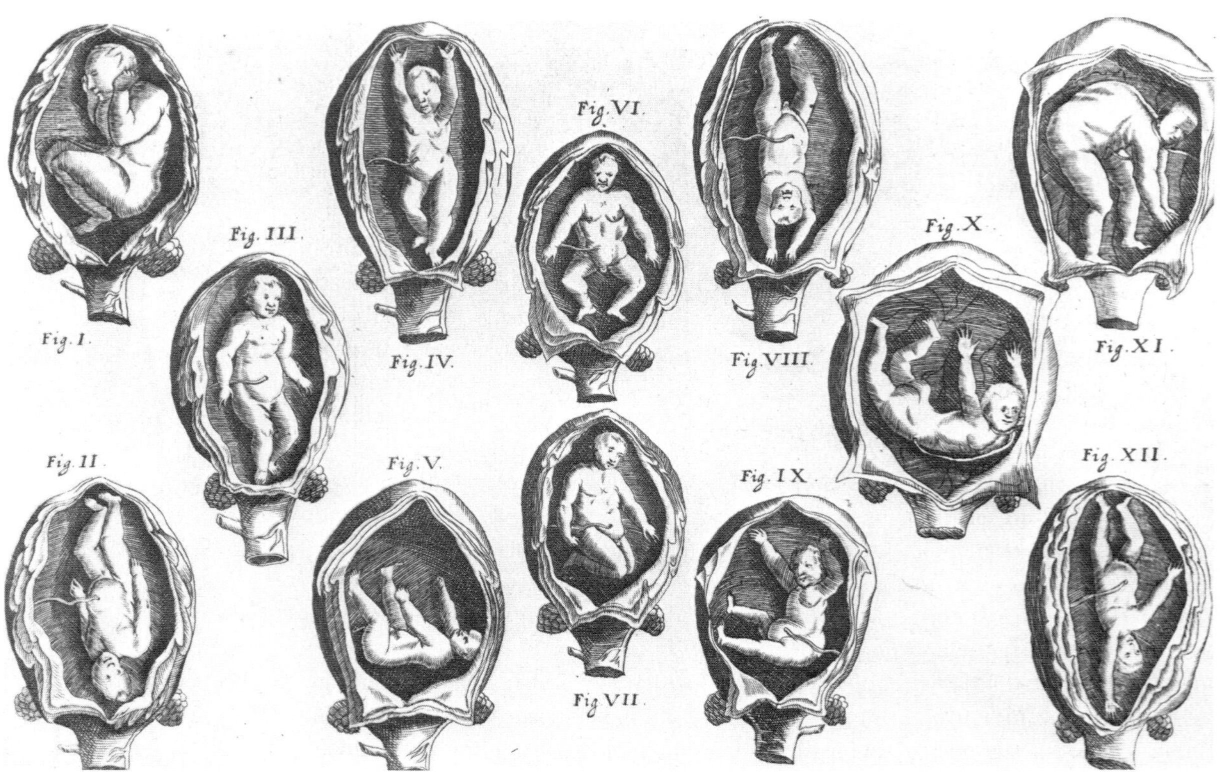

Nach Mauriceaus Tod im Jahre 1709 wurde ihm weiterhin Ehre zuteil. Sein Vetter Pierre Dionis, dessen *Kurs chirurgischer Eingriffe* (1707) ebenfalls in zahlreichen Ausgaben erschien, erhielt am siebzehnten Februar 1718 das Sonderrecht des Königs für eine *Allgemeine Abhandlung über Entbindungen.* Hierauf wollen wir unsere Bemerkungen bezüglich Mauriceau beschränken. Dionis beklagt den Mangel an Weitblick, den Mauriceau in seiner Erstausgabe und auch noch in den folgenden Ausgaben an den Tag legt. 1673 beschrieb Reinier De Graaf (1641—1673) die Follikel, die nach ihm benannt wurden. Mauriceau wollte nicht an ihre Existenz glauben, wenn er auch hinzufügte: »Falls ich mich nicht täusche.«

Wie es oft genug vorkommt, hatten die bekanntesten Gelehrten Vorläufer, deren Arbeiten sie nicht beachteten. Wahrscheinlich war De Graafs Entdeckung Jan Swammerdam, Jan Van Horne und dem Dänen Niels Steensen, die alle zur gleichen Zeit wie De Graaf in Leyden arbeiteten, bekannt. Tatsächlich glaubten sie, daß die Ovarien bei den Menschen wie bei den Vögeln der Ort seien, wo sich das Ei heranbildete. Speert erläutert uns, daß sie »diese Theorie unabhängig voneinander 1667 entwickelten«, aber daß »ihr geplantes Buch wegen persönlicher Querelen und dem Tod Van Hornes im Jahre 1670 nicht veröffentlicht wurde«.

William Harvey (1587—1657), dessen Entdeckung des Kreislaufs Roger Rullière in diesem Band analysiert, schrieb im Alter sein *De generatione animalium* (1651). Das Titelblatt dieses Werkes zeigt, daß gewisse Wesen »aus Knospen entstehen oder sich durch Spaltung vermehren, andere wieder aus einem Ei oder etwas Eiähnlichem geboren werden«. Tatsächlich sieht man dort Jupiter, der in seinen Händen ein Ei hält, auf dem geschrieben steht: *»Ex ovo omnia«* (alle Kreaturen werden aus einem Ei geboren). Er öffnet es wie die »Büchse der Pandora«, und alle Arten von Wesen kommen heraus: Embryos von Menschen, Säugetieren, Reptilien, Fischen, Insekten . . .

William Harvey wandte sich gegen alle nutzlosen Handgriffe der Geburtshilfe, die »das ruhige Werk der Natur« stören.

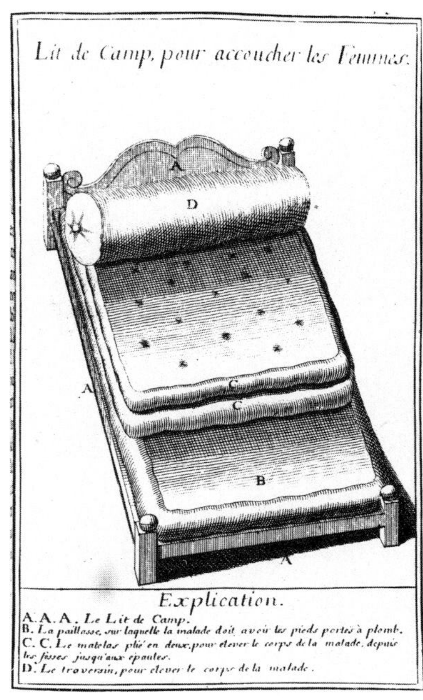

Abbildung 1126 (oben)
Entbindungsbett von Jacques Mesnard. Stich aus dem Ratgeber für Geburtshelfer, *Paris 1743. Ein Kopfpolster und eine Matratze brachten die Schwangere in eine halbliegende Stellung.*

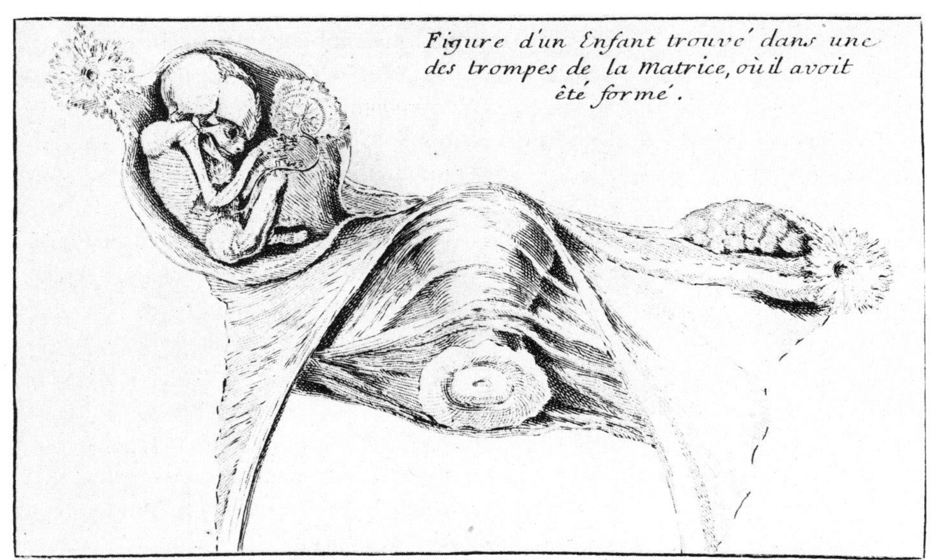

Abbildung 1127
Versteinerter Fötus. Stich aus der Abhandlung über Entbindungen *von Pierre Dionis, Paris 1718. Diese Föten, die nie das Licht der Welt erblickten und die sich in der Bauchhöhle von Frauen einkapselten, bei denen während einer extrauterinen Schwangerschaft die Tube geplatzt war, erregten die Phantasie der Ärzte wie der Laien.*

In seinem Kapitel: »Kinder, die außerhalb des Uterus heranwachsen«, beweist Dionis die falsche Interpretation Mauriceaus von einer extra-uterinen Schwangerschaft, von der dieser allerdings eine schöne Bildtafel hatte anfertigen lassen. Sein Irrtum war die logische Folge seiner Haltung der Entdeckung Reinier De Graafs gegenüber. Selbstverständlich wurden diese Entdeckungen im siebzehnten Jahrhundert nicht so schnell bekannt; man darf Mauriceau und Dionis daher nicht allzusehr verübeln, daß sie die neuen Konzeptionen nicht auf Anhieb aufgriffen.

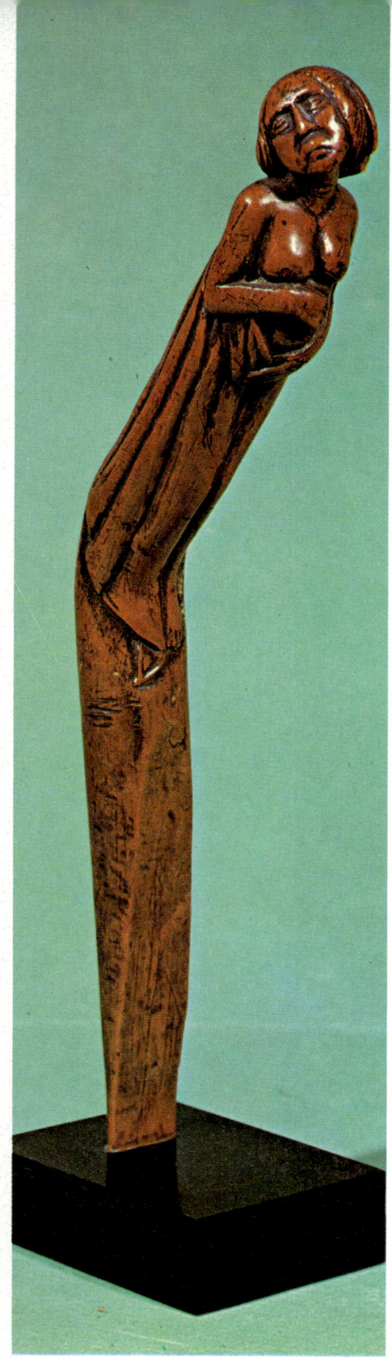

Abbildung 1128 (oben) Schwangere kurz vor der Niederkunft. Erntewerkzeug aus Hartholz (Stechpalme). Frankreich, 17. oder Beginn des 18. Jh.s. Mit ihm wurden die Ähren zusammengelesen, bevor man sie zu Garben band.

Abbildung 1129 (gegenüber) Entbindung von Mahamai, der großen Muttergöttin. Kunst aus Südindien, 18. Jh.

Wenn man bei schneller Lektüre auch versucht sein könnte, in Mauriceau einen Wegbereiter der Sexologie zu sehen, so ist man doch von dem, was er über den Koitus schreibt, unangenehm berührt. Das vierte Kapitel »Über die Fortpflanzung und die dafür erforderlichen Bedingungen« läßt Mauriceau recht frauenfeindlich erscheinen. Diese Passage wurde von Mauquest de La Motte mit folgenden Anmerkungen versehen:

»Diese Ausdrucksformen stehen an unpassender Stelle und wären besser verschwiegen worden. Ich könnte solche Dinge eines weisen und vernünftigen Mannes nicht lesen, ohne vor Scham zu erröten, so wie die Sittsamkeit dort verletzt wird; umso mehr, als dieser Diskurs so nutzlos wie fehl am Platz ist«. Einige wagten es, diese Weiberfeindlichkeit damit zu erklären, daß Mauriceau in sechsundvierzig Ehejahren kein Kind hatte. Hierzu wollen wir seinen Vetter Dionis zu Wort kommen lassen:

»Alle diejenigen, die keine Kinder haben und die Hoffnung dazu aufgegeben haben, sprechen wie Mauriceau: sie glauben ihren Geist dadurch zu stärken und sich von anderen Menschen zu unterscheiden, indem sie so tun, als wären ihnen Nachfolger gleichgültig. Im Grunde ihres Herzens denken sie aber anders, und es gibt niemanden, der nicht die Hälfte seiner Güter für ein Kind geben würde: Ich habe es Mauriceau mehr als einmal sagen hören, und niemals hat sich jemand so sehr ein Kind gewünscht.«

Im gleichen Kapitel schreibt Mauriceau (wobei er Averroès zitiert, der Meister des Maimonides in Cordoba war) über eine Frau, die dadurch schwanger geworden sein soll, daß sie in Wasser badete, in welches ein junger Mann ejakuliert hatte: »Sein Samen war von der Gebärmutter dieser Frau angezogen und aufgesaugt worden; aber das ist ein Märchen, das man kleinen Kindern erzählen kann, um sie zu amüsieren.« Dieses »Märchen« kommt allerdings auch im Talmud vor.

In seiner *Abhandlung über Krankheiten der Schwangeren und der Gebärenden* bezieht sich Mauriceau weitläufig auf antike Autoren, vor allem auf Hippokrates und Aristoteles. Man könnte bei ihm fast das Wesentliche der hippokratischen Geburtshilfe studieren. Seine Beobachtungen sind in einem klaren, präzisen und bildlichen Stil abgefaßt, und die Qualität der Kupferstiche ermöglicht ein besseres Verständnis der verschiedenen Positionen des Fötus.

Mauriceau verwechselte bedauerlicherweise noch die Öffnung des Gebärmutterhalses mit der Vagina. Die Legende zur zweiten anatomischen Bildtafel lautet: »Die Vagina oder der Gebärmutterhals«, und diese Überschrift gibt er seinem sechsten Kapitel. In Wirklichkeit unterscheidet er Vagina und Gebärmutter perfekt, wie es die zweite Bildtafel deutlich zeigt. Diese unrichtigen Benennungen finden sich noch bis ins achtzehnte Jahrhundert. Wenn man ihnen auch nicht immer bei früheren Autoren begegnete, dann deshalb, weil sie in den Übersetzungen oder den späteren Ausgaben korrigiert wurden. Der Terminus Vagina soll zum ersten Mal im sechzehnten Jahrhundert von Gabriel Falloppio benutzt worden sein, der auch die *Tuben* beschrieben hatte. Wie viele Autoren nannte Mauriceau die Ovarien Hoden.

In seinen anatomischen Studien stellen die Betrachtungen über die kleinen Schamlippen, das Hymen, die Defloration und die Klitoris nur eine anregende Lektüre dar. Das gleiche gilt übrigens auch für seinen Zeitgenossen Nicolas Venette (Solocinus) und einige seiner Vorgänger, unter ihnen Ambroise Paré, Laurent Joubert und Cabrol, die zum gleichen Thema schrieben. Die beiden letzteren stammten aus Montpellier, Jacques Duval aus Rouen und Thomas

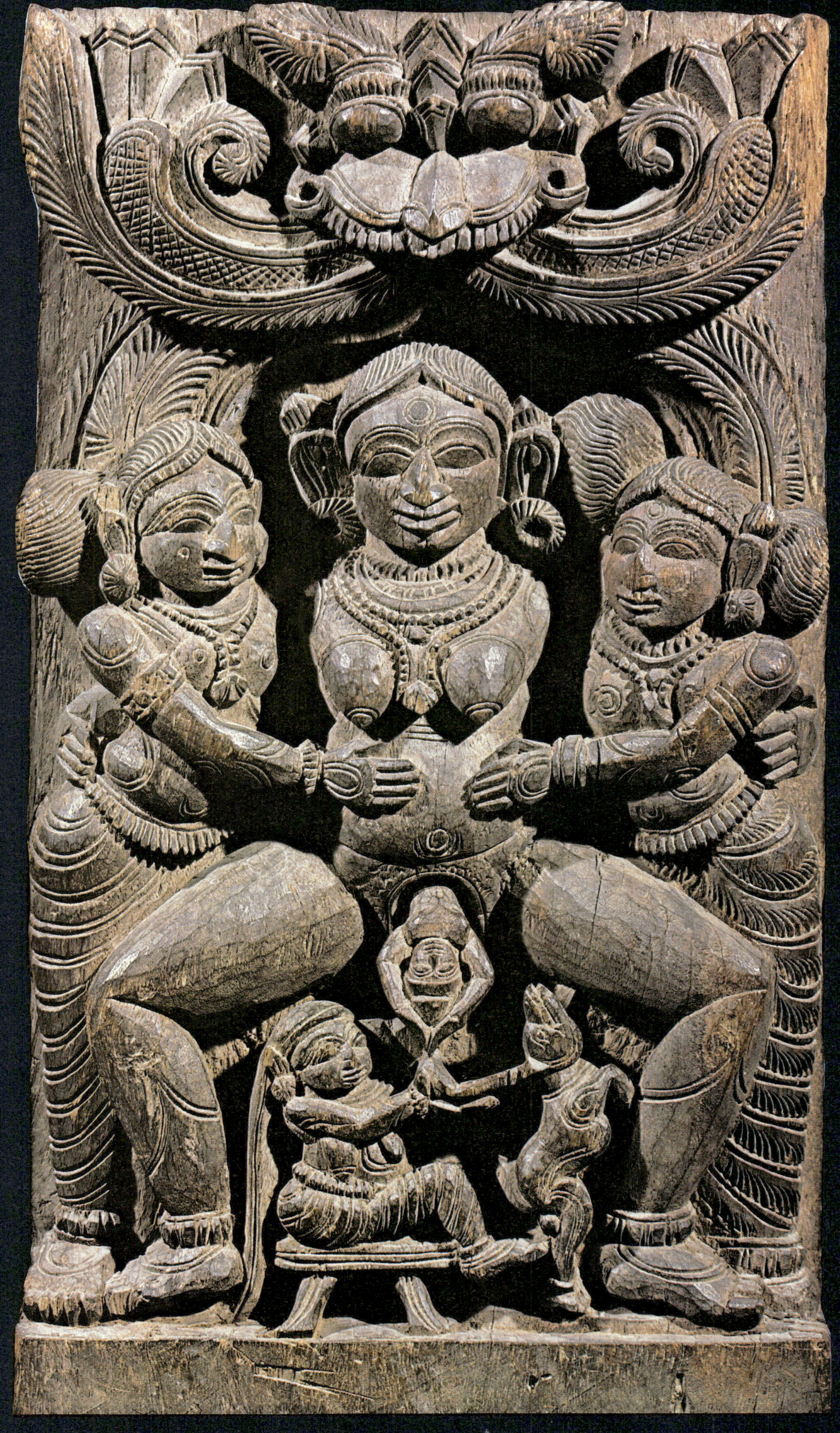

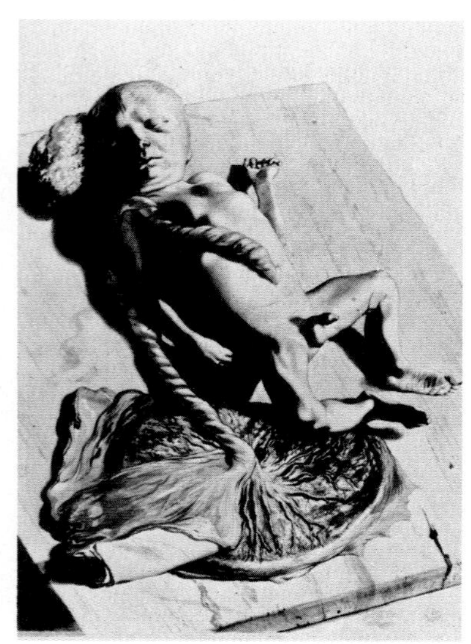

Abbildung 1130
Fötus und Placenta. Originaltuschezeichung von Gérard Lairesse für die Anatomia humani corporis, *aus Bidloo 1685. Die Schönheit der Zeichnung und die anatomische Präzision finden sich hier harmonisch vereint und tragen zu dem außergewöhnlichen Erfolg dieses Werkes bei.*

Bartholin aus Kopenhagen. Dieser ist der Vater Caspar Bartholins. Er schrieb sich zu Unrecht die Entdeckung der Drüsen zu, die nach ihm benannt wurden, obwohl sie eigentlich den Namen von Plazzoni oder von Duverney tragen müßten.

Manchmal erzählt Mauriceau mit einer gewissen Wohlgefälligkeit vom Mißgeschick seiner Kollegen. Er führt zum Beispiel »die Frau eines Chirurgen des Faubourg Saint-Germain« an, »der ein anderer Chirurg aus demselben Faubourg, wie er sagte, einen merkwürdigen Körper ausschneiden wollte, der aus ihrer Gebärmutter hing. Aus Ignoranz hatte er heftig an ihrer Gebärmutter gezogen. Sie litt jedoch seit einigen Jahren an einer Gebärmuttersenkung und starb einige Tage später an den Folgen des Eingriffs«.

Außergewöhnlicher und weniger dramatisch ist die Geschichte, die von Bathélemy Saviard (1656—1702) von einer jungen Frau aus Toulouse berichtet wird. Sowohl die Ärzte in Toulouse als auch jene in Paris hielten sie für einen Hermaphroditen, da sie »den Gebärmutterhals mit seiner inneren Öffnung« mit der Eichel eines männlichen Gliedes verwechselt hatten.

In dieser Darstellung haben wir versucht, die Entwicklung der Gynäkologie und der Geburtshilfe innerhalb von dreitausend Jahren zu skizzieren. Unser Weg führte uns von den Hippokratikern über Soranos, der einige ihrer Konzeptionen wieder aufgriff und sie durch die Beschreibung der Steißlage ergänzte, bis hin zu Mauriceau.

Wenn wir vom Berufskodex jener Zeiten die wesentlichen Errungenschaften isolieren, so können wir feststellen:

1. Hippokrates ermöglichte dem Menschen den Zugang zu einer Medizin, die von Mythen, Religionen, Zauberkünsten und Aberglauben unabhängig war. Er verlieh ihr eine Ethik und führte die klinische Untersuchung zum Zweck der Therapie ein.

2. Soranos bahnte einer menschlicheren und vernünftigeren Geburtshilfe den Weg.

3. Rousset zeigte die Vorzüge des Kaiserschnitts in aller Deutlichkeit auf. Da die Anästhesie, vor allem aber die Asepsis und die Antisepsis noch nicht entdeckt waren, war er somit seiner Epoche weit voraus.

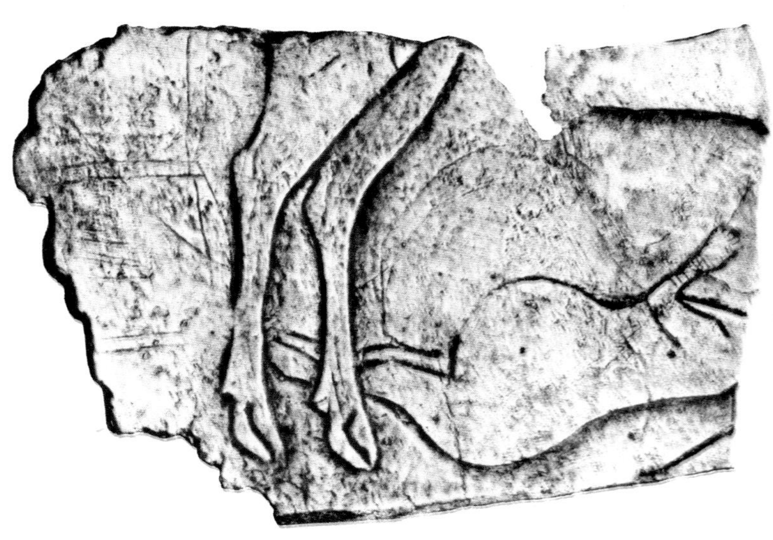

Abbildung 1131
Schwangere zwischen den Beinen eines Rentieres. Prähistorische Darstellung aus der Laugerie-Basse, Dordogne, eingeritzt in Rentierknochen.

4. Hugh Chamberlen ist trotz seiner Habsucht oder vielleicht gerade ihretwegen die Vervollkommnung der Geburtszange zuzuschreiben.

5. François Mauriceau spielte durch seine klinischen Beobachtungen und die Verbreitung seiner Schriften eine wichtige Rolle für die Weiterentwicklung der Geburtshilfe.

Auf rein wissenschaftlichem Gebiet sind die Beschreibungen der Tuben durch Gabriel Falloppio und der Eierstöcke durch Reinier De Graaf hervorzuheben.

Die Forschungen zahlreicher anderer Ärzte und Chirurgen, die wir erwähnt oder ausgelassen haben, reihen sich unter die vorhergehenden ein. Man hätte in allen Ländern Tatsachen auffinden können, die der Erwähnung würdig gewesen wären; da wir nicht über das achtzehnte Jahrhundert hinausgegangen sind, waren sie jedoch von geringerer Bedeutung. Tatsächlich begannen die Geburtshilfe und die Gynäkologie erst viel später, mit den Anfängen der chirurgischen Ära, ihren Aufschwung. Auch Jean-Louis Faure beginnt in seiner Abhandlung von Laignel-Lavastine seine »Geschichte der Gynäkologie« mit dem neunzehnten Jahrhundert. Das achtzehnte Jahrhundert ist für den Historiker der Medizin ebenfalls nicht ohne Interesse, wie die Texte der Professoren Jean Hartemann und Pierre Muller zeigen werden.

Hinweise, die unsere Studie untermauern, finden sich nicht nur in den Darstellungen über die Medizin der verschiedenen antiken Zivilisationen, sondern auch in den allgemeinen Kapiteln über Anatomie, Embryologie, Physiologie, Krebskunde und Chirurgie... Unsere Bibliographie wird die Suche nach ergänzenden Elementen erleichtern, und unser Bildmaterial wird, falls dies überhaupt noch nötig ist, beweisen, daß Gynäkologie und Geburtshilfe alle Völker interessierten.

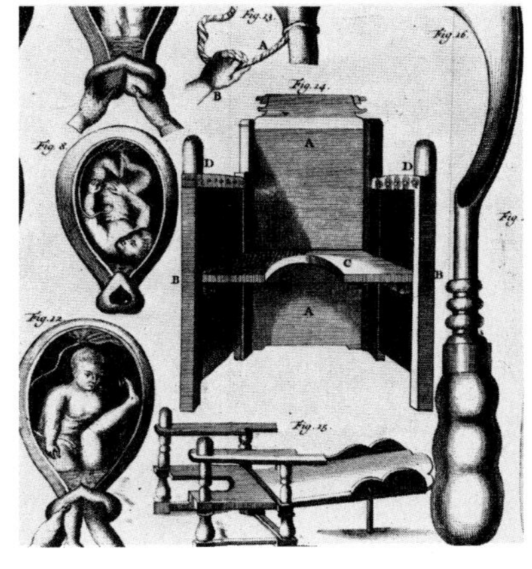

Abbildung 1132
Gynäkologischer Stuhl von Lorenz Heister aus seiner Abhandlung Institutiones chirurgicae, *Amsterdam 1739. Der Entbindungsstuhl, der bis Ende des 18. Jh.s in Gebrauch war, zwang die Hebamme in eine äußerst unbequeme und wirkungslose Stellung, wenn sie die zu brutale Ausstoßung des Kindes verhindern wollte.*

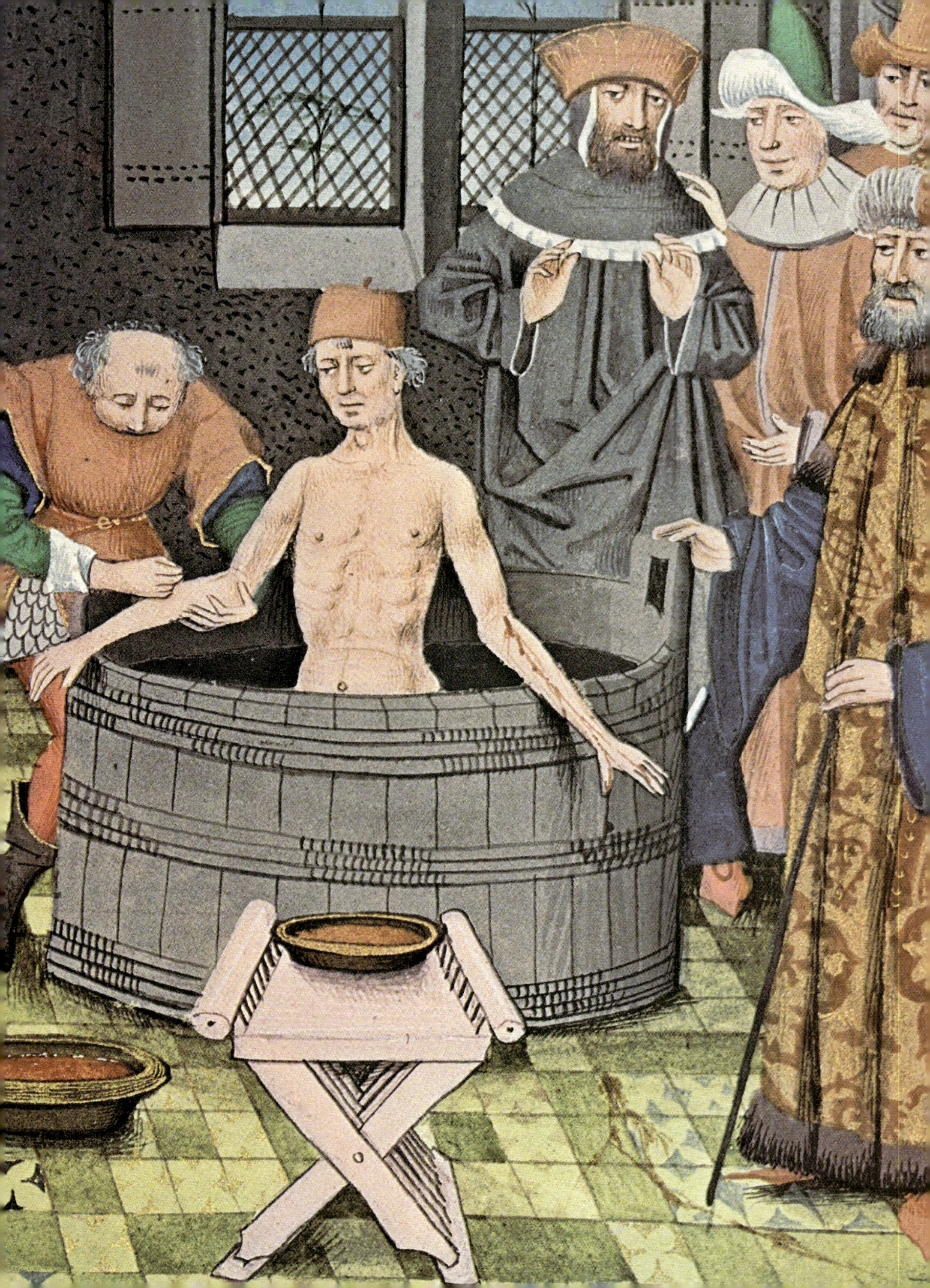

Die Kardiologie bis zum Ende des 18. Jahrhunderts

von Roger Rullière

Als Spezialgebiet der medizinischen Wissenschaften ist die Kardiologie noch relativ jung. Die erste Abhandlung über das Herz, der *Tractatus de corde* von Richard Lower stammt aus dem Jahre 1669. Sie entstand einundvierzig Jahre nach der Entdeckung des großen Blutkreislaufs und der wirklichen Funktion des Herzens. Alles was diesem Datum vorausgeht, was wir aber dennoch in die Geschichte der Kardiologie einbeziehen wollen, wird gesondert betrachtet. Man muß aber dabei im Auge behalten, daß die Medizin bis zu diesem Zeitpunkt eine einheitliche und auf die Innere Medizin ausgerichtete Konzeption hatte.

Während im 19. und 20. Jahrhundert der technische Fortschritt die Medizin beherrscht, sind die vorhergehenden Jahrhunderte durch das Aufblühen vieler Ideen und Theorien gekennzeichnet. In diesem Zusammenhang sind vor allem Hippokrates, Galen und Harvey zu nennen. Wir können fünf Etappen innerhalb der Geschichte der Kardiologie unterscheiden: 1. von den Ursprüngen bis zu den Schriften des Hippokrates; 2. die Epoche des Hippokrates; 3. die Epoche des Galen; 4. das Jahrhundert Harveys und 5. das 18. Jahrhundert.

Dabei werden wir Irrtümer und Stagnationen innerhalb der Wissenschaft betrachten können. Bis zum entscheidenden Jahr 1628, in dem Harveys *De motu cordis* erschien, entwickelten sich die medizinischen Vorstellungen ausgesprochen langsam.

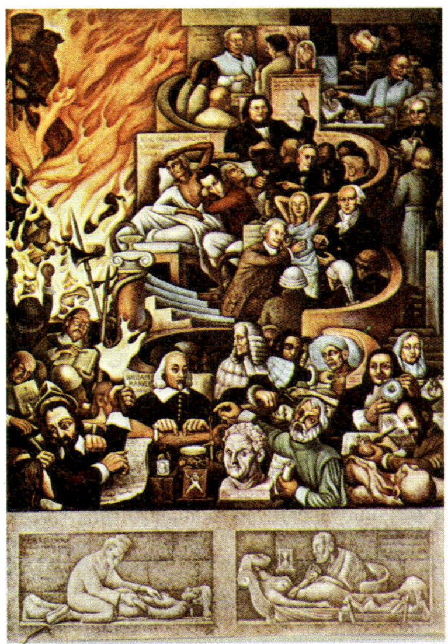

*Abbildung 1134 (oben)
Wandfreske zur Geschichte der Kardiologie. Angefertigt von dem mexikanischen Künstler Diego Rivera (1886—1957) für das Nationale Institut der Kardiologie, 1946. (Mexiko City.)*

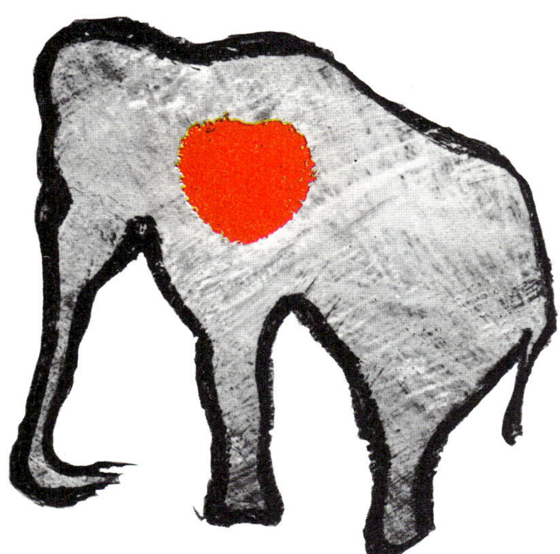

*Abbildung 1135
Elefant aus Pindal, Spanien. Diese Elefantenart starb während der Eiszeit aus. Man glaubte in dieser Zeichnung die erste Darstellung des Herzens gefunden zu haben.*

*Abbildung 1133 (gegenüber)
Der Tod Senecas. Handschrift aus dem 15. Jh. über das Leben der Kaiser.*

Von den Ursprüngen bis zu den Hippokratischen Ideen

Das erste Bild des Herzens

Die Vorstellung über das Herz in der Vorgeschichte ist nur schwer zu bestimmen. Wir nehmen an, daß sich die erste Darstellung des Herzens in den Höhlen von El-Pindal in Asturien befindet. Hierbei handelt es sich um die zweiundvierzig mal zweiundvierzig Zentimeter große Felszeichnung eines Mammuts. Auf seiner Mitte zeigt es einen roten Fleck in Form eines Herzens wie auf einer Spielkarte. Der Zeitpunkt der Entstehung dieser Zeichnung wird von einigen auf 30 000 vor Christus geschätzt. Leroi-Gourhan ordnet es in die Magdalenische Epoche ein (15 000—10 000 v. Chr.). Über die Art des Tieres ist man sich ebenfalls nicht einig. Die unterschiedlichsten Vermutungen sind über den roten Fleck angestellt worden: für die einen ist er nachträglich auf die Silhouette des Rüsseltieres gemalt worden; andere behaupten, es sei ein Ohr; wiederum andere meinen, es sei ein symbolischer Fleck, der anzeigt, wo man das Tier treffen muß. Lewinsohn zieht jedoch folgenden Schluß: »Die Menschen der Vorgeschichte haben zweifelsohne das Herz als Körperteil gekannt! Etwas anderes zu behaupten ist reine Phantasie.« Wir können verständlicherweise diesen Streit nicht entscheiden.

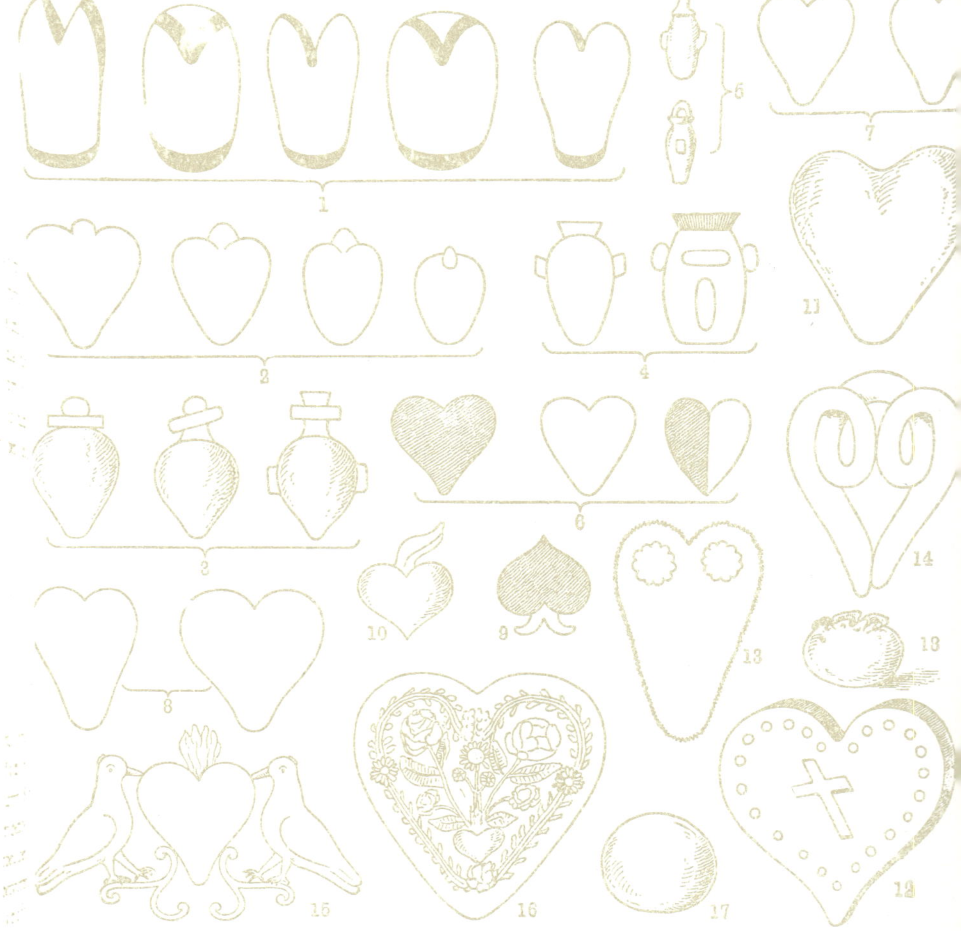

Abbildung 1136
Verschiedene Darstellungen des Herzens aus dem ägyptischen Altertum. Entnommen aus Krovorka, Volksmedizin im 19. Jh.

Das Herz als Sitz der Seele

Die babylonische und assyrische Medizin ist uns im wesentlichen aus den achthundert Fragmenten der Sammlung Kujundschik bekannt. Die Mehrzahl der Tafeln stammt aus der Bibliothek des Königs Assurbanipal aus Ninive (668 bis 627 v. Chr.). Die Verwendung dieser und anderer Tafeln, die in Babylon, Borsippa, Urk und Nippur gefunden wurde, ermöglichten es R. Labat im Jahre 1951 seine *Abhandlung über medizinische Diagnostik und Prognostik* dieser Epoche zu veröffentlichen. Die ältesten Tafeln stammen aus dem 7. Jahrhundert v. Chr., die jüngsten entstanden um 453 v. Chr. Sie sind die einzigen Zeugnisse, die uns über die medizinischen Bräuche der damaligen Epoche Aufschluß geben.

Für jene Medizin ist die Leber, ›*kabittu*‹, das zentrale Organ. Sie ist Quelle und Sammelbecken des Blutes. Die Leber der Opfertiere diente den Beschwörern außerdem dazu, Orakel auszusprechen. Das Herz, ›*libbu*‹, wird als Sitz der Intelligenz, des Gedächtnisses und der Seelenwanderung betrachtet. Bei den Babyloniern und Assyrern, wie später auch bei den Ägyptern, sind die anatomischen Vorstellungen über Herz *(libbu)* und Magen *(takâltu* oder *karshu)* von einer gewissen Verwirrung gekennzeichnet.

Mit großer Wahrscheinlichkeit haben die praktischen Ärzte Babyloniens ihren Patienten bereits den Puls gefühlt. Möglicherweise ist das folgende therapeutische Rezept, das von Campbell Thomson enträtselt wurde, gegen Herzinfarkt angeordnet worden: »Wenn ein Mensch Schmerzen in der Herzgegend hat, wenn sein Magen brennt, seine Brust wie zerrissen ist, dann leidet er an Hitzewallungen [Angina pectoris?]. Du zerreibst Christwurz, Lupinen, Ringelblumen, *Chrysantemum segetum* (Saft des Hirsegrases), Manna, Taumellolch und Rizinus miteinander. Mit Bier vermischt trinkt man es auf nüchternen Magen. Der Kranke wird gesunden.« An anderer Stelle heißt es wörtlich: »Wenn der Kranke eine kalte Nase hat, wird er sterben.« Dies ist das Symptom für einen Kollaps mit seinem oft tödlichen Ausgang.

Abbildung 1137
Antike Schale für Aderlaß.

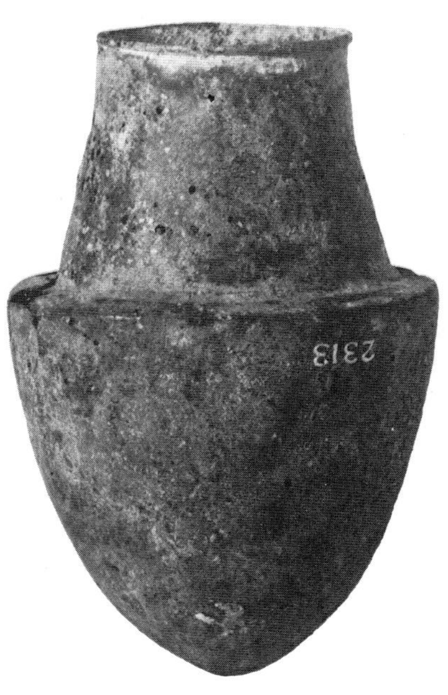

Erste Anfänge der Anatomie

Grabfresken, Autopsien von Mumien und manche Papyrusrollen haben uns eine recht zuverlässige Kenntnis der ägyptischen Medizin vermittelt. Der wichtigste Papyrus ist der von *Ebers* und stammt aus ungefähr 1550 v. Chr. Die Anatomie der Ägypter war ziemlich dilettantisch und wirklichkeitsfremd. Das belegt der folgende Auszug aus dem Papyrus von *Ebers* und *Brugsh:* »Der Kopf des Menschen enthält zweiundzwanzig Blutgefäße (. . .) in Brust und Beinen gibt es je zwei (. . .) in den Nasenflügeln vier, vier gehen zur Leber und sechs zu den Armen, drei zum rechten und drei zum linken Arm.« Auch die Vorstellung über die Physiologie des Herzgefäßes ist noch sehr unterentwickelt. Dennoch heißt es in dem Papyrus von *Ebers,* daß »die Luft, die durch die Nase eingeatmet wird, in Herz und Lunge gelangt und von diesen Organen an den ganzen Körper weitergegeben wird«. Für das Herz kennen die Ägypter zwei Ausdrücke: ›*haty*‹ als Bezeichnung für den Herzmuskel und ›*ib*‹ für Herz im umgangssprachlichen Sinne. Die Bezeichnung ›*ro-ib*‹ für Magen verdeutlicht die bereits oben erwähnte Verwechslung zwischen Herz und der Brust- und Unterleibsgegend, der *Kardia* [Magenmund].

Aus dem Papyrus von *Ebers* und *Smith* geht hervor, daß die Ägypter den Arterienpuls und seine Beziehung zum Herzen kannten. Wahrscheinlich wandten sie sogar die Perkussion an, das heißt, sie konnten bereits abhorchen. Im Papyrus von *Ebers* lesen wir: »Das Ohr hört, was darunter schlägt.«

Zur Pathologie finden wir folgende Anmerkungen: »Wenn sie einen Kardia-Kranken [heißt Kardia hier Herz oder Magenmund?] untersuchen, der Schmerzen in den Armen, in der Brust und an einer Seite seiner Kardia hat (. . .), dann bedeutet das: sein Tod ist nahe (. . .). Dann reiche man ihm anregende Heilmittel auf Kräuterbasis (. . .). Man koche sie in Fett — in Bier — und gebe sie ihm zu trinken (. . .). Man beuge sich über ihn, bis seine Arme nicht mehr schmerzen.« Diese Beschreibung erinnert ziemlich genau an die Symptome eines Herzinfarkts und an die strenge Überwachung, die ein solcher Fall erfordert.

Der Papyrus von *Ebers* enthält zahlreiche Beobachtungen über das Herz, von denen wir im weiteren einige Beispiele aufführen wollen: »Das Herz ist erschöpft, das heißt, es spricht nicht mehr oder die Blutgefäße sind ruhig. Sie sprechen nicht mehr unter ihren Händen wegen des Pneumas [der Luft], das sie füllt.« *(Ebers,* Seite 100) »Sein Herz wird schwächer, er spürt es noch. Das bedeutet, sein Herz verengt sich und in seinem Bauch ist etwas Finsteres.« *(Ebers,* Seite 102) Mit etwas Vorstellungsvermögen kann man zugeben, daß es sich bei der ersten Beschreibung um einen Kollaps und bei der zweiten um eine konstriktive Herzbeutelentzündung handelt. Allerdings muß man mit Leibowitz anerkennen, daß die Ägypter die großen Arterien *(Ebers,* Seite 81), die Krampfadern *(Ebers,* Seite 108) und die Schlagadererweiterung *(Ebers,* Seite 108) gekannt haben. Vermutlich kannten sie auch die Gefäßthrombose und das Adams-Stokessche Syndrom [Störung der Atemtiefe mit möglichem Bewußtseinsverlust] (»die Nachlässigkeit des Herzens« heißt es bei *Ebers,* Seite 102). Es ist sogar der plötzliche Todesfall eines Menschen überliefert, dessen sterbliche Überreste von von Bissing in einem Grab der sechsten Dynastie gefunden wurden. Leibowitz sagt aber einschränkend, daß dieser Tod nicht mit Sicherheit auf ein Herzleiden zurückzuführen ist.

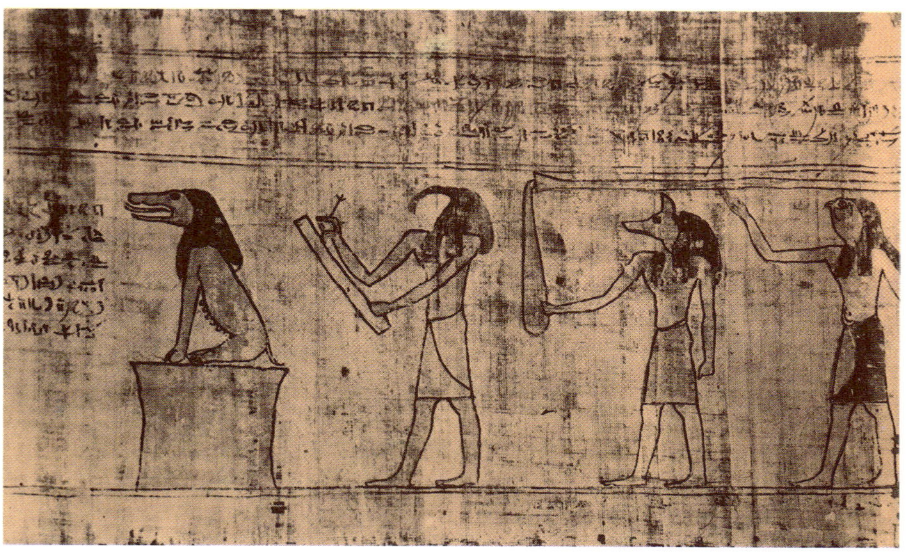

Abbildung 1138
Teilstück einer Herzwaage. Papyrus aus dem Grabmal von Hator-Her-Nankh. Das Herz war für die Ägypter das zentrale und wesentlichste Organ. Um das Herz herum organisierte sich die gesamte Physiologie.

Die Autopsie der Mumien beweist, daß zur Zeit der Pharaonen bereits eine beträchtliche Menge pathologischer Kenntnisse existierte, ebenso wie eine große Anzahl moderner pathologischer Erscheinungsbilder. So hat Czermak 1852 das Vorhandensein einer Atherosklerose der Aorta nachgewiesen. Elliot Smith berichtet von einer Atherosklerose der Schläfenbeinarterien und der Verkalkung der Aorta. Long konnte schließlich im Jahre 1931 die Atherosklerose der Herzkranzgefäße entdecken. Die Mumie einer etwa fünfzigjährigen Frau aus der 21. Dynastie (ungefähr 1000 v. Chr.) wurde an der Universität von Buffalo analysiert. Die Wucherungen auf der Mitralklappe beweisen, daß die Endokarditis schon vor fast dreitausend Jahren existierte.

Abbildung 1139
Hippokrates weist die Geschenke des Artaxerxes zurück. Gemälde von Girodet-Trioson (1767—1824).

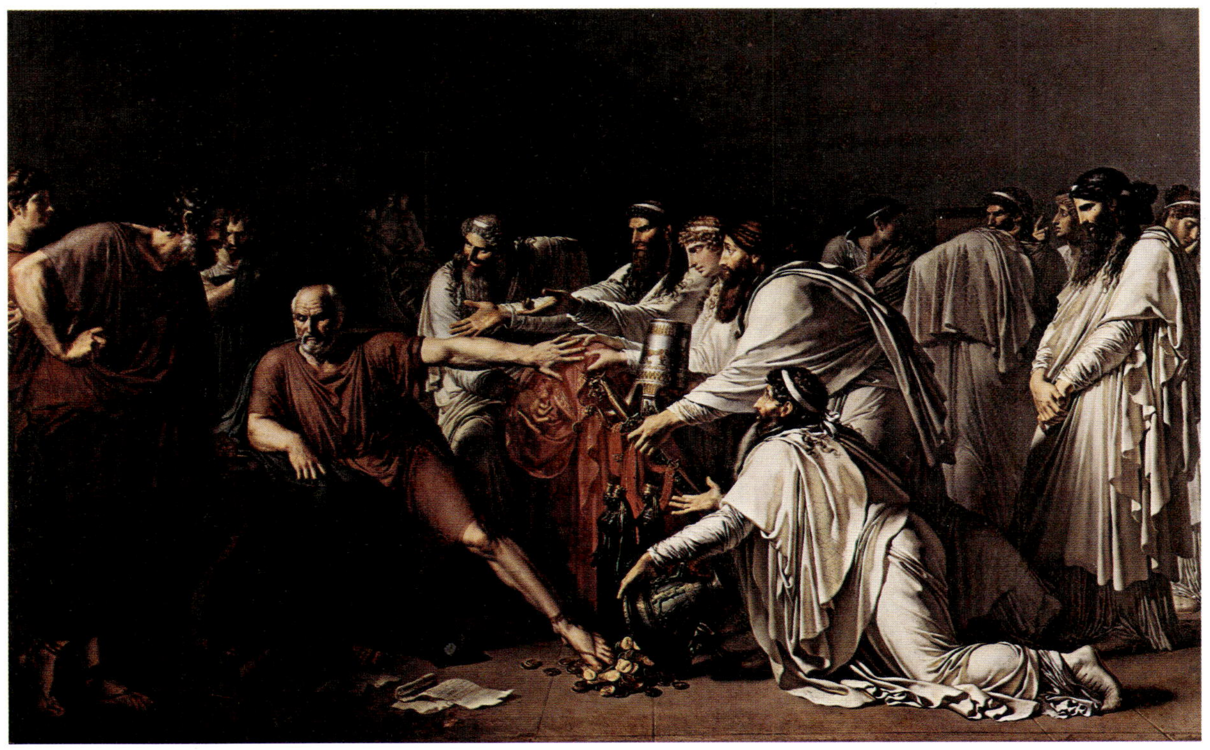

Die Ära des Hippokrates

Hippokrates (geboren 460 v. Chr.) wird nicht ohne Grund als Vater der Medizin angesehen. Seine Schriften sind allerdings sicher das Werk mehrerer Ärzte. Hippokrates hatte nur einen großen Vorgänger: Alkméon von Kroton (ungefähr 500 v. Chr.). Er hat die Venen von den Arterien unterschieden und eine Theorie des Blutkreislaufs im Zusammenhang mit Schlaf- und Wachzustand entworfen.

Die hippokratische Ära erstreckt sich vom fünften Jahrhundert vor Christus bis zum zweiten Jahrhundert nach Christus.

Ein rationaler Zugang

Die elf Abschnitte der hippokratischen Schriften zum Herz in Buch IX der Übersetzung von Littré (1839) enthalten fortlaufend Anmerkungen zur Anatomie des Herzmuskels und der Herzklappen. Es heißt dort, daß das Herz nur aus zwei Herzkammern besteht. Die Physiologie der Hippokratiker ist noch abwegiger. Ihrer Meinung nach wird durch die Herzvorhöfe Luft eingesaugt. Ihr großer Irrtum ist die Annahme, daß in der linken Herzkammer und in den Arterien kein Blut fließt. Seltsamerweise liegt hierfür die Beobachtung einer

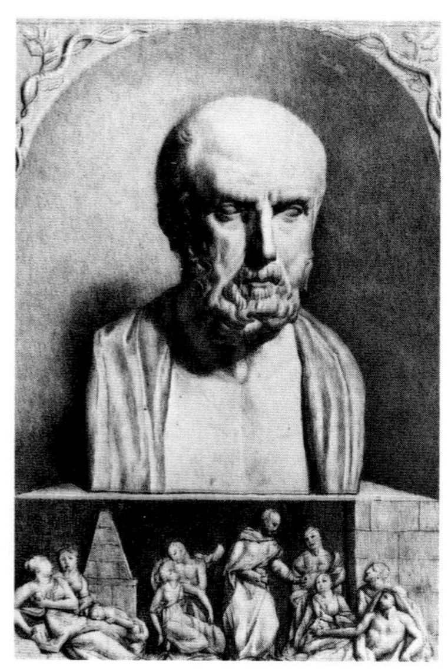

Abbildung 1140
Hippokrates. Lithographie aus dem 19. Jh. nach einer römischen Büste.

Abbildung 1141
Die Herzwaage. Papyrus von der Königin Makeri, 21. Dynastie, Theben. Für die Ägypter war das Leben nach dem Tod ohne das Herz undenkbar. Es wurde immer in der Mumie belassen. Nach dem Tode ließ das Gericht der anderen Welt das Herz des Verstorbenen wiegen. Danach wurde entschieden, ob er sich auf der Erde so verhalten habe, daß er die Unsterblichkeit der Seligen verdiene.

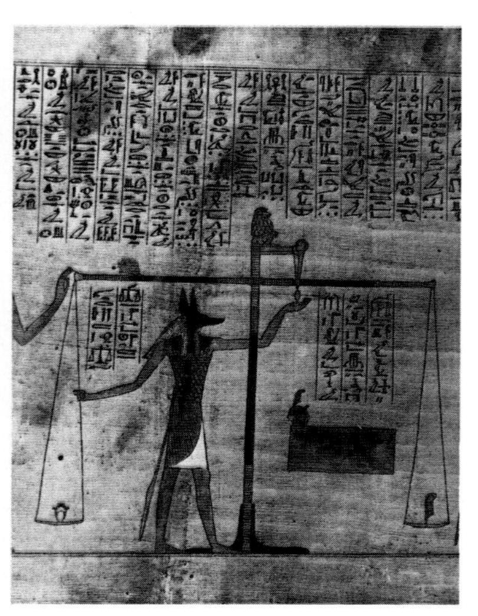

Autopsie zugrunde: »Öffne einem Tier, dem der Hals aufgeschlitzt wurde, die linke Herzkammer. Darin scheint es völlig leer zu sein.« Ein weiterer Irrtum liegt darin, die Sigmoïden-, die Mitral- und Trikuspidalklappen als nicht luftdicht zu betrachten.

Hier eine grobe Darstellung der Physiologie des Blutkreislaufs nach den Hippokratikern: Mittels der Herzvorhöfe, die als Blasebalg fungieren, dringt Luft in das Herz ein. Von der rechten Herzkammer wird das Blut in die Lungenarterie gepumpt, die damit die Lunge versorgt. Dabei entweicht etwas Luft, weil die Pulmonalklappen nicht hermetisch abgeschlossen sind. In den linken Hohlräumen gibt es nur Luft. Hieran sehen wir, wie wirklichkeitsfremd die Physiologie des Blutkreislaufs noch ist.

In den *Praecogitiones coacae,* den *Aphorismen* und in der *Behandlung der akuten Krankheiten* finden wir wertvolle klinische und prognostische Hinweise. So heißt es in den *Praecogitiones coacae:* »Während einer Krankheit sind die akuten Schmerzen tödlich, wenn sie sich für kurze Zeit zum Schlüsselbein und zum Rücken hinziehen.« (Littré, V,601.) »Das häufige Auftreten nervöser Herzschmerzen bei einer älteren Person kündigt den plötzlichen Tod an.« (Littré, V,647.) In den *Aphorismen* findet sich die Anmerkung: »Diejenigen, die ohne greifbare Ursache häufig starke Schwächeanfälle haben, sterben ganz plötzlich.« (Littré, IV,483.) »Die Personen, die zu Übergewicht neigen, sind der Gefahr eines plötzlichen Todes eher ausgesetzt als die mageren Leute.« (Littré, IV,483.) »Sobald man anfängt zu leiden, muß man den Körper zur Ruhe kommen lassen. Bald darauf geht der Schmerz wieder zurück.« (Littré, IV,485.) Ein letztes Beispiel aus *Behandlung der akuten Krankheiten:* »Der Schmerz, den man im Schlüsselbein spürt, eine Schwere in den Armen, auf der Brust oder unterhalb des Zwerchfells macht es notwendig, die Vene im Ellbogenknick zu öffnen.« (Littré, II,273.)

Es bleibt allerdings festzuhalten, daß diese scharfsinnigen Beobachtungen rein deskriptiven oder prognostischen Charakter haben.

Plato (426—347 v. Chr.) übernimmt fast vollständig die hippokratische Physiologie der Herzkammern. Nach seinen Erkenntnissen dringt allerdings das *Pneuma* [die Luft] in die Lungen ein und erneuert dort das Blut.

Aristoteles (384—322 v. Chr.) hat viele Sektionen an Tieren vorgenommen. Harvey zitiert ihn häufig in seinem *De motu cordis.* Die folgenden Zitate sind diesem Werk entnommen: »Durch den Pulsschlag wird das Blut überall in Bewegung gesetzt. Deshalb schlagen alle Venen (Arterien) zur gleichen Zeit, denn sie alle hängen vom Herzen ab. Da dieses immer in Bewegung ist, gehen die Adern im gleichen Rhythmus mit.« Aristoteles hat gleichfalls festgestellt, daß bei dem Küken »das erste Lebenszeichen ein pochender Blutstropfen ist« (zitiert nach Harvey), und daß »der Pulsschlag gleichzeitig mit den ersten Wachstumsstadien des Herzens auftritt. Dies erkennt man bei Sektionen aber auch bei der Heranbildung des Kükens im Ei.« (Aristoteles, *De Spir.,* Kap. III.) »Der Tod ist eine konsekutive Zersetzung auf Grund mangelnder Wärme« (zitiert nach Harvey), und der Stillstand der Herzbewegungen bedeutet den Tod. Aristoteles hat ebenso sorgfältig die Blutgerinnung beobachtet. Sie zeigt sich »in der Unbeweglichkeit, der Erkaltung des Blutes, die dann eintritt, sobald das Blut in direkten Kontakt mit der Luft gerät. Es ist dann aller Lebensgeister beraubt, genau wie bei Eintreten des Todes.« (Zitiert nach Harvey.)

Nachfolger und Neuerer

Die Schule von Alexandria entwickelte sich als Folge des stetigen Niedergangs der Schule von Kos.

Praxagoras aus Kos (ungefähr 330 v. Chr.) reproduziert lediglich die Annahmen der Hippokratiker. Seiner Meinung nach ist das Herz der Sitz der Seele und die Arterien sind nur Luftleitungen.

Herophilos (340—300 v. Chr.), Schüler von Praxagoras, nimmt als einer der ersten Sektionen am menschlichen Körper vor. Sein Hauptwerk ist die *Pulslehre.* Er richtet sich als erster beim Pulszählen nach einem Wasserpendel. Willius und Dry sagen von ihm, daß er die Lungenader benannt hat, die wir heute als Lungen- oder Pulmonalarterie bezeichnen.

Erasistratos von Kéos (320—250 v. Chr.) geht davon aus, daß das Blut aus der Leber kommt, und daß die Arterien mit Luft gefüllt sind. Nach seiner Auffassung können sie unter bestimmten Umständen auch Blut enthalten. Für ihn gilt es als sicher, daß das nahrhafte Blut in den Venen läuft und in den Arterien Luft transportiert wird, die von der venösen Arterie (Lungenvene) und der linken Herzkammer an die Arterien abgegeben wird. Es gibt also zwei Systeme: das Venen-Blut-System und das Arterien-Luft-System. Es ist jedoch auch möglich, daß das Blut sich im Falle von Überfülle und von Verletzungen über besondere Verbindungen einen Weg zu den Arterien bahnt *(sinastomosis).* Diese arteriovenösen Anastomosen können aber auf keinen Fall als erstmaliges Erkennen von Kapillaradern interpretiert werden, weil sie nach Meinung Erasistratos' nur unter bestimmten Bedingungen funktionieren und dann auch nur in einer Richtung.

Willius und Dry heben allerdings zu Recht hervor, daß Erasistratos als erster die Venenklappen beschrieben hat. Später folgen noch Apollophanos von Seleukia (ungefähr 220 v. Chr.), der das asystolische Fieber beschrieben haben soll, und Aristogenes (3. Jahrhundert v. Chr.), der sich wie Herophiles ganz dem Studium des Pulsschlages gewidmet hat.

Celsus (1. Jahrhundert n. Chr.) ist ein lateinischer Gelehrter. In seiner Schrift *De re medica* lesen wir: »Die Krankheit, die die Griechen als Herzkrankheit bezeichnet haben (. . .) ist durch eine starke Schwäche gekennzeichnet, die von Magenentkräftung und von übermäßigen Schweißausbrüchen begleitet wird. Man erkennt sie auch am Nachlassen des Pulsschlags und an seiner Schwäche sowie an den ungewohnten Schweißausbrüchen.« Celsus rät in diesem Fall, den Kranken mit adstringierendem Öl aus Rosen, Quitte und Myrte leicht einzureiben und zusätzlich Mittel aus Gips und Silberblei (!) zu verabreichen. Es soll wenig Nahrung und »nur im Notfall Wein gereicht werden«. Er macht darauf aufmerksam, daß es »im Falle von Lähmung wichtig ist, jemanden zur Ader zu lassen, ebenso bei plötzlichem Stimmverlust und bei einer Angina mit Erstickungsgefahr«. Er unterstreicht, daß »Vorzeichen für den Tod eine spitzwerdende Nase, eingefallene Schläfen, unterhöhlte Augen, kalte Ohren (. . .) und aschgraue Nägel und Finger sind«. Die wesentlichste seiner Feststellungen trifft er, als er sagt, daß in den Arterien viel Blut fließt: »Wenn die Arterie einmal geöffnet ist, zieht sie sich nicht mehr zusammen und verheilt auch nicht mehr. Manchmal läßt sie das Blut mit großer Heftigkeit ausströmen.«

Archigenios von Apamea (Ende des 1. Jahrhunderts n. Chr.) praktizierte in Rom. Er ging als erster von der Annahme aus, daß jeder Herzschlag aus vier Phasen bestehe.

Dioskurides (Ende des 1. Jahrhunderts), Pionier der Pharmakologie, weist auf die »Zwiebel« hin, deren herzberuhigende Eigenschaft und harntreibende Wirkung man kennt. Willius und Dry vermissen allerdings jegliche Angaben zur Anwendung bei Herzleiden.

Rufus von Ephesus (Beginn des 2. Jahrhunderts) beschreibt den Reflex der Kopfschlagader und stellt unter anderem fest, daß die Bewegungen der Fontanellen mit denen des arteriellen Pulsschlages verbunden sind.

Aretaios von Kappadokien (ca. 120—ca. 200 n. Chr.) beschreibt in zahlreichen Abschnitten seiner Werke *Ursachen und Symptome akuter Krankheiten* und *Heilverfahren* den Herzstillstand, das heißt den »plötzlichen Schwächeanfall«. Er bestätigt ausdrücklich ein ursprüngliches Herzleiden als Ursache für manchen »Herzstillstand«: »Gibt es ein Organ, das für Leben und Tod wichtiger ist als das Herz? Es ist nicht dran zu zweifeln, daß dem Herzstillstand ein Herzleiden zugrunde liegt. (...) Diejenigen, die einen solchen Tod finden, zeigen Symptome von Herzleiden, das heißt einen niedrigen und schwachen Puls, heftiges Herzklopfen, Schwindel, Bewußtlosigkeit, Betäubung, Gliederschwäche, unkontrollierbare und übermäßige Schweißausbrüche, allgemeine Erkaltung des Körpers.« Er behauptet, daß der Herzstillstand, wenn er nicht zurückgehe, einen völligen Kräfteverfall nach sich zieht. Er schlägt einen Aderlaß im Falle von Blutfülle, einen Breiumschlag und Wein im Falle von Schweißausbrüchen und Aussetzen des Pulsschlags vor. »Dank dieser Hilfen kann man hoffen, daß der Kranke sein Bewußtsein wiedererlangt. Wenn alles in Ordnung ist, wenn keine Schweißausbrüche mehr auftreten, Nase und Füße wieder warm geworden sind, das Gesicht wieder Farbe bekommen hat, der Puls nicht stockend oder stark, sondern normal schlägt, dann kommt der Kranke wieder zur Besinnung und gewinnt neue Kraft.« Es besteht kein Zweifel, daß Aretaeus sehr genau die Bewußtlosigkeit als Folge akuten Herzversagens erkannt hat.

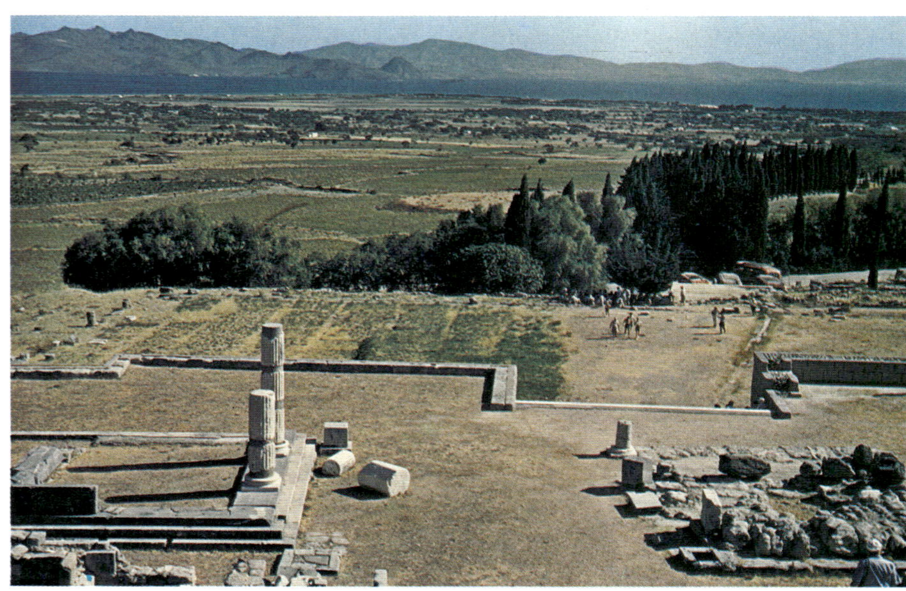

Abbildung 1142
Griechenland, Insel Kos. Der Wirkungsort des Hippokrates.

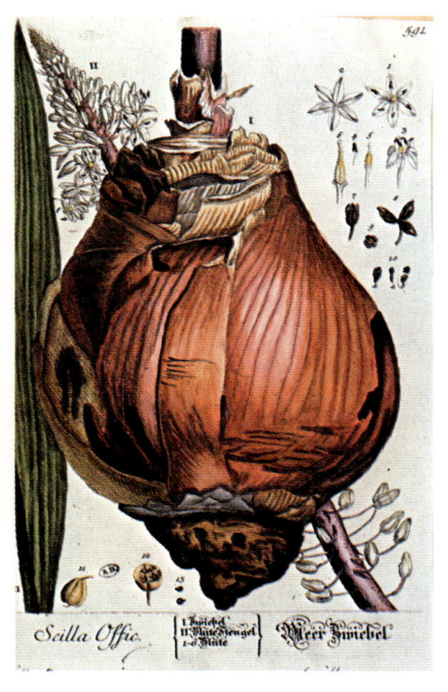

Abbildung 1143 (unten)
Die Meerzwiebel. Stich aus dem 18. Jh.

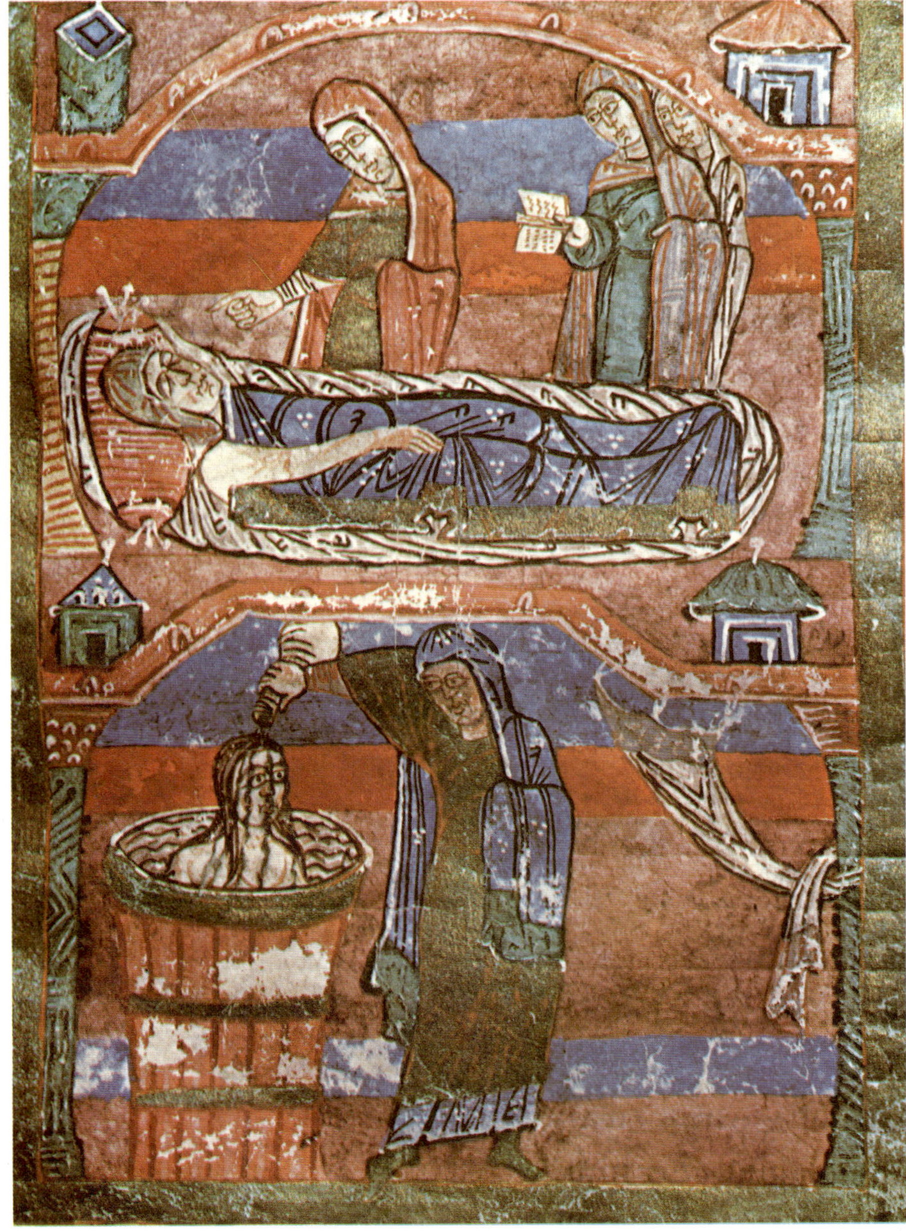

Abbildung 1144
Wassersüchtige Frau, die durch Bäder geheilt wird. Handschrift aus dem 10. Jh., vermutlich von der heiligen Radegunde.

Das Zeitalter Galens

Galen (ca. 131—ca. 201) ist der letzte große griechische und vielleicht der erste moderne Mediziner. Diese Bezeichnung kann man ihm zugestehen, weil er in weitem Umfang experimentiert hat. Er war Anatom, Physiologe und Kliniker, seine Arbeiten waren jedoch nicht immer mit Glück gesegnet. Sein Werk sollte aber fünfzehn Jahrhunderte lang Geltung haben. Erst Leonardo da Vinci und vor allem Vesal brachten in der Renaissance der Anatomie das galenische Monument zum Wanken.

Galens Herzgefäß-System in seiner Gesamtheit wird in mehreren Abhandlungen gut beschrieben, vor allem in den Büchern *De usu partium, Über die Bewegung der Muskeln* und *Die natürlichen Eigenschaften.*

Die Herzklappen sind außerordentlich gut dargestellt. In der linken Herzkammer »gibt es eine Öffnung, die von allen die größte ist und aus der die erste der Arterien [Aorta] austritt. Von ihr zweigen sämtliche Arterien des Lebewesens ab. Es befinden sich dort auch drei taschenähnliche Falten, die von innen nach außen gewunden sind. Die Öffnung der venösen Arterie [Lungenvene], die in die Lunge führt, hat zwei faltenähnliche Endstücke [Bikuspidal- oder Mitralklappe], die sich von außen nach innen öffnen (...). Der Name *triglochines,* den man ihnen gegeben hat (...), läßt sich prinzipiell auf die drei Membranen [Trikuspidalklappe] anwenden, die an der Öffnung der Hohlvene liegen.« *(De usu partium,* Kap. 14.) Die Aorten-, Mitral- und Trikuspidalklappen sind also gut unterschieden. Galen sieht den Herzvorhof aber immer noch nicht als Bestandteil des Herzens an.

Venen und Arterien sind klar voneinander getrennt dargestellt. »Wenn die Venen von der Leber kommen, dann kommen die Arterien vom Herzen.« *(De usu partium,* Kap. 10). Die unterschiedliche Gewebeart der Venen- und Arterienwand wird deutlich erkannt. Im Hinblick auf die Lunge äußert Galen mit großem Erstaunen: »Die Natur (...) hat die Gefäßwände ausgetauscht, indem sie der Vene [Lungenader] die der Arterie gegeben hat und der Arterie [Lungenvene] die der Vene.« *(De usu partium,* Kap. 10.)

Die Herzkranzgefäße sind relativ genau beschrieben. »Die Vene, die das Herz umgibt [Koronarvene], kommt von außerhalb der Herzklappen.« *(De usu partium,* Kap. 14.) »Mit dieser Vene entrollt und verzweigt sich, genau so ist es richtig, eine Arterie, die von der großen Ader ausgeht...« *(De usu partium,* Kap. 17). In einer anderen Abhandlung liest man: »Zwei Adern gehen von der linken Partie bis ins Innerste des Herzens...« *(Anatomische Verfahren,* VII, Kap. 10).

Die Anatomie der Herzkammerzwischenwand ist bei Galen das Resultat genauer Beobachtung und abwegiger Interpretation. »Die Zwischenwand, die die Herzkammern trennt, ist von Löchern durchsetzt, die man als Höhlen ansehen kann. Es ist eine weite Öffnung, die sich verjüngt. Leider kann man die äußersten Enden nicht sehen, weil sie sehr zart sind. Sobald das Lebewesen tot ist, ist alles erkaltet und verfallen...« *(Die natürlichen Eigenschaften,* III, Kap. 15). In dieser Betrachtungsweise liegt ein folgenschwerer Irrtum für die Anatomie. Galen benötigte für sein Herzgefäß-System eine Passage von »rechts nach links«, wie die moderne Medizin es bezeichnen würde. Weil er diese Passage nicht sehen konnte und sie auch nicht in den Lungen vermutete, setzte er sie notwendigerweise zwischen die beiden Herzkammern.

Das physiologische Werk Galens erscheint uns jedoch trotz seiner Irrtümer und Eigentümlichkeiten noch heute von überragender Bedeutung.

Arterien und Venen enthalten Blut. Galen bestätigt unwiderruflich, daß die Arterien nur Blut enthalten. Die arteriellen Wunden, die ihm von Gladiatoren bekannt sind, und die Arteriotomie bestätigen ihn in seiner Annahme. »Wenn mehrere Hauptarterien zur gleichen Zeit verletzt werden, entweicht ihnen Blut. Diese Tatsache wird von allen anerkannt.« *(De usu partium,* Kap. 17.) Allerdings enthalten Arterien und Venen nicht das gleiche Blut. »Die Arterien führen ein dünnes, klares, feines Blut, in den Venen ist ein wenig dunstige Luft.« *(De usu partium,* Kap. 16.) Dieser Unterschied ist auf das *Pneuma* [die Luft] zurückzuführen, das aus der Lunge kommt und mit dem das arterielle Blut stark angereichert ist. Im venösen Blut findet es sich dagegen nur in geringem Maße.

Arterien und Venen dienen der Ernährung der Organe. »Die Arterien und Venen nehmen jede Art von Nahrung auf (die einen mehr, die anderen weniger); die Arterien brauchen wenig reichhaltiges Blut, das dünn und dunstig ist, während die Venen ein geringes Maß an reichhaltiger Luft brauchen, die aber schwer und trübe ist.« *(De usu partium,* Kap. 10.)

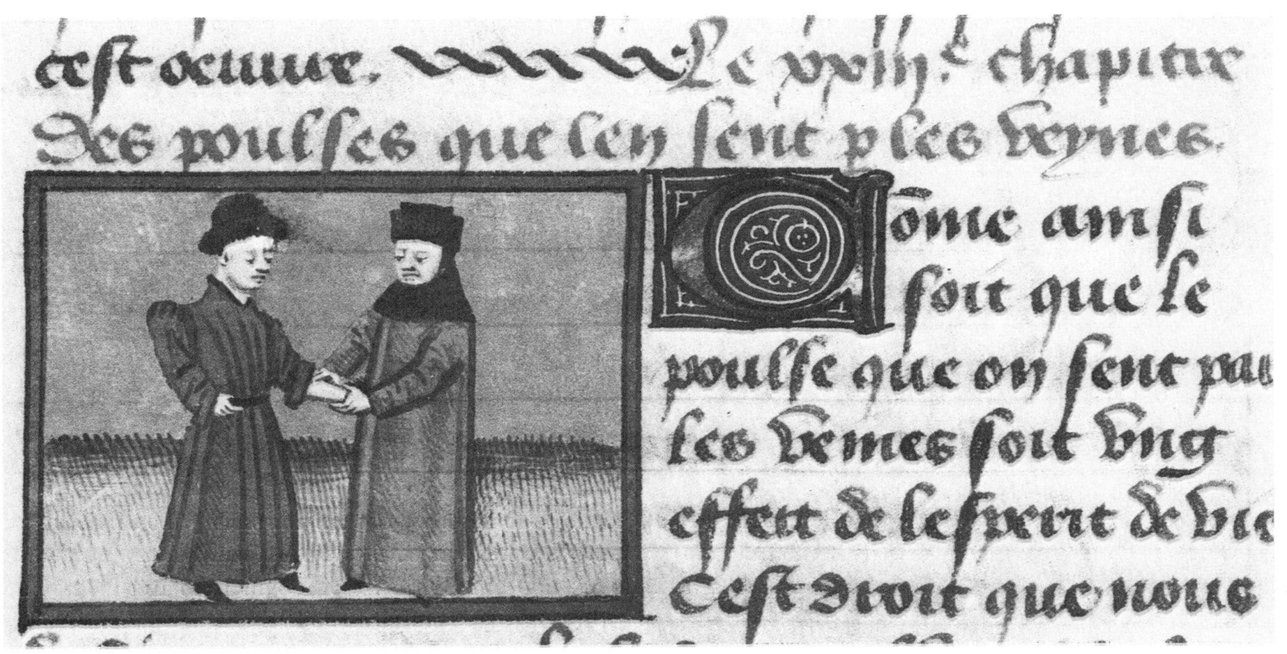

Abbildung 1145
Das Pulsfühlen. Buchmalerei aus dem 15. Jh., entnommen dem Buch der Eigenschaften der Dinge *von Bartholomäus dem Engländer. Die mittelalterlichen Kenntnisse über den Pulsschlag waren direkt aus dem Altertum übernommen.*

Die Arterien haben auch eine »pulsierende Eigenschaft« und eine Erfrischungsfunktion. Diese »pulsierende Eigenschaft« der Arterien beweist Galen mittels eines Experiments, an das Harvey in seinem Hauptwerk erinnert. Nach Galen stoppt das Abbinden der Arterien die »pulsierende Eigenschaft«, aber er glaubt nicht, ja leugnet sogar, daß dadurch der Blutfluß angehalten werden könne. Wörtlich sagt er: »Das Herz leitet den Impuls an die Arterien weiter, sie werden dadurch aber nicht wie ein Schlauch aufgeblasen oder geleert.« *(De usu partium,* Kap. 21.) Galen verwechselt also Ursache mit Wirkung.

Die Herzvorhöfe sind für Galen nur Gefäßaussackungen und gehören seiner Meinung nach nicht direkt zum Herzen. Spricht er von den Herzhöhlen, so meint er damit die Herzkammern. Wenn er sich auch in der Anatomie irrt, so sieht er bewundernswerterweise doch die physiologische Bedeutung der Herzvorhöfe, weil er sagt: »Die Anlage dieser Flügel dient dazu, das Herz sofort mit Blut zu füllen.« *(De usu partium,* Kap. 15.)

Nach Galen sind die Herzkammern durch anziehende und abstoßende Bewegungen gekennzeichnet. (Diastole und Systole.) »Das Herz (. . .) erweitert sich, wenn es notwendige Substanzen aufnehmen will, es faltet sich in sich zusammen, wenn es diese Substanzen verarbeitet, und zieht sich zusammen, um schnell den Rückstand dieser Substanzen wieder abzugeben.« *(De usu partium,*

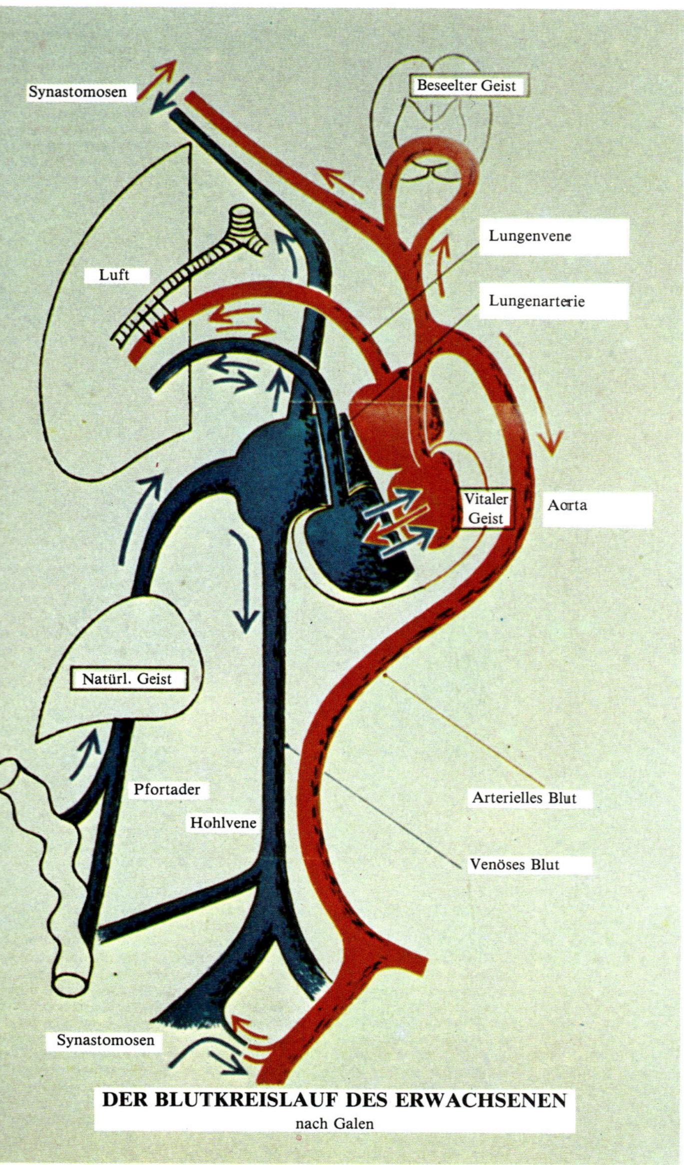

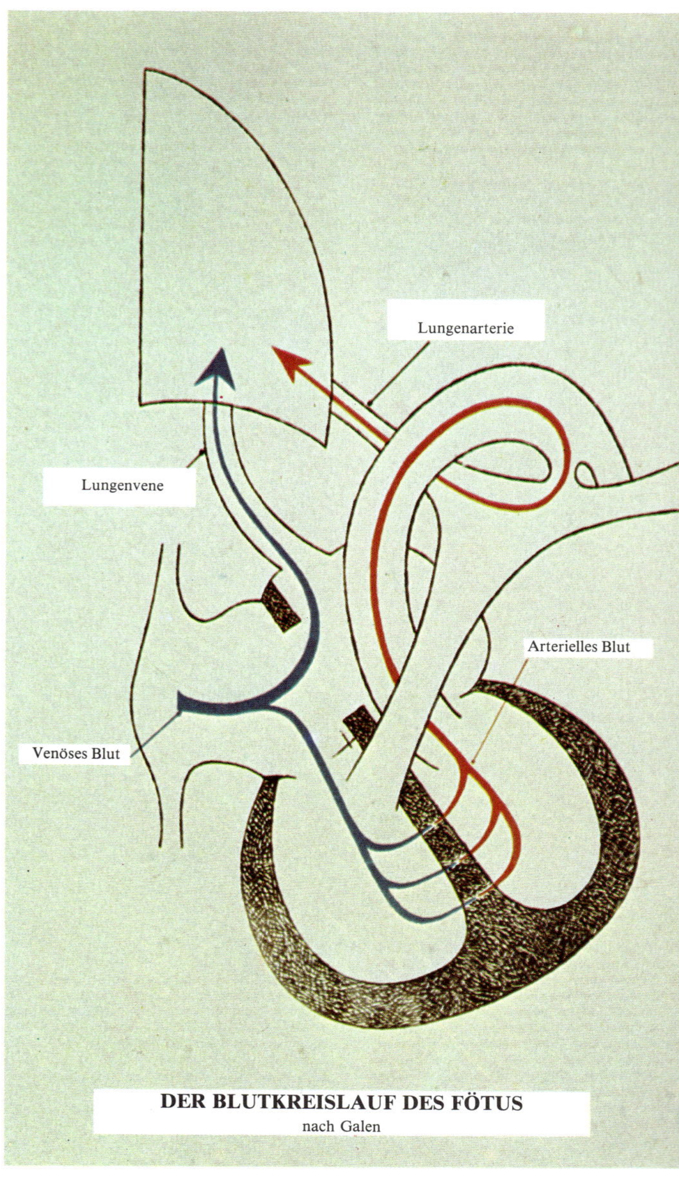

Abbildung 1146 (oben links) Schema des Blutkreislaufs eines Erwachsenen, nach Galen.

Abbildung 1147 (oben rechts) Schema des Blutkreislaufs beim Fötus, nach Galen.

Kap. 8.) Galen betont, daß dieser Automatismus der Herzbewegungen unabhängig vom Willen ist und sagt: »Die zweifache und beständige Bewegung des Herzens, die Diastole und die Systole, braucht keinen Anstoß von seiten des Lebewesens.« *(Über die Bewegung der Muskeln,* I, Kap. 3.)

Die Funktion und Bewegung der Herzklappen führen Galen zu richtigen Beobachtungen, aber zu falschen Schlußfolgerungen. Das Funktionieren der Vorhofklappen wird wie folgt beschrieben: »Die Membranen, von außen nach innen angelegt (...), sind mit ihren äußeren Enden direkt am Herzen angebunden und durch feste Bänder gehalten (...). Wenn das Herz sich erweitert, zieht sich jedes Band zusammen [zieht jedes der Bänder an ihm (am Herzen oder an der Membran)] und stülpt sozusagen die Membran gegen den Korpus dieses inneren Organs [des Vorhofs] (...), und das Herz nimmt durch diesen großen Weg die Stoffe auf, die in den Gefäßen enthalten sind ...« *(De usu partium,*

Kap. 14). Um seine Theorie des Blutkreislaufs zu stützen, zeigt Galen aber auch, daß diese Klappen nicht immer vorhanden sind. Die Mitralklappe ist seiner Meinung nach die unbeständigste, sie hat nur zwei faltenähnliche Segel. »Aus gutem Grund hat nur die Öffnung der Lungenvene zwei faltenähnliche Endstücke. Diese Öffnung hat den Vorteil, nicht vollständig geschlossen zu sein. Sie hat die Aufgabe, die unklaren Rückstände aus dem Herzen in die Lunge gehen zu lassen, deren Bildung die natürliche Wärme dieses Organs begünstigt.« *(De usu partium,* Kap. 15.) Und gleich darauf sagt er: »Daraus schloß man vielleicht, daß nichts in die anderen drei Gefäßöffnungen gelangt. Das entspricht aber nicht der Wahrheit.« *(De usu partium,* Kap. 16.)

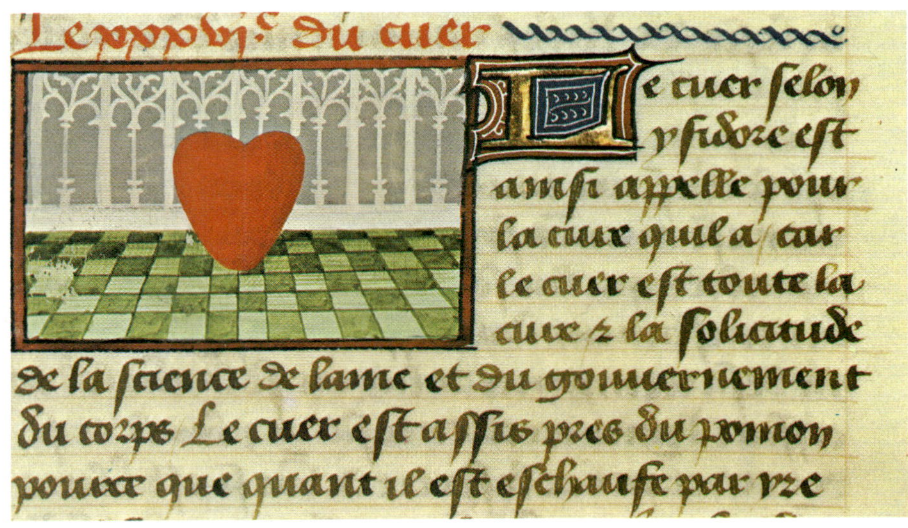

Abbildung 1148
Die Darstellung des Herzens, entnommen dem Buch der Eigenschaften der Dinge *von Bartholomäus dem Engländer, Handschrift aus dem 15. Jh.*

Mit dem Kreislauf Herz—Lunge und Lunge—Herz hat Galen sich sehr ausführlich beschäftigt. Die Versorgung der Lunge ist teilweise durch die Lungenader gesichert, wie er es an manchen Stellen ausdrückt. Dieser Vorgang vollzieht sich über die Lungenarterie, »jene dicke und starke Vene, die die Lunge selbst versorgt«. *(De usu partium,* Kap. 11.) Aber diese Versorgung ist nicht ausreichend, weil die Wandung der Lungenader zu dicht ist, und letztlich ist es doch die Lungenvene, die dank ihrer feinen Haut die Lunge am besten versorgt: »Wenn die Venen mit dichter Wandung [Lungenarterie] die Lunge mit wenig reichhaltigem Blut versorgen, so gleichen die Arterien [Lungenvenen] den Unterschied wieder aus.« *(De usu partium,* Kap. 10.) Darüber hinaus gibt es einen ständigen Wechsel von »Kommen und Gehen« in den Lungengefäßen: »Wenn die Lunge sich ausweitet, füllt der Blutfluß alle Venen [Arterien] der Lunge; wenn sie sich zusammenzieht, entsteht ein ständiger Rückfluß. Dieser Prozeß gleicht der Wellenbewegung in einer Meeresenge. Es ist ein Rückstrom, der das Blut hin und her bewegt und der auf keinen Fall günstig [für das Blut?] ist.« *(De usu partium,* Kap. 10.) Die Lungenvene führt das *Pneuma* [die Luft] zur linken Herzkammer, aber sie dient auch dazu, die »trüben Rückstände« aus der linken Herzkammer durch das Herz in die Lunge zu leiten.

Galen geht also von zwei Kreislaufsystemen und zwei Arten von Anastomosen aus: einerseits nimmt er die Gefäßsynastomosen des Erasistratos auf, ande-

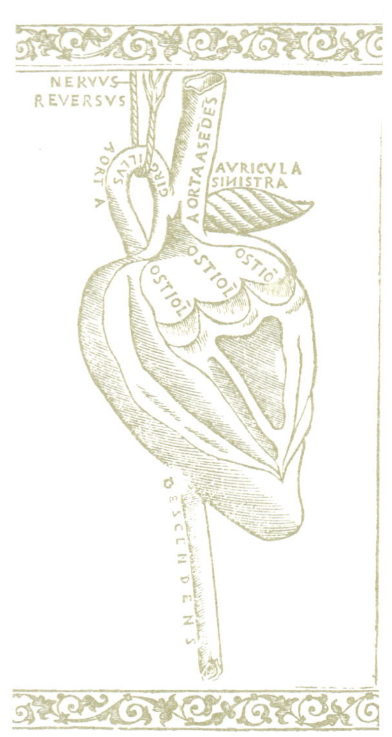

Abbildung 1149
Das Herz. Holzschnitt des Werkes von Berengario da Carpi: Isagogae breves ... in anatomiam humani corporis, *Bologna 1525. Dieser Holzschnitt ist eine der ersten gedruckten Abbildungen des Herzens. In der o.g. Abhandlung gibt Berengario da Carpi auch die erste Beschreibung der Herzklappen, die deutlich zu erkennen sind.*

rerseits erfindet er die transseptalen Anastomosen der Herzzwischenwand. Er sagt: »Im ganzen Körper münden die Arterien in die Venen und tauschen untereinander mit Hilfe von extrem feinen Öffnungen Luft und Blut aus.« *(De usu partium,* Kap. 10.) Diese Anastomosen hat die Natur geschaffen, »um Atmung und Pulsschlag nicht nur auf das Herz und die Arterien, sondern auch auf die Venen zu verteilen«. *(De usu partium,* Kap. 17.) »Man muß also die weise Voraussicht der Natur preisen, die Gefäßsysteme zweier Arten schafft, deren äußere benachbarte Enden ineinander münden und die Herzhöhlen miteinander verbinden (...). Die kleinen Höhlen, die vor allem im mittleren Teil der Trennung [Herzscheidewand] des Herzens auftreten, dienen dem wechselseitigen Austausch von Blut und Pneuma [Luft]« *(De usu partium,* Kap. 17).

Dieser einzigartige Blutkreislauf findet seine Krönung in den für Galen wesentlichen geistigen Substanzen. Wir wissen, daß der »natürliche Geist« *(pneuma physikon)* einer Umwandlung in der Leber entstammt, daß der »vitale Geist« *(pneuma zootikon)* seinen Ursprung in der linken Herzkammer hat, und daß schließlich der »beseelte Geist« *(pneuma psychikon),* aus dem vitalen Geist stammend, in die Arterien und Gehirnkammern getragen wird. Dieser »beseelte Geist« ist der edelste Teil des Menschen, die Substanz der Seele.

Beim fötalen Blutkreislauf, so wie Galen ihn beschreibt, wird schließlich deutlich, an welchem Punkt er gut beobachtet, aber falsch interpretiert. Er behauptet, daß der Inhalt der Lungengefäße beim Fötus nach außen gekehrt sei. Seiner Meinung nach steigt das »rechte« Blut der Hohlvene, das den natürlichen Geist trägt, durch das sogenannte Foramen Botalli in die Lunge. Die Lungenvene und das »linke« Blut, das den vitalen Geist trägt, gelangt dank der Aorta und des arteriellen Kanals durch die Lungenarterie in die Lunge.

Das klinische Werk Galens ist nicht sehr ausführlich: »Im klinischen Werk Galens finden wir, wie bei den Hippokratikern, nur Symptome.« (Rist)

Die *Abhandlung über den Pulsschlag* existiert in Wirklichkeit nicht. Dieses Thema wird in den Werken und Briefen lediglich angeschnitten (Theil). Es ist eine subtile, letztlich aber fragwürdige Beschreibung verschiedener Pulsschlagarten. Der Pulsschlag kann: *longus, brevis, latus, angustus, altus, humilis, gracilis, turgidis, tenuis, crassus, celer, tardus, rarus, frequens, vehemens, languidus, durus, mollis, plenus, vacuus, equalis, inequalis, ordinatus, dicrotus, decurtatus, undosus, vermiculans, formicans, vibratus, convulsivus, capricans...* sein. Ähnliches findet man bei der Lektüre des Pulsschlagmechanismus in Buch I des Werkes *Verschiedene Arten des Pulsschlags.* Theil zitiert hier: »Die Erschlaffung der Arterie, auch Diastole genannt, Entspannung oder Ausdehnung, ist die erste Pulsbewegung: sie zieht, aber sie stößt nicht. Die Kontraktion, Systole oder Verengung genannt, ist die zweite Bewegung: sie stößt, aber sie zieht nicht. Ein Ruhemoment trennt die beiden fühlbaren Bewegungen, und zwar in doppelter Hinsicht: einmal äußerlich durch Trennung von Kontraktion und Erschlaffung, einmal innerlich durch Trennung von Erschlaffung und Kontraktion.«

Im fünften Buch der Abhandlung *Über die angegriffenen Stellen* findet man nur im zweiten Kapitel Angaben über das Herz, die in der Übersetzung von Daremberg nicht mehr als fünf Seiten umfassen. Galen führt das Herzklopfen auf Flüssigkeit im Herzbeutel zurück. Er macht sich diese Tatsache zunutze, um uns die Pathologie der Herzbeutelentzündung zu beschreiben, die er bei Tieren beobachtet hat. »Ein anderes Zeichen ist das Herzklopfen, das sich allein oder von einer Bewegung des Herzens begleitet vollzieht, als würde es in einer Flüssigkeit schlagen. Es erstaunt also nicht, daß sich in der Haut, die das Herz umgibt, eine Menge von Körpersaft ansammelt, die das Herz daran hindert, sich auszudehnen.« Er stellt sich dieses Phänomen als eine Art der uns bekannten Herztamponade vor und fährt fort: »Tatsächlich haben wir bei der Sektion von Tieren im Herzbeutel oft reichlich Flüssigkeit, die dem Urin ähnlich ist, gefunden (...). Bei einem Hahn haben wir keinen Körpersaft gefunden, aber in seinem Herzbeutel war ein fasergeschwulstähnlicher Tumor, der wie mehrere dicke, übereinandergelegte Zellwände aussah.« Galen zieht den Schluß: »Wahrscheinlich finden wir auch beim Menschen ähnliche Produkte (...). Wir haben Gladiatoren gesehen, die an einer Herzbeutelentzündung gestorben sind. Sie starben auf die gleiche Art wie Leute, die Symptome von Herzleiden zeigten.« Er sagt aber weiter, daß keine Gefahr bestehe, wenn nur der Herzbeutel angegriffen sei, weil »dieser zu den unwichtigsten Körperteilen gehört. Wenn er einmal entzündet ist, überträgt sich seine Erkrankung nicht unbedingt auf das Herz.«

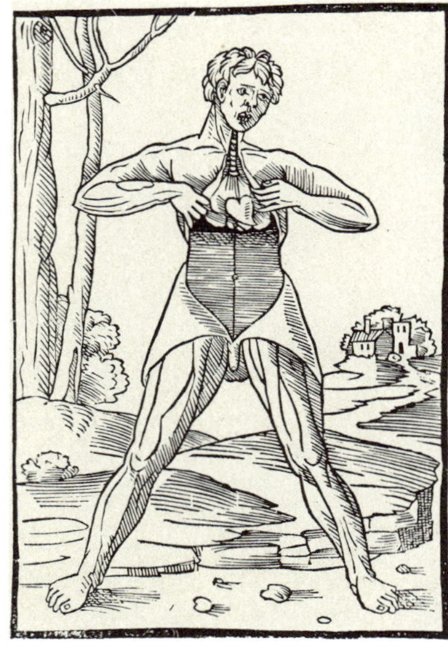

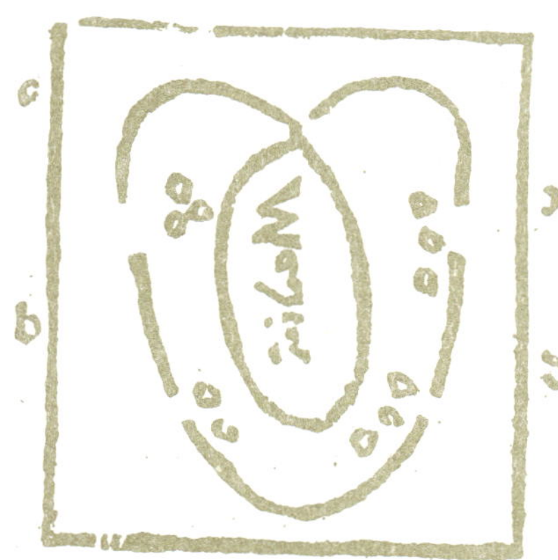

Argumentū rei cum interpre
tatione Jo. Adelphi.
A ¶ Arterie adorti p quā mit
tit cor spm̄ ad oīa corpis mē
bra qñ pstringit. Eius hostiola
claudunt pfecta clausiōe ab
extra ad intus/ ⁊ aperiuntur
econuerso.
B ¶ Arterie venalis portātis
vapore a corde ad pulmonē

Abbildung 1150
Darstellung des Herzens in Mondino de Luzzis Buch: De omnibus humani corporis interioribus membris anathomia, *Straßburg 1513. Hierin finden wir die erste gedruckte Darstellung des Herzens. Dieses Bild zeigt drei Herzkammern, die mittlere wird als* medium *bezeichnet. Die vier Gruppen der Öffnungen deuten nur sehr schematisch die Herzklappen an.*

Abbildung 1151 (oben)
Ein Mann zeigt sein Herz. Holzschnitt aus einer Übersetzung von Mondino de Luzzi, angefertigt von Richard Roussat, Domherr und Arzt in Langres, im Jahre 1532: Dies ist die Anatomie des Meisters Mundin.

Als Therapie empfiehlt Galen den Aderlaß: »Wir haben schon viele junge Leute gesehen, die sich einer guten Gesundheit erfreuten, aber an starkem Herzklopfen litten. Es waren keine sichtbaren Symptome festzustellen. Alle haben einen Aderlaß vornehmen lassen. Diejenigen, die sich nach dem Aderlaß noch einer leichten Diät unterzogen haben, sind vollständig von diesem Leiden geheilt worden.«

Über die Herzwunden ist Galen sehr viel besser informiert. Wahrscheinlich hatte er oft Gelegenheit, die Wunden der Gladiatoren zu beobachten. So bestätigt er aus gutem Grund, daß man »augenblicklich an einem Bluterguß [in den Herzbeuteln] stirbt, wenn die Wunde bis in eine der Herzhöhlen [Herzkammern] reicht; vor allem dann, wenn die linke Herzkammer betroffen ist.«

Diesem Überblick zufolge scheint Galen in der Pathologie des Herzgefäßes eher rückschrittlich zu sein, wenn man sein Werk mit den Schriften des Aretaios von Kappadokien vergleicht.

Galens Wirkung

Gegen Ende der Kaiserzeit lebte in Rom Caelius Aurelianus. Im Grunde hat er zwar nur die Forschungsergebnisse seiner Vorgänger zusammengetragen, dennoch zitiert Heberden ihn in der letzten Fassung seines Artikels über Brustschmerzen. Dort scheint Aurelianus die Behauptung aufzustellen, daß

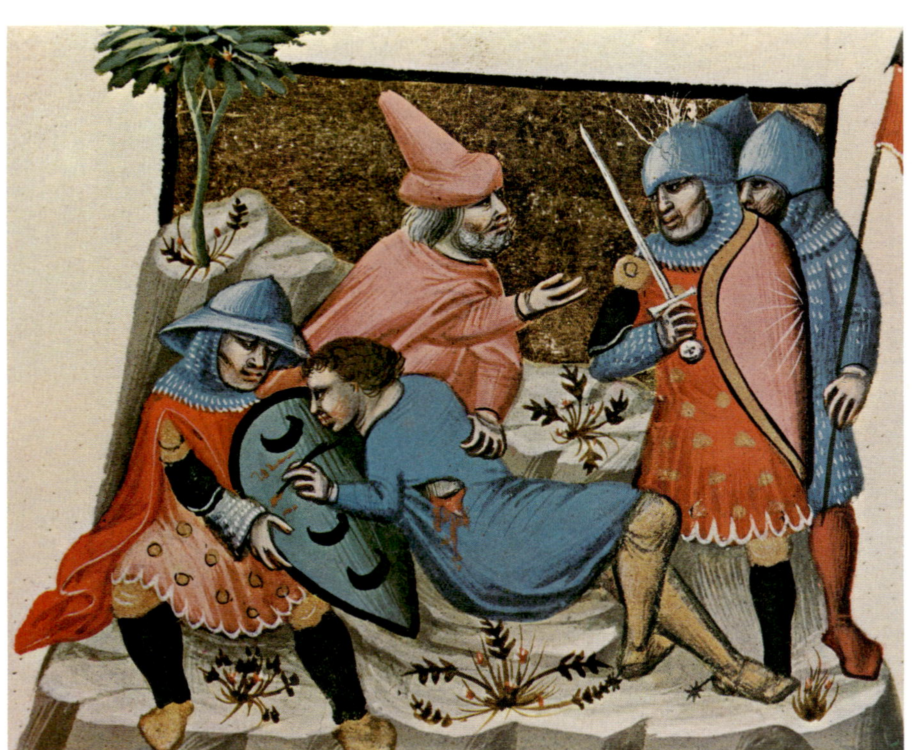

Abbildung 1152
Kampfszene, Buchmalerei aus dem 14. Jh., entnommen den Institutiones von Giustiniano.

Erasistratos eine Vorstellung von der Angina pectoris gehabt habe: »Erasistratos bezeichnet als ›*paradoxon*‹ eine Art von Lähmung, bei der der Betroffene plötzlich stehenbleibt und außerstande ist, weiterzugehen. Einen Augenblick später kann er seinen Weg jedoch fortsetzen.«

Die Kardiologie des Byzantinischen Kaiserreiches stellt im wesentlichen nur eine Wiederauflage klassischer Lehrmeinungen dar. So nehmen Alexander von Aphrodisien im dritten Jahrhundert, Oribasius und Nemesios im vierten Jahrhundert, Alexander von Tralles im sechsten Jahrhundert und Paulus von Ägina im siebten Jahrhundert nur die Lehren von Hippokrates, Celsus, Aretaeus von Kappadokien und vor allem von Galen auf. Aus dem 11. Jahrhundert ist uns von Michel Psellos le Bègue die Geschichte der Herzarrhythmie des Kaisers Isaac Commene überliefert. Johannes Actuarius schrieb zu Beginn des 16. Jahrhunderts eine Abhandlung *Über den Aderlaß*. Insgesamt gesehen ist der Beitrag der byzantinischen Medizin zur Kardiologie sehr spärlich. Trotzdem werden an der Medizinischen Fakultät in Paris im Jahre 1607 die Abhandlungen von Oribasius und Paulus von Ägina als obligatorische Lektüre für die Lehre erklärt.

Die Kardiologie der hebräischen Mediziner erreichte wesentliche Bedeutung durch Assaph und Maimonides. Assaph von Tiberias (6. Jahrhundert) unterscheidet zehn Arten von Pulsschlägen. Er gibt außerdem kurze Beschreibungen über Hypertrophie, Herzklopfen und die Asystolie. Maimonides (1135—1204), »der Adler der Synagoge«, räumt in seinen Aphorismen ein: »Ich habe in den Werken Galens, in seinen Kommentaren zu den Lehrsätzen des Hippokrates und aus meiner eigenen Erfahrung geschöpft.« Trotzdem bleibt der tatsächliche Beitrag zur Kardiologie nur gering. Allerdings scheint Maimonides die Thrombosen und das Absterben von Gewebeteilen erahnt zu haben; er bezeichnet dies als »Verwesung«. In allen anderen Punkten stützt er sich auf das Werk Galens.

Die Kardiologie in den islamischen Ländern ist viel eigenständiger. Es erübrigt sich, auf die Lehrmeinungen von Rhazes und Avicenna einzugehen, obwohl letzterer für den Aszitesschmerz und die Verschleimung der Leber den

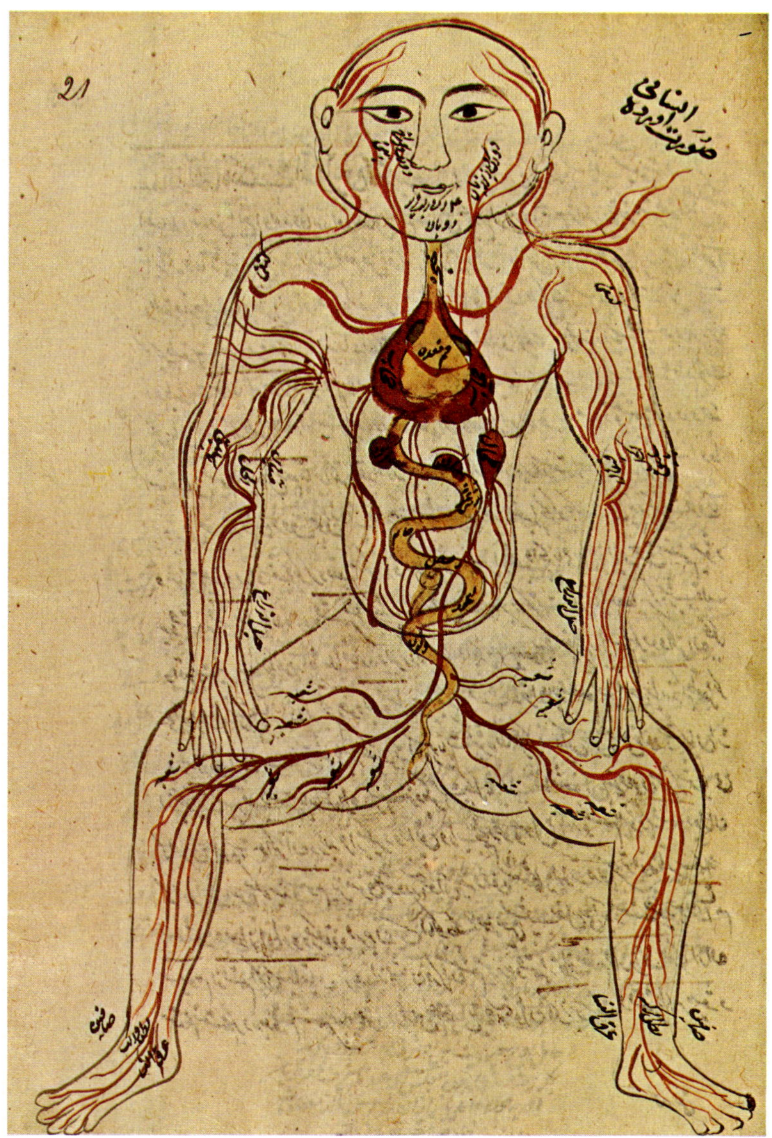

Abbildung 1153
Darstellung des Herzens und des Gefäßsystems. Persische Handschrift.

Aderlaß vorschlägt (Gedicht, ungefähr 1190). *Avenzoar* (ca. 1091—1162) spricht in seinem *Altheizir* von »Wasser, das sich in der Herztasche, das heißt im Herzbeutel, ansammelt«. Es ist der erste nosologische Aufsatz über Herzbeutelentzündungen, der zudem viel vollständiger ist als der von Galen. Avenzoar unterscheidet zwischen serös-faserigen, faserigen und eitrigen Herzbeutelentzündungen.

Ibn an Nafis (1210—1288), leitender Arzt des Al-Mansouri-Hospitals in Kairo, trifft in seinem Werk *Anatomischer Kommentar zum ›Kanon‹ des Avicenna* eine wesentliche Feststellung: »Es gibt keinen direkten Weg zwischen den beiden Herzkammern (...). Wer also sagt, daß diese Partie porös ist, liegt grundfalsch. Der Weg des Blutes in die linke Herzkammer geht über die Lunge. Wenn sich das Blut erwärmt hat, steigt es von der rechten Herzkammer [in die Lungen] auf...« Diese Entdeckung gerät in Vergessenheit. Sie wird erst 1933 durch Max Meyerhof und 1948 durch Binet und Herpin wieder aufgegriffen.

Abbildung 1154
Querschnitt durch das Herz. Eine Illustration in der zweiten Ausgabe des Werkes: De humani corporis fabrica *von Andreas Vesal, erschienen 1555.*

VNDECIMA SEXTI LIBRI
FIGVRA.

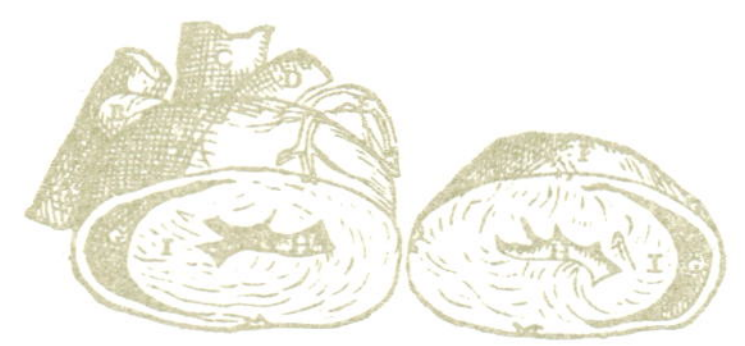

VNDECIMAE FIGVRAE, EIVSDEMQVE
characterum Index.

HAEC figura integrum aliàs cor per transuersum dissectum ostendit, ut cordis substātiæ secundùm ipsius uentriculos crassities in conspectum ueniret, undíq; uentriculorum quasi effigies & præstantia proponerentur.

A Cauæ uenæ pars.
B Dextra cordis auricula.
C Arteriæ magnæ caudex.
D Vena arterialis.
E Sinistra cordis auricula, cui portio appendet uenalis arteriæ. Atq; hi characteres, cordis basim insinuant.
F Cordis mucro.
G, G Dexter cordis uentriculus.
H, H Sinister cordis uentriculus.
I, I Septum cordis uentriculorū: aut ea cordis pars, quæ dextrum latus sinistri uentriculi constituit, ac in dextrum uentriculum protuberat, illius sinistrum latus efformans.

DVODE-

Das Abendland kennt während des Mittelalters kaum eine Weiterentwicklung der Kardiologie. Die ersten Anzeichen einer medizinischen Renaissance werden durch die Gründung der Universitäten gesetzt: Salerno im 9. Jahrhundert, Montpellier im Jahr 1220, Bologna 1123, Padua als Zweig der Universität von Bologna 1215; im gleichen Jahr erfolgt auch die Gründung der Pariser Universität. Es bleibt noch zu erwähnen, daß in der Pariser Fakultät im 13. Jahrhundert Jan Yperman, Schüler von Guido Lafranc, folgendes Werk schrieb: *Chirurgie zur Präzisierung der Bedingungen einer Ligatur und Torsion der Arterien.* Aus dem 14. Jahrhundert liegt uns von Jehan Lelièvre eine *Kurze Abhandlung über die tatsächliche Anzahl der Erweiterungen der Venen* vor. Von einem Fortschritt in der Medizin, vor allem in der Kardiologie, kann aber trotz der unzähligen Abhandlungen nicht die Rede sein. In diesen Jahrhunderten beschränkte man sich nur auf die Übernahme bereits vorhandenen Wissens.

Die Renaissance der Anatomie im 16. Jahrhundert

Die Mediziner des 16. Jahrhunderts sind fast alle auch Anatomen gewesen. Manches Mal haben sie klinische Beobachtungen in ihre Werke einfließen lassen, deren Symptomatologien aber völlig unvollständig blieben. Während also der Fortschritt innerhalb der Anatomie enorm groß war, stagnierten die Beiträge zu den klinischen Kenntnissen. In diesem Jahrhundert kommt es allerdings zu einem Wissenszuwachs über den tatsächlichen Blutkreislauf.

Die Anatomie des Herzgefäßes

Als einer der führenden Köpfe unter den Anatomen des 16. Jahrhunderts ist Andreas Vesal zu nennen. Bekannte Vorgänger waren Leonardo da Vinci, die Meister Guinther von Andernach und Sylvius; die Nachfolger Vesals werden Falloppius und Fabricius von Acquapendente sein.

Leonardo da Vinci (1452—1519) betrieb die meisten seiner anatomischen Studien erst nach 1500. Da er zwar mit seinen Zeichnungen, nicht aber mit seinen Werken zufrieden war, veröffentlichte er seine Schriften nicht. Obwohl da Vinci Autodidakt war, hatte er sich von Mundino dei Luzzi de Manfredi, Benedetti, Zerbi und vor allem von Berengario da Carpi (1470—1530) beeinflussen lassen. Letzterer hatte in seinem Buch *Isagogae* (1523) die Möglichkeit angedeutet, warmes Wasser in die Adern zu injizieren, um den Weg des Blutes verfolgen zu können. Des weiteren hat noch Marc-Anton Della Torre gegen 1510—1511 Leonardo beeinflussen können. Etwa fünfzig der einhundertneunzig Bildtafeln da Vincis zeigen das Herz und die Gefäße. Ein großer Teil dieser Tafeln befindet sich in der Bibliothek des Schlosses Windsor. Die Bildtafeln mit den Gefäßzeichnungen sind allerdings sehr unvollständig. So wird zum Beispiel der Ursprung der Bronchialarterien nicht genau gezeigt. Das Herz ist auf den ersten Zeichnungen noch zweikammerig, später zeichnet Leonardo es jedoch schon mit den beiden Herzvorhöfen und sogar mit den Herzohren. Er zeigt ebenso das Frenulum ansiforme. Den Ursprung der Koronararterien siedelt er mit bewundernswerter Genauigkeit im Fettgewebe an. Man findet Darstellungen der Aortenklappen und vor allem des *Sinus aortae,* den Valsalva (1666—1723) entdeckt haben soll.

Leider hat Leonardo sich mit zeichnerischen Darstellungen begnügt. Da darin sämtliche Bezeichnungen fehlen, kann man ihn nicht als wirklichen Anatomen benennen. Weil er darüber hinaus seine Schriften nicht veröffentlicht hat, bleibt sein anatomisches Werk leider unbekannt.

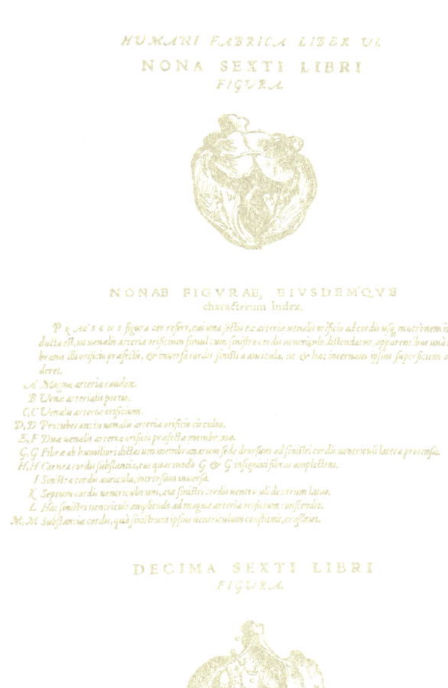

Abbildung 1155
Längsschnitt des Herzens, ebenfalls entnommen aus der 1555 erschienenen Fabrica. *In dieser zweiten Ausgabe bezweifelt Vesal die Theorie Galens, nach der das Blut durch das Septum von einer Herzkammer zur anderen fließt.*

Andreas Vesal (1514—1564) machte genau das Gegenteil: er vertraute das Zeichnen seiner Tafeln Stephan von Calcar, einem Schüler Tizians, an. Er selber gibt eine präzise Nomenklatur und läßt somit die Erstausgabe seines Buches *De corporis humani fabrica* (Basel 1543) zu einem sensationellen Ereignis auf dem Gebiet der Anatomie werden.

Einen großen Einfluß auf Vesal hatten Guinther von Andernach (1487 bis 1574), der recht gut das Gefäßsystem der Hand beschrieb, und Jacques Dubois, genannt Sylvius (1478—1555), mit dessen Namen noch heute die mittlere Gehirnschlagader bezeichnet wird.

Das Werk Vesals, die *Fabrica,* ist in acht Bücher untergliedert: Buch III behandelt die Arterien, die Venen und die Pfortader, Buch VI die Lungen, das Herz und die Herzklappen. In vielen Punkten schließt Vesal sich eng an Galen an. Seiner Meinung nach führen die Venen das Blut zu allen Organen, während die Arterien den Lebensgeist verteilen. Vesal glaubt, daß die beiden Hohlvenen miteinander verbunden sind. Er läßt die Koronarvene aus der Hohlvene wachsen und hat keine Vorstellung über das arterielle Ligament. Die Endpunkte der Arterien erklärt er nicht, die Venen läßt er in einem verzweigten System auslaufen, wobei sie auf dem Weg dorthin nach und nach ihre Wandung verlieren. Im Gegensatz dazu ist aber die Herzstruktur mit bewundernswerter Genauigkeit beschrieben. Er vergleicht die sich ständig bewegenden Fasern mit einer Ackerwinde am Weinstock. In der ersten Ausgabe seiner *Fabrica* drückt Vesal bereits sein Erstaunen über das Äußere des Septums, das Nichtvorhandensein einer sichtbaren Öffnung, aus. Dennoch bleibt er den Ansichten Galens treu. In der zweiten Ausgabe seiner *Fabrica* von 1555 schreibt er: »Obwohl sie gut sichtbar sind, reicht keine der Höhlen von der rechten bis zur linken Herzkammer, soweit man es mit den Sinnen erfassen kann. Ich habe auf jeden Fall noch nicht die Kanäle gefunden, die die Herzkammertrennwand durchlaufen, seien sie auch noch so klein. Dennoch gibt es Professoren, die diese Kanäle im Laufe ihrer Kurse beschreiben und die davon überzeugt sind, daß das Blut von der rechten in die linke Herzkammer fließt. Aus diesen Gründen — und ich werde es an anderer Stelle noch deutlicher erklären — zweifle ich an der Rolle des Herzens an diesem Punkt.« Leider taucht die entsprechende Erklärung im wei-

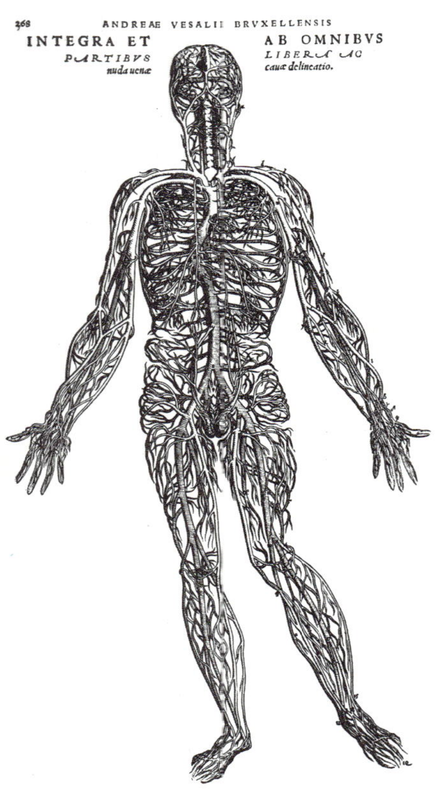

Abbildung 1156 (oben)
Das Venensystem. Andreas Vesal, De humani corporis fabrica, *1543. Vesal gibt vom Venensystem ein sehr viel detaillierteres Bild als vom Arteriensystem. Die Kenntnis über die Venen ist in der Tat von vorrangiger Bedeutung für eine Medizin, die sich hauptsächlich mit Aderlaß beschäftigt, und entspricht auch der Wißbegierde der Zeit.*

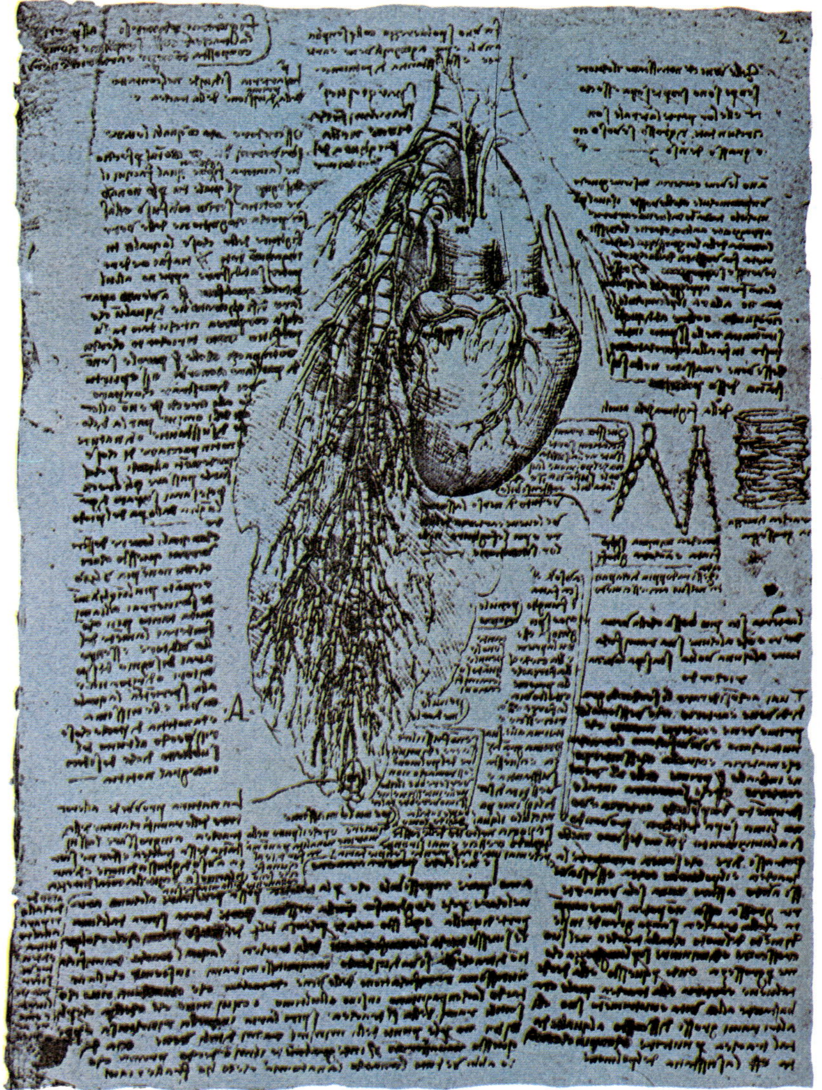

Abbildung 1157
Das Herz und die Bronchialarterien. Zeichnung von Leonardo da Vinci, 16. Jh. (England, Schloß Windsor, Sammlung der Königin.) Obwohl ihr Ursprung nicht genau definiert werden kann, ist die Darstellung der bronchialen Arterien von außergewöhnlichem Interesse. Erst durch Albrecht von Haller (1708 bis 1777) sind sie in die Anatomie miteinbezogen worden.

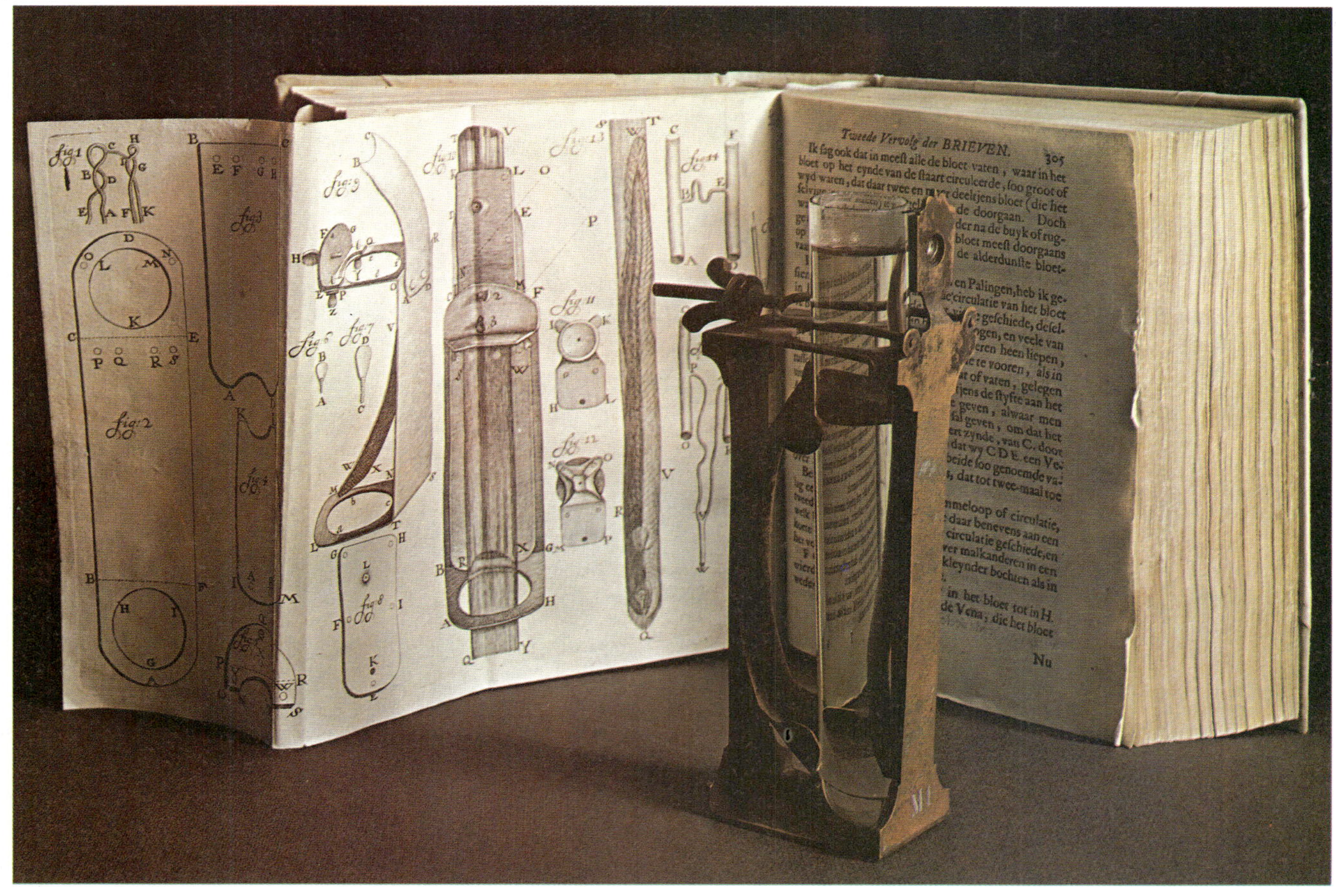

Abbildung 1158
Mikroskop von Leeuwenhoek. (Holland, Leiden, Museum für Wissenschaftsgeschichte.) Mit Hilfe dieses Mikroskops studierte Leeuwenhoek den Blutkreislauf bei Tieren, z. B. beim Aal.

teren Verlauf des Buches nicht mehr auf. Aber noch 1555 räumt Vesal ein, daß der größte Teil des Blutes durch das Septum von der rechten in die linke Herzkammer sickert.

Andere Anatomen sind durch den Widerhall, den die *Fabrica* fand, leider zu Unrecht in den Schatten gestellt worden. So hatte zum Beispiel Eustacchio oder Eustachio Bartolomeo (1510 oder 1520—1574), Eustache oder Eustachi, Professor an der Sapienzia von Rom, im Jahre 1552 mehrere anatomische Bildtafeln drucken lassen, die unglücklicherweise erst 1714 veröffentlicht wurden. Sie zeigen eine fast perfekte Darstellung des unpaarigen Systems [systema azygos] und der Hohlvene, deren Endklappe mit vollem Recht den Namen des Entdeckers trägt. Guilio Cesare befaßte sich mit einer genaueren Beschreibung der Arterien, vor allem der Aorta. Nach ihm sind die Knötchen der Aortenklappen benannt. Er beschreibt auch den Arterienkanal. Charles Estienne ist der Autor von *De dissectione* (1545). Dieses Buch enthält wunderbare Illustrationen des Venensystems. Die Arbeit dazu ist von dem Chirurgen Etienne de la Rivière geleistet worden. In diesem Buch sind auch die Gefäße der Leber besser abgebildet als in der *Fabrica*. Gabriello Falloppio oder Falloppe (1523—1562), Schüler von Vesal, hat in seinen 1561 in Venedig erschienenen *Observationes anatomicae* ganz detailliert die Karotiden, Hirnhaut- und Siebbeinarterien beschrieben, ebenso die Venen des Iugulums und der Wirbelsäule. Giovanni Battista Carcano (1536—1606) hat die embryologische Entwicklung des Herzens und der Brustkorbgefäße angedeutet.

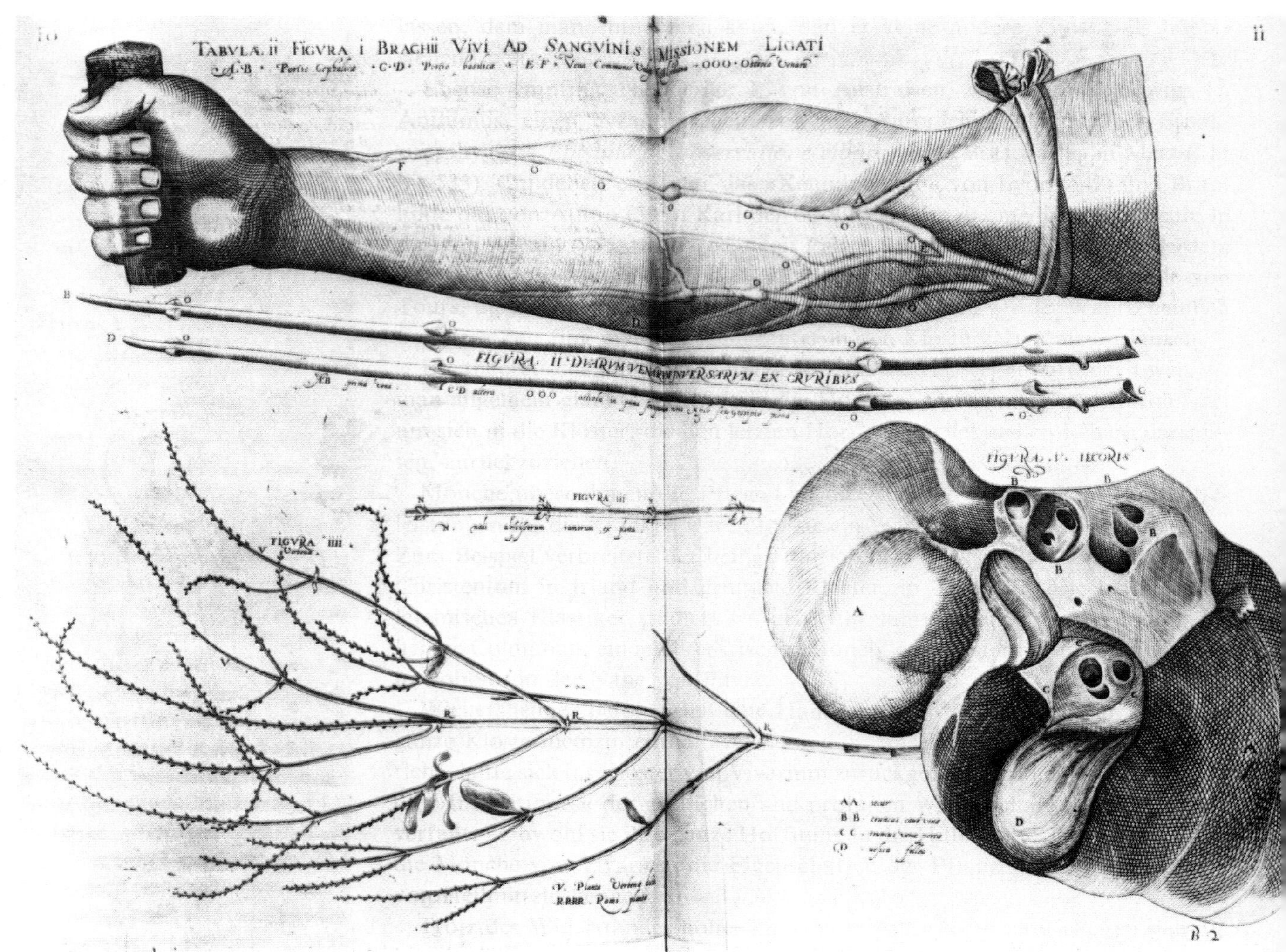

Abbildung 1159
Darstellung der subkutanen Venenklappen des Unterarmes und zweier dem Bein entnommenen vollständig freigelegten Adern. J. Fabricius von Acquapendente, De venarum ostiolis, *Padua 1603. Obwohl Fabricius von Acquapendente die Aderklappen entdeckt hatte, konnte er deren Funktion nicht bestimmen. Seiner Meinung nach dienten sie dazu, den Austritt des Blutes in Arme und Beine zu verhindern.*

Girolamo Fabricio, Fabricius von Acquapendente (1533—1619) verdanken wir eine minutiöse Beschreibung der Venenklappen. Tatsächlich waren diese schon vor ihm beobachtet worden, und zwar von Sarpi (1552—1623) und von Giovanni Battista Canano (1515—1549 oder 1579). Fabricius erklärt in seinem *De venarum ostiolis* (1603): »Ich habe mit kleinen Pforten *[ostiolae]* die Venenklappen benannt, kleine, stark gespannte Membranen, die in der Innenwand der Venen angesiedelt sind (...). Sie sind mit Intervallen angeordnet, mal getrennt, mal verbunden. Ihre Öffnung ist gegen die Wurzel der Vene gerichtet (...). Darum glaube ich, daß die Natur sie geschaffen hat, um bis zu einem bestimmten Punkt den Blutfluß zu verzögern. Sie verhindern, daß das Blut wie ein Fluß in einen Strom ausläuft, sei es in die Hände, in die Füße etc.« Für Fabricius steht also fest, daß der venöse Blutfluß vom Ansatz der Extremitäten ausgeht. Seiner Meinung nach verzögern die Venenklappen den Blutfluß. Die Feststellung, daß »ihre Öffnung gegen die Wurzel gerichtet ist«, macht deutlich, daß er die Funktion der Venenklappen, die der Rückkehr des Blutes zum Herzen dienen, nicht verstanden hat.

Klinische Beobachtungen des Herzgefäßes im 16. Jahrhundert

Es gibt im 16. Jahrhundert kein Werk, das der Herzgefäßpathologie gewidmet ist. Die klinischen Beobachtungen sind in anatomischen Abhandlungen enthalten oder illustrieren die Werke der allgemeinen Pathologie. Es gibt dennoch einzelne vorsichtige Versuche von anatomisch-klinischen Vergleichen, wenn dies auch nur selten der Fall ist.

Vom anatomisch-pathologischen Standpunkt aus gesehen, sind die Herzbeutelentzündungen, die von Galen vorausgeahnt und von Avenzoar klassifiziert worden waren, inzwischen genauer erkannt worden. Antonio Benivieni (1440—1502) aus Florenz hat in seinem Buch *De abditis nonnulis ac mirandis morborum et sanationum causis,* das fünf Jahre nach seinem Tod herausgegeben wurde (1507), zahlreiche klinische Berichte dazu gegeben. Von seinen einhundertelf Krankenberichten sind zwanzig Autopsien mit Protokollen versehen. In einigen dieser Protokolle schildert er ganz genau die fibrinöse Herzbeutelentzündung. Paracelsus (1493—1541) alias Philippus Bombastus von Hohenheim, bringt in seinem Buch *Paramirum* die Überzeugung zum Ausdruck, daß sich die tartarische Ausfällung möglicherweise im Herzbeutel vollzieht, und glaubt, damit eine Erklärung für die hohe Zahl von Herzbeutelentzündungen geben zu können. Guillaume de Baillou (1538—1616) stellt in seinem Buch II der *Consiliorum Medicinalium* eine anatomisch-klinische Parallele auf. Er nennt die verschiedenen Störungen des Herzbeutels als Gründe für das Herzklopfen.

Die Schlagadererweiterung ist für die Mediziner der Renaissance von großem Interesse. Von mehreren Krankenberichten wollen wir nur denjenigen anführen, den Vesal 1557 in einem Brief an Achill Gasser schildert. Im Rahmen einer Autopsie wurde eine örtliche Erweiterung der Aorta festgestellt, und Vesal behauptet, daß er den Prozeß der Blutgerinnung beobachtet habe. Jean-Francois Fernel (1497—1558) beschäftigte sich mit dem Studium der Syphilis. Von ihm stammt die Bezeichnung *lues venera.* Fernel stellt als einer der ersten fest, daß die Syphilis als Ursache für bestimmte Arten von Schlagadererweiterung anzusehen ist. Vor ihm hatte bereits Berengario da Carpi Quecksilber zur Behandlung von Syphilis empfohlen.

Die arterielle Geschwulstkrankheit wird immer besser erkannt. Leonardo da Vinci hat in seiner *Anatomie des Greises* eine getreue Beschreibung abgegeben. Er hat eine Vorstellung von verschlungenen Gefäßen und schreibt: »Bei den sehr alten Leuten wird die Gefäßhaut zunehmend dicker. Dadurch wird der Blutfluß immer stärker gedrosselt.«

Die meisten Mediziner der Renaissance stellen Beobachtungen zur Thrombose an. Die Ursachen bleiben aber noch im dunkeln, obwohl Paracelsus sie Ansammlungen des Tartarus zuschreibt. Zu Beginn des Jahrhunderts werden die intrakardialen Thrombosen als Polypen des Herzens interpretiert; so hat zumindest Benivieni sie gesehen. Später wird die Thrombose allerdings mit der Blutgerinnung in Zusammenhang gebracht. Diese Feststellung trifft Vesal in der Krankengeschichte des Seigneur d'Immersel. In seinem letzten Werk *Anatomicarum Gabrielis Falloppii observationum examen* (1564) kommt er erneut darauf zurück. Eine noch genauere Darstellung trifft Ambroise Paré (1510 bis 1590) in seinem chirurgischen Werk aus dem Jahre 1579. Er erklärt: »Das Blut

Abbildung 1160
Diese Zeichnung von Leonardo da Vinci stellt das Gefäßsystem dar. Dabei wird der Einfluß von Avicenna und Mondino de Luzzi deutlich. Die oberflächlichen Gefäße sind der menschlichen Anatomie, das Arteriensystem der Tier-Anatomie entlehnt.

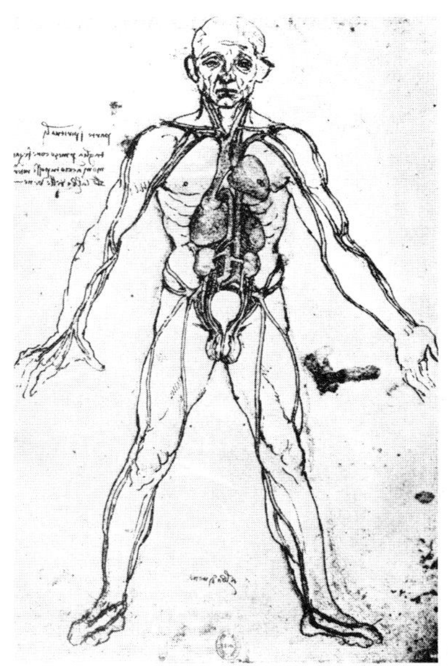

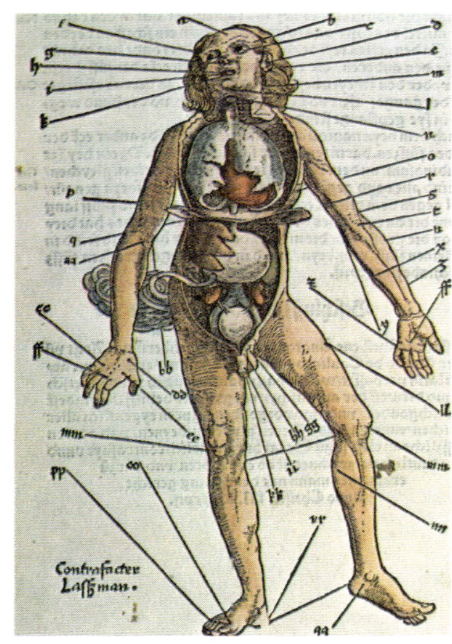

Abbildung 1161 (oben) Männliche Figur, an der die Punkte für den Aderlaß demonstriert werden. Holzschnitt von Hans Wechtelin, für das Feldtbuch der Wundartzney *von Hans von Gersdorff, Straßburg 1540.*

Abbildung 1162 (unten) Die Aorta und das Arteriensystem. Holzschnitt aus der sechsten Tafel Vesals. Die Tabulae anatomicae *oder* Tabulae sex *wurde 1538 veröffentlicht. Sie diente den Studenten als Anschauungsmaterial. Diese Bildtafel, die von Vesal selber gezeichnet wurde, zeigt noch starken galenischen Einfluß.*

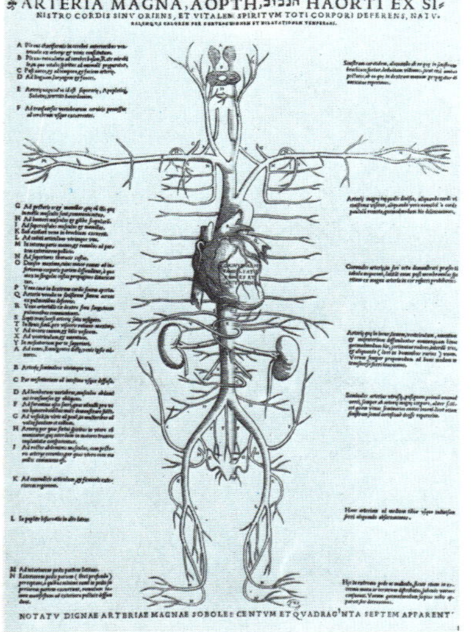

verdichtet sich in einem Thrombus ..., die Folge sind heftige Beschwerden, wie die Gangrän, die Abtötung eines Körperteils und schließlich der Tod.«

Auch die Erkrankung der Herzkranzgefäße wird genauer erfaßt. Benivieni hatte bereits in seinem *De abditis* zwei mehr oder weniger bedeutende Fälle geschildert. Sein 35. Bericht spricht von einer Frau, »die manchmal unter Herzschmerzen litt. Als die Schmerzen immer häufiger auftraten, starb sie schließlich. Bei der Autopsie fanden wir in der linken Herzkammer ein kleines Stück schwärzlichen Fleisches in Form einer Mispel.« Der 89. Bericht enthält keine klinischen Angaben. Wir wissen nur, daß es sich in diesem Fall um einen Kriminellen handelte. Bei dessen Autopsie fand man »in der linken Herzkammer einen Abszeß«, der möglicherweise ein Infarkt war. Amatus Lusitanus (1511—1568) hat als einer der ersten einen ganz plötzlichen Tod beschrieben, den er auf eine Verstopfung im Herzen zurückführt. Er beschreibt uns folgenden Fall: »Ein ehrwürdiger Priester auf der Insel Croma, ein oder zwei Meilen von Ragusa entfernt, der sich guter Gesundheit erfreute, führte eine Unterhaltung mit mehreren Personen. Ganz plötzlich spürte er einen Stich im Herzen. Sofort führte er die Hand ans Herz und brach langsam zusammen. Er verlor das Bewußtsein. Als man mich rief, sagte ich gleich, daß er tot sei.«

Ungewißheit herrscht noch über die Herzrhythmusstörungen. Thomas Linacre (1460—1524), der Prüfungen in Padua und Oxford abgelegt hatte, veröffentlichte 1523 sein *De pulsuum usu.* In dieser neuen Abhandlung über den Puls wurden fast nur Ideen Galens reproduziert. Aber nach und nach tauchen doch immer mehr Krankenberichte auf, bei denen die Untersuchung der Herzrhythmusstörung im Vordergrund steht.

Vesal berichtet in der zweiten Ausgabe seiner *Fabrica* von Seigneur d'Immersel, der am Hofe Karls des V. lebte. D'Immersel litt an einer intrakardialen Thrombose bei Ventrikelerweiterung. Der klinische Bericht der Totenschau ist sehr interessant: »Dieser Mann war vor seinem Tode ständig von Melancholie und Schlaflosigkeit geplagt. Sein Puls schlug sehr unregelmäßig. Mehrere Monate vor seinem Tod (er konnte sich noch ganz normal bewegen) stellte man fest, daß sein Pulsschlag — oder vielmehr seine Arterien — sich während des Zeitraums von zwei oder drei Pulsschlägen nie ausdehnten, so, als ob die Ausstoßung des Blutes eine sehr mühselige Arbeit sei. Trotzdem war es in den letzten Wochen vor seinem Tode manchmal möglich, zwei oder drei Arteriendilatationen nach einem Intervall von neun Herzschlägen festzustellen. Bis zu seinem Tode war er geistig noch wohlauf. Die Todesursache war letztlich eine Gangrän im linken Bein.« Sicherlich kann man über die Herzrhythmusstörungen des Seigneur d'Immersel streiten. Möglicherweise handelte es sich bei ihm um ein Vorhofflimmern. Manche glaubten hierin die erste Beschreibung eines »Herzblocks« erkannt zu haben.

Pietro Salio Diverso aus Faenza schreibt in seiner *De febre pestilenti tractatus* (1568): »Zwei Symptome zeigen einen unmittelbar drohenden Herzstillstand und einen plötzlichen Tod an: zuerst spürt man eine plötzliche Zusammenschnürung des Herzens mit folgendem Kollaps, der Betroffene wird blaß und hat Schweißausbrüche. Sein Puls setzt aus. Wenn dieses Aussetzen länger als einen Pulsschlag andauert, besteht große Gefahr, denn es bedeutet, daß der Stillstand anhält. Dieser intermittierende Pulsschlag und auch Erstickungserscheinungen sind ausschließlich auf eine Anhäufung verdickten Blutes zurückzuführen, auf Grund dessen das Gefäßsystem und die inneren Organe nicht mehr versorgt werden.« Diverso bringt die bei Angina typischen Schmerzen mit einer innergefäßlichen Blutgerinnung in Zusammenhang und macht auf die schwerwiegende Gefahr von Herzrhythmusstörungen unter diesen Bedingungen aufmerksam.

Die Vorläufer von Harvey

Drei Mediziner, die zwischen 1509 und 1519 geboren wurden, gehen erneut von der Vorstellung aus, daß das Blut zwischen rechter und linker Herzkammer zirkuliert. Es sind: Michel Servet (1511—1553), Realdo Colombo (1516 bis 1559) und Andreas Cesalpinus (1519—1603). Sie sind jedoch der Meinung, daß sich diese Zirkulation nicht mittels der Herzkammertrennwand vollzieht, sondern über die Lungen.

Am 3. Januar 1553 erscheint in Vienne (Isère) die *Christianismi restitutio* mit den Initialen M.S.V. und dem Erscheinungsjahr 1553 auf der letzten Seite. Hinter den Initialen verbirgt sich der Name Miguel Serveto de Villanueva. In Buch V seines Werkes, das vom Heiligen Geist handelt, ist auf den Seiten 169 und 171 eine Beschreibung des Lungenkreislaufes zu finden: »Das dünne Blut aus der rechten Herzkammer ist auf Grund des langen Weges in die Lunge durcheinandergerührt und fast verbraucht. In der Lunge wird es in ein rot-gelbliches Blut umgewandelt und von der Lungenader in die Lungenvene umgefüllt. In dieser Lungenvene wird das Blut mit Luft angereichert und durch Abstoßen der dunklen Teilchen gereinigt. Sodann wird diese wieder brauchbar gewordene Mischung durch die Diastole in die Herzkammer aufgesogen. ... Daraus folgt, daß diese Mischung in der Lunge vorgenommen wird. Denn die Herzkammerzwischenwand, ohne Gefäßsystem und ohne Kraft, kann diesen Prozeß gar nicht vornehmen. Dennoch ist es möglich, daß eine gewisse Menge Blut durch diese Zwischenwand hindurchsickert.«

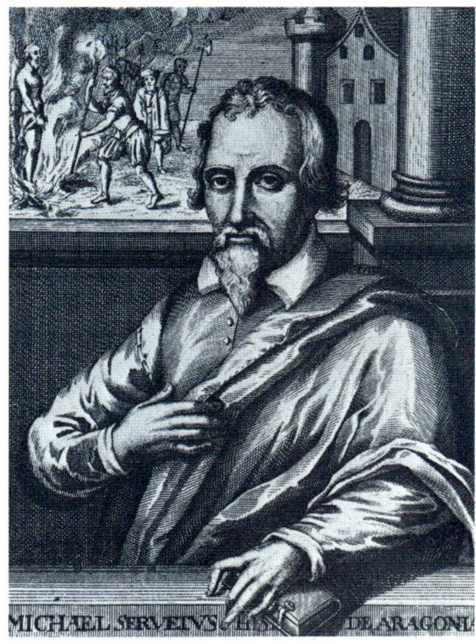

Abbildung 1163
Michel Servet, nach einem Stich aus dem 16. Jh.

Abbildung 1164
Titelblatt des Werkes: Christianismi restitutio *von Michel Servet, Wien 1553. Wiederauflage in Faksimile 1790.*

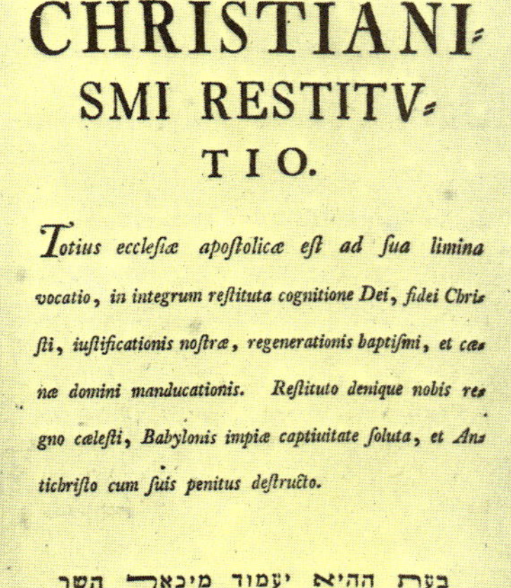

CHRISTIANI-
SMI RESTITV-
TIO.

Totius ecclesiæ apostolicæ est ad sua limina vocatio, in integrum restituta cognitione Dei, fidei Christi, iustificationis nostræ, regenerationis baptismi, et cœnæ domini manducationis. Restituto denique nobis regno cœlesti, Babylonis impiæ captiuitate soluta, et Antichristo cum suis penitus destructo.

בעת ההיא יעמוד מיכאל השר

καὶ ἐγένετο πόλεμος ἐν τῷ οὐρανῷ.

M. D. LIII.

Wenn wir annehmen, daß Servet das Werk von Ibn An Nafis nicht gekannt hat, scheint er wirklich der erste gewesen zu sein, der den Lungenkreislauf erklärte. Obwohl er den kleinen Kreislauf erkannt hat, sagt er gar nichts über den großen Kreislauf. Es bleibt festzustellen, daß Servet in zwei Punkten Galen sehr entgegenkommt: einerseits spricht er von der rückläufigen Ausleerung der dunklen Partikel in die Lungenvene, andererseits geht er davon aus, daß eine gewisse Menge von Blut durch die Herzkammerzwischenwand hindurchsickert.

Wir kennen das tragische Schicksal Servets. Am Freitag, dem 27. Oktober 1553, wurde er auf dem Plateau von Champel in der Nähe von Genf bei lebendigem Leibe verbrannt. Sein Buch war auf seinem Körper festgebunden. Fast das gesamte Werk wurde vernichtet. Es gibt auf der ganzen Welt nur drei Bände der ersten Ausgabe. Daher wird auch klar, warum Servet von keinem der nach ihm folgenden Mediziner zitiert wird.

Von Realdo Colombo erschien 1559 in Venedig *De re anatomica.* Es ist sein letztes, vielleicht sogar posthum erschienenes Werk. Es steht fest, daß Colombo schon vor 1559 seine Annahmen über den kleinen Kreislauf lehrte. In seinem Buch heißt es: »Fast alle Anatomen glauben, daß das Blut zwischen den beiden Herzkammern einen Weg findet, um von der rechten in die linke zu gelangen. Um den Übergang zu erleichtern, wird das Blut durch das Entstehen des Lebensgeistes dünnflüssiger gemacht. Diese Annahmen beruhen aber auf einem großen Irrtum. Das Blut wird von der Lungenader in die Lunge geleitet. Dort wird es verdünnt und schließlich mit Luft vermischt, durch die Lungenvene in die linke Herzkammer geleitet.«

Hierzu sei angemerkt: 1. Colombo lehnt es entschiedener als Servet ab, zu glauben, daß das Blut durch das Septum sickert. 2. Es gibt bei ihm keine

Anmerkungen zu den schwarzen, dunklen Partikeln der Lungenvene und der doppelten Strömung dieses Gefäßes. Man muß jedoch daran erinnern, daß Colombo die Versorgungsfunktion noch den Venen zuschreibt.

Die Beschreibung des Lungenkreislaufs von Colombo fand großes Echo. Die Mediziner gegen Ende des 16. Jahrhunderts erkennen ihm allein und niemandem sonst diese Entdeckung zu. Ambroise Paré schreibt in seiner Abhandlung über Anatomie in der Ausgabe vom 17. Januar 1598: »Colombo hat einen neuen Weg des Blutes herausgefunden. Er ist der Ansicht, daß das Blut von der rechten Herzkammer durch die Lungenader in die Lunge gelangt. Es führt der Lunge nicht nur Nahrung zu, sondern wird dort auch aufbereitet und durch die Lungenvene in die linke Herzkammer transportiert.« Harvey selbst hat Colombo in seinem Werk *De motu cordis* (1628) dreimal zitiert.

Andreas Cesalpinus von Arezzo veröffentlichte 1571 in Venedig seine *Quaestionum peripateticarum, Libri V.* 1595 werden in Venedig die *Quaestionum medicarum, Libri II* neu aufgelegt. Hierin lesen wir: »Die Öffnungen des Herzens sind von der Natur so angelegt, daß das Blut durch die Hohlvene in die rechte Herzkammer dringt. Von da aus gelangt es in die Lunge. Für den Weg in die Lunge gibt es außerdem noch eine Öffnung in der linken Herzkammer, wo sich gleichfalls die Mündung der Aorta befindet. Membranen am unteren Ende der Gefäße verhindern den Rückfluß des Blutes. Dagegen gibt es eine ständige Bewegung von der Hohlvene durch das Herz und von der Aorta durch die Lungen. Dieser Kreislauf von der rechten Herzkammer durch die Lungen bis zur linken Herzkammer ist durch Sektionen voll und ganz bestätigt worden.« Um so mehr verwundert es, wenn Cesalpinus einige Abschnitte weiter schreibt: »Der Übergang des Blutes von der rechten in die linke Herzkammer vollzieht sich teilweise durch die Lungen, teilweise durch die Herzkammerzwischenwand.« Damit zeigt sich, daß Cesalpinus ein noch treuerer Anhänger Galens ist als Colombo.

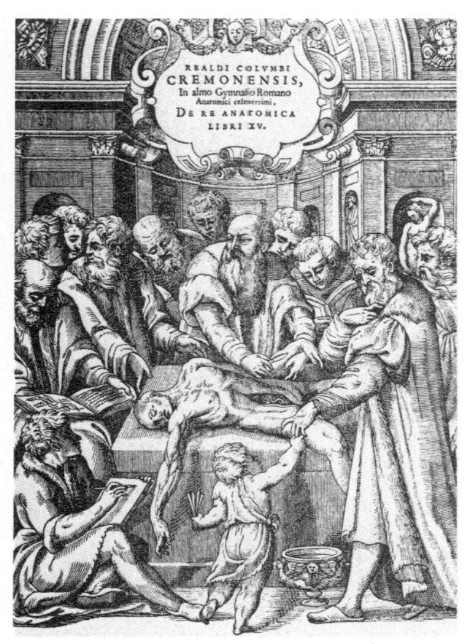

Abbildung 1165
Titelblatt des Werkes: De re anatomica *von Realdo Colombo, Venedig 1539. Diese Sektionsszene, wahrscheinlich von Veronese, eröffnet das Buch von Colombo, der den kleinen Blutkreislauf wiederentdeckte und lehrte.*

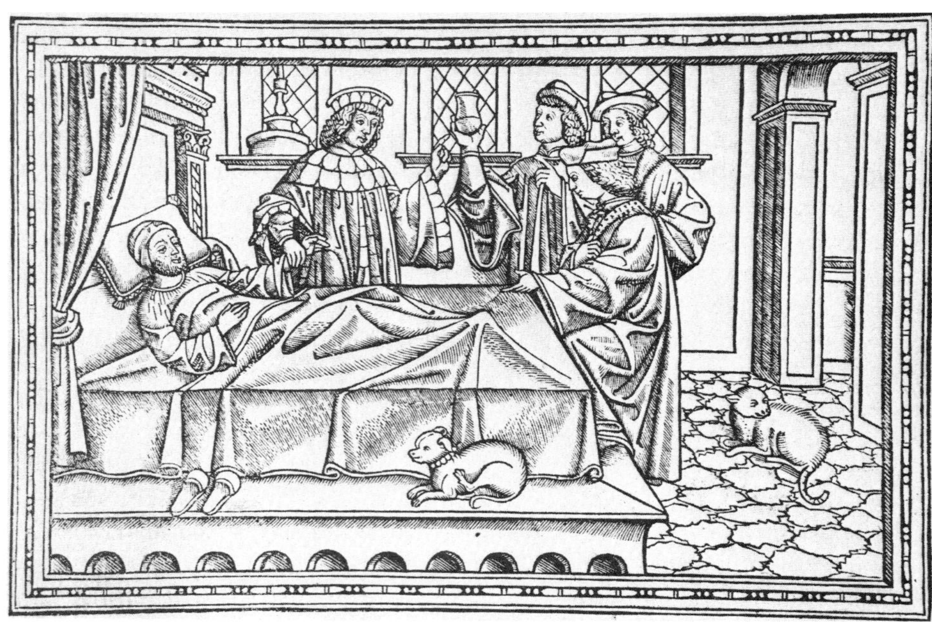

Abbildung 1166
Der Krankenbesuch. Holzschnitt der Titelseite des Pillularium *von Panthaleo, Pavia 1516.*

In seinem *Quaestionum medicarum, Libri II* geht Cesalpinus weit über die bis dahin bekannten Meinungen hinaus: »Es stellt sich wirklich die Frage, warum die Venen, die man abbindet, sich distal der Auflagestelle aufblähen und nicht proximal. Beobachten wir diejenigen, die eine Vene anschneiden, so stellen wir fest, daß sie die Vene unterhalb der Schnittstelle abbinden. Denn die Vene schwillt unter der Abbindestelle an und nicht oberhalb. Diese Erscheinung müßte eigentlich genau gegenteilig sein, wenn sich die Bewegung des Blutes und des Geistes von den Organen aus in den gesamten Körper vollziehen würde.« Manche glaubten hierin eine Darstellung des großen Blutkreislaufes zu erkennen. Wenn Cesalpino sich auch darüber wundert, daß sein Experiment nicht die galenische Idee von der zentrifugalen venösen Zirkulation bestätigt, so sagt er dennoch nicht ausdrücklich, daß es sich um eine Art zentripetaler Zirkulation handelt. Letztlich wird Cesalpinus als einziges Verdienst zugeschrieben, als erster das Wort »Kreislauf« benutzt und von der »ständigen Bewegung« gesprochen zu haben.

Abbildung 1167
Der Venendruckversuch.
Stich aus De motu cordis *von William Harvey, 1639.*

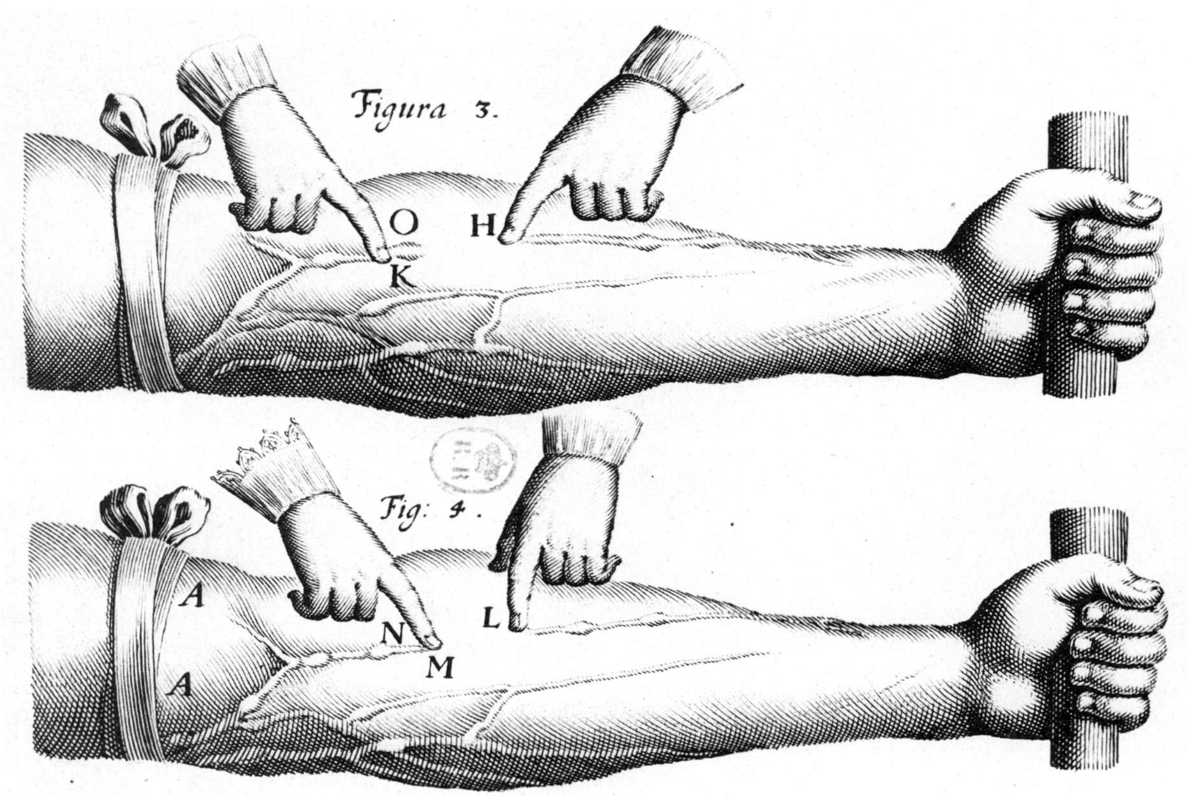

Abschließend wollen wir festhalten, daß — nach dem in Vergessenheit geratenen Ibn An Nafis — Michel Servet als erster den kleinen Kreislauf beschrieben hat. Colombo hat ihn als erster gelehrt. Verglichen mit Colombo scheint Andreas Cesalpinus hinsichtlich seiner Kenntnisse über den kleinen Kreislauf sehr viel rückläufiger zu sein, bringt aber gute Ansätze zum Erkennen des großen Kreislaufs.

Das 17. Jahrhundert: Die Entdeckung des (wirklichen) Blutkreislaufs

Der führende Mediziner des 17. Jahrhunderts war William Harvey (1578 bis 1657). Er war Schüler von Fabricius von Acquapendente in Padua und Arzt Karls I. von England. Trotz seiner vielen Vorläufer verdankt man ihm die Entdeckung des wirklichen Blutkreislaufs, wahrscheinlich schon vor 1616. Seine Theorie veröffentlichte er allerdings erst 1628 in seinem genialen Werk *Exercitatio anatomica de motu cordis et sanguinis in animalibus*. In den etwa fünfzig darauffolgenden Jahren entwickelten sich heftige Kontroversen über den Blutkreislauf; letztlich setzte sich jedoch die Theorie Harveys durch. Der physiopathologischen Kardiologie wurde ein neuer Weg geebnet, den Richard Lower (1631—1691) mit seinem bemerkenswerten *Tractatus de corde* von 1669 vorbereitet hatte.

Die erste Abhandlung über das Herz

Abbildung 1168 (gegenüber) »Die wassersüchtige Frau«, Gérard Dou (1613—1675). (Paris, Louvre.)

Abbildung 1169 (unten) Wappen von William Harvey im Hof der Universität von Padua.

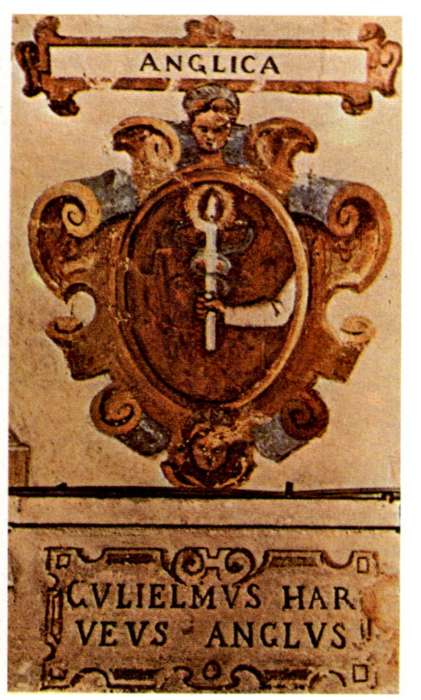

In dem langen Vorwort der *Exercitatio anatomica* stellt der Autor »alles in Frage, was bis zu dem Zeitpunkt über Bewegung und Funktion des Herzens und der Arterien geschrieben worden war«. Harvey weist bei dieser Gelegenheit Erasistratos und Galen zurück, bestätigt aber die Annahmen Colombos und des Fabricius von Acquapendente. Im ersten Kapitel faßt Harvey nur die Gründe zusammen, die ihn veranlaßt haben, dieses Werk zu schreiben.

Im zweiten Kapitel, »Die Bewegung des Herzens nach einer Vivisektion«, wird die ursprüngliche Annahme verworfen, nach der die Diastole die aktive Phase des Herzens sei. In dieser Phase soll das Herz aktiv das Blut anziehen. Gestützt auf Beobachtungen der Herzen von Kaltblütlern schließt Harvey, daß das Herz bei der Diastole mit Blut gefüllt ist und sich während der Systole leert: »Das Herz zieht in seiner aktiven Phase, im Moment der Kontraktion, dem Aufblähen der Wände, die Herzkammerhöhlen zusammen und pumpt den blutigen Inhalt hinaus. (. . .) Die Eigenaktivität des Herzens ist nicht die Diastole, sondern die Systole.«

Im dritten Kapitel, »Bewegung der Arterien nach Sezierungen«, wird eine weitere Annahme verworfen, derzufolge die arterielle Diastole eine aktive Erscheinung der Arterie selbst ist. Harvey stützt sich auf die Tatsache, daß bei einer Arterienspannung das Blut im Moment der arteriellen Diastole kraftvoll herausspr üht. Er kehrt somit die galenische Idee ins Gegenteil um: »Die Arterien dehnen sich aus, weil sie wie ein Schlauch oder eine Blase gefüllt sind; sie füllen sich nicht, weil sie wie ein Blasebalg aufgebläht werden. Die Spannung der linken Herzkammer verursacht das Schlagen der Arterien im ganzen Körper; die Spannung der rechten Herzkammer verursacht das Schlagen der Lungenader.«

In den Kapiteln vier und fünf werden die Bewegungen der Herzvorhöfe und der Herzkammern erläutert. Harvey weist die Theorie von vier Bewegungsmomenten zurück und behauptet, daß es nur zwei gebe: »Zuerst vollzieht sich die Kontraktion des Herzvorhofes. Dadurch strömt das reichlich vorhandene Blut in die Herzkammer. Der Herzvorhof dient als Mündung, Reservoir und Zisterne der Venen. Sobald das Herz gefüllt ist, dehnt es sich aus, alle Fasern spannen sich: die Herzkammern kontrahieren sich, und durch den Pulsschlag wird das Blut in die Arterien getrieben.«

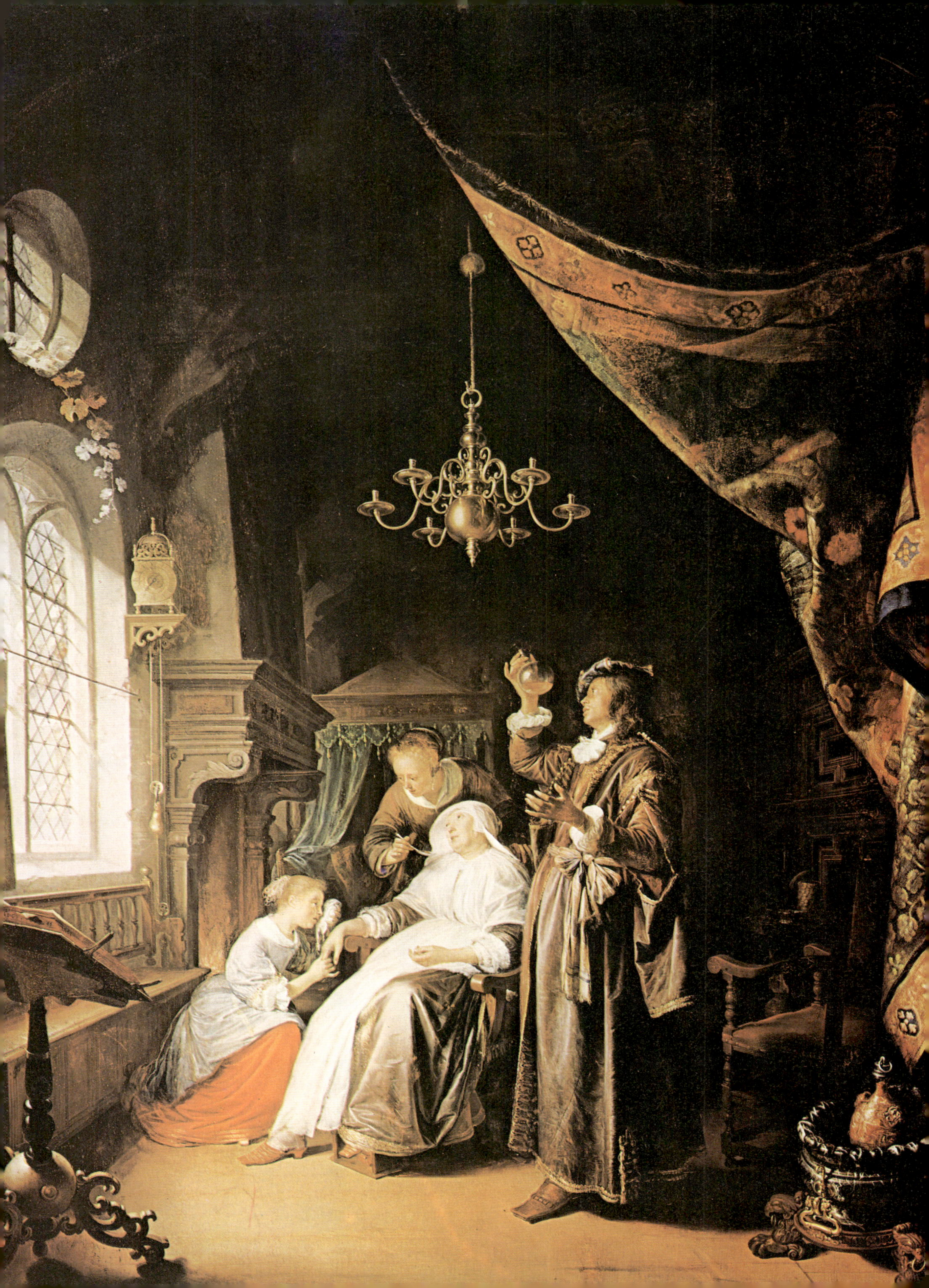

Kapitel sechs und sieben behandeln den kleinen Kreislauf. Es erscheint seltsam, daß Harvey sich hierbei auf den Kreislauf des Fötus stützt, bei dem die Lunge noch nicht beteiligt ist. Auf bewundernswerte Weise beschreibt er den Weg des Blutes durch das *Foramen Botalli* und durch den Arterienkanal. Er sagt: »Beim Embryo, bei dem die Lungen noch keine Aktivität und keine Bewegung zeigen und somit noch gar nicht existieren, bedient sich die Natur zur Ausstoßung des Blutes der beiden Herzkammern als seien sie nur eine.« Für ihn sind die Größe dieser Ableitungskanäle und die Tatsache, daß sie sich bei der Geburt oder kurz danach schließen, zwei Argumente, die notwendigerweise zu der Annahme führen, daß es beim Kind und beim Erwachsenen einen ähnlich großen Weg geben muß, der das Blut aus der rechten Herzkammer aufnimmt, sobald die Lungen arbeiten: diese Aufgabe kann seiner Meinung nach nur die Lungenader erfüllen.

Abbildung 1170
Hinrichtung. Deutscher Holzschnitt aus dem 16. Jh.

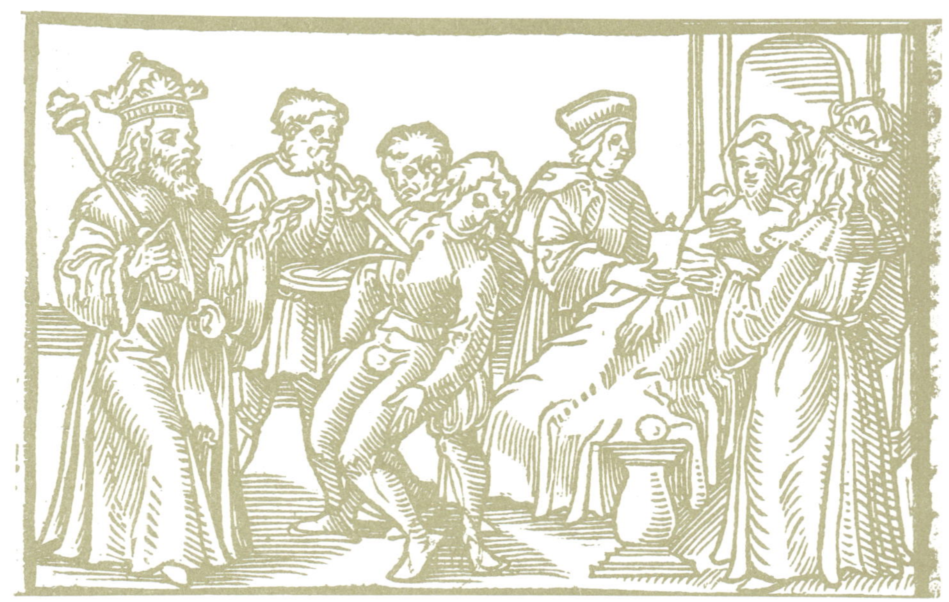

Abbildung 1171 (unten)
Titelseite der berühmten Abhandlung von William Harvey. Exercitatio anatomica de motu cordis . . ., *Frankfurt 1628.*

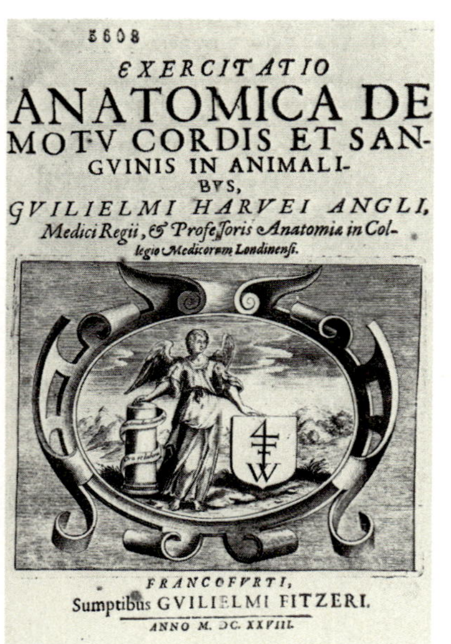

5608
EXERCITATIO
ANATOMICA DE
MOTV CORDIS ET SAN-
GVINIS IN ANIMALI-
BVS,
GVILIELMI HARVEI ANGLI,
Medici Regii, & Professoris Anatomiæ in Collegio Medicorum Londinensi.

FRANCOFVRTI,
Sumptibus GVILIELMI FITZERI.
ANNO M. DC. XXVIII.

Das achte Kapitel entwirft flüchtig den großen Blutkreislauf. Da bei dem kleinen Kreislauf das Blut in die rechte Herzkammer zurückkehrt, dann über die Lungen in die linke Herzkammer und in die Aorta gelangt, gibt es für Harvey logischerweise auch einen äußeren [großen] Kreislauf.

Kapitel neun stellt drei Thesen zum Beweis der Kreisbewegung auf. Das Wesentliche dieser wenigen Seiten besteht in dem Versuch Harveys, die Menge des Herzblutausstoßes zu bestimmen: »Sei es durch Überlegung oder Erfahrung, wir nehmen einmal an, daß die gefüllte linke Herzkammer zwei bis vier Unzen Blut enthält . . . Wir nehmen ebenfalls an, daß diese Menge während der Kontraktion des Herzens geringer wird . . . Wir können also vermuten, daß ein Teil des Herzkammerninhalts in die Arterie fließt, vielleicht ein Viertel, ein Fünftel, ein Sechstel, aber zumindest ein Achtel . . . Wir nehmen weiter an, daß bei jedem Herzschlag des menschlichen Herzens eine halbe Unze oder drei Drachmen oder nur eine Drachme Blutes in die Aorta gelangt. Die Klappen verhindern, daß das Blut in das Herz zurückfließt. Das Herz nun macht in einer halben Stunde mehr als tausend, ja sogar drei- bis viertausend Pulsschläge. Wenn man diese Zahlen mit der Menge der Drachmen multipliziert, bedeutet es, daß in einer halben Stunde drei- bis viertausend Drachmen oder fünfzig Unzen ... vom Herzen in die Arterien gelangen. Dies ist ein Volumen, das die Gesamtmenge des Blutes im Körper weit überschreitet.« An anderer Stelle betont Harvey, daß der »Kreislauf schnell oder langsam ist, sich dem Temperament, dem Alter, inneren oder äußeren Einflüssen, natürlichen oder nichtnatürlichen Ursachen, Schlaf- und Ruhezustand, Bewegung, Nahrung, seelischen und anderen Bedingungen anpaßt«.

Kapitel zehn, elf, zwölf und dreizehn beschäftigen sich mit der Rückkehr des venösen Blutes. »Wenn man den Blutfluß der Hohlvene mit Klammern, dem Daumen oder Zeigefinger an einer bestimmten Stelle unterbricht, sieht man bald, daß sich das Venensegment zwischen Hindernis und Herz leert, während das Blut durch den Herzschlag weitergetrieben wird.« Etwas weiter schildert Harvey seine Erfahrungen mit dem Abbinden: »Wie ein zusammenschnürender Druck die Arterie spannt, das Schlagen oberhalb dieser Abbindestelle verstärkt und unterhalb vermindert, so führt ein leichter Druck auf die Venen dazu, daß diese unterhalb der Abbindestelle anschwellen und diesem Druck widerstehen ...« Er fügt hinzu: »Dieser ständige Blutfluß in den Arterien, der sich fortsetzt, auch wenn ein starker Druck in einen leichten Druck übergeht, das stetige Anschwellen der Venen unterhalb der Abbindestelle, obwohl die Arterien unverletzt sind, bedeutet, daß das Blut von den Arterien in die Venen geht und nicht umgekehrt, und daß zwischen diesen beiden Blutgefäßen *Anastomosen* bestehen, möglicherweise innergewebliche poröse Stellen, die den Bluttransport ermöglichen.« Harvey zieht den Schluß: »Die Funktion der Venenklappen ist mit der der sigmoiden Klappen der Aorta und Lungenader identisch: sie schließen die Öffnung hermetisch, um den Rückfluß des Blutes zu verhindern.«

In den Kapiteln fünfzehn, sechzehn und siebzehn bringt Harvey neue Beweise für seine Theorie des Blutkreislaufs, die in knapper Form in Kapitel vierzehn zusammengefaßt sind. Seine Beweise entstammen der Pathologie (kommt es bei einigen Krankheiten nicht vor, daß nur »eine kleine Stelle betroffen ist, die dann den ganzen Körper infiziert?«), aber auch der Therapie (»Die Medikamente, die äußerlich angewandt werden, wirken auf das Körperinnere ein, so, als wären sie unmittelbar eingeführt worden.«) Am Ende des Buches weist Harvey auf geniale Weise nach, daß in den zwei Kreisläufen unterschiedlicher Druck herrscht: »Der Druck, den die Aorta ausüben muß und der von der linken Herzkammer kommt, ist viel stärker als der Druck auf die Lungenader von der rechten Herzkammer. Von daher gründet die Struktur der beiden arteriellen Wandungen, ihre mehr oder weniger große Weichheit, die Trennung von rechter und linker Herzkammer, also auf Grund der Schwäche oder Stärke der Wandungen.«

Das Werk *De motu cordis et sanguinis* geht über die Darstellung des Kreislaufes hinaus, indem es zwei Ideen anführt, die der modernen Kardiologie zugrunde liegen: der Herzblutausstoß und der unterschiedliche Druck in den verschiedenen Teilen des Gefäßsystems.

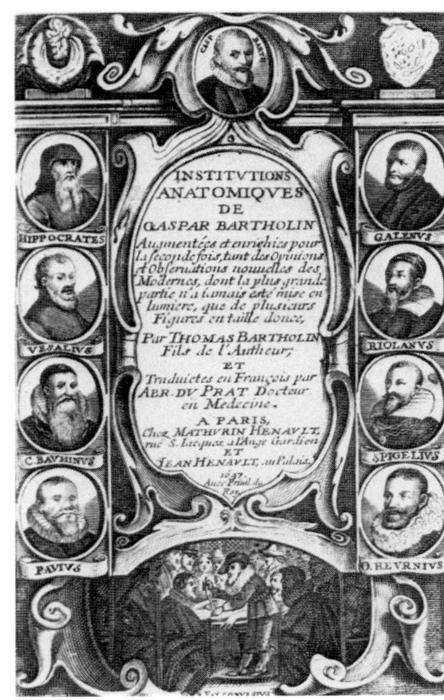
INSTITVTIONS ANATOMIQVES DE GASPAR BARTHOLIN
Augmentées et enrichies pour la seconde fois, tant des Opinions et Obseruations nouuelles des Modernes, dont la plus grande partie n'a iamais esté mise en lumiere, que de plusieurs Figures en taille douce,
Par THOMAS BARTHOLIN Fils de l'Autheur;
ET
Traduictes en François par ABR. DV PRAT Docteur en Medecine.
A PARIS,
Chez MATHVRIN HENAVLT, rue S. Iacques, à l'Ange Gardien
ET
IEAN HENAVLT, au Palais.
1647.
Auec Priuil. du Roy.

Abbildung 1172
Titelseite der Institutions anatomiques *Caspar Bartholins, Paris 1647. Mitten unter anderen berühmten Ärzten ist der bekannte Gegner Harveys, Jean Riolan, abgebildet. Er war Dekan des Königlichen Kollegs.*

Der Streit um den Blutkreislauf

In ganz Europa erhob sich nach Erscheinen des Werkes von Harvey eine Unzahl von Protesten, angeführt von Primerose und Reid in England, Parisanus in Italien, Hoffmann in Deutschland, Plemp und dem Verleger Maire in Holland. In Frankreich schlossen sich Riolan, Patin und auch die gesamte Medizinische Fakultät von Paris den Proteststürmen an.

Jean Riolan (1580—1657) und die Medizinische Fakultät Paris widersetzten sich am heftigsten und andauerndsten den Thesen Harveys. 1648 veröffentlichte Jean Riolan in Paris das *Encheiridium anatomicum et pathologicum* und 1649 in London die *Opuscula anatomica nova.* Harvey antwortet seinem berühmtesten Widersacher mit den *Exercitationes anatomicae de circulatione sanguinis,* die 1649 in Amsterdam verlegt und schon 1650 in Paris nachgedruckt wurden. Er weist hierin Schritt für Schritt die Theorien Riolans aus dem *Encheiridium* zurück. In seiner ersten Antwort insistiert Harvey hartnäckig auf der These, daß das Blut der Pfortader in Richtung Leber fließt und nicht, wie Riolan sagt, in den Verzweigungen des Dünndarmgekröses stagniert.

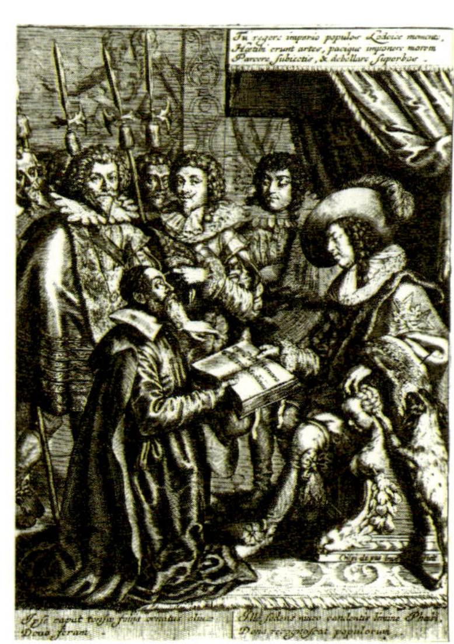

Abbildung 1173 (unten)
Jean Riolan der Jüngere überreicht Ludwig XIII. sein Buch. Titelseite der Anthropographia, *Paris 1618. In diesem Buch, das der Unterweisung in Anatomie gewidmet ist, wendet sich Jean Riolan gegen den Gebrauch anatomischer Darstellungen und erklärt, daß man die Natur selbst konsultieren solle.*

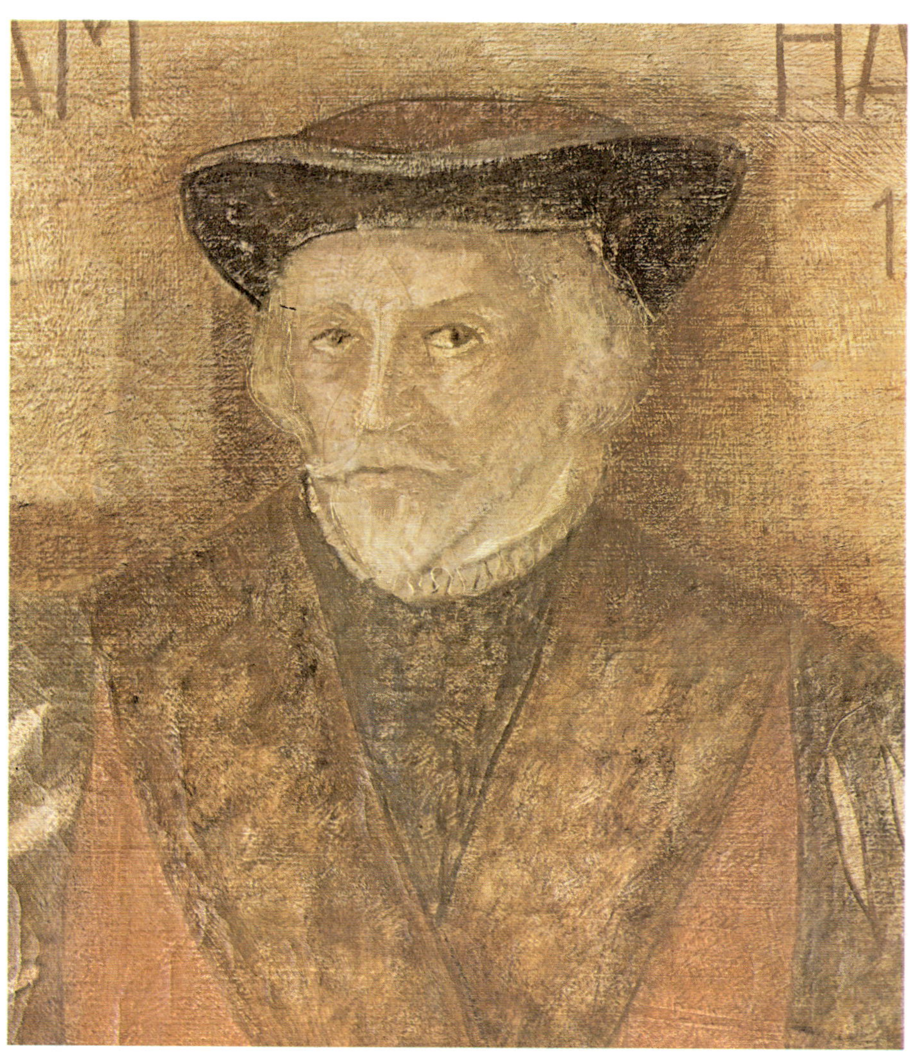

Abbildung 1174
William Harvey (Italien, Universität von Padua).

Harvey bleibt ebenso bei der These, daß das Blut durch innergewebliche poröse Stellen ausgetauscht wird und nicht durch die Herzkammerzwischenwand, wie Riolan weiterhin behauptet. Die zweite Antwort an Riolan ist in einem bitteren Tonfall gegen die Verleumder verfaßt. Man findet darin zwei neue Anmerkungen zur Rolle der Atmung und über den Ursprung der Wärme. Harvey schreibt: »Wahrscheinlich führt die Atmung der Lungen dazu, daß das Blut durch die Entladung der Dämpfe ventiliert und gereinigt wird.« Damit kündigt sich eine Vorandeutung des Gasaustausches an. An anderer Stelle korrigiert Harvey seinen Irrtum bezüglich der Wärmebildung, wie er sie in *De motu cordis* beschrieben hatte und sagt: »Das Blut, das wärmer als alle Körperteile ist, gibt bereits Wärme an das Herz ab, noch bevor es selbst damit versorgt wird.« 1652 veröffentlicht Riolan in Paris die *Responsio ad duas exercitationes anatomicas postremas Guillelmi Harvei* und den *Tractatus de motu sanguinis ejusque circulatione vera ex doctrina Hippocratis.* Hierin findet man heftige, gegen Harvey gerichtete Bemerkungen: »Ich lobe deine Entdeckung des Kreislaufs (. . .), aber ich werde auch sagen, daß du zahlreiche Dummheiten und Irrtümer vorschlägst.« Und: »Ich bin erstaunt darüber, daß Harvey soviel Blödsinn aufgebracht hat (. . .). Die Schlußfolgerung seiner *Exercitatio* ist geradezu lächerlich . . .«

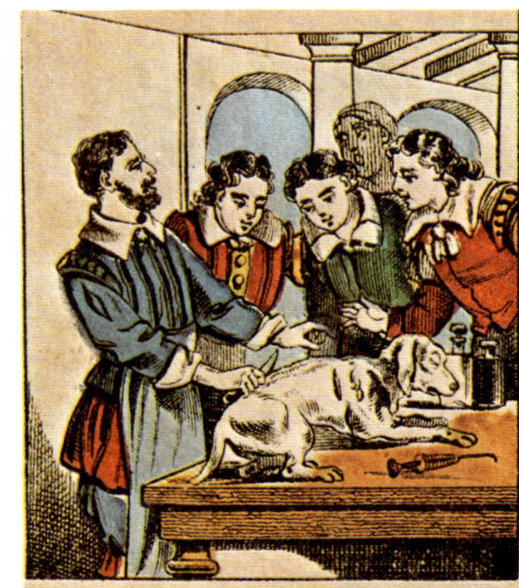

Abbildung 1175
Die Entdeckung des Blutkreislaufs durch Harvey. Ausschnitt eines Bilderbogens aus Epinal gegen 1885.

Guy Patin (1601—1672) wird zum Zeitpunkt des Streites zwischen Harvey und Riolan Dekan der Medizinischen Fakultät von Paris. Schon 1642 erfahren wir aus seinen *Briefen,* daß er Stellung gegen Harvey bezieht, »denjenigen, der niemals die Natur beobachtet hat. Seiner Gewohnheit entsprechend benutzte er ›bons mots‹, zum Beispiel das des *Kreisläufers,* um diejenigen als ›Scharlatane‹ abzuwerten, die der Theorie über den Kreislauf anhingen. Seine *Briefe* legen Zeugnis davon ab, daß er bis zum Ende nicht aufgegeben hat, die ›Kreisläufer‹ zu verleumden. So schreibt er: ›M. Duryer kannte nur das Lügen und den Blutkreislauf.‹« Am 5. Dezember 1670 führt Patin den Vorsitz bei der Habilitation des Baccalaureaten Cordelle. In der Schrift, die Patin wahrscheinlich selber verfaßt hat, finden wir den berühmten Satz: »Der Blutkreislauf, der kreisende Transport des Blutes durch die Gefäße, ist die Ausgeburt eines müßigen Geistes, ein wahres Trugbild, zu dem sich die ›Ixionen‹ bekennen, um Zentauren und Monstren zu erzeugen . . .«

Die »Kreisläufer« gewannen langsam, aber Schritt für Schritt die Oberhand, so durch Fludd in England, Schlegel in Deutschland, Gassendi und Descartes in Frankreich. Descartes gab allerdings nicht zu, daß die Systole das aktive Moment der Herzbewegung ist.

Marcello Malpighi (1628—1694) erweiterte im Jahre 1661 die Thesen Harveys um ein entscheidendes Argument. In seinem *De pulmonibus observationes anatomicae* beschreibt er ganz exakt die arterio-venöse Verbindung, so wie Harvey sie sich bereits vorgestellt hatte. Dieser Beweis für die Lungenkapillaren ist ein tödlicher Schlag gegen die Anhänger Galens.

Richard Lower (1631—1691) beweist 1669 die Lungenhämatose und die periphere Ausnutzung des Blutes. Er sagt: »Es ist eindeutig, daß die rote Farbe (des arteriellen Blutes) einzig und allein auf die Luftpartikel zurückzuführen ist, die sich in das Blut mischen: das Blut wird in den Lungen nur rot durch die enge Vermischung all seiner Teilchen mit denen der Luft.« Im weiteren heißt es: »Wenn der größte Teil der Luft während des Weges durch den Körper aus dem Blut entweicht (. . .), ist es verständlich, warum das venöse Blut, das diesen Geist nicht enthält, dunkler und schwärzer erscheint.«

Abbildung 1176 (unten)
Richard Lower im Alter von 55 Jahren. Stich, 17. Jh.

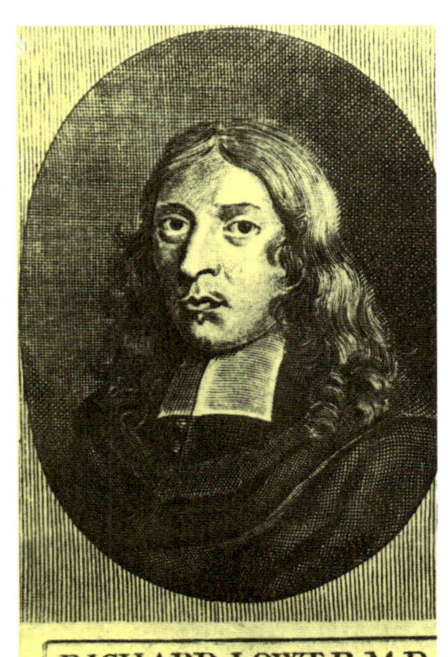

Die Situation in Paris wird im Jahre 1672 unerträglich. Während sich das gesamte Europa immer mehr den Thesen Harveys anschließt, bleibt die Pariser Fakultät ihnen gegenüber unerbittlich und verschlossen. Ludwig XIV. provoziert einen Skandal. Seit Beginn des Jahres versucht er, die Wiederaufnahme der anatomischen Lehre im Jardin du roy zu veranlassen. Das Parlament verfaßt einen förmlichen Verweis. Ludwig XIV. übergeht ihn und erteilt dem Par-

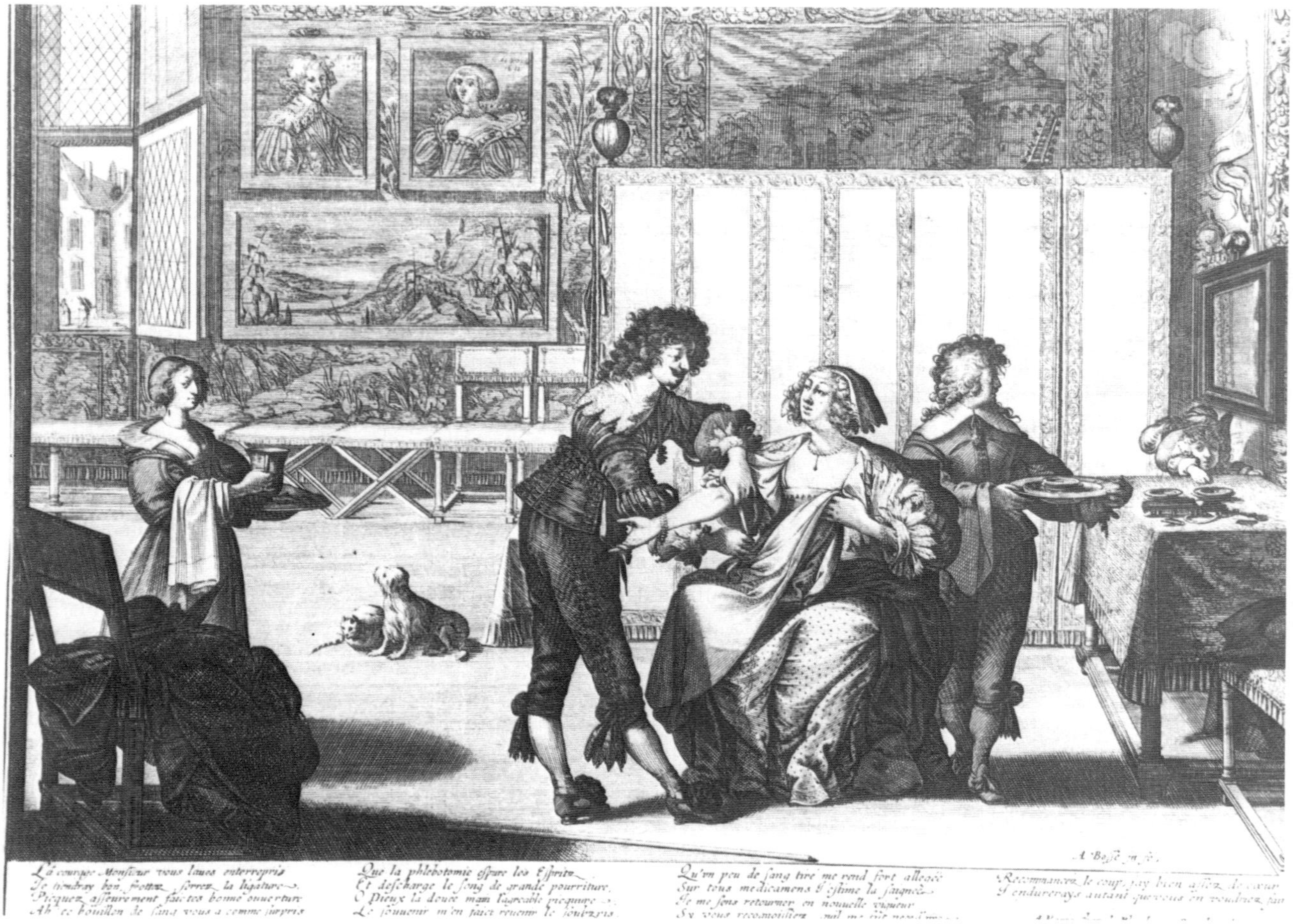

Abbildung 1177 (oben)
Der Aderlaß. Stich von Abraham Bosse (1602—1676). (Vereinigte Staaten, Philadelphia, Museum der Künste.)

Abbildung 1178 (unten)
Guy Patin. Ölporträt.

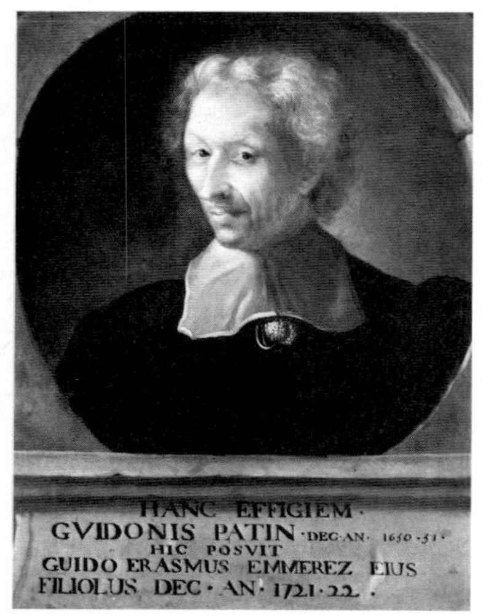

lament im März 1673 seine Befehle. Er bestimmt schließlich, daß man »die Anatomie des Menschen gemäß des Blutkreislaufs und der neuesten Entdeckungen auf diesem Gebiet« lehre, daß diese Kurse gratis erteilt werden, und daß die »hierfür notwendigen Demonstrationsmittel den Lehrmeistern, die diese Kurse leiten, vorrangig vor allen anderen zugestellt werden«. Pierre Dionis wird im Alter von 31 Jahren durch den König beauftragt, die Lehre Harveys zu verbreiten. Von dem Zeitpunkt an ist die Fakultät besiegt, ja sogar ins Lächerliche gezogen. Auch Theater und Literatur sollten den Triumph der Kreisläufer besiegeln, so Molière mit seinem *Malade imaginaire* (1673), Boileau mit seinem *Arrêt burlesque* (1675) und La Fontaine mit seinem Gedicht *»commande sur la quinquina«* (1682). Innerhalb von fünfzig Jahren hat der Blutkreislauf seinen Weg aus dem Vorlesungssaal der Anatomie an die Öffentlichkeit gefunden.

Die Kardiologie im 17. Jahrhundert

Wenn das kleine Werk Harveys unbestreitbar als das erste Buch der Physiologie des Herzgefäßes gilt, so ist das seines Schülers Richard Lower (1631 bis 1691) wohl das erste moderne Werk der Kardiologie. Der *Tractatus de corde, item de motu et colore sanguinis* erschien 1669 in London und bedeutete eine Synthese von Physiologie und Pathologie. Es wäre allerdings zu unterscheiden zwischen den vor 1669 zur Kardiologie geschriebenen Werken, nämlich dem

Beitrag Lowers und dem, was in den darauffolgenden dreißig Jahren den Beschreibungen dieses genialen Mediziners hinzugefügt wurde.

Die Kardiologie des 17. Jahrhunderts wird durch die Arbeiten mehrerer Mediziner vertreten: Sassonia, Platter, Albertinus, Bartoletti, Harvey und Malpighi.

Ercole Sassonia (1551—1607) aus Padua veröffentlichte 1604 sein *De pulsibus.* Das Werk ist der Tradition Galens verhaftet. Folgen wir Leibowitz, so findet man bei Sassonia die erste Beschreibung eines Herzblocks, den er als »Seltenheit des Pulsschlags« bezeichnet.

Felix Platter oder Plater (1536—1614) war Arzt in Basel und veröffentlichte 1614 seine *Observationum in hominis affectibus plerisque libri tres.* Man findet darin den Krankenbericht einer 36jährigen Frau, die auf dem Weg zum Markt offenbar einen Herzmuskelinfarkt erlitt. Platter führte dies auf eine »tödliche Erstickung des Uterus« zurück, eine Krankheit, die in jener Epoche als Hysterie bezeichnet wurde.

Hannibal Albertinus veröffentlichte 1618 ein kleines Buch mit dem Titel *De affectionibus cordis.* Wir finden darin keinen einzigen wirklich originellen Gedanken. In seiner Gesamtheit geht das Werk kaum über die bereits veralteten Erkenntnisse von Aretaeus von Kappadokien hinaus.

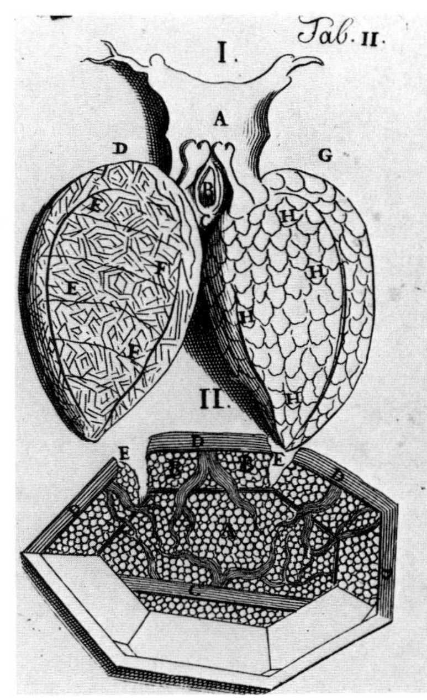

Abbildung 1179
Darstellungen aus dem Werk von Malpighi: De pulmonibus observationes anatomicae, *Kopenhagen 1663. Abbildung I zeigt die Lungenflügel eines Frosches mit dem Kehlkopf (A) und der Stimmritze (B). Der linke Lungenflügel ist von außen dargestellt, der rechte Lungenflügel, in der Mitte durchgeschnitten, zeigt die Verästelungen der Lungenadern (H). Abbildung II zeigt den mikroskopischen Schnitt eines geöffneten Lungenbläschens (C), die Arterie (D) und die Kapillarader (E).*

F. Bartoletti (1567—1630) gibt 1633 in Bologna seinen *Methodus in dyspnoeam* heraus. Er spricht darin von einer besonderen Art von Atemstörung. Betroffen sind davon »diejenigen, die schon über einen längeren Zeitraum hinweg Atemstörungen beim Gehen haben und anhalten müsen, weil sie sonst von einer Erstickung bedroht werden. Sie empfinden dabei einen Reizschmerz in der Brustbeingegend, der bis zum Hals hin ausstrahlt.« Unzweifelhaft handelt es sich hier um eine Blockade des Atemreflexes aufgrund gewisser Verengungen der Brust.

William Harvey (1578—1657) bezieht sich in seinem *De motu cordis* praktisch kaum auf die Pathologie des Herzgefäßes. In seiner zweiten Antwort an Riolan zeigt er sich wirklich als Herzspezialist. Er beschreibt eine Intimageschwulstkrankheit der Arterie und der Aorta, die er bei zwei Autopsien beobachtet hat. Im gleichen Antwortschreiben an Riolan finden wir die Krankengeschichte Robert Darcys, Ritter des Toison d'or. Dieser »beklagte sich mit zunehmendem Alter häufig über einen sehr schmerzhaften Druck in der Brust, vor allen Dingen während der Nacht (...). Mit Fortschreiten der Krankheit wurde Darcy kachektisch und wassersüchtig. Schließlich erlag er einem heftigen Erstickungsanfall (...). Ich öffnete den Körper. Das Blut (...) hatte die Wandung der linken Herzkammer zerstört und durchlöchert (...). Es befand sich dort ein fingergroßes Loch.« Sehr wahrscheinlich hat Harvey hier eine Herzruptur als Folge eines Herzmuskelinfarktes beobachtet. Im Rahmen einer anderen Krankengeschichte heißt es: »In dem Körper waren Herz und Aorta stark ausgeweitet und mit Blut gefüllt, so daß Herz und Herzkammerhöhlen so groß waren wie bei einem Ochsen.« Die hier verwendete Bezeichnung *cor bovis* ist noch heute in unserem Vokabular enthalten.

1666 erschien das Werk *De polypo cordis* von Marcello Malpighi (1628 bis 1694). Diese angeblichen »Herzpolypen« waren meistens Herzthrombosen. Malpighi mag einer der ersten gewesen sein, der in seinem Werk die tödliche Embolie bzw. Thrombose beschrieben hat. Zu den Polypen sagt er ausdrücklich: »Bei einem Herzstillstand, der durch seine Symptome dem Schlaganfall ähnelt, findet man in reichem Maße Polypen in Herz und Lunge.« Im 35. Brief

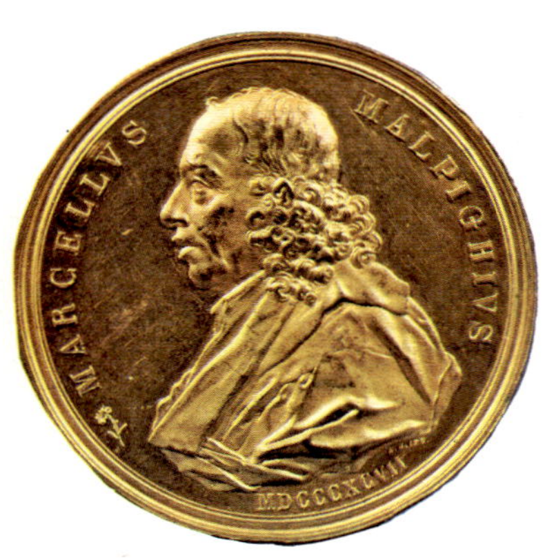

Abbildung 1180
Marcello Malpighi. Medaille aus dem 19. Jh.

von Morgagni finden wir übrigens den Bericht über einen Festungskommandanten, der häufig von Brustschmerzen geplagt war und von Malpighi behandelt wurde. Nach dem Tode des Kommandanten fand man in dessen Körper einen »Polypen« und eine »Geschwulst« des Herzmuskels, die wohl als »Kammerwand-Thrombose« und als Schädigung des Gewebes angesehen werden können.

Der *Tractatus de corde, item de motu et colore sanguinis* von Richard Lower erschien 1669 in London und hatte eine weite Verbreitung. Auf jeden Fall wurde das Werk ins Französische übersetzt und zehn Jahre später, 1679, in Paris bei Estienne Michalet, rue Saint Jacques, mit dem Bild des heiligen Paulus herausgegeben. Die folgenden Zitate sind dieser Übersetzung entnommen.

Lower befaßt sich mit Ursache und Wirkung der Herzkammerninsuffizienz: »Wenn das Herz (. . .) sich nicht bewegen und nur mit Mühe zusammenziehen kann oder dabei andere ärgerliche Unpäßlichkeiten auftreten, geben seine Bewegungen stark nach. Das Herz verteilt soviel Blut wie möglich an die anderen Körperteile, aber nicht soviel, wie es nötig wäre. Dadurch wird der Blutfluß schwächer und langsamer.« An späterer Stelle charakterisiert er die Insuffizienz der linken Herzkammer: »Es kommt gleichfalls vor, daß eine zu große Menge von Blut im Körper vorhanden ist (. . .). Das Herz füllt seine Gefäße und Kammern derart, daß sie sich stark erweitern und sich nicht mehr zusammenziehen können (. . .) Diejenigen, die daran gewöhnt sind, gut und viel zu essen, aber vor allem die Betrunkenen können daran ersticken, wenn man die Gefäße nicht sofort durch einen gründlichen Aderlaß entleert.« Einige Seiten vorher berichtet Lower übrigens von einem Experiment an Hunden, bei denen er die Insuffizienz der linken Herzkammer durch digitalen Druck auf die absteigende Aorta erprobt hatte.

Von den exsudativen Herzbeutelentzündungen sagt er: »Diese Umhüllung ist bei Herzwassersucht mit Wasser gefüllt. Die Herzwände, an denen sich das Wasser von allen Seiten ansammelt, werden derart zusammengedrückt, daß sie sich nicht genügend ausweiten können, um Blut aufzunehmen. Dadurch wird der Herzschlag vermindert und setzt auf Grund des Überfließens und Übertretens dieser Flüssigkeit schließlich ganz aus.« Kann man sich wirklich eine bessere Beschreibung der Physiopathologie unserer modernen »Tamponade« [Herzbeuteltamponade] vorstellen?

Die konstriktive Herzbeutelentzündung ist der Untersuchungsgegenstand eines bemerkenswerten klinischen Berichts und einer Autopsie: »Die Frau eines Londoner Bürgers beklagte sich fortwährend über ein Schweregefühl und starke Schmerzen in den inneren Organen. Sie hatte bereits mehrere Schwächeanfälle erlitten sowie Ohnmacht und Erkaltung sämtlicher Glieder bei der geringsten Bewegung. Keines der gereichten Medikamente konnt ihr Erleichterung verschaffen, ihre Kräfte ließen mehr und mehr nach, bis schließlich der Tod eintrat. Als wir bei der Sektion des Körpers den Brustkorb öffneten, stellten wir fest, daß die Lungen nicht angegriffen waren. Aber der Herzbeutel war an allen Seiten so eng an das Herz angebunden, daß man ihn kaum mit dem Finger lösen konnte. Diese Membran, die normalerweise losgelöst und transparent ist, war undurchsichtig, schwer und voller Schwielen.«

Abbildung 1182 (gegenüber, unten)
Anatomische Bildtafeln, entnommen aus dem Tractatus de corde *von Richard Lower, London, Ausgabe von 1680.*

Das »cor pulmonale«, eine ganz neue Entdeckung, wurde von Lower folgendermaßen beschrieben: »Alles, was den Lungenkanal nach innen verstopft oder ihn zu sehr nach außen drängt, alles was vollständig oder teilweise das Diaphragma oder die interkostalen Muskeln daran hindert, sich auszudehnen, alles dieses verändert die Bewegungen des Herzens.« Zugegebenermaßen ist diese Beschreibung sehr knapp, aber deutet sie nicht das obstruktive und restriktive Syndrom an?

Lower glaubt, daß die Gefäßthrombosen häufig Ursache für Herzkrankheiten zu sein scheinen. Eine arterielle Thrombose führt seiner Meinung nach zu einem Umgehungskreislauf: »Die Folge ist, daß bei einer länger anhaltenden Verstopfung des Arterienkanals das Blut sich einen anderen Raum öffnet (...) und mit vermehrter Heftigkeit in die benachbarten Adern strömt.« Die Beobachtung der venösen Thrombosen führen ihn zu folgender Schlußfolgerung: »Der Grund für diese Blutgerinnung scheint in einer länger anhaltenden Verlangsamung der Herzbewegungen zu liegen. Wenn die Kranken bettlägrig sind, und das Blut bei horizontaler Lage des Körpers nur langsam fließt, sammelt es sich an und gerinnt allmählich, da die Herzbewegungen sich verlangsamen und verzögern (...) Es ist leicht einzusehen, wie nützlich Übungen und Bewegungen für den Körper sind.« Man muß wohl nicht mehr betonen, daß Lower die Stockung als Grund für Thrombosen ansieht, und daß er den Bettlägrigen als Vorbeugungsmaßnahmen gymnastische Übungen empfiehlt.

Lower war nicht von der Hypervolämie (zu große zirkulierende Blutplasmamenge) überzeugt. Er schrieb über den Herzgefäßkollaps: »Wenn im Gegenteil ein großer Blutverlust eingetreten ist und die Gefäße so leer sind, daß das verbleibende Blut die Herzkammern nur anreizt, sie aber nicht ausreichend füllt, hat das Herz nicht genügend Blutmenge und reduziert den Herzschlag. Starke Blutungen und lang andauernder Hunger können die Ursache dafür sein.

Sachliche Feststellungen trifft Lower zu den Krampfadern in den unteren Gliedmaßen: »Normalerweise sind die Venen ausgedehnt, sei es mittels eines Drucks verschiedener Partien, durch zuviel Blut oder auf Grund von Schwierigkeiten beim Rückfluß. Möglicherweise ist dieser Tatbestand aber auch auf die Schwere oder die zu geringe Spannung der Venen zurückzuführen oder darauf, daß das Herz das Blut nicht mit genügend Kraft antreibt. Schwangere

Abbildung 1181
Titelseite der Abhandlung von Lower. Obwohl seine Abhandlung über das Herz ein wesentlicher Beitrag zur Kardiologie war, wurde Lower hauptsächlich durch den ersten Versuch einer Bluttransfusion bei Tieren berühmt.

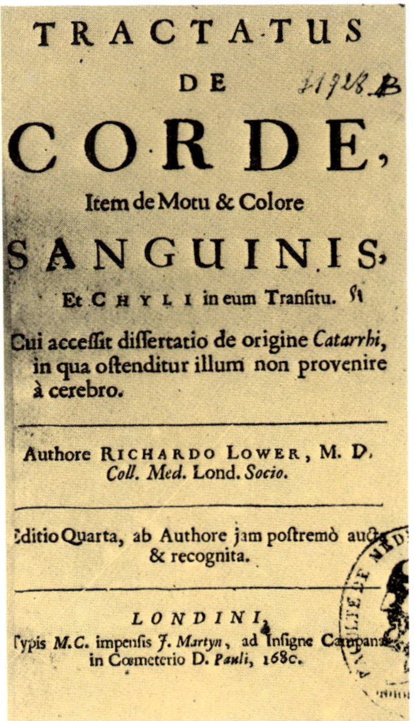

TRACTATUS
DE
CORDE,
Item de Motu & Colore
SANGUINIS,
Et CHYLI in eum Transitu.

Cui accessit dissertatio de origine Catarrhi, in qua ostenditur illum non provenire à cerebro.

Authore RICHARDO LOWER, M. D.
Coll. Med. Lond. Socio.

Editio Quarta, ab Authore jam postremò aucta & recognita.

LONDINI,
Typis M.C. impensis J. Martyn, ad Insigne Campanæ in Cœmeterio D. Pauli, 1680.

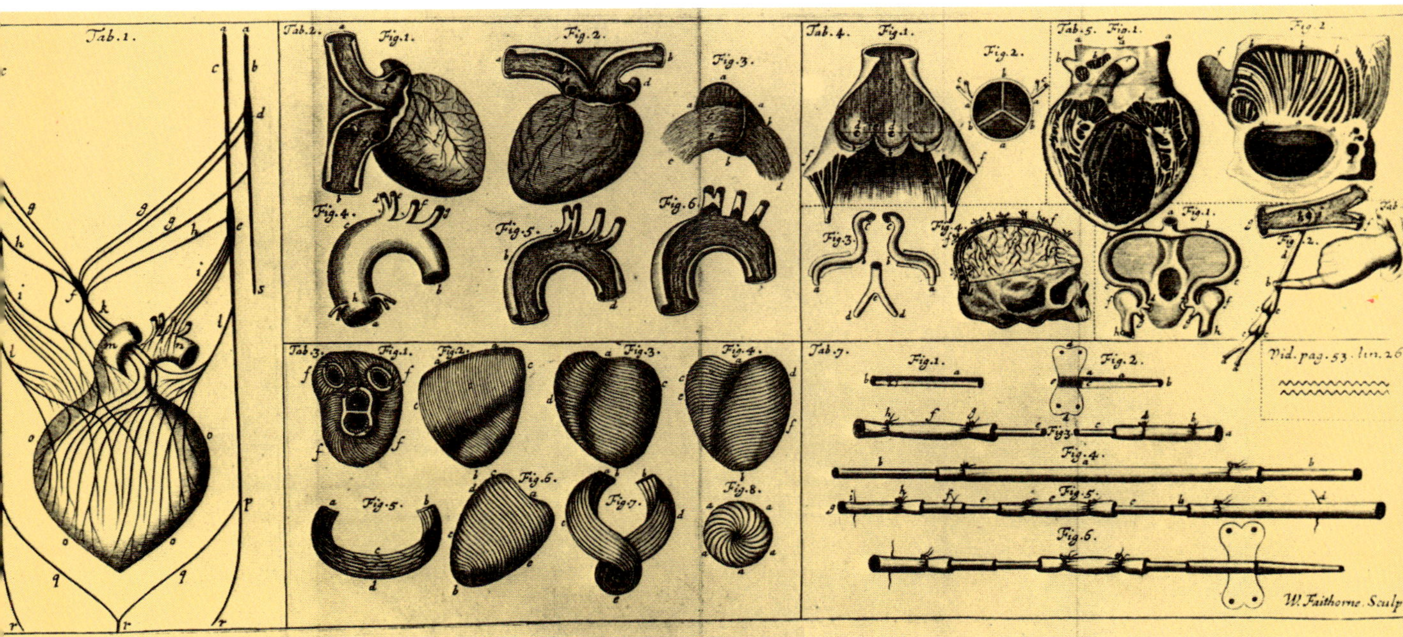

Frauen haben oft Krampfadern oder geschwollene Beine. Einerseits werden die Hohlvene und die Hüftblutader in der Unterleibsgegend durch das Gewicht der Gebärmutter stark gedrückt, andererseits können die zunehmenden Körpersäfte und das Blut nur unter Schwierigkeiten aus den unteren Partien aufsteigen.« Wie wir aus der Krankengeschichte eines vierzigjährigen Bauern erfahren, rät Lower ihm, »das Bein durch seine enganliegende Kniehose immer straff zu halten.« Ist dies nicht eine der ersten, ja sogar die erste Verschreibung von elastischen Strümpfen, die die Krampfadern stützen sollen?

Lower hat sich intensiv mit der Physiopathologie der Ödeme beschäftigt. Auch hier sieht er richtig: »Wenn das Blut nur unter Schwierigkeiten in Richtung Herz fließt, sobald der Mensch aufrecht steht, dehnt es auf Grund der Stagnation und Verzögerung die kleinsten Kapillargefäße aus und sammelt sich im ganzen Körper an. Dadurch entstehen pituitöse und wassersüchtige Schwellungen in den Füßen. Dieses ist eine erwiesene Tatsache. Wenn der Mensch sich schlafen legt, und die Füße die gleiche Höhe einnehmen wie der Körper, wird

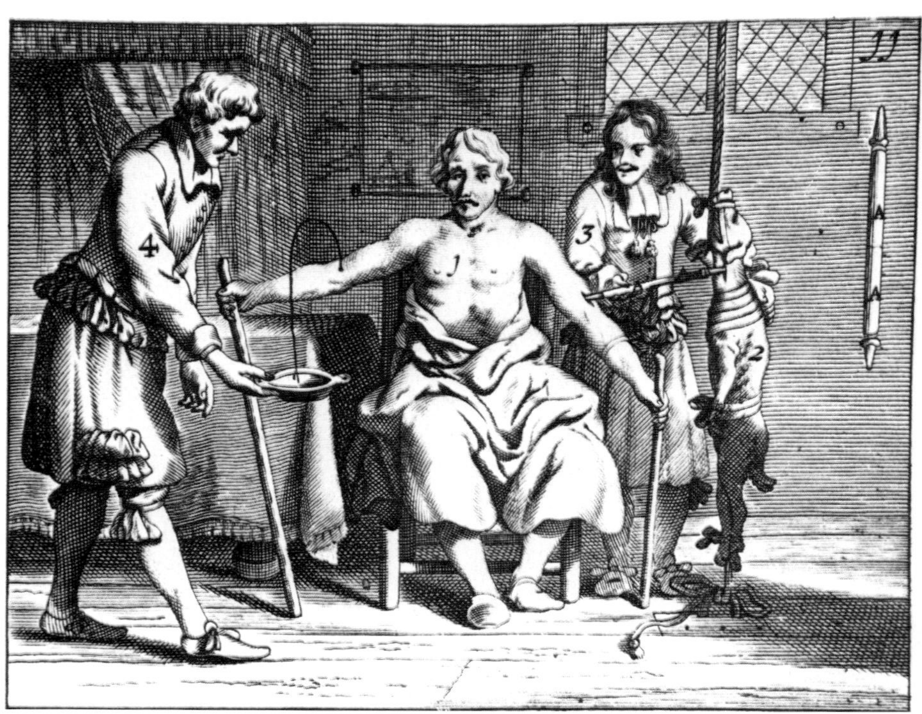

Abbildung 1183
Ein Chirurg überträgt einem Patienten, der an Hämorrhagie erkrankt ist, das Blut eines Lammes. Johann Scultetus, Appendix ... ad armamentarium chirurgicum, *Amsterdam 1671. Die ersten Versuche von Bluttransfusionen gehen bis in das 17. Jh. zurück. Auf Grund der Unkenntnis um den Vorgang der Blutgerinnung und der verschiedenen Blutgruppen waren sie aber nicht mehr als erste empirische Versuche ohne jede Zukunft.*

diese Flüssigkeit zusammen mit dem venösen Blut durch die verschiedenen Kreisläufe wieder in Bewegung gesetzt. Die Partien entleeren sich, und die Schwellungen gehen bis zum nächsten Morgen zurück ...«

Die Harnausscheidung ist für Lower ein Thema, das er umfassend erörtert. Er zieht die Schlußfolgerung: »Können wir nicht vermuten, daß fünf oder sechs Liter Blut durch die beiden reinigenden Arterien über das Herz in die Nieren gelangen ... Ich kenne Leute, die an einem Vormittag sechs Schoppen getrunken und diese Flüssigkeit innerhalb von vier Stunden wieder abgegeben haben. Diese Wassermenge ist doppelt so groß wie die Blutmenge im Körper eines Menschen. Wahrscheinlich ist die Flüssigkeit mehrere Male mit dem Rest des Blutes durch die Herzkammer geflossen, bevor sie in den Nieren davon getrennt und in der Harnblase abgelagert wurde.«

Den Herzstillstand und die Thymusverfettung führt Lower auf eine cerebrale Unterversorgung zurück: »Bei schwachen oder intermittierenden Bewegungen des Herzens treten häufig Kopfschmerzen auf, die mit Schwindel, Drehungen, ›Wolken über den Augen‹ und Ohnmacht einhergehen. Die Ursache all dieser Symptome ist so zu sehen: da der beseelte Geist und das Leben selbst von der kontinuierlichen Übertragung des Blutes in das Gehirn abhängen, kommt es vor, daß im Falle einer Unterversorgung oder eines Anhaltens des Blutstroms der Kopf hin und her schwankt. Man sieht nur noch unklar, verliert die Kontrolle über den Körper und fällt hin.«

Im vorletzten Kapitel seines Buches setzt Lower sich mit der Bluttransfusion auseinander. Er bezeichnet sich als Vater seiner Entdeckung, was ihm jedoch von J. B. Denys streitiggemacht wird. Lower schildert folgenden Fall: »Man muß nicht denken, daß das Blut von Tieren sich weniger mit dem von Men-

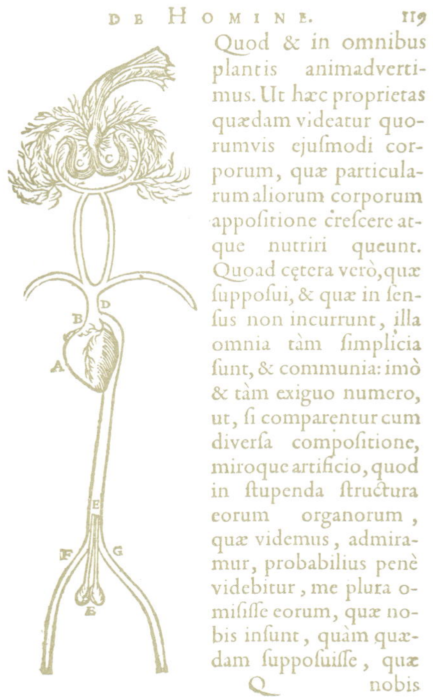

DE HOMINE. 119

Quod & in omnibus plantis animadvertimus. Ut hæc proprietas quædam videatur quorumvis ejuſmodi corporum, quæ particularum aliorum corporum appoſitione creſcere atque nutriri queunt. Quoad cętera verò, quæ ſuppoſui, & quæ in ſenſus non incurrunt, illa omnia tàm ſimplicia ſunt, & communia: imò & tàm exiguo numero, ut, ſi comparentur cum diverſa compoſitione, miroque artificio, quod in ſtupenda ſtructura eorum organorum, quæ videmus, admiramur, probabilius penè videbitur, me plura omiſiſſe eorum, quæ nobis inſunt, quàm quædam ſuppoſuiſſe, quæ

Q nobis

Abbildung 1184 (oben)
Anatomische Skizze aus: De homine figuris . . . *von René Descartes, Den Haag 1652. Descartes gehörte zu den ersten, die Harveys Vorstellung über den Blutkreislauf anerkannten. Nach Descartes »steigt das im Herzen erwärmte und verdampfte Blut in Richtung der Zirbeldrüse, dem Sitz der Seele. Allein die stärksten und lebendigsten Teile werden dieses Ziel erreichen, die anderen werden bereits vorher in die Arterien abgedrängt.« (Th. Vetter,* Ein Jahrhundert Geschichte des Blutkreislaufs.)

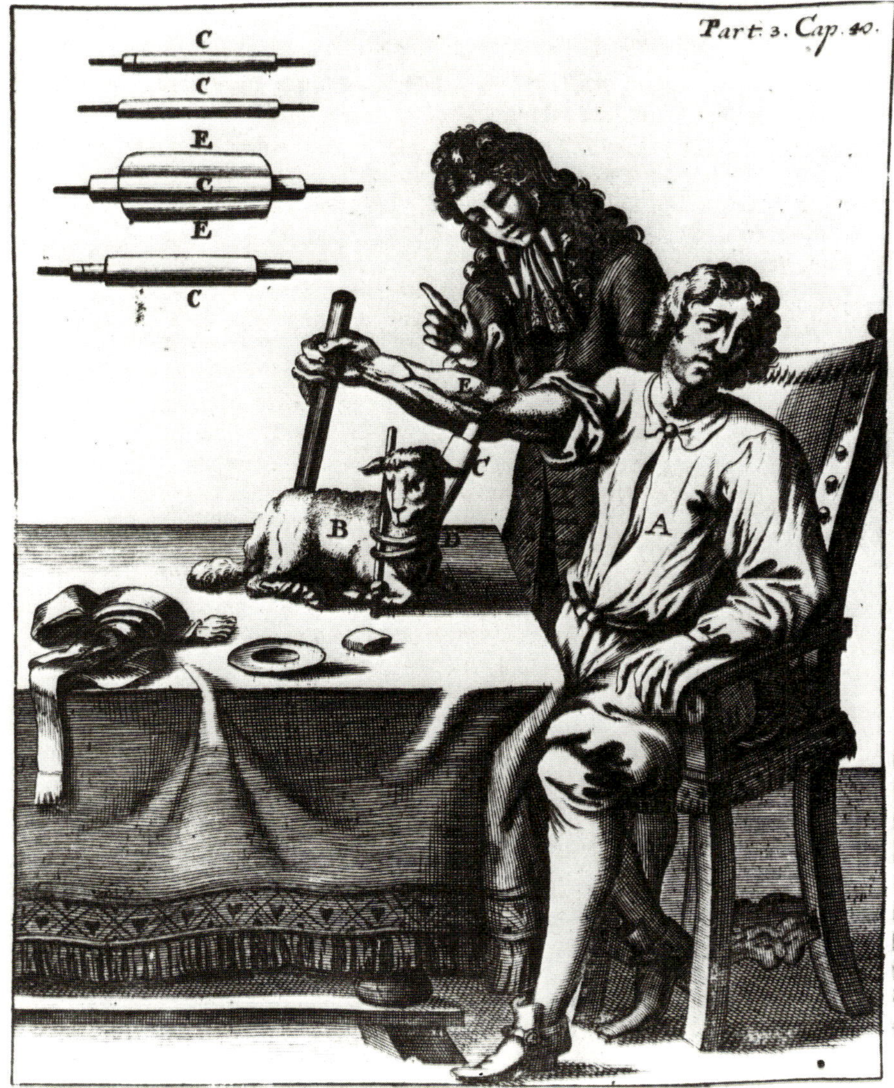

Abbildung 1185
Bluttransfusion, dargestellt von Purmann, entnommen aus seinem Buch: Wund Artzney, *Frankfurt und Leipzig 1692.*

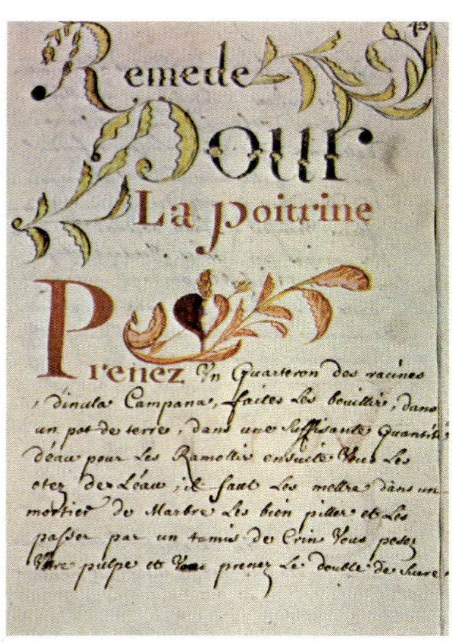
Remede Pour La poitrine

Prenez un Quarteron des racines d'inula Campana, faites les bouillir, dans un pot de terre, dans une suffisante quantité d'eau pour les Ramollir ensuite vous les oterez de l'eau, il faut les mettre dans un mortier de Marbre les bien piller et les passer par un tamis de Crin vous pesez votre pulpe et vous prenez le double de sucre

Abbildung 1186
Rezept. Ende des 17. oder Anfang des 18. Jh.s.

schen verträgt als das von Tieren untereinander. Die neuen Entdeckungen der Franzosen bestätigen dies vollkommen. Wir selber haben auch auf diesem Gebiet bei einem gewissen A. C. experimentiert. Dieser litt an einer fast amüsanten Geisteskrankheit. Vor den Augen der Société Royale haben wir diesem geisteskranken Mann einige Unzen Blut von einem Mutterschaf in seinen Arm übertragen. Er hat dadurch keine Unpäßlichkeiten gehabt. Um ihn aber selber Nutzen aus dem Experiment ziehen zu lassen, haben wir mehrmals das Experiment wiederholt, weil wir seinen Geist neu beleben wollten. Er hat aber all unsere Hoffnungen zunichte gemacht, weil er es vorzog, seinen ausschweifenden Neigungen nachzugehen, statt sich um seine Gesundheit zu kümmern.«

Schlußfolgernd sei hier gesagt, daß dieses kleine Buch von etwa zweihundert Seiten eine völlige Neuerung darstellt und jahrelang von keinem anderen Buch übertroffen wurde. Es ist anerkennenswert, wie geschickt Lower die Physiologie Harveys für die klinische Praxis nutzbar machte. Es verwundert allerdings, daß die Herzkranz- und Herzklappenpathologie überhaupt nicht erwähnt werden.

In den letzten dreißig Jahren des 17. Jahrhunderts wird die Kardiologie durch Willis, Bellini, Chirac und Bonet vertreten.

Thomas Willis (1621—1672) zeigt eine Tendenz, alles auf den Einfluß der Nerven zurückzuführen. So sind seiner Meinung nach die Herzbedrückungen Folge einer Einwirkung der Nerven auf die Aorta. Im dritten Kapitel seines Buches *Pharmaceutice rationalis* (1679) stellt er jedoch dar, daß man bei

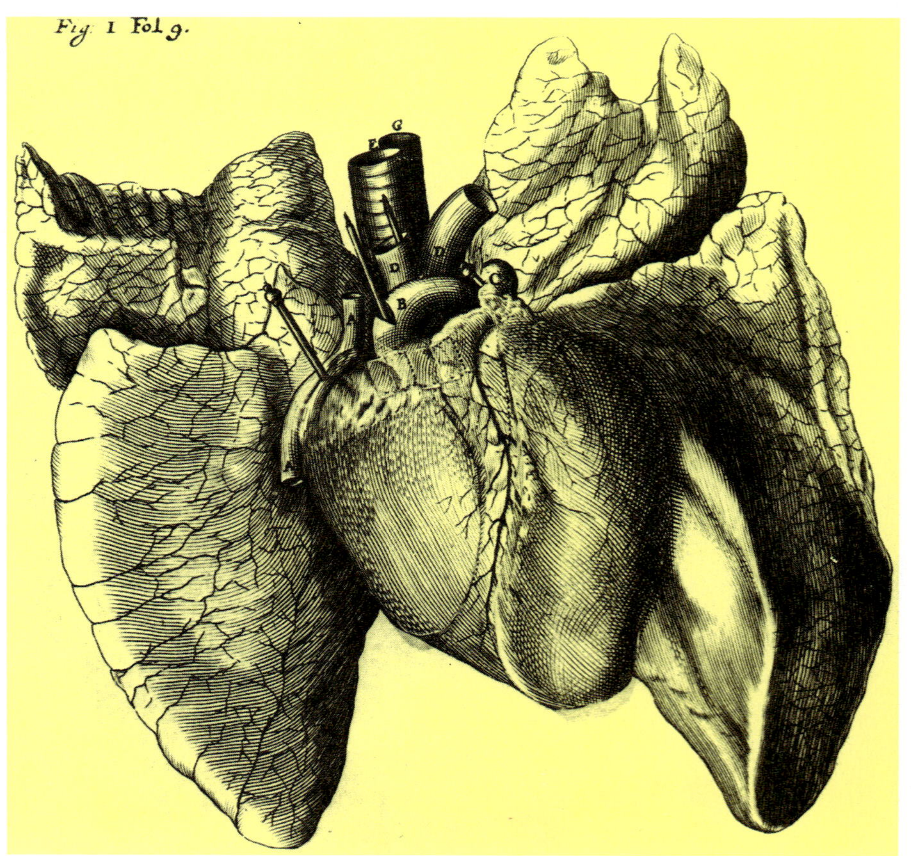

Abbildung 1187
Herz, Lunge und Organe des Mediastinums. Illustration aus: De homine figures *von René Descartes, Den Haag 1652. Die zwei Herzkammern sind geöffnet, um Einblick in das Herzinnere zu gewähren.*

Abbildung 1188 (gegenüber)
Der Aderlaß. Kolorierter Stich von Guérard.

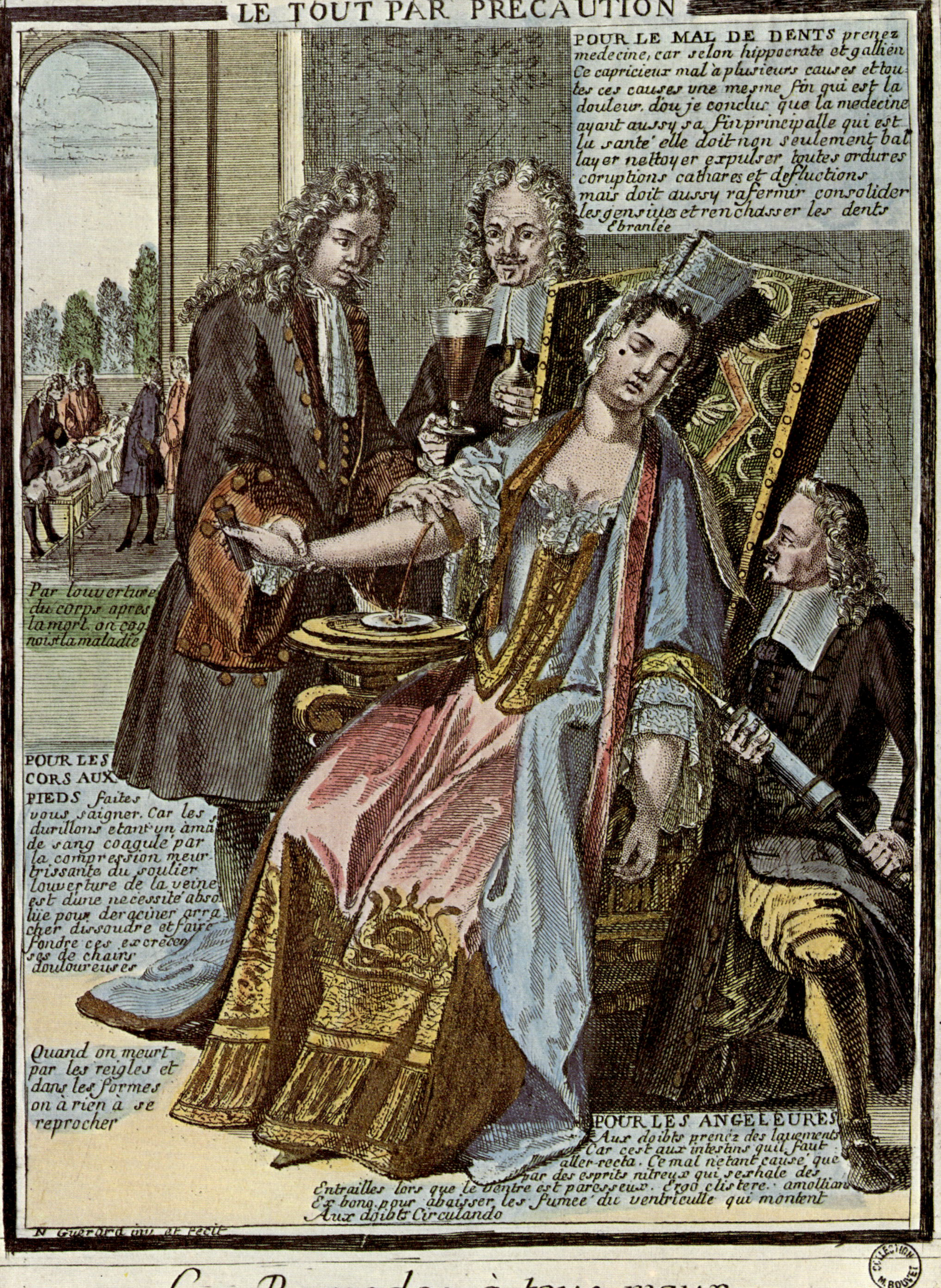
LE TOUT PAR PRECAUTION
POUR LE MAL DE DENTS prenez medecine, car selon hippocrate et gallien Ce capricieux mal a plusieurs causes et toutes ces causes une mesme fin qui est la douleur, dou je conclus que la medecine ayant aussy sa fin principalle qui est la santé elle doit non seulement bal layer nettoyer expulser toutes ordures coruptions cathares et defluctions mais doit aussy rafermir consolider les gensiues et renchasser les dents ebranlée
Par louverture du corps apres la mort on cognois la maladie
POUR LES CORS AUX PIEDS faites vous saigner. Car les durillons etant un amas de sang coagulé par la compression meurtrissante du soulier louverture de la veine est dune necessité absolüe pour deraciner arracher dissoudre et faire fondre ces excrecences de chairs douloureuses
Quand on meurt par les reigles et dans les formes on a rien à se reprocher
POUR LES ANGELEURES Aux doibts prenéz des lauements Car cest aux intestins quil faut aller-recta. Ce mal netant causé que par des esprits nitreux qui sexhale des Entrailles lors que le ventre est paresseux. Ergo clistere. amolliant Ex bono pour abaisser les fumee du ventriculle qui montent Aux doibts Circulando
N. Guerard inv. et fecit

Les Remedes à tous maux.

Auez vous la fieure quartaine.
Des cors aux pieds ou la migrainne.
Mal à lesprit ou mal au corps.
Mal au dedans mal au dehors.
Purgé saigné prenéz force clisteres
Vous creuerez ou bien vous sortirez daffaires

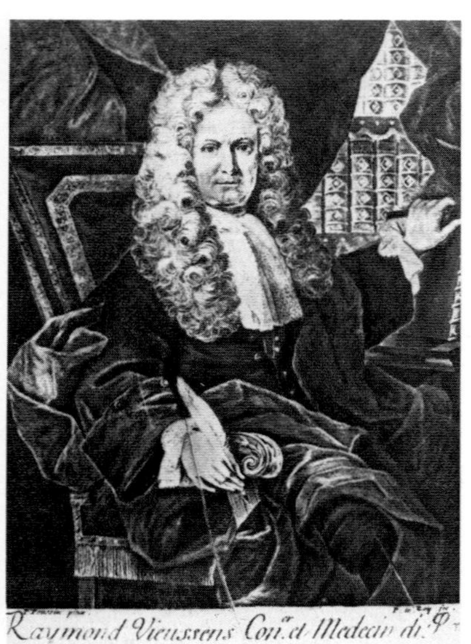

Abbildung 1189
Bildnis von Vieussens aus der Neuen Abhandlung über Struktur und Ursachen der natürlichen Bewegungen des Herzens. *Toulouse 1715. Man verdankt Vieussens wichtige Arbeiten über die Anatomie, die Physiologie und die Pathologie des Herzens.*

Autopsien Blutklümpchen im Herzen finden kann, wenn der Betroffene vorher an Herzklopfen gelitten hat.

Lorenzo Bellini (1643—1704) berichtet in seinem *De urinis et pulsibus* (1683) über verschiedene Herzleiden. Er nennt den Einfluß des Drucks in den Herzkranzarterien und glaubt, daß unterschiedliche Druckstärken zum Herzstillstand führen können. Er beschreibt auf einleuchtende Art, wie die Koronarsklerose den Blutfluß behindert. Aus der Krankengeschichte eines Patienten, der Symptome einer Angina pectoris aufweist, erfahren wir, daß Bellini in den Herzarterien einen »Stein« gefunden haben will.

Pierre Chirac (1650—1732) beschreibt in seinem *De motu cordis adversaria* (1698) Experimente an Herzkranzarterien, die er bei einem Hund abzubinden versucht hatte. Er ist wohl einer der ersten, der auf diesem Gebiet Forschungen angestellt hat.

Théophile Bonet (1679—1689) hat in seinem umfangreichen dreibändigen Werk *Sepulchretum* (erschienen von 1679 bis 1700) ebenfalls zahlreiche Krankengeschichten über Herzleiden aufgeführt. Leider schließt sich nicht immer eine anatomische Prüfung daran an. Ist aber doch eine Autopsie vorgenommen worden, scheint es sich dabei hauptsächlich um Fälle von Herzkranzleiden gehandelt zu haben. Bonet bestätigt schließlich die Herzkranzarterienverkalkung, die sein Zeitgenosse C. Drelincourt (1633—1697) als Verknöcherung dieser Arterien bezeichnet hatte.

Das 17. Jahrhundert endet also in doppelter Hinsicht mit einer Revolutionierung: den Entdeckungen William Harveys in der Physiologie und den Entdeckungen Richard Lowers in der Physiopathologie. Es hatte zu Beginn dieses Jahrhunderts viel Stagnation gegeben, mittelalterliche Texte waren kopiert worden, die galenische Idee hatte viele Wege im Sande verlaufen lassen. Galen wird jedoch zu Ende des Jahrhunderts endgültig abgelehnt, das Experiment erringt Vorrangigkeit, und die Vergleiche der klinischen, anatomischen und physiopathologischen Kenntnisse stehen im Vordergrund des Interesses.

Der Übergang im 18. Jahrhundert

Im 16. und 17. Jahrhundert hatte man sich mit der Anatomie und der Physiologie des Herzgefäßes beschäftigt. Das 19. Jahrhundert wird das Jahrhundert der Perkussion und der Auskultation sein. Der Übergang hierzu vollzieht sich im 18. Jahrhundert. Die anatomisch-klinischen Vergleiche häufen sich, es bleibt aber eine große Unbestimmtheit in der klinischen Beurteilung von Krankheiten und ihrer Prognose.

Vieussens hat den Schwerpunkt auf die Beobachtung der Valvulopathien gesetzt. Sénac schreibt schließlich um die Jahrhundertmitte eine umfangreiche Abhandlung, mit der er unter Beweis stellt, daß die Kardiologie ein eigenständiges medizinisches Fachgebiet geworden ist. In seinen *Briefen* erweitert Morgagni die pathologischen Kenntnisse vor allem zum Herzblock. Heberden eröffnet das Kapitel über die Angina pectoris, und Withering erkennt die therapeutische Wirkung des Fingerhuts.

Dennoch bleibt die klinische Arbeit stecken. Sie beschränkt sich auf die von den Patienten gesammelten Angaben, die funktionellen Anzeichen, das Herzklopfen und die Bewertung des Pulsschlags. Die Erfindung der Perkussion durch Auenbrugger im Jahre 1761 dringt kaum über die Grenzen Wiens hinaus. Erst durch Corvisart erhält sie zu Beginn des 19. Jahrhunderts den ihr angemessenen Stellenwert.

Die Kenntnis von den Valvulopathien

In den ersten dreißig Jahren des 18. Jahrhunderts bestimmt das Werk von Raymond Vieussens die medizinische Wissenschaft, aber auch Thebesius, Albertini und Hales leisten einen beträchtlichen Beitrag zu den Entdeckungen und Beschreibungen von Harvey und Lower.

Raymond Vieussens (1641—1715) hat eine wichtige Lücke im Werk Lowers geschlossen. Er legte den Schwerpunkt auf die Erforschung der valvulären Kardiopathien. Ihm verdanken wir ausgezeichnete Beschreibungen der Schrumpfung der Mitralklappe und der Insuffizienz der Aorta. In der *Neuen Anhandlung über die Struktur und die Ursachen der Herzbewegungen* (1715) lesen wir: »Die Öffnung der linken Herzkammer scheint sehr klein und oval zu sein. Als ich den Grund für diese überraschende Feststellung suchte, habe ich entdeckt, daß die Segel der Mitralklappe so verknöchert, schwer und zusammengezogen waren, daß sie die Öffnung verstopften (...). Weil der Blutkreislauf behindert war, wurde der Rumpf der Lungenader durch das Blut stark ausgeweitet (...). Auch die Verästelungen der Lungenarterie (...) waren voll von Blut (...). Aus diesem Grund konnte der Kranke nur mit Schwierigkeiten atmen.« In der *Geschichte der Inneren Krankheiten* heißt es: »Der Pulsschlag des Kranken (der sehr stark, sehr schnell, hart und ungleichmäßig war) überzeugte mich davon, daß er unter heftigem Herzklopfen gelitten hatte...« Bei der Autopsie stellte Vieussens fest, daß die »Aorta-Klappen wie abgeschnitten waren, die äußeren Enden konnten sich nicht mehr ganz schließen. Deshalb gab die Aorta jedesmal, wenn sie sich zusammenzog, einen Teil des gerade aufgenommenen Blutes an die linke Herzkammer zurück. Diese Unregelmäßigkeit der Klappenfunktion (...) verursachte das Herzklopfen und das starke Schlagen dieser Ader.«

Adam Christian Thebesius (1686—1752) hat in seiner *Dissertatio medica de circulo sanguinis in corde* (1708) ausführlich die Anomalien der Herzkranzarterien beschrieben und zeigt mittels einer Injektion in die Herzkranzgefäße, daß einige dieser Arterien sich direkt in die Herzhöhlen ergießen.

Giovanni Maria Lancisi (1654—1720) hat zwei interessante Werke veröffentlicht. 1707 erschien *De subtaneis mortibus,* ein Buch, das den plötzlichen Todesfall behandelte. 1728 erschien *De aneurysmatibus.* Hierin beschäftigte der Autor sich mit den Gefäßerweiterungen. Lancisi hat wahrscheinlich auch als erster die Herzbeutelinnenhautentzündung beschrieben.

Francesco Ippolito Albertini (1662—1738) erläutert, warum die Diagnose von Herzbeutelentzündungen und Herzgefäßerweiterungen so schwierig zu trennen ist. Er leitet die Beschreibung des Lungenödems und der Folgen des Cor pulmonale unter dem Namen *Hydrops pectoris* ein.

Mit dem Werk *Ein Bericht über einige hydrologische und hydrostatische Experimente an Blut und Blutgefäßen von Tieren* (1733) leistet Stephen Hales einen wichtigen Beitrag zur Kenntnis des Blutdrucks. Er versucht an Tieren (Pferd, Hund und Schaf) den arteriellen und venösen Druck mittels einer eingeführten Glasröhre zu messen. Hales bedient sich dieser Maßnahme, um die Schnelligkeit des Blutflusses und die Arbeit des Herzens festzustellen. Schließlich versucht er, das Volumen der Herzhöhlen mit Hilfe von Wachsformen zu ermitteln.

Abbildung 1190
Neue vereinfachte Methode, den Puls mit Hilfe von Noten zu erkennen, *von F. N. Marquet, Nancy 1747. Dreißig untersuchte Pulsarten sind in diesem Werk beschrieben: der aussetzende Puls, der Bocksprungpuls, der krampfhafte Puls etc. Jedem Pulsschlag wird eine entsprechende Note zugeordnet.*

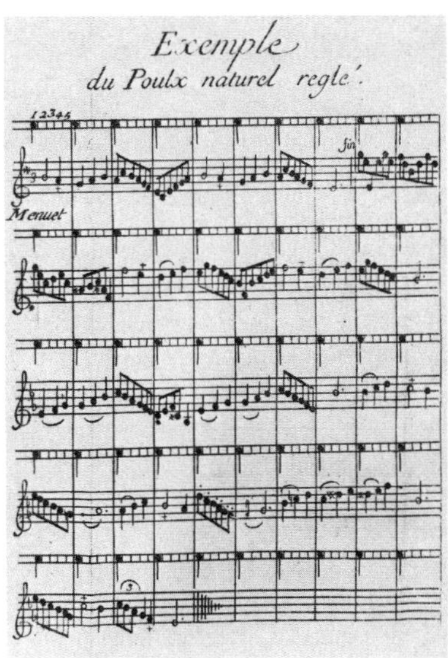

Wesentliche Beiträge

Die Jahre 1749 und 1761 sind zwei entscheidende Daten des 18. Jahrhunderts. 1749 veröffentlicht Sénac seine Abhandlung *Struktur des Herzens,* 1761 erscheinen das Werk *De sedibus et causis morborum* von Morgagni und das Werk *Inventum novum* von Auenbrugger.

Jean-Baptiste von Sénac (1693—1770) verdient mit seiner *Abhandlung über die Struktur des Herzens, seine Wirkung und seine Krankheiten* (1749) einen besonderen Platz innerhalb der Literatur der Kardiologie. Es ist das erste Werk, das die Erkenntnisse auf diesem Gebiet in zwei Bänden zusammenfassend darstellt. Diese Abhandlung wird 1777 in gleicher Form neu aufgelegt und erscheint 1781 unter dem Titel *Abhandlung über Herzkrankheiten.* Der erste Band besteht aus einem langen Vorwort und drei Büchern, die der Anatomie des menschlichen und fötalen Herzens gewidmet sind. Den vierhundertneunundachtzig Seiten sind zahlreiche Abbildungen beigefügt, die besonders anschaulich und gut gezeichnet sind. Der zweite Band umfaßt drei Bücher von insgesamt sechshundert Seiten. Die Hälfte davon ist der Physiologie gewidmet.

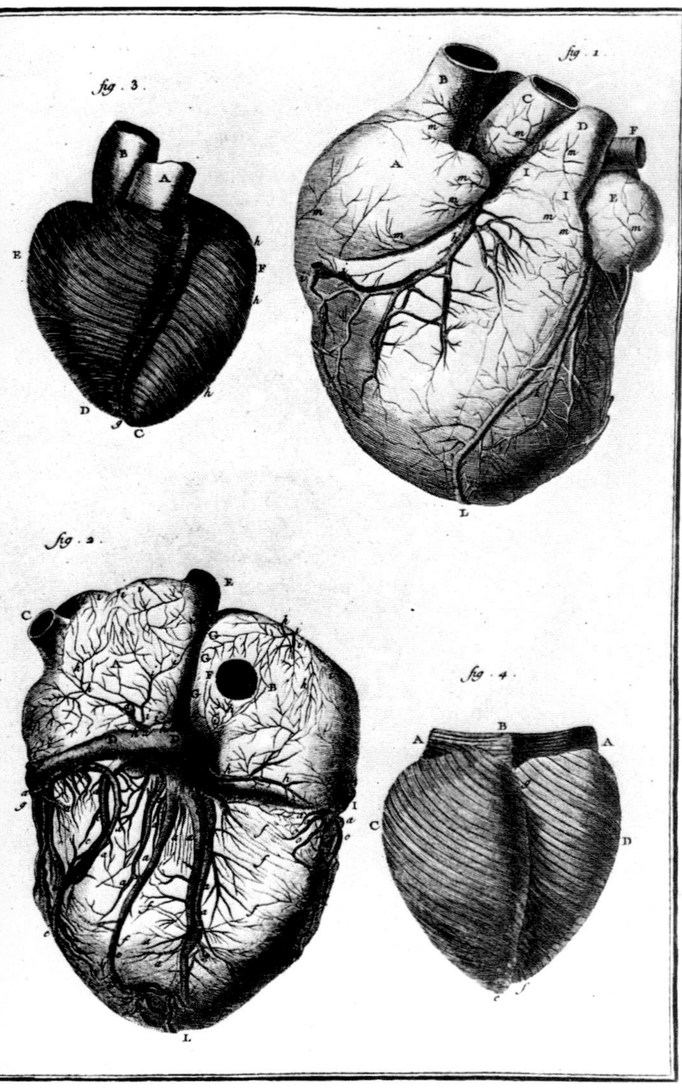

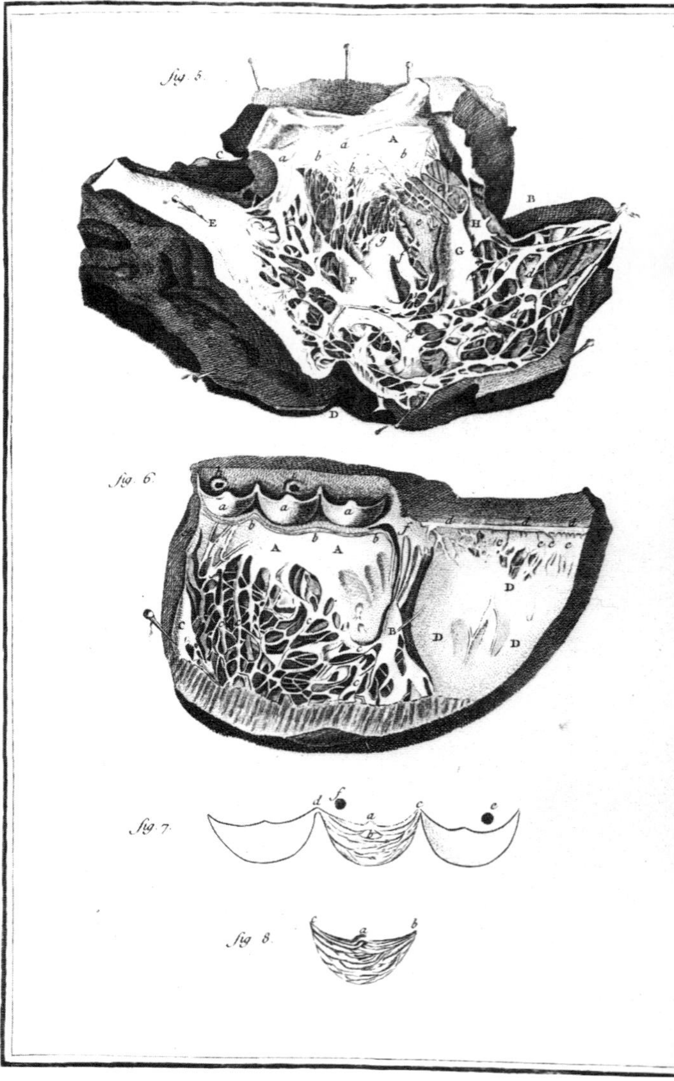

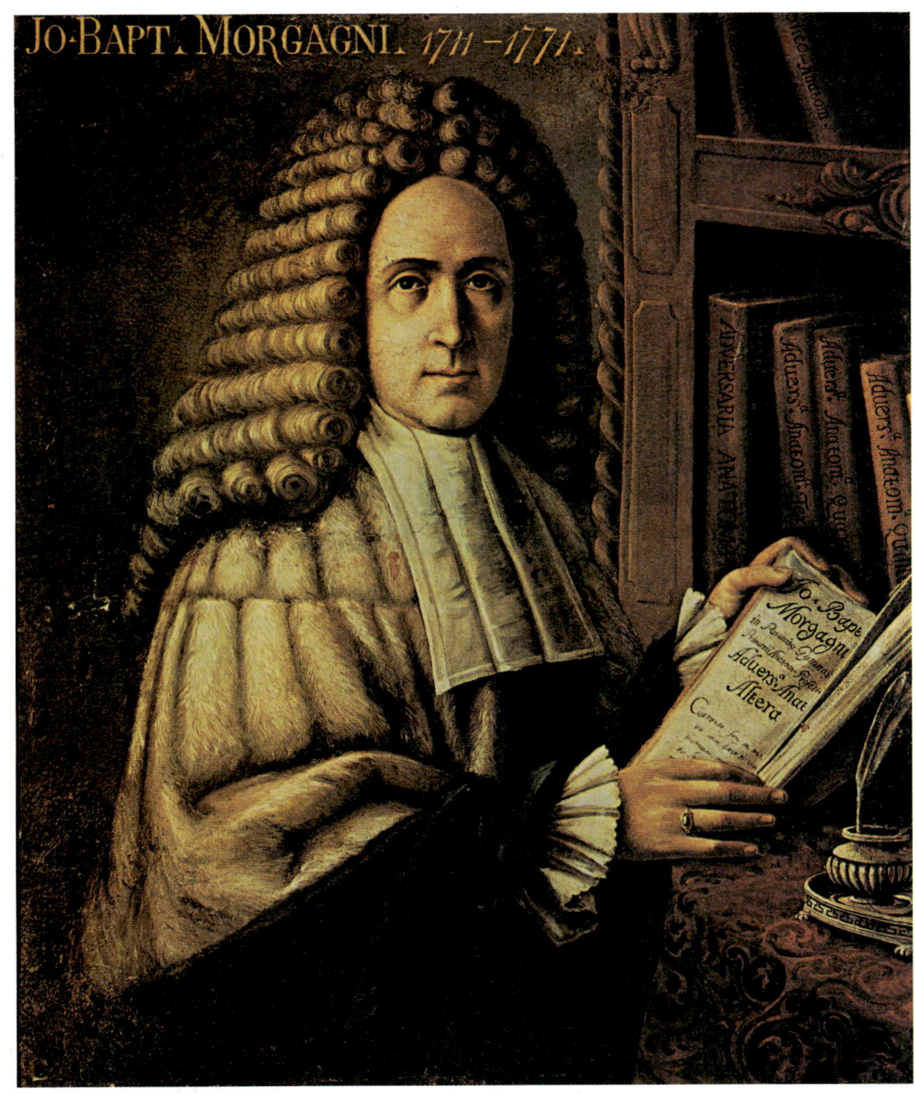

Abbildung 1193
Giovanni Battista Morgagni. (Italien, Universität von Padua.) Als Begründer der modernen pathologischen Anatomie zeigt Morgagni besonderes Interesse für die angeborenen Herzleiden.

Abbildung 1191 (gegenüber links)
Verschiedene Ansichten des Herzens. Anatomische Bildtafel aus der Enzyklopädie. *Entnommen aus der* Abhandlung über die Struktur des Herzens, seines Wirkens und seiner Krankheiten, *von Jean-Baptiste von Sénac, Paris 1774.*

Abbildung 1192 (gegenüber rechts)
Eine andere anatomische Bildtafel über das Herz aus der Enzyklopädie. *Oben wird das Innere der linken Herzklappe dargestellt, im unteren Teil »alles was sich unterhalb der Aorta befindet, die sigmoïden Herzklappen und ihre Strukturen«, entnommen aus der bereits zitierten* Abhandlung *von J.-B. von Sénac. In diesem Werk präzisiert er die zahlreichen Punkte, die mit der Herzanatomie und Herzpathologie zusammenhängen. Er beschreibt die Herzbeutelentzündung, erwähnt die Leukozyten, obwohl er diese als nicht zum Blut zugehörig zählt, sondern zum Chylus. Außerdem gibt er eine exakte Beschreibung der Leukämie.*

Im sechsten Buch geht es um Herzkrankheiten. Insgesamt sind von den tausend Seiten dreihundert den klinischen Betrachtungen vorbehalten. Es gibt nichts wesentlich Neues in diesem Buch. Zum größten Teil werden alle bisher gemachten Erfahrungen zusammengetragen. Sénac gibt eine Zusammenfassung der physischen Anzeichen für die verschiedenen Pulsarten, er räumt den Herzbeutelkrankheiten einen großzügigen Platz ein, was nach den Werken von Avenzoar und Lower nicht weiter erstaunlich ist. Geradezu mustergültig beschäftigt Sénac sich in einem weiteren Kapitel mit den Herzpolypen, er deutet auch die tödliche Embolie an. Ebenso werden Herzklopfen und Herzstillstand aufgeführt. Besonders interessant ist aber, daß Sénac auf die häufig latenten Herzleiden aufmerksam macht. Auf dem Gebiet der Therapie zeigt sich der Autor äußerst pessimistisch und verordnet Diäten, Aderlaß und Medikamente, die »die Freiheit des Magens nicht angreifen«.

Giovanni Battista Morgagni aus Padua hat in seinem berühmten Buch *De sedibus et causis morborum per anatomen indagatis* (1761) ungefähr sieben-

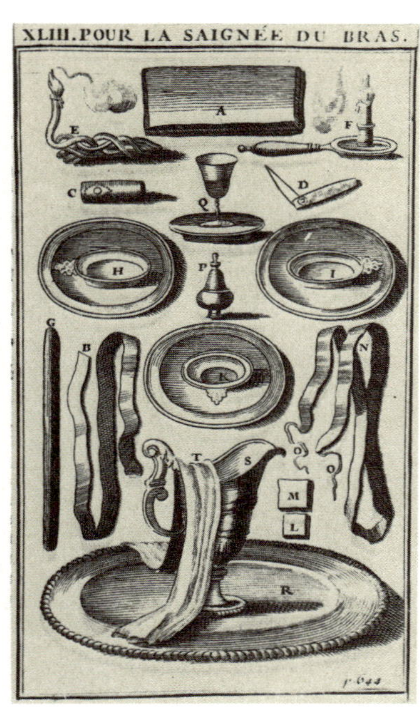

Abbildung 1194
Instrumente für den Aderlaß am Arm. Illustrationen aus dem Kurs über chirurgische Eingriffe *von Pierre Dionis, Paris, Ausgabe von 1765.*

hundert Krankengeschichten in Form von Briefen zusammengetragen. In einigen Briefen beschreibt er angeborene Herzleiden, in anderen ist von Herzgefäß-Wassersucht, von der Verkalkung der Herzkranzgefäße und der Aorta, von lokal begrenzten Aneurysmen und den Veränderungen des Herzmuskels die Rede. Im siebzehnten Brief beschreibt er eine Angina pectoris mit Insuffizienz der linken Herzkammer, dann den plötzlichen Tod auf Grund einer Aorta-Erweiterung. Im vierundzwanzigsten Brief skizziert er die Verkalkung der Herzkranzgefäße, spricht im klinischen Bericht jedoch nicht von Brustschmerzen. Derselbe Brief berichtet von einem rupturierten Herzaneurysma.

Der vierundzwanzigste Brief ist den Herzpolypen gewidmet, in Brief siebenundzwanzig ist die Rede von einer Fibrosierung des Herzmuskels, die wahrscheinlich koronaren Ursprungs ist. Deren Konsistenz wird als sehnig, knorpelig oder knochig angegeben.

Der beste Beitrag ist schließlich die Beschreibung des aurikulo-ventrikularen Blocks. Morgagni scheint vier solcher Fälle festgestellt zu haben. Der erste Fall ist in Brief neun beschrieben: »Anastasio Poggio, ein ehrwürdiger und rechtschaffener Priester von 68 Jahren von blühendem Aussehen erlitt einen epileptischen Anfall, der eine starke Pulsschwäche nach sich zog.« Der zweite Fall aus dem vierundsechzigsten Brief handelt von einem achtundsechzigjährigen Händler aus Padua, der »von einer Art Ohnmacht erfaßt zu Boden fiel. Am nächsten Morgen verspürte er konvulsive Bewegungen und erlitt einen der Epilepsie ähnlichen Anfall. Der Pulsschlag war in dem Moment stark, jedoch hart und selten.« Vier Monate später wird Morgagni zur Untersuchung dieses Kranken gerufen, der einen Rückfall erlitten hatte. Er stellt fest, daß »der Pulsschlag des Patienten dreimal so schwach war wie er eigentlich hätte sein müssen.« In einem anderen Brief, in dem Morgagni sich noch einmal auf die Krankengeschichte des Kaufmanns aus Padua bezieht, sagt er ausdrücklich, daß er nur zweiundzwanzig Pulsschläge pro Minute gezählt habe. Die gleichen Symptome stellte er noch bei zwei Greisen fest, die ebenfalls sogenannte epileptische Anfälle erlitten hatten.

Johann Leopold Auenbrugger (1722—1809) war Arzt am Spanischen Hospital in Wien und arbeitete ungefähr acht Jahre lang an seinem *Inventum novum ex percussione thoracis humani* (erschienen 1761 in Wien). Obwohl dieses bedeutende Werk bereits 1770 von Roziere de La Chassagne ins Französische übersetzt wurde, fand es vorerst keine Würdigung. Erst 1808, nach einer Übersetzung von Corvisart, der auch Kommentare hinzufügte, erfuhr es eine angemessene Beachtung.

Das *Inventum novom* beschreibt auf fünfundneunzig Seiten die Modalitäten der Perkussion und deren mögliche Ergebnisse. Der wesentliche Teil ist den Lungen- und Rippenfellkrankheiten gewidmet, es werden auch Studien zu Herzbeutelwassersucht und Herzerweiterung aufgeführt. Im letzten Fall handelt es sich wahrscheinlich um Herzdilatationen. Auenbrugger macht auf die Erniedrigung des prae- und parasternalen Klopfschalls in beiden Fällen aufmerksam. Eigenartig bleibt es, daß die Entdeckung der Perkussion erst nach fünfzig Jahren an die Öffentlichkeit drang. Denn schließlich ging diese Methode über das alleinige Wahrnehmen des arteriellen Pulsschlages hinaus, der bis dahin das einzige physische Anzeichen zur Feststellung von Herzleiden gewesen war.

Die Angina pectoris und der Fingerhut

Heberden, Jenner und Withering sind im letzten Drittel des 18. Jahrhunderts die drei interessantesten Mediziner auf dem Gebiet der Kardiologie.

William Heberden (1710—1801) trug am 21. Juli 1768 vor dem Royal College in London eine meisterhafte Beschreibung der Angina pectoris vor. Die Entdeckung dieses Leidens wird manchmal jedoch Nicolas Rougnon (1727 bis 1799) zugeschrieben. In der Veröffentlichung von 1772 lesen wir bei Heberden: »Die an Angina pectoris Leidenden empfinden beim Gehen, vor allem nach den Mahlzeiten, ein sehr unangenehmes und schmerzhaftes Gefühl in der Brust. Wenn es an Heftigkeit zunimmt oder länger andauert, haben die Betrof-

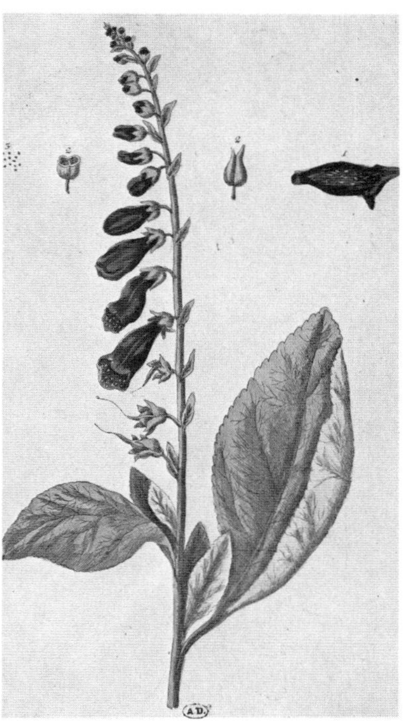

Abbildung 1196 (oben)
Der Fingerhut. Stich, 18. Jh. In England wurde der Fingerhut zum erstenmal zu therapeutischen Zwecken verwendet. Withering arbeitete zehn Jahre, um die genaue Anwendung zu bestimmen.

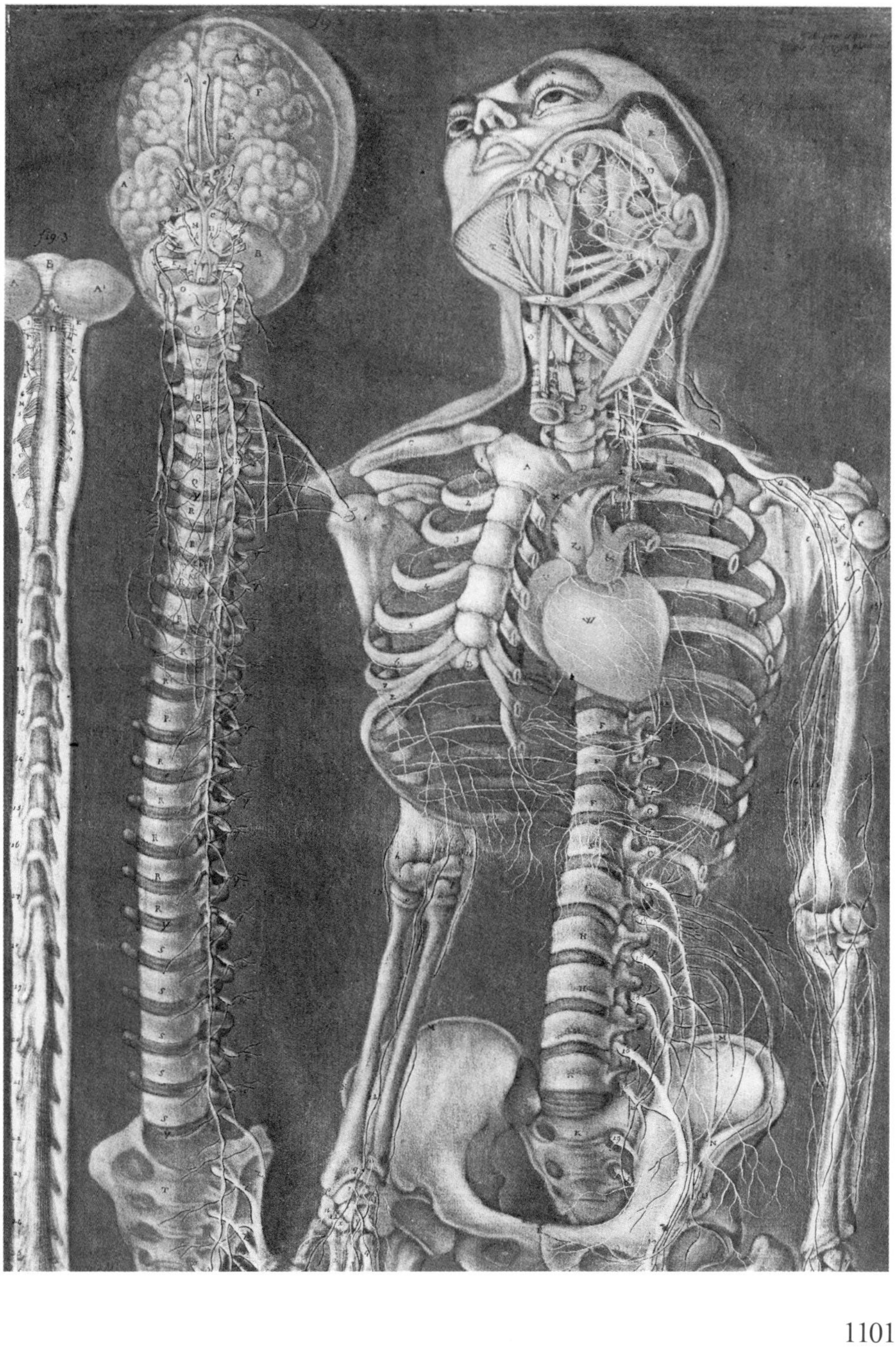

Abbildung 1195
Anatomische Bildtafel von Jacques Gautier d'Agoty, entnommen dem Aufsatz über Anatomie auf gedruckten Bildtafeln, *Paris 1745.*

fenen das Gefühl, zu ersticken. Sobald sie aber stehenbleiben, verschwindet dieses Unwohlsein. Andererseits fühlen sich die Patienten zu Beginn dieser Krankheit vollkommen wohl und zeigen keine Art von Atemstörung, deren Symptome sich ganz anders darstellen.« Heberden spricht im weiteren Verlauf des Textes von der plötzlich auftretenden Angina pectoris und auch von ihrer chronischen Form, bei der ständig Lebensgefahr besteht. Die Todesursache ist mit Sicherheit ein Herzinfarkt, den Heberden auf eine Verkrampfung zurückführt. In seinen *Kommentaren zu Geschichte und Heilung von Krankheiten,* die bereits 1786 geschrieben, aber erst 1802 veröffentlicht wurden, sagt Heberden ausdrücklich: »Ich habe fast hundert Patienten gesehen, die an dieser Krankheit litten. Unter ihnen befanden sich nur drei Frauen.« Damit unterstreicht er die starke Angina-pectoris-Anfälligkeit von Männern.

Edward Jenner (1749—1832) bringt in einem Brief an Heberden aus dem Jahre 1778 oder 1786 die Angina pectoris mit einer Herzkranzthrombose in Verbindung. Im Rahmen der Krankengeschichte und Autopsie seines Meisters John Hunter (1728—1793) zeigt er den Zusammenhang der Angina pectoris mit den Schrumpfungen der Herzgefäße.

William Withering (1741—1799) schreibt als erster ein Buch über die Fingerhutpflanze: *Bericht über den Fingerhut und einige seiner medizinischen Anwendungsbereiche* (1785). Vor ihm hatte sich bereits John Parkinson (1567 bis 1650) in seinem *Theatrum botanicum* von 1640 damit beschäftigt, ebenso im Jahre 1780 Erasmus Darwin (1751—1802). Withering schildert in seinem Werk hundertdreiundsechzig Krankheitsfälle, die mit Fingerhut behandelt wurden. Er erteilt Ratschläge zur Anwendung dieser Pflanze, deren Extrakt entweder als Pulver oder in flüssiger Form eingenommen werden kann. »Erwachsenen gebe ich zweimal am Tag drei Einheiten des Puders.« »In flüssiger Form wird zweimal am Tag eine Unze dieser Infusion gereicht. Das ist eine mittlere Dosis für einen Erwachsenen.« Withering betont mit Nachdruck, daß der Fingerhut nicht unbedingt immer harntreibende Wirkung hat. Wo aber der Fingerhut nicht hilft, gibt es auch kein besseres Mittel. Er stellt aus der Pflanze ein Medikament her, das auf das Herz »in einem Maße einwirkt, wie es bisher bei keinem anderen Heilmittel beobachtet werden konnte«.

Caleb Hillier Parry (1755—1822) gab außer seinen Arbeiten über die Angina pectoris und die Angina syncopalis als erster eine Beschreibung der Herzerweiterung bei Schilddrüsenüberfunktion. »Diese Krankheit habe ich in fünf Fällen beobachtet. Sie ist mit einer offensichtlichen Erweiterung des Herzens verbunden. Mit der Vergrößerung der Schilddrüse hat sie aber bisher noch kein Mediziner in Zusammenhang gebracht. Den ersten Fall habe ich im August 1786 bei einer siebenunddreißigjährigen Frau beobachtet.« Als weitere Symptome gibt Parry an: Herzklopfen, unregelmäßiger Pulsschlag von 156 pro Minute, Vorwölbung des Schilddrüsenkörpers, hervortretende Augen, heftige beziehungsweise aussetzende Menstruation. Das Werk Parrys wurde leider erst 1825 bekannt, als sein Sohn es posthum veröffentlichte.

Folgende Mediziner aus dem Ende des 18. Jahrhunderts sollten noch erwähnt werden. *William Hunter* (1718—1783), der Bruder John Hunters, widmete sich den Studien über den anomalen Fötus. Bis zu seinem Tod klassifizierte er ein halbes Dutzend angeborener Herzleiden, zum Beispiel die Tetralogie, Septumdefekte und eine Atresie der Lungenarterie. *Eduard Sandifort* (1742—1814) berichtete indessen von einem Fall, den wir heute unter der

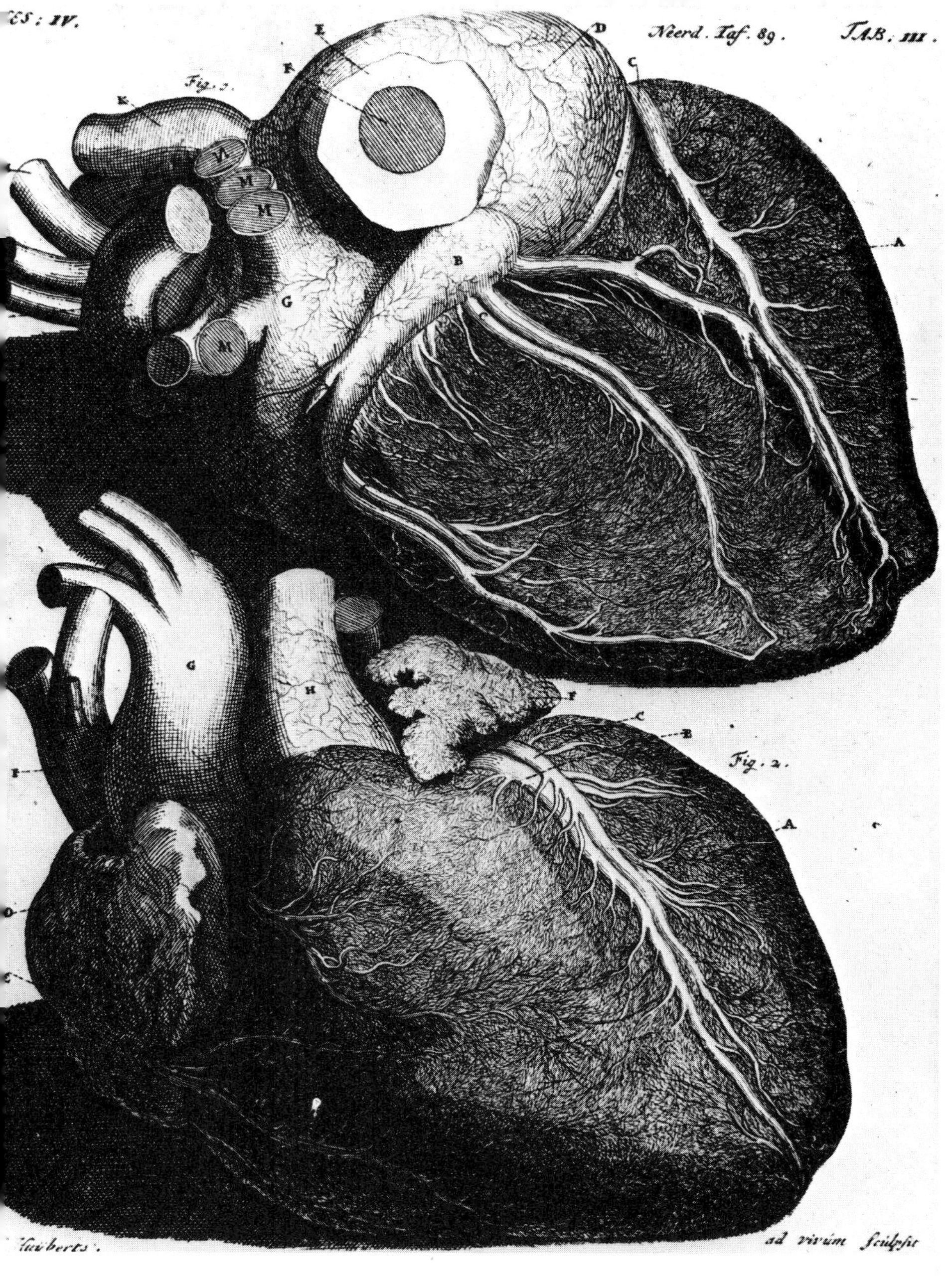

Abbildung 1197
Stich eines anatomischen Modells von Friederich Ruysch: Thesaurus anatomicus, *Amsterdam 1729. Hier kann man die Perfektion des Gefäßsystems bewundern, durch dessen präzise Darstellung Ruysch berühmt wurde und die seinen anatomischen Arbeiten eine unvergleichliche Klarheit verschaffte.*

Bezeichnung Fallotsche Tetralogie kennen. *David Pitcairn* (1749—1809) erwähnte den Zusammenhang zwischen Rheumatismus und Herzleiden. Als letzten wollen wir noch *Antoine-Laurent Lavoisier* anführen, der nach seiner Entdeckung des Sauerstoffs (1785) die Sauerstoffanreicherung des Blutes in der Lunge beschrieb.

Am Ende des 18. Jahrhunderts ist das Gebiet der Kardiologie bereits gut abgesteckt. Mit den Werken Lowers und Sénacs ist die Kardiologie zu einer eigenständigen Fachrichtung geworden. Durch die zahlreichen Autopsie-Dokumente wurden die wichtigsten Züge ihrer Krankheitslehre bekannt. Aber das Erkennen der Verletzungen oder Schäden am Lebenden beziehungsweise Kranken blieb noch rein zufällig. Die großen Neuerungen des 19. Jahrhunderts, die Perkussion und die Auskultation, sollten die ersten Möglichkeiten einer genaueren Krankheitsdiagnostik werden. Im 20. Jahrhundert endlich sollten Radiologie und Elektrokardiographie zu einem erstaunlichen Aufschwung der Kardiologie führen.

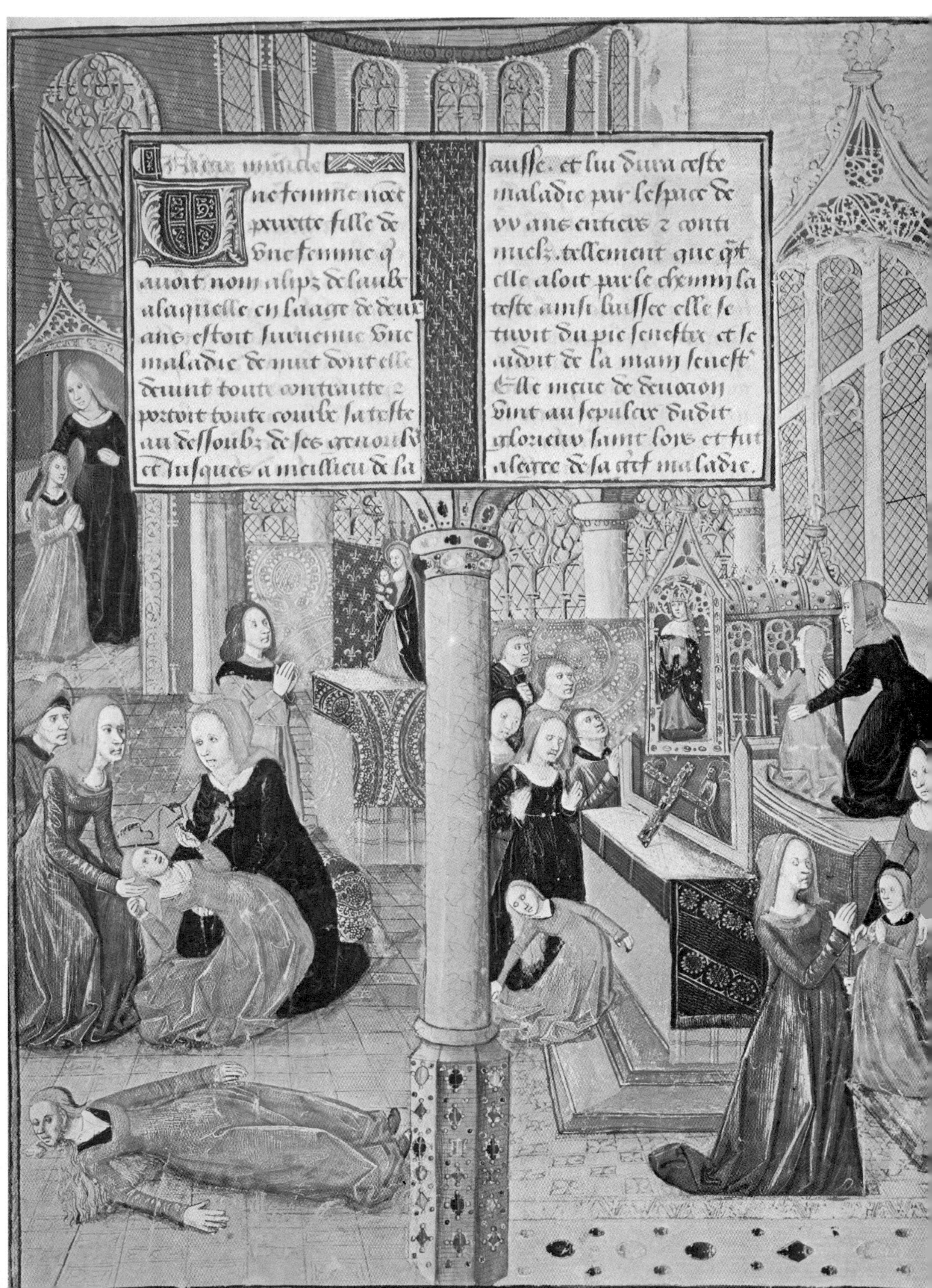
Une femme nõee
perrette fille de
une femme q
auoit nom alipz de saulx
a laquelle en laage de deux
ans estoit suruenue une
maladie de nuit dont elle
deuint toute contraicte &
portoit toute courbe sa teste
au dessoubz de ses genoulx
et iusques a meillieu de la
cuisse. et lui dura ceste
maladie par lespace de
xx ans entiers & conti
nuelz. tellement que quant
elle aloit par le chemin la
teste ainsi baissee elle se
tenoit du pie senestre et se
aidoit de la main senest
Elle meue de deuocion
vint au sepulcre dudit
glorieux saint loys et fut
alegee de sa grief maladie.

Geschichte der Neurologie

von Paul Girard

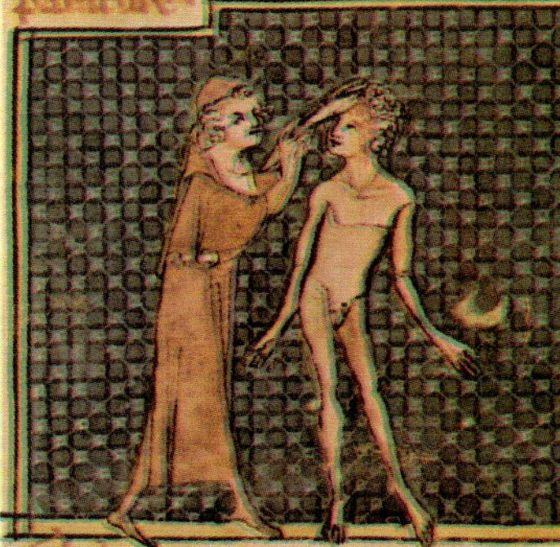

Abbildung 1199 (oben) Chirurgischer Eingriff am Kopf. Miniatur aus einer Handschrift über die Chirurgie von Henry de Mondeville, 14. Jahrhundert. (Paris, Nationalbibliothek)

Abbildung 1198 (gegenüber) Heilung einer Frau, die seit dem Alter von zwei Jahren an einer Nervenkrankheit litt und sich nicht aufrecht halten konnte. Buch von den Taten des Mgr. Saint Luis, *von Henry de Perche, Ende des 15. Jahrhunderts. (Paris, Nationalbibliothek)*

Der Ausdruck Neuron tritt erst gegen Ende des letzten Jahrhunderts in der wissenschaftlichen Literatur in Erscheinung. In einer Arbeit von Waldeyer aus dem Jahr 1891 wird damit eine Struktureinheit des Nervensystems bezeichnet. Dabei handelte es sich um eine Vorstufe der Neuronentheorie, die Ramon y Cajal (1892) und Van Gehuchten (1893) vertraten.

Hippokrates hat in seinen Schriften das Wort *Neuron* sowohl für die gespannte Bogensehne als auch für Bänder, Sehnen und Nerven verwendet. Im zweiten Jahrhundert n. Chr. vertrat Galen die Auffassung, man solle die Bedeutung dieses Begriffs auf die Bezeichnung der motorischen und sensorischen Nerven beschränken und die Sehnen mit *Tonos* bezeichnen (von *teino:* ich spanne an). Galen faßte darüber hinaus das Gehirn, das Rückenmark und die peripheren Nerven zu einem System zusammen. Damit wurde er zu einem Vorläufer der modernen Neurologie, die man als Wissenschaft vom Nervensystem definieren könnte.

Indessen sollte die Neurologie erst gegen Ende des 19. Jahrhunderts zu einer wirklich selbständigen Wissenschaft werden.

Die American Neurological Association (Amerikanische Neurologische Gesellschaft) wurde 1875 gegründet. Im Jahre 1879 erschien *Brain* als das erste *Journal of neurology*. Charcot wurde 1882 der erste Inhaber eines Lehrstuhls für Nervenkrankheiten, und die erste Nummer der *Revue neurologique* erschien im Jahre 1893.

Die Geschichte der Neurologie ist eng mit der Geschichte der Anatomie des Nervensystems verbunden. Auch heute noch erfordert das Studium der klinischen Neurologie eine genaue Kenntnis dieser anatomischen Strukturen und ihrer Physiologie.

Die Neurologie im Altertum

Die ersten Dokumente

Die frühesten Dokumente datieren aus der Zeit von 1590 bis 1340 v. Chr. (d. h. aus der 17. Dynastie in Ägypten). In dem von Ebers entdeckten Papyrus ist von Kopfschmerzen, Schwindelanfällen und Epilepsie die Rede. Der Papyrus von Edwin Smith ist chirurgischen Inhalts; er enthält einige Angaben über das Gehirn, die Gehirnhäute und die das Großhirn umgebende Flüssigkeit. Darüber hinaus werden Beobachtungen bei Schädelfrakturen beschrieben und auf die Bedeutung von Ohr- und Nasenblutungen wird in diesem Zusammenhang hingewiesen. Bei einem Verletzten wurden Bewegungsstörungen in der gleichen Körperhälfte registriert, in der die Fraktur lag. Im Zusammenhang mit Verletzungen der Halswirbel werden motorische Störungen der Extremitäten,

Inkontinenz (unwillkürlicher Harnabgang) und Priapismus (Dauererektion) erwähnt.

An dieser Stelle müssen wir auch auf die Bedeutung der Grabsäule von Ruma* hinweisen, auf der sich die Darstellung einer Amyotrophie (Muskelschwund) des rechten Beins findet. Hierbei handelt es sich um die erste Abbildung von Folgeerscheinungen der Kinderlähmung. Ebenso zeigt ein Flachrelief aus dem Palast von Assurbanipal** eine Löwin, die in der Rückengegend von Pfeilen durchbohrt ist: eine Lähmung der hinteren Extremitäten läßt sie im Sprung erstarren.

* Glyptothek Ny Carlsberg, Kopenhagen

** British Museum, London

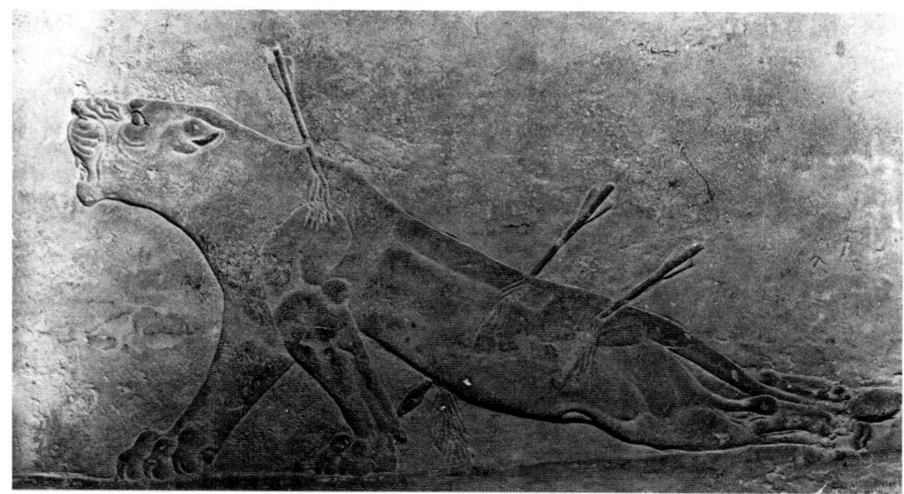

Abbildung 1200
Die verwundete Löwin. Assyrisches Flachrelief, 668—626 v. Chr. (London, British Museum)

Hippokrates

Die Lokalisation des Denkvermögens im Gehirn wird Pythagoras zugeschrieben. Anaxagoras (496—428 v. Chr.) soll von der Existenz eines Zusammenhangs zwischen den peripheren Nerven und dem Gehirn überzeugt gewesen sein, das dadurch zum Sitz der Empfindungen, der Gedanken und der Seele wurde. Ebenso hat Empedokles das Gehirn mit einem Wachposten verglichen, der auf dem höchsten Punkt einer Zitadelle Stellung bezogen hat, der Wächter über das Denken und die Intelligenz.

Allerdings handelt es sich hier lediglich um Informationen aus zweiter Hand, deren Authentizität schwerlich garantiert werden kann. Dagegen befinden wir uns hinsichtlich der *Hippokratischen Schriften* auf festerem Grund, selbst wenn nicht alle Texte mit Sicherheit aus der Feder des Hippokrates stammen. Diese Schriften sind im vierten vorchristlichen Jahrhundert, dem goldenen, dem Jahrhundert des Perikles, entstanden.

Hippokrates hat keinen menschlichen Leichnam seziert und seine anatomischen Kenntnisse waren begrenzt. Indes vertrat er die Meinung, daß das Gehirn des Menschen dem von Tieren ähnlich sei, d. h., daß es doppelt und durch eine feine senkrechte fibröse Membran in eine linke und eine rechte Hälfte unterteilt sei. Er unterschied zwei Hirnhäute, »die eine dick und mehr oder weniger am Schädelknochen haftend, die andere dünn und in direkter Berührung mit dem Gehirn«. Hippokrates wußte ebenfalls, daß das Rückenmark mit dem Gehirn verbunden ist, die gleichen Hüllen besitzt und — trotz seines Namens — nichts mit dem Knochenmark gemein hat. Da er nicht in der Lage war, zwischen Sehnen und Nerven zu unterscheiden, konnte er keine Vorstellung vom Nervensystem und seiner Funktionsweise haben. Seine physiologischen Kenntnisse hingen allein von klinischen Beobachtungen ab und waren praktisch ganz auf die Gehirnfunktionen beschränkt:

»Man muß wissen, daß auf der einen Seite das Vergnügen, die Freuden, das Lachen und die Spiele, auf der anderen Seite der Schmerz, der Kummer, die Unzufriedenheit und die Klagen von nirgendwo anders als vom Gehirn kommen. Das Gehirn ist es, mit Hilfe dessen wir denken, verstehen, sehen und hören, das Häßliche und das Schöne kennen, das Gute und Böse, das Angenehme und das Unangenehme... Auf das Gehirn ist es zurückzuführen, wenn wir wahnsinnig sind, wenn wir rasen, wenn uns Angst und Schrecken belagern, sei es nachts oder nach Tagesanbruch, wenn wir Schicksalsschläge empfinden, Irrtümer aller Art und unangebrachte Sorgen. Ihm sind die Mißverständnisse der gegenwärtigen Dinge zuzuschreiben, der Verlust unserer Gewohnheiten, der Mangel an Erfahrung: all dies widerfährt uns durch das Gehirn, wenn es nicht gesund ist, d. h. wenn es zu heiß oder zu kalt, zu feucht oder zu trocken ist, oder wenn ihm eine unnatürliche Verletzung zugefügt worden ist.« *(Von der heiligen Krankheit,* »Corpus Hippocraticum«.)

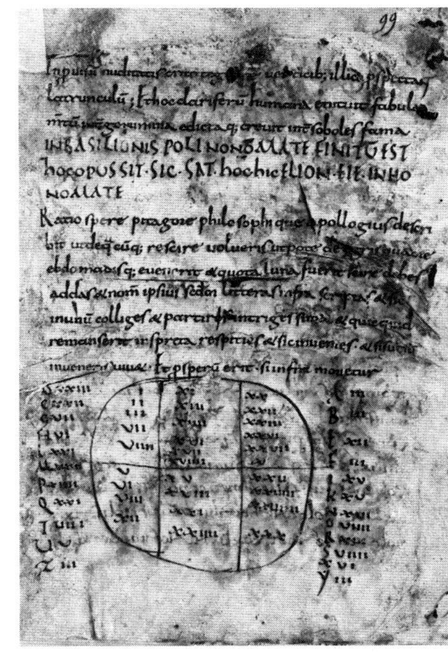

Abbildung 1201
Die Kugel des Pythagoras.
(Paris, Nationalbibliothek)

Schlaf und Träume sind ebenfalls Funktionen des Gehirns. Schließlich ist das Gehirn nicht nur das Organ der Intelligenz, sondern auch das des allgemeinen und speziellen Empfindungsvermögens. Die Sehfähigkeit ist auf die Widerspiegelung der Bilder im Gehirn zurückzuführen, die auf der Netzhaut entstehen, die Töne gelangen durch die Knochen des Ohrs zu den Hirnhäuten, die Gerüche mit der Luft, die sich in den Nasenhöhlen befindet.

Mit dieser Bemerkung nahm Hippokrates offiziell an einer Debatte teil, die noch heute nicht beendet ist. In seinem Werk *Von der heiligen Krankheit* verwirft er kategorisch alle anderen Lokalisationen der Intelligenz und der Empfindungen, obwohl sie in jener Zeit ohne weiteres als zulässig galten:

»Ich erkläre, daß das Gehirn der Interpret (Vermittler) der Intelligenz ist. Das Phren (Zwerchfell) besitzt einen Namen*, den es der Gewohnheit, nicht jedoch den Tatsachen verdankt. Ich sehe in der Tat nicht ein, welchen Einfluß es auf das Denken und die Intelligenz haben soll. Es erkennt nichts von den anderen Körperteilen und es besteht kein Grund, ihm diesen Namen und diese Funktion zuzuschreiben... Einige behaupten, daß wir mit dem Herzen denken und daß dieses Organ Kummer und Sorgen empfindet — weit gefehlt! Das Gehirn ist die Ursache von all dem.«

* Von *»phroneo«,* ich denke

Hippokrates war ein hervorragender Kliniker. In seinen Schriften können wir die Beschreibung der Diphtherischen Lähmungen wiederfinden, die Darstellung von Muskelatrophien bei Knochengelenkverletzungen; drei Fälle von Tetanus (nach Verletzungen am Zeigefinger, am Knöchel und am Daumen) wurden beobachtet sowie das Krankheitsbild eines Schlaganfalls. Hippokrates beschrieb nicht nur die schweren Paraplegien (Lähmung zweier symmetrischer Extremitäten) oder Tetraplegien (vollständige Lähmung aller vier Extremitäten) infolge von Wirbelverletzungen, sondern wies darüber hinaus auf das gemeinsame Vorkommen dorsaler Höcker mit groben und harten Tuberkeln in den Lungen hin, eine Beschreibung, die auf das Pott-David-Syndrom paßt.

Zwei weitere Werke verdienen unsere besondere Aufmerksamkeit. An erster Stelle ist die Schrift über die *Verletzungen des Schädels* zu nennen. Dort wird bereits erwähnt, daß rechtsseitig lokalisierte Konvulsionen auftreten können, wenn eine Verletzung der linken Schädelseite vorliegt, und umgekehrt. Diese

Konvulsionen können durch ungeschickte Ausführungen einer Trepanation am Kranken ausgelöst werden.

In einigen der überlieferten Beobachtungen kann man unschwer das Krankheitsbild einer Infektion und einer sekundären Meningitis erkennen. Danach wird genau beschrieben, daß man in solchen Fällen Lähmungen der entgegengesetzten Körperseite beobachten kann. Schließlich deutete Hippokrates zwar an, daß bei halbseitigen Lähmungen Komplikationen durch Sprachschwierigkeiten eintreten könnten, er gab jedoch nicht die Seite der Lähmung an.

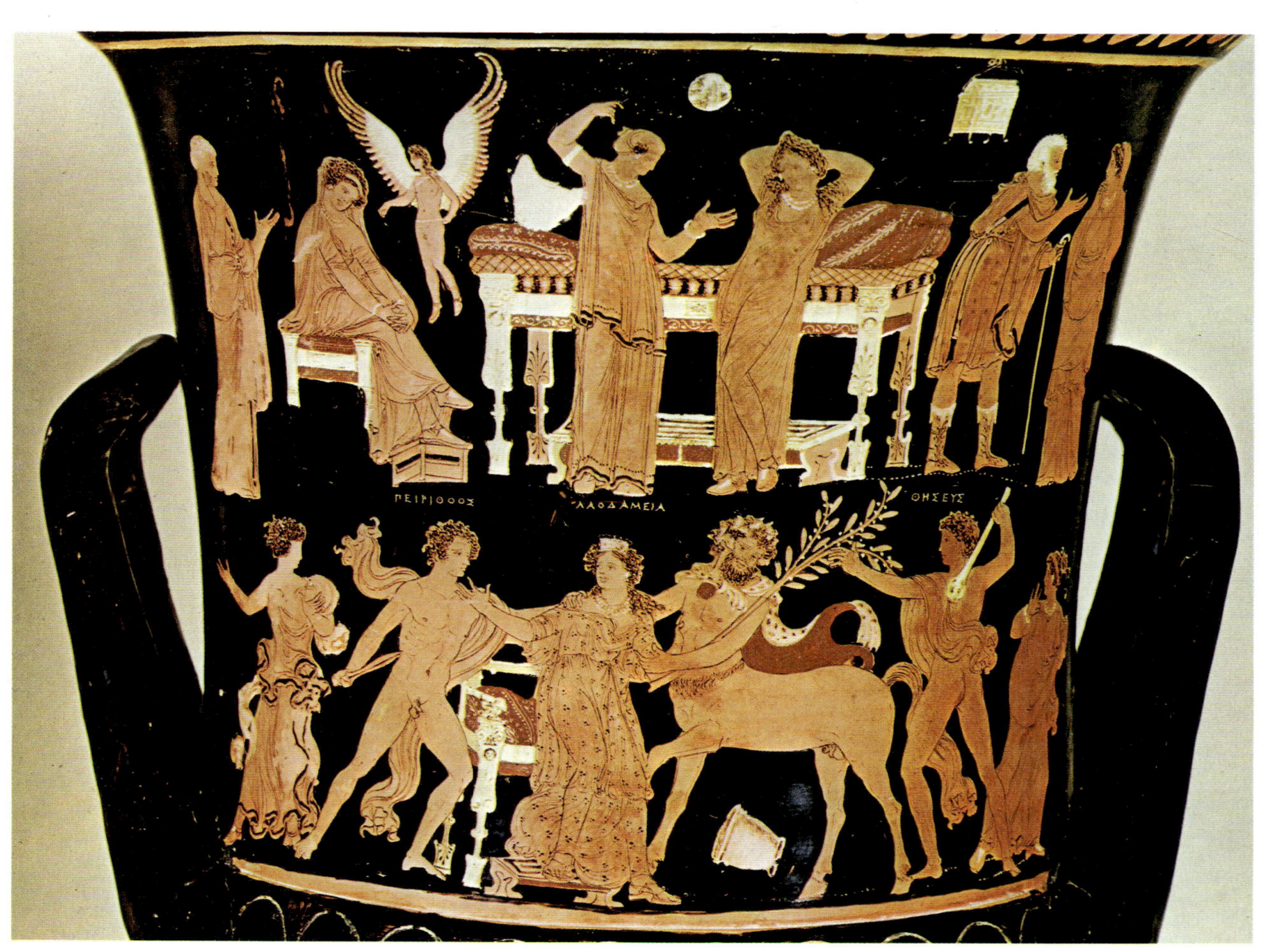

Abbildung 1202
Szene aus der griechischen Mythologie. Griechische Vase, 5. Jahrhundert v. Chr. (London, British Museum)

Die *Abhandlung über die Epilepsie oder die heilige Krankheit* verdient ganz besondere Erwähnung. Sie enthält eine wirklich treffende Beschreibung von Epilepsieanfällen und von Anzeichen, die für die Prognose relevant sind, wobei die Epilepsie bei Erwachsenen den Konvulsionen bei Kindern gegenübergestellt wird. Daneben werden Anfälle von lokaler Epilepsie, der Schmerzzustand, die Schlafepilepsie und die posttraumatische Epilepsie beschrieben.

Von größter Bedeutung jedoch ist die Tatsache, daß Hippokrates vier Jahrhunderte v. Chr. mit großer Beredsamkeit den Standpunkt vertrat, daß die Epilepsie trotz ihres verwunderlichen Krankheitsbildes und ihrer heftigen und blitzartigen Anfälle keineswegs eine »heilige« Krankheit sei, die mit einer göttlichen Intervention zusammenhinge. Sie habe vielmehr, wie die anderen Krankheiten, natürliche Ursachen. In dieser Frage hegte Hippokrates keinerlei Zweifel; der Anfall der Kranken entsprang einer Störung der Gehirnfunktionen: »Ich bin der Ansicht, daß die Epilepsie, auch heilige Krankheit genannt, um nichts göttlicher oder heiliger als andere Krankheiten ist. Für mich stehen die Leute, die die Epilepsie der Gottheit geweiht haben, auf der gleichen Stufe wie die angeblichen Hexer, Zauberer, Scharlatane und Bigotten. Sie haben ihre Ignoranz mit dem Mantel des Göttlichen bedeckt.«

Mit diesen Erkenntnissen trugen die Hippokratischen Schriften zu einer Verurteilung der heiligen Medizin bei und ordneten die Neurologie erstmalig in den Rahmen der organischen Pathologie ein.

In derselben Epoche siedelte Plato in seinem Werke *Timaios oder Über die Natur* das Denkvermögen, die Überlegung und den Verstand im Kopf an. Er sprach allerdings auch von einer »erzürnbaren Seele« und wies ihr einen Platz zwischen Hals und Zwerchfell zu. Von ihr hingen in seiner Vorstellung Mut, Zorn und Leidenschaften ab. Außerdem war eine »hungrige Seele« zwischen dem Zwerchfell und dem Nabel beheimatet, von welcher »der Wunsch nach Essen, nach Trinken und nach all den Dingen, nach denen die Natur des Körpers sie ein Bedürfnis verspüren läßt«, abhing. Die »erzürnbare« und die »hungrige« Seele wurden im Prinzip vom Verstand kontrolliert, welcher — wie die Akropolis über der Stadt — im Kopf thronte.

Für Aristoteles war das Herz das einzige Organ der Empfindung, der Intelligenz und der Bewegung, da alle Nerven von ihm ausgingen. Das feuchte, kalte und gefühllose Gehirn hatte bei Aristoteles keine andere Aufgabe, als das Blut zu kühlen, das nach seiner Erwärmung im Herzen durch die Adern zur Pia mater (weiche Gehirnhaut) gelangte und dort mit dem Gehirn in Kontakt kam.

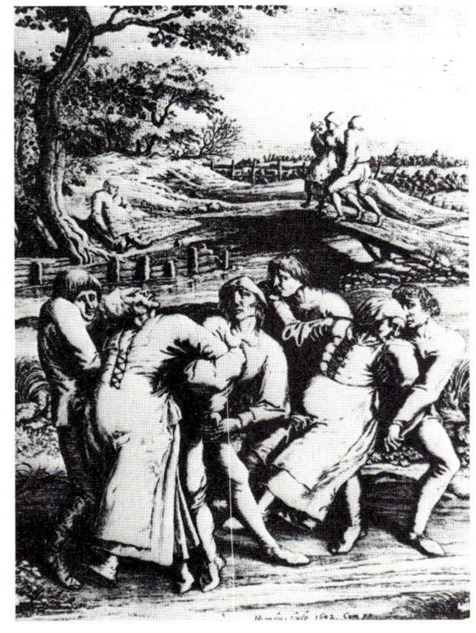

Abbildung 1203 (oben)
Pilgerzug der »Epileptiker« von Molenbeek-Saint-Jean. Stich von Peter Brueghel dem Älteren, 1564.
Es handelt sich hier nicht um Epilepsie in dem heutigen Sinn des Wortes, sondern vielmehr um ein Leiden, das man im Volksmund »Tanzwut« nannte. Tatsächlich wird hier der Veitstanz oder Chorea dargestellt.

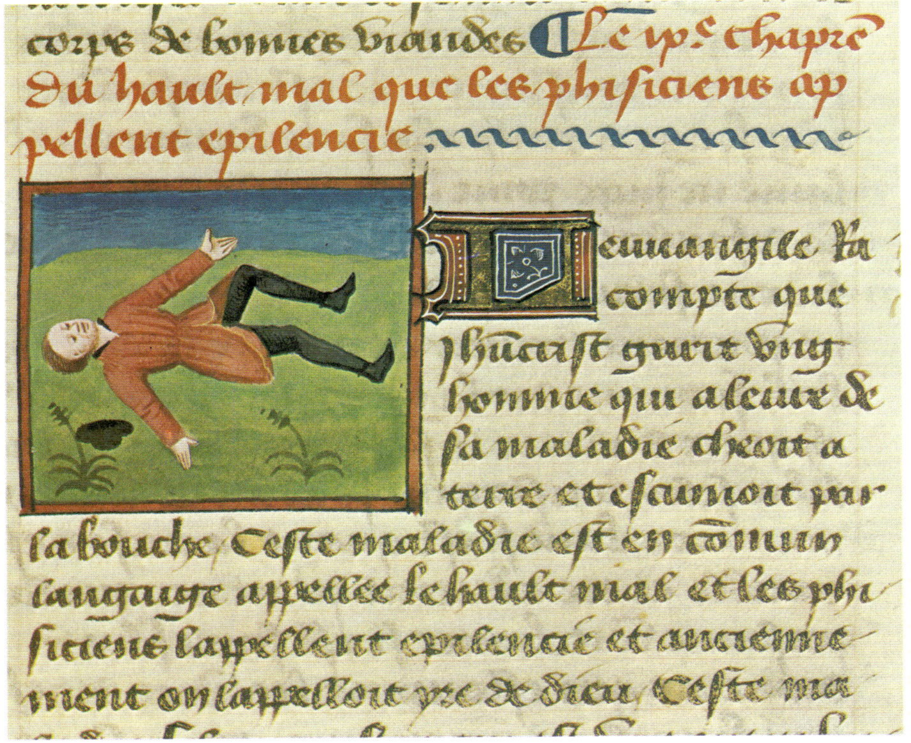

corps de bonnes viandes. Le ixe chapre du hault mal que les phisiciens appellent epilencie.

euuangile la compte que Jhucrist guerit ung homme qui a leure de sa maladie cheoit a terre et escumoit par la bouche. Ceste maladie est en commun langaige appellee le hault mal et les phisiciens lappellent epilencie et anciennement on lappelloit yre de dieu. Ceste ma

Abbildung 1204 (links)
Der Epileptiker. Miniatur aus dem Buch der Eigenschaften der Dinge *von Bartholomäus dem Engländer, 15. Jahrhundert. (Paris, Nationalbibliothek)*
Das Buch wurde auf Anordnung von König Charles V. aus dem Lateinischen ins Französische übersetzt. Das Buch der Eigenschaften der Dinge *stellt die Summe der medizinischen und wissenschaftlichen Kenntnisse dieser Epoche dar.*

Die Schule von Alexandria

Herophilos und Erasistratos konnten die Kenntnisse über die Anatomie des Gehirns weiter präzisieren. Sie erkannten die Existenz der beiden Seitenventrikel (Gehirnkammern), die durch die Öffnung mit dem dritten Ventrikel verbunden sind. Es folgt ein kleiner Ventrikel, der unter dem Kleinhirn liegt.

Dieser genauen (und zutreffenden) Beschreibung fügten sie allerdings eine phantastische Interpretation zu: sie brachten in den Ventrikeln die Kraft unter, die das animalische und geistige Leben beherrscht. Diese Kraft, so meinten sie, ginge von den Seitenventrikeln aus und endet im vierten Ventrikel, auf dessen Boden sich der *Calamus scriptorius* (das kaudale Ende der Rautengrube hat Ähnlichkeit mit einer Schreibfeder) eingrabe. Hier ist allerdings hinzuzufügen, daß Erasistratos betonte, »beim Menschen (sei) das Gehirn reicher an Windungen als bei Tieren, weil der Mensch sie an Intelligenz bei weitem übertrifft«.

Auf der anderen Seite beschrieb Herophilos den *Confluens sinuum,* der heute seinen Namen trägt.

Abbildung 1205
Galen. Holzschnitt aus den Werken von M. Ambroise Paré, *Paris 1575.*

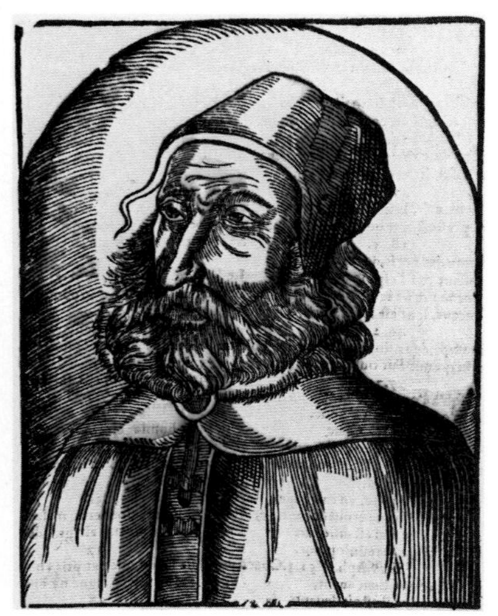

Die Wissenschaftler aus Alexandria wußten, daß die peripheren Nerven von Gehirn und Rückenmark ausgehen und daß die einen für die Motorik, die anderen für die Sensibilität bedeutsam sind. Allerdings verlor diese Feststellung dadurch wieder völlig ihren Wert, daß unter dieser Bezeichnung motorische Nerven und Sehnen miteinander vermengt wurden.

In der Schule von Alexandria entstand die Ventrikel-Theorie. Das Prinzip der Hirnaktivität war das »animalische Pneuma« (Pneuma: Atem, Hauch; über die animalischen Geister wird später noch zu sprechen sein). Dies steht in Zusammenhang mit der Umwandlung des »vitalen Pneuma« (das vom Herzen kommt) in ein wunderbares Netz von Gefäßen im Bereich der Schädelbasis, welches *Rete mirabilis* (wunderbares Netz) genannt wird. Die Rückenmarksnerven sind nicht mehr als ein System von feinen Kanälen, durch die das Pneuma strömt, um die Sinneswahrnehmungen zu vermitteln und an die Muskeln die zur Kontraktion notwendige Kraft zu übertragen.

Diese Vorstellung mag uns heute bizarr erscheinen. Sie sollte jedoch über ein Jahrtausend lang nicht in Frage gestellt werden und es bedurfte erst der Entdeckung der animalischen Elektrizität duch Galvani, um sie endgültig zu verwerfen.

Galen: Höhepunkt der Neurologie in der Antike

»Sein neurologisches Werk«, schrieb Souques, »sichert ihm unvergänglichen Ruhm ... als erfolgreicher Kliniker, talentierter Anatom, genialer Physiologe bleibt er ... der größte Neurologe der Antike.«

Galen wurde im Jahre 130 n. Chr. in Pergamon (Kleinasien) geboren. Er erhielt eine außergewöhnliche medizinische Ausbildung: nicht nur in seiner Heimatstadt, sondern auch in Smyrna, danach in Korinth und schließlich in Alexandria, wo er sich etwa vier Jahre aufhielt. Das entscheidende Moment in seiner Ausbildung jedoch war seine vierjährige Tätigkeit als Gladiatorenarzt in Pergamon. In dieser Funktion konnte er sehr genaue Kenntnisse über Verletzungen der peripheren Nerven und des Schädel-Gehirn-Bereichs sammeln. Darüber hinaus hatte er die Möglichkeit, in der Arena geopferte Tiere zu sezieren und an ihnen seine ersten anatomischen Erfahrungen zu gewinnen. Später vervollständigte er in Rom sein klinisches Wissen bei der Behandlung gutsituierter Patienten und setzte seine experimentellen Forschungen an Affen und später an Schweinen fort.

Für Galen war das Gehirn der »Fürst der Eingeweide«. Er stellte fest, daß eine Kompression des Gehirns das Tier vollständig seiner Bewegungs- und

Empfindungsfähigkeit beraubt, während das Herz noch weiterschlägt. Dagegen konnte ein geopfertes Rind, dessen Herz herausgerissen und auf den Altar gelegt worden war, noch einige Sekunden vor Schmerz brüllen und von heftigen Zuckungen geschüttelt werden, bevor der Tod eintrat.

Wie wir bereits angedeutet haben, verlangte Galen eine genaue Unterscheidung zwischen Nerven und Sehnen. Der Wissenschaftler aus Pergamon beschrieb sieben Paare von »Schädelnervern«* und dreißig Paare von Wirbelsäulennerven. Jedem von den letzteren schrieb er eine ventrale und eine dorsale Wurzel zu.

Man kann ihm den Vorwurf machen, daß er das *Rete mirabilis* akzeptiert hat, das ja beim Menschen nicht existiert. Galen hat jedoch keine Sektionen an menschlichen Leichen durchgeführt und seine anatomischen Kenntnisse gründeten sich einzig auf Tiersektionen. Wenngleich das »Wundernetz« beim Menschen nicht existiert, so gehört es doch immerhin zur Anatomie des Rindes. Galen übernahm und vertiefte die Theorie vom »vitalen Pneuma«, das sich im *Rete* und im Plexus chorioideus (Adergeflecht) in »animalisches Pneuma« verwandelt. Dagegen wußte er, daß die linke Herzkammer und die Arterien Blut enthalten (genauer gesagt kommt das Blut durch die Kammerscheidewand aus der rechten Herzkammer). Im übrigen hielt er es für möglich, daß die Außenluft die Ventrikel über die Nase und die Siebplatte erreichen kann und daß sich die Hypophyse (Gehirnanhang) über die Keilbeinhöhle des »Schleimes« entledigt, der nichts anderes als ein Abfallprodukt der Gehirntätigkeit ist.

Galen besaß ziemlich genaue Vorstellungen über das zerebrale Gefäßsystem. Er beschrieb eine Ader im Inneren des Gehirns, die heute seinen Namen trägt (Vena cerebralis magna oder Galenische Vene). Desgleichen kannte er Ursprung und Verlauf des Nervus recurrens und sein Auslaufen in den Stimmbändern. Er wußte, daß die Durchtrennung dieser beiden Nerven die Stimme der Tiere verstummen ließ. Auch bezüglich des Nervus phrenicus beschrieb er den richtigen Ausgangspunkt, den genauen Verlauf und den Endpunkt am Zwerchfell. Nach seiner Darstellung spielt dieser eine Rolle bei den Atembewegungen.

Galen bewies seine neurologischen Kenntnisse mit dem Werk *Pathologie des Rückenmarks.* Er wohnte in den Arenen Pergamons den Kämpfen zwischen Gladiatoren und Tieren bei und sah, wie rasende Stiere in vollem Lauf abrupt zusammenbrachen, wenn das Schwert zwischen die Nackenwirbel eindrang. Er hat dieses Phänomen selbst an anderen Tieren verifiziert und kam zu dem Schluß, daß ein senkrechtes Durchtrennen des Rückenmarks den vollständigen Verlust der Bewegungsfähigkeit unterhalb des Schnitts zur Folge hat, während ein Längsschnitt in der Mitte ohne Wirkung bleibt. Schließlich entdeckte er, daß ein halber Querschnitt eine halbseitige Lähmung auf der gleichen Körperseite verursacht.

Seine genauen Untersuchungen gingen noch weiter. Er wußte, daß die Sektion des Rückenmarks unter dem Hinterkopf zum Tode führt, während eine Sektion in der Höhe des vierten Nackenwirbels eine Lähmung der vier Extremitäten und des Zwerchfells zur Folge hat, wobei die Bewegungen des letzteren weiter möglich sind, wenn die Verletzung tiefer liegt. Schließlich war ihm bekannt, daß nur der Rückenbereich gelähmt wird, wenn die Sektion im unteren Dorsalmark liegt. Wenn dagegen zum motorischen Defizit der Extremitäten eine Gesichtslähmung hinzukommt, ist die Verletzung oberhalb des Hinterhauptloches (Foramen occipitale magnum) zu suchen.

* Die optischen Nerven, die durch die Sehnervenkreuzung verbunden sind, die okulomotorischen Nerven, den Trigeminus, den Nervus palatini (?), den Hör- und Gesichtsnerv als eine Einheit, die vermischten Nerven (Nervus glossopharyngicus, Nervus accessorius, Nervus vagus und Sympathicus) und schließlich den Nervus hypoglossus.

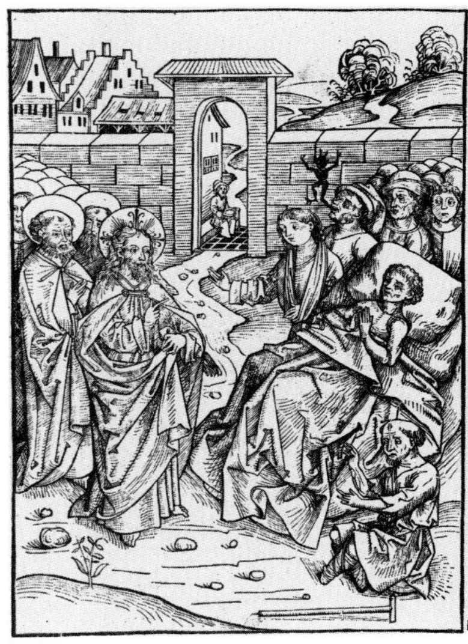

Abbildung 1206
Jesus heilt den Lahmen und den Besessenen. *Holzschnitt von M. Womlgemot, 1491. (Paris, Nationalbibliothek, Kupferstichkabinett)*

Er schrieb, daß Kompression, Ligatur (Unterbindung) oder Sektion eines peripheren Nervs die Lähmung des von ihm versorgten Muskels und die Anästhesie (Gefühllosigkeit) des entsprechenden Hautbereichs nach sich zieht. Die Fallbeschreibung des Sophisten Pausanias ist in dieser Hinsicht bemerkenswert. Nach einem Sturz vom Wagen zeigte sich bei ihm eine Anästhesie, die sich auf die beiden letzten Finger der Hand beschränkte. Da mit dieser Gefühllosigkeit keinerlei motorische Störung verbunden war, führte Galen sie auf eine Verletzung der Wurzel und nicht der peripheren Nervenstämme zurück. Er konnte seinen Patienten heilen.

So wie die Neurologie zu einer Wissenschaft wurde, die sich bemüht, Verletzungen mit großer Genauigkeit zu lokalisieren, können wir im zweiten Jahrhundert Galen als den Vorläufer der großen Neurologen am Ende des 19. Jahrhunderts betrachten.

Galen wußte sehr wohl, daß das Gehirn doppelt aufgebaut ist. Er lernte durch Erfahrung, daß die Öffnung einer Hirnkammer nicht immer den Tod zur Folge hat. Er schloß daraus, daß eine Hemisphäre die andere ersetzen kann. Er war sich darüber hinaus der Probleme bewußt, die die Koordinierung dieser beiden Gehirnhälften stellt. Wenn uns nämlich die beiden Augen zwei Bilder eines einzigen Objekts liefern, dann müssen sich diese beiden Bilder so genau überlagern, daß wir nur ein einziges sehen. Obwohl Galen wußte, daß das Corpus callosum (Gehirnbalken) die beiden Gehirnhälften verbindet, schrieb er dem Chiasma (Sehnervenkreuzung), das die beiden Sehnerven vereint, diese perfekte Superposition von zwei Bildern zu.

Die Bewunderung, die wir dem Werk Galens zollen, läßt uns bisweilen die Namen der wenigen Gelehrten der Antike vergessen, die sich ebenfalls mit Neurologie beschäftigt haben. Hier wäre Aulus Cornelius zu nennen, der die Epilepsie beschrieben hat, weiterhin Rufus und Soranos aus Ephesus und schließlich Aretaios von Kappadokien, der im zweiten Jahrhundert lebte und die Tatsache bestätigte, daß Gehirnverletzungen kontralaterale Lähmungen nach sich ziehen können.

Die Neurologie im Mittelalter und zur Zeit der Renaissance

Das Reich überlieferter Ideen

Die in der Antike gewonnenen Erkenntnisse wurden im Mittelalter nur unbedeutend vertieft. Sie wurden von arabischen Ärzten, an erster Stelle Avicenna, überliefert. Man übernahm sie wie endgültige Wahrheiten, die zwar kommentiert, keinesfalls aber in Frage gestellt werden durften. Im übrigen wurden diese vermeintlichen Wahrheiten im Laufe ihrer Überlieferung — sei es mündlich oder durch Manuskripte — ziemlich oft entstellt. Man vergaß etwa, daß Galen die psychische Aktivität nicht den Gehirnventrikeln, sondern der Gehirnsubstanz zugeschrieben hatte. Auch wenn er bei der Intelligenz drei verschiedene Fähigkeiten unterschieden hatte: Vorstellungskraft, Vernunft und Gedächtnis, so hatte er doch nicht versucht, diese im einzelnen zu lokalisieren. Man unterschob ihm später Vorstellungen, die nichts mit seinen Erkenntnissen zu tun hatten.

Im Jahre 390 brachte Nemesios, der Bischof von Emesa in Syrien, die Ventrikel-Theorien der Schule von Alexandria wieder zu Ehren. Er vereinte die beiden Seitenventrikel, die er Hirnkammer nannte, und brachte dort den gesunden Menschenverstand und die Vorstellungskraft unter. Dahinter verlegte er den dritten Ventrikel, den Sitz der Urteilsfähigkeit und der Vernunft, und schließlich den vierten Ventrikel, der für das Gedächtnis verantwortlich sein sollte.

Man war mit dieser Konzeption so zufrieden, daß man die Existenz von zwei Seitenventrikeln vollständig übersah. Man begnügte sich mit der Unterscheidung von drei Ventrikeln, die man sich als eine Abfolge von vorne nach hinten auf einer Mittellinie vorstellte. Dabei hatte jeder seine ganz spezifischen Funktionen. Später hielten gewissen Gelehrte — im Gefolge von Avicenna — die Existenz von fünf Ventrikeln für möglich. Allerdings sollten diese Hirnkammern weiter hintereinanderliegen und sich in die intellektuellen Fähigkeiten teilen: vorn der gesunde Menschenverstand, dann die Vorstellungskraft, in der Mitte die Einschätzungsfähigkeit, darauf das Denkvermögen und hinten schließlich das Gedächtnis.

Man hielt an dieser Schulweisheit fest ohne den Versuch, sie aufgrund von Beobachtung und Erfahrung zu korrigieren. Folglich ist die Darstellung dieses Systems in sehr vielen Schemata wiederzufinden, in den Schriften von Albertus Magnus (1193—1280), Mondino de Luzzi (1275—1326), Gregor Reisch (1467—1525) und vielen anderen.

Obgleich di Saliceto (ca. 1211—1276/80) erkannte, daß eine Verletzung des Gehirns auf einer Seite eine Lähmung der entgegengesetzten Körperseite zur Folge hat, obwohl er die ersten Versuche machte, Nerven zusammenzunähen, so kann man doch der Neurologie des Mittelalters keine große Bedeutung beimessen.

Indessen müssen wir uns die Bedeutung der Lepra ins Gedächtnis rufen. Man beschäftigte sich allerdings mehr mit den Verstümmelungen und Entstellungen als mit den neurologischen Aspekten dieser Krankheit. Immerhin war bekannt,

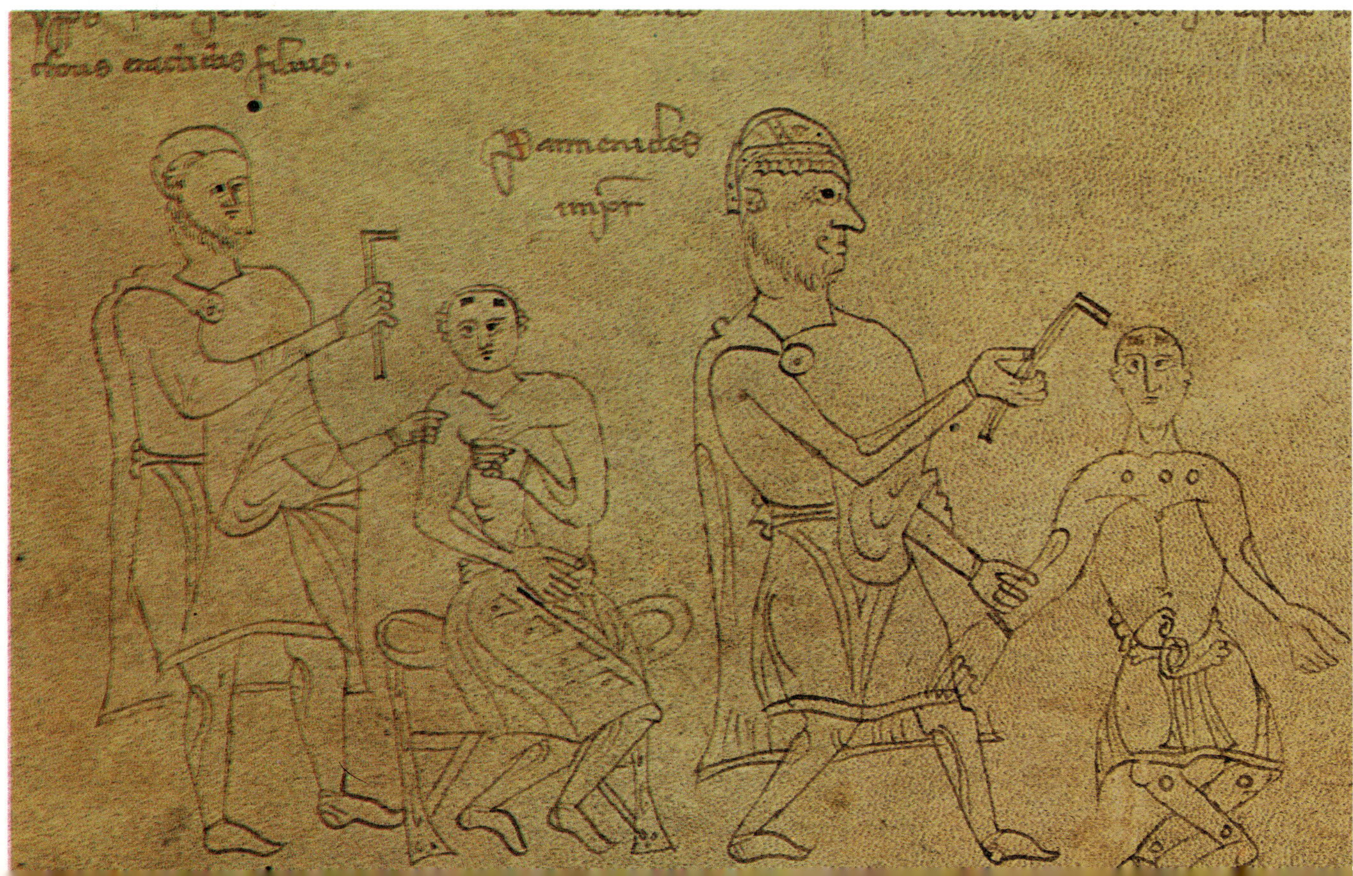

Abbildung 1207
Kauterisationspunkte am Kopf zur Heilung von Epilepsie. Handschrift aus dem 13. Jahrhundert. (Italien, Venedig)

Abbildung 1208 (unten links) Das Innere des Gehirns nach der Beschreibung von Mondino da Luzzi. Stich aus der französischen Übersetzung seines Werkes über die Anatomie mit dem Titel: Dies ist die Anatomie des Meisters Mundin Boullonoys, *Paris 1532. Das Gehirninnere ist in drei Alveolen unterteilt; es handelt sich um einen stark schematisierten Versuch der Lokalisation von Gehirnfunktionen.*

daß sie ansteckend war, was zur Isolierung und Absonderung der Leprakranken Anlaß gab.

Die neurologische Pathologie wurde zu jener Zeit von der Beschäftigung mit der sog. »Kribbelkrankheit« (Ergotismus, Antoniusfeuer) beherrscht, die Brand, Verstümmelungen und Halluzinationen auslöste. Die erste bekannte Epidemie wütete 847 in Xanthe. Die Römer benutzten hierfür die Bezeichnung *ignis sacer* (heiliges Feuer) und man kann unschwer dieselbe Krankheit in Thukydides' Beschreibung der »Pest von Athen« (430 v. Chr.) erkennen.

Man hatte indessen vergessen, daß es keine »heilige« Krankheit gibt, und führte Ursache und Verlauf von Krankheiten auf die Einwirkung von Dämonen und Heiligen zurück: St. Antonius war für das heilige Feuer, St. Andreas für Kontrakturen und St. Johannes für Konvulsionen »verantwortlich«. Demzufolge nahm man Zuflucht zu Exorzismen, zu Reliquien (die man sich gegenseitig streitig machte), zu Pilgerfahrten und Prozessionen: zum Hl. Veit oder Molenbeck pilgerte man bei Epilepsie, bei Tanzwut oder Chorea (Veitstanz) und zum Hl. Antonius (in der Dauphiné oder in Issenheim) beim Antoniusfeuer.

Der Aufschwung der Anatomie

Abbildung 1209 (unten Mitte) Die Lokalisation der Gehirnfunktionen im 16. Jahrhundert. Anatomie-Holzstich aus Epitoma omnis phylosophiae alias margarita phylosophica (Epitome der gesamten Philosophie oder philosophische Perle) *von Gregor Reisch, Basel 1504.*

Abbildung 1210 (unten rechts) Darstellung eines Kopfes aus Antropologium de hominis dignitate (Anthropologismus über die Würde des Menschen) *von Magnus Hundt, Leipzig 1501.*

Der Aufschwung der Anatomie in der Renaissance stellt eine wichtige Etappe in der Geschichte der Neurologie dar, insbesondere wegen der Fortschritte, die die Kenntnisse über den Aufbau des Nervensystems machten.

In einer ersten Skizze (1490) stellte Leonardo da Vinci das klassische Drei-Ventrikel-Schema dar. Sie liegen hintereinander auf der Medianlinie, wobei der vordere Ventrikel durch zwei Kanäle (Sehnerven) mit den beiden Augenhöhlen verbunden ist. Durch Injektion von Wachs in die Ventrikel eines Rinderschädels stellte er einen Abguß der Hirnkammern her. Mit dessen Hilfe konnte er sich ein viel genaueres Bild der Verhältnisse machen: die beiden Seitenventrikel besitzen vorn eine Verbindung und sind durch eine Öffnung mit dem dritten Ventrikel verbunden, der seinerseits durch einen Kanal mit dem vierten Ventrikel verbunden ist.

Die Zeichnungen von Leonardo da Vinci wurden erst viel später bekannt. Dagegen hinterließ uns im Jahre 1522 Berengario da Carpi in seinem Werk *Isagoge brevis* zwei Stiche, in denen die beiden Hemisphären und die Ventrikel ziemlich wirklichkeitsgetreu dargestellt sind. Die schönen Stiche in dem Werk *De fabrica* von Vesal (1543) und *Traité de dissection* (Abhandlung über die

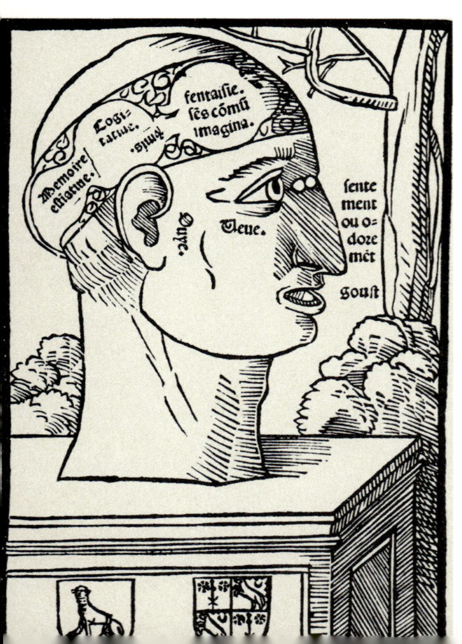

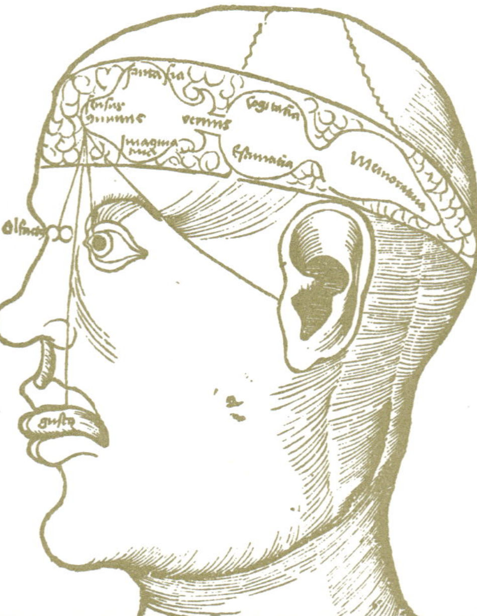

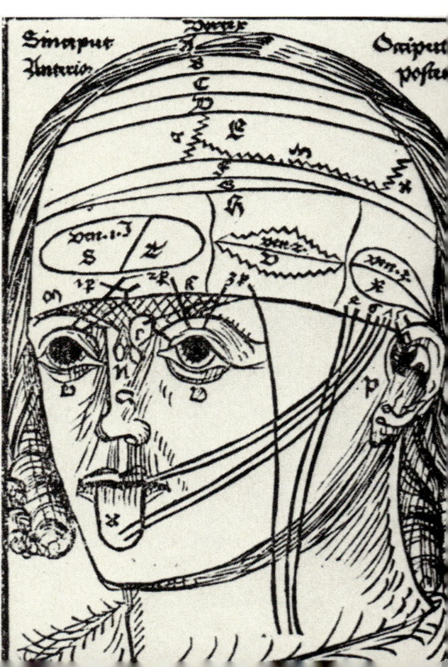

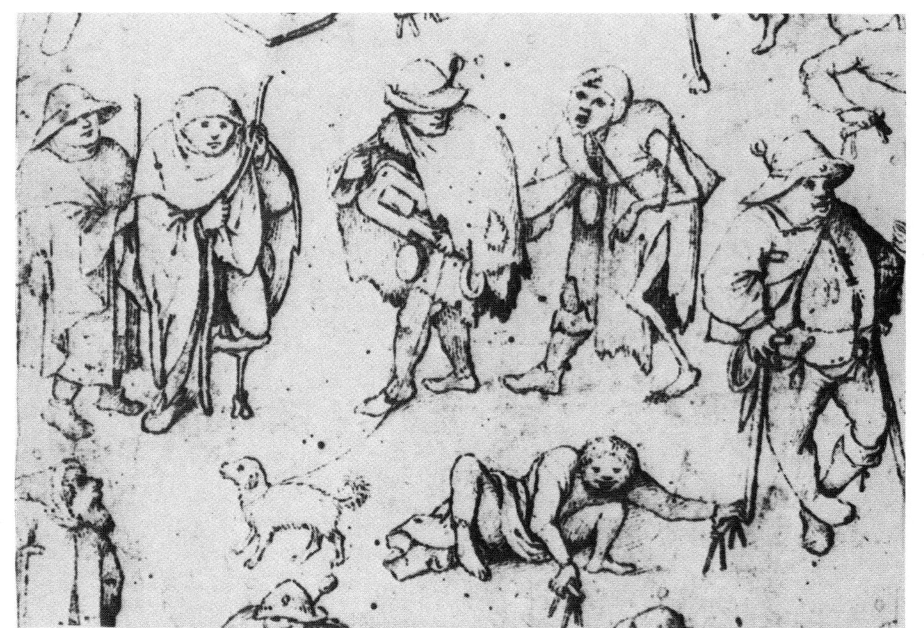

Abbildung 1211 (links)
Kranke und Bettler. Zeichnung von Hieronymus Bosch. (Österreich, Wien, Albertina-Museum)
Links ein Einbeiniger, der an der sog. Kribbelkrankheit leidet. In der Mitte: eine Myotrophie des linken Beines. Rechts: ein von Kontrakturen befallener Kranker.

Sektion) von Estienne (1545) kommen den wahren anatomischen Verhältnissen noch viel näher.

Leonardo da Vinci und Vesal, die bereits menschliche Leichen seziert hatten, hielten dennoch an der Vorstellung vom »Wundernetz« fest. Dagegen versicherte im Jahre 1522 als erster Berengario da Capri, er habe niemals Galens *Rete mirabilis* beim Menschen entdecken können.

Constanzo Varolio war Professor für Anatomie in Bologna. Er beschrieb 1573 den Hippocampus (auch Ammonshorn genannt; ein Wulst im Seitenventrikel), den Gehirnstiel und die Brücke, die seinen Namen trägt (Pons Varoli; Hinterteil oberhalb des verlängerten Rückenmarks).

Im 16. Jahrhundert untersuchte Jean-François Fernel die Bewegungen, die nicht unter der Kontrolle des Willens stehen — eine Vorstufe der Reflexbeschreibung.

Volker Coiter (aus Groningen) unterschied beim Rückenmark die graue Substanz im Zentrum von der sie umhüllenden weißen Substanz. Er stellte fest, daß beim Tier das Gehirn im Rhythmus des Arterienpulses schlägt.

Die Kliniker machten kaum Fortschritte. Leoniceno beschrieb zwar syphilitische Hemiplegien (halbseitige Lähmungen), aber man kannte noch nicht die Syphilis mit ihren Ausschlägen, Syphilomen (Gummageschwülsten) und Verstümmelungen. Die Neurosyphilis wurde tatsächlich erst im 19. Jahrhundert beschrieben. Botalli wies auf die Existenz einer zerebralen Blindheit hin, und Paracelsus stellte einen Zusammenhang her zwischen endemischem Kropf und Kretinismus (Zwergwuchs).

Neben brandigen Formen der sog. »Kribbelkrankheit« unterschied man solche mit Kontrakturen und Konvulsionen. Die wichtige Ikonographie im Hinblick auf diese Krankheit und insbesondere die Gemälde von Grünewald und Bosch liefern uns unter dem Titel *Versuchungen* beachtliche Darstellungen von sensorischen Störungen und Halluzinationen bei diesen Kranken: Brand- und Bißwunden, Prickeln, körperliche Illusionen und traumartige Phantasievorstellungen. Man rechnete indes zu dieser Gruppe von Leiden zweifellos auch die Kontrakturen, die von völlig andersartigen Krankheiten herrühren. So zeigt uns etwa eine Zeichnung von Bosch das Bild einer Muskelatrophie, die einer von Poliomyelitis verursachten sehr ähnlich sieht.

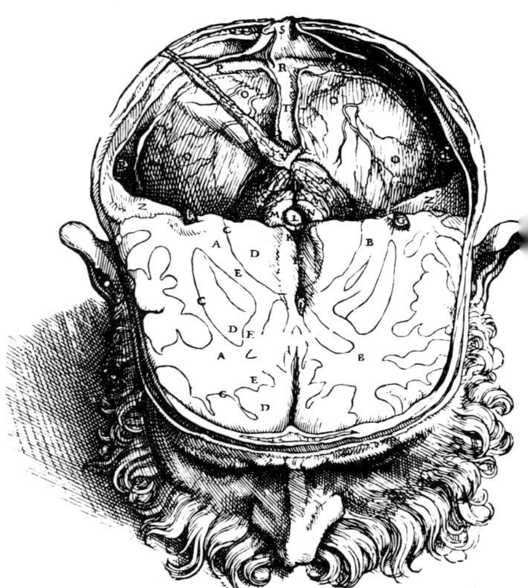

Abbildung 1212
Eine Ansicht des Gehirns. Der Stich ist dem Werk Fabrica *von Vesal entnommen (Ausgabe von 1543).*
Auf der Abbildung sind u. a. der dritte Ventrikel, das Kleinhirn, die Zirbeldrüse und der Aquaeductus cerebri zu erkennen.

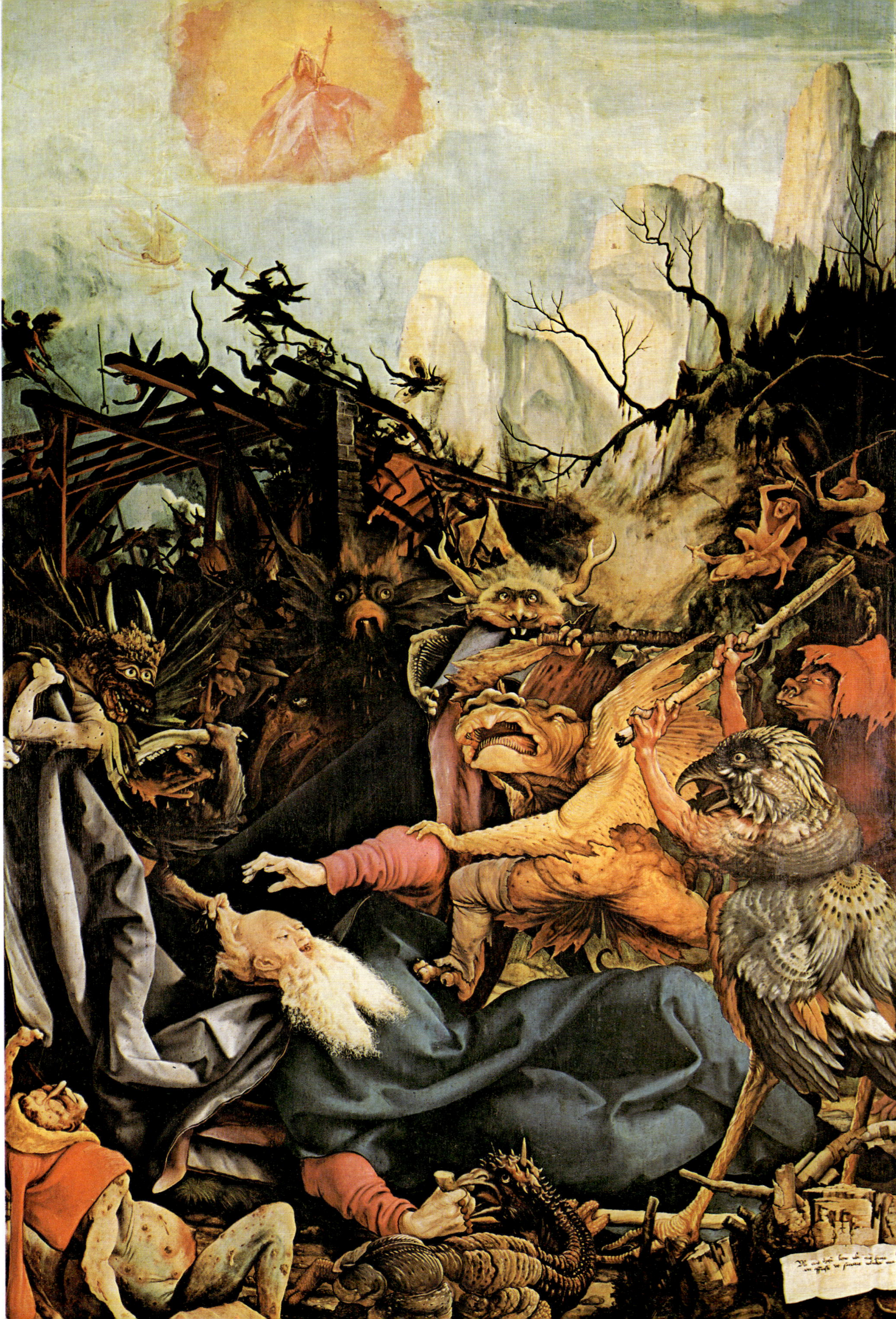

Die Neurologie im 17. und 18. Jahrhundert

Die Vorrangstellung von Descartes und Willis

Drei Persönlichkeiten beherrschen die Neurologie des 17. Jahrhunderts: René Descartes (1596—1650), Thomas Willis (1621—1675) und Sydenham (1624—1689).

Allzu voreilig schreibt man Descartes die Vorstellung vom Vorhandensein von Reflexbewegungen zu, während doch seine Auffassung ziemlich weit von unserer heutigen entfernt ist. Es sei hier einmal die fragliche Textstelle zitiert: »Wenn diejenigen, die von oben herunterfallen, die Hände ausstrecken, um den Kopf zu schützen, so führen sie diese Bewegung keinesfalls einem Rat der Vernunft gehorchend aus; diese Handlung hängt überhaupt nicht von ihrem Geist ab, sondern einzig davon, daß ihre Sinne unter dem Eindruck der augenblicklichen Gefahr irgendeine Veränderung im Gehirn bewirken, welche die animalischen Geister von dort in die Nerven treibt, dergestalt, daß diese Bewegung stattfindet, genauso wie in einer Maschine und ohne daß der Geist sie verhindern könnte.«*

Ein weiteres Beispiel: »Wenn jemand rasch seine Hand auf unsere Augen zubewegt, wie, um uns zu schlagen, ... fällt es uns schwer, das Schließen der Augen zu unterlassen, was beweist, daß sie sich keinesfalls auf Veranlassung unserer Seele schließen, wo dies doch gegen unseren Willen geschieht..., sondern weil die Maschinerie unseres Körpers so gebaut ist, daß die Bewegung dieser Hand gegen unsere Augen eine andere Bewegung in unserem Gehirn auslöst, welche die Lebensgeister zu den Muskeln leitet, die die Augenlider senken.«**

Descartes mußte nun ein Verbindungsglied zwischen Gehirn und Seele finden. Das Gehirn betrachtete er lediglich als eine Maschine im Dienste der immateriellen Seele. Dank ihrer Lage im Kreuzungszentrum des Ventrikelsystems schien ihm die unpaarige mediane *Zirbeldrüse,* die fest im Mittelpunkt des Großhirns verwurzelt ist, das angemessene Verbindungsglied zwischen Gehirn und Seele zu sein.***

Der Ausdruck »Reflex« ist in keinem der Texte zu finden. Allerdings sprach Descartes, als er das Entsetzen und die Fluchtreaktionen beschrieb, die der Anblick von etwas Schrecklichem auslöst, davon, daß die Geister, die von dem in der Zirbeldrüse entstandenen Bild reflektiert werden, von dort in die Nerven gelangen, um dem Erschreckten die Flucht zu ermöglichen.

Man darf daher annehmen, daß die »Reflexion der Lebensgeister« teilweise einer Reflexhandlung nach unserem Verständnis entspricht.

Das Werk des Thomas Willis ist von ungewöhnlicher Bedeutung.**** Er verfaßte die erste exakte Arbeit über die Anatomie des Gehirns. Nach ihm sind die von den Arterien in der Basis des Gehirns gebildeten Anastomosen (netzartiges Gefäßsystem, dtsch. Willisscher Ring) benannt. Bereits in den Illustrationen von Caserio (1632), J. Vesling (1647) und Wepfer (1658) ist dieser Ring abgebildet. Allerdings stellte erst Willis' Arbeit aus dem Jahre 1664 die Bedeutung des Ringes in aller Deutlichkeit dar. Willis beschreibt zunächst das Gehirn, dessen Arterien er mit einer farbigen Flüssigkeit injiziert hatte, und hebt die Versorgungsfunktionen hervor, die die Verzweigungen des Gehirns ermöglichen. Er berichtet über den erstaunlichen Fall eines seiner Patienten, der trotz eines Verschlusses der Kopf- und der Wirbelarterie keinerlei neurologischen Schaden aufwies.

* Antwort auf die Einwände von Herrn Arnaud (1647), Pléiade, S. 448.

** *Die Leidenschaften der Seele,* Teil 1, Art. 13 (1649), Pléiade, S. 702.

*** *Idem* Art. 36, Pléiade, S. 713.

**** *Cerebri anatome cui accessit nervorum descriptio et usus* (Der Gehirn-Anatom, der die Nerven und ihre Funktion beschrieben hat) (1664), *De anima brutorum* (Über die Seele der Tiere) (1672), *The London Practice of Physick* (1685).

Abbildung 1213 (gegenüber) Die Versuchung des hl. Antonius, Isenheimer Altar von M. Grünewald. Ende des 15. Jahrhunderts (Frankreich, Colmar, Unterlinden-Museum). Der heilige Antonius war der Heilige, den man im Mittelalter um Heilung der sog. Kribbelkrankheit oder des Ergotismus anflehte, eine Krankheit, die damals schreckliche Verheerungen anrichtete. Daher ist wahrscheinlich, daß bei dem armen Teufel, den man in der Ecke des Bildes sitzen sieht, die Haut-Symptome dieser Krankheit zu sehen sind.

Abbildung 1215 (rechts außen)
Der Gefäßkreis von Willis.
Cerebri anatome, *London 1664.*

Abbildung 1214 (rechts)
Thomas Willis. Titelblatt der
Pathologia cerebri et nervosi generis (Pathologie des Gehirns und der Nerven). *Oxford 1667.*

Abbildung 1216 (unten)
René Descartes.

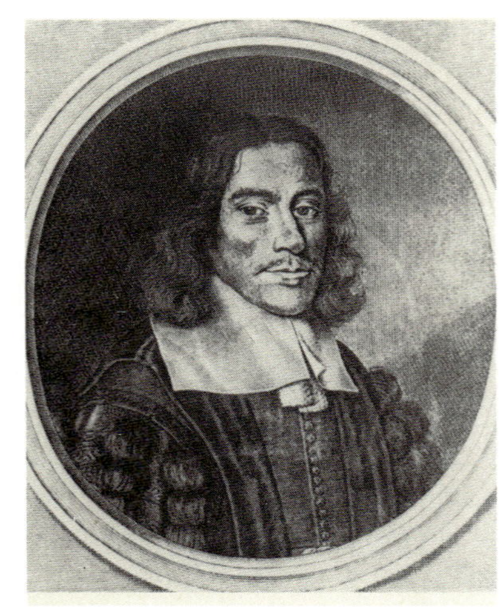

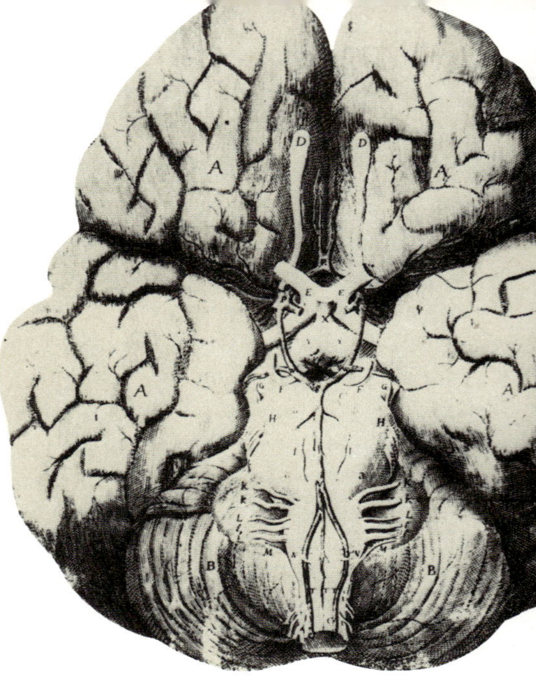

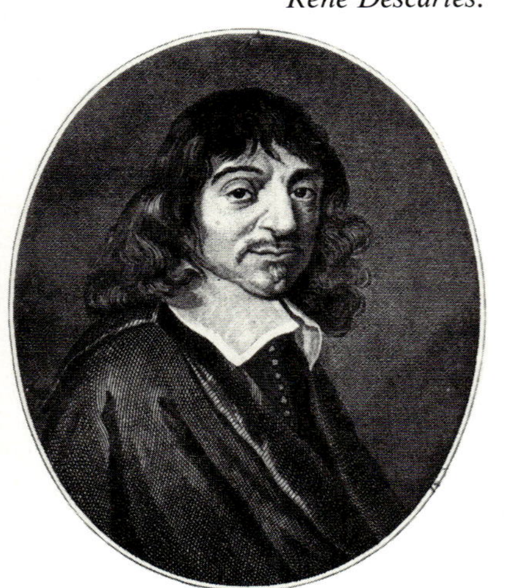

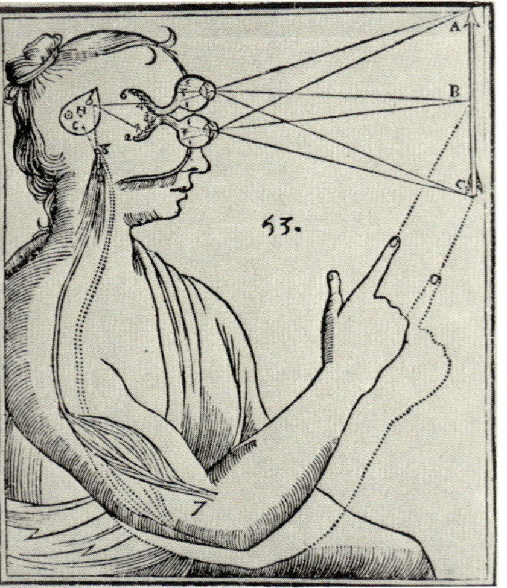

Abbildung 1217 (oben)
Die Epiphyse nach Descartes,
Abhandlung über den Menschen, *1664 (Paris Nationalbibliothek)*

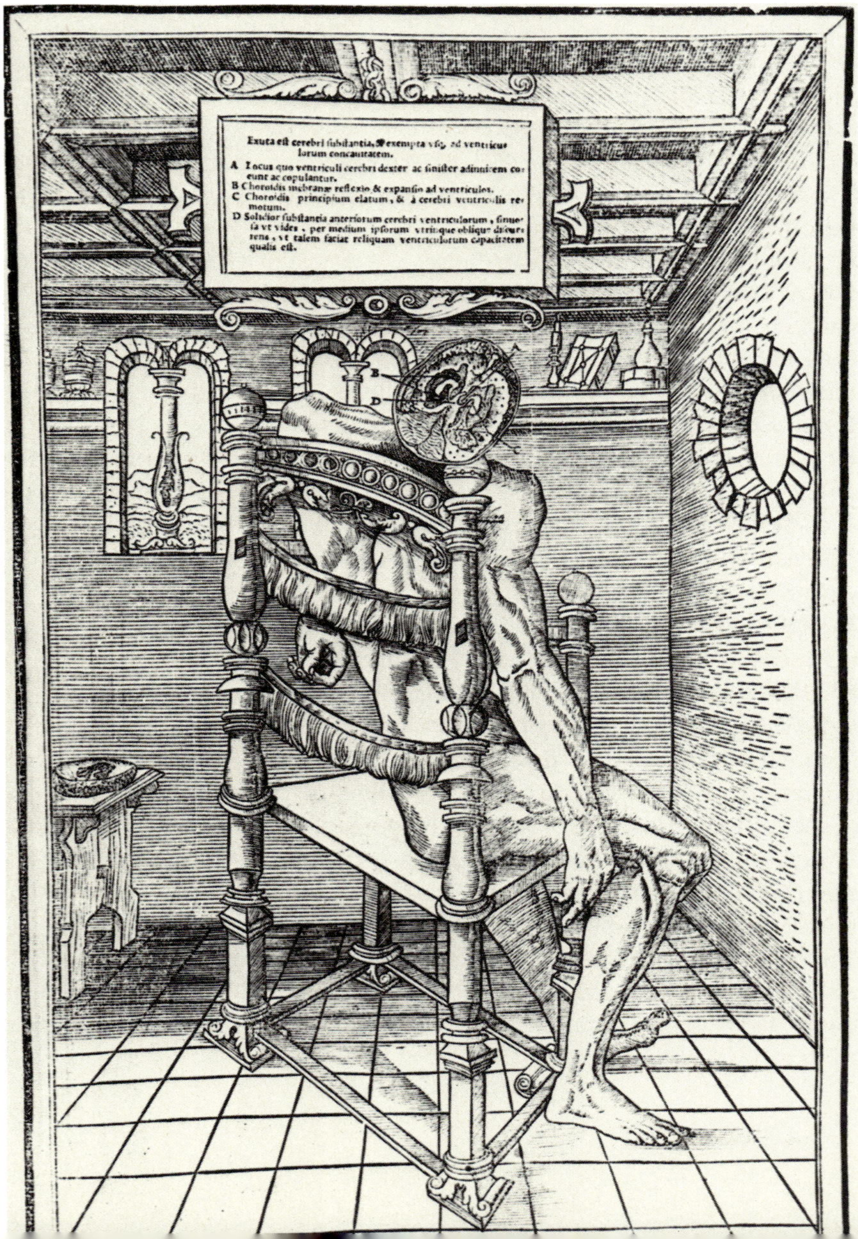

Abbildung 1218 (rechts)
Mensch mit offengelegtem Gehirn. Charles Estienne, De dissectione partium corporis humani... *(Über die Sektion der Körperteile), Paris 1545.*

Zu den von Galen benannten sieben Paar Gehirnnerven fügte Willis noch ein weiteres hinzu: den *Nervus trochlearis* (Nerv des oberen schrägen Augenmuskels) und den *Nervus accessorus* (wichtig für die Kopfbewegungen). Da er zwischen Gesichts- und Gehörnerv unterscheidet, kommt er bei der Aufzählung der Schädelnerven auf zehn Paare.

Willis schuf die Begriffe *Thalamus opticus* (Sehhügel im Zwischenhirn), *Nucleus lentiformis* (Linsenkern) und *Corpus striatum* (Streifenhügel). Er war der erste, der das *Ganglion ciliare* und die *Interkostalnerven* darstellte. Er irrte bei der Lokalisierung einzelner Funktionen, für die er folgende Anordnung traf: Reizempfindung im Streifenhügel, Gedächtnis in den Gehirnwindungen, Instinkte im Mittelhirn und Atmung und Zirkulation im Kleinhirn.

Franciscus de La Boe Sylvius gelang die Entdeckung der großen seitlichen Hirnfurche und des Kanals, der den dritten Ventrikel mit dem vierten verbindet, wobei letzterer allerdings bereits den Anatomen von Alexandria bekannt war.

Robert Boyle hatte mit seinen Lokalisierungen mehr Glück als Willis. An einem Patienten mit Schädelimpressionsbruch konnte er beobachten, daß nach Entfernung eines Knochenfragments die Lähmung verschwand. Er hielt fest, daß es an der Gehirnoberfläche einen Bereich geben müsse, der zur Steuerung der Motorik bestimmt sei.

Raymond Vieusseus, der in Montpellier lehrte, veröffentlichte im Jahre 1685 eine *Neurologia universalis.* Sie enthält die erste Darstellung der bulbären Pyramiden, des Nucleus olivae (Olivenkern), des Centrum semiovale sowie des Ganglion semilunare.

Schneider hatte bereits 1655 erklärt, die Nasensekrete kämen nicht aus dem Gehirn. Diese Behauptung bestätigte R. Lower im Jahre 1670. Er beschäftigte sich hauptsächlich mit der Bildung und Zirkulationen der Flüssigkeit, die das Großhirn umgibt. Zu Beginn des folgenden Jahrhunderts wies Pacchioni auf die Existenz von Granulationen längs des großen *Venensinus* hin; allerdings beschreibt er sie als drüsenartige Gebilde, die eine Rolle bei der Bildung der (Gehirn-)Flüssigkeit spielen.

Die Theorie der *Reizbarkeit,* die Francis Glisson im Jahre 1677 aufbrachte, war für die Ärzte von größter Bedeutung. Bei der Reizbarkeit, so Glisson, handelt es sich um eine allgemeine Eigenschaft des Gewebes, die weder vom Bewußtsein noch vom Nervensystem abhängt und nichts mit der Vorstellung von *Spiritus* zu tun hat.

Im Jahre 1677 untersuchte Antonj Van Leeuwenhoek erstmals Nervengewebe mit Hilfe des Mikroskops. Er stellte fest, daß es von einem komplexen Netzwerk aus feinen Fäden, die untereinander verbunden sind, gebildet wird. Malpighi unterschied einige Jahre später zwischen grauer und weißer Substanz, die erstere reich an Zell-Follikeln, letztere aus engen Markscheiden bestehend.

Die klinische Neurologie beschäftigte sich vor allem mit der Gefäßpathologie. J. J. Wepfer beschrieb das Karotissiphon und seine Verzweigungen. Er erwähnt verschiedene Arten von Arterienverschlüssen, berichtet über zwei Beobachtungen von Gehirnblutungen und kommentierte die Rolle der Lipomatose (fleckweise auftretende Fettsucht), der Hypertension (Bluthochdruck) und der Herzkrankheiten bei der Genese durch sie bedingter Gefäßrupturen.

Thomas Sydenham (1624—1689) diente zunächst als Offizier in der Armee von Charles I. Nachdem er sich als Arzt in London niedergelassen hatte, gewann er weltweites Ansehen durch die erste präzise Beschreibung der Chorea-Bewegungen (Veitstanz) und somit der chorea minor, dargestellt in seinem

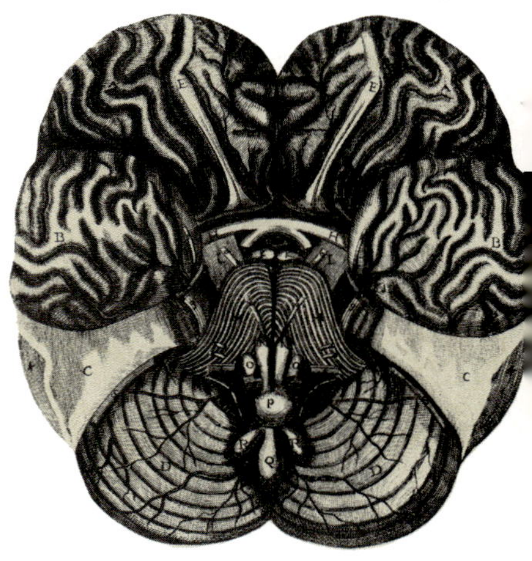

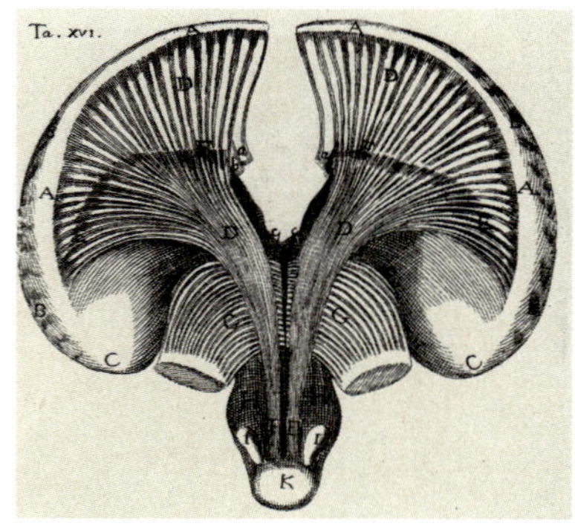

Abbildung 1219 und 1220
Zwei Stiche aus der Neurographia universalis *(Lyon 1684) von Raymond Vieussens. Oben: Darstellung der Stirn- und Hinterhauptslappen. Unten: Darstellung verschiedener wichtiger Teile des Gehirns (Centrum semiovale, Streifenhügel, Rückenmarksubstanz und Kleinhirn).*
Mit diesem Werk lieferte Vieussens einen wichtigen Beitrag zur Vertiefung der Kenntnisse über die Konfiguration und die Struktur des Gehirns, der Glandula pinealis und der Nerven. Seine hervorragenden Stiche machen darüber hinaus aus diesem Werk das schönste Buch des 17. Jahrhunderts über dieses Thema.

Werk *Schedula monitoria de Novae febris ingressu* (1686), zu deutsch »Kleine Mahnschrift über den Beginn des Neuen Fiebers«: »Bei diesem Leiden handelt es sich um gewisse Konvulsionen, die sich manifestieren durch die Instabilität und Unsicherheit eines Beines, das der Kranke wie ein Debiler nachschleppt. Wird die Hand der gleichen Körperseite auf die Brust oder auf irgendein anderes Körperteil gelegt, so bleibt sie höchstens einen Augenblick in dieser Lage, weil sie durch eine Konvulsion in eine andere Richtung bewegt wird; und dagegen vermögen selbst die größten Anstrengungen des Kranken nichts.«

Die Entdeckung der tierischen Elektrizität

Wir befinden uns nun im Zeitalter der Aufklärung, im 18. Jahrhundert, der Epoche, in der die *Enzyklopädie* von Diderot entstand. Wenn sich J.-J. Rousseau auch für berechtigt hält zu schreiben: »Beginnen wir damit, alle Tatsachen zu verwerfen«, bevor er seinen Diskurs über die Ungleichheit der Menschen beginnt, so waren es doch experimentelle Tatsachen, von denen die Erkenntnisse in der Physiologie des Nervensystems im 18. Jahrhundert ihren Ausgang nahmen.

Den Anatomen verdanken wir eine Anzahl von Präzisierungen. Hirsch gab dem Trigemius-Ganglion den Namen seines Lehrers Gasser (Ganglion semilunare Gasseri). Meckel entdeckte 1748 das Ganglion sphenopalatinum und das Ganglion submandibulare, Elvenritten das Ganglion inferius des Nervus glossopharyngeus, Winslow die Spinalganglien und Wrisberg den Nervus intermedius des Nervus facialis (Gesichtsnerv). Antonio Scarpa entdeckte das Ganglion oticum, den Nervus nasopalatinus und gab seinen Namen dem Ganglion des Hörnervs (Scarpasches Ganglion). 1779 lieferte er eine ausgezeichnete Beschreibung der Herznerven.

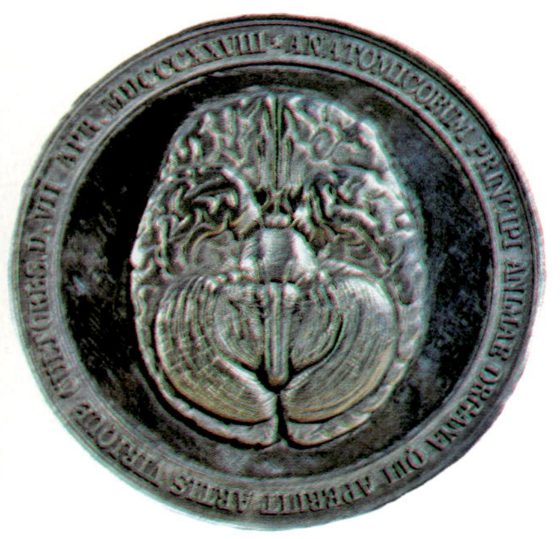

Abbildung 1221
Rückseite einer Soemmering gewidmeten Medaille, 19. Jahrhundert.

Auf dieser Grundlage konnte Samuel von Soemmering seine neue Nomenklatur der zwölf Gehirnnerven einführen, die an die Stelle der sieben bei Galen und der zehn bei Willis traten. Allerdings nahm er an, diese Nerven hätten ihren Ursprung in den Ventrikelwänden, und vertrat die Ansicht, daß die Ventrikelflüssigkeit der Ausgangspunkt der Empfindung und der motorischen Nervenimpulse sei. Es wäre noch hinzuzufügen, daß er die erste korrekte Darstellung der Innenseiten der Hemisphären anfertigte. Der *Nucleus niger* wurde nach ihm benannt.

Nach Alexander Monroe nennen wir heute noch die Öffnungen, die die Seitenventrikel mit dem dritten Ventrikel verbinden, die Berengario schon zwei Jahrhunderte früher erwähnt hat (Foramen intraventriculare Monroe).

Francesco Gennari gab 1776 erste Hinweise auf die laminare Struktur der Gehirnrinde und machte auf die Existenz des weißen Streifens im Hinterhauptlappen aufmerksam, der nach ihm benannt wurde (Gennari-Streifen).

Im Zusammenhang mit Untersuchungen an Ischiasnerven führte Domenico Cotugno in Neapel die ersten Lumbalpunktionen durch (1764), um die Beschaffenheit des Liquor cerebrospinalis (Gehirn-Rückenmarks-Flüssigkeit) zu demonstrieren. Frederick Ruysch konnte unter Verwendung von Farbstoffen zeigen, daß auf der Gehirnoberfläche ein dichtes Netz von Gefäßen die wichtigsten Gehirnarterien verbindet.

Ende des 18. Jahrhunderts veröffentlichte Felix Vicq d'Azyr, Sekretär der Königlichen Gesellschaft für Medizin und Leibarzt der Königin, bei Diderot dem Älteren eine der schönsten aller Anatomieabhandlungen. Dieses Werk enthielt fünfhundertdreißig doppelseitige Stiche in großem Folioformat und stellte »die Organe, die in der Knochenkapsel des Schädels enthalten sind«, dar. Er

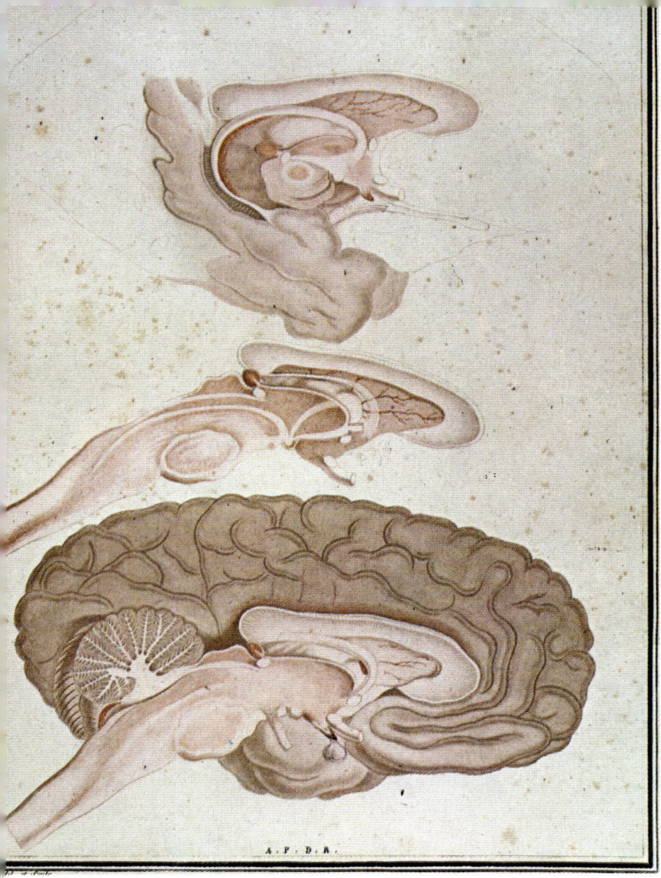

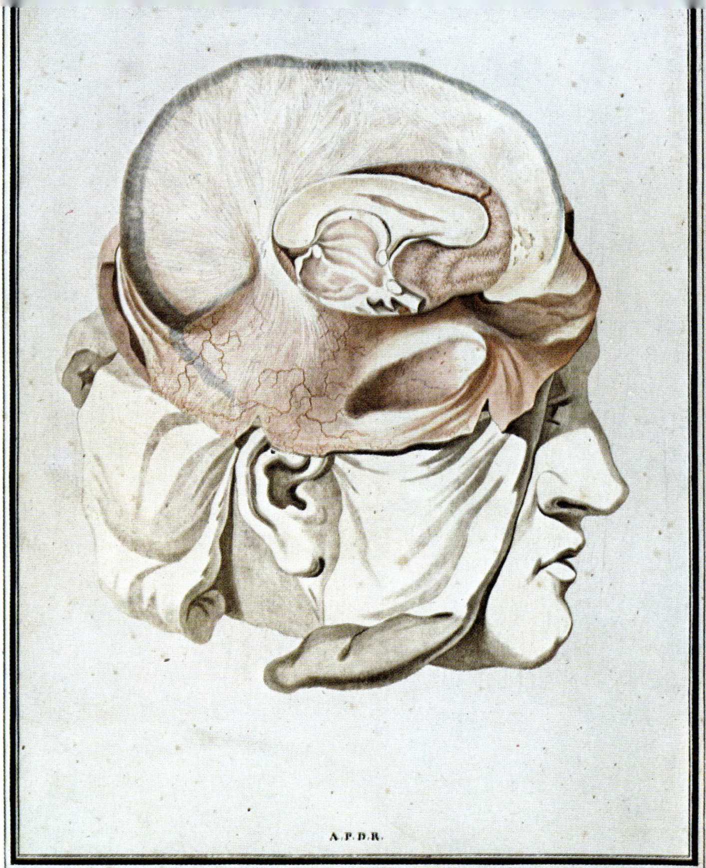

entdeckte nicht nur von neuem den weißen Gennari-Streifen (synonym Vicq d'Azyr-Streifen), sondern er isolierte zudem den *Tractus mamillothalamicus,* der später nach ihm benannt wurde (Vicq d'Azyr-Bündel). Darüber hinaus unternahm er den bemerkenswerten Versuch, die verschiedenen Gehirnwindungen zu identifizieren. So unterschied er auf der konvexen Seite der Hemisphäre zwischen vorderen, mittleren und hinteren Windungen. Nach seinen exakten Angaben liegen die vorderen Windungen in den Hohlräumen des Stirnbeins (vordere Schädelgrube). Vor allem jedoch legte er Wert auf eine Differenzierung der mittleren Windungen, wobei er eine vordere Gruppe in Schräglage von einer hinteren Gruppe unterscheidet. Das entspricht weitgehend der vorderen und hinteren Zentralwindung nach der neueren Terminologie, die während des 19. Jahrhunderts im Zusammenhang mit der Zentralfurche eingeführt wurde.

Im Gegensatz dazu hatten die Histologen keine großen Fortschritte erzielt. Genauer gesagt: sie waren nicht in der Lage, ihre viel zu dicken Schnitte, die sie durch primitive Mikroskope betrachteten, einzufärben. Indes erkannte Felice Gaspar Fontana im Jahre 1786, daß die Nervenfasern aus zylinderförmigen Röhren bestehen, die eine gelatineartige Flüssigkeit enthalten; daß sie eine Hülle besitzen und daß der Kern den wesentlichen Teil der Zelle bildet.

Sieht man von Galens diesbezüglichen Erkenntnissen ab, so kann man den Beginn der Neurophysiologie in das 18. Jahrhundert legen. Im Jahre 1730 stellte Stephen Hales bei enthaupteten Fröschen Kontraktionsbewegungen der Hinterbeine fest, wenn er in ihre Haut stach. Die Bewegungen blieben aus, wenn das Rückenmark zerstört worden war.

Hales war ein bescheidener Kirchenmann und hat seine Resultate selbst nicht veröffentlicht. Sie wurden durch drei Vorlesungen bekannt, die A. Stuart im Jahre 1738 vor der Londoner Royal Society (Königliche Gesellschaft) hielt. Die

Abbildung 1222 (oben links)
Wenn Felix Vicq d'Azyr (1748 bis 1794) auch der Kleinhirnquerfurche seinen Namen gab, so darf doch nicht vergessen werden, daß er neben seiner Forschungsarbeit über das Gehirn einer der Pioniere der vergleichenden Anatomie war. Die Illustrationen wurden dem Lehrbuch der Anatomie und Physiologie *von Vicq d'Azyr, Paris 1786, entnommen.*

Abbildung 1223 (oben rechts)
Der Stich wurde dem Werk Anatomia capitis humani (Anatomie des menschlichen Kopfes) *von Dryander, Marburg 1536, entnommen.*
Das Besondere an diesen Illustrationen ist, daß sie Dryander selbst nach eigenen Sektionen anfertigte, was zur damaligen Zeit ein außergewöhnliches Verfahren war.

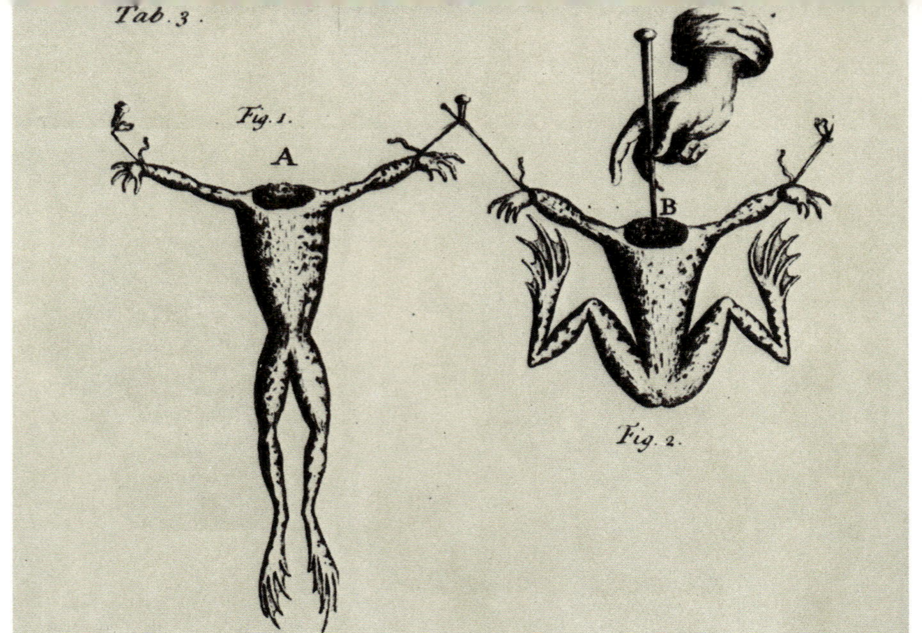

Abbildung 1224
Das grundlegende Experiment von Stephen Hales (1677—1761) an dem geköpften Frosch. Die Illustration wurde folgendem Werk von F. H. Garrison entnommen: Geschichte der Neurologie, *New York 1969, 2. Auflage.*

volle Bedeutung dieser Experimente mit enthaupteten Fröschen wurde erst in Verbindung mit den Arbeiten von R. Whytt aus Edinburg deutlich. Whytt benutzte zwar noch nicht den Begriff »Reflex«, sondern nannte den Vorgang »Stimulus« bzw. »motorische Reaktion auf den Stimulus«. Er betonte aber ganz besonders die Tatsache, daß die Koordination der einzelnen Muskelkontraktionen, die die Reaktionsbewegung hervorrufen, mit dem Rückenmark in Zusammenhang steht. Die Zerstörung des Rückenmarks, etwa mit einer rotglühenden Nadel, hat das Ausbleiben jeglicher motorischer Reaktion auf beliebige Stimuli zur Folge. Dagegen genügt die Erhaltung nur eines Rückenmarksegments, um nach geeigneter Stimulierung eine Reaktion hervorzurufen.

R. Whytt lieferte weiter einen Beitrag zur Erforschung der »Pupillenreaktion auf Lichteinfall«. Das Licht setzt an der Netzhaut einen Reiz, der über die optischen Bahnen zum Gehirn übertragen wird. Dieser Stimulus zieht eine Reaktion nach sich, die über die motorischen Nervenfasern die Muskeln der Iris erreicht. Whytt stellte bei einem Patienten mit Hydrozephalie (Gehirnwassersucht) fest, daß die Pupille nicht auf den Lichteinfall reagierte. Bei der Autopsie dieses Patienten entdeckte er eine große Zyste, die die optischen Bahnen komprimierte, und führte demgemäß das Ausbleiben des Pupillenreflexes auf diese Kompression zurück.

Fulton stuft Whytts *An Essay on the Vital and Other Involontary Motions* (Ein Aufsatz über die vitalen und andere unwillkürliche Bewegungen) gleich hoch ein wie Harveys Arbeit *De motu cordis* (Über die Bewegung des Herzens) und Sherringtons *Integrative Action* (Integrierte Handlung).

Unsere Beachtung verdient in gleicher Weise François Pourfour du Petit. Als Militärarzt veröffentlichte er 1710 die *Briefe eines Arztes der königlichen Hospitäler an einen anderen befreundeten Arzt.* Der erste dieser Briefe stellt laut Ankündigung des Autors ein »neues System des Gehirns« vor. In der Tat konnte er anhand seiner Beobachtungen an verwundeten Soldaten die Existenz kontralateraler Paralysen bestätigen. Damit jedoch nicht genug: er versuchte an Hunden Verletzungen zu reproduzieren, die denen der Verwundeten glichen. Nach einer Trepanation in der Mitte des Schädelbeins und Öffnung der Dura mater (harte Gehirnhaut) führte er unterschiedlich tiefe Sektionen am Gehirnparenchym durch. Dieses Verfahren führte zu kontralateralen Lähmungen. Dabei war die Lähmung vollständig und massiv, wenn die Sektion bis zur Höhe des Streifenhügels (und damit bis nahe der inneren Kapsel) vorgetrieben wurde. Handelte es sich dagegen um eine oberflächliche Sektion, so blieb die Lähmung begrenzt und partiell.

Pourfour du Petit beschrieb darüber hinaus mit großer Genauigkeit die beiden Pyramidenbegrenzungen. Ein weiteres bedeutendes Werk ist seine *Abhandlung, in der gezeigt wird, daß die Zwischenrippennerven Verzweigungen aufweisen, die Spiritus zu den Augen tragen.* Unter diesem Titel beschrieb er mit bewundernswerter Beobachtungsgabe Modifikationen an den Augen, die durch Verletzungen am Halssympathikus hervorgerufen wurden — die gleichen, die Claude Bernard ein Jahrhundert später entdecken sollte.

F. G. Fontana führte 1757 elektrische Stimulationen der Gehirnrinde bei Tieren, aber auch am Gehirn enthaupteter Verbrecher durch.

Das Prinzip der elektrischen Stimulation war also bereits bestens bekannt, als Luigi Galvani in Bologna seine bahnbrechenden Versuche unternahm. Ausgangspunkt war dabei die Beobachtung von Muskelkontraktionen an einem Froschschenkel, der mit einem Kupferhaken an einer Eisenstange aufgehängt war. Galvani vertrat die Ansicht, daß diese Muskelkontraktionen durch die Elektrizität hervorgerufen wurden, die vom Muskel wegen des Metallhakens erzeugt worden sei. Dagegen erklärte Volta, die für die Muskelkontraktion verantwortliche Elektrizität sei durch den Kontakt zweier verschiedener Metalle entstanden. Dies war der Anlaß zur Entdeckung der »Volta-Säule«.

Indessen nahm Galvani seine Versuche wieder auf. Er brachte einen Nerv mit einem Gewebe in Kontakt, und zwar gleichzeitig mit einem abgetrennten und einem intakten Teil. Der so innervierte Muskel kontrahierte. Da die Entwicklung jeglichen Metalls durch die Versuchsanordnung ausgeschlossen war, konnte Galvani die Existenz der *tierischen Elektrizität* nachweisen (1794).

Das 18. Jahrhundert ist auch durch die Arbeiten von Priestley und Lavoisier geprägt, während die Forschungen von Thomas Hensing in Deutschland (1719) und die von François de Fourcroy in Frankreich (1793) bescheiden anfingen, Arbeiten, die eine erste Etappe der Neurochemie darstellen.

Giovanni Batista Morgagni war Professor der Anatomie und Pathologie in Padua. Im Laufe seines Lebens sammelte er zahlreiche Fallstudien, die in anatomischer Hinsicht durch Autopsien überprüft wurden. Er klassifizierte seine Beobachtungen und veröffentlichte 1761 im Alter von neunundsiebzig Jahren das berühmte Werk *De sedibus et causis Morborum per anatomen indagatis* (Über den Sitz und die Ursachen von Krankheiten, von einem Anatomen erforscht). Das fünfte dieser Bücher ist den Krankheiten des Kopfes gewidmet. In vier Kapiteln stellt Mognagni seine verschiedenen Beobachtungen von Apoplexien (Schlaganfällen) zusammen und teilt sie in drei Gruppen ein: die serösen, die sanguinen und solche, auf die beide Kriterien nicht zutreffen. Er lieferte die definitive Bestätigung dafür, daß eine Paralyse auf der der Gehirnverletzung gegenüberliegenden Körperseite auftritt. Zwei Kapitel sind der Epilepsie und den konvulsiven Bewegungen gewidmet, eines der Hydrozephalie und schließlich werden in zwei Kapiteln Augen- und Ohrenkrankheiten behandelt. Er zeigt hier erstmals, daß Abszesse im Schädel die Folge — und nicht die Ursache — von Ohreneiterungen sind.

Im Jahre 1794 lieferte Chiarugi die erste anatomische Veranschaulichung einer Gehirnläsion. Höchstwahrscheinlich handelt es sich um ein Meningeom (Gehirnhauttumor) am Unterhorn des Seitenventrikels.

Abbildung 1225
Experiment an einem Kadaver mit dem Ziel, die vitale Kraft im Menschen nach seinem Tod zu entdecken. Jean Aldini, Theoretische und experimentelle Abhandlung über den Galvanismus, *Paris 1804.*
Die Entdeckung der elektrischen Phänomene hatte die Gelehrten im 18. Jahrhundert stark erregt und manche waren versucht, in der Elektrizität das Prinzip des Lebens zu sehen, die vitale Kraft, die bewirkte, daß sich lebende Organismen nicht mehr einfach auf Maschinen reduzieren ließen.

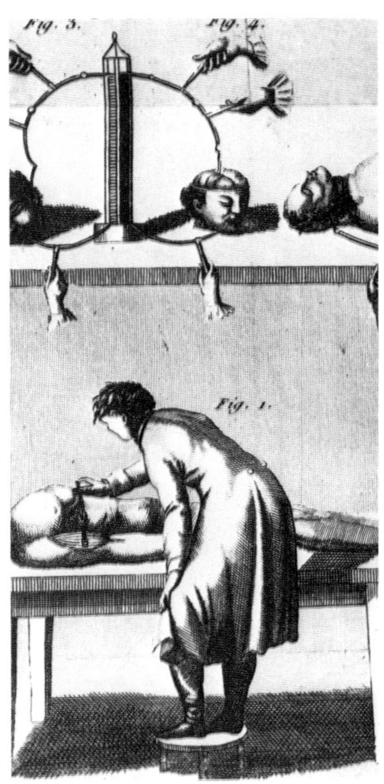

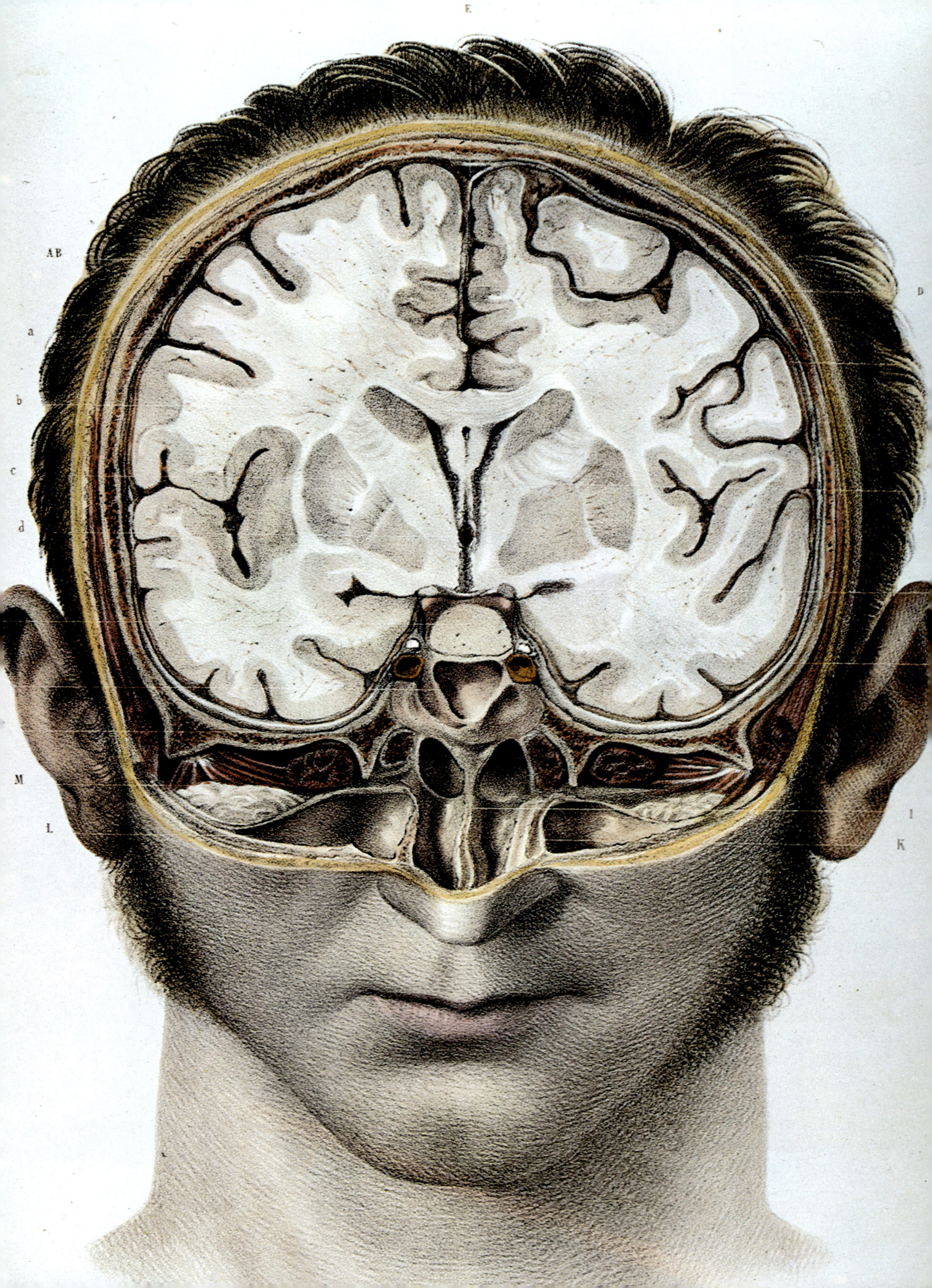
E
AB
a
b
c
d
M
L
D
I
K

Die Neuroanatomie und Neurophysiologie im Laufe des 19. und zu Beginn des 20. Jahrhunderts

Die Anatomie

Zu Beginn des 19. Jahrhunderts griff Christian Reil in Berlin die Technik dünner Schnitte wieder auf, durchgeführt nach Erhärtung der Hirnsubstanz in Alkohol. Er veröffentlichte seine Arbeiten zwischen 1796 und 1809; unter anderem schrieb er über die Individualisierung des *Lemniscus medialis* (sensitive Schleife), über das Konzept der *Nuclei cerebellares* (graue Kerne im Kleinhirn), über die Abgrenzung des *Nucleus lentiformis* (Linsenkern) und schließlich über die Begrenzung der *Insula.* *

Zur gleichen Zeit ließ sich Gall in Paris nieder. Er erwies sich als hervorragender Anatom und erfolgreicher Lehrer. Zwischen 1810 und 1819 veröffentlichte er eine *Anatomie und Physiologie des Nervensystems insgesamt und insbesondere des Gehirns,* ein hervorragend illustriertes Werk. Die weiße Gehirnsubstanz, so Gall, bestünde lediglich aus Nervenfasern, während die graue Rinde das Organ der Gehirnaktivität sei, insbesondere das des Denkens. Allerdings seien die Arten dieser Aktivitäten vielfältig und jede Art Gehirntätigkeit verfüge über ein besonderes Organ. Gall versuchte, die Organe an der Gehirnoberfläche zu lokalisieren.

Diese Studien führten schließlich zur *Phrenologie,* einem Wissenschaftszweig, mit dem später Mißbrauch getrieben wurde und der die ursprünglichen anatomischen Entdeckungen Galls in Vergessenheit geraten ließ. Gall hatte beispielsweise auch gezeigt, daß die Wurzel des Trigeniums vom Rückenmark bis zum Atlas reicht.

Von 1809 bis 1829 vertrat Luigi Rolando, Professor für Anatomie in Sassari (Sardinien), die Auffassung, daß die Furchen und Windungen der Hemisphären in regelmäßiger Weise angeordnet seien und daß diese Anordnung in allen Gehirnen zu finden sei. Nach Rolando trennt eine senkrechte Zentralfurche (unter dem Scheitelbein) zwei Windungen, die von der Sylvius-Furche aufsteigen, eine nach vorne, die andere nach hinten.

Leuret, der über kein vollständiges Exemplar des Buches von Vicq d'Azyr verfügte, gab dieser Furche später den Namen Rolandos (frz. sillon de Rolando). Rolando hatte ein recht genaues Bild der Lamellen des Kleinhirns entworfen, die er mit den Elementen einer »Volta-Säule« verglich. Schließlich beschrieb er die »Substantia gelantinosa«, die die beiden Hinterhörner des Rückenmarks bedeckt.

Charles Bell**, der zunächst in Edinburg und später in London tätig war, zeichnete sich auf allen Gebieten der Neurologie aus. Er war ein hervorragender Zeichner und veröffentlichte 1802 sehr gute Illustrationen des Gehirns, insbesondere der Pyramidenbahn. Darüber hinaus entdeckte er die Existenz der Radix motoria (motorischer Nerv der Kaumuskulatur) und beschrieb erstmals den Nervus thoracicus longus. Im Jahre 1806 veröffentlichte er zum Gebrauch für Künstler seine *Aufsätze über die Anatomie des Ausdrucks in der Malerei.*

Der französische Psychiater Baillarger untersuchte 1840 einen hauchdünnen Schnitt der Gehirnrinde zwischen zwei Gläsern. Er erkannte die laminare Struktur der myelinhaltigen Fasern und beschrieb drei weiße und drei graue Lamellen, die abwechselnd übereinander geschichtet sind. Vier Jahre später

* Reil entrüstete sich über die unwürdige Behandlung der Irren und schrieb eine *Rhapsodie zugunsten einer psychologischen Behandlung von geistigen Störungen.*

** Charles Bell arbeitete als Anatom und Chirurg. Sein Bruder John war ein glänzender Chirurg, der in Edinburg lehrte. Um nicht ständig mit seinem Bruder verwechselt zu werden, verließ Charles Bell seine Heimatstadt und ließ sich in London nieder.

Abbildung 1226 (gegenüber) Frontalschnitt des Gehirns. Farblithographie aus dem Werk: Vollständiges Lehrbuch der Anatomie des Menschen einschließlich der operativen Heilkunst *von J. B. Bourgery und Claude Bernard, Paris 1866 bis 1867.*

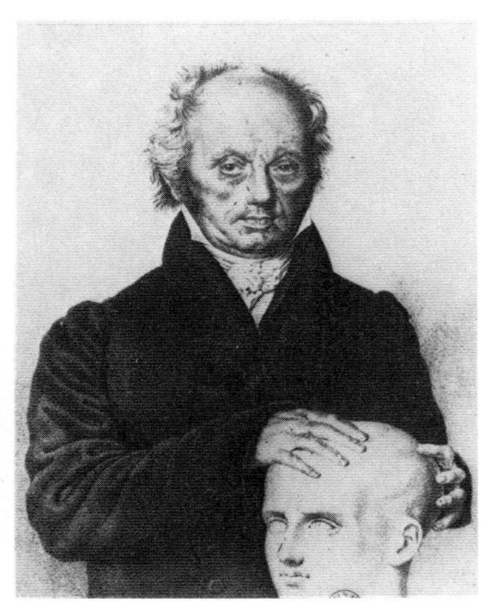

Abbildung 1227
Franz Gall (1758—1828).

fand Remak diese Anordnung von sechs Lamellen bei den Nervenzellen wieder.

Im Jahre 1837 gelang es Burdach, im Linsenkern den *Globus pallidus* (bleicher Körper, Teil des Zwischenhirns), vom *Putamen* (Schale des Linsenkerns im Endhirn) zu trennen. Er beschrieb des weiteren den *Fasciculus cuneatus* im Hinterlauf des Rückenmarks, zu dem Goll noch den *Fascisulus gracilis* hinzufügte (zwei aufsteigende Bahnen, heute auch Burdach- bzw. Goll-Strang genannt). Zwischen 1830 und 1840 entdeckte Arnold ein Bändchen, die *Fibrae arceratae* externa, den *Nervus occipitalis major* und das *Ganglion oticum,* die — zumindest in der französischen medizinischen Nomenklatur — nach ihm benannt wurden. Im Jahre 1850 identifizierte Clarke den *Nucleus dorsalis,* den wir heute auch als Clarke-Säule bezeichnen.

Luys wirkte als Psychiater in der Salpêtrière. Er beschrieb den *Nucleus subthalamicus* (Corpus Luys) und die mediale Kerngruppe des Thalamus. 1888 isolierte Edinger bei einem Foetus den Lateralkern (Steuerung der Pupillenverengung), Westphal zwei Jahre später beim Erwachsenen (Nucleus Edinger-Westphal).

Die Histologie

Im 19. Jahrhundert beschritt die Anatomie auf histologischem Gebiet neue Wege — dank des technischen Fortschritts und der erheblichen Verbesserung der Mikroskope.

Im Jahre 1824 erfand Stilling das Mikrotom (Apparat zur Herstellung dünner Schnitte), das Purkinje später benutzte. Dieses Gerät wurde im Laufe des Jahrhunderts noch entscheidend verbessert. Mit Hilfe des Mikrotoms konnte man Serienschnitte von Geweben, die zuvor in Alkohol gehärtet worden waren, herstellen. Das Formalin wurde erst gegen Ende des Jahrhunderts zum Zwecke der Härtung verwendet (Blum, 1893). Zur Herstellung dünner Schnitte wurde die betreffende Substanz in Paraffin (Klebs, 1869) und in Kollodium (Duval, 1879) eingebettet. Zur Einfärbung der Schnitte benutzte Gerlach Karmin und Nissl Methylenblau (1858). Im Jahre 1863 verwendete Waldeyer Hämatoxylin, um Neuriten zu färben, während Marchi 1885 sein Studium der Degeneration von Myelinscheiden nach Beizen der Substanz mit Osmiumsäure vornahm.

Gegen Ende des Jahrhunderts brachte Golgi die Erforschung des Nervensystems durch ein Imprägnierverfahren mit Silbersalzen in Bewegung. Ramon y Cajal modifizierte diese Methode und stellte so die eindrucksvollsten Bilder der Neurohistologie her.

Ch. Ehrenberg lieferte 1833 die mikroskopische Darstellung der Nervenzellenstruktur. In Liège veröffentlichte Theodor Schwann die erste präzise Beschreibung der Nervenfasern mit ihrer Myelinscheide, die von einer strukturlosen Zellmembran umschlossen wird (Schwannsche Zelle und Schwannsche Scheide). Genaugenommen kannte Schwann das Myelin nicht und sprach von einer fettigen Substanz, die er für eine Ablagerung an der Innenseite der Zellelemente hielt.

Ein Jahr zuvor hatte Johannes Evangelista Purkinje die Nervenzellen identifiziert. 1838 lieferte er eine Abbildung von Zellen der Kleinhirnrinde, die er als »birnenförmige Ganglienkörper« beschreibt; heute Purkinje-Zellen genannt.

Remak konnte 1838 zeigen, daß das Axon der peripheren Nerven seinen Ursprung in den Zellen des Rückenmarks hat. Er beschrieb die myelinlosen Fasern und machte die ersten Andeutungen bezüglich des primitiven Neuralrohrs. Einige Jahre später (1844) konnte Koelliker bestätigen, daß es keine von einem

Abbildung 1228
Die Augen- und Gesichtsnerven. Die Tafel wurde von Charles Bell als Illustration für sein Buch: Eine Reihe von Stichen zur Darstellung des Verlaufs der Nerven, *London 1803, gezeichnet.*

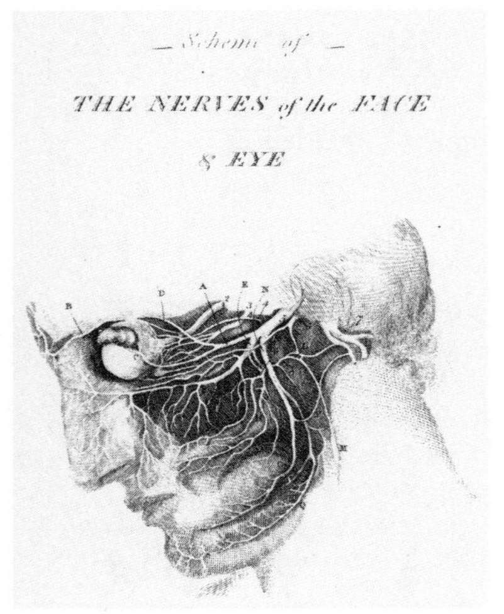

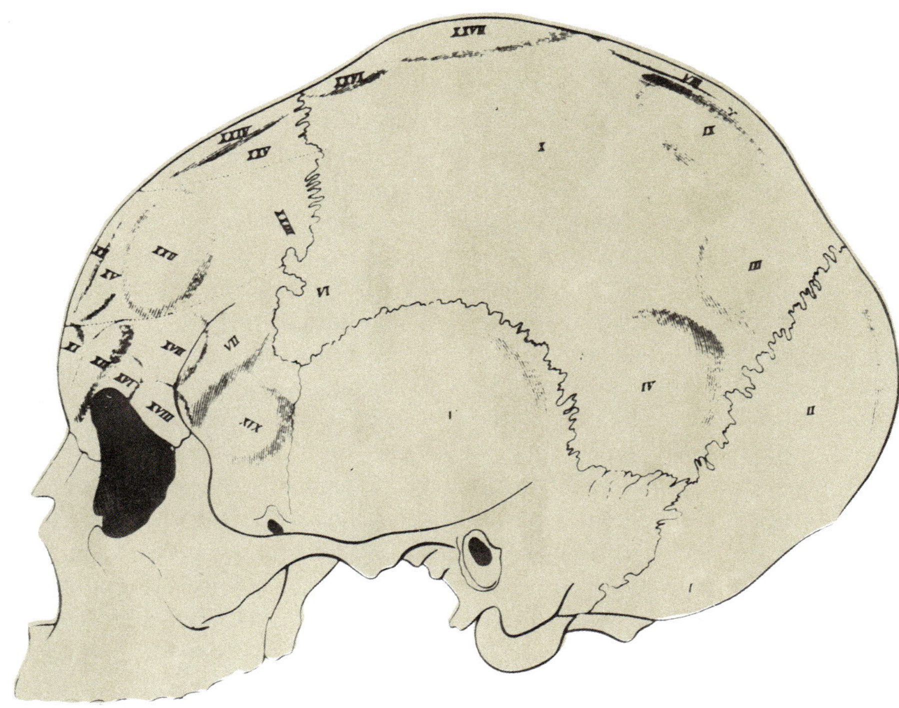

Abbildung 1229
Gehirnlokalisationen von Gall.
J. C. Spurzheim, Phrenology,
London 1825.
Um eine Vorstellung von der Genauigkeit der Lokalisationen zu geben, möchten wir u. a. die folgenden zitieren:
1: Fortpflanzungsinstinkt
2: Liebe zur Nachkommenschaft
5: Mordtendenzen
7: Habgier, Diebstahl
17: Sinn für Musik
18: Mathematik.

Zellkörper unabhängigen Nervenfasern gibt, und Deiters (1834—1863) lieferte in einer posthumen Publikation ein treffendes Bild der Nervenzelle mit ihren verschiedenen Fortsätzen (1865).

Doch mußte man bis zum letzten Viertel des Jahrhunderts warten, um über erheblich authentischere Abbildungen verfügen zu können, die mit Hilfe von Silberimprägnationen von Camillo Golgi (Pavia) hergestellt wurden. Er unterschied zwei Arten von Nervenzellen und entdeckte im Zytoplasma eine netzartige Struktur, den »Golgi-Apparat«. Darüber hinaus fand er in den Sehnen ein sensorisches Organ, das ebenfalls seinen Namen erhielt (Golgisches Sehnenorgan).

Kühne beschrieb 1862 als erster die motorische Endplatte.

Im Jahre 1850 präsentierte Waller der Royal Society in London die Ergebnisse seiner Forschungsarbeit. Nach Durchtrennung des Nervus glossopharyngeus und des Nervus hypoglossus konnte er unterhalb der Sektion eine Degeneration der distalen Neuriten feststellen, während sie über der Sektion im proximalen Segment intakt blieben. Aus dieser Feststellung entwickelte sich die Vorstellung der *Wallerschen Degeneration,* nach der die Nervenfasern ihre Existenz dem Zellkörper der Nervenfasern verdanken, wobei letztere stark individualisiert sind.

Die Untersuchung der Degenerationsprozesse erlaubte es, den Verlauf der Faserstränge genau zu verfolgen. Auf diese Weise konnte Gudden zeigen, daß im Nervus opticus direkte Fasern zum Sehstrang der gleichen Seite vorhanden sind, ebenso wie gekreuzte Fasern, die über das Chiasma von einem Strang zum gegenüberliegenden verlaufen. Gudden wies ebenfalls auf die sekundäre Atrophie der Thalamuskerne nach Entfernung gewisser Cortexbereiche hin (1889).

Bereits Cruveilhier hatte ein »interstitielles Stroma des Gehirns« beschrieben, doch Virchow verdanken wir die Entdeckung der Neuroglia (1854). Er wies die phagozytische Aktivität gewisser Neurogliazellen nach. Wir verdanken ihm darüber hinaus die Beschreibung der perivaskulären Räume, heute Virchow-Robin-Räume genannt.

In der wichtigsten Diskussion am Ende des Jahrhunderts standen sich die beiden angesehensten Histologen dieser Generation gegenüber: der Italiener Camillo Golgi und der Spanier Ramon y Cajal. Die beiden Forscher erhielten 1906 den Nobelpreis.

Golgi war der Überzeugung, daß das Nervensystem aus einem weitverzweigten und ununterbrochenen Netz von Nervenfasern bestehe. Nirgendwo sei die Kontinuität der Nervenzellen unterbrochen. Diese Netz-Theorie wurde von einigen Neurologen akzeptiert und unterstützt. Golgi selbst blieb ihr mit großer Hartnäckigkeit treu.

Im Jahre 1891 versicherte hingegen Waldeyer, daß die Nervenzellen mit ihren Fortsätzen deutlich individualisierte Einheiten darstellten. Diesen unterscheidbaren Gebilden gab er die Bezeichnung »Neuron«. Der vollkommenste Verfechter der Neuron-Theorie jedoch war Santiago Ramon y Cajal (1852 bis 1934). Er schuf die eindrucksvollsten Bilder der Nervenzellen und ihrer Fortsätze in den häufigsten neurologischen Strukturen. Auch heute noch kann man diesen Abbildungen seine Bewunderung nicht versagen, sei es, daß es sich um die Netzhaut, den *Bulbus olfactorius,* das Rückenmark, die Großhirn- oder die Kleinhirnrinde handelt. Seit dieser Zeit konnte man die Vorstellung von einer Kontinuität zwischen den Zellen nicht mehr gelten lassen. Diese Diskontinuität implizierte die Existenz eines Bindegliedes zwischen den Enden und Parallelverzweigungen der Zellfortsätze: die Synapse. Hier nahm das Konzept der synaptischen Reizübertragung und der chemischen Transmittersubstanzen seinen Anfang.

Nachdem die Vorstellung eines diffusen Zellnetzwerkes unhaltbar geworden war, wies Cajal die Polarisation der Zellen mit zentripetalen Dendriten und zentrifugalen Neuriten nach.

Die Theorie des Neurons wurde von Arthur Van Gehuchten sofort akzeptiert (1893). Er lehrte als Professor in Löwen und veröffentlichte eine Anatomie des Nervensystems beim Menschen. Dieses Werk wurde nach zahlreichen Neuauflagen ein Klassiker der Neurologie. Desgleichen hat — nach einem Dreivierteljahrhundert — das Buch von Ramon y Cajal noch immer seinen Platz in unseren Bibliotheken.

Die Wallersche Degeneration deutete bereits auf die Einzigartigkeit der Nervenzellen hin. Die Arbeiten von Wilhelm His über die Entwicklung der primitiven Nervenzellen ermöglichten seit 1889 den Nachweis der Individualität der Neuronen. August Forel kam durch seine Studien der Zytogenese (Zellentwicklung) zu denselben Schlüssen.

Weiter erlaubte die Wallersche Degeneration, den Verlauf der wichtigsten Bahnen des Nervensystems mit großer Genauigkeit festzustellen.

Ludwig Türck verfolgte mit Hilfe dieser Technik die Pyramidenbahn nach einer Verletzung der inneren Kapsel. Er konnte die temporale Brückenbahn (Fasciculus Türckii) isolieren (1840) und in den Vordersträngen des Rückenmarks den direkten Teil der Pyramidenbahn (Tractus corticospinalis anterior) nachweisen (1853). Im Jahre 1868 gab Meynert die genaue Anordnung der Sehstrahlung an und beschrieb die dorsale Haubenkreuzung, die nach ihm benannt wurde (Meynertsche fontänenartige Haubenkreuzung).

In Leipzig stellte E. Flechsig fest, daß die Bahnen des Nervensystems ihre Myelinscheiden während verschiedener Entwicklungsperioden bilden. Auf Grundlage seiner Theorie der *Myelinentstehung* konnte er die Hörstrahlung beschreiben und die genaue Verteilung der Fasern auf dem vorderen und hinteren

Faserbereich und dem Knie der inneren Kapsel abgeben. Er isolierte im Rückenmark die Kleinhirnseitenstrangbahn (1879). Gowers lokalisierte im Jahre 1880 die gekreuzte Kleinhirnseitenstrangbahn (Tractus spinocerebellaris anterior).

Von Monakow wurde 1853 in Rußland geboren, mußte jedoch später zunächst nach Dresden, dann nach Paris und schließlich nach Zürich emigrieren. Er bewies die rückläufige Atrophie des Ganglion geniculi nach occipitaler Dekortikation (Abtragung der Hirnrinde) und konnte mit der gleichen Technik eine Unterscheidung der Thalamuskerne nach ihren Projektionsfaserverbindungen mit der Großhirnrinde vornehmen. Darüber hinaus isolierte er im Rückenmark den Tractus rubrospinalis (Monakow-Bündel).

Das Ehepaar Dejérine-Klumpke veröffentlichte eine außergewöhnliche Dokumentation in einem zweibändigen Werk: *Anatomie der Nervenzentren* (1895—1901). Das Werk zeichnet sich durch hervorragende Illustrationen aus, die sich auf große, mit technischer Perfektion hergestellte Schnitte in den drei räumlichen Ebenen stützt. Auf diese Weise wurden das Großhirn, der Hirnstamm und das Kleinhirn dargestellt. Die beiden Bände waren lange Zeit als Arbeitsgrundlage für jeden Neurologen unentbehrlich.

Wladimir Alexandrowitsch Betz konnte 1875 die Existenz von Riesenpyramidenzellen in der fünften Schicht der motorischen Großhirnrinde nachweisen.

Bewan Lewis lieferte im Jahre 1878 ein genaues Bild der verschiedenen Zellen, die jeweils für die sechs Schichten der Großhirnrinde charakteristisch sind. In dieser Arbeit ist der Ausgangspunkt der zytologischen Forschungen zu

Abbildung 1230 und 1231 Anatomische Schemata aus der Semiologie des Nervensystems *von J.-J. Déjerine, Paris 1914. Das linke Schema zeigt das erste sensible Neuron und die Foramina des Teiles der sekundären sensiblen Bahnen, der zum Rückenmark gehört, das rechte die Bahnen der Augenmotorik, insbesondere die der seitlichen Augenbewegungen.*

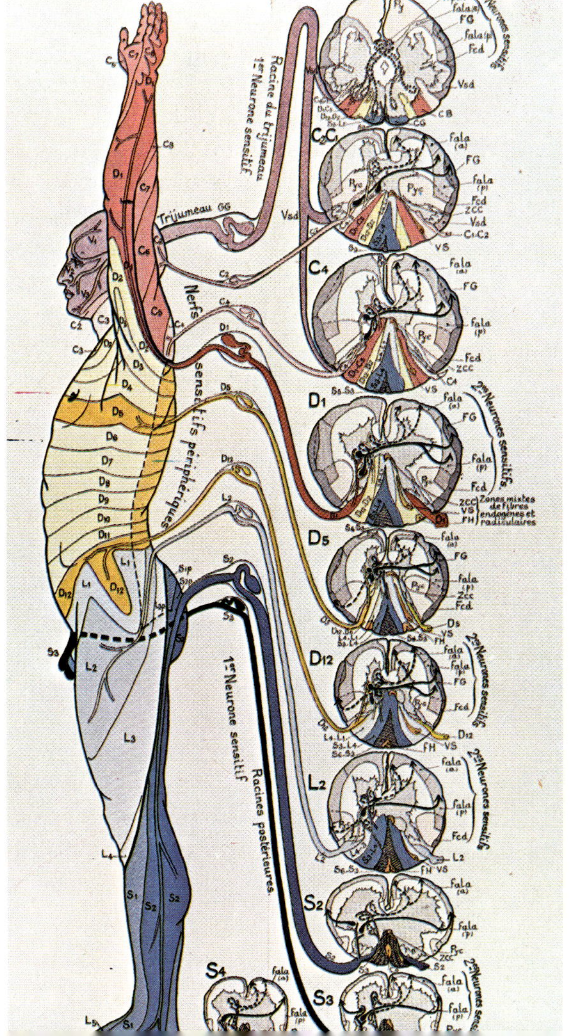

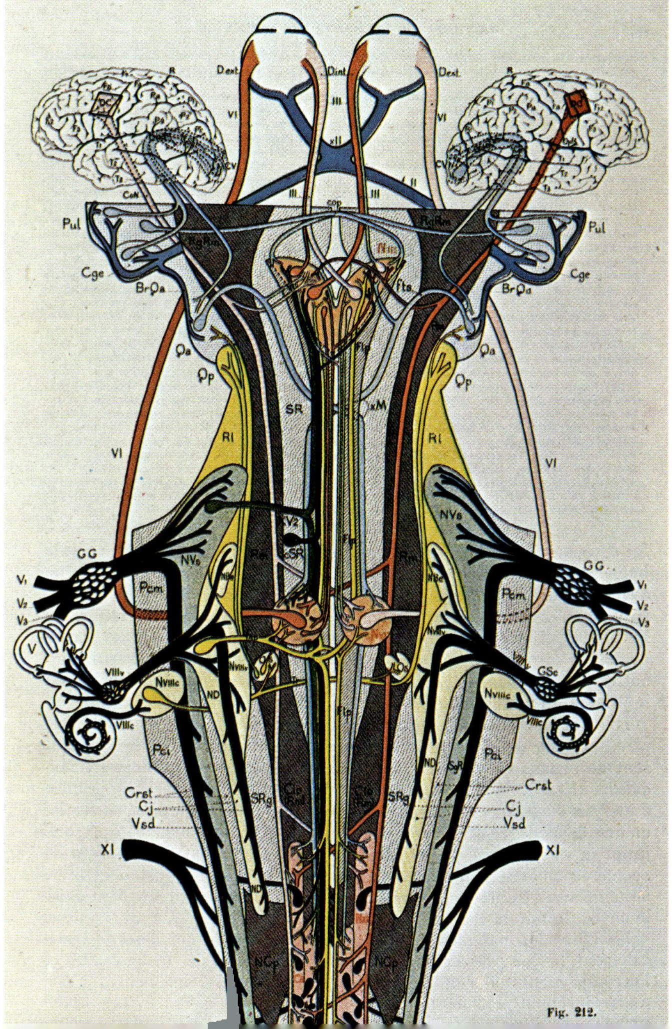

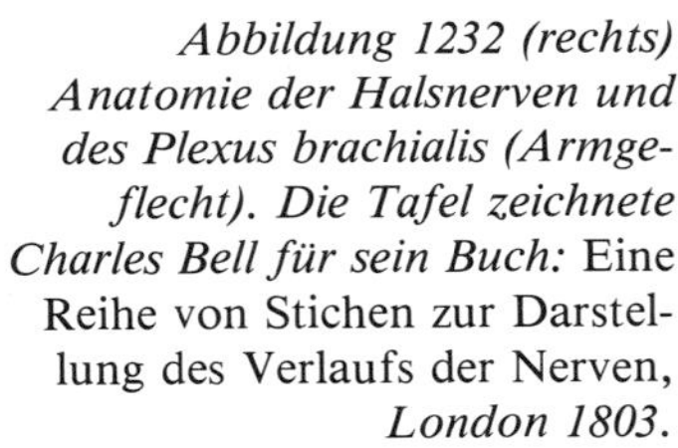

Abbildung 1232 (rechts) Anatomie der Halsnerven und des Plexus brachialis (Armgeflecht). Die Tafel zeichnete Charles Bell für sein Buch: Eine Reihe von Stichen zur Darstellung des Verlaufs der Nerven, *London 1803.*

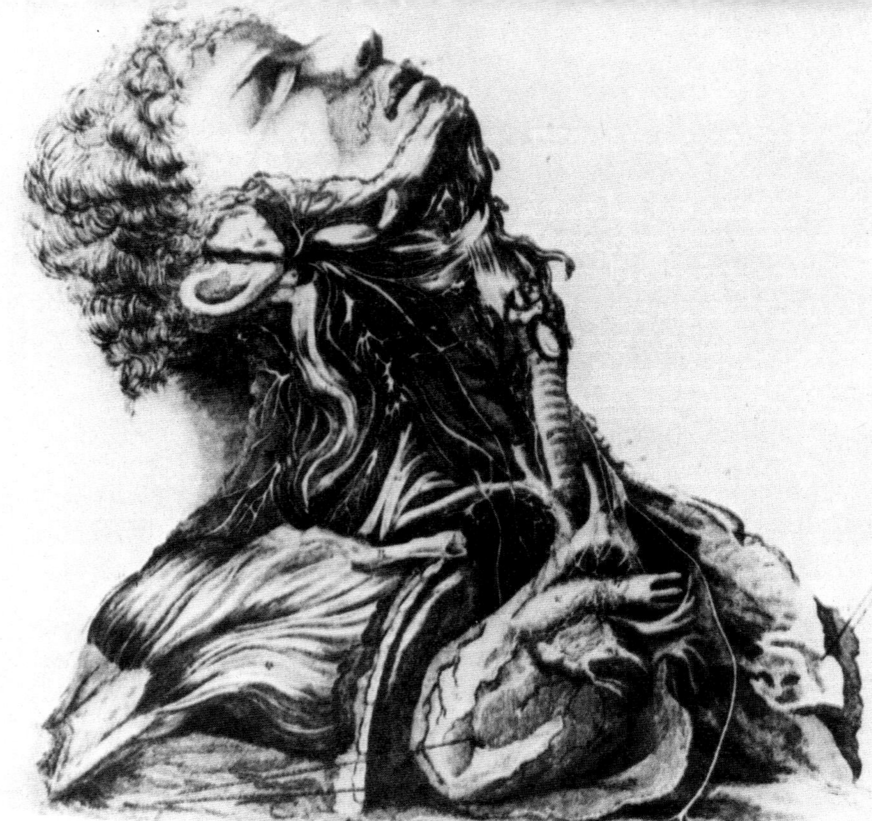

Abbildung 1233 (unten) Hemisektion des Rückenmarks. C. E. Brown-Sequard, Courses of Lectures on the Physiology and Pathology of the Central Nervous System (Vorlesungen über die Physiologie und Pathologie des zentralen Nervensystems), *Philadelphia 1860.*

sehen, die es erlaubten, eine Karte der verschiedenen Kortexregionen anzulegen. Diese Arbeit der Zytoarchitektonik (räumliche Verteilung der verschiedenen Nervenzellen im Großhirnrindenbereich) wurde durchgeführt: von Oskar Vogt (1903) und Korbinian Brodmann (1908) in Deutschland, von A. W. Campbell (1905) in England, von Lorente de No (1922) in Spanien und von Economo (1925) in Österreich.

Del Rio Hortega studiert bei Cajal und setzte das Werk seines Lehrers in Madrid fort; als Franco an die Macht kam, ging er ins Exil. Er arbeitete im Dienst von Clovis Vincent in Paris, danach in Oxford und schließlich in Buenos Aires. Hortega zeigte sich als äußerst geschickter Techniker und führte minutiöse neurologische Untersuchungen durch. Bei den Astrozyten unterschied er zwischen zwei Typen; er beschrieb den Oligodendrozyt und untersuchte sehr genau die Bedeutung der Mikrogliazellen, die seiner Ansicht nach das Äquivalent zu den Mesenchymzellen im Nervengewebe darstellen.

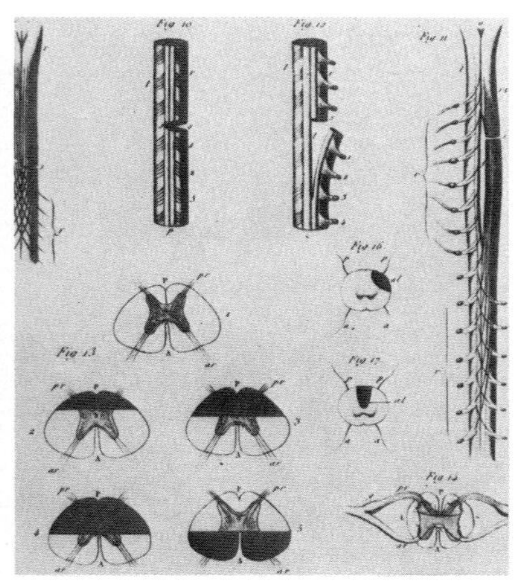

Aufgrund von Untersuchungen an Tabes-dorsalis-Patienten (Tabes: Rückenmarkschwindsucht) gab Nageotte in Frankreich der »Hinterwurzel« seinen Namen. Wir verdanken ihm außerdem eine Beschreibung des Bindehautgewebes und des Kollagens.

Charles Foix hinterließ uns trotz seines allzu kurzen Lebens — er starb im Alter von einundvierzig Jahren — ein außergewöhnliches Werk. Zusammen mit Nicolescu veröffentlichte er 1925 eine anatomische Studie der grauen Zentralkerne und des Sub-Opticus-Bereichs im Zwischenhirn. Die Gefäßpathologie lieferte ihm darüber hinaus reichliches Anschauungsmaterial, das er zur Erstellung der Topographie der verschiedenen Gebiete benutzte, die von den wichtigsten Arterien des Großhirns und des Hirnstamms versorgt werden.

Man könnte nun leicht dem Irrtum verfallen, die Neuroanatomie habe damit ihre endgültige Gestalt gewonnen. Indes führten neue Techniken der Forschung (Angiographie: Röntgenuntersuchung von Gefäßen nach Injektionen von Kontrastmitteln; Pneumenzephalographie: röntgenographische Darstellung des Ventrikelsystems mit Luft als Kontrastmittel) zur Ausdehnung der anatomischen Untersuchungen von Leichen auf lebende Objekte. Darüber hinaus eröffnete das Ultramikroskop die Möglichkeit einer ganzen Reihe neuartiger Untersuchungen. Hier geraten wir bereits in den Bereich der Aktualität und verlassen das Feld der Historie. Gleiches gilt für die Histochemie und die Histoenzymologie.

Die Physiologie der Rückenmarkswurzeln und die Reflexe

Der Beginn des Jahrhunderts war gekennzeichnet durch die Forschungsarbeiten von Bell in England und von Magendie in Frankreich. Diese Untersuchungen definierten die Rolle der Vorder- und Hinterwurzeln des Rückenmarks.

Das Werk von *Charles Bell* erschien im Jahre 1811. Wesentlich war das folgende Ergebnis: sticht man nach einer Laminektomie (chirurgischer Eingriff an der Wirbelsäule, der Zugang zum Rückenmark verschafft) und der Öffnung der Dura mater (harte Rückenmarkshaut) in die Vorderwurzel, so beobachtet man unmittelbar Konvulsionen in den entsprechenden Muskelregionen.

Noch umfassender sind die etwas später (1822) erschienenen Feststellungen Magendies. Für seine Versuche benutzte er acht junge Hunde. Magendie führte zunächst eine Sektion aller lumbalen und sakralen Vorderwurzeln durch und danach eine Sektion der Hinterwurzeln auf einer einzigen Seite; zudem wandte er mechanische Stimulation an. Die Sektion aller ventralen Wurzeln hatte eine totale Lähmung des entsprechenden Beins zur Folge. Dagegen waren Bewegungen nach der Sektion der dorsalen Wurzeln weiterhin möglich, allerdings schien das Tier unempfindlich gegenüber schmerzhaften Stimuli am zugehörigen Bein zu sein. Umgekehrt rief die Stimulation der dorsalen Wurzeln (vor der Sektion) eine unmittelbare Schmerzreaktion hervor, während die Reizung der ventralen Wurzeln eine motorische Reaktion zur Folge hatte.

Damit schien die motorische Rolle der Vorderwurzeln und die sensorische Rolle der Hinterwurzeln eindeutig bewiesen.*

Die Werke von *Brown-Séquard* vervollständigen diese Forschungsarbeiten, indem sie die Topographie der Fasern im Rückenmark genau festlegten. Brown-Séquard wurde als englischer Staatsbürger im Jahre 1817 auf Mauritius geboren. Er war der Sohn eines amerikanischen Kapitäns namens Brown und einer französischen Mutter, Charlotte Séquard. Er kam nach Paris, um eine Karriere als dramatischer Schriftsteller einzuschlagen, begann jedoch ein Medizinstudium. Als Schüler von Trousseau wandte er sich mit seinen Forschungen bald der Physiologie zu. 1846 verteidigte er in Paris seine Doktorarbeit über die Physiologie des Rückenmarks. Diese Arbeit beschreibt die Auswirkungen von halbseitigen Durchtrennungen des Rückenmarks sehr genau (heute unter der Bezeichnung Brown-Séquard-Syndrom bekannt). Im Jahre 1860 wurde er Arzt am National Hospital in London, wo der junge Hughlings Jackson »seinem Charme verfällt«. In der Folgezeit lehrte er als Professor in den Vereinigten Staaten, zunächst in Harvard und dann in New York. 1878 wurde er Nachfolger von Claude Bernard auf dessen Lehrstuhl am Collège de France.

Bell hatte die Ansicht vertreten, daß alle sensorischen Fasern, die von den Hinterwurzeln ausgehen, auf der gleichen Seite in den Hintersträngen verlaufen. Brown-Séquard durchtrennte die hintere Hälfte des Rückenmarks, ohne eine Anästhesie zu beobachten. Demnach waren die sensorischen Bahnen an anderer Stelle zu suchen. *Nun hatte aber die Sektion der linken oder rechten*

* Indessen können Schmerzreaktionen auch durch Reizung der Vorderwurzeln hervorgerufen werden. Claude Bernard gelangte zu der Annahme, daß diese Reaktionen mit einigen sensiblen Fasern zusammenhängen, die in den Vorderwurzeln verstreut sind, dort ein Stück zurücklaufen und sich dann wieder mit den Hinterwurzeln vereinen. Man kann auch von der Möglichkeit ausgehen, daß die Stimulation der Vorderwurzeln motorische oder vasomotorische Reaktionen hervorruft, die sekundäre Schmerzreaktionen auslösen.

Hälfte des Rückenmarks neben einer gleichzeitigen Lähmung auch eine gegenseitige Anästhesie zur Folge. Demnach verlaufen die motorischen Bahnen — zumindest im Rückenmark — kollateral abwärts, während die sensorischen Bahnen kontralateral (auf der gegenüberliegenden Seite) aufsteigen. Brown-Séquard bestätigte diese Tatsache durch halbseitige Durchtrennung des Rückenmarks in verschiedenen Höhen: die Anästhesie war beidseitig zu beobachten, jedoch lag ihre Grenze auf der Seite höher, auf der die Durchtrennung tiefer lag. Desgleichen erweiterte Brown-Séquard eine linke halbseitige Rückenmarkssektion durch eine mediane Längssektion. Diese zweite Sektion durchtrennte die Fasern in Höhe des Chiasmas (Kreuzung) auf der Medianlinie — die Anästhesie trat beidseitig auf. Die klinische Bestätigung des Brown-Séquard-Syndroms lieferte Gowers 1887 bei der Beobachtung eines Studenten.

Weder Descartes noch Whytt hatten den Ausdruck *Reflex* verwendet. Dieses Wort erschien 1771 zum erstenmal in einer Schrift von Unzer; doch erst mit Marshall Hall wurde es fester Bestandteil der neurologischen Terminologie.

Hall zeigte 1843 an einer enthaupteten Schildkröte, daß die Stimulation des Interkostalnervs Bewegungen in den Vorder- und Hinterbeinen hervorruft. Er war der Ansicht, daß Hallers *Vis nervosa* sich nicht auf das von der Stimulation betroffene Segment des Rückenmarks beschränken, sondern sich ober- und unterhalb dieses Segments ausbreiten würde. Er stellte gleichfalls fest, daß die Kriechbewegungen, die bei einer enthaupteten Schlange noch zu beobachten sind, völlig verschwinden, wenn das Tier von jeglicher Stimulation und dem geringsten Luftzug abgeschirmt wird. Schließlich bemerkte er, daß die Zerstörung des Rückenmarks nicht nur den Tonus (Spannung) der Muskeln in den Extremitäten, sondern auch den der Sphinkkermuskeln verschwinden lassen. Auf diese Weise konnte Marshall Hall die drei Elemente des *Reflexbogens* vollkommen isolieren: den sensorischen Nerv, das Rückenmark und den motorischen Nerv. Die vollkommene Verbindung dieser drei Elemente ist die notwendige Bedingung für jede Reflexhandlung.*

H. M. Mayo konnte seinerseits im Jahre 1842 den Bereich des photomotorischen Reflexes in einem Präparat lokalisieren, das die Augen und ein Segment des Hirnstammes enthielt, letzteres zwischen den Strängen und der Kreuzung der Pedunculi cerebellares craniales** entnommen.

In den letzten Jahren des 19. Jahrhunderts und den ersten des 20. Jahrhunderts sicherte sich *Sir Charles Scott Sherrington* weltweite Anerkennung durch seine Studien der Rückmarkswurzeln, der Reflexe und der Dezerebrationsstarre (Enthirnungsstarre).

Im Jahre 1892 gelang es ihm, für jede Vorderwurzel den zugehörigen Muskelbereich durch Elektrostimulation zu bestimmen. Zwei Jahre später fertigte er eine Karte der sensiblen Dermatome (streifenförmige Hautbezirke) an und beobachtete deren Überlappungen. Um in einem einzigen Bezirk vollständige Anästhesie zu erreichen, mußte er drei Wurzeln durchtrennen.

Er machte die Bedeutung der Muskelsensibilität deutlich und beobachtete, daß nach Entfernung der Rückenmarksganglien beinahe ein Drittel der Fasern in den Muskelnerven degenerierte, obwohl man die letzteren bis dahin für rein motorische Nerven gehalten hatte. Die Ganglienamputation hat darüber hinaus eine Degeneration der Golgischen Sehnenorgane zur Folge (Fasernrezeptoren am Übergang zwischen Sehne und Muskeln; es wird heute angenommen, daß von ihnen bei zu großer Muskelspannung ein hemmender Impuls ausgeht, um Muskeln vor Überdehnung zu schützen).

* Marshall Hall prägte den Begriff *spinal shock.*

** H. M. Mayo schrieb schon 1822 (also vor Bell) dem Nervus facialis motorische und dem Trigeminus sensorische Funktionen zu.

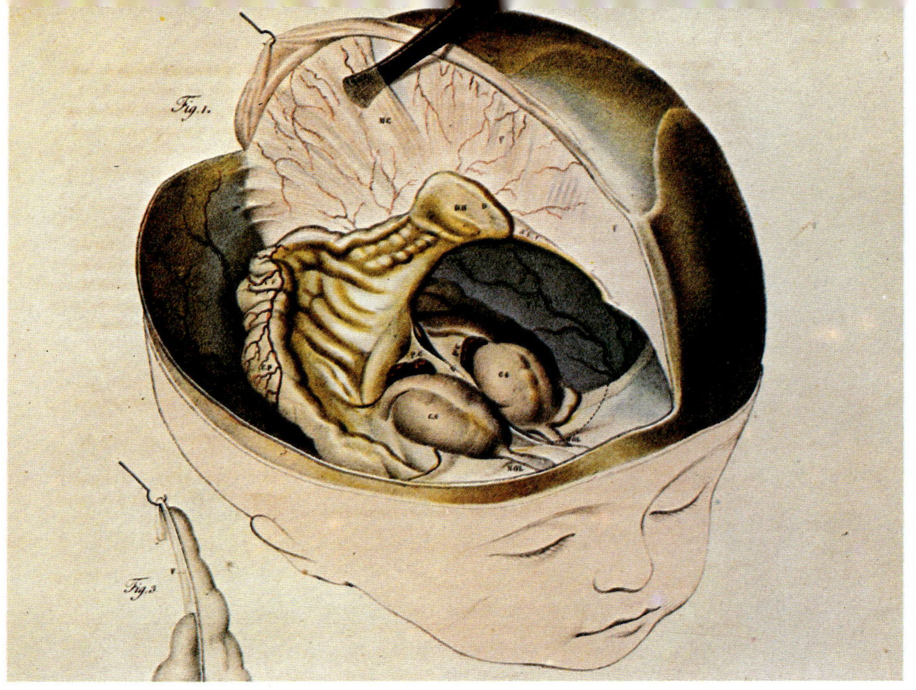

Abbildung 1234
Fötaler Wasserkopf. Tafel aus dem Lehrbuch: Pathologische Anatomie des menschlichen Körpers *von Jean Cruveilhier, Paris 1827—1842.*

Sherrington bemerkte, daß die Enthirnungsstarre vor allem die Muskeln betrifft, auf die die Gewichtskraft wirkt. Daraus schloß er, daß die Starre ihren Ursprung in der Muskeldehnung hat. Diese Interpretation führte schließlich zum Konzept des *stretch-reflex* (Zug- oder Spannungsreflex), einem grundlegenden Bestandteil der modernen Neurologie.

Das autonome Nervensystem

Zu Beginn des 18. Jahrhunderts wurde der Halsabschnitt des Sympathikus als Interkostalnerv bezeichnet. Unter diesem Titel präsentierte *Pourfour du Petit* im Jahre 1727 seine gesamten Forschungsarbeiten vor der Akademie der Wissenschaften. Er legte im einzelnen dar, daß von diesem Nerv dünne Fäden ausgehen und die Karotis einhüllen. Einige von ihnen erreichen den Trigeminus und damit über die Zweige des Opticus das Auge. Die Folgeerscheinungen einer Sektion dieses angeblichen Interkostalnervs erklärt er folgendermaßen: Verengung der Pupillen, Veränderungen am Auge auf der Seite der Sektion, das »triefend, trübe und niedergeschlagen« werde.

Im Jahre 1732 definierte Winslow den bisherigen Interkostalnerv als den »großen Sympathikus«. Dabei sollte es bleiben.

Bichat stellte im Jahre 1800 zwei Aspekte des Lebens einander gegenüber: auf der einen Seite den bewußt handelnden Aspekt, auf der anderen Seite den vegetativen (oder autonomen) Gesichtspunkt.

Claude Bernard widmete sich seit etwa 1844 der Aufgabe, die Ursprünge und Funktionen der Chorda tympani genau zu erforschen. Im Jahre 1852 trug er im Anschluß an die Arbeiten von Pourfour du Petit seine eigenen Forschungsergebnisse vor. Die Sektion des Halssympathikus führt auf der gleichen Körperseite zu einer Miosis (Pupillenverengung) mit gleichzeitigem Enophtalmus (Zurücksinken des Augapfels in die Augenhöhle) sowie zur Verengung der Lidspalte; dagegen bewirkt die Reizung des Nervs eine Mydriasis (Pupillenerweiterung) mit Exophtalamus (Hervortreten des Augapfels) und gleichzeitiger Vergrößerung der Lidspalte.

Budge konnte diese Untersuchungen vervollständigen. Er isolierte das Centrum ciliospinale im Rückenmark (1852). Während die beschriebenen ophtalmologischen Modifikationen schon durch zahlreiche klinische Beobach-

Abbildung 1235
Experimente, die den Verlauf verschiedener Nervenbahnen nachweisen sollten. Charles S. Sherrington, The Integrative Action of the Nervous System (Die integrative Funktionsweise des Nervensystems), *London 1908.*

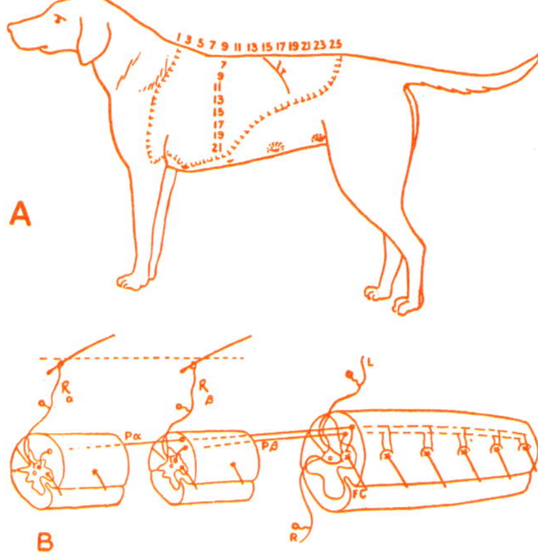

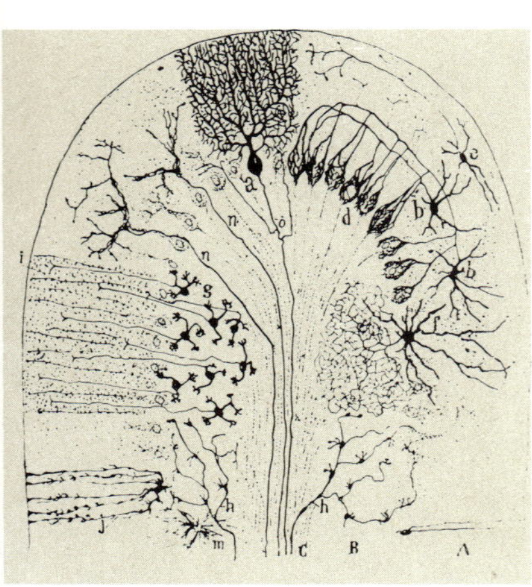

Abbildung 1236
Halbschematischer Querschnitt einer Gehirnwindung bei Säugetieren; gezeichnet nach Informationen, die mit Hilfe der Methode von S. Golgi gewonnen wurden. Ramón y Cajal, Histologie des Nervensystems beim Menschen und bei Wirbeltieren, *Paris 1911.*

tungen bestätigt worden waren, veröffentlichte Horner 1869 Studien, die er an einer Patientin gemacht hatte, bei der er eine Miosis und eine unvollständige Ptosis (Herunterhängen des Oberlids) — beides ohne ersichtlichen Grund — festgestellt hatte. Horner schrieb diese Symptome dem Sympathikus zu, verfügte jedoch über keinerlei anatomische Kontrollmöglichkeiten. Heute ist dieses Syndrom den meisten Neurologen unter der Bezeichnung Horner-Syndrom bekannt. Paul Bonnet entrüstet sich über diese Zueignung, die vielleicht eher Pourfour du Petit oder Claude Bernard zugestanden hätte.

Zur gleichen Zeit stellte Claude Bernard genaue Untersuchungen über die Vasomotorischen Modifikationen (Vasomotoren: Nerven, die die Gefäßmuskulatur steuern) an, die die Unterteilung und Reizung des Sympathikus hervorrufen. Diese Studien der Vasomotorik wurden 1901 durch die experimentelle Forschungsarbeit von Bayliss vervollständigt.

Zu Beginn des Jahrhunderts (1812) hatte Le Gallois im verlängerten Rückenmark ein Zentrum lokalisiert, das die Atmungsbewegungen steuert. Dieses Zentrum nannte Floureus »Nodus vitalis«, Lebensknoten. Im Jahre 1845 gelang den Gebrüdern Weber der erste Beweis der Existenz von Hemmungsnerven: durch Stimulation des Nervus vagus verlangsamten sie die Herztätigkeit, während die Gebrüder De Cyon im Jahre 1866 durch Reizung des Sympathikus den Herzschlag beschleunigen konnten. Meissner (1857) und Auerbach (1862) beschrieben die intestinalen Nervengeflechte; der Plexus submucosus oder Meissnersche Plexus ist für die Innervation der Schleimhautmuskulatur verantwortlich, während der Plexus mesentericus oder Auerbachscher Plexus die Motorik des Magen-Darm-Traktes reguliert. Eckhard untersuchte die Mechanismen der Pilomotorik und Heidenham die der Schweißabsonderung.

Gaskell konnte zwischen 1886 und 1916 im Bereich des verlängerten Rückenmarks und in der Rücken-, Lenden- und Kreuzbeingegend das Vorhandensein zweier antagonistischer Systeme nachweisen. Das eine System wirkt anregend, während das andere die verschiedenen Sekretionen und die Kontraktion der glatten Muskelfasern im vegetativen Bereich hemmt. Langley vervollständigte die Differenzierung der beiden Systeme, des symphathischen und des parasympathischen.

Camus und Roussy, die im 20. Jahrhundert die Physiologie des Infundibulumbereichs zu studieren begannen, wiesen der Erforschung des vegetativen Nervensystems neue Wege.

Die Elektrophysiologie der peripheren Nerven

Galvani bewies im Jahre 1792 die Existenz der tierischen Elektrizität. In Ermangelung geeigneter Forschungsinstrumente wurde diese bedeutsame Entdeckung während eines halben Jahrhunderts nicht weiterverfolgt.

Johannes Müller war Professor der Physiologie in Berlin. In einem kleinen Buch mit dem Titel *Ueber die phantastischen Gesichtserscheinungen* (1826) betont er die Bedeutung des Prinzips der spezifischen Energie der Nerven. Dieses Prinzip entwickelte er in seinem *Handbuch der Physiologie* (1833) weiter. Die Stimulierung eines sensiblen Apparats kann nur eine Wirkung hervorrufen, die für eben diesen Apparat oder Nerv spezifisch ist: so kann etwa der Sehnerv nur eine visuelle Empfindung auslösen.

Emil du Bois-Reymond wurde Müllers Nachfolger auf dem Lehrstuhl für Physiologie in Berlin. Er zeichnete sich besonders auf dem Gebiet der Elektrophysiologie aus. An einem Nerven-Muskel-Präparat entdeckte er die »Ruheströme«. Als er mit einem Galvanometer diejenigen Ruheströme maß, die von der intakten zur sezierten Oberfläche flossen, konnte er feststellen, daß die Stromstärke mit der Krampf-Kontraktion abnimmt. Schließlich prägte er den Begriff des Elektrotonus, um die Potentialschwankungen aufgrund der Einwirkung von elektrischem Gleichstrom zu beschreiben.

Es wäre noch hinzuzufügen, daß es Helmholtz im Jahre 1850 gelang, die Leitungsgeschwindigkeit im Nervus gastrocnemius des Frosches zu messen. Gasser und Erlanger erhielten 1922 den Nobelpreis, nachdem es ihnen mit Hilfe des Oszilloskops gelungen war, die Natur des Wirkungspotentials der Nerven genau zu erforschen.

Mit der Individualisierung des Neurons am Ende des Jahrhunderts ergab sich ein neues Problem: die Reizübertragung von einer Zelle zur anderen. Ramon y Cajal hob diese Trennungsstellen nachdrücklich hervor, als er 1888 die »Nervenendknospen« beschrieb. Sherrington gab dieser Verbindung zweier Neuronen die Bezeichnung *Synapse.* Von nun an trat an die Stelle der Vorstellung einer einfachen elektrischen Übertragung das Prinzip der chemischen Transmittersubstanzen.

Pacini, Henle und Koelliker, Wagner und Meissner, Krause, Kuhne und schließlich Golgi befaßten sich Mitte des 19. Jahrhunderts mit den sensiblen Endorganen. Zahlreiche Physiologen widmeten sich der Aufgabe, die Natur der verschiedenen Sinnesempfindungen zu enträtseln. Die wichtigste dieser Arbeiten war das Werk von *Henry Head.* Anfang des Jahrhunderts beschrieb er die *Schmerzleitung* viszeralen Ursprungs und trennte die elementaren *protopathischen* Empfindungen von den feinen und unterscheidungsfähigen, den *epikritischen.* Um seinen Drang nach Genauigkeit zu befriedigen, ließ er sich den Ramus superficialis (sensible Versorgung des Handrückens) seines eigenen Nervus radialis durchtrennen.

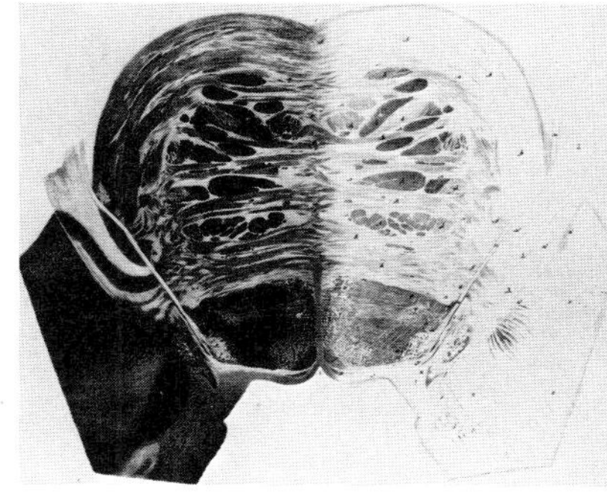

Abbildung 1237
Einer der ersten Schnitte des Nervensystems (zehnfache Vergrößerung). Der Schnitt wurde nach Vereisung mit dem Mikrotom von Benedictus Stilling hergestellt. Er wurde seinem Atlas entnommen: Disquisitiones de structura et functionibus cerebri (Untersuchungen über Struktur und Funktionen des Gehirns), *Jena 1846.*

Die Neurochemie

Vauquelin veröffentlichte im Jahre 1811 eine *Analyse der Gehirnsubstanz des Menschen und einiger Tiere,* in der er das Vorhandensein eines phosphorhaltigen Lipoids nachweisen konnte. Weit wichtiger noch ist die *Abhandlung über die chemische Zusammensetzung des Gehirns,* die J. L. W. Thudichum 1884 in London publizierte. Er isolierte die Phosphatide Lecithin und Cephalin im Sphingomyelin sowie Sulfatide und Zerebroside. Seine Analyse ergab, daß das Sphingomyelin, ein Diaminophosphatid, ein Derivat des Sphingosins ist, und daß die Zerebroside phosphorlose Stickstoffverbindungen sind, die Galaktose enthalten.

Spallanzani hatte im 18. Jahrhundert entdeckt, daß das Gehirngewebe *in vitro* Sauerstoff verbraucht. Im darauffolgenden Jahrhundert konnte Claude Bernard die Rolle des Glykogens genau beschreiben und zeigen, daß die Auswirkungen einer Kohlenmonoxidvergiftung in Zusammenhang mit der Bildung von unbrauchbarem Kohlenoxidhämoglobin stehen. In der zweiten Hälfte des Jahrhunderts wurde der Stoffwechsel des Gehirns genauer erforscht; hierzu wurden Blutproben aus der Karotis (Kopfschlagader) mit solchen aus der Halsvene verglichen.

Parallel dazu untersuchten Buzzows (1846), Donders (1850) und Mosso die Bedingungen der Blutzirkulation im Gehirn. Um an einem lebenden Tier die Gehirngefäße beobachten zu können, überdeckte Donders eine Trepanationsöffnung mit einem verschließbaren Fenster, einer Art »Bullauge«.

Roy und Sherrington kamen ihrerseits zu dem Ergebnis, daß das Gehirn einen eigenen Mechanismus besitzt, der es ihm ermöglicht, die Blutzirkulation entsprechend der Aktivität der einzelnen Gehirnbereiche zu regulieren.

Die Erforschung der chemischen Verbindungen, die bei der Reizübertragung der Synapsen eine Rolle spielen, wurde durch Claude Bernard in Gang gebracht. Er konnte zeigen, daß das Curare (Pfeilgift aus Südamerika) diese Übertragung zwischen Nerv und Muskel blockiert.

Langley verdeutlichte 1890 die Wirkung des Nikotins und des Pilokarpins auf die Ganglien. Im gleichen Jahre isolierte Schaeffer in der Nebenniere eine blutdrucksteigernde Substanz und bereits 1904 konnte T. R. Eliott nachweisen, daß an der Kontaktstelle der glatten Muskelfasern ein sympathischer Nervenreiz Adrenalin freisetzt. Diese chemische Substanz wirkt als Stimulans für die Kontraktion der glatten Muskulatur.

Dale wies im Jahre 1914 auf den Einfluß von gewissen Cholinester auf den Herzrhythmus hin, während Hunt die gefäßerweiternde Wirkung von Acetylcholin unter Beweis stellte.

Diese Arbeiten waren der Ausgangspunkt für die neueste Forschung über die Cholinesterase, das Histamin, das Serotonin, das Dopamin und deren Inhibitoren.

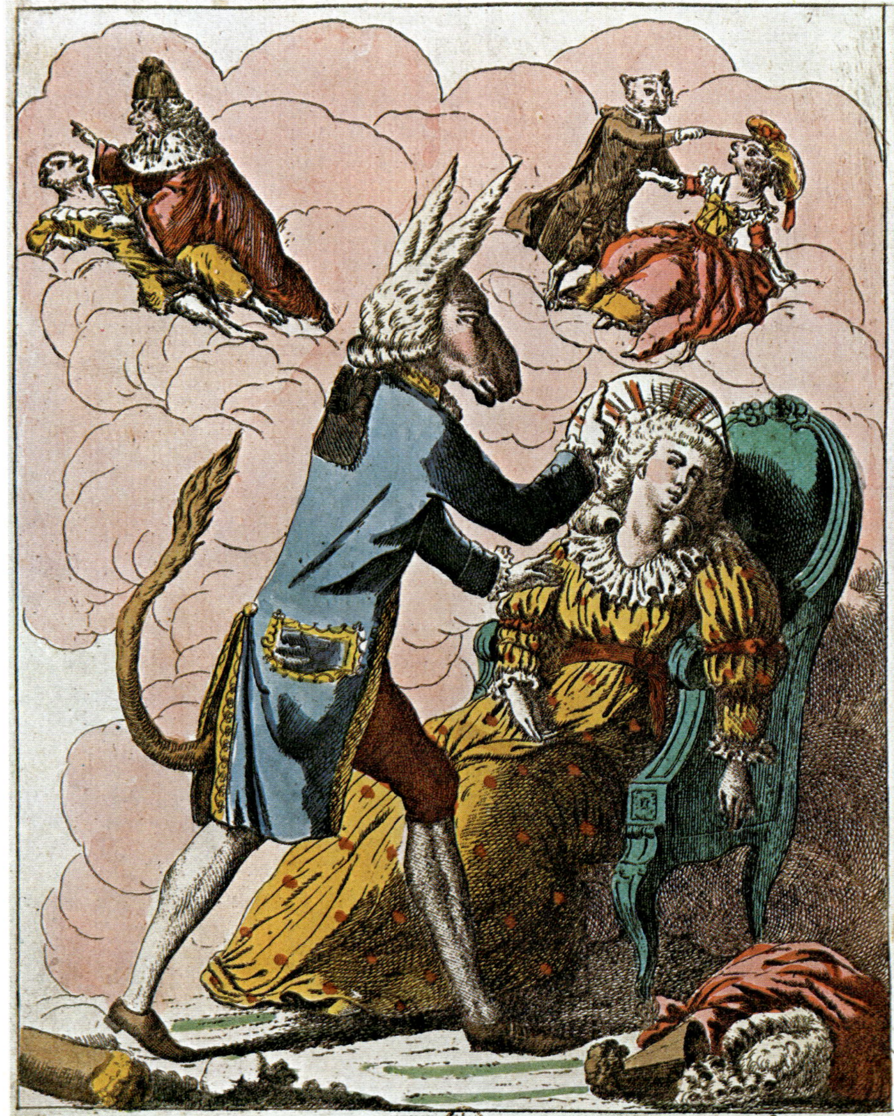

Abbildung 1238
Der magische Finger oder der animalische Magnetismus. Karikatur des Mesmerismus, 1784. (Paris, Nationalbibliothek, Kupferstichkabinett)
Franz Anton Mesmer ahnte die Bedeutung der Suggestion und der Hypnose bei der Behandlung von Krankheiten. Er entwickelte eine neue Therapeutik, die auf dem »tierischen Magnetismus«, einem Begriff des 18. Jahrhunderts, basierte. Seine Methode, eine Mischung aus Hypnose und Kollektiv-Suggestion, hatte beträchtliche Erfolge, bis sie von der Pariser medizinischen Fakultät als Scharlatanerie abqualifiziert wurde.

Die Rolle des Kleinhirns wurde lange Zeit verkannt. Man schrieb ihm einen Einfluß auf die vitalen Funktionen zu, die jedoch in Wirklichkeit vom verlängerten Rückenmark (Medulla oblongata) gesteuert werden.

Das Gleichgewicht und die Koordination der Bewegungen

Die erste experimentelle Arbeit auf diesem Gebiet führte im Jahre 1812 Rolando durch. Er wies darauf hin, daß Tiere nach einer tiefen Exzision des Kleinhirns das Gleichgewicht nicht mehr halten können und ein ungeordnetes Zittern des Kopfes beobachten lassen.

Flourens konnte 1823 noch genauere Angaben machen: die Amputation des Kleinhirns hat einen motorischen Koordinationsverlust und schwere Gleichgewichtsstörungen zur Folge. Die Zerstörung der Bogengänge ruft Schwindelgefühle, Gleichgewichtsstörungen und Zuckungen der Augäpfel hervor. Die Stimulation eines Bogenganges führt zu Augenzittern in der Ebene des gereizten Bogenganges.

L. Luciani verglich die Folgen einer totalen oder partiellen Entfernung des Kleinhirns bei höheren Lebewesen, insbesondere bei Affen. Er sah im Kleinhirn das Zentrum der Steuerung des Muskeltonus, des Steh- und Gehvermögens.

André Thomas (Dissertation in Paris 1897), Eliott Smith, Boek, Barany und Gordon Holmes trugen noch wesentlich zu unseren heutigen Kenntnissen auf diesem Gebiet bei.

Die Gehirnfunktionen

Im Jahre 1809 verkündete Rolando, er habe bei einem Schwein durch Stimulation der Gehirnrinde Muskelkontraktionen erzielt; damals schenkte man diesem Forschungsergebnis jedoch keine Aufmerksamkeit.

Dagegen hatten die diesbezüglichen Theorien Galls (und Spurzheims) einen erstaunlichen Erfolg.

Gall vertrat die Auffassung, eine außergewöhnliche Entwicklung intellektueller Fähigkeiten hinge von einer überdurchschnittlichen Entwicklung gewisser Gehirnbereiche ab. Diese Überentwicklung manifestiere sich durch anomale Schädelvorsprünge. Die »Kraniologie« oder »Phrenologie« ermöglichte Gall, jeder Hemisphäre in symmetrischer Anordnung siebenundzwanzig — später wurden es siebenunddreißig — solcher Fähigkeiten zuzuschreiben.

Durch Zutun einiger Karikaturisten und häufigen Mißbrauch scheiterte jedoch dieser erste Lokalisationsversuch und wurde der Lächerlichkeit preisgegeben. Indes gab es auch leidenschaftliche Verteidiger dieser Theorie, unter anderem Bouillard, der Sprachstörungen in den beiden Frontallappen lokalisierte.

Marc Dax hatte sich als praktischer Arzt in Sommières (Gard) niedergelassen. Im Jahre 1836 erklärte er, daß »die Verletzungen der linken Hälfte des Großhirns mit dem Verschwinden der Denkfähigkeit einhergehen«; allerdings erschien sein Text erst 1865 und wurde folglich nicht zur Kenntnis genommen.

Im übrigen stellte Flourens 1821 fest, daß eine Taube nach Entfernung beider Gehirnhemisphären zwar zu schlafen und ohne jegliche Spontaneität zu sein schien, daß sie sich jedoch auf den Füßen halten und — wenn man sie anstieß — sogar laufen konnte. Schließlich vermochte sie noch zu fliegen, wenn man sie in die Luft warf.

Als *Broca* 1861 vor der Gesellschaft für Anthropologie über seine Beobachtungen an Pater Tau, der an motorischer Aphasie litt, berichtete, glaubte man schon nicht mehr an die Möglichkeit der Lokalisierung von Gehirnfunktionen.

Abbildung 1239 (unten)
Phrenologie-Kopf. Stockgriff. England, Anfang des 19. Jahrhunderts.
Die Phrenologie wurde zu einer Modetheorie und erfreute sich derartiger Beliebtheit, daß sie das Alltagsleben beeinflußte und zum Gegenstand unzähliger Karikaturen wurde.

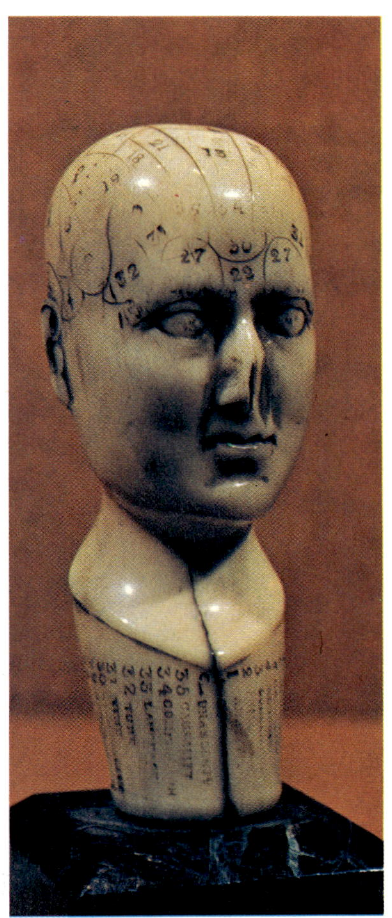

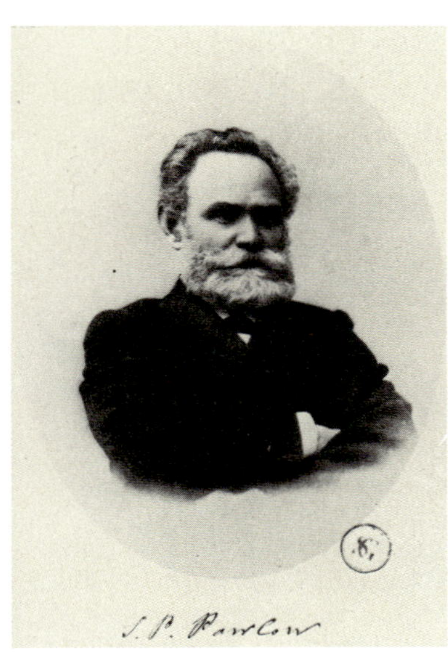

Abbildung 1240
Iwan Pawlow (1849—1936).

Broca bemerkte, daß die Sprachstörung des Patienten mit einer Erweichung einer Region der dritten linken Stirnwindung zusammenhinge.

Die Arbeiten von Hughlings Jackson, durchgeführt von 1861 bis 1870, veranlaßten die Forscher, das Problem der Lokalisation aufgrund neuer Erkenntnisse zu überdenken. Jackson führte die Epilepsie auf *Entladungen* zurück, die durch eine Gruppe von Nervenzellen mit Funktionsstörungen verursacht würden. Das Auftreten lokalisierter Epilepsien (Jacksonsche Rindenepilepsie), deren Symptomatologie je nach ihrer Lokalisation variierte, implizierte die Vorstellung von zerebralen Lokalisationen.

Hitzig lieferte in Zusammenarbeit mit Fritsch 1870 die ersten genauen Ergebnisse: die beiden Forscher brachten an der Gehirnwölbung eines Hundes Elektroden an. Mit einem schwachen elektrischen Strom erzielten sie eine motorische Reaktion auf der der Elektrode gegenüberliegenden Seite. Auf diese Weise gelang ihnen im vorderen Teil des Gehirns die Lokalisation je eines motorischen Zentrums für den Hals, für die Vorderpfoten, die Hinterbeine und schließlich für die Gesichtsmuskulatur. Die Resektion dieser motorischen Zone hatte eine kontralaterale Lähmung zur Folge.

Munte rief 1881 durch Zerstörung der Gehirnrinde im Hinterhaupt eine Rindenblindheit hervor, die er der Seelenblindheit gegenüberstellte.

David Ferrier gelang es, mit äußerst feinen Elektroden und sehr schwachen Strömen genau lokalisierte Kontraktionen hervorzurufen, z. B. an einem Augenlid oder einem Mundwinkel. Nach Stimulation des Gyrus temporalis superior (oberste Windung im Schläfenlappen) erzielte er eine Drehbewegung des Kopfes und der Augen in entgegengesetzter Richtung. Diese Bewegungen interpretierte er als sekundäre Reaktionen auf eine Hörempfindung: nach einer beidseitigen Exairese (Herausnahme) dieser Gehirnwindung reagierte das Versuchstier nicht mehr auf akustische Reize.

Sir V. A. H. Horsley gilt als einer der Begründer der modernen Neurochirurgie. Mit Hilfe der elektrischen Stimulation gelangen ihm äußerst präzise Lokalisationen bei den höheren Primaten. Seinen Stimulator setzte er auch in der Humanchirurgie ein. Die neuesten Arbeiten von Fulton, Penfield, Bucy und Denny Brown vervollständigen diese Erkenntnisse.

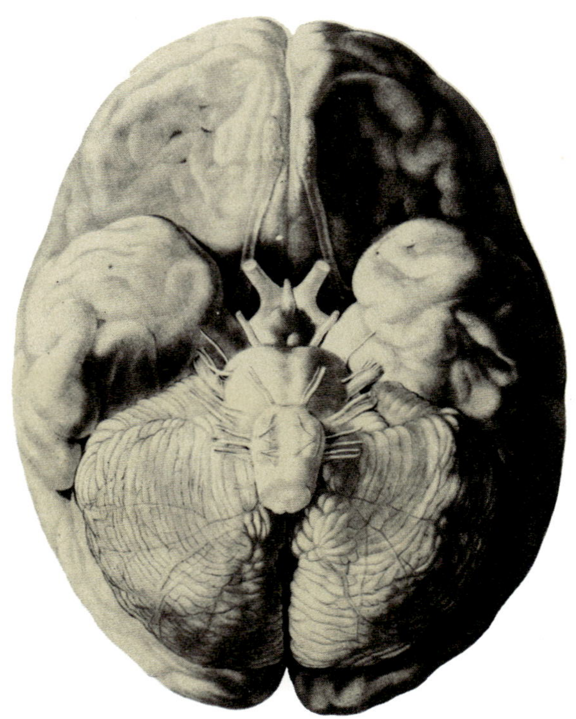

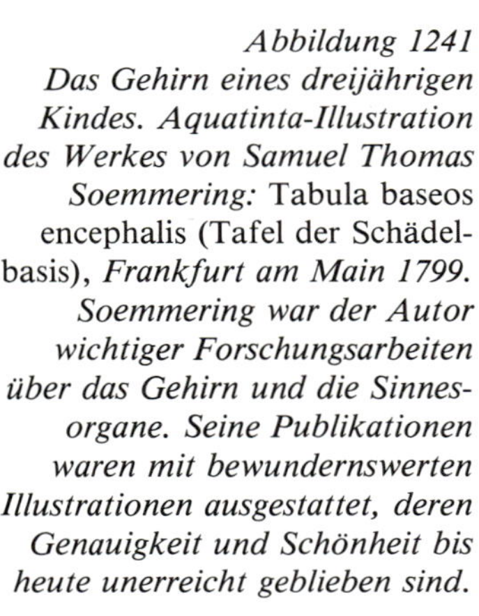

Abbildung 1241
Das Gehirn eines dreijährigen Kindes. Aquatinta-Illustration des Werkes von Samuel Thomas Soemmering: Tabula baseos encephalis (Tafel der Schädelbasis), *Frankfurt am Main 1799. Soemmering war der Autor wichtiger Forschungsarbeiten über das Gehirn und die Sinnesorgane. Seine Publikationen waren mit bewundernswerten Illustrationen ausgestattet, deren Genauigkeit und Schönheit bis heute unerreicht geblieben sind.*

Iwan Pawlow (1849—1936) war *eine der brillantesten, dynamischsten und eifrigsten Wissenschaftlergestalten aller Zeiten* (W. H. Gantt). Er führte auf der Grundlage experimenteller Untersuchungen den Begriff des bedingten Reflexes ein. Den Ausgangspunkt bildete die Untersuchung von Speichel- und Magensaftsekretionen (künstliche Magentasche oder auch »Pawlowscher kleiner Magen« genannt). Pawlow erhielt 1904 den Nobelpreis. Durch ein Zusammenspiel von widersprüchlichen Konditionierungen konnte er beim Hund neurotisches Verhalten hervorrufen.

Die Karte der Gehirnrinde wurde noch komplizierter durch die Einführung der suppressiven, der supplementären motorischen oder der sekundären sensorischen Zonen. *Penfield* führte das Schema der motorischen und sensorischen Bereiche in Form eines »*Homunculus*« ein. Im Jahre 1939 stellten Klüver und Bucy die Elemente des Temporalsyndroms zusammen. Devic und Paviot (1897), Déjerine (1891) und Liepmann (1901) beschrieben die ersten Symptome dieses Syndroms, das in den Arbeiten von Geschwind 1962 Syndrom der Leitungsunterbrechung der Großhirnhemisphären genannt wird.

Hermann führte an »Hunden ohne Rückenmark« äußerst interessante Experimente durch. Nacheinander wurden die Aktivierung und Inhibition durch das retikuläre System sowie die Funktionen des Hippocampus und des Riechhirns untersucht. Weiterhin nahm man die Identifizierung der Empfindungen in Angriff und studierte die Physiologie des Lernens und des Gedächtnisses.

1896 untersuchte Raphael Dubois in Lyon den Schlaf des Murmeltiers. Er beschrieb im vorderen Bereich des Aquaeductus cerebri und auf der Seite der Rautengrube die Zentren, von denen die Hypothermie und die Erwärmung, die Erstarrung und das Wachen abhängen.

Dank der modernen Forschungstechniken erwies sich diese Untersuchung von Schlaf und Traum als ungemein interessant (Magoun, Moruzzi, Jouvet).

Im Jahre 1937 vertrat J. Papez die Annahme, ein Kreis, zu dem der Hippocampus, das Corpus mamillare und der Nucleus anterior thalami gehören, spiele eine Rolle beim Mechanismus der Emotionen. Dieser »Neuronenkreis von Papez« wurde im übrigen erneut zur Speicherung von Erinnerungen herangezogen.

Die Neurologie zu Beginn des 19. Jahrhunderts

Im Jahre 1817 veröffentlichte James Parkinson *An Essay of the Shaking Palsy* (Eine Untersuchung der Schüttellähmung), die er selbst als *Paralysis agitans* bezeichnete. Er berichtete über sechs Krankheitsfälle und machte die wesentlichen Züge des Leidens deutlich (Gang, Gesicht, Zittern). Das Leiden beginnt — zumeist im Alter von über fünfzig Jahren — an einem Arm und breitet sich sehr langsam aus, um schließlich zu einer unheilbaren Bewegungsunfähigkeit zu führen. Es erinnert an Le Bocs *Tremor coactus* und das *Skebotyrbe festinans* von Boissier de Sauvages. Parkinson kannte jedoch die auslösenden Ursachen der Krankheit nicht und bedauerte, in dieser Hinsicht nur auf Vermutungen angewiesen zu sein. Er schien zu glauben, daß eine anatomische Untersuchung die wahre Natur des Leidens ans Licht bringen würde und für die Kranken eine Erleichterung, wenn nicht sogar eine Heilung ihres Leidens möglich wäre.

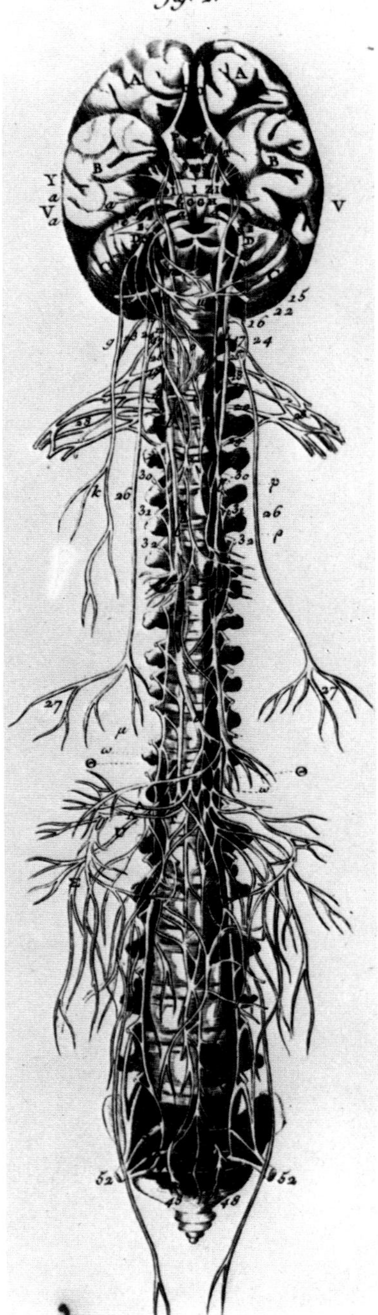

Abbildung 1242
»Anatomische Tafel des Nervensystems« aus der Neurographia universalis *von Raymond Vieussens, Lyon 1648. Dieser Stich illustrierte auch den Artikel »Anatomie« in der* Encyclopédie ou dictionnaire raisonné des sciences, des arts et des métiers, *die von Diderot und d'Alembert zwischen 1751 und 1772 herausgegeben wurde.*

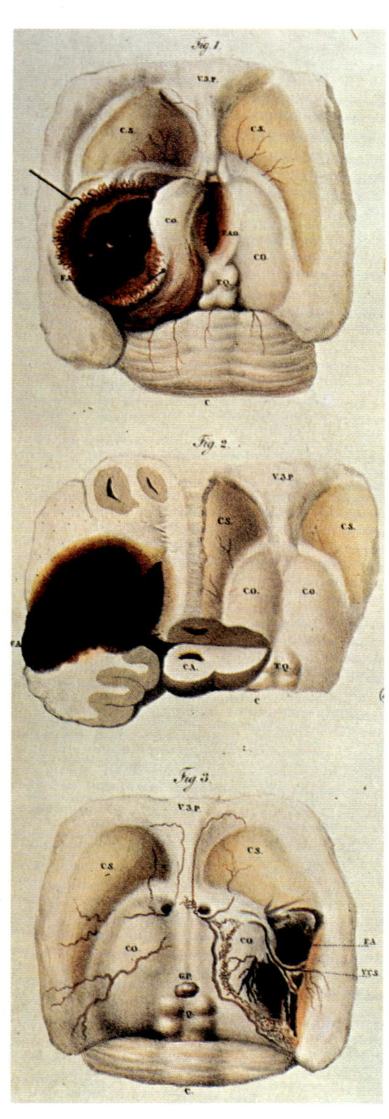

Abbildung 1243
Die Apoplexie. Stich aus dem Werk: Vollständiges Lehrbuch der Anatomie des Menschen einschließlich der operativen Heilkunst *von J. B. Bourgery und Claude Bernard, Band 3, Paris 1866—1867.*

Von Parkinsons Essay wurden nur wenige Exemplare gedruckt und die Arbeit blieb weitgehend unbekannt. Parkinson lebte in einer Londoner Vorstadt und war gleichzeitig Arzt, Chirurg und Apotheker. Er interessierte sich für Fossilien und veröffentlichte einige Bände über die *Organic Remains of a Former World* (Organische Überbleibsel einer früheren Welt). Er verfaßte auch einige Pamphlete gegen die Regierung.

In England hatte man ihn bereits vergessen, als Charcot und Vulpian im Jahre 1861 das Studium der Paralysis agitans wieder aufnahmen, die sie unter der Bezeichnung »Parkinsonsche Krankheit« beschrieben.

Charles Bell, mit dessen anatomischem und physiologischem Werk wir uns bereits auseinandergesetzt haben, verdient auch als Kliniker Beachtung. So beschrieb er in eindrucksvoller Weise die Gesichtslähmungen bei Befall des siebten Hirnnervs (Nervus facialis). Versucht der Kranke, die Augen zu schließen, dann bewegen sie sich nach oben in die äußere Richtung (Bellsches Phänomen); dabei bleibt die Sensibilität des Gesichts erhalten. Wir verdanken Bell des weiteren die Untersuchung des sechsten Hirnnervs, des Bewegungsnervs (1826) und die exakte Beschreibung einer zystischen Geschwulst im Kleinhirnbrückenwinkel, die mit einer Neuralgie des Trigeminus begonnen hatte (1830).

M. J. Bouillard veröffentlichte 1825 in Paris seine *Klinische und physiologische Abhandlung der Enzephalitis oder Gehirnhautentzündung und ihrer Folgen wie zum Beispiel Erweichung, Eiterung, Abszesse, Tuberkeln, Faserkrebs, Krebs etc.* Man mag sich über ein solches Durcheinander von Symptomen wundern, jedoch schrieb Bouillard in seinem Vorwort mit Fug und Recht: »Möge doch bald die glückliche Zeit kommen, in der die Medizin einer bestimmten und einheitlichen Sprache unterworfen sein wird. (...) Man könnte sagen, daß die Wissenschaften keine gut entwickelte Sprache besitzen können, bevor nicht die grundlegenden Fakten, auf denen sie beruhen, genau bekannt sind.« Dies war im Jahre 1825 nicht der Fall.

In der zweiten Ausgabe seiner Abhandlung über das Rückenmark und seine Krankheiten prägte Ollivier d'Angers den Begriff Syringomyelie (Syrinx: Panflöte). Genaugenommen hatte bereits Estienne im Jahre 1546 auf das Vorhandensein eines Hohlraums im Rückenmark hingewiesen, doch Ollivier gebührt das Verdienst, diesen Hohlraum als ein pathologisches Phänomen erkannt zu haben. Er erklärt ihn als eine Abweichung vom normalen Körperbau, der auf eine fehlerhafte intrauterine Entwicklung zurückzuführen sei. Ollivier hat unsere Vorstellung von dieser Krankheit um mehr als ein Jahrhundert vorweggenommen, indem er genau angab, daß sich diese Syrinx in den vierten Ventrikel öffnet.

A. J. Bayle verknüpfte 1822 in seiner Dissertation in Paris das klinische Krankheitsbild einer paralytischen Dementia mit einer »chronischen Arachhitis« (Entzündung der Arachnoiden, des äußern Teils der weichen Gehirn- und Rückenmarkshaut). In Wahrheit kannte er den syphilitischen Ursprung dieser Krankheit nicht. Indem er jedoch eine Krankheit, die durch geistige Störungen charakterisiert ist, einer anatomischen Gehirnverletzung zuschrieb, wurde Bayle der Begründer der organischen Psychiatrie. Damit gehörte er zum Kreis jener Wissenschaftler, die für diese Verbindung von Neurologie und Psychiatrie verantwortlich waren, eine Verbindung, die heute als widernatürlich gilt.

Die Fortschritte, die auf dem Gebiet der Neuropathologie gemacht worden waren, wurden durch die Veröffentlichung von vier hervorragend illustrierten Atlanten deutlich. Der Atlas von Hooper erschien im Jahre 1825 in London. Er enthält ausgezeichnete Abbildungen von subduralen Hämatomen (zwischen der harten Hirnhaut und der Arachnoidea gelegen), von Gehirnabszessen, von einer Atrophie am Fuß der Pedunculi, von der Brücke und von der Pyramide auf der linken Seite — in Zusammenhang mit ausgedehnten Schäden in der Region des Streifenhügels. Schließlich erkennt man unter der Überschrift »Pathologischer Zustand des Rückenmarks und der Brücke mit Atrophie und Entfärbung« die erste Darstellung von Schäden einer *multiplen Sklerose.*

Cruveilhiers Atlas erschien in Paris zwischen 1835 und 1842, ausgestattet mit sehr schönen Farblithographien. Man findet in diesem Werk unter anderem die Abbildung eines Tumors im Kleinhirnbrückenwinkel, eines Meningeoms der Falx (Gehirnsichel), eines Epidemoids (als »Perlgeschwulst« bezeichnet) und eine sehr bemerkenswerte Darstellung von Herden der multiplen Sklerose, die im Gehirnstamm, dem Kleinhirn und dem Rückenmark verstreut sind. Cruveilhier wies darüber hinaus bei einem Fall von progressiver Muskelatrophie auf die Existenz einer Atrophie der Rückenmarksvorderwurzeln hin.

Die Atlanten von Richard Bright (1831) und Caswell (1838) bilden eine wertvolle Ergänzung der beiden beschriebenen Werke.

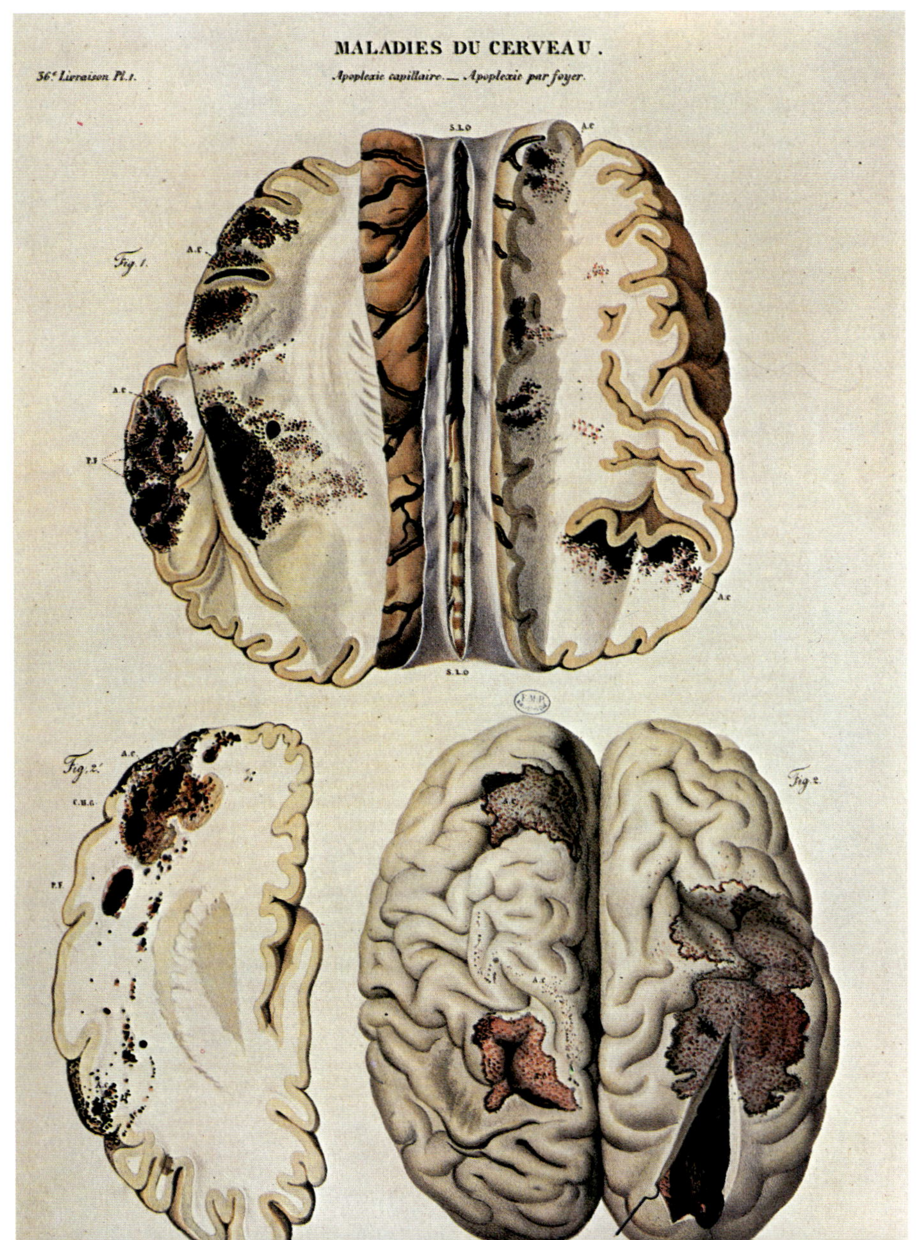

Abbildung 1244
»Kapillar- und Herd-Apoplexie«, Jean Cruveilhier, Pathologische Anatomie des menschlichen Körpers, *Paris 1827—1842.*

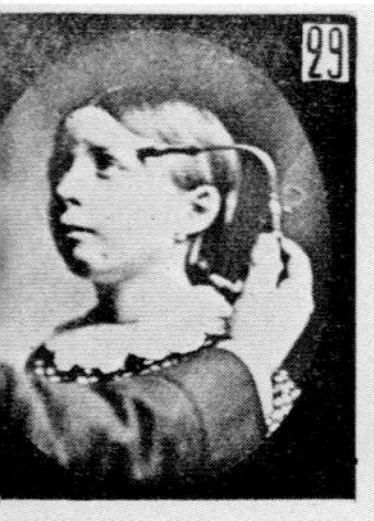
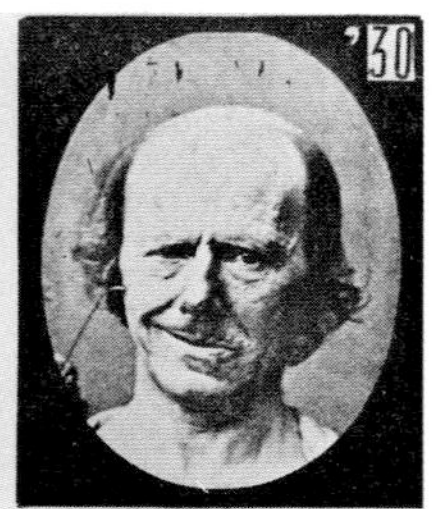
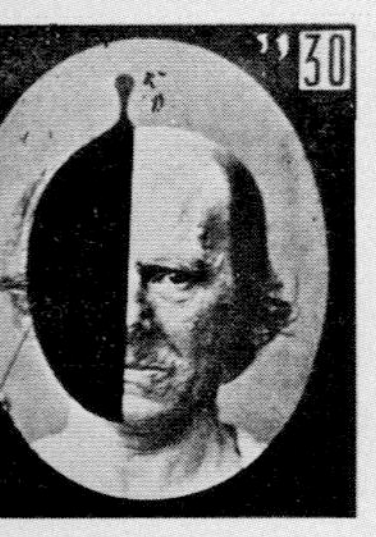
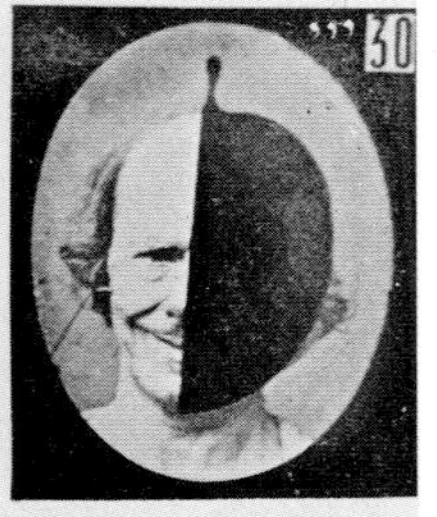
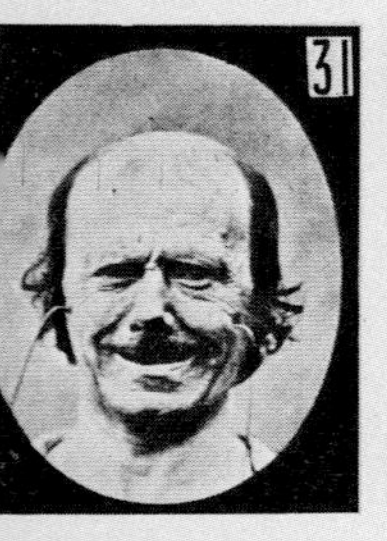
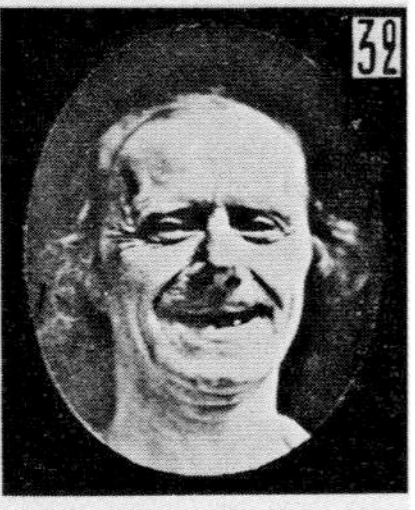
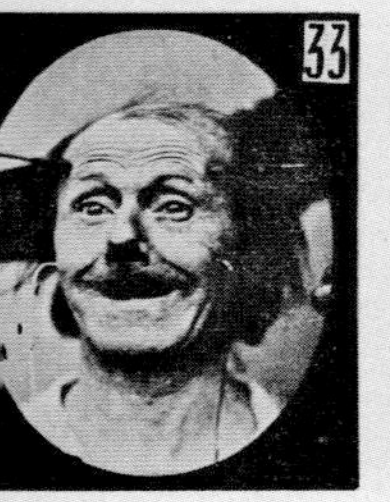
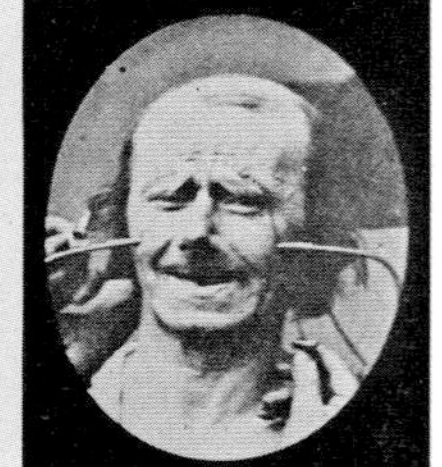

Bouteille (aus Manosque) verfaßte die erste umfassende Arbeit über die Chorea. Dubini isolierte 1846 die Chorea electrica (Dubinische Krankheit). Später erkannte man in dieser Beschreibung den ersten Fall von Myokonischer Enzephalitis. Die »Kribbelkrankheit« war inzwischen verschwunden. 1828 bis 1830 wurden zahlreiche Personen, vor allem Erwachsene, Opfer einer geheimnisvollen Krankheit, in der Pehu die erste Welle der *Akrodynie* sah.

An der Küste von Kent, wo es von Alkoholschmugglern wimmelte, verfaßte Thomas Sutton 1813 eine genaue Beschreibung des *Delirium tremens.* In Anbetracht einer Klientel, für die Alkoholismus etwas Alltägliches war, müssen wir Sutton entschuldigen, wenn er die Rolle des Alkohols bei der Genese des Deliriums verkannte.

Anfang des 19. Jahrhunderts beschränkte sich die Pathologie der Gehirngefäße vor allem auf die Schilderung der *Apoplexie.* Morgagni hielt einen Zusammenhang zwischen der Apoplexie und Blutungen als Folge von gedehnten Gefäßwänden, die unter dem Druck des Blutes rissen, für durchaus möglich. Allerdings ist diese Gefäßdehnung streng von den wirklichen zerebralen Aneurismen (Gefäßgeschwülsten) zu unterscheiden, die Morgagni ebenfalls beschrieb und für Blutungen unter der Arachnoida verantwortlich machte. Cheyne lieferte 1812 die erste Illustration einer Hämorrhagie der Gehirnhaut aufgrund eines Aneurismas.

Man unterschied zwar zunächst zwischen serösen und Blutungs-Apoplexien. Rostan, ein Schüler Pinels, lieferte die erste Beschreibung einer Gehirnerweichung, jedoch wurde die Bedeutung der Ischämie (Blutleere) infolge von Gefäßblockierungen kaum erkannt. Cooper (1836) und Sédillot (1842) demonstrierten durch experimentelle Ligaturen (Abbindungen) der Karotis die Auswirkungen derartiger Blockierungen.

R. Bright fertigte 1831 ausgezeichnete Bilder von einer Erweichung im Bereich der Arteria cerebralis media und von atheromatösen Verletzungen des basal-vertebralen Systems an. Abercombie hielt es für möglich, daß der Ursprung des Schlaganfalls in einem Krampf und der Verengung einer Gehirnarterie zu suchen sei. Cruveilhier, Carswell und Durand-Fardell betonten erneut die Bedeutung von arteriellen Okklusionen als Ausgangspunkt von Erwei-

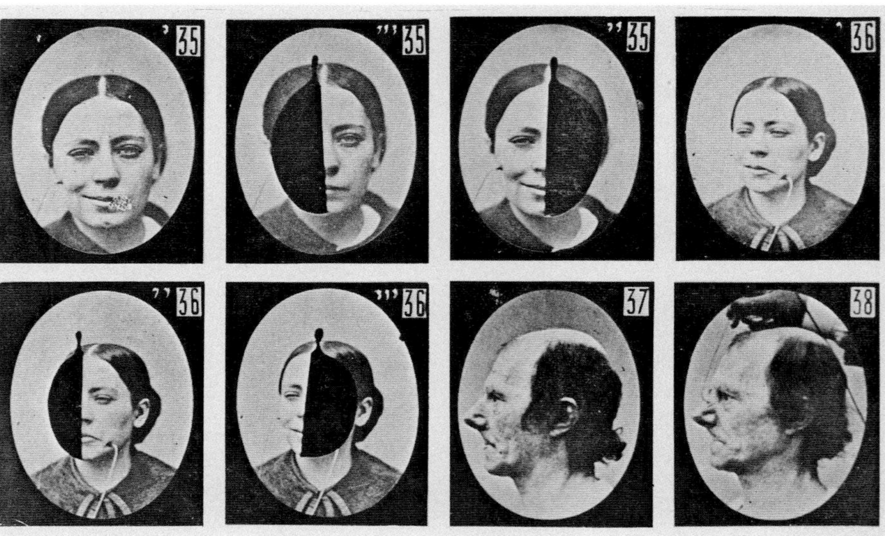

Abbildung 1245
Mechanismus der menschlichen Physiognomie *von Guillaume Duchenne de Boulogne, Paris 1876.*
Duchenne de Boulogne war der erste Autor medizinischer Werke, der seit 1852 die Photographie zur Illustration seiner Bücher verwendete. Diese Photographien wurden nicht gedruckt, sondern neben den Text geklebt.
Duchenne de Boulogne war der Autor wichtiger Arbeiten über die Elektrophysiologie. In dem oben zitierten Buch untersuchte er den Mechanismus der emotionalen Gesichtsausdrücke.

chungen, denen man inzwischen im Bereich zerebraler Gefäßpathologie den gleichen Rang zuwies wie den Hämorrhagien.

Bald sollten die wirklichen Begründer neuzeitlicher Neurologie durch den hohen wissenschaftlichen Rang ihrer Arbeiten hervortreten. Wir befinden uns jedoch noch am Beginn des Jahrhunderts und sollten drei Namen festhalten.

An erster Stelle ist *Vieuseux* zu nennen, der mit seiner *Abhandlung über die Krankheit, die im Frühjahr 1805 Genf beherrschte,* die erste Beschreibung einer Meningokokken-Meningitis-Epidemie lieferte. Danach wäre *Bravais* zu nennen, der 1827 in Paris eine Dissertation über die Symptome und die Behandlung der hemiplegischen Epilepsie (Bravais-Jackson-Epilepsie) lieferte und schließlich *Heine,* der zum erstenmal im Jahre 1840 das klinische Krankheitsbild der Kinderlähmung mit großer Genauigkeit beschrieb.

Die Begründer der modernen Neurologie

Moritz Heinrich Romberg

Moritz Heinrich Romberg wurde 1795 in Thüringen geboren. Die wesentlichen Ereignisse seiner wissenschaftlichen Laufbahn fanden in Berlin statt. In seiner Dissertation 1817 behandelte er die *angeborene Rachitis;* er lieferte in dieser Arbeit die erste Beschreibung der Achondroplasie (Zwergwuchs mit normal entwickeltem Kopf- und Brustbereich, normale Intelligenz). Von da an widmete er sich allein dem Studium des Nervensystems. Romberg machte es sich zur Aufgabe, Beziehungen deutlich zu machen, die zwischen den klinischen Symptomen und den von der Krankheit befallenen anatomischen Strukturen bestehen. Von 1840 bis 1846 veröffentlichte er sein *Lehrbuch der Nervenkrankheiten des Menschen* — ein Markstein in der Geschichte der Neurologie —, das schnell zu einem Standardwerk wurde. Er unterschied zwischen Krankheiten, die die sensorischen, und solchen, die die motorischen Nerven befallen. Zur ersten Gruppe gehören Schmerzen, Hyperästhesien, Anästhesien, daneben Gesichts-, Ziliar-, Brachial- und Ischiasneuralgien sowie periphere Nervenentzündungen und Kausalgien. In die zweite Gruppe gliederte er ein: Spasmen, Zittern und Lähmungen.

Romberg schuf den Begriff *Tabes dorsalis* und hinterließ uns die erste Beschreibung dieser Krankheit. Dabei betonte er besonders die Unsicherheit des Patienten beim aufrechten Stehen und Gehen und das pathologische Symptom, daß das Schließen der Augen zum Umfallen des Kranken führt (Rombergsches Zeichen). Er hob dabei die Bedeutung gestörter Muskelsensibilität hervor.

Die einseitige Gesichtsatrophie wurde ebenfalls nach ihm benannt (Rombergsche Krankheit). Romberg wies 1853 auf die Existenz des Kremasterreflexes hin und bestätigte darüber hinaus das Konzept der epileptischen Aura, das Prichard 1822 verkündet hatte. Romberg starb im Jahre 1873.

Guillaume Duchenne

Guillaume Duchenne wurde im Jahre 1806 in Boulogne-sur-Mer als Sohn einer Familie von Seeleuten* geboren. Sein Medizinstudium in Paris verlief ohne besondere Ereignisse. Nach seiner Beendigung ließ er sich als praktischer Arzt in seiner Heimatstadt nieder. Er verlor seine Frau . . . und seine Klientel! Eine zweite Ehe verlief nicht glücklicher. So verließ er 1842 Boulogne, um nach Paris zurückzukehren. Als er im Jahre 1835 eine Gesichtsneuralgie mit Elektropunktur behandelte, stellte er fest, daß das Einschalten des Stroms eine isolierte Muskelkontraktion zur Folge hatte: dies wurde der Ausgangspunkt für

* Sein Vater war Korsar und kommandierte die *Espiègle* (Eulenspiegel), schrieb Guilly in seiner Dissertation (Paris 1936). Diese Arbeit stellt eine wesentliche Quelle für alle Forscher dar, die sich mit Duchenne beschäftigen.

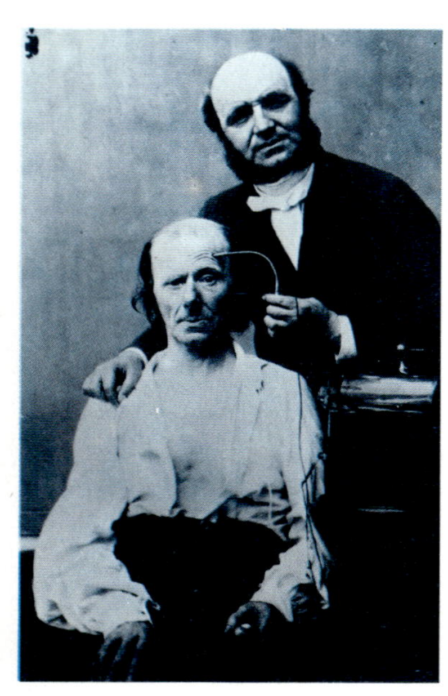

Abbildung 1246
Faradisation des Stirnmuskels. Photographie aus dem Album pathologischer Photographien *von Guillaume Duchenne de Boulogne, Paris 1852*
Man sieht hier Duchenne persönlich bei der Durchführung dieses Experiments. Als Spezialist auf dem Gebiet der Pathologie des Nervensystems erkannte er in vollem Umfang die Bedeutung, die die von Farady entdeckten Induktionsströme für die Experimentierkunst und die Therapeutik gewinnen sollten. So untersuchte er mit Hilfe elektrischer Ströme die Kontraktionen der Gesichtsmuskeln, die dem Ausdruck von Gefühlen dienen.

Forschungsarbeiten, deren Ergebnisse er in einer Abhandlung zusammenfaßte und 1847 der Akademie der Wissenschaften vorlegte. 1855 veröffentlichte er ein Buch mit dem Titel *Über die lokalisierte Elektrisierung und ihre Anwendung in der Pathologie und Therapeutik,* das ein großer Erfolg werden sollte.

Duchenne besaß keinerlei offizielle Titel, weder im Hospital noch an der Universität. Nach kurzer Zeit begab er sich mit seiner elektrischen Ausrüstung in die Dienste von Trousseau, Rayer, Nélaton, Broca und Aran, wo er sich mit Lähmungen beschäftigte. Bei Rayer machte er die Bekanntschaft eines jungen Assistenzarztes namens Charcot, der später erklärte, er sei sein »Lehrer der Neurologie« gewesen. Duchenne traf ihn 1862 als Stationsarzt der Salpêtrière wieder. Unter Charcots Anleitung machte er sich mit der Funktionsweise des Mikroskops vertraut, besaß bereits eine wichtige klinische und elektromedizinische Materialsammlung und hatte einige Entdeckungen gemacht. Er erhielt die Genehmigung zur Durchführung anatomischer Untersuchungen.

Im Mai 1849 beschrieb er die progressive Muskelatrophie. Aran nahm diese Ergebnisse 1850 wieder auf (Aran-Duchenne-Hand oder Krallenhand). Eine erste Autopsie (1848) führte nicht zur Feststellung einer Verletzung des Nervensystems und Duchenne nahm an, es handle sich um eine reine Muskelatrophie. 1852 jedoch entdeckte Cruveilhier bei der Autopsie des »Trampolinspringers Lecomte« eine Atrophie der Vorderwurzeln; Luys konstatierte 1860 die Atrophie der Vorderhornzellen und Charcot veröffentlichte 1860 die erste Beobachtung einer amyotrophen Lateralsklerose.

Indessen hatte Duchenne 1860 über dreizehn Beobachtungen einer progressiven Lähmung der Zunge, des Gaumensegels und der Lippen berichtet, später »chronisch progressive Bulbärparalyse« (Duchennesche Lähmung) genannt.

Duchenne nahm das Studium der spinalen Kinderlähmung, das Heine 1840 begonnen hatte, wieder auf. Er zeigte 1872, daß sie auch bei Erwachsenen auftreten kann. 1852 beschrieb er auch eine subakute spinale Paralyse. Im selben Jahr wies er auf die Existenz einer Muskelatrophie myopathischen und erblichen Ursprungs hin. Seinen Namen gab er einer pseudohypertrophen oder myosklerotischen Muskellähmung, über die er 1868 in einer Beschreibung von dreizehn Fällen in den *Archives générales de médecine* berichtete. Bei dieser Gelegenheit praktizierte er die ersten Biopsien mit dem »Muskelpfriemen« oder der »histologischen Harpune«, ein Verfahren, das im Namen der medizinischen Moral auf das heftigste kritisiert wurde!

In einer kurzen Notiz von 1857 und einer umfangreichen Abhandlung aus dem Jahre 1858 beschrieb er die progressive lokomotorische Ataxie und zeigte, daß es sich dabei nicht um ein motorisches Defizit, sondern um einen Koordinationsverlust der Bewegungen handelt, die mit einem Verlust des Muskelsinns zu tun hat und daher von der zerebellaren Ataxie zu unterscheiden ist.

1867 veröffentlichte er eine Zusammenfassung seiner fünfundzwanzigjährigen Arbeit, die *Physiologie der Bewegungen, bewiesen durch elektrische Untersuchung und klinische Beobachtung.* Lasègne nannte dieses Buch ein »Meisterwerk«, und es gilt heute noch als unentbehrliche Informationsquelle für das Studium der peripheren Paralysen. Duchenne vervollständigte diese Arbeit im Jahre 1868 durch den *Mechanismus der Physiognomie des Menschen,* ein Werk mit erstaunlichen photographischen Illustrationen.

Duchenne de Boulogne starb am 17. September 1875 im Alter von neunundsechzig Jahren. Obwohl er zahlreichen ausländischen Akademien angehörte, wurde er nie Mitglied der Akademie der Medizin in Paris.

Jean Martin Charcot

Jean Martin Charcot wurde am 29. November 1825 in Paris als Sohn eines Kutschers geboren. Er begann sein Medizinstudium mit neunzehn Jahren. Im Alter von dreiundzwanzig Jahren erlangte er seine Zulassung als Assistenzarzt (zusammen mit Vulpian) und wurde Assistent von Rayer in der Salpêtrière, wo der Duchennes Bekanntschaft machte. Er wurde 1853 mit einer Arbeit über die chronisch-progressive Polyarthritis (deformierender Rheumatismus) promoviert. Seit 1856 arbeitete er zusammen mit seinem Freund Vulpian als Stationsarzt im Hospiz der Salpêtrière. Im Jahre 1872 trat Charcot Vulpians Nachfolge auf dem Lehrstuhl für pathologische Anatomie an. Auf Wunsch von Gambetta wurde für ihn die Klinik für Krankheiten des Nervensystems geschaffen, die er seit 1882 leitete.

»Unter den zahlreichen Namen, die die Geschichte der Neurologie erhellen, leuchtete keiner mit größerem Glanz als der Charcots« (I. S. Wechsler).

Der Umfang seines wissenschaftlichen Werkes ist beträchtlich. Wir wollen an dieser Stelle lediglich betonen, daß seine Arbeit sich nicht nur auf die Neurologie beschränkte. So lieferte er etwa nach Lektüre des englischen Textes von Graves die erste französische Beschreibung der Basedowschen Krankheit — Charcot vermochte englische, deutsche und italienische Texte zu lesen. Desgleichen machte er die Arbeiten Parkinsons über die Paralysis agitans und die Jacksons über die Epilepsie bekannt. In seinem Büro verwahrte er eine Photographie des großen englischen Neurologen mit dessen Widmung.

Wir verdanken Charcot die Beschreibung des intermittierenden Hinkens (Charcotsches Syndrom) mit arteriellem Ursprung (Soc. biologie, 1858), der schmerzhaften Lähmung der Krebskranken (Soc. méd. hôp. Paris, 1865) und des Wundliegens des Gesäßes (Decubitus) (Arch. physiol. normale et path., 1868).

Gemeinsam mit Vulpian beschrieb er genauestens die Symptomatologie der multiplen Sklerose, deren schädliche Auswirkungen die Pathologen in ihren Atlanten bereits dargestellt hatten. Er isolierte die wesentlichen Symptome der Krankheit: spastische Paraplexie, Nystagmus (Augenzittern), skandiertes Sprechen und Intentionstremor (bewußtes Zittern, zu unterscheiden vom Parkin-

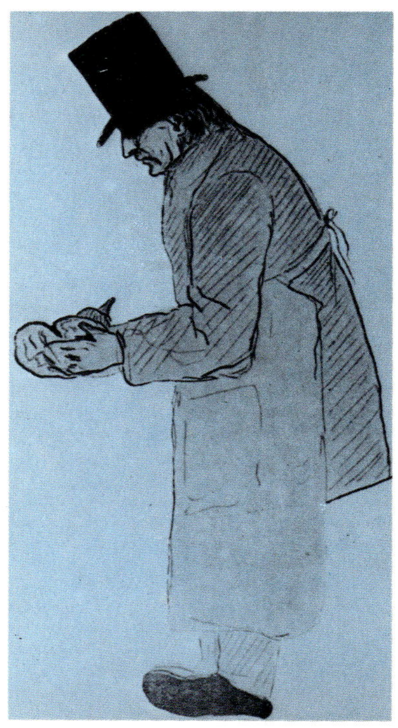

Abbildung 1247
Charcot im Amphitheater. Zeichnung von Brissaud, 1875.

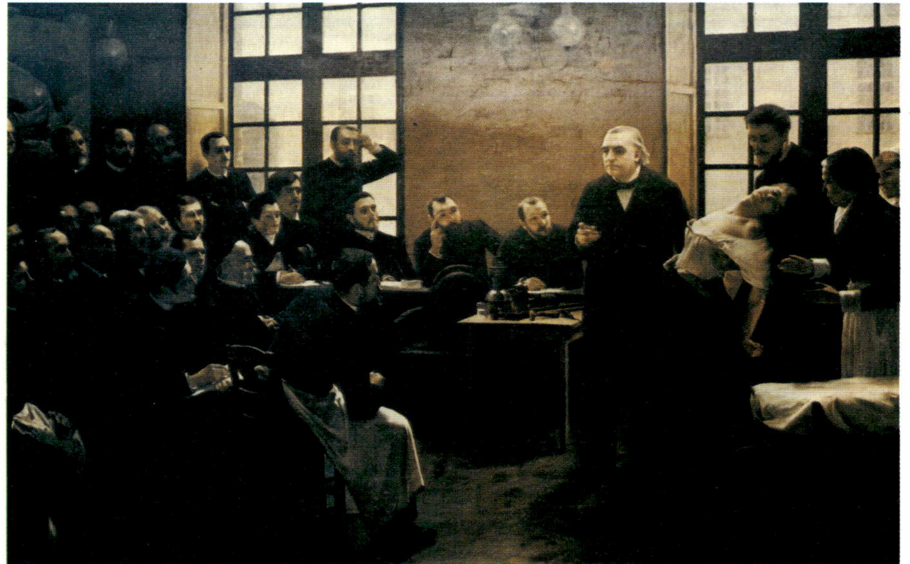

Abbildung 1248
Die klinische Vorlesung von Charcot. *Gemälde von Brouillet. (Neurologische Klinik von Lyon)*

sonschen Zittern). Charcot erkannte die wahre Identität der Krankheit*, wies aber zugleich auf das Auftreten von Fällen hin, bei denen nicht alle Symptome zu beobachten waren (1869).

* Dies war das Thema der Dissertation seines Schülers Babinski im Jahre 1885.

Zusammen mit Bouchard nahm Charcot das Studium der zerebralen Hämorrhagien wieder auf. Er führte sie auf eine aneurismatische Dilatation der Gefäße und die Ruptur von Miliaraneurismen (feine Arterienaussackungen) zurück (Soc. biol., 1866).

Mit der Beschreibung der Symptome und der Läsionen (Gewebs- und Organzerstörungen) der amyotrophen Lateralsklerose (Arch. de physiol. normale et path., 1869) sicherte er sich unvergänglichen Ruhm. »Wie eine Göttin der Antike entsprang sie in voller Rüstung dem Gehirn ihres Schöpfers. Die Geschichte dieser Krankheit läßt sich in zwei Worten zusammenfassen: Charcotsche Krankheit.« (Guilleau)

Im Februar 1886 beschrieb er mit Pierre Marie in der *Revue de médecine* »eine besondere Form von progressiver Muskelatrophie, die oft erblich ist, bei Füßen und Beinen beginnt und später die Hände befällt«. Es handelt sich hierbei um die Charcot-Marie-Amyotrophie. Etwas später im gleichen Jahre nannte Tooth dieselbe Krankheit »peroneale Atrophie«; Hoffmann entdeckte sie 1891.

Charcot bemühte sich zusammen mit Pitres, die Wichtigkeit der zerebralen Lokalisation deutlich zu machen *(Rev. de méd., 1883).* Bei kruralen, brachialen oder fazialen Monoplegien konnte er den Sitz der kortikalen Läsionen genau angeben. Darüber hinaus legte er die Symptomatologie fest, die für Ausfälle verschiedener Rückenmarksbahnen charakteristisch ist. Er berichtete von Aphasiefällen, bei denen der Fuß des Gyrus frontalis inferior (dritte Stirnwindung) ohne Schäden geblieben war, während am Gyrus supramarginalis und angularis Läsionen zu finden waren.

Unter der Bezeichnung *Tabes spastica* nahm er im Jahre 1876 die Beschreibung der spastischen Spinallähmung Erbs aus dem Jahre 1875 wieder auf (Erb-Charcotsche Krankheit). Seine Arbeit über die tabischen Arthropathien (1868) ist noch von weit größere Bedeutung. Er vervollständigte sie durch die Beschreibung der spontanen Frakturen (1874). Sein Bericht über Verletzungen von Knochen und Gelenken im Falle lokomotorischer Ataxie wurde 1881 beim Londoner Kongreß mit großem Beifall aufgenommen: man sprach vom *Charcot-Joint* (Charcot-Gelenk).

Abbildung 1249
Charcot. Karikatur aus der Zeit zwischen 1885 und 1890.

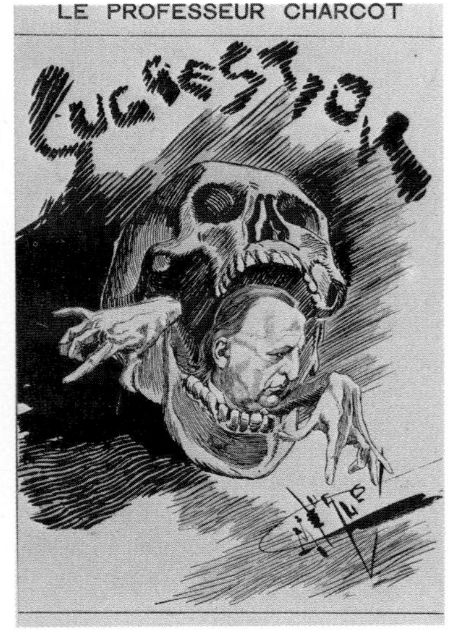

Charcots Arbeiten über die Hysterie (insbesondere die posttraumatische Hysterie) fanden ein lebhaftes Echo. Sie gingen in die Geschichte der Psychiatrie ein. Charcots Ruf drang über alle Grenzen; als Wissenschaftler genoß er große Autorität und außergewöhnliches Ansehen. Er wurde ein gesuchter Neurologe und seine Klientel kam aus allen Ländern der Welt. Seinen Freitags-Vorlesungen, die er sorgfältig vorbereitete und illustrierte, war ein enormer Erfolg beschieden. Brouillets Gemälde über seine klinische Vorlesung hat seinen Platz in jedem medizingeschichtlichen Werk. Charcots improvisierte Vorlesungen, die er gewöhnlich dienstags abhielt, waren höchst eindrucksvoll.

Er verfügte über ein Museum der pathologischen Anatomie, eine Werkstatt zur Herstellung von Abgüssen, ein photographisches Labor, ein »Kabinett der Augenheilkunde«, das Parinand leitete, und schließlich stand ihm alles für die Elektrodiagnostik notwendige Material zur Verfügung. Pierre Janet baute in seinen Diensten ein Laboratorium für experimentelle Psychologie auf; A. Londe arbeitete als Photograph für ihn. Paul Richer wirkte als Zeichner, Maler und Bildhauer. Er hinterließ uns eine außergewöhnliche Ikonographie über die Hysterie und eine ganze Reihe von medizinischen Statuetten (mit Darstellungen der Parkinsonschen Krankheit, Kleinhirnataxie, Paraplegie, Hemiplegie etc.). Charcot schuf die »neue Ikonographie« der Salpêtrière. Er veröffentlichte 1887 mit Richer *Die Besessenen in der Kunst* und 1889 ein Werk über *Die Mißgestalteten und Kranken in der Kunst.*

Cornil, Joffroy, Brissaud, Pierre Marie, Raymond, Gilles de la Tourette, Babinski, Souques und Gombault waren seine bedeutendsten Schüler in Paris; aus derselben Schule gingen auch Raphael Lépine und Pierret (Lyon) sowie Pitres (Bordeaux) hervor.

Aus Rußland kamen Bechterew, Darkschewitsch und Kojewnikow in seine Lehrveranstaltungen an der Salpêtrière; aus Bukarest Marinesco; aus Kopenhagen Christiansen; aus Amerika Starr und Sachs; aus Prag Haskovec. An dieser Stelle sei auch Sigmund Freud erwähnt, der vom 20. Oktober 1885 bis zum 23. Februar 1886 unter Charcot arbeitete.*

Im Herbst 1893 reiste Charcot mit zwei Schülern in das Morvan-Gebirge. Sie besichtigten Vézelay und das Schloß von Bussy-Rabutin. Am 16. August um drei Uhr morgens entstand bei Charcot ein akutes Lungenödem und er starb an Asphyxie (Erstickung).

Zu Beginn seiner Karriere befand sich die Neurologie noch in den Kinderschuhen; als er starb, war sie erwachsen geworden und stand an der Schwelle einer vielversprechenden Zukunft.

* Jones vertritt indessen die Ansicht, man müsse von diesen vier Monaten eine Woche abziehen, während der Freud seine Verlobte besuchte, und außerdem vierzehn Tage einer Krankheit Charcots. Ellenberger hält es für ausgeschlossen, daß Freud Charcots Schüler hätte sein können: »Die Beziehung zwischen Freud und Charcot war viel eher eine Art existentieller Begegnung als ein Lehrer-Schüler-Verhältnis...« Freud war erst neunundzwanzig Jahre alt, als er unbekannt und ohne jegliche Titel aus Wien kam, während Charcot sechzig Jahre alt war und sich weltweites Ansehen verschafft hatte.

John Hughlings Jackson

John Hughlings Jackson verdient ebensoviel Hochachtung wie Charcot. Er war der Begründer der englischen Neurologie und verschaffte dem National Hospital am Londoner Queen Square einen Ruf, der dem der Salpêtrière in nichts nachsteht. Er wurde 1835 als Sohn eines Farmers in Yorkshire geboren.

Im Laufe seines Medizinstudiums war er im Ambulatorium von York Schüler Thomas Laycocks, der sich mit dem Funktionsmechanismus des Gehirns beschäftigte und Interesse an der Neurologie besaß. Sein Einfluß auf Jackson ist unverkennbar.**

Nach der Lektüre der Werke Herbert Spencers spielte Jackson mit dem Gedanken, die Medizin zugunsten der Philosophie aufzugeben. Sir Jonathan Hutchinson konnte ihn von diesem Vorhaben abbringen. Er wurde danach Assistent im Moorfields Eye Hospital in London und begann sich — dank der Erfindung des Ophtalmoskops (Augenspiegel) — für die Neurologie zu interessieren. Im Jahre 1861 erschien eine seiner ersten Publikationen. Sie behandelt die Wirkungen von Kaliumbromid und Kaliumjodid bei der Epilepsietherapie.

Durch das Vermächtnis der Familie Chandler konnte im Frühjahr 1860 in London am Queen Square Nr. 24 das *National Hospital for the Paralysed and Epileptic* (Staatliche Klinik für Gelähmte und Epileptiker) eröffnet werden, dem eine vielversprechende Zukunft vorausgesagt wurde. Brown-Séquard, der schon damals Berühmtheit erlangt hatte, wurde 1860 der zweite Arzt des Hospitals. 1864 wurde Jackson der vierte Arzt und blieb danach vierundvierzig Jahre an der Klinik. »In dem glänzenden Team, das aus dem Queen Square eines der bedeutendsten Neurologiezentren der Welt machte, ist er der hervorragendste.« (Lennox)

Welch einzigartige Persönlichkeit! Er hinterließ uns dreihundert einzelne Publikationen und weigerte sich stets, die Ergebnisse seiner Forschungsarbei-

** Laycock schrieb 1841: »Obwohl das Gehirn das Organ des Bewußtseins ist, so ist es doch den Gesetzen der Reflexabläufe unterworfen und unterscheidet sich in dieser Hinsicht nicht von den übrigen Ganglien des Nervensystems.«

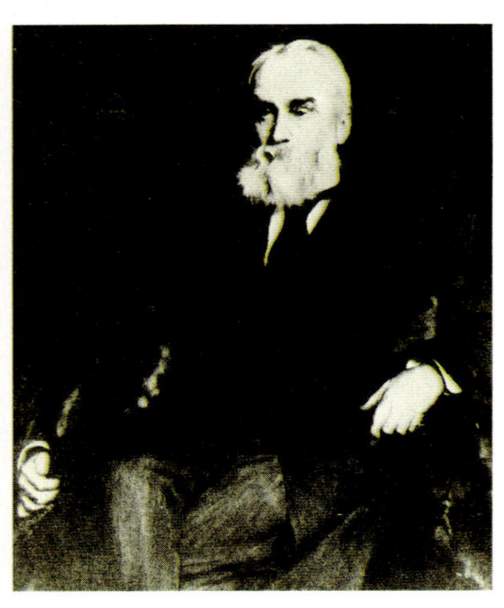

Abbildung 1250
John Hughlings Jackson (1835 bis 1911). (England, London, National Hospital)

ten in einem Buch zusammenzufassen. Er benutzte weder Illustrationen noch schematische Darstellungen und Statistiken, sondern wählte einige besondere Beobachtungen, um sie klinisch genauestens zu studieren. Soweit möglich, vervollständigte er diese Beobachtungen durch eine makroskopische Untersuchung. Er machte nie vom Mikroskop Gebrauch und führte keinerlei Experimente durch. Dennoch zog er aus seinem Forschungsmaterial Schlüsse, mit denen er den Physiologen weit voraus war und legte die allgemeinen Prinzipien fest, auf denen heute die moderne Neurologie basiert.

Jackson war ein ruhiger, überlegter und bescheidener Mann. Er hatte seine Frau verloren, war kinderlos geblieben und mied das gesellschaftliche Leben. Dreiunddreißig Jahre lebte er allein. Um Bildung bemühte er sich nicht, sondern begnügte sich mit Tagesnachrichten und Groschenheften. Er fürchtete physische Anstrengungen und war bei wissenschaftlichen Versammlungen außerstande, lange aufmerksam zu bleiben. Zu Lebzeiten wurde er allzuleicht von seinen Zeitgenossen in den Schatten gestellt, nach seinem Tod jedoch zollte man ihm ständig wachsende Bewunderung.

Wir verdanken John Hughlings Jackson unsere Vorstellungen von der fokussierten Epilepsie, die Charcot als partielle oder Jacksonsche Epilepsie bezeichnete (obwohl er wußte, daß bereits 1827 Bravais sie in der Salpêtrière studiert hatte). Genaugenommen ist bei dieser Krankheit nicht nur die Tatsache wichtig, daß sich ihre Symptome bei einem Anfall auf einen Teil des Körpers beschränken, sondern daß sie sich nach einem bestimmten unveränderlichen Muster ausbreiten; und vor allem, daß sie einer fokussierten Läsion entsprechen. Jackson machte deutlich, daß der Anfall durch eine »gelegentliche, plötzliche, übermäßige, rasche und lokalisierte Entladung« von Nervenzellen in der grauen Substanz gesteuert wird. Damit hatte er bereits zwischen 1861 und 1863 auf klinischem Wege die Existenz der zerebralen Lokalisation bewiesen, während die experimentellen Befunde von Hitzig erst 1870 und die Ferriers nicht vor 1873 publiziert wurden. Darüber hinaus verdanken wir Jackson die Beschreibung eines von Schnüffeln und Schmatzen sowie Geruchs- und Geschmackshalluzinationen begleiteten Anfallsleidens. Der berühmte Neurologe vertrat eine dynamische Konzeption der Funktionen des Nervensystems. Er unterschied drei hierarchische Ebenen. Zum niedrigsten Niveau gehören im Rückenmark und im Gehirnstamm die elementaren, segmentären und automatischen Aktivitäten einfachster Art. Die entsprechenden Zentren sind höher entwickelten Strukturen unterstellt, die Jackson in der präzentralen Kortex und

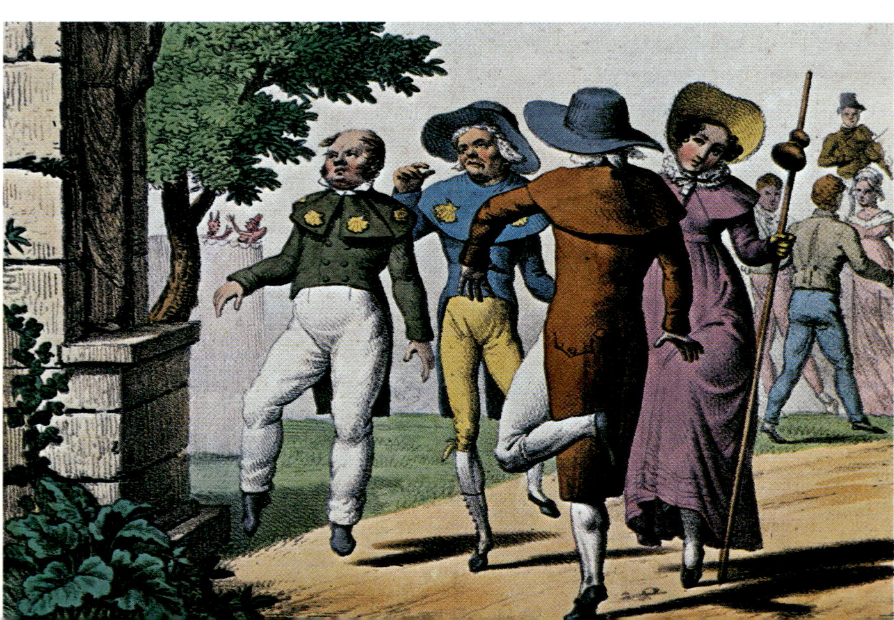

Abbildung 1251
Der Veitstanz. Illustration aus einem Komischen Album, *1823.*

den Basalganglien lokalisierte. Diese Strukturen sind für komplexere Aktivitäten verantwortlich und können Kombinationen von Bewegungsabläufen koordinieren. Auf dem höchsten Niveau sind die Integrationsfunktionen zu finden, die die überlegten, spezialisierten und willentlichen Handlungen steuern. Dabei handelt es sich um Fähigkeiten, die im Laufe eines Lebens erlernt werden und dem vorderen Stirnlappenbereich zuzuordnen sind.

Diese verschiedenen Stufen der Nervenfunktionen treten im Laufe der Entwicklung sukzessive in Erscheinung: die niedrigste von Geburt an, die nächsthöhere in den ersten Lebenswochen und die höchste wird erst später allmählich erreicht. Die Krankheit hat eine Regression dieser Entwicklung zur Folge, die der normalen Evolution entgegengesetzt verläuft. Sie bringt negative Auswirkungen mit sich (die sich im Verlust höherer Aktivität manifestieren), ebenso wie auch positive (Übersteigerung der Aktivitäten niedrigeren Niveaus), die sich so der Kontrolle der höher entwickelten Strukturen entziehen.

Jackson machte die Verwendung des Ophtalmoskops populär und beschrieb präzise die Sehstörungen, die mit Gehirnschäden zusammenhängen (1863—1866). Er nahm das Studium der Hemiplegie und der Schäden an Gehirngefäßen (insbesondere im Bereich der Arteria cerebralis media) wieder auf. Die Chorea (Veitstanz) brachte er mit Veränderungen der Blutzirkulation in den Kapillaren der Streifenkörperarterien in Zusammenhang (1875).

Seine Arbeiten über die Aphasie (1866) verdienen besondere Erwähnung. Während er zwei Formen der Aphasie akzeptierte, die von Broca isoliert worden waren, unterschied er seinerseits zwei Aspekte der Sprache: einen elementaren, emotionalen auf der einen Seite, auf der anderen Seite einen propositionalen, auf höherer Stufe befindlichen. Für Jackson bestand die Aphasie in der Unfähigkeit zur »propositionalen« Sprache, während in den meisten Fällen geistige Vorstellungen erhalten blieben.

Im Jahre 1871 gründete Jackson zusammen mit Ferrier, Buckmill und Chrichton-Brown die Zeitschrift *Brain, a Journal of Neurology.* 1906 legte er sein Amt am National Hospital nieder. Jackson starb im Jahre 1911.

Die Persönlichkeiten Charcots und Jacksons mögen sich zwar auf zahlreichen Gebieten unterschieden haben, sie erlangten jedoch kraft ihres Genies gleichen Ruhm.

Der Beitrag der anderen Neurologen

So groß auch die Bedeutung dieser vier Wissenschaftler gewesen sein mag, so können sie doch nicht alle Fortschritte, die die Neurologie in dieser Epoche machte, für sich beanspruchen.

Nikolaus Friedreich (1825—1882) lehrte zunächst in Würzburg und später in Heidelberg. Wir verdanken ihm die erste und genaue Beschreibung der spinozerebellaren Heredoataxie. Es gelang ihm 1863, diese Krankheit von der tabischen Ataxie zu unterscheiden; sie ist uns heute unter der Bezeichnung Friedreichsche Ataxie bekannt. Einige Jahre später (1881) beschrieb er die multiplen Paralysen. Kussmaul, Schultze und Erb waren seine Schüler.

Heinrich Erb (1840—1921) hinterließ ein Werk von hohem Rang. Zusammen mit Romberg kann man ihn als einen der Begründer der deutschen Neurologie bezeichnen. Er lehrte erst in Leipzig und später in Heidelberg. Ebenso wie Westphal machte er die Wichtigkeit des Knie- und Achillessehnenreflexes bei neurologischen Untersuchungen deutlich. Er widmete sich dem Studium der Elektrodiagnostik und ersann ein Modell der Entartungsreaktionen. Darüber hinaus entwarf er eine Karte mit den Punkten, die sich zur Elektrostimulation eignen (1868). Im Jahre 1873 erarbeitete er eine genaue Übersicht über die Bewegungsstörungen, die bei Schäden an den oberen Wurzeln des Plexus brachialis auftreten (Duchenne-Erb-Syndrom).

1875 beschrieb er die »spastische spinale Paraplegie«, die er später als »syphilitische spinale Paraplegie« bezeichnete und die wir heute unter der Bezeichnung Erbsche Lähmung kennen. In einer Arbeit aus dem Jahre 1892, die der Ätiologe der Tabes gewidmet ist, erkannte er den syphilitischen Ursprung der Krankheit.

Erb isolierte im Jahre 1884 eine Form von progressiver Muskelatrophie bei Jugendlichen, die er von der infantilen, pseudo-hypertrophischen Form Duchennes unterschied. Als Charakteristikum hob er den proximalen Beginn bei den Muskeln der oberen Gliedmaßen hervor (Gürtel-Myopathie). Schließlich gelang es ihm beim Studium der Bulbärparalysen, die Pseudoparalyse der Myasthenie von diesen zu unterscheiden (1879). Goldflam nahm diese Untersuchung wieder auf und zeigte, wie sich die Symptome mit dem Grad der Erschöpfung im Laufe des Tages verändern. Weiterhin stellte er fest, daß sich die Störungen weit über den Bereich der vom verlängerten Rückenmark aus innervierten Muskeln hinaus ausbreiten können. Dies ist exakt das Krankheitsbild der myasthenischen Bulbärparalyse (Erb-Goldflam-Krankheit).

Carl Wernicke (1848—1904) war in Berlin und in Breslau tätig. Im Alter von sechsundzwanzig Jahren schrieb er sein Werk *Der aphasische Symptomenkomplex.* Darin stellte er der motorischen Aphasie von Broca, die einer Läsion der dritten Stirnwindung zugeschrieben wurde, eine sensorische Aphasie gegenüber, die er in der ersten Schläfenwindung lokalisierte. Für diese Krankheit hat sich inzwischen die Bezeichnung Wernicke-Aphasie eingebürgert (seit 1874).

Einige Jahre später (1881—1883) berichtete er über Beobachtungen an drei Fällen einer *Poliozephalitis haemorrhagica superior.* Einer seiner Patienten, eine Frau, hatte wegen einer Magenmundverengung Ernährungsschwierigkeiten, sie war Alkoholikerin. Wernicke schätzte die ätiologischen Umstände falsch ein und ließ es wegen des akuten Charakters des Leidens bei der oberen *(»superior«)* Lokalisation eines der Poliomyelitis verwandten Leidens bewenden. Indessen hatte schon 1875 Gayet, ein Ophtalmologe aus Lyon, eine identische Beobachtung veröffentlicht. Seine Arbeit beruhte auf klinischen und anatomischen Untersuchungen und war sorgfältig illustriert. Wernicke verwies

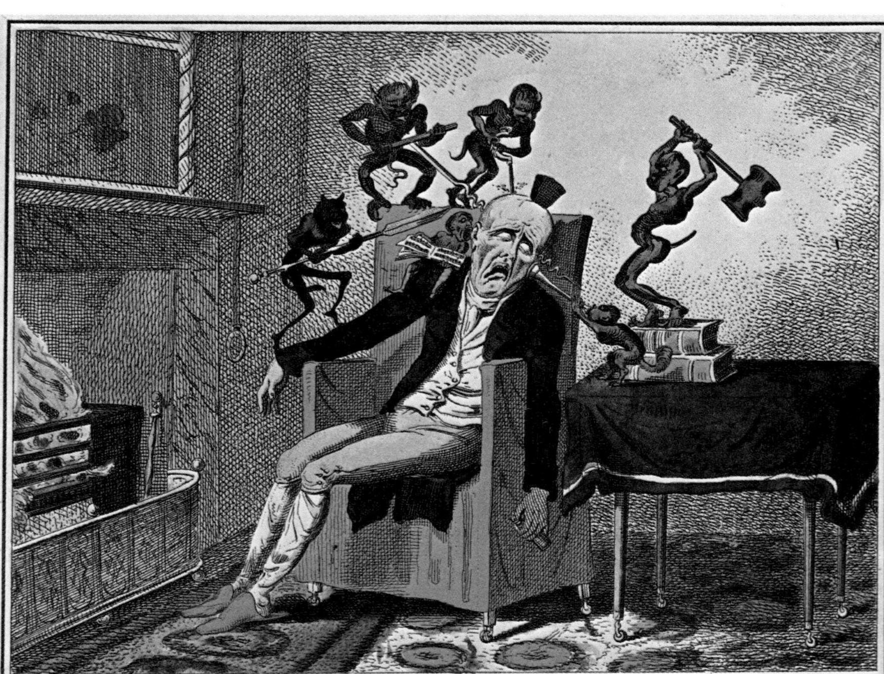

Abbildung 1252
Kopfschmerzen. Stich von G. Cruishank, 1819.

sogar auf diese Beobachtung und somit erscheint es vielleicht nicht ganz gerechtfertigt, daß man den Namen Gayets vergaß und sich mit Wernickes unzureichender Diagnose einer Enzephalitis zufrieden gab.

Dem deutschen Neurologen bleibt immerhin das Verdienst der Erkenntnis über die sensorische Aphasie, aber auch über die hemianoptische Pupillenreaktion (Wernicke-Reaktion).

Im Jahre 1887 nahm Westphal das Studium des Nucleus nervi oculomotorii (Kern im Hirnstamm, von dem aus die Augenmuskeln innerviert werden) wieder auf. Er machte auf das Ausbleiben des Kniesehnenreflexes bei Tabikern aufmerksam (Westphal-Zeichen). Westphal erfand eine Krankheit, die »Pseudo-Sklerose« (1883), da er bei der Autopsie eines Kranken, der seiner Meinung nach an multipler Sklerose gelitten hatte, keine sklerösen Herde entdecken konnte... Eine merkwürdige Bezeichnung, die durch eine Fehldiagnose entstand. Der Begriff verschwand 1912, als Kinnier Wilson die hepato-lentikuläre Degeneration beschrieb.

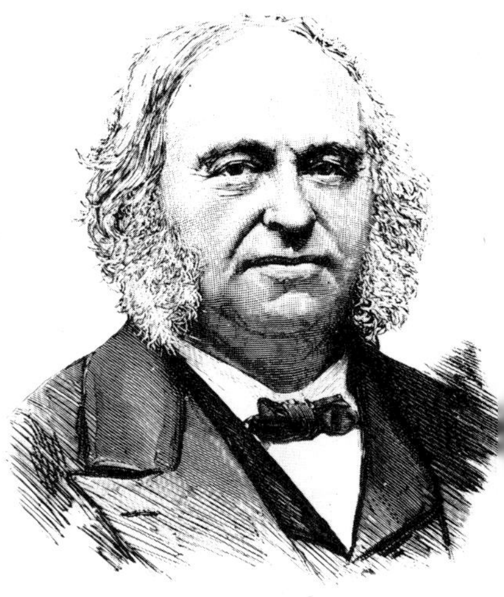

Abbildung 1253
Pierre-Paul Broca. Stich aus dem 19. Jahrhundert.
Broca wurde vor allem dadurch bekannt, daß er die Ansicht vertrat, der Gyrus frontalis inferior sei das Zentrum der gesprochenen Sprache. Diese Zuordnung ist heute umstritten.

Valleix veröffentlichte 1841 eine *Abhandlung über die Neuralgien.* In diesem Werk werden detailliert die Punkte genannt, die unter Druckeinwirkung den neuralgischen Schmerz hervorrufen (Valleix-Druckpunkte). Dagegen beschrieb Lasègue 1864 seine *Betrachtungen über den Hexenschuß,* bei dem man vergeblich nach Hinweisen auf das sogenannte Lasègue-Zeichen sucht. Tatsächlich gelangte dieser Begriff nur dank der Lehrtätigkeit seiner Schüler in die klassische Symptomatologie.

Duret beschrieb 1874 präzise die Gefäßbereiche des Gehirns. Im Jahre 1878 veröffentlichte er eine experimentelle und klinische Studie der Gehirnverletzungen. Gombaut, ein Schüler Charcots, untersuchte die durch Bleivergiftung hervorgerufenen Lähmungen und isolierte die »segmentäre periaxilare Neuritis«.

Virchow beschrieb die Pachymeningitis haemorrhagica (Entzündung und Blutungen der harten Hirnhaut). Charcot und Joffroy prägten 1869 den Begriff Pachymeningitis cervicalis hypertrophica. Joffroy sah hierin den Ursprung der Syringomyelie. Diese Krankheit hatte Ollivier bereits 1824 unter anatomischen Gesichtspunkten beschrieben; sie bedurfte jedoch noch einer klinischen Definition. Duchenne bemerkte 1858 bei einem Fall von Amyotrophie der Hand, daß die Schmerzreaktion bei Stromfluß ausblieb. Man hielt es für denkbar, daß es sich um eine »Syringomyelie-Hand« handelte. Dies war nicht mehr als eine Vermutung, denn man mußte noch bis 1869 warten, als schließlich Charcot gewisse Formen von Entstellungen der Hand (Aran-Duchenne-Hand) mit der Syringomyelie in Verbindung brachte. Erst Krause (1882) und Schultze (1888) unterschieden genau die Charakteristika der disoziierten Empfindungsstörungen, die sich auf eine Thermoanalgesie beschränken.

Morvan wies ebenfalls auf die Existenz von analgetischen Panaritien (Nagelentzündungen) hin (1883), ohne sie mit der Syringomyelie in Zusammenhang zu bringen.*

* Morvan hat ebenfalls die Chorea fibrillaris isoliert.

Virchow verdanken wir die erste Beschreibung der Platybasie (Abplattung der Schädelbasis); man war jedoch damals noch weit davon entfernt, einen Zusammenhang zwischen der Knochenmißbildung und den Hohlsäumen der Syringomyelie herzustellen...

Zu den bisher genannten Leistungen sind noch einige weitere hinzuzufügen: die Beschreibung der Paralysis ascendens acuta (aufsteigende Lähmung) durch Landry im Jahre 1854 — man hielt die Krankheit für eine infektiöse Polyneuritis; der Chorea electrica durch Dubini im Jahre 1840 (zweifelsohne eine myoklonische Enzephalitis); der Enzephalitis disseminata durch Strümpell (1885) und der akuten Ataxie durch Leyden (1891).

Baerensprung wies gleichfalls auf die Existenz von entzündlichen Läsionen der Spinalganglien im Verlauf eines Herpes Zoster (Gürtelrose) hin.

Einen besonderen Platz nahm die Neurosyphilis ein, zusammen mit der Erb-Lähmung, der Lissauer-Herdparalyse, der syphilitischen Endarteriitis von Heubner (1874) und vor allem der reflektorischen Pupillenstarre gegenüber Lichteinfall (bei gleichzeitiger Erhaltung der Konvergenzreaktion), die von Douglas Argyll Robertson in Edinburg definiert wurde.

In der zweiten Hälfte des 19. Jahrhunderts wurden die meisten alternierenden Syndrome von Millard-Gubler (1856), Foville (1858), Weber (1863), Parinaud (1883), Benedikt (1889) und Wallenberg (1895) beschrieben, ebenso wie die Ophtalmoplegia chronica progressiva von Van Graefe (1878) und Hutchinson (1879). Desgleichen gelang es von Recklinghausen 1882, die Neurofibromatose zu isolieren (Morbus Recklinghausen).

Die Anfänge der amerikanischen Neurologie

Die Persönlichkeit von Silas Weir Mitchell hat die Ursprünge der Neurologie in den USA stark geprägt. Im Verlauf der Sezessionskriege (1861—1864) konnte dieser Arzt sehr genaue Kenntnisse der Verletzungen peripherer Nerven erwerben. Wir verdanken ihm eine hervorragende Studie über Neuralgien oder posttraumatische Kausalgien (1872), über die Schmerzen an Knochenstümpfen nach Amputationen (1877), über die Erythromegalie (oder Mitchell-Krankheit; 1878) sowie die post-hemiplegische Chorea (1874), vor allem aber über die »posttraumatischen Reflexlähmungen«, bei denen Lage und Ausdehnung des motorischen Defizits in keiner direkten Beziehung zu dem Ort und dem Ausmaß der Verletzung stehen. In dieser Beschreibung Weir Mitchells erkennt man leicht die Definition der physiopathologischen Störungen von Babinski und Froment.

William Alexander Hammond diente als Chirurg in der amerikanischen Armee. Er schrieb die erste Abhandlung über die Krankheiten des Nervensystems, die in den Vereinigten Staaten erschienen ist (1871). Im Jahre 1867 hatte er die erste neurologische Station der amerikanischen Militärhospitäler

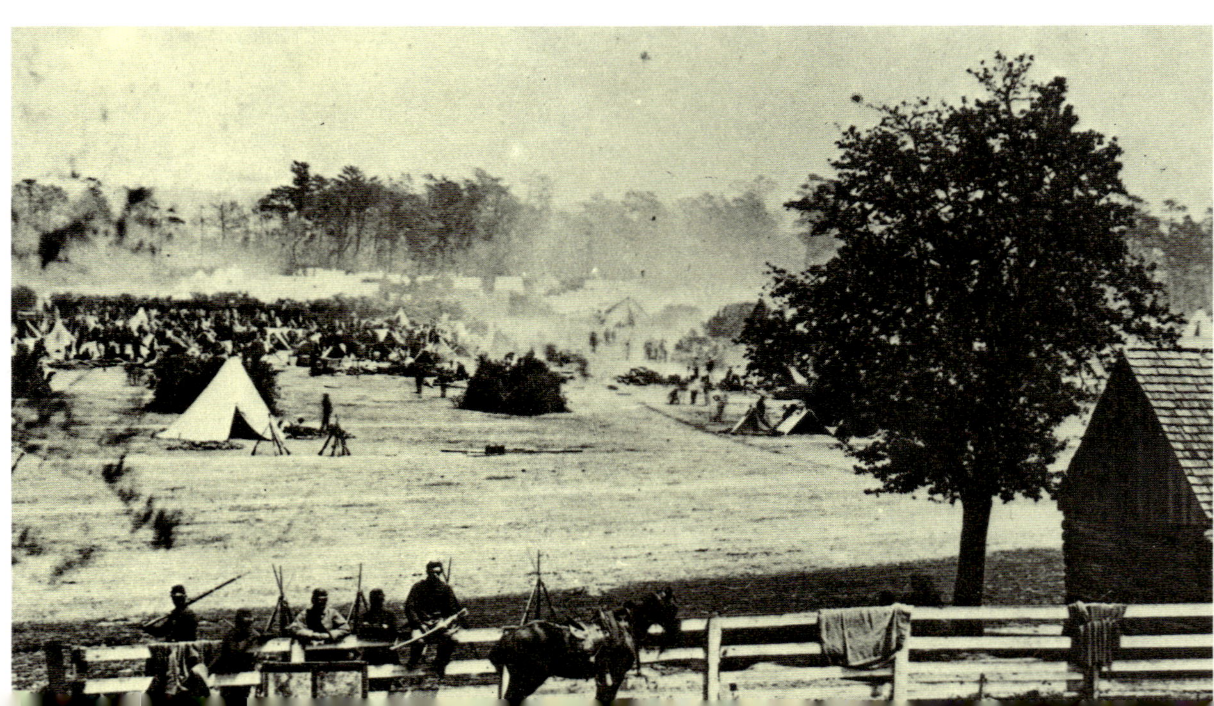

Abbildung 1254
Das Hauptquartier von General MacLellan im Lager von Winfield Scott (in der Nähe von Yorktown) am 7. Mai 1862 während des Sezessionskriegs.

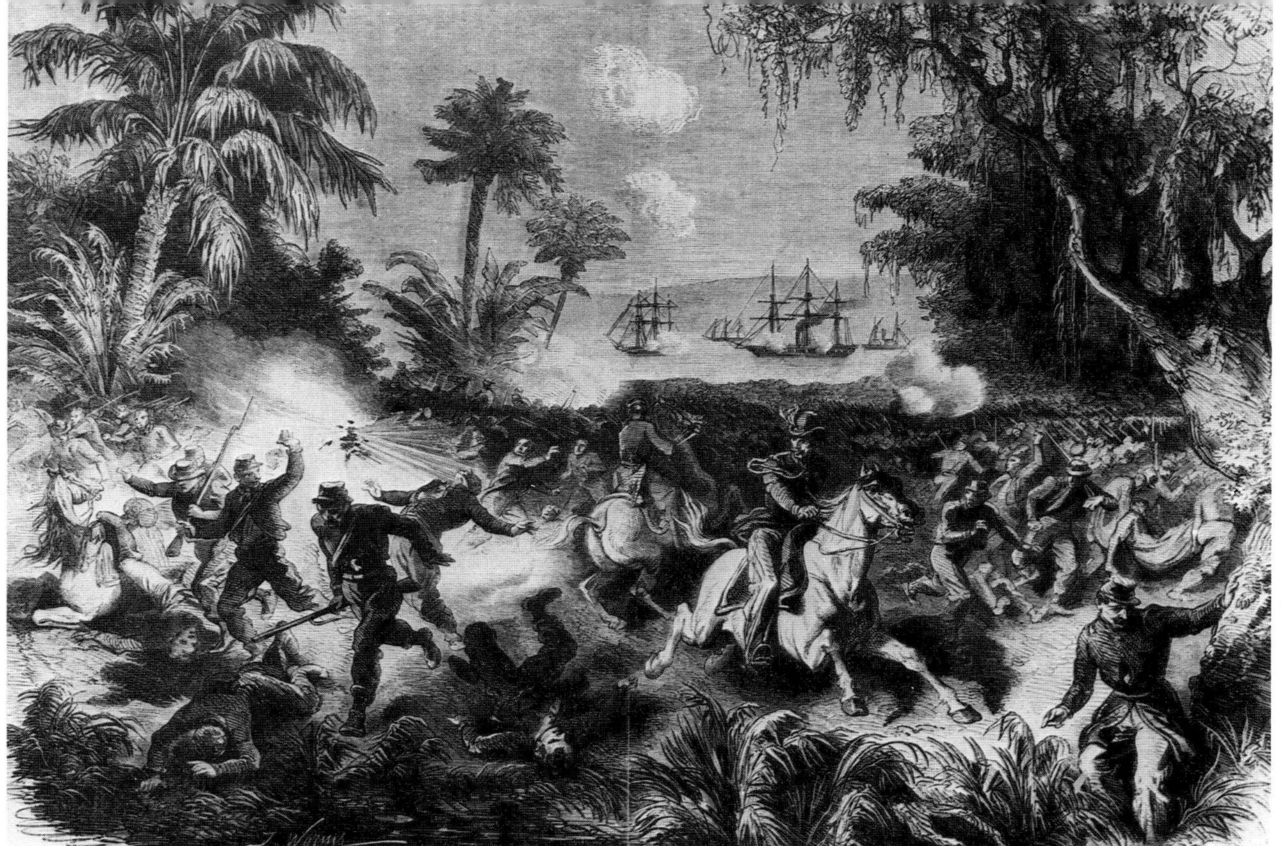

Abbildung 1255
Die konföderierten Truppen ziehen sich unter Beschuß der Bundes-Flotte von Fort Walker zurück. Stich aus der Illustration.

eröffnet. Schließlich schuf er den Begriff Athetose, um gewisse unwillkürliche Bewegungen von Händen und Füßen zu charakterisieren.

Séguin hatte in Frankreich mit der Rehabilitation von geistig Behinderten Karriere gemacht. Nach dem 2. Dezember 1851 floh er in die USA, wo er als hervorragender Neurologe bekannt wurde.*

George Sumner Huntington war 1872 erst zweiundzwanzig Jahre alt. Ein Jahr zuvor hatte er die medizinische Abschlußprüfung bestanden. Auch sein Vater war praktischer Arzt in East Hampton gewesen, wo sich der Großvater Apel 1797 niedergelassen hatte. Die Huntingtons mußten fast ein Jahrhundert lang erleben, daß in ihrer eigenen Familie Angehörige im Erwachsenenalter von chronisch progressiver Chorea (Veitstanz) befallen wurden, daß sich der Geisteszustand der Erkrankten zunehmend verschlechterte und der Krankheitsverlauf nicht selten mit dem Selbstmord des Kranken endete. Somit trägt die Huntington-Chorea den Namen eines jungen praktischen Arztes von zweiundzwanzig Jahren, eines einfachen Hausarztes, aber auch des dritten Vertreters eines Geschlechts von Ärzten.

* Er hat nachgewiesen, daß das Auftreten eines Papillarödems bei einem unter Kopfschmerz leidenden Patienten die Folge eines Gehirntumors war.

Die Neurologen der zweiten Generation

Déjerine, Pierre Marie und Babinski

Im Jahre 1893 starb Charcot. Fulgence Raymond war Klinikchef der Salpêtrière. Déjerine war sein Nachfolger von 1910 bis 1917; ihm folgte Pierre Marie, der 1923 in den Ruhestand ging und den Lehrstuhl Gouillain überließ. An seine Stelle trat Alajouanine im Jahre 1947.

Joseph Jules Déjerine (1849—1917) war Sproß einer savoyischen Familie. Sein Vater hatte sich nach vielen Reisen in der Schweiz niedergelassen. Jules

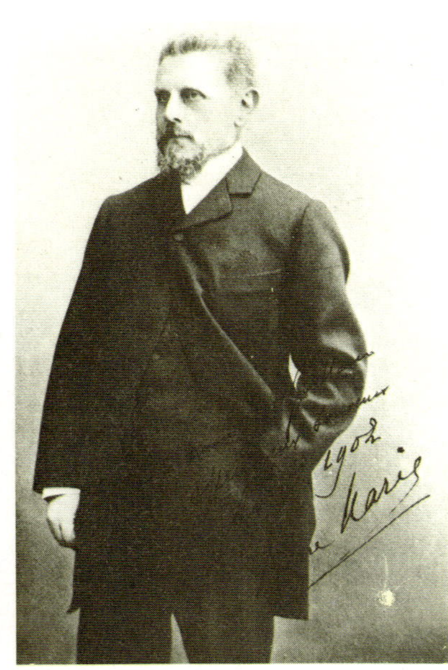

Abbildung 1256
Professor Pierre Marie (1902).
Revue neurologique, *1952.*

Déjerine verließ Genf mit zweiundzwanzig Jahren, um in Paris Medizin zu studieren; er traf dort am 21. März 1871 ein.

Nach der Belagerung der Hauptstadt wurde am 28. Januar 1871 der Waffenstillstand unterzeichnet; doch am 18. März brach der Aufruhr los und die Generäle Lecomte und Clément Thomas wurden erschossen. Am 28. März 1871 wurde die Kommune proklamiert. Zwischen diesen beiden Ereignissen kam der junge Déjerine aus Genf an!

Im Jahre 1874 wurde er Assistenzarzt und 1879 Doktor der Medizin. Er war Schüler Vulpians und arbeitete in dessen Laboratorium. Später wurde er Klinikchef von Hardy (wo er die Bekanntschaft von Fräulein Klumpke machte). 1882 wurde er in das Ärztekollegium der Pariser Krankenhäuser aufgenommen und erhielt 1886 die Agrégation. Zunächst arbeitete er als Stationsarzt in Bicêtre, ab 1895 an der Salpêtrière. Im Jahre 1901 wurde er zum Professor für Geschichte der Medizin ernannt, 1907 zum Professor für Innere Krankheiten. Schließlich war er von 1910 bis 1917 Leiter der Klinik für Krankheiten des Nervensystems.

Nach Charcot gehört er mit Pierre Marie und Babinski zu den hervorragendsten französischen Neurologen. Wir haben bereits sein *Lehrbuch über die Anatomie der Nervenzentren* (1895—1901) erwähnt, das er in Zusammenarbeit mit Frau Déjerine verfaßte und von Gillet illustrieren ließ. Bouchard vertraute für sein umfangreiches *Lehrbuch der allgemeinen Pathologie* Déjerine den Beitrag über Neurologie an (1901). Aus diesem Artikel sollte später dann die berühmte *Symptomatologie der Krankheiten des Nervensystems* entstehen (1914). Dieses Werk war die Frucht sehr langer Erfahrung auf dem Gebiet der Neurologie. Es ist reichhaltig mit persönlichen photographischen Dokumenten ausgestattet, die sich im Laufe der Jahre angesammelt hatten. Es wurde zu einem der bedeutendsten Standardwerke der neurologischen Literatur.*

Wir verdanken Déjerine die Isolierung einer infantilen Form der progressiven Muskeldystrophie (Landouzy und Déjerine, Acad. des sciences, 1884), der interstitiellen hypertrophischen Neuritis (Déjerine und Sottas, Soc. biologie, 1893), der ponto-cerebellaren Atrophie (Déjerine und Thomas, Neue Ikonographie, Salpêtrière, 1900; Dissertation von Thomas, Paris, 1897) und des Thalamus-Syndroms (Déjerine und Roussy, *Rev. neurol.,* 1906; Dissertation von Roussy, Paris, 1907).

An dieser Stelle sei noch die Claudication intermittens (intermittierendes Hinken) erwähnt (1906) sowie die Studien der Sensibilitätsstörungen: Astereognosie (Tastblindheit), kortikale Anästhesie, Syndrom der langen Wurzelfäden (1913) und die Dissertation von Long über die Zentralbahnen der allgemeinen Sensibilität (Paris, 1899).

Ebenfalls nicht unerwähnt bleiben sollte Déjerines Teilnahme am Studium der Aphasie, insbesondere der Wortblindheit ohne Agraphie (Schreibunfähigkeit) bei Blockierungen im Corpus callosum (1891) und der Linkshänder-Aphasie (1912), der Verbindung zwischen Syringomyelie und Panaritium analgicum (Morvan-Syndrom; fortschreitende schmerzlose Fingereiterung), der Kleinhirnbrückenwinkeltumore (Jumentie, Dissertation, Paris, 1911), der anatomischen Läsionen bei spinaler hereditärer Ataxie (Friedreichsche Ataxie, 1890) und der Neurotabes peripherica (1833).

Frau Déjerine-Klumpke beschrieb 1884 das Syndrom der unteren Armplexuslähmung. Sie nahm an der Redaktion des *Lehrbuchs der Anatomie* teil und beschrieb die Paraosteoarthropathie bei Paraplegikern.

* Wir wollen gleichfalls die folgenden Arbeiten zitieren: *Die Erblichkeit von Krankheiten des Nervensystems* (1886), *Lehrbuch der Krankheiten des Rückenmarks* (in Zusammenarbeit mit A. Thomas, 1902), *Die funktionellen Manifestationen der Psychoneurosen und ihre psychotherapeutische Behandlung* (in Zusammenarbeit mit Gauckler, 1912).

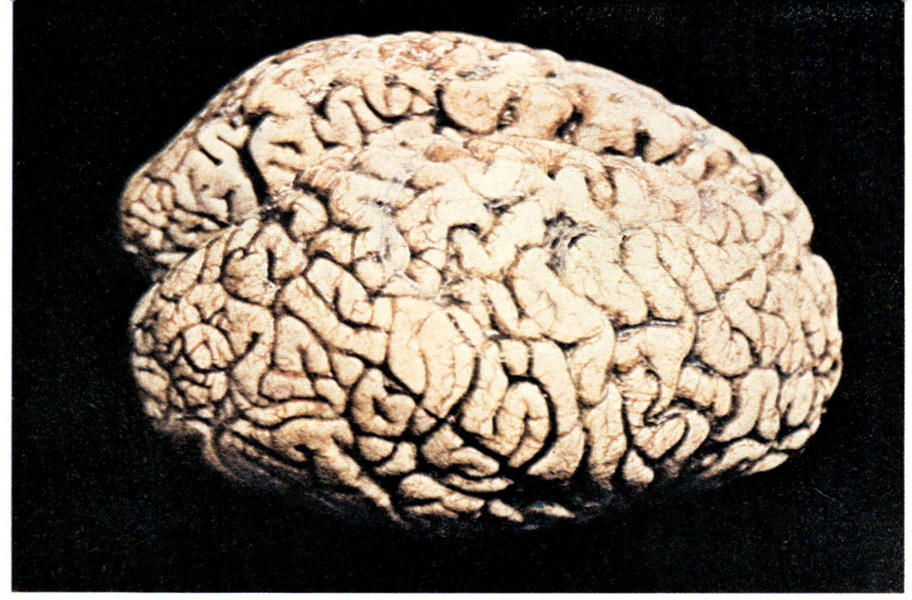

Abbildung 1257
Eine der ersten Farbphotographien des Gehirns. Entnommen dem Werk Farbenphotographie in der Medizin *von Adolph Jaiser, Stuttgart 1914.*

Pierre Marie (1853—1940) wurde 1878 Assistenzarzt, danach Kliniker und erhielt 1889 die Agrégation. 1897 rief er in Bicêtre die neurologische Abteilung ins Leben und wurde 1918 Nachfolger von Déjerine in der Salpêtrière. 1923 ging er in den Ruhestand. Pierre Marie nahm an der Gründung der *Revue neurologique* im Jahre 1893 teil. Mit Brissaud, Déjerine, Babinski und Souques gehörte er zu den Gründungsmitgliedern der Société de neurologie de Paris (Pariser Gesellschaft für Neurologie).

Zusammen mit Charcot beschrieb er die peroneale Amyotrophie. Er definierte die Akromegalie (anomale Vergrößerung der Akren, d. h. von Fingern, Zehen, Nase, Ohren, Kinn) im Jahre 1886, die Osteopathia hypertrophicans toxica (1890) und die Spondylose (1898). In der Gruppe der erblichen Degenerationskrankheiten isolierte er die Heredoataxia cerebellaris (Mariesche Krankheit) und in Zusammenarbeit mit Sainton die Dysostose kleido-cranialis (1897).

Im Jahre 1906 nahm er eine Revision des Problems der Aphasie in Angriff, die er durch einen provokativ betitelten Artikel einleitete: »Die dritte linke Stirnwindung spielt bei der Funktion der Sprache keine besondere Rolle.« Diese Windung ersetzte er durch ein weiter ausgedehntes Gebiet (das Pierre Mariesche Viereck), verurteilte die reichlich mißbrauchten Schemata und wies der Anarthrie (Buchstabenstottern) eine wichtige Rolle zu... Summa summarum ein heftiger Disput im Laufe einer Sondersitzung der Gesellschaft für Neurologie, aber gleichzeitig die Geburtsstunde der französischen Aphasiologie-Schule, die durch Alajouanine und François Lhermitte zu Ruhm gelangen sollte.

Pierre Marie konnte sich weltweiter Berühmtheit erfreuen. Er hatte einen angesehenen Mitarbeiterstab um sich versammelt.

Charles Foix war sein Kollege und Mitarbeiter, Percival Bailey arbeitete 1921 als ausländischer Assistent bei ihm. Eng verbunden wurden die Namen von Pierre Marie, Foix und Alajouanine durch die Individualisierung der tardierenden Atrophie (spät einsetzende, systematische Kleinhirnrindenatrophie) und der subakuten, nekrotisierenden Myelitis.

Joseph Babinski (1857—1932) entstammte einer polnischen Familie, die nach Frankreich geflohen war. Er wurde 1857 in Paris geboren. Er war Klinikumschef bei Charcot (d. h. verantwortlich für die Ausbildung der Medizinstu-

Abbildung 1258
Joseph Babinski (1857—1932). Wir verdanken Babinski u. a. grundlegende Forschungsarbeiten über die Reflexe, die Physiopathologie des Kleinhirns, die Tabes und die Hysterie. Durch ihn wurden die damaligen Vorstellungen über Hysterie wesentlich verändert.

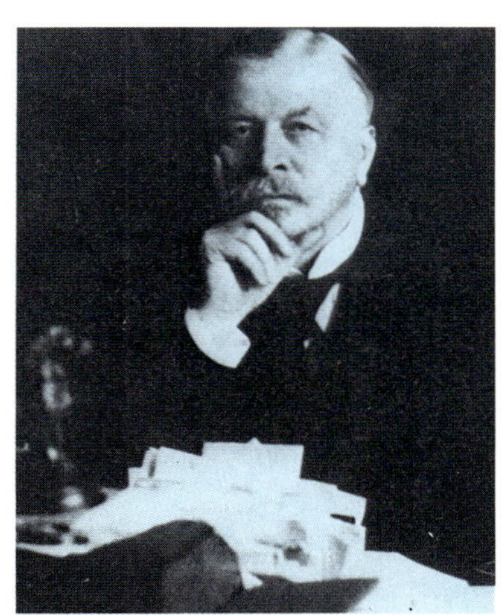

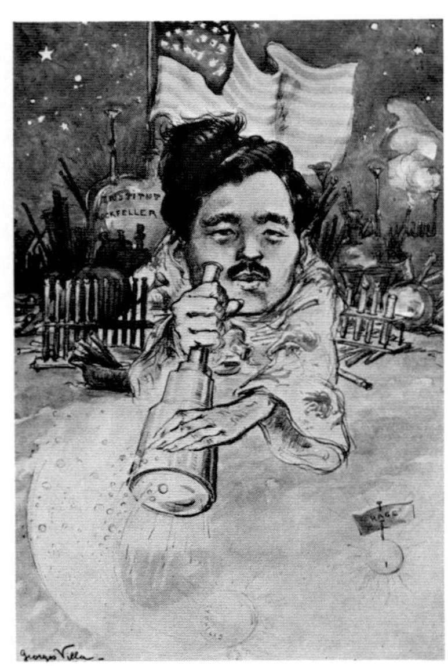

Abbildung 1259
Hideo Noguchi (1876—1928). Die Karikatur von G. Villa erschien 1913 in Chanteclair. *Noguchi war Arzt und Bakteriologe. Er veröffentlichte wichtige Forschungsarbeiten über die Syphilis, die Pathologie des Liquor zerebrospinalis, die Poliomyelitis und das Gelbfieber.*

denten) und 1890 Krankenhausarzt der Stadt Paris. Von 1890 bis 1927 war er Stationsarzt an der Pitié. Er lebte als Junggeselle mit seinem Bruder Heinrich, der als erfolgreicher Ingenieur in Südamerika gearbeitet hatte, bevor er unter dem Pseudonym Ali-Bab ein berühmtes Buch über Gastronomie schrieb.

Babinski, ein Schüler Charcots, widmete einen großen Teil seiner Aktivität als Neurologe der Aufgabe, das große Feld der Hysterie genau abzugrenzen. Somit hatte er nach Zeichen zu suchen, die der Wille nicht zu steuern in der Lage war; er mußte »subjektive« und »objektive« Symptomatologien einander gegenüberstellen.

Am 22. Februar 1896 konnte dieser hervorragende Symptomatologe der Gesellschaft für Biologie eine Mitteilung über das Thema *Der kutane Fußsohlenreflex bei gewissen organischen Leiden des Nervensystems* vorlegen. Die Extension der großen Zehe verrät eine Verletzung der Pyramidenbahn (Babinski-Reflex oder Großzehenzeichen). 1913 fügte er zu dieser Entdeckung die Wegbewegung der Zehen (Fächerzeichen) hinzu und bestimmte die Elemente, die eine organische von einer hysterischen Hemiplegie zu unterscheiden gestatten: Asymmetrie der Knochen-Sehnen-Reflexe, Kontraktion des Hals-Haut-Muskels, kombinierte Oberschenkel- und Rumpfbeugung etc. Er wurde dazu veranlaßt, den Fluchtreflex (1915), die Inversion des Griffelfortsatzes der Speiche, die assoziierten Bewegungen sowie die zerebellare Asynergie (1899) und die Adiadocholeinese zu beschreiben. In Zusammenarbeit mit Tournay legte er dem internationalen Medizin-Kongreß von London im Jahre 1913 einen wichtigen Bericht über die Symptome der Krankheiten des Kleinhirns vor.

Gemeinsam mit Nageotte beschrieb er ein bulbäres Syndrom, bei dem sich eine Hemiataxie und eine Myose (Pupillenverengung) auf der Herdseite und eine Hemianästhesie mit einer Hemiplegie auf der gekreuzten Seite gegenüberstehen (Babinski-Nageotte-Syndrom, 1902). Man assoziiert seinen Namen mit dem Fröhlichs bei der Beschreibung der Dystrophia adiposogenitalis (Fettsucht mit Lokalisation im Oberschenkelbereich und gleichzeitiges Schwinden der sekundären Geschlechtsmerkmale kombiniert mit Impotenz). Anton und Babinski sind Arbeiten am Parietalhirn-Syndrom zuzuschreiben, das durch eine linksseitige Hemiplegie und eine Nosoagnosie (Nichterkennen des eigenen Krankheitszustandes) charakterisiert ist. Babinski berichtete der Gesellschaft für Neurologie im Juni 1914 über Beobachtungen an zwei Fällen, die an dieser Krankheit litten.

Babinski glaubte die Lösung des Hysterie-Problems gefunden zu haben, indem er die Terminologie modifizierte — sicherlich eine sehr unvollkommene Lösung, die nicht den maskulinen Erscheinungsformen dieser Krankheit gerecht werden konnte. Die Manifestationen der Hysterie wurden in dem Maße zu pithiatristischen Erscheinungen, wie sie als Produkte der Suggestion durch Überredung *(peitho:* ich überrede; *iatros:* Arzt) geheilt werden konnten. Tatsächlich verschwanden die spektakulären Manifestationen aus den neurologischen Stationen. Nun aber räumten die Neurologen der Objektivität eine übertriebene Priorität ein. Dieser Anspruch war um so gefährlicher, als Freud zur gleichen Zeit — ausgehend von der Hysterie — einen neuen Zugang zu den Psychoneurosen zu bahnen versuchte.

In Ermangelung jeglichen objektiven Zeichens zog man die Aufrichtigkeit des Kranken in Zweifel; dadurch wurde der Patient zum Simulanten degradiert, der sich seiner Verstellung auch halb bewußt ist. Dies erschien ganz akzeptabel, soweit es sich um Arbeitsunfälle handelte, die zu Entschädigungszahlungen berechtigen. Die lukrativ gewordene Neurose wurde als Sinitrose (Unfallneurose) bezeichnet. Diese Terminologie schien jedoch unpassend für die Kriegsteilnehmer der Jahre 1914 bis 1918. Der Wortschatz bot hier andere Hilfsmittel: Pierre Marie etwa nahm Zuflucht zum subjektiven Syndrom der Schädelverletzten, während Babinski und Jules Froment Reflexstörungen und physio-pathologische Beschwerden vom Pithiasmus trennten (1917). Clovis Vincent weigerte sich, ihnen zu folgen; die von ihm angewandte Elektrotherapie war nichts anderes als eine »Torpedierung«.

Über alledem sollte man nicht vergessen, daß Babinski die Grundlagen zur Lokalisierung von Tumoren geschaffen hat, die das Rückenmark komprimieren. Im Jahre 1912 ließ er durch Martel einen meningealen Tumor entfernen, der auf das Rückenmark wirkte. Er war auf diesen chirurgischen Heilerfolg weitaus stolzer als auf die Entdeckung des nach ihm benannten »Zeichens«.

Die infektiösen Krankheiten und die Immunologie

Im Jahre 1887 entdeckte Weichselbaum den Meningococcus. Heubner isolierte ihn 1896 aus dem Liquor cerebrospinalis. 1939 konnte Henry Stanley die Wirksamkeit der Sulfonamide bei der Behandlung der epidemischen Meningitis nachweisen.

Frau Sorel-Déjerine widmete ihre Dissertation der Untersuchung der Pottschen Paraplegien. Die Meningitis tuberculosa widerstand jedoch jeder Behandlung — bis zur Entdeckung des Streptomycins.

Fournier machte die Syphilis für die progressive Paralyse und die Tabes verantwortlich. Bériel und Durand führten an Patienten, die an progressiver Paralyse litten, durch die Fissura orbitalis cerebralis die ersten Punktions-Biopsien durch. Sie konnten auf diese Weise zum erstenmal Treponemen (Syphiliserreger) im Gehirn dieser Patienten nachweisen. Die Historiker jedoch ignorierten die Arbeit Bériels und schrieben Noguchi und Moore (1913) die Entdeckung der Treponemen nach einer Autopsie zu.

Wagner von Jauregg wandte in Wien die Malariatherapie zur Behandlung von Patienten mit progressiver Paralyse an und wurde dafür mit dem Nobelpreis geehrt. Zehn bis fünfzehn Jahre nach der Entdeckung des Penicillins wurde die Neuro-Syphilis nur noch in wenigen Fällen diagnostiziert.

In Lyon beschrieb Cordie eine Epidemie spinaler Kinderlähmung in Saint-Foy; doch auch er wurde von den Historikern ignoriert. Festgehalten wurde nur die Epidemie in Schweden, die Medin im Jahre 1890 beschrieben hatte. Landsteiner und Popper übertrugen die Krankheit 1909 durch Impfungen auf Affen. Man mußte bis zum Einsatz des Impfstoffes warten, um die Heine-Medin-Krankheit verschwinden zu sehen.

Im Jahre 1917 traten unvermutet die ersten Fälle einer Enzephalitis auf, die sich später als Epidemie entpuppte. Von Economo beschrieb die Krankheit in Wien und bezeichnete sie als *Enzephalitis lethargica.* In Frankreich beschrieb Cruchet eine ähnliche Epidemie, die in Bar-le-Duc zu beobachten gewesen war. Bis 1925 wütete die Enzephalitis lethargica in ganz Europa. Danach verschwand die Krankheit, ohne daß es gelungen war, den verantwortlichen Virus zu isolieren. Im Gegenteil: die Enzephalitis hinterließ furchtbare Folgeerscheinungen, die die Aufmerksamkeit der Neurologen auf die Pathologie des extrapyramidalen Systems lenkte: Parkinsonismus, Dyskinesie, Blickkrämpfe etc., aber auch die Physiopathologie des Schlafes.

Cleland und Campbell konnten dagegen den Virus der Australischen Murray-Tal-Enzephalitis (Australische X-Enzephalitis, 1917) isolieren, Fother-

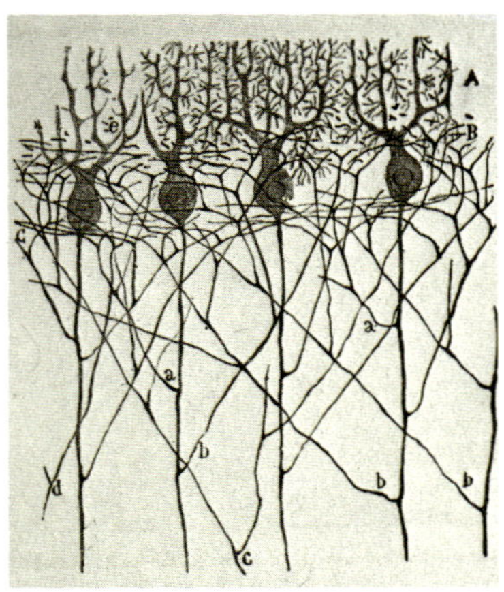

Abbildung 1260
Neuriten von Purkinjeschen Zellen. S. Ramón y Cajal Histologie des Nervensystems beim Menschen und bei Wirbeltieren, *Band 2, Paris 1911.*

gill und seine Mitarbeiter den der amerikanischen Pferde-Enzephalitis (1933) und Armstrong und Lillie im gleichen Jahr den Virus der lymphozytären Choriomeningitis (1924 von Wall Gren beschrieben). Schließlich vermochten Taniguchi und seine Mitarbeiter, den Virus der Japanischen Enzephalitis zu identifizieren.

Pasteur impfte im Jahre 1885 erfolgreich einen jungen Schäfer gegen Tollwut. Die glücklichen Auswirkungen der Impfung und der Serumtherapie waren eine wertvolle Ermutigung bei der Suche nach den Erregern von Infektionskrankheiten. Die Pathologie der Gehirnabszesse, der Empyeme (Eiteransammlungen in Körperhöhlen) und Meningitis purulenta (eitrige Gehirnhautentzündung) erfuhr durch die Antibiotika-Therapie einen grundlegenden Wandel. Diese erfreulichen Resultate räumten den Virusinfektionen die Priorität ein. Fräulein Chevassu glaubte, bei der *Spherula insularis* den Erreger der multiplen Sklerose isoliert zu haben. Man inkriminierte die Spirochäten, die Rickettsien (Mikroorganismen, die auf einer Stufe zwischen Bakterien und Viren stehen) und den Masernvirus (eine neue Forschungsrichtung, die aus der Entdeckung der langsamen Viren Nutzen zog). Bis heute ist jedoch der Erreger dieser furchtbaren Krankheit unentdeckt geblieben.

Indessen führten in Holland und England verspätete Jennersche Impfungen (Pockenschutzimpfungen) zum Ausbruch von Enzephalomyelitis. In Japan rief die Antitollwutimpfung Myelitis hervor. Auf der anderen Seite gelang es der experimentellen Forschung bei Tieren durch Injektionen von Myelin und dem Freundschen Adjuvans *allergische Enzephalitis* und Entmarkungsprozesse hervorzurufen: damit begann das Kapitel der Autoimmunkrankheiten. In die gleiche Gruppe sind nacheinander die Panenzephalitis von Pette-Döring, die Einschlußenzephalitis von Greenfield und die Leukenzephalitis von van Bogaert einzuordnen.*

* Zur Gruppe der Demyelisations-Krankheiten sind die lobäre Sklerose (Schilder-Foix), die metachromatische Leukenzephalitis, die Leukodystrophia cerebri (Krabbe) und die Enzephalomyelitis periaxialis concentrica (Balo) zu rechnen.

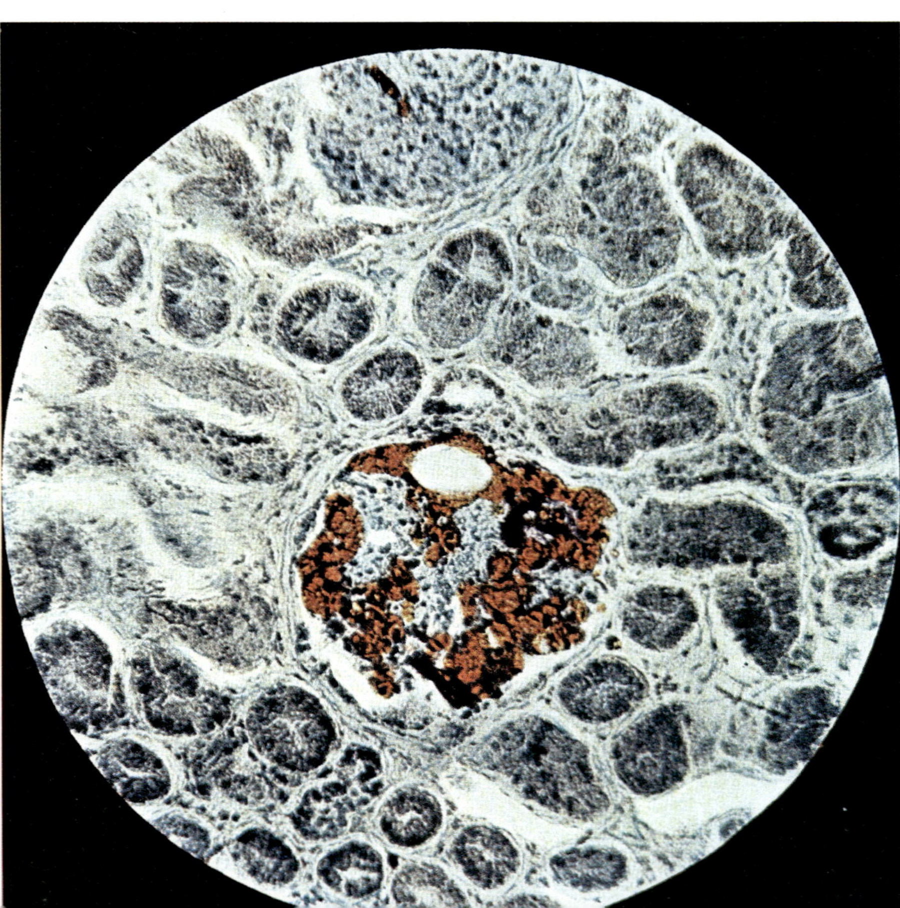

Abbildung 1261
Querschnitt eines Nervs aus der Farbenphotographie in der Medizin *von Adolph Jaiser, Stuttgart 1914.*
Die Illustrationen dieses Werkes gehören gleichfalls zu den ältesten medizinischen Farbphotographien.

Die Polyneuritis

Landry hatte bereits im Jahre 1859 und Ossler im Jahre 1882 den Begriff der infektiösen Polyneuritis eingeführt, als Guillain, Barre und Strohl 1916 vor der medizinischen Gesellschaft der Krankenhäuser von Paris über zwei Beobachtungen eines »Syndroms von Wurzelneuritis mit Hyperalbuminose des Liquor cerebrospinalis ohne Zellreaktion« berichteten. Die entzündliche Natur des Syndroms wurde durch anatomische Untersuchungen zunächst von Dechaume und später von Alajouanine nachgewiesen. Zunächst suchte man nach einem spezifischen Virus als Krankheitserreger (und machte den Enzephalitis-Virus oder in Ermangelung eines solchen einen Schwannophilen Virus verantwortlich). Später neigte man eher dazu, diese Wurzelneuritiden in die Nähe der serotherapeutisch bedingten Paralysen zu rücken und somit Immunisierungsprozesse mit einzubeziehen.

Nach Einführung der maschinellen Reisverarbeitung (Schälung) konnte man dem Publikum jedoch eine bessere Erklärung anbieten: damals trat im Fernen Osten die Beriberi-Polyneuritis auf. Eijkman machte 1892 deutlich, welche Rolle das Reishäutchen bei der Genese dieser Polyneuritiden spielt, indem er Tauben mit geschältem Reis fütterte. Jansen gelang es 1921, das »Antiberiberi«-Vitamin B1 zu isolieren. Es konnte jedoch auch gezeigt werden, daß der Alkohol keine direkte toxische Wirkung auf die peripheren Nerven ausübt, sondern indirekt durch Störungen bei der Nahrungsaufnahme, insbesondere durch B1-Avitaminosen schädigt.

Sergeij Sergejewitsch Korsakow hat anläßlich des internationalen Kongresses für Psychiatrie, der 1889 in Paris veranstaltet wurde, die ersten Beobachtungen von polyneuritischen Psychosen vorgelegt. In der *Revue philosophique de France et de l'étranger* (Zeitschrift für französische und ausländische Philosophie) legte er genau die Natur der Gedächtnisstörungen dar, die diese Polyneuritis charakterisieren. Die Rolle des Alkohols und der Verdauungsstörungen wurde deutlich. Für Korsakow handelte es sich um eine *Cerebropathia psychico-toxica;* es kam ihm nicht in den Sinn, eine Beziehung zwischen diesen Polyneuritiden und der Wernickeschen Polioenzephalitis herzustellen. Indes scheint bei diesen beiden Krankheiten der Befall der Corpora mamillaria das entscheidende Element zu sein. Die experimentellen Arbeiten von Alexander erlaubten, bei Tauben durch B1-Avitaminosen die gleichen Läsionen hervorzurufen (1938). Green konnte die Rolle der B1-Avitaminose bei Paralysen von Füchsen deutlich machen. Schließlich bewiesen *De Wardener und Lennox* die Wirksamkeit von Vitamin B1 bei englischen Gefangenen in Singapur, die an der Wernicke-Enzephalopathie litten.

Auf diese Weise gelang es, die Rolle der Vitamine bei der Pathogenese von Polyneuritiden, von gewissen Gedächtnisstörungen, die mit ihnen verbunden sein können und von einigen Enzephalopathien aufzuzeigen.

Im Februar 1914 lenkte H. Swift die Aufmerksamkeit der Pädiater in Neuseeland auf eine eigenartige Krankheit: das »australische Erythroödem« oder die *pink disease* (wegen der bläulich-roten Verfärbung von Händen, Füßen und Nasenspitze); die Krankheit wurde in Europa als »infantile Akrodynie« bekannt.* Dieses eigenartige Leiden ist gekennzeichnet durch ein Kausalgie-Syndrom der Extremitäten, durch neuromuskuläre Störungen (Hypotonie der Muskulatur) und durch eine hartnäckige Schlaflosigkeit. Das Rätsel, das die Krankheit umgab, konnte erst gelöst werden, als man das Kalomel (Quecksilberchlorid: $HgCl_2$) in Wurmmitteln als Ursache erkannte: die Akrodynie ist eine Quecksilbervergiftung.

* Chardon beschrieb das erneute Auftreten von Akrodynie-Epidemien in Paris, wo diese Krankheit auch als *pink disease* oder Selter-Swift-Feer-Krankheit bezeichnet wurde.

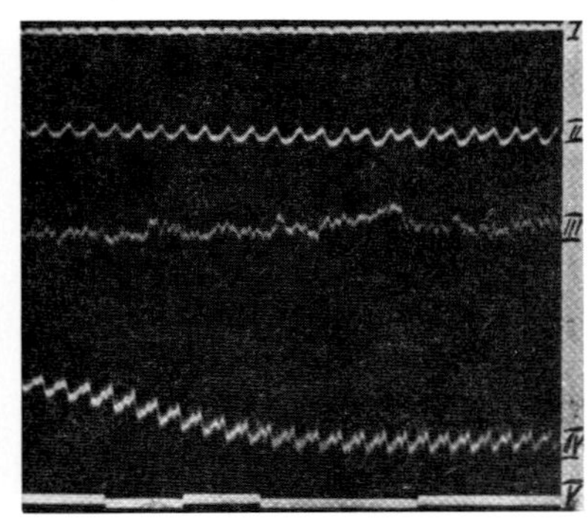

Abbildung 1262
Eines der ersten Elektroenzephalogramme eines Hundes, das von Neminski 1913 aufgezeichnet wurde. Illustration aus der History of Neurological Surgery (Geschichte der neurologischen Chirurgie) *von A. Earl Walker, Baltimore 1951.*

Bereits 1890 hatte Morvan die Chorea fibrillaris individualisiert. Mollaret griff 1930 diese Beschreibung wieder auf. Allem Anschein nach stellt die Chorea fibrillaris bei Erwachsenen das Pendant zur infantilen Akrodynie dar.

Als im August 1951 die Epidemie von Pont-Saint-Esprit ausbrach, schien die toxische Rolle von Brot erwiesen. Es waren nur Einwohner erkrankt, die das »verfluchte Brot« von einem der beiden Bäcker gegessen hatten. Die Symptomatik von Bränden an den Extremitäten, fibrillären Zuckungen, Schlaflosigkeit und Halluzinationen rief Erinnerungen an das Antoniusfeuer wach und man machte eine Ergotin-Vergiftung (Alkaloide des Mutterkorns) für die Krankheit verantwortlich. Experten verwarfen jedoch diese Hypothese und wiesen die toxische Wirkung von Quecksilber nach, das man an den Mehlsäcken entdeckt hatte.

Während einerseits die saturninen Polyneuritiden (hervorgerufen durch Bleivergiftung) verschwunden waren, so reproduzierten andererseits Quecksilbervergiftungen im Irak, Pakistan, Guatemala und Japan das gleiche pathologische Bild wie in Pont-Saint-Esprit. Linda R. Carporael äußerte die Vermutung, daß die Hexer von Salm 1692 Opfer einer Vergiftung waren, die der Vergiftung durch das Roggenmutterkorn ähnlich war.

In Portugal beschrieb Andrade eine amyloide erbliche Polyneuritis. Günther führte 1911 den Begriff der Porphinurie (Ausscheidung von Porphyrinsubstanzen im Urin) in die Pathologie ein.

Die Pathologie der zentralen grauen Kerne

Déjerine und Roussy beschrieben das Thalamus-Syndrom. Henry Head präzisierte die Sensibilitätsstörungen, die für dieses Leiden charakteristisch sind. Dabei unterschied er zwischen der epikritischen kortikalen und der protopathischen Thalamus-Sensibilität.

Parkinson und Huntington haben uns lediglich klinische Beschreibungen hinterlassen, der erstere von der Paralysis agitans, der letztere von der Chorea chronica progressiva. Man mußte bis zum Jahre 1909 warten, bevor Jelgersma auf die Retraktion des Nucleus caudatus hinwies, die die Huntigtonsche Chorea anatomisch kennzeichnet. Blocq und Marinesco entdeckten 1893 bei der Autopsie eines Hemiparkinson-Patienten einen tuberkulösen Herd im schwarzen Kern. Später umrissen zunächst Brissaud und dann Alzheimer genau die Pathologie der Parkinsonschen Krankheit; 1913 machte Levy auf die Existenz von Einschlüssen im Zytoplasma der Zellen des schwarzen Kerns bei diesen Kranken aufmerksam.

Cécile Vogt brachte 1893 die angeborene Athetose mit einem *Status marmoratus* des Streifenhügels in Verbindung. Dieses Leiden scheint mit ziemlicher Sicherheit als Folge einer totalen Anoxie (völliger Sauerstoffmangel) aufzutreten.*

Westphal hat infolge eines diagnostischen Irrtums die »Pseudo-Sklerose« beschrieben. S. A. K. Wilson konnte 1912 die wahre Natur der Krankheit als Degeneratio hepatolenticularis identifizieren (pathologische Veränderung der Leber und degenerative Prozesse im grauen Körper). Mit dem grünen Hornhautring wurde aus dieser Degeneration eine Stoffwechselkrankheit mit Kupfertransportstörungen. Penicillinamin erlaubte schließlich die neurologischen Symptome unter Kontrolle zu bringen.

Der Hemiballismus (einseitiger Schüttelkrampf) hat seinen Platz in der Pathologie des Nucleus subthalamicus. Die *Dysbasia lordotica progressiva* und

* Cécile Mugnier wurde 1875 in Annecy geboren. Sie war bereits seit ihrem dritten Studienjahr unter Pierre Marie in der Klinik tätig, als Oskar Vogt seine Arbeit im Laboratorium von Déjerine begann. Sie heirateten 1899 und gründeten in Berlin das *Kaiser-Wilhelm-Institut für Hirnforschung.* Als sie jedoch Hitler nicht mehr genehm waren, fanden sie in der Nähe von Neustadt im Schwarzwald Zuflucht.

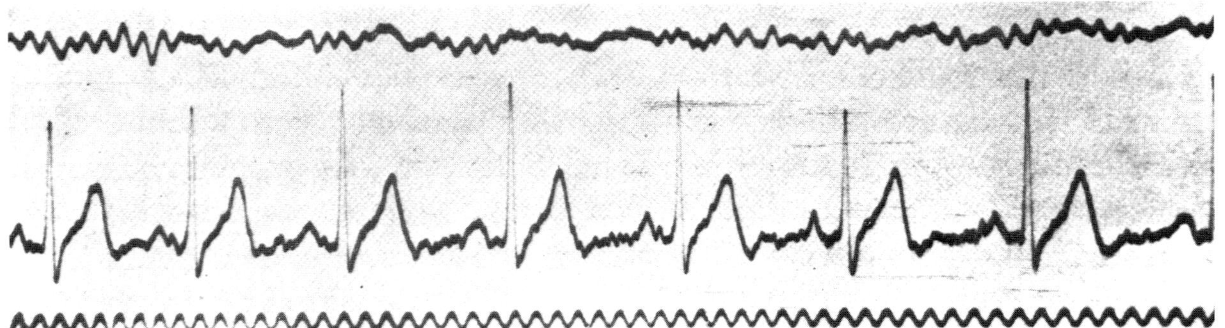

Abbildung 1263
Illustration der ersten Beschreibung eines menschlichen Elektroenzephalogramms aus einem Artikel von Hans Berger: »Über das Electrenkephalogramm des Menschen«, Arch.Psych., *Nervenkr., 1927.*

die *Dysbasia musculorum deformans* (Dysbasia: Gangstörung) wurden 1911 von Oppenheim individualisiert. Die Tierkrankheit von Gilles de La Tourette, der Tortikollis spasticus (spastischer Schiefhals) und der Graphospasmus (Schreibkrampf) entziehen sich jeder genauen Zuordnung zu einer pathologischen Läsion.

Die Enzephalitis-Epidemie hatte die Anzahl der Parkinson-Syndrome und der ihnen gewidmeten Untersuchungen vervielfacht (Foix und Nicolesco, J. Froment und andere). Bei der Behandlung der Krankheit machte man sich die synthetischen Anti-Parkinson-Medikamente zunutze; doch erst die Anwendung von L-Dopa (Dihydroxyphenylalanin) stellte befriedigendere Ergebnisse in Aussicht.

Creutzfeld (1920) und Jakob (1921) beschrieben eine kortikostriatozerebello-spinale Atrophie, die nun ihren Namen trägt (Jakob-Creutzfeldsche Pseudosklerose) und allem Anschein nach nicht zur Gruppe der erblichen Degenerationsleiden zu rechnen ist, sondern vielmehr zu den durch *Slow-Viren* (bisher nicht klassifizierte relativ resistente Viren) verursachten Krankheiten.

Im Gegensatz dazu scheint sich die zerebellare myoklonische Dyssynergie, die Ramsay Hunt 1921 beschrieben hatte, trotz gewisser Schwierigkeiten in die Gruppe der degenerativen Prozesse einordnen zu lassen.

Die Elektroenzephalographie und die Epileptologie

Im Jahre 1875 konnte R. Caton, Professor für Physiologie in Liverpool, an der Oberfläche des Gehirns von Kaninchen elektrische Potentiale und damit die elektrische Aktivität der Gehirnrinde nachweisen.

Prawdick Neminski lieferte 1912 die erste photographische Darstellung der elektrischen Gehirnaktivität bei einem Tier (ein Elektrozerebrogramm).

Hans Berger (1873—1941) war der Sohn eines Arztes und der Enkel des bekannten Dichters Rückert. Er wurde 1900 mit O. Vogt und K. Brodmann Assistent von Binswanger an der Psychiatrischen Klinik von Jena. 1919 wurde er Nachfolger seines Lehrers als Leiter der Klinik ... »trotz der Einwände, die aufgrund der Tatsache erhoben wurden, daß er ein *echter* Psychiater war« (F. A. Gibbs). Berger hielt es für eine zentrale Aufgabe der Psychiatrie, den physiologischen Hintergrund der psychischen Aktivitäten zu entdecken. Erst nach zwanzig Jahren Forschungsarbeit erreichte er dieses Ziel: 1924 gelang ihm die erste Aufzeichnung eines *Elektroenzephalogramms* beim Menschen. Fünf Jahre später konnte er die gleichen Aufnahmen durch den intakten Schädel hindurch verwirklichen. Er vermochte die Alpha- und Beta-Rhythmen zu beschreiben, die Unterbrechungsreaktionen nach Stimulationen und die Veränderungen der Kurve bei Gehirnhautverletzungen.*

* Angesichts der Machtergreifung Hitlers und des Zweiten Weltkrieges setzte Hans Berger im Alter von achtundsechzig Jahren seinem Leben in einem Anfall von tiefer Melancholie ein Ende, indem er sich erhängte.

Die Entdeckung Hans Bergers machte man sich zunächst in Amerika und später in der ganzen Welt zunutze. Sie brachte eine Bestätigung für die Theorien Jacksons über die »epileptische Entladung« und erlaubte eine vollständige Revision der Klassifikation verschiedener Epilepsieformen.

Dank der Arbeiten von Gibbs, Lennox, Jasper, Grey Walter und vielen anderen wurde daraus eine präzise Technik zur Erforschung des Nervensystems und ein unentbehrliches Instrument der Neurophysiologie. Bergers Entdeckung machte aus dem Studium der Epilepsie sogar ein Spezialgebiet: Epileptologie.*

* Die erste französische Arbeit wurde von Ivan Bertrand und Jean Delay veröffentlicht.

So wurde durch eine Folge von *drei peaks mit drei Hertz* die Epilepsia minor definiert; ebenso anhand von veränderten Profilen die Schläfenlappenepilepsie, die Aufwachepilepsie etc.

Im Jahre 1857 machte Locock die erfreulichen Wirkungen von Bromverbindungen bei der Behandlung von Epilepsie bekannt. Diese Medikamente wurden von den Barbituraten ersetzt, die Hauptmann 1912 entdeckt hatte. Merrit und Putnam wiesen 1938 auf die Wirksamkeit der Hydantoine hin. Eine große Anzahl weiterer Medikamente vervollständigt heute das therapeutische Arsenal. Foerster praktizierte in Breslau die ersten Elektrokortikogramme. Sein Schüler Penfield nahm in Montreal die chirurgische Exhairese von epileptogenen Herden in Angriff.

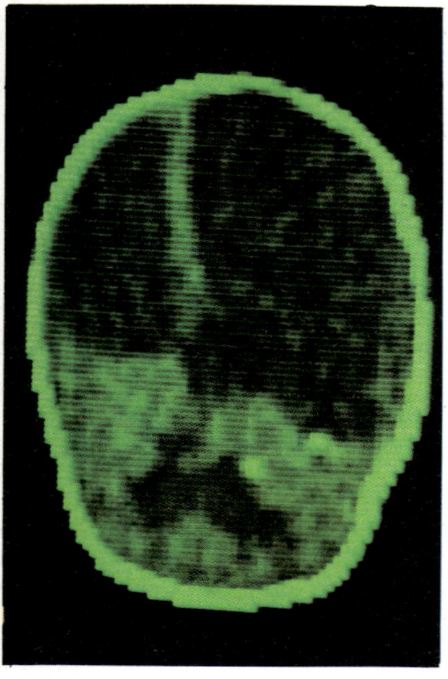

Abbildung 1264
Abbildung eines Gehirns mit Hilfe eines Scanners, eine der modernsten Methoden der Gehirnforschung.

Ein besonderer Platz muß den verschiedenen Syndromen von Myoklonus-Epilepsie eingeräumt werden, insbesondere der erblichen Myoklonus-Epilepsie von Unverricht (1895), aber auch der partiellen Kojewnikow-Epilepsie (myoklonische Zuckungen beschränken sich fast ausschließlich auf einzelne Muskelgruppen).

Durch die EEG-Technik wurden darüber hinaus Untersuchungen des »Spasmus nutans« (Nickkrampf) bei Kindern (Salaam-Tic, -Krämpfe), der Schlafstörungen und insbesondere der Narkolepsie, die Gelinau 1880 auf klinischer Grundlage isoliert hatte, ermöglicht (Narkolepsie: anfallsartiges kurzzeitiges Einschlafen, das sich tagsüber häufig wiederholen kann. Vermutete Ursache: hirnorganische Veränderungen in der Übertragungsregion von Mittel- zum Zwischenhirn).

Die neueren Untersuchungsmethoden

Wir müssen uns bezüglich der neuen Untersuchungsmethoden mit einer einfachen Aufzählung begnügen. Die Untersuchung des zerebrospinalen Liquors nach einer Lumbalpunktion ist zu einer gebräuchlichen Technik geworden: bei den zytologischen (Widal) und biochemischen Untersuchungen (Mestrezat, 1911) verloren die Lange-Probe (Goldsol-Reaktion) und die Benzoe-Kolloid-Reaktion gegenüber der Elektrophorese und der Untersuchung der Immuglobuline an Bedeutung. Froin machte 1903 die Wichtigkeit der Xantochromie beim Liquor deutlich (die gelbliche Verfärbung des Liquor zerebrospinalis liefert z. B. Hinweise auf Hirn- oder Rückenmarkstraumata). Dank Sicards Arbeiten vermochte man den Liquordruck zu messen, und Queckenstedt benutzte 1907 Liquordruckschwankungen bei Druck auf die Halsvenen, um die Existenz einer Blockierung des Subarachnoidalraums nachzuweisen.

Abb. 1265 (gegenüber, oben) Röntgenaufnahme eines normalen Gehirns.

Abb. 1266 (gegenüber, unten) Normale zerebrale Arteriographie.

Die gewöhnlichen Röntgenaufnahmen liefern nur Bilder des Schädels und der Wirbelsäule. Diese Aufnahmen enthüllen Lücken in der Knochensubstanz sowie normale und pathologische Verhaltungen. Man mußte zu anderen Mitteln greifen, um größere Gewißheit über die neurologischen Strukturen zu erhalten. Walter E. Dandy injizierte 1918 Luft in die Gehirnventrikel (Ventri-

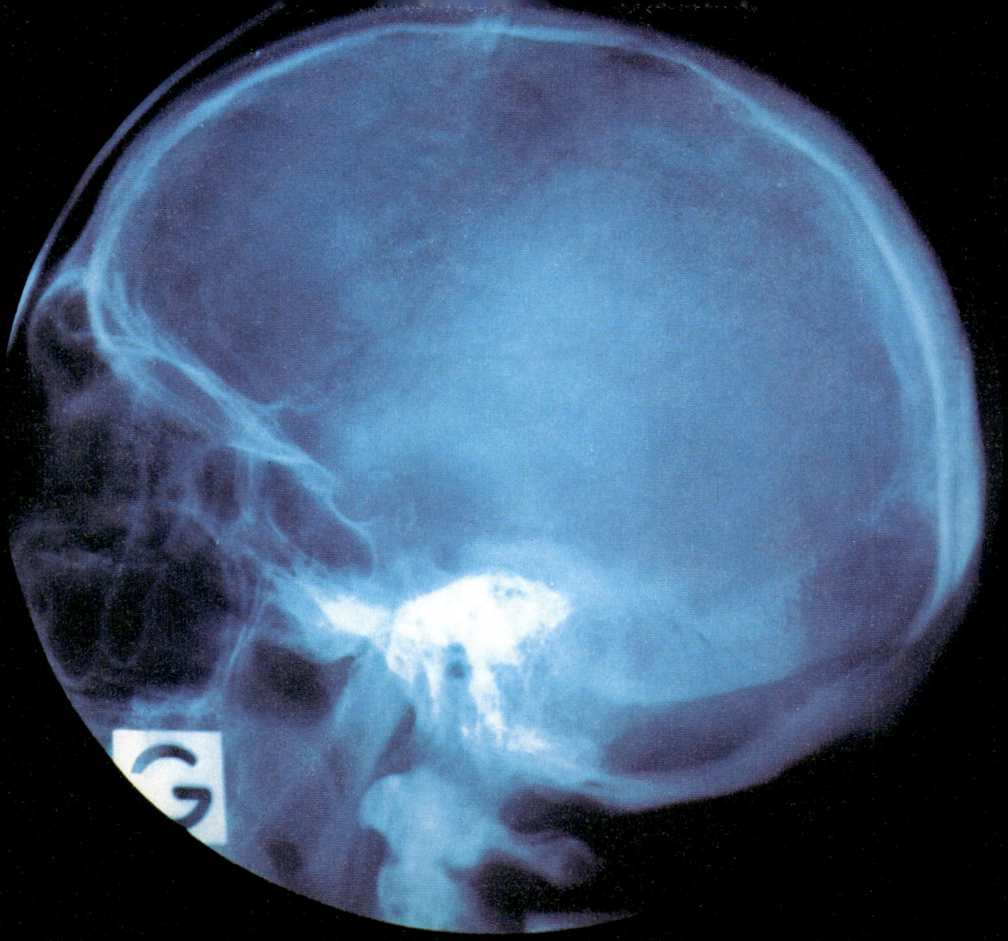

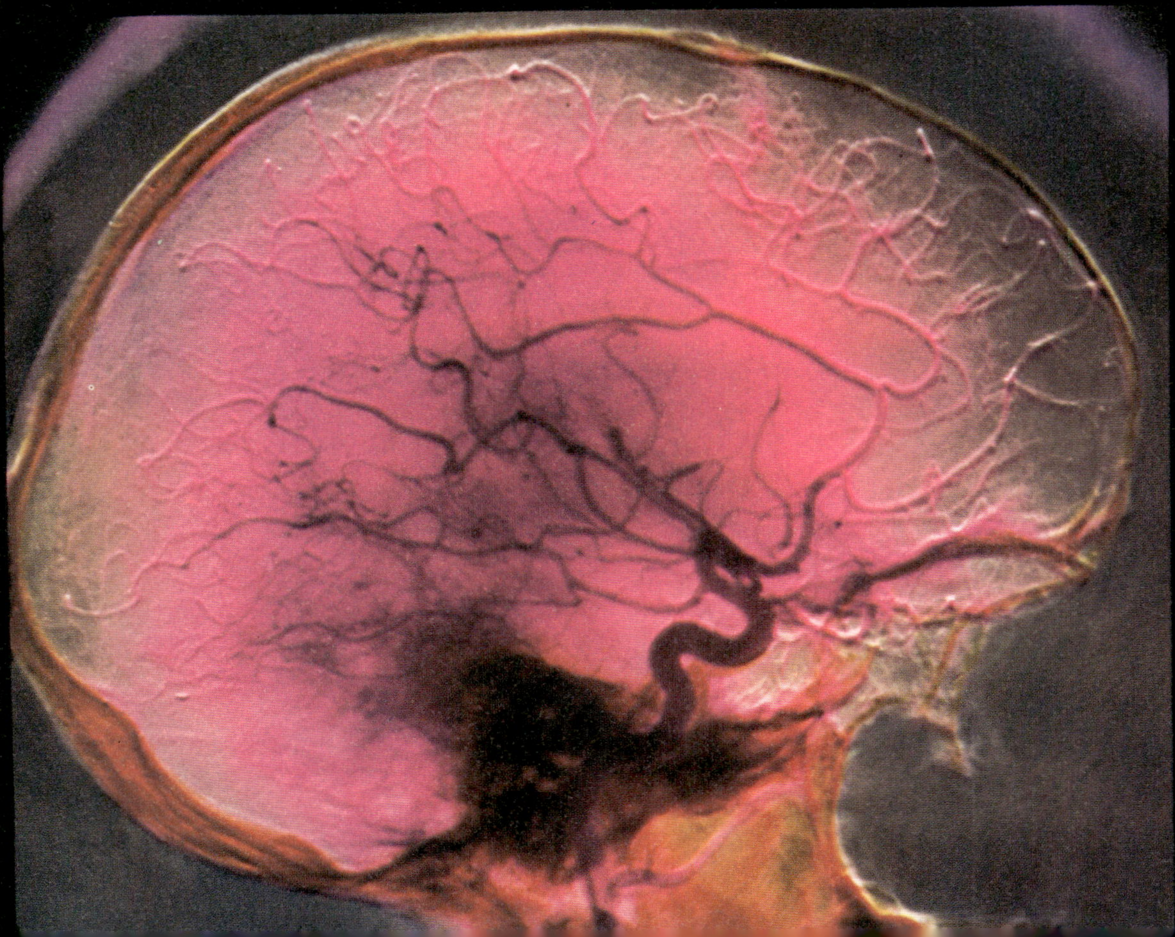

kulographie); desgleichen führte er Pneumenzephalographien mittels Lumbalpunktionen durch. Sicard und Forestier injizierten 1921 durch eine Subokzipitalpunktion ein öliges Jod-Kontrastmittel, um Myelographien zu ermöglichen. Egas Moniz aus Lissabon veröffentlichte 1927 in der *Revue neurologique* den ersten Artikel über »Die arterielle Enzephalographie und ihre Bedeutung für die Lokalisation von zerebralen Tumoren«.* Die Arteriographie oder vielmehr die Gehirn-Angiographie erwies sich als eine wertvolle Untersuchungstechnik: zunächst auf das Karotis-System begrenzt, wurde sie später auf das vertebrobasilare System und schließlich auf die Vaskularisation des Rückenmarks ausgedehnt.

* Egas Moniz (1874—1955) wurde 1949 mit dem Nobelpreis ausgezeichnet. Allerdings wurde ihm der Preis weniger für die Entdeckung der Angiographie als vielmehr für die Frontale Leukotomie verliehen, die er zur Behandlung von Geisteskrankheiten eingeführt hatte.

Zur Elektroenzephalographie kam die Echoenzephalographie. Der Einsatz von Computern bei der Radiographie erlaubte, die Dichtevariationen der verschiedenen, von den Röntgenstrahlen durchsetzten Gewebeschichten abzuschätzen und somit vom lebenden Objekt Horizontalschnitte des Gehirns zu erhalten (E.-M.-I.-Scanner). Diese neue Technik, mit der sich die Gefahren und Unannehmlichkeiten der Enzephalographie und der Arteriographie vermeiden lassen, ist außerordentlich vielversprechend.

So interessant diese Techniken auch sein mögen; wir dürfen keinesfalls die Wichtigkeit der Informationen übersehen, die mit Hilfe der Radioisotopendiagnostik gewonnen werden konnten.

Die Neurochirurgie

Die Neurochirurgie entstand mit der Behandlung von Schädelverletzungen, Wirbelsäulenfrakturen und verletzten Nervenstämmen. Man muß bis in prähistorische Zeiten zurückgehen, um die ersten Trepanationen zu datieren. Allerdings ist nicht gesichert, daß diese Trepanationen zu therapeutischen Zwecken praktiziert wurden. Seit dem 18. Jahrhundert gilt der Rat des Chirurgen Benjamin Bell, der die Entfernung von extraduralen Hämatomen, die das Gehirn komprimieren, empfahl.

Mears schlug 1884 vor, die Gesichtsneuralgie durch chirurgische Entfernung des Ganglion Gasseri (G. semilunare) zu behandeln. Desgleichen faßten Horsley 1891 und Krause 1892 eine chirurgische Behandlung dieses Leidens ins Auge, vor dem — nach der Ansicht Trousseaus — der Kranke keine andere Zuflucht als das Opium und den Suizid finden konnte. Allerdings waren die Ergebnisse der chirurgischen Eingriffe nicht zufriedenstellend, da sie neben einer beträchtlichen Sterblichkeitsrate ein hohes Risiko für Keratitis neuroparalytica (Augenhornhautentzündung) mit sich brachten. Dagegen schlug Charles Harrison Frazier eine retroganglionäre Neurotomie an der sensiblen Wurzel des Trigeniums vor. Seine statistische Untersuchung erfaßte mehr als 700 Patienten; die Sterblichkeitsrate war auf 0,5 Prozent herabgesunken, anhaltende morotische Schäden traten nicht auf, Keratitis-Fälle nur selten.

Im Jahre 1884 gelang es Godle in London auf Ersuchen von Bennet, einen Gehirntumor zu entfernen, den letzterer genau lokalisiert hatte. 1887 ließ Gowers durch Victor Horsley, einen Chirurgen am National Hospital, einen meningealen Tumor entfernen, der das Rückenmark in Höhe des vierten Rückenwirbels komprimierte. Horsley wandte 1888 Dekompressionstrepanationen bei der Behandlung von Gehirntumoren an. Vor dem Berliner Neurologiekongreß von 1890 konnte er mit Stolz über die Erfolge berichten, die er bei vierundvierzig Patienten erzielt hatte. Schließlich baute er mit der Hilfe des Physiologen Clartel einen Stimulationsapparat, der die Erforschung der Gehirnfunktionen auf stereotaktischem Wege ermöglichte.

In Frankreich ließ Babinski mit gleichem Erfolg Rückenmarkstumore von Martel operieren. Charles Elsberg veröffentlichte in Amerika eine wichtige Arbeit über Rückenmarkstumore und das Wurzel- und Medulla-Kompressionssyndrom (1925). Zur gleichen Zeit legte L. Bériel aus Lyon dem Madrider Kongreß einen Bericht über intramedulläre Geschwülste vor.

Der berühmteste unter den Neurochirurgen war ohne Zweifel Harvey Cushing. Er wurde 1869 in Cleveland/Ohio geboren und arbeitete später in der chirurgischen Abteilung von Halsted am John Hopkins Hospital, blieb aber 1900 ein Jahr in Bern als Mitarbeiter von Kocher. Nach seiner Rückkehr an das John Hopkins Hospital konzentrierte er seine gesamte Aktivität auf die Neurochirurgie. Bis 1932 war er Professor in Harvard und danach von 1933 bis 1937 in Yale. Seine Bücher über *Die Tumore am Gehörnerv und die Kleinhirnbrückenwinkel-Syndrome* (1917), über *Die Meningeome* — die in Zusammenarbeit mit Eisenhardt 1938 entstanden — und über *Die intrakraniellen Tumore* fanden weltweite Anerkennung und wurden bereits zu einem festen

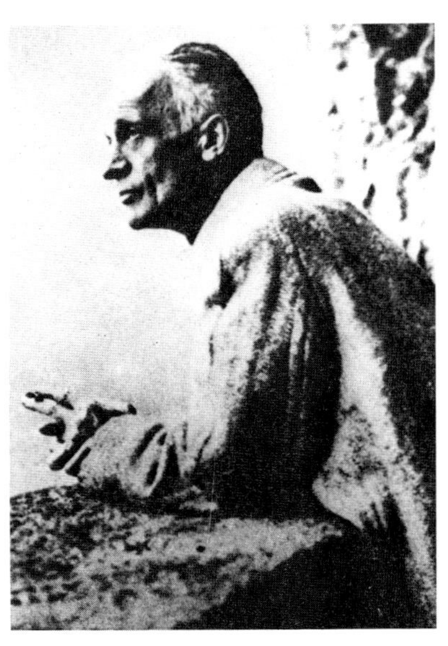

Abbildung 1267
Harvey Cushing (1869—1939)

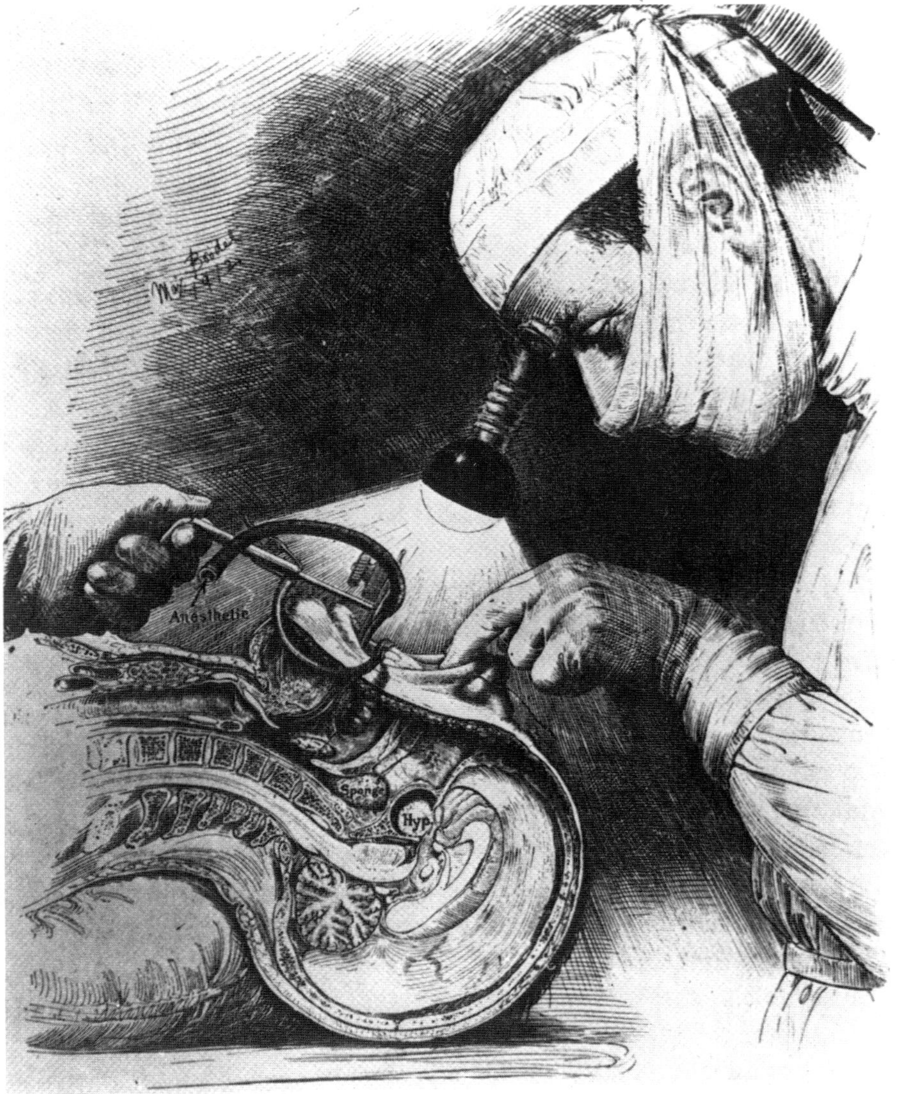

Abbildung 1268
Lagerung des Patienten nach Cushing für Eingriffe am Keilbein. Illustration aus der History of Neurological Surgery (Geschichte der neurologischen Chirurgie) *von A. Earl Walker, Baltimore 1951.*

Bestandteil der Medizingeschichte. Es wäre noch hinzuzufügen, daß er in Zusammenarbeit mit Percival Bailey eine hervorragende Klassifikation der Gliome durchführte und daß er ein basophiles Hypophysen-Adenom für ein endrokrines Syndrom, die »Cushing-Krankheit«, verantwortlich machte.

Nachdem er Direktor des Instituts für die Geschichte der Medizin geworden war, veröffentlichte er eine zweibändige Biographie über Sir William Osler (1926) und kurze Bibliographien zu Vesal und Galvani.

Walter Dandy lebte von 1886 bis 1946. Er praktizierte die ersten Ventrikulographien und empfahl, die Behandlung von Gesichtsneuralgien über die hintere Schädelgrube in Angriff zu nehmen. Zur Linderung der Ménière-Schwindelanfälle empfahl er, die Fasern des Nervus vestibularis vom achten Hirnnerven abzutrennen. In einer 1944 erschienenen Monographie untersuchte er sackförmige und arterio-venöse intrakranielle Aneurysmen, die so für eine chirurgische Behandlung zugänglich geworden sind. Den Augenhöhlen-Tumoren sowie dem Hydrozephalus (Liquorraumvergrößerungen mit Verlust von Hirnsubstanz) widmete er gleichfalls besondere Arbeiten. Gemeinsam mit Walker beschrieb er eine für den vierten Ventrikel spezifische Mißbildung.

In Frankreich studierte René Leriche (1899—1955) neben den Gefäßkrankheiten die vasomotorischen Störungen, die Chirurgie der Schmerzbehandlung und die des Sympathikus. Thierry de Martel war der Sohn der Gräfin von Martel (in der Literatur: Gyp). Außerhalb des reinen Universitäts- und Klinikbereichs war er ein ganz hervorragender Neurochirurg. Doch dieser große Mann zerbrach an der Okkupation von Paris durch die Hitler-Armee und setzte seinem Leben 1940 ein Ende.

Clovis Vincent war ein Schüler Babinskis; er arbeitete als dessen Assistent an der Pitié und wurde dann Arzt an einem Pariser Krankenhaus. Ihm erschien es nicht akzeptabel, Operationen an seinen eigenen Patienten durch andere Ärzte vornehmen zu lassen. Aus diesem Grund wollte er Chirurg werden. Seine Ausbildung vervollständigte er in den USA als Mitarbeiter von Cushing. 1938 wurde er der erste Professor für klinische Neurochirurgie in Frankreich.

Indessen hatte sich der Bereich der Neurochirurgie beträchtlich ausgeweitet. Alajouanine und Petit-Dutaillis berichteten 1930 in der *Presse médicale* über zwei Fälle von halbseitigen Syndromen der Cauda equina (»Pferdeschweif«, dichte Masse von Spinalwurzeln am unteren Teil des Wirbelkanals). Dieses Leiden erwies sich im Laufe einer Operation als die Folge einer Kompression der Wurzeln durch eine vorspringende Bandscheibe. Für diesen Vorsprung machten sie eine Hernie des *Nucleus pulposus* (innerer Gallertkern der Bandscheiben) verantwortlich, die Schnorl bereits 1928 an einer Leiche beschrieben hatte. Sie stellten mit großer Genauigkeit fest, daß eine derartige Hernie Ursache der Ischias-Neuralgie sein kann.

Auf diese Weise wurde ganz allmählich ein neues Kapitel der Pathologie aufgeschlagen: das der Diskopathien. Aber dieser allererste Beitrag geriet in Vergessenheit, als die orthopädischen Chirurgen und die Rheumatologen die Bandscheiben-Hernien nach dem Zweiten Weltkrieg von neuem entdeckten und das Vorrecht, dieses doch eigentlich neurologische Leiden zu behandeln, für sich in Anspruch zu nehmen versuchten.

So entstand im Laufe von Jahrhunderten im Rahmen der Anatomie, der Physiologie und der Klinik das Bild der anspruchsvollen und angesehenen Wissenschaft, die die Neurologie heute darstellt. Anspruchsvoll, weil sie auf der wunderbaren Architektur des Nervensystems und der strengsten aller Sympto-

Abbildung 1269 (gegenüber) Profil-Röntgenaufnahme eines Hydrozephalus.

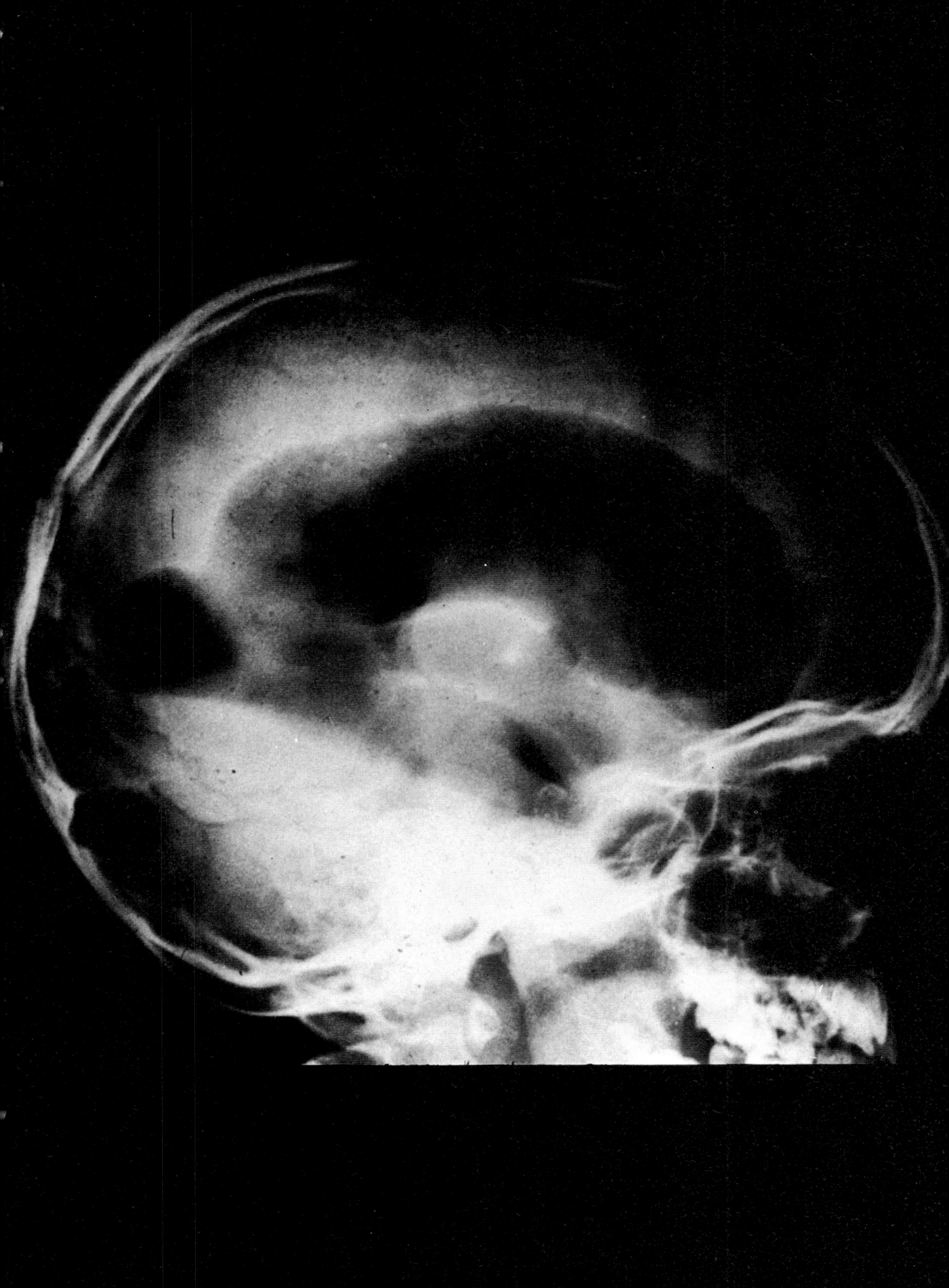

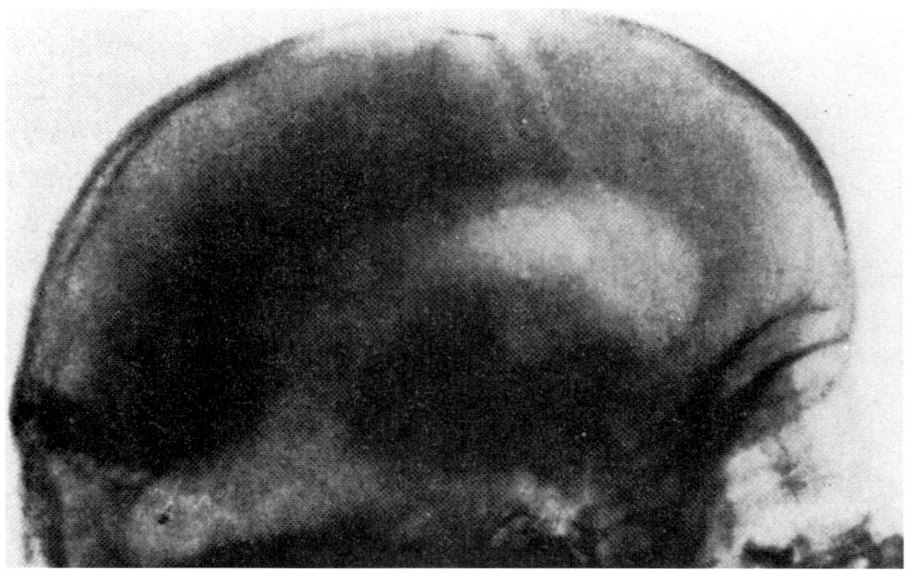

Abbildung 1270
Eine der ersten Ventrikulographien, die 1918 von Dandy veröffentlicht wurde. Aus der bereits zitierten History of Neurological Surgery (Geschichte der neurologischen Chirurgie). *Wenn man den Liquor cerebrospinalis durch Luft ersetzt (Pneumenzephalographie), erhält man ein klares Bild des Ventrikelsystems, das die Entdeckung von Gehirntumoren ermöglicht.*

matologien beruht. Angesehen, weil das Gehirn der vornehmste Teil der Eingeweide ist und weil sich von Galen bis Cushing, über Charcot, Babinski und Jackson die großen Neurologen einer besonderen Hochachtung erfreuen.

Welche andere medizinische Fachdisziplin könnte präzisere Aussagen machen als jene, die es ermöglichte, den gleichzeitigen Befall des fünften und sechsten Hirnnervs auf der Spitze der Schläfenbeinpyramide zu lokalisieren (Gradenigo-Lannois-Syndrom) oder einen Schaden am neunten, zehnten und elften Hirnnerven im Loch der Drosselvene (Collet-Syndrom) zu diagnostizieren? Oder beim Auftreten einer Myoklonie des Gaumensegels und Kehlkopfes mit Sicherheit auf eine Hypertrophie der Olive zu schließen? Oder bei einem Hemiballismus auf eine Hämorrhagie im Corpus Luysii.

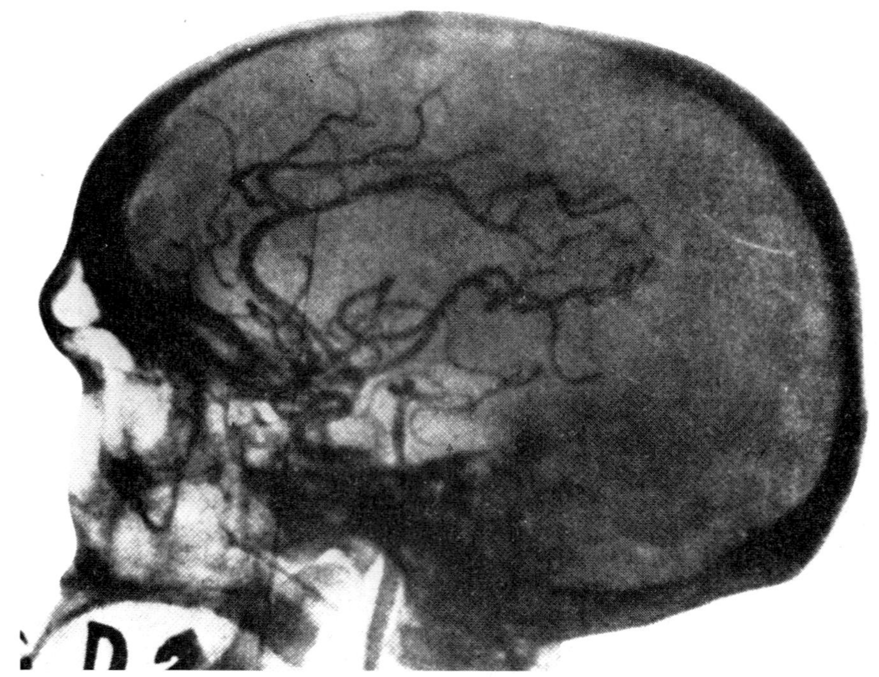

Abbildung 1271
Eine der ersten von Moniz im Jahre 1912 hergestellten Angiographien. Illustration aus History of Neurological Surgery (Geschichte der neurologischen Chirurgie) *von A. Earl Walker, Baltimore 1951. Das Prinzip der Angiographie besteht darin, durch Injektion von geeigneten Kontrastmitteln die Gefäße als Schatten auf der Röntgenaufnahme sichtbar zu machen.*